de Gruyter Lehrbuch

Notfall- und Intensivmedizin
2. Auflage

Mit Beiträgen von

J. Brachlow, P. Brockerhoff, R. Brost, W. Dick, B. Dirks, B. Eberle,
D. Elich, S. Ellmauer, S. Friesecke, D. Gillmann-Blum, J. Grönniger,
B. Hall, M. Harloff, W. Heinrichs, H.-J. Hennes, L. Hofmann,
K. G. Kanz, C. Kelbel, R. Kentner, G. Krämer, Ch. K. Lackner,
M. Lipp, J. Lorenz, B. Maier, D. Mauer, B. Monz, G. Müller-Esch,
D. Nast-Kolb, T. Pop, Th. Reinhardt, St. Ruchholtz, M. Ruppert,
E. E. Scheller, J. E. Schmitz, Th. Schneider, H.-P. Schuster, P. C. Scriba,
S. Schuster, L. S. Weilemann, Chr. Waydhas, J. Widmann

Notfall- und Intensivmedizin

2., vollständig überarbeitete Auflage

Herausgegeben von W. Dick

unter Mitarbeit von H.-P. Schuster

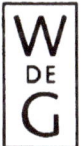

W
DE
G

Walter de Gruyter
Berlin · New York 2001

Herausgeber

Prof. Dr. med. Dr. h. c. W. Dick
Klinik für Anästhesiologie
Klinikum der Johannes-Gutenberg-Universität
Langenbeckstraße 1, 55131 Mainz

Prof. Dr. med. H.-P. Schuster
Medizinische Klinik I
Städtisches Krankenhaus
Weinberg 1, 31134 Hildesheim

Das Buch enthält 200 Abbildungen und 39 Tabellen

Die Deutsche Bibliothek — CIP-Einheitsaufnahme

Notfall- und Intensivmedizin / hrsg. von W. Dick unter Mitarb. von
H.-P. Schuster. [Mit Beitr. von J. Brachlow ...]. – 2., vollst. überarb.
Aufl. – Berlin ; New York : de Gruyter, 2001
(De-Gruyter-Lehrbuch)
ISBN 3-11-015346-7

Vorwort

Auch die 2. Auflage des Lehrbuchs „Notfall- und Intensivmedizin" hat zum Ziel, die zusammenhängenden Themenbereiche „Symptomatologie und erste Versorgung der akut lebensbedrohlichen Zustände", „Notfallmedizin" und „Grundlagen der Intensivmedizin" als gemeinsames Konzept darzustellen.

Herausgeber, Autoren und Verlag haben dazu die mit der ersten Auflage gemachten Erfahrungen – vor allem Rückmeldungen und Anregungen – dankbar aufgegriffen und in der Neuauflage weitgehend umgesetzt. Der Inhalt des Buches richtet sich auch weiterhin am traditionellen Gegenstandskatalog aus, da die Approbationsordnung nach wie vor nicht novelliert wurde. Damit hat die Neuauflage gleichermaßen die Verpflichtung, dem Studenten Orientierung für die Kurse „Erste ärztliche Hilfe" sowie „Notfallmedizin" zu geben und das Wissen von Notfall- und Intensivmedizin zu vermitteln, das in den verschiedenen Abschnitten der ärztlichen Prüfung präsentiert werden muß.

Die Neuauflage soll aber auch dem Arzt im Praktikum die Grundkenntnisse vermitteln, die er für die außer- wie innerklinische Notfallmedizin sowie die Grundlagen der Intensivmedizin und ihre Anforderungen benötigt. Der Status des AiP schützt unter den Bedingungen des zunehmenden Kostendrucks in den Kliniken junge Kolleginnen und Kollegen weder vor notfall- noch vor intensivmedizinischer Verantwortung. In einigen Bundesländern ist allerdings inzwischen die Notfallmedizin zur Zusatzbezeichnung weiterentwickelt worden. Damit entfällt in diesen Ländern der Druck der Krankenhausträger auf AiP's, Notarztwagen besetzen zu müssen. Die meisten Landesärztekammern sind jedoch bisher diesem Beispiel noch nicht gefolgt; vermutlich werden AiP's in diesen Bundesländern nach wie vor als Notärzte eingesetzt, obwohl sie die dazu nötige theoretische und praktische Erfahrung nicht haben können.

Zugleich wurde in der Neuauflage Wert darauf gelegt, die Notfallmedizin als präklinische Intensivmedizin bzw. die Intensivmedizin als innerklinische Notfallmedizin mit erweiterten und verbesserten Möglichkeiten innerhalb des Gesamtkonzeptes darzustellen.

Der Stoffkatalog und seine Darstellung sind wesentlich verkürzt, die in der ersten Auflage als Konzept enthaltene „Randleiste" zur Schnellorientierung ist eliminiert worden.

Dafür wurde der Text zum Teil schlagwortartig im „Telegrammstil" präsentiert, eine Form der Darstellung, die hier und dort gewöhnungsbedürftig sein kann, andererseits aber die Konzentration auf das Wesentliche erleichtert.

Vor allen Dingen wurde Wert darauf gelegt, Redundanzen zu vermeiden, die in der ersten Auflage zwangsläufig enthalten waren.

Damit erwirbt der Leser konzentriertes Fachwissen, das durch Experten dem aktuellen Stand des Wissens adaptiert wurde und unnötigen Ballast vermeidet. Daraus resultiert letztlich Lerneffizienz.

Notfall- und Intensivmedizin sowie Versorgung des kritisch kranken Patienten gehören unabdingbar zusammen; der Student muß sich in den verschiedenen Abschnitten des Studiums über unterschiedliche notfall- und intensivmedizinische Zusammenhänge orientieren. Das Buch soll ihm diese Aufgabe erleichtern: zum einen durch die erforderliche Vollständigkeit des Stoffes, weitestgehende Komprimierung des Wissensumfangs, zum anderen durch Vermeidung von Redundanzen.

Für all diejenigen jungen Kolleginnen und Kollegen, die nach Abschluß des Studiums in den Bereichen Notfallmedizin, Intensivmedizin, Allgemeinmedizin, Anästhesiologie, Chirurgie, Geburtshilfe, Innere Medizin, Kardiologie, Unfallchirurgie tätig sind, wird das Buch als Orientierungsquelle dienen können. Daneben sollte es auch für medizinische Assistenzberufe wie Rettungsassistenten, Pflegekräfte auf Intensivstationen und in Notaufnahmebereichen wertvolle Anregungen liefern.

Mainz, Hildesheim, im Dezember 2000

W. Dick, H.-P. Schuster

Vorwort zur 1. Auflage

Mit dieser – als Lehrbuch bezeichneten – Zusammenstellung der „Symptomatologie und ersten Versorgung der akut lebensbedrohenden Zustände" sowie der „Grundlagen der Intensivmedizin" nach dem Gegenstandskatalog Medizin möchten Herausgeber, Autoren und Verlag den bereits durch andere Fachgebiete erfolgreich unternommenen Versuch wiederholen, die zum Verständnis von Zusammenhängen notwendige Ausführlichkeit eines Lehrbuches mit der Kürze eines Repetitoriums zu kombinieren. Sie waren sich dabei der besonderen Aufgabenstellung um so mehr bewußt, als mit der 7. Änderung der Approbationsordnung für Ärzte über den bisherigen Kurs „Erste Ärztliche Hilfe" hinaus zwingend ein Kurs „Notfallmedizin" vorgeschrieben wurde. In diesem neuen Kurs ab 1993 muß auch intensivmedizinisches Wissen vermittelt werden, ist dies doch im Gegenstandskatalog ausdrücklich vorgesehen.

Bisher fehlte eine intensivmedizinische Zusammenstellung, die sich auf das für den Studenten in den letzten Semestern und dem praktischen Jahr sowie den Arzt im Praktikum notwendige Wissen konzentriert. Das mag auch daran liegen, daß selbst die 7. Änderung der Approbationsordnung für Ärzte keine Intensivmedizin als Lehrangebot vorsieht, jedoch im zweiten Abschnitt der ärztlichen Prüfung vom Studenten zwingend solche Kenntnisse verlangt.

Wenngleich sich Herausgeber und Autoren im wesentlichen am Gegenstandskatalog orientiert haben, so wurde darüber hinaus auch versucht, die „Grenze des Staatsexamens" zu überschreiten und Zusammenhänge zu vermitteln, die den jungen approbierten Arzt gerade in den ersten Jahren seiner Weiterbildung in der Klinik interessieren.

Andererseits haben die Herausgeber bewußt vermieden, spezielle Notfälle der verschiedenen Fachgebiete in diese Zusammenstellung aufzunehmen, da diese in den jeweiligen fachbezogenen Lehrbüchern in extenso dargestellt sind. Allenfalls da, wo übergreifende Probleme evident sind, wurden solche fachspezifischen Aspekte berücksichtigt (z. B. für die Geburt oder für gynäkologische Notfälle, wenn sie unter Blutungen und Verletzungen oder „akutem Abdomen" zu subsumieren waren).

Wir sind der Überzeugung, daß Notfallmedizin und Intensivmedizin von der Thematik her eng zusammengehören, sich gegenseitig ergänzen und damit in einem Buch zusammengefaßt werden sollten. So muß auch nicht von ungefähr der Arzt, der den Fachkundenachweis Rettungsdienst erwerben will, eine mindestens einjährige Tätigkeit in der Intensivmedizin nachweisen; umgekehrt kommt der Intensivmediziner kaum ohne notfallmedizinische Kenntnisse aus. Notfall- und Intensivmedizin bietet ihm komprimiertes Wissen in einem Lehrbuch/Merkbuch.

Wir hoffen, daß dieser erste Anlauf zur kombinierten Vermittlung von Verständnis und Zusammenhängen einerseits sowie rasch repetierbarem Examenswissen andererseits wenigstens teilweise gelungen ist. Über konstruktive Kritik und Anregungen würden wir uns freuen. Allen Autoren sowie dem de Gruyter-Verlag und seinen Mitarbeitern, allen voran Herrn PD Dr. Radke sei für das außerordentliche Engagement, die jederzeit konstruktive Zusammenarbeit und das breite Verständnis beim Entstehen dieses Buches herzlich gedankt.

Mainz, Hildesheim,
im April 1992

W. Dick
H.-P. Schuster

Anschriften der Autoren

Dr. J. Brachlow
Anästhesiologieabteilung
Kreiskrankenhaus Bad Schwalbach
Emser Straße 29–31, 65307 Bad Schwalbach

Prof. Dr. P. Brockerhoff
Klinik und Poliklinik für Geburtshilfe und
Frauenkrankheiten
Klinikum der Johannes-Gutenberg-Universität
Langenbeckstraße 1, 55131 Mainz

Dr. F. R. Brost
Klinik für Anästhesiologie
Klinikum der Johannes-Gutenberg-Universität
Langenbeckstraße 1, 55131 Mainz

Prof. Dr. Dr. W. Dick
Klinik für Anästhesiologie
Klinikum der Johannes-Gutenberg-Universität
Langenbeckstraße 1, 55131 Mainz

Dr. B. Dirks
Sektion Notfallmedizin
Universitätsklinikum Ulm
Prittwitzstraße 43
89075 Ulm

Dr. B. Eberle
Klinik für Anästhesiologie
Klinikum der Johannes-Gutenberg-Universität
Langenbeckstraße 1, 55131 Mainz

Dr. D. Elich
Abteilung für Anästhesiologie
Dreifaltigkeitshospital
Klosterstraße 31, 59555 Lippstadt

Dr. S. Ellmauer
Klinik für Anästhesiologie
und Intensivmedizin
Städt. Krankenhaus München-Bogenhausen
Englschalkinger Straße 77, 81925 München

Dr. Sigrun Friesecke
Abteilung Innere Medizin II
Kreiskrankenhaus
Paulmannshöher Straße 14, 58515 Lüdenscheid

Dr. Dagmar Gillmann-Blum
Welschstraße 5, 55131 Mainz

Prof. Dr. J. Grönniger
Zentrum für Chirurgie
Klinikum Minden
Friedrichstraße 17, 32427 Minden

Dr. Birgit Hall
Oldenfelder Straße 32, 22143 Hamburg

Dr. M. Harloff
Medizinische Klinik I
St. Elisabeth-Krankenhaus Saarlouis
Kapuzinerstraße 4, 66740 Saarlouis

Prof. Dr. W. Heinrichs
Klinik für Anästhesiologie
Klinikum der Johannes-Gutenberg-Universität
Langenbeckstraße 1, 55131 Mainz

Dr. H.-J. Hennes
Klinik für Anästhesiologie
Klinikum der Johannes-Gutenberg-Universität
Langenbeckstraße 1, 55131 Mainz

Dr. L. Hofmann
Klinik für Anästhesiologie
Klinikum der Johannes-Gutenberg-Universität
Langenbeckstraße 1, 55131 Mainz

Dr. K. G. Kanz
Chirurgische Klinik und Poliklinik
Klinikum der Universität München – Innenstadt
Nußbaumstraße 20, 80336 München

Dr. C. Kelbel
Innere Abteilung II
Kreiskrankenhaus Lüdenscheid
Paulmannshöher Straße 14, 58515 Lüdenscheid

Dr. R. Kentner
Klinik für Anästhesiologie
Klinikum der Johannes-Gutenberg-Universität
Langenbeckstraße 1, 55131 Mainz

Dr. G. Krämer
Schweizerische Epilepsie-Klinik
Bleulerstraße 60, 8008 Zürich / Schweiz

Dr. Ch. K. Lackner
Arbeitskreis Notfallmedizin
und Rettungswesen
Nußbaumstraße 20, 80336 München

Prof. Dr. Dr. M. Lipp
Klinik für Anästhesiologie
Klinikum der Johannes-Gutenberg-Universität
Langenbeckstraße 1, 55131 Mainz

Prof. Dr. J. Lorenz
Innere Abteilung II
Kreiskrankenhaus Lüdenscheid
Paulmannshöher Straße 14, 58515 Lüdenscheid

Dr. B. Maier
KKH Sigmaringen
Hohenzollernstraße 40, 72488 Sigmaringen

Dr. D. Mauer
Deutsche Stiftung Organtransplantation
Emil-von-Behring-Passage
63263 Neu-Isenburg

Dr. Brigitta Monz
Käthe-Kollwitz-Weg 96, 89081 Ulm

Prof. Dr. G. Müller-Esch
Zentrum für Innere Medizin
Klinikum Konstanz
Luisenstraße 7, 78464 Konstanz
D. Nast-Kolb

Prof. Dr. T. Pop
I. Medizinische Abteilung
Allgem. Krankenhaus Harburg
Eißendorfer Pferdeweg 52, 21075 Hamburg

Dr. Th. Reinhardt
Abteilung für Anästhesie und Intensivmedizin
Berufsgenossenschaftliche Unfallklinik
Postfach 25 03 62, 67035 Ludwigshafen

Dr. St. Ruchholtz
Klinik und Poliklinik für Unfallchirurgie
Universitätsklinikum Essen
Hufelandstraße 55, 45147 Essen

M. Ruppert
Arbeitskreis Notfallmedizin und Rettungswesen
Nußbaumstraße 20, 80336 München

Dr. E. E. Scheller
Traumat. Abteilung der Chirurgischen Klinik
Klinikum Benjamin Franklin
Hindenburgdamm 30, 12200 Berlin

Prof. Dr. J. E. Schmitz
Klinik für Anästhesiologie und Intensivmedizin
Dr.-Horst-Schmidt-Kliniken GmbH
Ludwig-Ehrhard-Straße 100, 65199 Wiesbaden

Dr. Th. Schneider
Alte Gärtnerei 18, 55128 Mainz

Prof. Dr. H.-P. Schuster
Medizinische Klinik I
Städtisches Krankenhaus
Weinberg 1, 31134 Hildesheim

PD Dr. S. Schuster
St. Antonius Hospital
Kardiologie
47533 Kleve

Prof. Dr. P. C. Scriba
Medizinische Klinik Innenstadt
Ludwig-Maximilians-Universität
Ziemssenstraße 1, 80336 München

Prof. Dr. Chr. Waydhas
Klinik und Poliklinik für Unfallchirurgie
Universitätsklinikum Essen
Hufelandstraße 55, 45147 Essen

Prof. Dr. L. S. Weilemann
II. Medizinische Klinik und Poliklinik
Klinikum der Johannes-Gutenberg-Universität
Langenbeckstraße 1, 55131 Mainz

Dr. J. Widmann
Chirurgische Klinik und Poliklinik
Klinikum der Universität München – Innenstadt
Nußbaumstraße 20, 80336 München

Inhalt

1 Elementare Vitalfunktionen − Notfall, Notsituation 1

W. Dick

1.1 Untersuchung auf vitale Funktionsstörungen 2
1.1.1 Hirnfunktion 3
1.1.2 Atemfunktion 4
1.1.3 Herz-Kreislauf-Funktion 8
1.1.4 Wasser-Elektrolyt-Haushalt . . . 9
1.1.5 Pathophysiologische Verknüpfung 9

2 Akute Störungen der Vitalfunktionen, Behandlungsprinzipien 10

2.1 **Rettung, Bergung, Lagerung** . . . 10
J. Brachlow, T. Schneider
2.1.1 Rettungsgriffe, Helmabnahme . . 10
2.1.2 Lagerung 13
2.1.2.1 Störung elementarer Vitalfunktionen 13
2.1.2.2 Gynäkologisch-geburtshilflicher Notfall, spezielle Verletzungen . . 17
2.2 **Blutstillung, Wundbehandlung** . . 20
E. E. Scheller, J. Grönninger
2.2.1 Blutstillung 20
2.2.2 Wundbehandlung 21
2.3 **Fraktur, Amputatversorgung** . . . 23
Chr. K. Lackner, St. Ruchholtz, D. Nast-Kolb
2.3.1 Frakturversorgung 23
2.3.2 Amputationsverletzung, Notamputation, Replantation 26

2.4 **Schmerzbekämpfung, Sedierung, Notfallanästhesie** 28
B. Maier, B. Dirks
2.4.1 Schmerz, Analgesie 28
2.4.2 Analgetika 28
2.4.2.1 Nichtopioidanalgetika, Spasmolytika 31
2.4.2.2 „Zentral" wirkende Analgetika: Opioidanalgetika, Ketamin, N_2O 36
2.4.2.3 Praktische Schmerztherapie . . . 45
2.4.3 Sedierung: Sedativa, Hypnotika 46
2.4.3.1 Benzodiazepine 46
2.4.3.2 Neuroleptika 48
2.4.3.3 Sonstige Sedativa, Hypnotika . . 49
2.4.4 Anästhesie im Notfall 50
2.4.4.1 Lokal-, Leitungsanästhesie 50
2.4.4.2 Notfallnarkose (Allgemeinanästhesie) 52

3 Akute Störungen der Atemfunktion 58

3.1 **Sofortmaßnahmen** 58
M. Lipp
3.1.1 Freie Atemwege, Fremdkörperentfernung 58
3.1.1.1 Freimachen der Atemwege ohne Hilfsmittel 58
3.1.1.2 Freimachen der Atemwege mit Hilfsmitteln 60
3.1.1.3 Freihalten der Atemwege 61
3.1.2 Endotracheale Intubation 62
3.1.3 Koniotomie 67
3.2 **Beatmung** 68
M. Lipp
3.2.1 Ohne Hilfsmittel 68
3.2.1.1 Technik 68
3.2.1.2 Beatmungseinschränkung 69
3.2.2 Mit Hilfsmitteln 69
3.3 **Spezielle Erscheinungsbilder** . . . 70
3.3.1 Spannungspneumothorax 70
M. Lipp

3.3.2	Atemwegverlegung, Trachea-. Bronchienverletzung	71	3.3.5.2	Ertrinken	77	
	M. Lipp		3.3.6	Obstruktive Atemweg-erkrankungen	78	
3.3.2.1	Verlegung der Atemwege	71		*D. Gillmann-Blum, J. Lorenz*		
3.3.2.2	Verletzung von Trachea, Bronchien	72	3.3.6.1	Asthma bronchiale	79	
3.3.3	Atemlähmung	72	3.3.6.2	Chronische Bronchitis. Lungen-emphysem	85	
	M. Lipp		3.3.7	Lungenembolie	89	
3.3.4	Störung der Atemmechanik	73		*S. Friesecke, J. Lorenz*		
	J. Grönniger		3.3.8	Lungenödem	93	
3.3.4.1	Thoraxtrauma	74		*S. Friesecke, J. Lorenz*		
3.3.5	Störung des Gasaustausches	76	3.3.9	Pleuraerguß	94	
	M. Lipp			*C. Kelbel, J. Lorenz*		
3.3.5.1	Lungenkontusion	77	3.3.10	Spontanpneumothorax	96	
				C. Kelbel, J. Lorenz		

4   Störung der Herz-Kreislauf-Funktion   98

4.1	**Allgemeine Sofortmaßnahmen**	98	4.4	**Schock**	124
	H.-P. Schuster			*W. Heinrichs*	
4.1.1	Sauerstofftherapie	98	4.4.1	Ursache, Pathogenese, Pathophy-siologie, Auswirkungen	124
4.1.2	Hypovolämie, Volumen-, Plasmaersatz	98	4.4.1.1	Makrozirkulationsstörung	124
4.1.2.1	Vasodilatanzien	100	4.4.1.2	Mikrozirkulationsstörung	126
4.1.3	Positiv inotrope Pharmaka: Katecholamine, Herzglykoside, Phosphodiesterasehemmer	103	4.4.1.3	Hämostasestörung	128
			4.4.1.4	Schockmediator	128
4.2	**Herz-Kreislauf-Stillstand (HKS)**	105	4.4.1.5	Organe im Schock	130
	D. Mauer, W. Dick		4.4.2	Klinik, Diagnostik, Differential-diagnostik	130
4.3	**Kardiopulmonale Reanimation (CPR)**	108	4.4.2.1	Schockstadium	130
	D. Mauer, W. Dick		4.4.2.2	Symptome	130
4.3.1	Geschlossene CPR: Thorax-druckmassage	110	4.4.2.3	Diagnostik	131
4.3.2	Offene CPR	110	4.4.3	Volumenmangelschock	134
4.3.3	CPR-Algorithmus	111	4.4.3.1	Hämorrhagischer Schock:	134
4.3.3.1	Freimachen der Atemwege, Beatmung	111	4.4.3.2	Volumenmangelschock bei Dehydration	137
4.3.3.2	Mechanische Wiederbelebung	112	4.4.4	Schock bei vasal-peripherem Versagen	139
4.3.3.3	Elektrische Wiederbelebung Defibrillation, Schrittmacher	114	4.4.4.1	Septisch-toxischer Schock	139
4.3.4	Medikamente	116	4.4.4.2	Anaphylaktischer Schock	141
4.3.4.1	Katecholamine (KA)	117	4.4.4.3	Neurogener Schock	141
4.3.4.2	Säure-Basen-, Elektrolythaushalt	118	4.5	**Hypertensive Krise**	142
				T. Pop	
4.3.4.3	Atropin, Volumensubstitution, Glukose	119	4.6	**Akute Störung der Herzfunktion: Kardiogener Schock**	143
4.3.5	Zerebrale Reanimation	119		*T. Pop*	
4.3.6	Kontrolle	119	4.6.1	Akuter Myokardinfarkt	144
4.3.7	Prognose	120	4.6.2	Sonderform des Schocks: In-farktkomplikationen, Herzfehler	147
4.3.8	Beendigung	122	4.6.3	Differentialdiagnose, Therapie	148
4.3.9	Komplikationen	122	4.6.4	Rhythmusstörung	149
4.3.10	Praktisches Vorgehen bei HKS	122	4.6.4.1	Syndrom des kranken Sinus-knotens	149

4.6.4.2	Atrioventrikulärer Block III. Grades	151	4.8.1	Akuter arterieller Gefäßverschluß, Embolie	168
4.6.4.3	AV-junktionale Reentry-, WPW-Tachykardie	151	4.8.2	Rupturiertes Aortenaneurysma	168
4.6.4.4	Vorhofflimmern, Vorhofflattern	152	4.9	**Gynäkologischer und geburtshilflicher Notfall**	170
4.6.4.5	Kammertachykardie	153		*P. Brockerhoff*	
4.6.5	Instabile Angina pectoris	154	4.9.1	Verletzung, Blutung, Entzündung, Tumor	170
4.6.6	Kardiales Lungenödem	155			
4.7	**Thermischer, chemischer Schaden**	156	4.9.2	Abort, Extrauteringravidität, Trauma in der Spätschwangerschaft	171
4.7.1	Verbrennung, Verbrühung	156			
	Chr. K. Lackner, J. Widmann, M. Ruppert		4.10	**Akutes Abdomen, gastrointestinale Blutung**	173
4.7.2	Verätzung	162		*J. Grönniger*	
	B. Eberle		4.10.1	Akutes Abdomen, Abdominaltrauma	173
4.8	**Gefäßverschluß, rupturiertes Aortenaneurysma**	168	4.10.2	Gastrointestinale Blutungen	175
	J. Grönniger				

5 Akute Störung des Bewußtseins 177

5.1	**Leitsymptom, Erstmaßnahme**	177	5.2.4	Exogene Intoxikation	208
	G. Krämer			*M. Harloff*	
5.1.1	Leitsymptome	177	5.2.4.1	Giftnotrufzentrale, Diagnostik, Giftelemination, Antidota	208
5.1.2	Diagnostik	186			
5.2	**Spezielle Erscheinungsbilder**	187	5.2.4.2	Spezielle Vergiftung	213
5.2.1	Schädel-Hirn-Trauma (SHT)	187	5.3	**Weitere Krankheiten mit Bewußtseinsstörung**	217
	H.-J. Hennes, B. Monz		5.3.1	Überhitzungsschaden	217
5.2.1.1	Pathophysiologie	188		*B. Eberle*	
5.2.1.2	Präklinische Therapie	190	5.3.1.1	Hitzesynkope, -krampf, -erschöpfung, Hitzschlag	218
5.2.1.3	Klinische Therapie	192			
5.2.1.4	Intensivtherapie	192	5.3.1.2	Sonnenstich (UV-Strahlung)	221
5.2.2	Intrakranielle Blutung	193	5.3.2	Unterkühlung	221
	H.-J. Hennes, B. Monz			*B. Eberle, S. Ellmauer*	
5.2.3	Endokrin-metabolisches Koma	196	5.3.2.1	Systemische Hypothermie	221
	G. Müller-Esch, P. C. Scriba		5.3.2.2	Lokaler Kälteschaden (Erfrierung)	228
5.2.3.1	Coma diabeticum	196			
5.2.3.2	Hypoglykämie-Syndrom, hypoglykämischer Schock	198	5.3.3	Status epilepticus	229
				G. Krämer	
5.2.3.3	Coma hepaticum	200	5.3.4	Schlaganfall (akute zerebrale Ischämie, intrakranielle Blutung)	231
5.2.3.4	Coma uraemicum	201			
5.2.3.5	Thyreotoxische Krise	202			
5.2.3.6	Myxödem-Koma	203		*G. Krämer*	
5.2.3.7	Addison-Krise	204	5.3.5	Sinusthrombose (Hirnvenenthrombose)	232
5.2.3.8	Hypophysäres Koma	205		*G. Krämer*	
5.2.3.9	Akutes Cushing-Syndrom	205	5.3.6	Akuter, nichttraumatischer Querschnitt	233
5.2.3.10	Kritischer Diabetes insipidus (D. p.)	205		*G. Krämer*	
5.2.3.11	Syndrom der inappropriaten ADH-Sekretion (SIADH)	206	5.3.7	Bakterielle Meningitis	234
				G. Krämer	
5.2.3.12	Hyperkalzämische Krise	206	5.3.8	Herpes-simplex-Enzephalitis (HSE)	235
5.2.3.13	Akuter Hypoparathyreoidismus	207			

6 **Fachübergreifender Notfall:**
Polytrauma, Krampfanfall in der Schwangerschaft 236

6.1 **Polytrauma** 236
B. Eberle
6.1.1 Präklinische Traumaversorgung 237
6.1.1.1 Lebensrettende Sofortmaßnahmen (A-B-C-D) 237
6.1.1.2 Versorgung von Einzelverletzungen 242

6.1.3.3 Intubation, Beatmung 245
6.1.2 Klinische Traumaversorgung . . . 247
Chr. K. Lackner, D. Nast-Kolb,
Chr. Waydhas, K. G. Kanz
6.2 **Koma u. Krampfanfall in der**
Schwangerschaft 251
P. Brockerhoff

7 **Notfallausrüstung** 253

7.1 **Notfallkoffer** 253
M. Lipp
7.2 **Notfallmedikamente, Infusions-**
lösungen, Antidote 258
Th. Reinhardt, H.-J. Hennes
7.2.1 Notfallmedikamente, Applikation 258
7.2.1.1 Applikationsformen 258
7.2.1.2 Notfallmedikamente 259

7.2.2 Infusionslösungen 270
7.2.3 Antidote 271
7.3 **Notarztwagen (NAW), Notarzt-**
einsatzfahrzeug (NEF) 274
J. Brachlow, T. Schneider
7.4 **Grundbegriffe des Rettungs-**
dienstes 275
T. Schneider, J. Brachlow

8 **Grundlagen der Intensivmedizin** 278

8.1 **Aufwacheinheit, Wachstation, In-**
tensivbehandlungseinheit 278
F. Brost, W. Dick
8.2 **Akute respiratorische Insuffizienz** 281
W. Heinrichs
8.2.1 Pathophysiologie 285
8.2.1.1 Lungenödem, ARDS 286
8.2.2 Therapiemethoden 292
8.2.2.1 Sauerstofftherapie 292
8.2.2.2 Atemtherapie 295
8.2.2.3 Intubation, Tracheotomie . . . 296
8.2.2.4 Maschinelle Beatmung: Grundbegriffe, Form, Geräte 299
8.2.2.5 Klinik der maschinellen Beatmung 308
8.2.2.6 Entwöhnung nach maschineller
Beatmung 310
8.2.2.7 Komplikation der maschinellen
Beatmung 311
8.2.2.8 Weitere Maßnahmen bei maschineller Beatmung 311
8.2.3 Intensiv-, Respiratortherapie . . . 312
8.2.3.1 Status asthmaticus, chronisch
obstruktive Lungenkrankheiten 312
C. Kelbel, J. Lorenz
8.2.3.2 Lungenembolie, Lungenödem . . 315
S. Friesecke, J. Lorenz

8.3 **Akute kardiozirkulatorische**
Insuffizienz 317
L. S. Weilemann, S. Schuster
8.3.1 Pathophysiologie 317
8.3.2 Intensivmedizinische Überwachung 319
8.3.2.1 Klinische Überwachung 319
8.3.2.2 Nichtinvasive Überwachung . . 319
8.3.2.3 Invasive Überwachung . . . 323
8.3.3 Intensivtherapie bei häufigen
Notfällen 334
8.3.3.1 Pumpversagen 334
8.3.3.2 Herzrhythmusstörung 335
8.3.3.3 Kreislaufregulationsstörung . . . 337
8.3.3.4 Hypertensive Krise 337
8.3.3.5 Intensivtherapie des SHT 337
8.4 **Infusionstherapie, enterale,**
parenterale Ernährung 338
J. E. Schmitz
8.4.1 Flüssigkeits-, Elektrolyt-, Säuren-
Basen-Status 338
8.4.1.1 Wasser-Natrium-Status: Dehy-
dration, Hyperhydration 338
8.4.1.2 Elektrolytstatus 340
8.4.1.3 Säuren-Basen-Status 343
8.4.2 Postaggressionsstoffwechsel . . . 345
8.4.3 Substrate, Infusions- u. Ernährungstherapie 347

8.4.3.1   Energieliefernde Substrate 347
8.4.3.2   Proteinbausteine 348
8.4.3.3   „Kleine Nährstoffe"
          (Vitamine und Spurenelemente) 349
8.4.3.4   Ernährungs- und Infusions-
          therapie 350
8.4.3.5   Enterale Ernährung 350
8.4.3.6   Infusions- und Ernährungsthera-
          pie im Erwachsenenalter 352
8.4.4   Überwachung der Infusions- und
          Ernährungsbehandlung 354
8.4.5   Applikationstechnik, Zugangs-
          weg, enterale Applikation 355
8.5   **Besonderheit der Intensiv-
          behandlung** 356
8.5.1   Polytrauma, -komplikation . . . 356
          L. Hofmann
8.5.1.1   Herz-Kreislauf-Versagen (HKS)   357

8.5.1.2   Pulmonale Komplikation,
          Sepsis, Infektion 359
8.5.1.3   ANV (Schockniere) 359
8.5.1.4   Gerinnungsstörung, Fettembolie 359
8.5.2   Verbrennung 361
          L. Hofmann
8.5.3   Geburtshilfliche Komplikation . 365
          D. Elich, D. Mauer
8.5.3.1   Präeklampsie, Eklampsie,
          HELLP-Syndrom 365
8.5.3.2   Blutung, Koagulopathie 366
8.5.4   Blutreinigung: Niereninsuffi-
          zienz, Hämofiltration, Dialyse . . 367
          R. Kentner, D. Mauer 367
8.5.5   Sepsis, Sepsissyndrom, Multi-
          organversagen 370
          B. Hall
8.6   **Hyperbare Oxygenierung (HBO)** 373
          F. Brost

Sachregister   379

Abkürzungen

a	Jahr
ABSARRH	Arrhythmia absoluta
ADH	antidiuretisches Hormon
AF	Atemfrequenz
AG	Atemgeräusch
Amp.	Ampulle
AMV	Atemminutenvolumen
ANV	akutes Nierenversagen
art.	arteriell
AS	Aminosäure
ASS	Acetylsalicylsäure
ASY	Asystolie
AVB	atrioventrikulärer Block
AVK	(periphere) arterielle Verschluß-krankheit
AZ	Allgemeinzustand
BÄK	Bundesärztekammer
bakt.	bakteriell
BB	Blutbild
bes.	besonders
Bez.	Bezeichnung
BG	Blutgruppe
BGA	Blutgasanalyse
BtMVV	Betäubungsmittel-Verschreibungs-verordnung
BWS	Brustwirbelsäule
BZ	Blutzucker
CBF	zerebraler Blutfluß
CCT	kraniale Computertomographie
chir.	chirurgischen, chirurgisch
chron.	chronisch
CI	cardiac index, Herzindex
COX	Cyclooxygenase
CPR	kardiopulmonale Reanimation
CVVH	kontinuierliche venovenöse Hämo-filtration
e. b.	endobronchial
EK	Erythrozytenkonzentrat
Entz.	Entzündung
Erw.	Erwachsene (r)
EtCO$_2$	endexspiratorische Kohlendioxidkon-zentration

EVP	evozierte Potentiale
evtl.	eventuell
EZR	Extrazellulärraum
FFP	Fresh-Frozen-Plasma
F$_i$O$_2$	fraction of inspired oxygen
FK	Fremdkörper
GCS	Glasgow Coma Scale, Glasgow-Komaskala
GFP	gefrorenes Frischplasma
Ggs.	(im) Gegensatz
haupts.	hauptsächlich
Hb	Hämoglobin (g%)
Herz-Echo	Echokardiographie, Ultraschall-kardiographie
HF	Herzfrequenz
HIV	humanes Immundefizienzvirus
HK	Hämatokrit
HKS	Herz-Kreislauf-Stillstand
HMV	Herzminutenvolumen
HVL	Hypophysenvorderlappen
HVLI	Hypophysenvorderlappeninsuffizienz
HWS	Halswirbelsäule
HWZ	Halbwertszeit
i. d. R.	in der Regel
ICP	intrakranieller Druck
IL	Interleukine
IMV	Intermittend Mandoratory Ventila-tion
Ind.	Indikation
inf.	infolge
INN	Internationaler Freiname von phar-mazeutischen Grundsubstanzen
INR	international normalized ratio
insp.	inspiratorisch
Intox.	Intoxikation
IPPV	Intermittierend Positive Pressure Ven-tilation
IZR	Intrazellularraum
KA	Katecholamine
KHK	Herzkrankheit, koronare
Klin., klin.	Klinik, klinisch

KOF	Körperoberfläche		RPF	renaler Plasmafluß
KS	Klopfschall		RR	Blutdruck
			RTH	Rettungshubschrauber
LA	Lokalanästhetikum		RTW	Rettungswagen
MEES	Mainz Emergency Evaluation Score		s, sec, Sek.	Sekunden
MAP	mittlerer arterieller Blutdruck		SaO_2	arterielle Sauerstoffsättigung
Max.	Maximum		SBH	Säure-Basen-Haushalt
MCL	Medioklavikularlinie		SBS	Säure-Basen-Status
mechan.	mechanisch		SHT	Schädel-Hirn-Trauma
MG	Molekulargewicht		SAR	Subarachnoidalraum
Min., min	Minute		SM	Herzschrittmacher
			s. l.	sublingual
n.	nach		s. o.	siehe oben
NaBi	Natriumbicarbonat		Sono	Sonographie
NAW	Notarztwagen		S_pO_2	partiell-arterielle Sauerstoffsättigung (Pulsoximeter)
NN	Nebenniere			
NEF	Notarzteinsatzfahrzeug		SSW	Schwangerschaftswoche
NNR	Nebennierenrinde		SR	Sinusrhythmus
NNRI	Nebennierenrindeninsuffizienz		SV	Schlagvolumen
NPPV	noninvasive positive pressure ventilation		SVES	supraventrikuläre Extrasystole
			syn.	synonym
NSAR	nichtsteroidale Antirheumatika		Syndr.	Syndrom
			sys.	systolisch
oberfl.	oberflächlich			
od.	oder		TEE	transösophageale Echokardiographie
Op.	Operation		Ther.	Therapie
op.	operativ		TIVA	totale intravenöse Anästhesie
			TMD	Tagesmaximaldosis
p_aCO_2	arterieller Kohlendioxidpartialdruck		tox.	toxisch
PA-Katheter	Pulmonaliskatheter			
p_aO_2	arterieller Sauerstoffpartialdruck		Urs.	Ursache, Ätiologie
pCO_2ET	endtidales CO_2		UAW	unerwünschte Arzneimittelwirkung, Nebenwirkung
Pat.	Patient, Patienten			
PCWP	pulmonalkapillärer Verschlußdruck (pulmonary capillary wedge pressure)			
			v. a.	vor allem
			VES_{mono}	ventrikuläre Extrasystole (monotop)
PEEP	positiver endexspiratorischer Druck (positive endexspiratory pressure)		VES_{poly}	ventrikuläre Extrasystole (polytop)
			VF	Kammerflimmern, ventrikuläre Fibrillation, ventricular fibrillation
PEEPi	intrinsischer PEEP (okkulter positiver endexspiratorischer Druck)			
			Vit.	Vitamine
PG	Prostaglandin		vKOF	verbrannte Körperoberfläche
PNS	peripheres Nervensystem		VT	Kammerflattern, ventrikuläres Flattern, ventricular flutter; ventrikuläre Tachykardie
PEA	pulslose elektrische Aktivität			
Quick	Thromboplastinzeit			
			WS	Wirbelsäule
re.	rechte		WW	Wechselwirkung
respirat.	respiratorische		ZNS	zentrales Nervensystem
rezidiv.	rezidivierend		ZVD	zentraler Venendruck
RL	Raumluft		ZVK	zentraler Venenkatheter
Rö.	Röntgen, Röntgenaufnahme		zw.	zwischen

1 Elementare Vitalfunktionen – Notfall, Notsituation

W. Dick

Notfälle sind Krankheiten od. Verletzungen, die das Leben bedrohen od. schwere gesundheitliche Schäden befürchten lassen, wenn nicht umgehend medizinische Hilfe geleistet wird.

Notsituationen sind isolierte Organfunktionsstörungen ohne aktuelle Lebensgefahr, die subjektiv bedrohlichen Charakter annehmen (Darm-, Nieren-, Gallensteinkolik) u. unabhängig davon in lebensbedrohliche Zweitsyndr. münden können (→ vasovagale Synkope, septischer Schock).

> Die **3 Vitalfunktionen 1. Ordnung** (syn. *elementare* od. *allgemeine Vitalfunktionen*) sind: **1.** Atmung, **2.** Herz-Kreislauf-, **3.** Hirnfunktion.

Vitalfunktionen 2. Ordnung stehen am Ende od. Anfang einer Schädigungskette, z. B. Wärme-, Wasser-Elektrolyt-, Säure-Basen-Haushalt, Nieren-, Leber-, Nebennierendysfunktion. Die Lebensbedrohung ist abhängig von Schwere u. Dauer der Funktionsstörung u. entwickelt sich langsam (Abb. 1-1).

Störungen des Wasser-Elektrolyt- od. Säure-Basen-Haushaltes vermögen lebensbedrohliche Entgleisungen heraufzubeschwören (Azidose, Alkalose, Hyper-, Hypokaliämie), sind i. d. R. jedoch Folgen von

- Störungen der Atem-, Herz-Kreislauf-, Nieren- u. regulatorischen Hirnfunktionen od. sind
- exogen bedingt → zu hohe Kaliumzufuhr, falsche Puffertherapie.

Am Ende der Schädigungskette stehen immer wieder Atem- u. Herz-Kreislauf-Funktion.

Die Vitalfunktionen 1. u. 2. Ordnung sichern gleichermaßen die Lebensvorgänge des Organismus. Ein Unterschied besteht jedoch in der Akuität bzw. dem Verlorengehen der Sicherung.

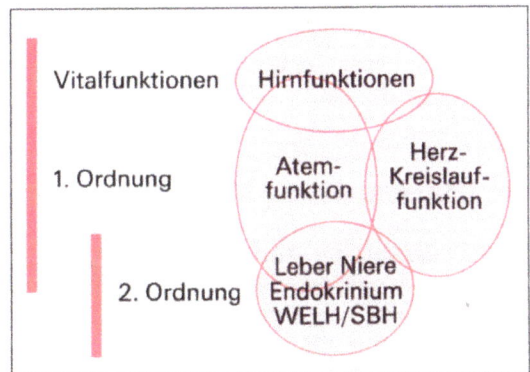

Abb. 1-1: *Verbundsystem der Vitalfunktionen* 1. und 2. Ordnung (WELH: Wasser-Elektrolyt-Haushalt; SBH: Säure-Basen-Haushalt)

Im System der Vitalfunktionen 1. Ordnung schafft die Lunge das Betriebsmittel Sauerstoff heran u. stellt es dem Transportmedium Blut zur Verfügung. Durch die Pumpfunktion des Herzens wird dieses Transportmedium u. damit das Betriebsmittel über Aufzweigungen im Gefäßsystem den Organen nach dem Verbrauch zudiktiert. Verbraucher ist das Gewebe der Organsysteme. Umgekehrt fällt am venösen Schenkel des Herz-Kreislauf-Systems all das an, was im Stoffwechsel nicht mehr verwertbar ist. Das gleiche Transportsystem eliminiert Stoffwechselendprodukte auf pulmonalem, renalem, hepatischem Wege. Lösungsmittel ist Körperwasser od. Blut.

Störung der Vitalfunktionen

Zu unterscheiden sind fehlende *Funktionsbedingungen* u. *-fähigkeit* der Organsysteme.

Fehlende Funktionsbedingung:

- Atemfunktion → kein Sauerstoff
- Herz-Kreislauf-Funktion → Einschränkung von Blut u. Körperflüssigkeit
- Hirnfunktion → beide Betriebsmittel sind von gleichrangiger Bedeutung

Fehlende Funktionsfähigkeit: Organschädigung selbst. *Beispiele:*

- Herz-Kreislauf-Funktion → Herzinfarkt, Gefäßverletzung.
- Atemfunktion → massive Lungenblutung, Obstruktion in den zuführenden Luftwegen.
- Hirnfunktion → Entzündung, Verletzung, Infarkt.

Fehlende *Funktionsbedingungen* u. *Funktionsfähigkeit* führen gleichermaßen zur akuten Lebensbedrohung, im Extremfall zu *klinischem u. biologischem Tod.*

> Der **klinische Tod** ist durch ein reversibles Sistieren von Atem-, Herz-Kreislauf- u. Hirnfunktion gekennzeichnet, wobei eine Grenze von ca. 5 min den klinischen Tod vom biologischen trennt.
> Der **biologische Tod** ist durch irreversible Schädigungen aller Organsysteme charakterisiert.

Die genannte Frist zw. klinischem od. biologischem Tod ist die Regel. Ausnahmen mit z. T. erheblich längeren Intervallen sind: Beinaheertrinken, Unterkühlung, Lawinenverschüttung, einige Intoxikationen.

1.1 Untersuchung auf vitale Funktionsstörungen

Untersuchung des Notfallpatienten. Die klinische Untersuchung ist kurz u. konzentriert sich darauf, Vitalfunktionsstörungen zu diagnostizieren (Tab. 1-1). Lange Untersuchungszeiten konkurrieren mit lebensrettenden Sofortmaßnahmen!

- Alarmsymptome zeigen akute Vitalfunktionsstörungen an
- *Warnsymptome* weisen auf drohende Störungen der Vitalfunktionen hin, eine manifeste Störung liegt nicht vor.
- *Begleitsymptome* sind unspezifische Zeichen, die keine Aussage als Leitsymptome haben, die u. U. eine weitere Differenzierung erlauben.
- *Leitsymptome* sind Alarm- u. Warnsymptome zusammen u. entscheiden die Notfalldiagnose.

Untersuchungsziel

- Schäden abwenden
- Behandlungsbeginn nicht verzögern.

Untersuchungsgang

Vor dem Eintreffen am Notfallort
- Was besagt die Notfallmeldung?
- Was erfährt man von Angehörigen, Umstehenden?
- Was sieht man am Notfallort?

Beim Eintreffen am Notfallort
- Was wird in welcher Reihenfolge untersucht?

- Was hat Bedeutung für die Notfalltherapie?
- Haben die Notfallmaßnahmen Bedeutung für die Korrektur der Notfalldiagnose?

Anamnese

- Spontanäußerung des Patienten
- Eigenanamnese (wenn der Pat. bei Bewußtsein ist)
- Fremd- bzw. Umgebungsanamnese.

Klinische Untersuchung

- Inspektion u. Palpation
- Auskultation u. Perkussion
  Ggf. Zusatzuntersuchungen (technische, z. B. EKG, laborchemische, z. B. Blutzucker).

Die orientierende Untersuchung der Vitalfunktionen 1. Ordnung hat Priorität u. ist in wenigen Augenblicken in dieser Reihenfolge durchzuführen:

1. Hirnfunktion
2. Atmung
3. Herz-Kreislauf-Funktion.

> Apparative u. laborchemische Untersuchungen am Notfallort sind auf *6 Zusatzuntersuchungen* beschränkt:
> **1.** EKG, **2.** SaO_2, **3.** $EtCO_2$, **4.** Blutdruck, **5.** Blutglukose- **6.** Acetonbestimmung mit Teststreifen, **7.** ggf. Inhalationsnachweis mit Sets bei exogener Intox.

Tab. 1-1: *Mainz Emergency Evaluation Score (MEES):* Vitalparameter, Bewertungsstufen, Wertegrenzen

Vitalparameter	Bewertungsstufe	Wertegrenze	
GCS	4	15	
	3	14−12	
	2	11−8	
	1	≤ 7	
Herzfrequenz	4		60−100
	3	50−59	101−130
	2	40−49	131−160
	1	≤ 39	≥ 161;
Atemfrequenz	4		12−18
	3	8−11	19−24
	2	5−7	25−30
	1	≤ 4	≥ 31
Herzrhythmus	4	SR	
	3	SVES, VES$_{mono}$	
	2	ABSARRH, VES$_{poly}$	
	1	VT, VF, ASY	
Schmerz	4	kein Schmerz	
	3	leichter Schmerz	
	2	starker Schmerz	
	1	entfällt	
Blutdruck	4		120/80−140/90
	3	100/70−119/79	141/91−159/94
	2	80/60−99/69	160/95−229/119
	1	≤ 79/59	≥ 230/120
SaO$_2$	4	100−96	
	3	95−91	
	2	90−86	
	1	≤ 85	
			MEES-Wert:

1.1.1 Hirnfunktion

Bewußtseinslage. Die orientierende Untersuchung konzentriert sich auf die Beurteilung des *Bewußtseins.* Man unterscheidet *4 Bewußtseinsstadien:*

1. *Bewußtseinsklarheit* bedeutet
a) Orientierung hinsichtlich *Raum, Ort, Zeit*
b) kein ständiges Einschlafen
c) *Aufmerksamkeit* wird nicht von außen erregt.

2. *Somnolenz* (leichte Form der quantitativen Bewußtseinsstörung). Schläfriger Zustand, weckbar durch äußere Reize.
a) Augen werden nach Aufforderung geöffnet, wieder geschlossen, sobald Reiz fortfällt.

b) Neurologische Veränderungen können vorhanden sein, spielen für die Notfalldiagnose keine Rolle.

3. *Sopor* (mittlere Form der quantitativen Bewußtseinsstörung). Schlafähnlicher Zustand, durch äußere Reize nicht mehr voll erweckbar; nur stärkste Stimuli (z. B. Schmerzreize) können Reaktionen (z. B. Abwehrbewegung) auslösen.

• Kurzzeitiges Öffnen der Augen nach einem Reiz.

4. *Koma* (schwerster Grad der quantitativen Bewußtseinsstörung). Nicht erweckbar durch äußere Reize.

• Keine Spontanaktivität, Augen werden auf Anruf nicht geöffnet.

- Neurologische Symptome können vorhanden sein. Komaeinteilung nach GCS (s. Kap. 5.1.1, S. 177).

Leitsymptome (= Alarm- + Warnsymptome) bestimmen den weiteren Untersuchungsgang (s. Kap. 5.1.1).

Wiederum ist in *Alarm-* u. *Warnsymptome* zu differenzieren bzw. in (unspezifische) *Begleitsymptome*, die in ihrer Wertigkeit nicht zu überschätzen sind u. bei vielen Notfällen vorkommen.

> **Alarmsymptome** erfordern ein sofortiges Handeln:
> - Koma, Schock, Atem- od. HKS.
>
> **Warnsymptome** verlangen Aufmerksamkeit:
> - *Blutung, Frakturen, Krämpfe, Lähmungen.*
>
> **Begleitsymptome** werden registriert (können in Warn- od. Alarmzeichen übergehen):
> - Exantheme, Foetor ex ore (Alkohol).

Untersuchung (s. Kap. 5.1.1)

Anamnese:	Verletzung, Krankheit, Medikation, Umgang mit Chemikalien, Kopfschmerz, Erbrechen, Lähmung, Krampf.
Inspektion:	Haut → Farbe, Turgor, Temperatur, Blasen, Exanthem; Geruch, Krämpfe, Lähmung, Struma.
Palpation, Perkussion:	Puls, Haut, Pupillen, Bulbi, Lungen: Dämpfung, KS-Differenz.
Auskultation:	*Herz* → Frequenz, Rhythmus, Töne, Geräusche.
	Lungen → Atemgeräusch.
	Kreislauf → Blutdruck, -amplitude.
Zusatzuntersuchung:	Atem-, Herz-Kreislauf-Funktion: EKG; Reflexe, Bulbi, Pupillen, Meningismus; Glukose-, Acetonbestimmung.

Störung der Hirnfunktion

Ausfall der *Funktionsbedingungen*: Meist durch Störungen der beiden anderen Vitalfunktionen 1. Ordnung: Hypoxämie, Hypo- od. Hyperglykämie, endo- u. exogene Toxinzufuhr, Volumenmangel.

Ein Ausfall der Hirnfunktion selbst ereignet sich z. B. auf der Basis einer Blutung, eines Infarktes, ischämischer Prozesse, von Tumoren u. von Verletzungen.

1.1.2 **Atemfunktion**

Die **orientierende Untersuchung** klärt, ob die Atmung *stabil/instabil* ist:

- regelmäßig
- gleichmäßig
- ohne äußerliche Behinderung erfolgt.

Bei 3 positiven Antworten scheidet eine primäre Atemfunktionsstörung aus.

Anamnese:	Husten, Auswurf, Hämoptoe, Dyspnoe, Stridor; Fieber, Schmerz; Medikation
Inspektion:	Atemexkursion, Atemtyp, Hautfarbe (Zyanose), Dyspnoe, Stridor, Nagelbettdurchblutung, Pupillen, Venenstauung
Palpation, Perkussion:	Seitendifferente Atemexkursion, Dämpfung, KS-Differenz
Auskultation:	*Herz* → Frequenz, Rhythmus, Töne, Geräusche
	Lungen → Atem-, Nebengeräusch
	Kreislauf → Blutdruck, -amplitude
Zusatzuntersuchung:	Bewußtsein, Herz-Kreislauf-Funktion: EKG, Glukose, Aceton

Alarmsymptome (abruptes Umschlagen in Apnoe od. Schnappatmung möglich) erfordern das sofortiges Handeln:

- pathologische Atmungstypen (Abb. 1-2. s. Kap. 5.1.1), massive Dyspnoe.

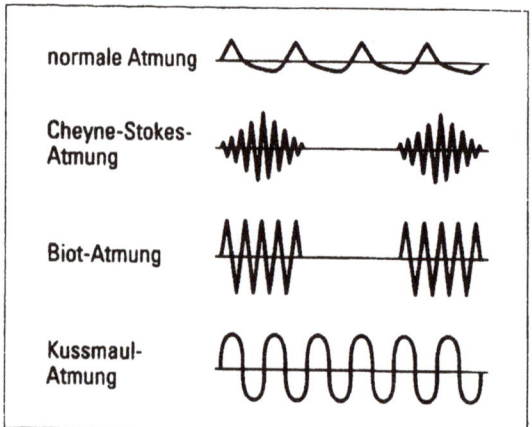

normale Atmung

Cheyne-Stokes-Atmung

Biot-Atmung

Kussmaul-Atmung

Abb. 1-2: *Pathologische Atmungstypen.* Die Exkursionen der spirometrischen Kurven sind der Atemtiefe proportional (s. Abb. 5-1, S. 178)

NOTARZTEINSATZPROTOKOLL Empfehlung der DIVI 98

Version 4.0

AOK	LKK	BKK	IKK	VdAK	AEV	Knappschaft	UV

Name, Vorname des Versicherten

geb. am

Kassen-Nr.   Versicherungs-Nr.   Status

Vertragsarzt-Nr.   VK gültig bis   Datum

Geschlecht
○ m
○ w
Geburtsjahr   ~monat
○ unbekannt

Standort _____ Rettungsmittel _____ Einsatznummer _____

Typ: ○ NEF ○ NAW ○ RTH ○ ITH   ○ ITW ○ RTW ○ KTW

1. Rettungstechnische Daten

Alarm:

Einsatzdatum: Ankunft:

Einsatzort: _____   Abfahrt:

_____   Übergabe:

Transportziel: _____   Einsatzbereit:

Rettungs-Ass.: _____   Ende:

Notarzt: _____   km (gesamt):

○ Fehlfahrt
(Einsatzabbruch/kein Patient)

2. Notfallgeschehen / Anamnese / Erstbefund (Beschwerdebeginn, Unfallzeitpunkt, Vormedikation, Vorbehandlung)

_____
_____
_____
_____

3. Erstbefund   Zeitpunkt

3.1. Neurologie   unauffällig ○

Glasgow-Coma-Scale

Augen öffnen
spontan	4
auf Aufforderung	3
auf Schmerzreiz	2
kein	1

beste verbale Reaktion
konversationsfähig
orientiert	5
desorientiert	4
inadäquate Äußerung	3
(Wortsalat)	
unverständliche Laute	2
keine	1

beste motor. Reaktion
auf Aufforderung	6
auf Schmerzreiz	5
gezielt	
normale Beugeabwehr	4
abnorme Abwehr	3
Strecksynergismen	2
keine	1

re li
Arm
Bein

Summe

Bewußtseinslage
narkotisiert/sediert ○
orientiert ○
getrübt ○
bewußtlos ○

Extremitäten-bewegung
re li
normal	3	Arm
leicht vermindert	2	Bein
stark vermindert	1	

Pupillenweite
re li
eng	○ ○
mittel	○ ○
weit	○ ○
entrundet	○ ○
nicht beurteilbar	○ ○

Keine Lichtreaktion ○ ○

Meningismus ○

3.2. Meßwerte
○ keine   Temp.

RR ____ / ____   HF ____   regel- mäßig ○ ja ○ nein

BZ ____   Atem- frequenz ____   SpO₂ ____   et CO₂ ____

Schmerz: ○ kein ○ leicht ○ stark ○ entfällt

3.3. EKG   ○ kein
○ Sinusrhythmus
○ absolute Arrhythmie
○ AV-Block II° Typ Wenckebach
○ AV-Block II° Typ Mobitz
○ AV-Block III°
○ _____

○ schmale QRS-Tachykardie
○ breite QRS-Tachykardie
○ Kammerflattern/-flimmern
○ elektromechanische Dissoziation
○ Asystolie
○ Schrittmacherrhythmus

Extrasystolen ○ SVES
○ VES   ○ monomorph ○ polymorph

3.4. Atmung   ○ nicht untersucht
○ unauffällig ○ Rasselgeräusche ○ Apnoe
○ Dyspnoe ○ Stridor ○ Beatmung/Tubus
○ Zyanose ○ Atemwegverlegung
○ Spastik ○ Schnappatmung ○ _____

4. Erstdiagnose

4.1. Erkrankung   ○ keine

ZNS
○ TIA / Insult / intracranielle Blutung
○ Krampf
○ _____

Herz-Kreislauf
○ Angina Pectoris
○ Herzinfarkt
○ Rhythmusstörung
○ Lungenembolie
○ Lungenödem
○ hypertensiver Notfall
○ Orthostase
○ _____

Atmung
○ Asthma
○ Aspiration
○ Pneumonie/Bronchitis
○ Hyperventilations-Tetanie
○ _____

Abdomen
○ akutes Abdomen
○ gastrointestinale Blutung
○ Kolik
○ _____

Psychiatrie
○ Psychose / Depression / Manie
○ Erregungszustand
○ Intoxikation
Alkohol / Drogen / Medikamente
○ Entzug
Alkohol / Drogen / Medikamente
○ Suizidversuch

Stoffwechsel
○ Hypoglykämie
○ _____

Pädiatrie
○ Fieberkrampf
○ Pseudokrupp
○ SIDS
○ _____

Gynäkologie/Geburtshilfe
○ Geburt
○ vaginale Blutung
○ _____

Sonstiges
○ anaphylakt. Reaktion
○ Unterkühlung
○ Ertrinken
○ sonstige Intoxikation

4.2. Verletzungen   ○ keine

	keine	leicht	mittel	schwer
Schädel-Hirn	○	○	○	○
Gesicht	○	○	○	○
Thorax	○	○	○	○
Abdomen	○	○	○	○
Wirbelsäule	○	○	○	○
Becken	○	○	○	○
Obere Extremitäten	○	○	○	○
Untere Extremitäten	○	○	○	○
Weichteile	○	○	○	○

○ Verbrennung/Verbrühung
_____ Grades _____ %
_____ Grades _____ %
○ Inhalationstrauma
○ Elektrounfall
○ andere

Unfallmechanismus
Trauma: stumpf ○ penetrierend ○
Sturz > 3 m Höhe ○
Verkehr: Fußgänger angefahren ○
PKW/LKW-Insasse ○
Zweiradfahrer ○
sonst. ○

Erstdiagnose
_____
_____
_____

ICD 1 ____   ICD 2 ____   ICD 3 ____

Informationen über die Auswertung des MIND:
Institut für Med. Statistik der Universität Lübeck · Tel. 04 51 / 500 27 88 · Fax 04 51 / 500 29 99

5. Verlauf ⟨h⟩

Puls ○
RR ⟩
Defi ⋀
Intub. ↓
HDM ⏚
Transport T-T

300
280
260
240
220
200
180
160
140
120
100
80
60
40
O₂ l/min
% SpO₂
et CO₂
Maßnahmen

6. Maßnahmen

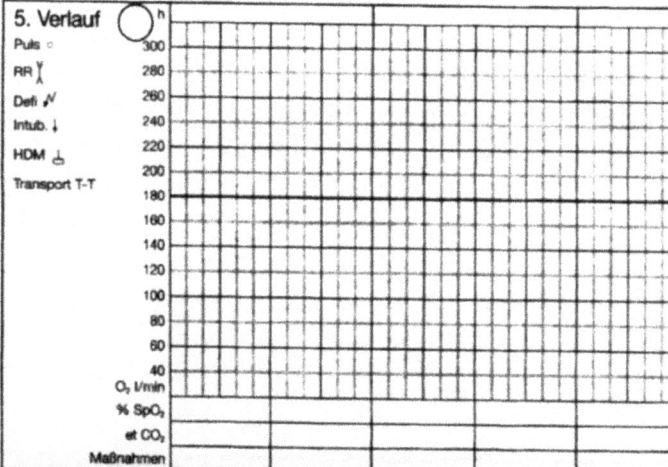

6.1. Herz/Kreislauf ○ keine
○ Herzdruckmassage
○ Defibrillation/Kardioversion

| Anzahl | Joule letzte Defi. |

○ peripher venöser Zugang — Anzahl
Ort/Größe: _____

○ zentral venöser Zugang — Anzahl
Ort/Größe: _____

○ intraossär. Zugang, Ort: _____
○ arter. Zugang, Ort/Größe: _____
○ Spritzenpumpe — Anzahl
○ Schrittmacher (extern)

6.2. Atmung ○ keine
○ Sauerstoffgabe — l/min
○ Freimachen der Atemwege
○ Absaugen
○ Intubation
  ○ oral   ○ nasal Größe Ch
○ Beatmung   ○ manuell ○ maschinell
  AMV — AF
  PEEP — FiO₂

6.3. Weitere Maßnahmen ○ keine
○ Anästhesie   ○ Entbindung
○ Blutstillung   ○ Dauerkatheter
○ Magensonde   ○ Krisenintervention
○ Verband
○ Reposition, Ort: _____
○ besondere Lagerung, Art: _____
○ Cervicalstütze
○ Thoraxdrainage/Punktion
  ○ re   ○ li   Ch
Ort: _____
○ Sonstiges _____

6.5. Medikamente — Dosis

6.4. Monitoring ○ kein

○ keine Medikamente	○ Antihypertensiva
○ Analgetika	○ Bronchodilatantien
○ Antiarrhythmika	○ Diuretika
○ Antidota	○ Glukose
○ Antiemetika	○ Katecholamine
○ Antiepileptika	○ Kortikosteroide

○ Muskelrelaxantien	○ Kristalloide
○ Narkotika	○ Kolloidale
○ Sedativa	○ Pufferlösung
○ Vasodilatantien	○ Sonstige
○ Sonstige	

6.4. Monitoring ○ kein
○ EKG-Monitor   ○ manuelle Messung RR
○ 12-Kanal-EKG   ○ oszillometr. Messung RR
○ Pulsoxymetrie   ○ Temperatur
○ Kapnometrie
○ Sonstiges _____

7. Übergabe

7.1. Zustand
○ verbessert
○ gleich
○ verschlechtert

Glasgow-Coma-Scale

7.2. Meßwerte ○ keine
Temp.

RR [   ] / [   ]   HF [   ]   regel-mäßig ○ ja ○ nein

BZ [   ]   Atem-frequenz [   ]   SpO₂ [   ]   et CO₂ [   ]

Schmerz: ○ kein   ○ leicht   ○ stark   ○ entfällt

7.3. EKG ○ kein
○ Sinusrhythmus
○ absolute Arrhythmie
○ AV-Block II° Typ Wenckebach
○ AV-Block II° Typ Mobitz
○ AV-Block III°
○ _____

○ schmale QRS-Tachykardie
○ breite QRS-Tachykardie
○ Kammerflattern/-flimmern
○ elektromechanische Dissoziation
○ Asystolie
○ Schrittmacherrhythmus

Extrasystolen ○ SVES
○ VES   ○ monomorph   ○ polymorph

7.4. Atmung ○ nicht untersucht
○ unauffällig   ○ Rasselgeräusche   ○ Apnoe
○ Dyspnoe   ○ Stridor   ○ Beatmung/Tubus
○ Zyanose   ○ Atemwegverlegung
○ Spastik   ○ Schnappatmung   ○ _____

8. Ergebnis

8.1. Einsatzbeschreibung
○ Transport ins Krankenhaus
○ Sekundäreinsatz
○ Patient lehnt Transport ab
○ nur Untersuchung/Behandlung
○ Übergabe an anderes Rettungsmittel
○ Übernahme von arztbesetztem Rettungsmittel.

Art _____
○ Reanimation primär erfolgreich
○ Reanimation primär erfolglos
○ Tod auf dem Transport
○ Todesfeststellung

Zeit _____

8.2. Ersthelfermaßnahmen (Laien)
○ suffizient
○ insuffizient
○ keine

8.3. Notfallkategorie
○ kein Notfall
○ akute Erkrankung
○ Vergiftung
○ Verletzung
Unfall
  ○ Verkehr
  ○ Arbeit
  ○ Sonstiger

8.4. NACA-Score
○ I geringfügige Störung
○ II ambulante Abklärung
○ III station. Behandlung
○ IV akute Lebensgefahr nicht auszuschließen
○ V akute Lebensgefahr
○ VI Reanimation
○ VII Tod

9. Bemerkung (z.B. Hausarzt)

_____
_____
_____
_____
_____
_____
_____

Unterschrift Notarzt:

• inverse u. paradoxe Atmung, Schnappatmung u. Atemstillstand (Apnoe), massive Hämoptoe, Schock.

Inverse Atmung: umgekehrte Atmung; bei Atemwegobstruktion durch Fremdkörper, Schwellung od. Laryngospasmus kommt es durch max. Zwerchfellexkursion zur passiven Thoraxbewegung: Vorwölbung des Abdomens u. Senkung des Thorax während der versuchten Einatmung bzw. Einziehen u. Hebung während der versuchten Ausatmung, ohne daß eine Ventilation stattfindet (→ *funktioneller Atemstillstand*);

Sympt.: Zyanose, fehlendes Atemgeräusch, max. Atemexkursion.

Paradoxe Atmung: inspiratorische Einwärts- u. exspiratorische Auswärtsbewegung eines pathologisch beweglichen Thoraxwandanteils (→ paradoxe Atembewegung, Brustwandflattern), z. B. bei Rippenserienfraktur; führt zu Pendelluft u. damit zu respirat. Insuffizienz.

Warnsymptome verlangen Aufmerksamkeit:

• Zyanose od. Dyspnoe
• Stridor (an der Grenze zw. Warn- u. Alarmsymptom). Er kann z. B. bei einer beginnenden Epiglottitis therapeutisch beeinflußbar sein, bei einem Verbrennungsopfer jedoch bereits Alarm auslösen.
• Thoraxschmerz, Zyanose, Orthopnoe, Hypo-/Hyperpnoe, Hautemphysem, fehlendes Atemgeräusch, Klopfschall-Differenz, Atemtyp u. Atemgeräusch pathologisch.

Begleitsymptome werden registriert (können in Warn- od. Alarmzeichen übergehen):

• Unruhe, Angst, Bewußtseinsstörung.

Störung der Atemfunktion

Die Sauerstoffreserven reichen nur wenige Min. (Tab. 1-2). *Sauerstoffmangel* mündet rasch in eine Störung der Vitalfunktionen 1. Ordnung.

Sauerstoffmangel → Hypoxygenation des Blutes → Hypoxämie → Hypoxie der Gewebe. Der mangelhafte Abtransport von CO_2 führt seinerseits zu einer *Hyperkapnie*.

Hyperkapnie (s. Kap. 3).

1. Veränderung der Funktionsbedingung

a) *Zusammensetzung der Atemluft*

• *Sauerstoffarme Luft.* In großen Höhen nimmt der Anteil von Luftsauerstoff ab.

Tab. 1-2: *Sauerstoffspeicherkapazität* unter Luft- u. reiner O_2-Atmung

O_2-Speicher	Luftatmung (ml)	100%ige O_2-Atmung (ml)
Lungen	450	3000
Blut	850	950
Gewebeflüssigkeit	50	100
Myoglobin	200	200
Summe	1550	4250

• *Kohlenmonoxidintoxikation.* CO hat eine um den Faktor 400 höhere Affinität zu Hb → O_2 wird kompetitiv verdrängt → Hypoxie.
• *Verminderte Sauerstoffkonzentration.* Ertrinkungsunfall, Verschüttung, Erstickung, Aufenthalt in großen Höhen. Hierbei tritt zusätzlich die CO_2-Akkumulation in Erscheinung.

b) *Zentrale Atemregulationsstörung.* Schädigungen des Atemzentrums resultieren in Hypo-, Hyperventilation, pathologische Atmungstypen (s. Abb. 1-2). *Urs.:*

• SHT, Medikament, Gift, entzündliche Krankheit, Durchblutungsstörung, Unterkühlung od. Überwärmung, Blutung.

c) *Obstruktion* (s. Kap. 3.3.2, S. 71). Eine partielle od. totale Verlegung der Atemwege führt zur Hypo-, u. Dysventilation. *Urs.:*

• zurückfallende Zunge, Fremdkörper, Bolus, Aspirat, Schleimhautschwellung, reflektorischer Spasmus → Insektenstich, Larynxödem, Diphtherie, Pseudokrupp, Verbrennung, Ertrinken.

d) *Kompression der Lunge* mündet in eine Hypoventilation. *Urs.:*

• *Verletzung* → Thoraxtrauma, -instabilität, Pneumo-, Hämatothorax, Pleuraerguß, Zwerchfellverletzung.
• *Neuromuskuläre Funktionsstörung* → Querschnittsverletzung oberhalb von C4, früher Poliomyelitis u. Tetanus, Ausfall des N. phrenicus, entzündliche

Krankheit (Meningoenzephalitis) u. Lähmung.

e) *Partielle od. totale Embolie*

2. Änderung od. Verlust der Organfunktion. *Urs.:*

- Lungentrauma u. Aspirationsfolge
- Ödem, Atelektase
- Lungenentzündung, Asthma bronchiale → Bronchial- u. Pulmonalfunktion sind gestört
- Strukturelle Veränderung → Emphysem, Kontusion.

Charakteristisch für direkte Funktionseinbußen sind:

- ungleiche Verteilung der Sauerstoffmenge auf die Lungenareale.
- Unterschiedliche Diffusionsbedingung an der Grenze zwischen Lungen- u. Gefäßstrukturen. Wenn man bedenkt, daß zwischen Alveolar- u. Gefäßlumen mehrere Strukturen (s. Abb. 8-4, S. 283) angesiedelt sind, wird die Häufigkeit von Störmöglichkeiten an dieser Stelle besonders evident.

> Der Netto-Effekt ist stets ein Diffusionsverlust für Sauerstoff; die Diffusionseinschränkung für CO_2 hingegen ist etwa 25 × geringer als die für Sauerstoff. Hypoxygenation tritt früher ein als Hyperkapnie.

1.1.3 Herz-Kreislauf-Funktion

Die **orientierende Untersuchung** (s. Tab. 1-1) stellt fest, ob die Herz-Kreislauf-Funktion *stabil/instabil* ist:

- regelmäßiger Puls
- gut gefüllter Puls
- normale (60–100/min) Pulsfrequenz
- keine exzessive Blutdrucksteigerung (> 200 Torr systol.) od. kein extremer Abfall (< 60 Torr).

Anamnese: Thorax-, Extremitäten-, Kopfschmerz (Dauer, Ausstrahlung), Dyspnoe, Synkope, Parästhesie, Herzrhythmusstörung, Medikation.

Inspektion: Atmung, Haut, Nagelbettdurchblutung, Halsvenen, periphere Nerven, Ödem, Pupillen, Extremitätenbesonderheit, Venenstauung.

Palpation, Perkussion: Puls (Radialis, Fußpulse, Karotis). -frequenz, -qualität; Rhythmus.

Auskultation: *Herz:* Frequenz, Rhythmus, Töne. Geräusche. *Lungen:* RG.

Zusatzuntersuchung: *Kreislauf:* EKG, Blutdruck. *Bewußtsein, Atmung.*

Alarmsymptome erfordern ein sofortiges Handeln:

- *HKS*
- *Akute Herzinsuffizienz* → Dyspnoe, Venenstauung, Ödem, Lungenstauung, -ödem
- *Schock.* Eingeschränkte Bewußtseinslage, fahle Hautfarbe bei kaltschweißiger Haut, kaum wahrnehmbarer fadenförmiger tachykarder Puls, extrem niedriger Blutdruck, z. B. 60/40 mmHg.

Warnsymptome verlangen Aufmerksamkeit:

- Rhythmusstörung (Tachy-, Bradykardie), bei einer plötzlichen absoluten Arrhythmie auch bereits Alarmsymptom. Die orientierende Untersuchung beschränkt sich auf die Palpation.

Die EKG-Diagnostik ist Gegenstand einer späteren Phase der außerklinischen Notfalluntersuchung.

- Thoraxschmerz, Zyanose, Dyspnoe, Venenstauung, Krampf, respirat. Warnsymptome.

Begleitsymptome werden registriert (können in Warn- od. Alarmzeichen übergehen):

- Unruhe, Angst, Übelkeit, Bewußtseinsstörung, zerebraler Krampf, Ödeme, Thrombose, Strommarke.

Besteht keine Lebensgefahr mehr, so ist die orientierende Erstuntersuchung zu vervollständigen.

Störung der Herzfunktion

1. Einschränkung der Funktionsbedingungen

- Volumenmangel jeder Ursache
- Funktionseinschränkung von außen: Perikarditis, -erguß, Hämoperikard, Herzbeuteltamponade, Panzerherz; Thoraxtrauma mit Mediastinalflattern.

2. Einschränkung der Funktionsfähigkeit sind beim Herzen bedeutsamer als die beeinträchtigten Funktionsbedingungen.

- Myokardinfarkt, Myokarditis
- Toxine
- Rhythmusstörung (Urs.: Infarkt, Toxine, Störung der Kalium- u. Säure-Basen-Homöostase) → Brady- u. Tachykardien, Vorhofflimmern u. -flattern, Kammerflimmern, -flattern.

1.1.4 Wasser-Elektrolyt-Haushalt

Untersuchung:

Anamnese:	Alter, Stoffwechselkrankheit, Fieber, Durchfall, Kopfschmerz, zerebraler Krampf, Koma, Erbrechen, Schwäche, Medikation.
Inspektion:	Zunge, Haut/Schleimhäute, Atmung, Tetanie.
Palpation, Perkussion:	Hautfalten, -temperatur, Pulsfrequenz, -qualität, Rhythmus, Klopfschalldämpfung.
Auskultation:	*Herz* → Frequenz, Rhythmus, Töne, Geräusche.
	Lungen → RG.
	Kreislauf → Blutdruck, -amplitude.
Zusatzuntersuchung:	Bewußtsein, Herz-Kreislauf-, (EKG) Atemfunktion, Reflexe, Bulbi, Pupillen, Glukose, Aceton.

Alarmsymptome erfordern ein sofortiges Handeln:
- Koma, zerebraler Krampf, Schock.

Warnsymptome verlangen Aufmerksamkeit:
- Apathie, Erbrechen, Tachykardie, Arrhythmie, patholog. Atmungstyp, Reflexe.

Begleitsymptome werden registriert (können in Warn- od. Alarmzeichen übergehen):
- trockener Husten, Schleimhäute, Zunge, Fieber, Durst, Übelkeit/Erbrechen.

1.1.5 Pathophysiologische Verknüpfung

Coma diabeticum, hypoglykämischer Schock (Abb. 1-3): Am Anfang steht die Stoffwechselstörung → nicht eliminierbare Stoffwechselpro-

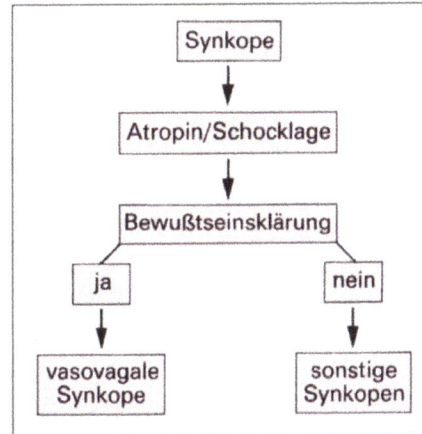

Abb. 1-3: *Synkope.* Diagnostischer Stellenwert der Soforttherapie

dukte → Hirnfunktion ↓ (Bewußtseinsverlust, Beeinträchtigung des Atemzentrums) → sek. Schädigung der Atemfunktion (→ Kussmaul-Atmung).

Die **Hypoventilation** – am Beginn einer Schadenskette stehend – führt schnell zu Hypoxie u. Hyperkapnie → Hirnfunktion ↓ (bis zum Bewußtseinsverlust), hypoxämische Schädigung lebenswichtiger Zentren → Herzinsuffizienz od. HKS.

Primäre **Störungen der Herzfunktion**, z. B. gravierende Rhythmusstörungen (s. Kap. 4.6.4), führen über eine Unterbrechung der Hirnzirkulation zu Bewußtseinseinschränkung, -verlust, Schädigung lebenswichtiger Hirnfunktionen u. schließlich zu Veränderung der Atemfunktion (s. Abb. 1-2).

Daß in dieses Geflecht pathophysiologischer Mechanismen der Vitalfunktionen 1. Ordnung solche der Vitalfunktionen 2. Ordnung hineinreichen, zeigt das Beispiel des Diabetes mellitus.

Ähnliche Beispiele (s. Kap. 5.2.2): Leberausfallkoma, Hyper- od. Hypothyreose, Hypo- od. Hyperfunktion von weiteren endokrinen Drüsen (Nebenniere, Hypophyse).

2 Akute Störungen der Vitalfunktionen, Behandlungsprinzipien

2.1 Rettung, Bergung, Lagerung

J. Brachlow, T. Schneider

Rettung. Ist durch Verletzungen od. Bewußtlosigkeit ein Befreien aus einer Gefahr nicht möglich, wird gerettet → *gerettet werden Lebende!*

Bergung. Einbringen von leblosen Menschen → *geborgen werden Tote!*

Rettungsgrundsätze

1. Überblick über die allgemeine Notfallsituation schaffen!
2. Sind die eigenen Mittel ausreichend, ist weitere Hilfe erforderlich?
3. Besteht Eigengefährdung?
4. Bestehen zusätzliche Gefahren für den Verletzten?
5. Stromunfälle: bis 1 000 V Stromkreis unterbrechen, isolierter Standort; > 1 000 V VDE-Fachmann über Feuerwehr nachfordern!
6. Überprüfung u. Sicherung der Vitalfunktionen!
7. Rettungstechnik anwenden!

Nachalarmierung der Feuerwehr ist erforderlich bei eingeklemmten Personen u. bei Eigen- od. Fremdgefährdung:

- Brandgefahr u. Stromunfällen, insbesondere > 1 000 V
- Gasverseuchten Räumen u. bei Einsturzgefahr.

Nachalarmierung der Polizei bei

- Arbeits- u. Verkehrsunfällen mit Todesfolge
- Kriminellen Handlungen
- Unklarer Todesursache
- Ab- u. Beweissicherung.

In vielen Fällen ist bei eingeklemmten Personen ein Zugang zu Kopf, Thorax u. einer Extremität möglich, so daß die Vitalfunktionen → (Bewußtsein, Atmung, Herz-Kreislauf-Funktion → Blutdruck, EKG) kontinuierlich überwacht werden können u. ein Venenzugang gewährleistet ist.

2.1.1 Rettungsgriffe, Helmabnahme

Durchführung von Rettungsmaßnahmen eines in Not Geratenen (→ Hilfe im Notfall) sind gesetzliche Pflicht (§ 323 c StGB).

Rettungsgriffe

Rettungsgriffe dienen dem Hauptziel, Verletzte aus der Gefahrenzone zu entfernen. Dazu werden folgende Techniken angewendet:

Rautek-Rettungsgriff. Handgriff zur Rettung hilfloser Personen aus Gefahrenzonen. Anzuwenden ist er bei sitzenden, liegenden, bewegungsunfähigen, bewußtlosen Verletzten (Abb. 2-1 bis 2-5).

- *Cave:* drohende WS-Luxationsfraktur, insbesondere der HWS → bei *Bewußtlosen* wenig beugen od. drehen − der Tonus der schützenden Rückenmuskeln ist ausgefallen!

Durchführung: Der Helfer steht mit leicht gespreizten Beinen am Kopf des auf dem Rücken Liegenden (Abb. 2-1).

Er beugt sich zum Verletzten herunter, umgreift Nacken u. Hinterkopf u. richtet ihn in eine sitzende Position auf (cave HWS). Anschließend gleiten die Hände zur Stabilisierung auf die Schulterregion (Abb. 2-2).

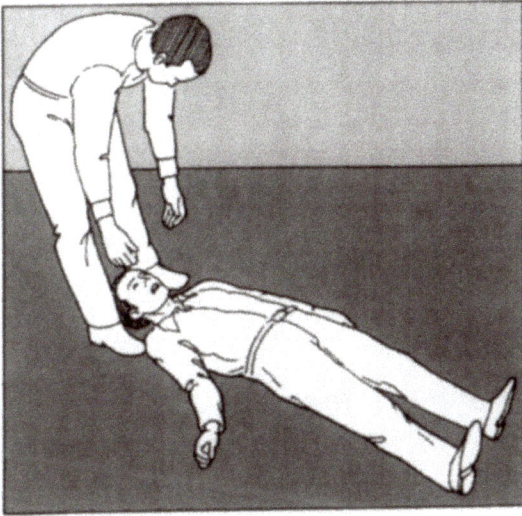

Abb. 2-1: *Rautek-Rettungsgriff* 1. Schritt

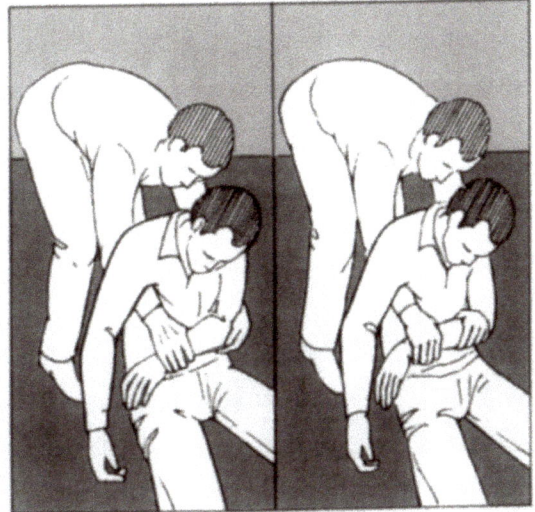

Abb. 2-3: *Rautek-Rettungsgriff* 3. Schritt

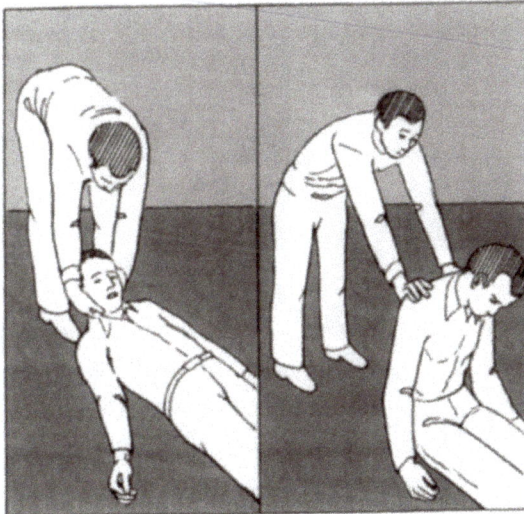

Abb. 2-2: *Rautek-Rettungsgriff* 2. Schritt

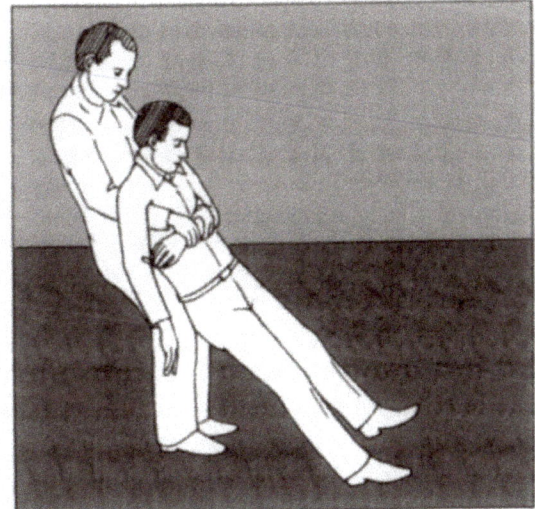

Abb. 2-4: *Rautek-Rettungsgriff* 4. Schritt

Der Helfer schiebt beide Arme unter die Achselhöhlen u. umfaßt dessen quergelegten Unterarm derart, daß beide Hände parallel am Arm angreifen (Abb. 2-3). Abschließend richtet er sich auf, zieht den Verletzten auf die Oberschenkel u. bringt ihn rückwärts schreitend aus der Gefahrenzone (Abb. 2-4).

Rautek-Rettungsgriff (→ Rettung aus Fahrzeugen). Der Helfer tritt nahe an den Sitzenden heran. Er vergewissert sich, daß die Beine nicht zw. den Pedalen eingeklemmt, Thorax u. Abdomen durch Lenkrad od. Armaturenbrett nicht eingeengt u. die Arme frei zugänglich sind.

Durchführung: Der Helfer umgreift die Hüften u. zieht den Verletzten an der Beklei-

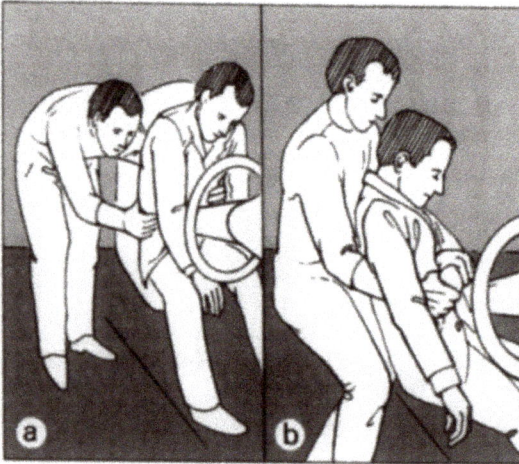

Abb. 2-5 a, b: *Rautek-Rettungsgriff* zur Rettung aus Fahrzeugen

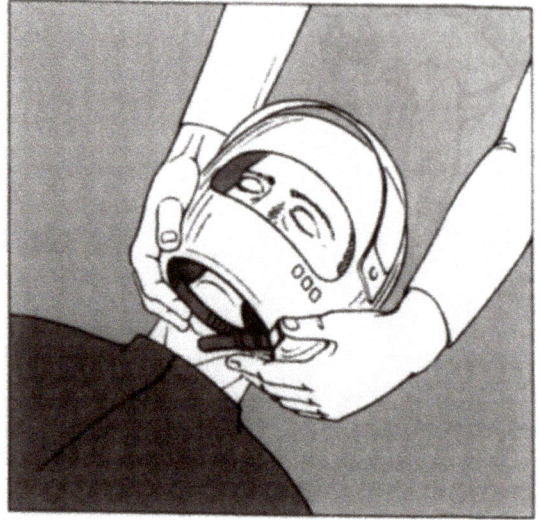

Abb. 2-6

dung so weit heraus, daß der Rücken frei wird. Anschließend werden beide Arme unter die Achselhöhlen geschoben u. der Verletzte am quergelegten Unterarm aus dem Fahrzeug gezogen (Abb. 2-5). Falls verfügbar kann ein 2. Helfer dafür Sorge tragen, daß eine Extremität nicht zwischen Türrahmen u. Sitz eingeklemmt ist. Außerdem kann er den Patienten an der Ferse od. den Hosenbeinen mittragen helfen.

Rückenschleiftrick nach Rautek. Zum Retten aus Röhren od. unter einem Fahrzeug bewegt sich der Helfer auf dem Rücken mit den Füßen voran in Richtung Kopf des Verletzten, bis dieser zw. den Beinen des Helfers liegt. Nun hebt man Kopf u. Schultern an u. schiebt sich möglichst weit unter ihn. Der Verletzte wird mit angewinkelten Oberschenkeln festgehalten, während der Helfer rückwärts ins Freie kriecht.

Helmabnahme

Bei bewußtlosen Zweiradfahrern muß der Helm entfernt werden.

Praxishinweis

- Helmabnahme zu zweit durchführen!
- Zuerst Visier anheben, ggf. Brille entfernen!

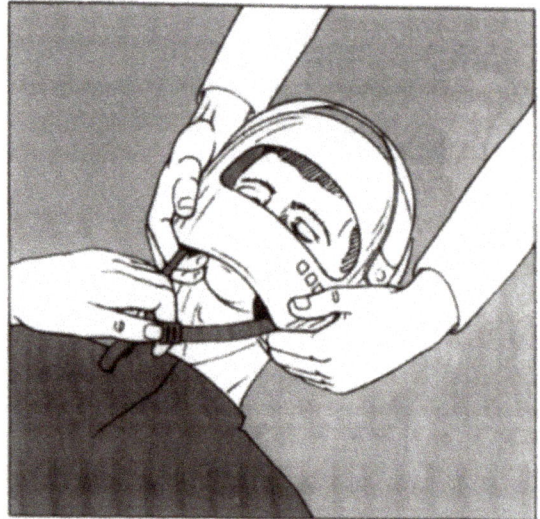

Abb. 2-7

- 1 Helfer kniet am Kopf u. hält Helm u. Unterkiefer mit beiden Händen fest (Abb. 2-6).
- Der 2. Helfer kniet neben dem Verletzten u. öffnet den Kinnriemen. Dabei führt der am Kopf Kniende eine geringe HWS-Extension aus u. hält den Kopf in beiden Kiefergelenken gestreckt (Abb. 2-7).

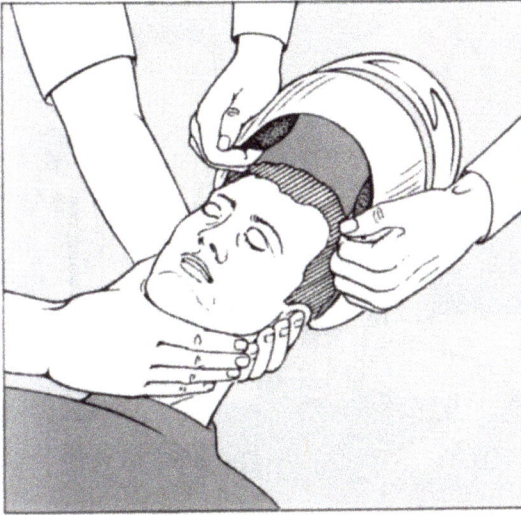

2.1.2 Lagerung

Die **Lagerung** dient dem Hauptziel, Schmerzen zu vermeiden. Sie wird von Krankheit, Verletzung, Bewußtseinslage u. Herz-Kreislauf-Funktion bestimmt.

Primäre Lagerungstechnik (ohne erweiterte Maßnahmen) findet Anwendung bei:

1. Störung der elementaren Vitalfunktionen: Bewußtsein, Atmung, Herz-Kreislauf
2. Gynäkologisch-geburtshilflicher Notfall
3. Spezielle Verletzung.

2.1.2.1 Störung elementarer Vitalfunktionen

Bewußtseinsstörung

Stabile Seitenlage. Bei Bewußtlosen kann die zurückgesunkene Zunge die Atemwege verlegen. Der Mund wird zum tiefsten Punkt des Kopfes; Speichel, ggf. Blut fließen nach außen ab.

Indikation:

- Bewußtlose mit Spontanatmung (→ Intubation, Beatmung, Reanimation nicht erforderlich).

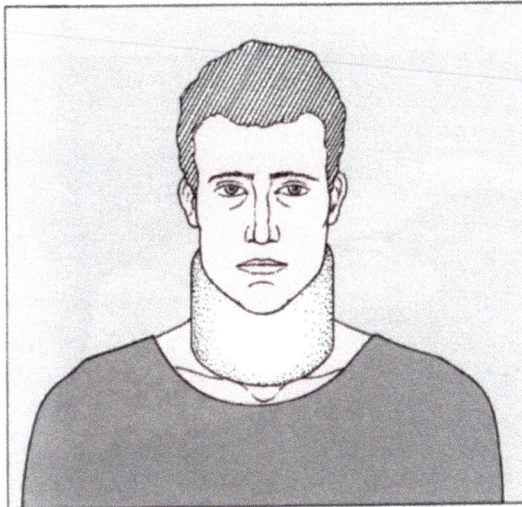

Abb. 2-9

Abb. 2-6 bis 2-9: *Helmabnahme.* Mit 2 Helfern wird unter Immobilisation der HWS der Helm abgenommen u. in steifer Halskrause immobilisiert

- Der 1. Helfer kippt den Helm leicht nach hinten u. zieht ihn nach oben. Er hält den Kopf gestreckt (Abb. 2-8), bis zur endgültigen Immobilisation der HWS durch eine steife Halskrause, z. B. Stif-Neck® (Abb. 2-9) u. Lagerung auf einer Vakuummatratze.

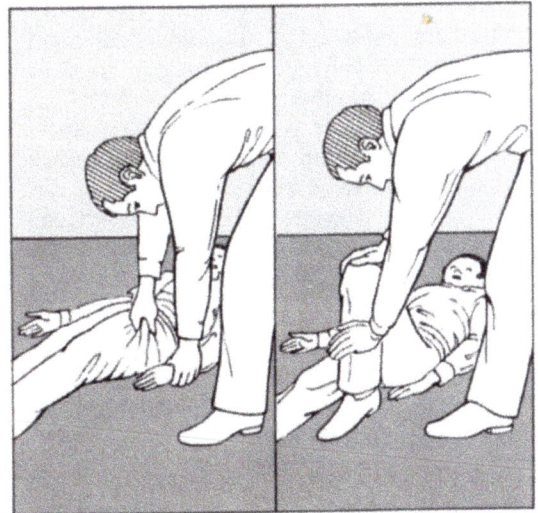

Abb. 2-10: *Seitenlage 1.* Ein Helfer steht auf der Seite, auf der der Patient gelagert werden soll. Die Hand wird unter das Gesäß gelagert, das Bein gebeugt

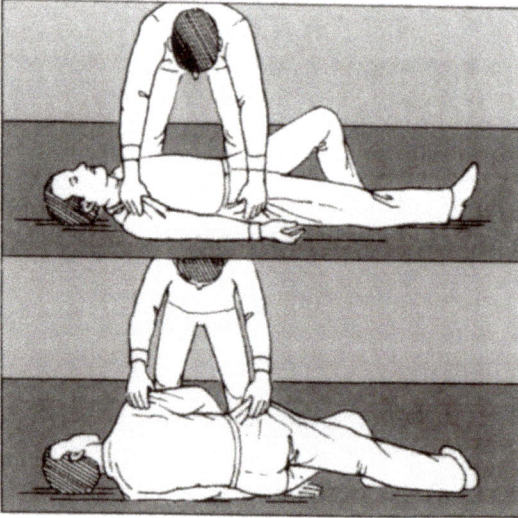

Abb. 2-11: *Seitenlage 2.* Der Patient wird auf die Seite gedreht

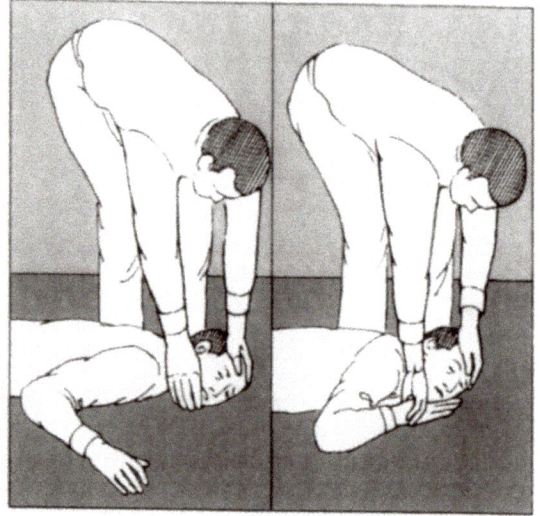

Abb. 2-12: *Seitenlage 3.* Der Kopf wir überstreckt, die freie Hand unterpolstert den Kopf

Durchführung: Der Helfer stellt sich neben den Bewußtlosen auf die Seite, auf die dieser gelegt werden soll, hebt diesen in Hüfthöhe an u. schiebt den gleichseitigen Arm unter das Gesäß, so daß der Geschädigte auf seiner Hand zu liegen kommt. Das gleichseitige Bein wird in Hüft- u. Kniegelenk gebeugt u. möglichst weit dem Gesäß genähert (Abb. 2-10). Danach faßt man Schulter u. Hüfte der Gegenseite u. zieht ihn zu sich hinüber (Abb. 2-11). Anschließend werden der Kopf im Nacken überstreckt u. die Hand unter das Kinn geschoben, um den Kopf zu fixieren. Der auf der Rückenseite liegende Arm wird leicht abgewinkelt u. verbessert damit die Stabilität der Seitenlage (Abb. 2-12, 13).

Kontraindikation: **1.** *Rückenlage* bei bewußtlosen, nicht intubierten Patienten (→ *drohende Aspiration!*). **2.** Kopftieflagerung bei (begleitendem) SHT.

Atmungsstörung

Dyspnoe (Atemnot). Halbsitzende od. sitzende Position erleichteren die Atmung bei erschwerter In- od. Exspiration.

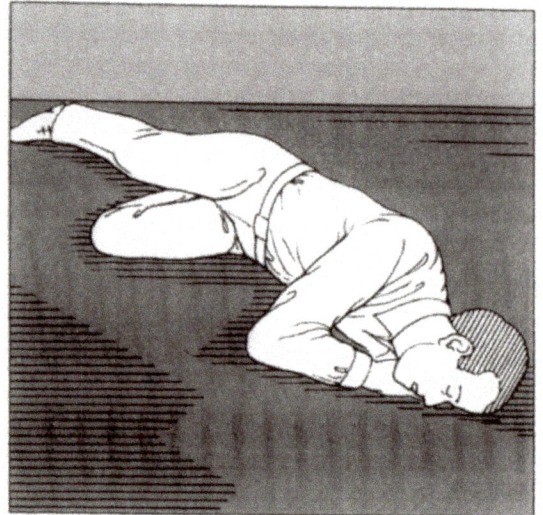

Abb. 2-13: *Seitenlage 4.* Komplette stabile Seitenlage

- *Oberkörperhochlagerung.* Bei leichter bis mittelschwerer Dyspnoe genügt oft eine Lagerung um 30–45° (s. Abb. 2-21). Durch die Schwerkraft werden Bauchinhalt u. Zwerchfell nach unten gezogen, der Brustkorb kann sich leichter ausweiten, die Zwerchfellbeweglichkeit wird verbessert (Abb. 2-14).

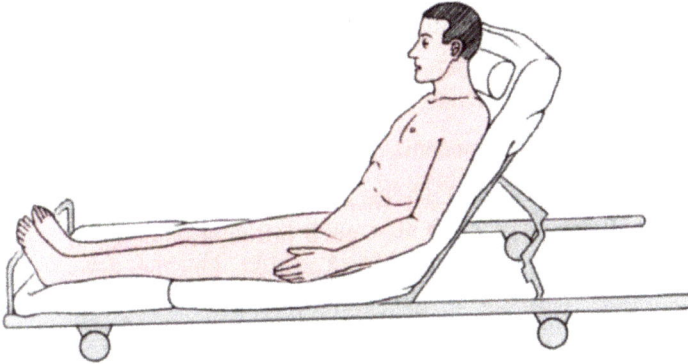

Abb. 2-14: Lagerung bei Atemnot

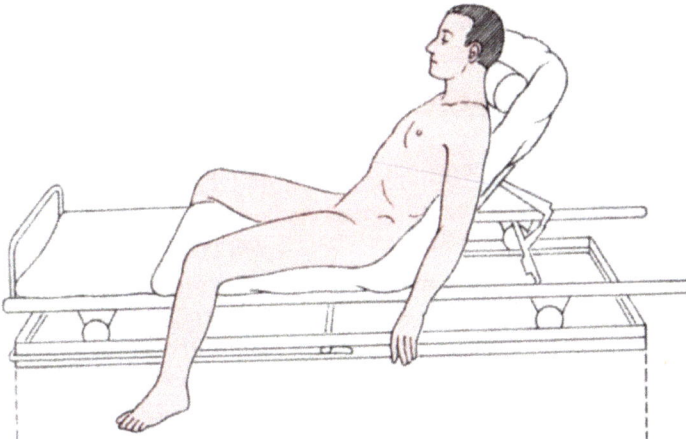

Abb. 2-15: *Lagerung bei Lungenödem.* Halbsitzend mit abhängigen Beinen für venöses pooling (sog. cardiac position)

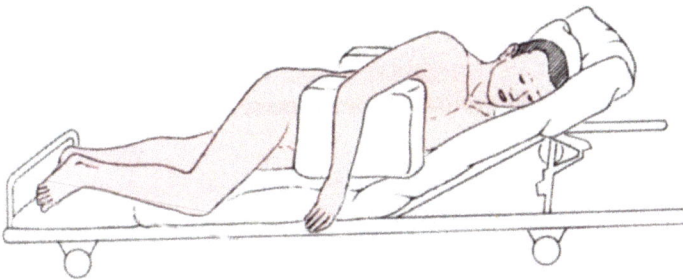

Abb. 2-16: *Lagerung bei Thoraxverletzungen.* Oberkörperhochlagerung auf die verletzte Seite bei wachen, spontan atmenden Patienten

Lungenödem. Halbsitzende Lagerung mit herabhängenden Beinen bewirkt eine Drucksenkung im Lungenkreislauf u. reduziert die Vorlast des re. Herzens durch venöses Pooling (Abb. 2-15).

Rippenserienfraktur. Der spontan Atmende wird bei Oberkörperhochlagerung auf die verletzte Seite gelagert, wodurch Schmerzlinderung u. bessere Belüftung der unverletzten Seite erreicht wird (Abb. 2-16).

> *Praxishinweis*: Bei Dyspnoe immer jene Lage bevorzugen, die (subjektiv) die größte Atemerleichterung verschafft.

Herz-Kreislauf-Störung

Herzinfarkt, kardiogener Schock. *Oberkörperhochlagerung* bei flacher Position der Beine vermindert den venösen Rückstrom zum insuffizienten Herzen.

- *Cave:* Drohende zerebrale Minderperufsion mit Bewußtlosigkeit durch erhöhte Oberkörperposition → kontinuierliche Überwachung erforderlich (Abb. 2-17).

Volumenmangelschock. *2 Lagerungen:*

- Bei der *Ganzkörperschräglage* sind Vorlast, ZVD aber auch intraabdomineller u. -thorakaler Druck erhöht. Darüber hinaus besteht die Gefahr eines Hirnödems.

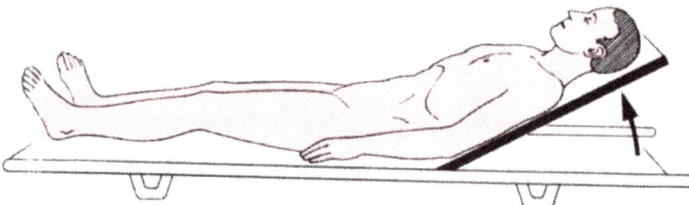

Abb. 2-17: *Lagerung bei Herzinfarkt.* Leicht erhöhter Oberkörper mit flach liegenden Beinen. Liegt zusätzlich eine Herzinsuffizienz vor, wird wie in Abb 2–15 gelagert

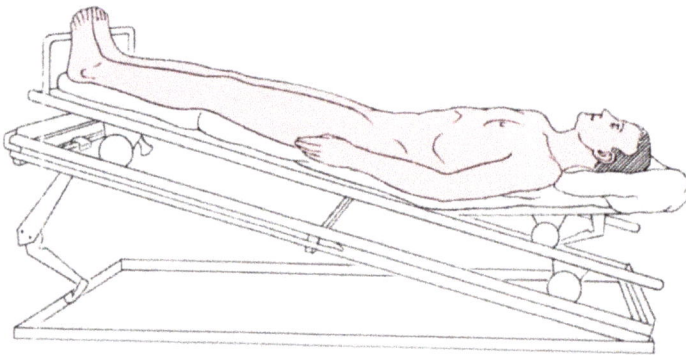

Abb. 2-18: *Lagerung bei Volumenmangelschock.* Oberkörper flach lagern u. Beine 30–45 Grad anheben

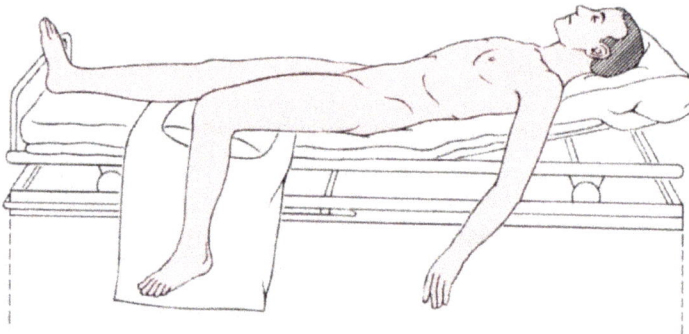

Abb. 2-19: *Lagerung bei arteriellem Gefäßverschluß.* Tief- u. Weichlagerung der Extremität

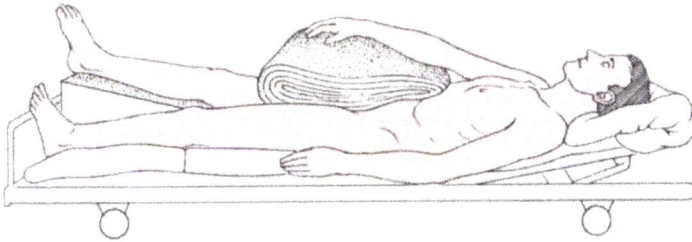

Abb. 2-20: *Lagerung bei venösem Gefäßverschluß.* Leichte Hochlagerung der Extremität

- *Oberkörperhochlagerung* mit Beugung im Hüftgelenk um 30–45°. Man profitiert von den Vorteilen der Ganzkörperschräglage ohne deren Nachteile in Kauf nehmen zu müssen (Abb. 2-18).

Schlaganfall

- *Oberkörperhochlagerung* bei erhaltenem Bewußtsein u. art. Hypertonie.
- *Flachlagerung* bei Hypotonie, Drehung des Kopfes zur Seite wegen Aspirationsgefahr; Fixierung der paretischen Extremitäten.
- *Stabile Seitenlage* bei Bewußtlosigkeit.

Art. Verschlußkrankheit (→ AVK). *Flachlagerung* bei art. Gefäßverschluß, *Tief-* u. *Weichlagerung* der Extremität verschaffen Schmerzlinderung (Abb. 2-19).

Venöser Gefäßverschluß. Oberkörperflach- u. Hochlagerung der Extremität bei Thrombophlebitis od. Phlebothrombose reduzieren den art. Zustrom u. damit das Blutvolumen in der geschwollenen, verfärbten Extremität (Abb. 2-20).

2.1.2.2 Gynäkologisch-geburtshilflicher Notfall, spezielle Verletzungen

Uterusblutung

- *Fritsche-Lagerung* bei postpartaler atonischer Nachblutung sowie bei vaginaler Blu-

tung infolge EU od. Korpuskarzinom → Die Patientin liegt auf dem Rücken mit ausgestreckten u. übereinandergeschlagenen Beinen, ggf. kombinieren mit Schocklage.

Vena-cava-Kompressionssyndrom (aortokavales Kompressionssyndrom; Abb. 2-26):

- *Flachlagerung bei Linksseitenlage.* Die Schwangere wird 20° auf die li. Seite gelagert. Zusätzlich wird die re. Körperhälfte mit einem Keil od. einer Decke unterpolstert.

Das aortokavale Kompressionssyndrom (= Vena-cava-Kompressionssyndrom) ist durch den Druck des graviden Uterus auf die untere Hohlvene (V. cava inf.) in Rückenlage bedingt. Der Blutdruckabfall entsteht durch relativen Volumenmangel.

Gesichts-, Schädel-, Abdominalverletzung

Gesichtsverletzung. Verletzung u. Blutung im Mund-Rachen-Raum sind häufig miteinander verknüpft:

Bauchlage bei Spontanatmung, Bewußtseinsklarheit, Brust- u. Stirn sind zu *unterpolstern*. Blut u. Speichel fließen ab. Das seitliche Vorbringen der Arme führt zu einer zusätzlichen Stabilisierung (Abb. 2-22).

Flachlagerung bei *Wirbelverletzung:* Der Verletzte ist auf einer harten Unterlage, z. B. *Va-*

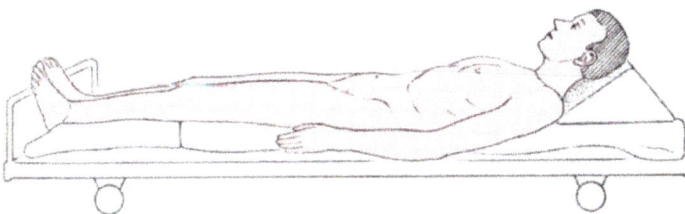

Abb. 2-21: *Lagerung bei Schädel-Hirn-Trauma.* Oberkörperhochlagerung; suffiziente Kreislaufparameter vorausgesetzt

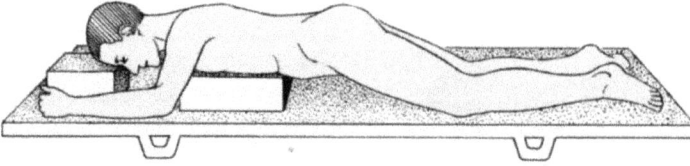

Abb. 2-22: *Lagerung bei Gesichtsverletzungen.* Bauchlage, Stirn u. Kinn unterpolstern (suffiziente Spontanatmung vorausgesetzt)

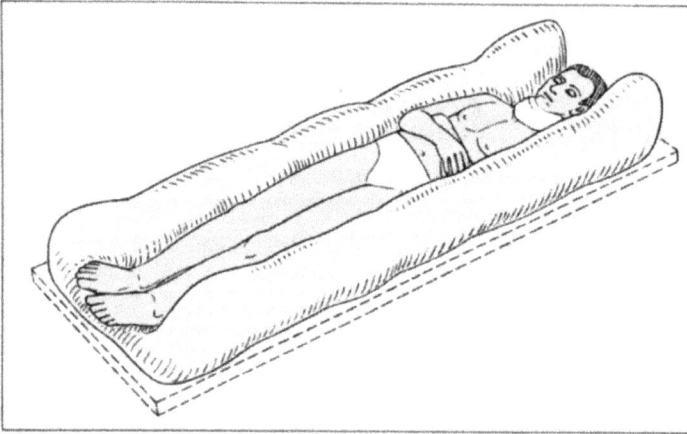

Abb. 2-23: *Lagerung bei Wirbelsäulenverletzungen.* Immobilisation möglichst durch Vakuummatraze

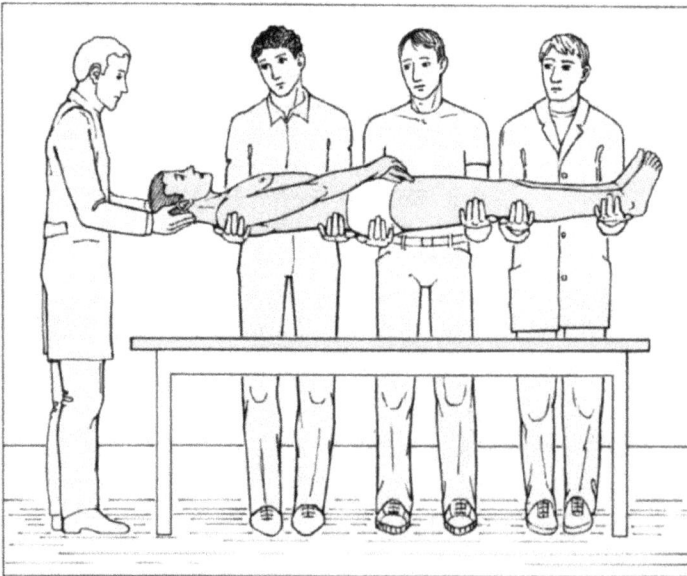

Abb. 2-24: *Aufhebung von der Seite.* Bei Wirbelsäulenverletzung unter leichtem Zug am Kopf; mögliche Alternative zur Schaufeltrage

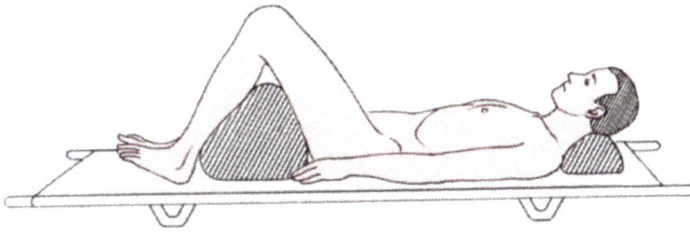

Abb. 2-25: *Lagerung bei Akutem Abdomen.* Unterpolstern der Knie zur Entspannung der Bauchdecke

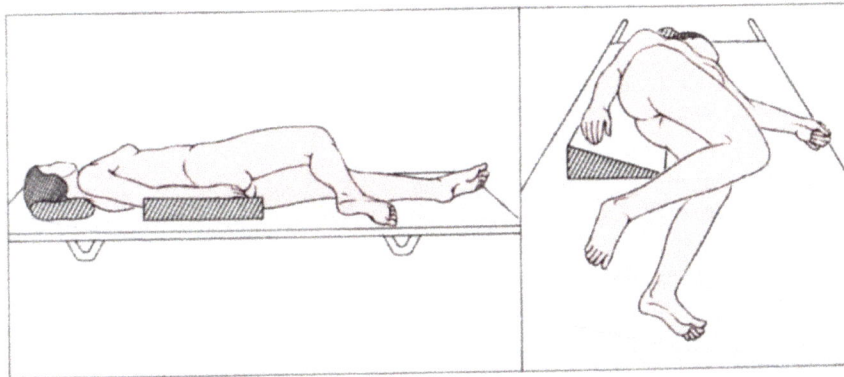

Abb. 2-26: Lagerung beim *Vena-cava-Kompressionssyndrom*

kuummatratze zu lagern. Dies verhindert eine Verschiebung von Knochenfragmenten. Vor der Lagerung ist die HWS zu immobilisieren (Abb. 2-23).

Schädel-Hirn-Trauma

- *Oberkörperhochlagerung* (20−30° erhöhter Oberkörper) *bei stabilem Kreislauf,* achsengerechte Kopfhaltung (→ verbesserter venöser Abstrom → intrakranieller Druck ↓, Abb. 2-21).
- *Flachlagerung im Schock,* um dem geminderten zerebrale Perfusionsdruck durch erniedrigten art. Mitteldruck entgegenzuwirken.
- *Flachlagerung bei Schädelbasisbruch* (→ Blutung od. Liquoraustritt aus Nase, Mund, Ohren) beugt einer Luftembolie vor.

Aufheben von der Seite. Das Anheben erfolgt durch mehrere Helfer von der Seite, die auf Kommando den Patienten gleichzeitig gestreckt auf die Trage umlagern. Der Arzt hält den Kopf unter mäßigem Dauerzug (Abb. 2-24).

- Sicherer ist eine *Schaufeltrage,* die von beiden Seiten unter den Patienten gebracht u. an Kopf- u. Fußende arretiert wird. Anschließend ggf. Umlagerung auf die Vakuummatratze.

Bauchverletzung, Akutes Abdomen. *Flachlagerung.* Zur peritonealen Entspannung wird eine *zusammengerollte Decke unter die angezogenen Knie* geschoben (→ Schmerzminderung!); eine Schocklagerung ist zusätzlich möglich (Abb. 2-25).

2.2 Blutstillung, Wundbehandlung

E. E. Scheller, J. Grönniger

2.2.1 Blutstillung

Folge von äußerlichen Verletzungen sind exogene Blutungen. Im Sinne der Schockprophylaxe ist eine adäquate Blutstillung vordringlich (s. Kap. 6.1.1).

Leichte Blutungen sistieren *spontan* nach wenigen Min.. Keimfreie Wundabdeckung zur Infektionsprophylaxe ist ausreichend.

Starke Blutungen sind durch *lokalen Druck* direkt auf die Wunde zu stillen. Weitere Maßnahmen:

- *Abdrücken* der zuführenden Arterie
- *Druckverband* u. *Hochlagerung* bei Extremitätenblutung.

Digitale Kompression

- *Arterien in Knochennähe*: A. temporalis, A. facialis, A. carotis, A. subclavia, A. brachialis, A. axillaris, A. femoralis, A. poplitea (Abb. 2-27).
- *Bauchaorta* in Nabelhöhe gegen die WS komprimieren als ultima ratio bei Abriß der unteren Extremität.

Druckverband. Druckpolster können Verbandpäckchen od. Papiertaschentuchpäckchen sein (Abb. 2-28). Durch das in die Bindengänge eingewickelte Druckpolster entsteht ein lokaler Druck auf die Wunde mit Verringerung des Blutstromes ohne Störungen des venösen Rückflusses.

Abbindung. Zuvor digitale Kompression u. Druckverband versuchen, s. u.!

Weiches Material von mind. 4 cm Breite verwenden, am schonendsten ist die Blutdruckmanschette (→ 300 mmHg am Oberarm, 500 am Oberschenkel), die proximal der Verletzung angelegt wird. Distal der Abbindungsstelle dürfen keine Pulse zu tasten sein.

Praxishinweis: Abbindungen dürfen nicht an Gelenken angelegt werden (→ drohende Nervenschädigung), am zweckmäßigsten liegen sie in der Mitte von Oberarm u. -schenkel.

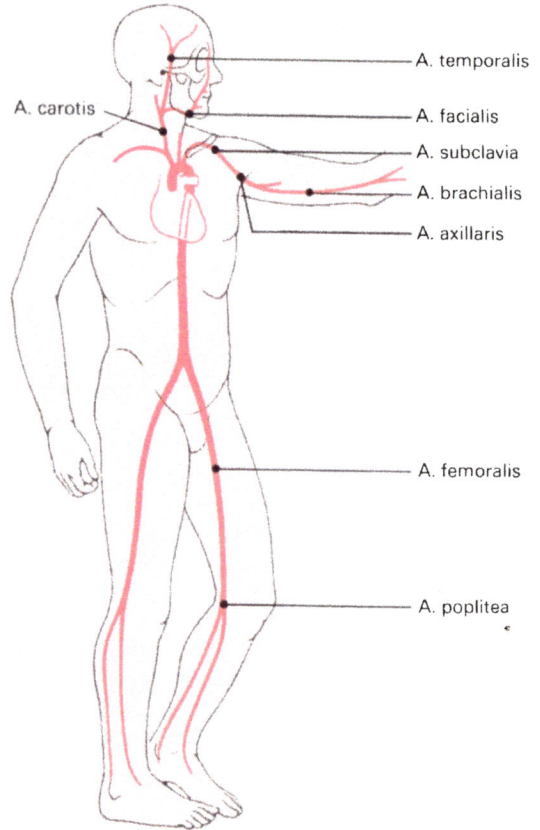

Abb. 2-27: *Abdruckstellen* nach Gorgass

A. temporalis
A. carotis
A. facialis
A. subclavia
A. brachialis
A. axillaris
A. femoralis
A. poplitea

Die komplette Abbindung, insbesondere des Beines, ist nicht einfach; für die Abschnürung ist ein erheblicher Kraftaufwand erforderlich. *Dokumentiert* (Begleitdokument) werden:

- Uhrzeit der Abschnürung
- Name des Abschnürenden (Arzt, Rettungsassistent).

Nach spätestens 2 Std. muß die Abbindung für 5−10 min geöffnet werden.

Amputationsverletzung (s. Kap. 2.3.2, S. 26).

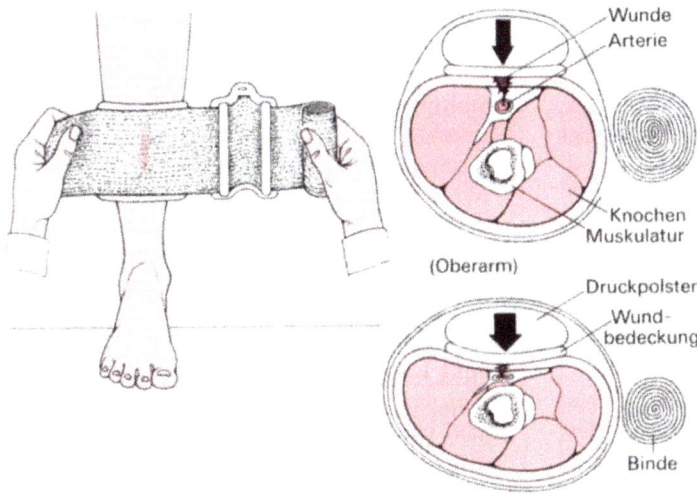

Abb. 2-28: *Druckverband* nach Mehrkens

- Stark blutende Extremitätenstümpfe werden durch sterilen Wund- mit elastischem Kompressionsverband versorgt.
- Gefäßstümpfe *nicht abklemmen*, da dies die op. Revaskularisation behindert!
- Das Amputat wird in Mull od. einen sauberen Plastikbeutel eingewickelt (s. Kap. 4.5).
- Amputationsstumpf hochlagern → verhindert Wundödem.

Praxishinweis: Es besteht die Verpflichtung, nach Amputaten zu suchen.

Replantation. Amputationsverletzungen von *Finger, Hand (u. Unterschenkel)* sind mikrochir. oft replantationsfähig. Bei lebensbedrohlicher Verletzung ist die Replantation ggf. nicht indiziert. Dies zu entscheiden fällt am Unfallort schwer. Im Zweifelsfalle sollten daher die Voraussetzungen für eine Replantation erhalten werden.

Abgetrennte Gliedmaßen werden in einem sterilen Plastikbeutel trocken verpackt. Dieser wird auf Eis (kein Trockeneis) gekühlt.

- Kein direkter Kontakt des Amputates mit Flüssigkeit u. Eis
- Primäreinweisung in ein Zentrum mit Replantationsmöglichkeit
- Perforierende Gegenstände müssen abgesägt, belassen u. erst im OP entfernt werden; tamponierte Blutungsquellen könnten anderenfalls aktiviert u. massive Blutverluste die Folge sein.
- Extrem perforierende Gegenstände unter keinen Umständen am Unfallort entfernen!

2.2.2 Wundbehandlung

Stark klaffende od. art. spritzend blutende Wunden setzen dramatische Akzente; imperative therapeutische Aktionen scheinen unausweichlich, doch sind fast immer einfache Maßnahmen gefragt! Die Liste dessen was zu unterlassen ist, ist länger als die der notwendigen Behandlung.

Allgemeine Wundbehandlung

Unterlassen: eingehende Wundtoilette am Unfallort.

Die Gefahr einer Keimeinschleppung ist um ein Vielfaches größer als der vermeintliche Reinigungseffekt. Insbesondere sind eingehende Inspektionen, was die Tiefe der Wunde angeht, unnötig. Die Wunde solite nicht mit den Händen berührt werden.

Fremdkörper beläßt man, wenn sie nicht offensichtlich locker im Hautniveau liegen.

Wunddesinfektion ist am Unfallort überflüssig. Schon gar nicht sollte mit farbstoffhaltigen Desinfizienzien gearbeitet werden, die die spätere exakte Beurteilung bei der definitiven Versorgung erschweren. Auch bei spektakulären Wunden reicht fast regelmäßig das Abdecken mit einem sterilen Verband, bei stärkerer Blutung durch einen Kompressionsverband aus. Sind in der Notsituation Verbandsstoffe nicht verfügbar, kann auf saubere Taschentücher od. ähnliches zurückgegriffen werden.

---

5 Regeln der Wundbehandlung

- Ruhe bewahren.
- Wenig an der Wunde selber tun.
- Steriler Verband.
- Kompression bei Blutung.
- Erstverband bleibt auf der Wunde bis zur definitiven Versorgung.

Großflächige Verbrennungen (s. Kap. 4.8.2) werden vor Ort mit Leitungswasser gekühlt (Vermeidung weiterer thermischer Schäden, analgetischer Effekt) u. lokal überhaupt nicht versorgt. Die verbrannten Körperpartien werden in sterile Einmalpapiertücher eingeschlagen, wie sie für die Abdeckungen im OP verwendet werden. Weitere Maßnahmen (z. B. Auftragen von Salben od. Puder) sind zu unterlassen, um nicht die Versorgung in der Klinik zu gefährden, mit Ausnahme einer ausreichend systemischen Analgesie.

Eingebrannte Stoffe (z. B. Hemd, Hose) werden erst in der Klinik entfernt.

Organspezifische Wundbehandlung

Kopfwunde. Zuerst sind *Atemwege* freizumachen, -halten selbst wenn dabei die Wunde berührt wird. Intubation bei Blutungen im Oropharynx beugt der Blutaspiration vor.

Keine weiteren „Wundmaßnahmen" bei:
- ausgedehnten Verletzungen im Gesichts-/Schädelbereich.
- Perforierenden Verletzungen im Mund-/Kieferbereich.
- Perforierender Augenverletzung.
- Bei offenen Schädel-/Hirnverletzung ist jeder Versuch zu unterlassen, Hirnmasse zurückzudrängen od. deren Austreten durch einen Kompressionsverband zu unterbinden.

Halswunden gehen mit starker Blutung einher (viele große Gefäße!).

- Die *Aa. carotes* liegen relativ tief u. werden selten in Mitleidenschaft gezogen, auch nicht bei suizidaler Verletzung.
- Blutungen aus den *großen Halsvenen* wirken dramatisch. Fast immer reicht auch hier eine milde Kompression, die einseitig mit einer sterilen Kompresse per Hand erfolgt. Zirkuläre Druckverbände sind verboten. Unter Umständen muß die manuelle Kompression bis zur definitiven Wundversorgung in der Klinik fortgesetzt werden.
- *Luftröhrenverletzung.* Schnitt-, Rißverletzung können (selten!) die Trachea erreichen; hier besteht Intubationspflicht! *Symptome* sind Hautemphysem am Hals od. Blasenbildung im Blutsee.

Thoraxwunde. Atemmechanik beobachten! Perforierende Thoraxverletzungen sind bei Stich- u. Schußverletzung mit kleinen z. T. ganz unscheinbaren Wunden häufiger als bei ausgedehnten.

- *Pneumo-, Spannungspneumothorax* (s. Kap. 3.3.1). Ein Hautemphysem an der Verletzungsstelle weist auf einen Pneumothorax hin. Die Luft im Pleuraspalt stammt ganz überwiegend (80%) aus dem luftführenden System der mitverletzten Lunge.
- *Hämatothorax.* Bei Stichverletzung der Interkostalarterien kann eine unerkannte Blutung in den Pleuraraum zu einem ausgedehnten Hämatothorax führen, der oft mit dem Pneumothorax kombiniert ist.

Kreislauf u. Atmung sind zu überwachen. Im Zweifel bringt eine rasche Probepunktion vor Ort mit einer großlumigen Kanüle (Blutentnahme-Kanüle) Klarheit.

Abdominale Wunde. Die Verletzung von Hohlorganen mit Peritonitis ist bei der Erstversorgung zweitrangig, bedrohlicher sind unerkannte abdominelle Blutungen.

Stichwunden sind bis zum Beweis des Gegenteils als *perforierend* zu betrachten.

Offensichtlich perforierende abdominelle Verletzungen kenntlich am Darmvorfall, bereiten diagn. keine Schwierigkeiten. Repositionsversuche sind zu unterlassen, statt dessen sterile Abdeckung von Wunde u. vorgefallenen Organen.

Extremitätenwunde: Wenn größere Arterien betroffen sind, imponieren Wunden an Armen u. Beinen durch ihre erhebliche Blutung.

Praxishinweis: Entgegen weitverbreiteter Meinung reicht auch bei Verletzung größe-rer Arterien der *lokale Druckverband* aus (u. U. Dosierung der Kompression durch Blutdruckmanschette); selten ist eine *Abschnürung* (Abbindung) erforderlich (s. o.)!

Amputationsverletzung: s. Kap. 2.3.2, S. 26.

2.3 Fraktur, Amputatversorgung

Chr. K. Lackner, St. Ruchholtz, D. Nast-Kolb

Frakturhäufigkeit. Extremitätenverletzungen sind häufigste Einsatzindikation in der traumatologischen Notfallmedizin. Bei Polytraumatisierung ist die Inzidenz mit 72−90% extrem hoch; durchschnittlich treten 2−3 Frakturen/Patient auf.

Folge

- *direkte Wirkung* auf die Weichteile.
- *Frühfolge* → pathogenetischer Faktor des Schocks.
- *Spätfolge* → 70% leiden 7−10 Jahre nach einer Polytraumatisierung unter Schmerzen. Insbes. Residuen aus Verletzungen der unteren Extremität schränken die Lebensqualität ein.
- *Indirekt systemische Wirkung.* Sind Oberschenkel od. Becken frakturiert od. liegt ein Polytrauma (s. Kap. 6.1) vor, ist mit *lebensbedrohlichem Blutverlust* zu rechnen (s. Abb. 4-18, S. 132).

2.3.1 Frakturversorgung

Die **direkte Gewalteinwirkung** betrifft die Frakturregion u. geht mit größerem Weichteilschaden einher.
- *Beispiel:* Unterschenkel-Querfraktur bei Stoßstangenverletzung.

Indirekte Gewalteinwirkung. Der Knochenschaden wird durch bruchferne Gewalteinwirkung verursacht.
- *Beispiel:* Unterschenkel-Spiralfraktur bei Ski-Drehsturz.

Minderperfusion. *Blutungen* in die Weichteile (Hämatome) u. *Weichteilödem* kompromittieren die Durchblutung. Minderperfusion u. Hypoxie begünstigen Infektionen, beeinträchtigen die phagozytotische Aktivität der Makrophagen u. neutrophilen Granulozyten (deren Sauerstoffbedarf nach Phagozytose steigt um den Faktor 15−20) → Infektionsgefahr ↑.

Kompartmentsyndrom (= Logensyndr.). V. a. am Unterschenkel auftretendes Syndr., das durch Gewebedrucksteigerung in einem geschlossenen Muskelkompartiment (Faszienloge) u. dadurch bedingter Minderdurchblutung zu neuromuskulären Ausfällen u. Muskelnekrose führt.

Neben der lokalen Störung Aktivierung humoraler Kaskadensysteme u. zellulärer Abwehrreaktion mit Liberation von Mediatoren, welche für Endothelläsionen u. sek. Organschäden u. -versagen verantwortlich sind.

Beurteilung des Weichteilschadens (n. *Oestern*)

G-Fraktur mit geschlossenem (G) Weichteilschaden:

- *Grad 1 (G 1):* oberflächliche Schürfung, Hautkontusion, Fragmentdruckstellen von innen.
- *Grad 2 (G 2):* tiefe, kontaminierte Schürfung, umschriebene Haut- u. Muskelkontusion, drohendes Kompartmentsyndrom.
- *Grad 3 (G 3):* ausgedehnte Hautkontusion, Quetschung mit subkutanem Decollement, Muskelquetschung, manifestes Kompartmentsyndrom oder begleitender Gefäßverletzung.

O-Fraktur mit offenem (O) Weichteilschaden (Abb. 2-29):

- *Fraktur 1. Grades (O 1):* Durchtrennung der Haut mit fehlender od. geringer Kontusion, wobei die Haut durch ein Knochenfragment von innen nach außen durchspießt wurde
→ einfache, unkomplizierte Frakturen.

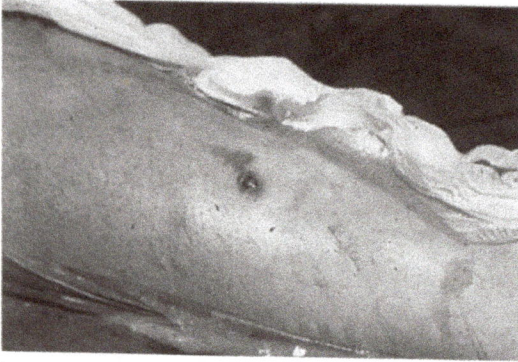

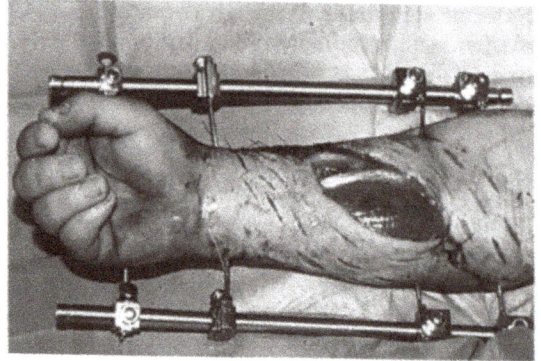

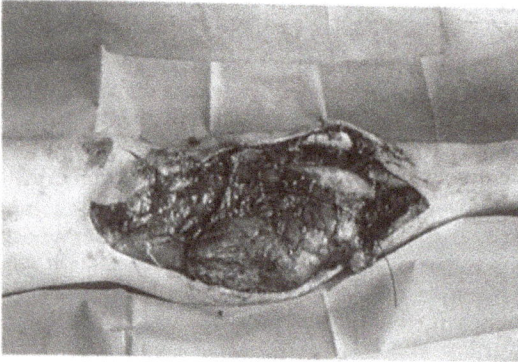

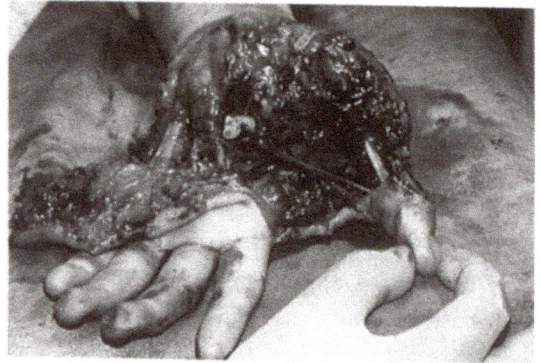

c   d

Abb. 2-29: *4 Schweregrade einer offenen Fraktur.* **a:** Grad 1 am Unterschenkel, **b.** Grad 2 am Unterarm, **c.** Grad 3 am Unterschenkel, **d.** Grad 4 subtotale Amputation im Handbereich

- Die Durchspießungswunde weist meist nur eine geringe Weichteilschädigung auf → Behandlung wie G-Frakturen!
- *Fraktur 2. Grades (O 2):* Durchtrennung des Integumentes mit lokal begrenzter Haut- u. Weichteilkontusion, mittelschwerer Kontaminationsgrad. Dieser Weichteilschaden kann bei allen Frakturtypen auftreten. Zumeist ausgeprägte Kontusion der bedeckenden Weichteile → Behandlung wie O-Frakturen!
- *Fraktur 3. Grades (O 3):* Hautdurchtrennung mit ausgedehnter Destruktion des umgebenden Integumentes. Häufig sind Gefäß- u. Nervenverletzung assoziiert; frühe Ischämieareale u. ausgedehnte Knochenzertrümmerung.
- *Fraktur 4. Grades (O 4):* Totale u. subtotale Amputationsverletzung. Durchtrennung der art. Versorgung mit zumeist kompletter

Ischämie. Vom umgebenden Integument ist weniger als ein Viertel der Zirkumferenz erhalten.

Diagnostik: *Eigen-* od. *Fremdanamnese.* Art u. Ausmaß der äußeren Gewalteinwirkung, Unfallhergang.

Inspektion, Palpation u. die klin. Untersuchung der Skelettregion sind diagnoseführend:

- *Unsichere Frakturzeichen:* **1.** Schmerz, **2.** Schwellung, **3.** Hämatom, **4.** eingeschränkte od. aufgehobene Funktionsfähigkeit der Extremität.
- *Sichere Frakturzeichen:* **5.** Fehlstellung einer Extremität, **6.** abnorme Beweglichkeit, **7.** fühlbares Knochenkrepetieren, **8.** sichtbare Knochenfragmente in offener Wunde.

Praxishinweis: **1.** Weichteilschaden dokumentieren, **2.** periphere Durchblutung, Sensorik u. Motorik untersuchen, **3.** Im Zweifel von einer Fraktur ausgehen u. diese behandeln → achsengerechte Lagerung, Immobilisation, Analgesie.

Therapie

1. Grundsätze

- Vitalfunktionen sichern.
- Weichteilschaden behandeln → Schonung des Integumentes, sterile Wundabdeckung.
- Reposition von Frakturen u. Luxationen, achsengerechte Lagerung, Retention der Fraktur.

Auch stark verschmutzte Frakturen werden am Unfallort retendiert und achsengerecht → Minderung von Sekundärschäden!

2. Erstmaßnahmen vor Ort

▷ Lagerung auf dem Rücken, *Vakuummatratze!*

▷ Entkleidung/Exposition der Extremität → Inspektion u. klin. Untersuchung → *Frakturzeichen?*

▷ Repositions- od. Lagerungsmanöver unter vorsichtigem Zug- u. Gegenzug in Richtung Längsachse.

Zuerst werden von proximal nach distal Achsenkorrekturen, danach Rotationsfehler kompensiert. *Ziel:* achsen- u. rotationsgerechte Lagerung, mit möglichst spannungsfreiem Weichteilmantel, was unter ständiger Retention aufrechterhalten wird → *Schmerzlinderung!*

Repositions- u. Lagerungsmanöver entspannen die Muskulatur, der Reflex von Spannung u. Gegenspannung ist durchbrochen. Eine verbleibende Achsenfehlstellung führt auf der Konvexseite zu einer Streckung (→ *Gartenschlauch-Phänomen*), auf der Konkavseite zu einer Kompromittierung/Abknickung der art. u. venösen Gefäße → primäre Retention und achsengerechte Lagerung!

Sprunggelenks-Luxationsfrakturen können bei gebeugtem Kniegelenk schmerzarm reponiert u. in einer Schiene immobilisiert werden; beugt einer potentiellen Hautnekrose vor.

Kniegelenk-, Schulter- (Abb. 2-30) u. *Patellaluxationen* sollen durch den Notarzt reponiert werden, sofern die Klinik nicht innerhalb von 14 Min. erreichbar ist.

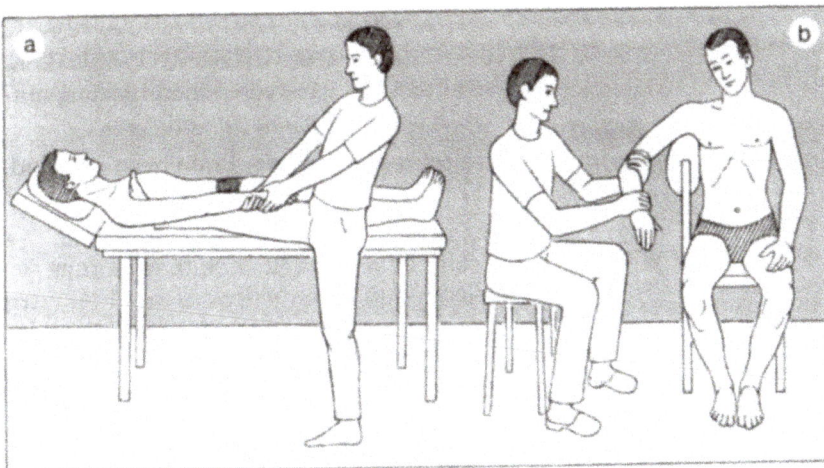

Abb. 2-30: *2 Repositionsmanöver bei Schultergelenkluxation.* **a.** Druck mit der unbeschuhten Ferse in die Axilla u. Zug mit beiden Hände am verletzten Arm u. Führung des Armes aus Abduktion-Außenrotation- in Adduktion-Innenrotation-Stellung, der Kopf springt wieder in die Pfanne. **b.** Verletzte Schulter über eine gepolsterte Stuhllehne hängen u. am rechtwinklig gebeugten Unterarm langsam ziehen

Praxishinweis

- Kein weiteres Repositionsmanöver bei Schmerzzunahme → definitive Reposition in der Klinik!
- Besteht in fixierter Stellung eine Kompromittierung der Durchblutung od. nervalen Versorgung → schnelle stationäre Versorgung (rascher Transport): Die Extremität in federnd-fixierter Fehlstellung mit Unterpolsterung lagern.
- Vor u. nach jeder Repostion od. Schienung dokumentieren (!): Puls-, Sensibilitäts- u. Motorikstatus, insbesondere aller distal der Fraktur gelegenen Regionen.
- Wundabdeckung u. Verband: Bei offener Fraktur od. bei begleitendem Weichteiltrauma wird die Wunde mit sterilem Verband od. steriler Klebefolie abgedeckt u. die Extremität nach Reposition in einer Schiene ruhiggestellt.

Frakturabhängige Schienung u. Immobilisation
Unterschenkel, Ellbogengelenk, Unterarm → konventionelle Luftkammerschienen od. radiolumineszente Vakuumkissen.

Besonderes Augenmerk ist auf den Innenluftdruck der Kammerschiene zu richten. Diese Systeme dürfen nur soweit aufgeblasen werden, daß die gesamte Schiene von außen noch gut/leicht eindrückbar bleibt: Extremität muß von außen tastbar sein, peripherer Pulsstatus normal.

▷ *Proximale Humerusfraktur, Schulterverletzung →* Gilchrist-Verband!
▷ *Proximale, mittlere Fraktur der stammnahem Röhrenknochen, proximale Gelenkfraktur, Oberschenkel- od. Mehretagenfraktur, multiple Fraktur →* nach achsengerechter Lagerung auf Vakuummatratze (anmodelliert, abgesaugt) immobilisieren (→ Luftkammerschiene ist kaum geeignet).

3. Klinische Therapie

Extremitätenfrakturen sind gegenüber Kopf-, Thorax- od. Abdominalverletzungen seltener vital bedrohlich. Sie gehen jedoch fast regelhaft mit einem Weichteiltrauma einher, das pathogenetisch wesentliche Ursache des sek. Organversagens ist (→ traumatisch-hämorrhagischer Schock).

In den 70er Jahre wurde sofortige „*Rundumversorgung*" sämtlicher Frakturen postuliert. Fehlschläge gaben Anlaß, ein *neues Versorgungsregime* in Form von diagnostischen u. therapeutischen Stufenplänen einzuführen.

Stufenplan (→ Schockraumversorgung)

▷ Vitalfunktionen stabilisieren (s. Polytrauma).
▷ Benachbarte Gelenkabschnitte untersuchen.
▷ Status der distalen Durchblutung, Motorik, Sensibilität u. Erhebungszeitpunkt dokumentieren.
▷ Überwachung.

Wiederholte Untersuchungen i. R. eines engmaschigen Monitorings ist erforderlich, da es zu weiteren Gefäß- od. Nervenschäden kommen kann.

Sofort-Op. Selten erforderlich, nur bei nicht beherrschbaren, schwersten Blutungen bei offener u. Amputationsverletzung.

Fraktur mit Gefäßläsion od. Ischämie. Bei Frakturen mit Läsion großer Arterien bestimmt die tolerable Ischämiezeit das op. Vorgehen.

▷ *Frakturstabilisierung.* Um eine erfolgte Gefäßrekonstruktion nicht zu gefährden, sind Plattenosteosynthese od. Fixateur externe anzustreben.
▷ *Gefäßrekonstruktion.* Läßt sich dies nicht innerhalb der 6-Std.-Grenze etablieren, so ist die Wiederherstellung der art. Versorgung durch eine definitive Gefäßrekonstruktion od. passagere Überbrückung mittels Kunststoffbypass zu verfolgen.

Auch **nekrosegefährdete Frakturen** sind Ind. zur Versorgung innerhalb der 6-Std.-Grenze:

▷ Schenkelhals-, Talusluxationsfraktur → drohende ossäre Durchblutungsstörung
▷ Nicht ausreichend redressierbare Frakturen mit drohender Weichteilnekrose infolge Fragmentdruckes.

2.3.2 Amputationsverletzung, Notamputation, Replantation

Amputationsverletzung

Die Erstversorgung von Amputat u. Stumpf ist Voraussetzung für eine *Replantation.*

1. *Blutstillung* am Stumpf durch Druckverband u. Hochlagerung. Der Verband wird kuppenförmig unter leichtem kontinuierlichem Zug angelegt, wobei der Druck stets von distal nach proximal wirkt (keinesfalls umgekehrt!). Pflasterstreifen in Längsrichtung der Extremität anbringen (kein Tourniquet-Effekt, der die Ischämie verstärken würde!).

2. *Asservierung.* Das Amputat wird komplett asserviert steril abgedeckt. Es besteht die Verpflichtung, nach Amputaten zu suchen.

3. *Kühlung.* Ziel ist die Verlängerung der Ischämiezeit, wodurch die Replantationschancen steigen. Das Amputat wird in einen sterilen Replantatbeutel (Ausrüstungsgegenstand des RTW) verbracht, der zur Kühlung in einen 2. Beutel mit Eiswasser gelegt wird.

Alternativen sind verschließbare, wasserdichte, handelsübliche Haushaltsplastiktüten od. Gefrierbeutel u. Eiswasser; Verhältnis von Wasser u. Eis 1:1-Mischung zerkleinert werden, um eine gleichmäßige Verteilung der Komponenten zu erreichen.

Ebenso sollte während des Transportes der Beutelinhalt immer in Bewegung versetzt werden, um Eisanhaftungen zu verhindern. Das Amputat darf nicht gefrieren u. nicht in direktem Kontakt zum Eis stehen.

4. Gefäßstümpfe *nicht abklemmen,* da dies die op. Revaskularisation gefährdet!

5. *Hochlagerung.* Zur Verhinderung eines Wundödems wird der Amputationsstumpf hochgelagert.

Stumpfversorgung

1. *Komplette Gefäßdurchtrennung*

   ▷ Blutstillung (s. o.)

   Die Arterien retrahieren sich zumeist nach kompletter Zerreißung/Durchtrennung; durch Einrollen der Intima sistiert die Blutung.

2. *Partielle Gefäßdurchtrennungen* erfordern direkt komprimierende Verfahren:

   ▷ kuppenförmiger Druckverband (s. o.).

▷ verletzte Venen kollabieren spontan od. im Druckverband

▷ keine Säuberung der Stumpfwunde!

▷ Fremdkörper weder aus aus der Stumpfwunde noch am Amputat entfernen (Blutungsgefahr, zusätzliche Weichteilverletzungen).

Kontraindikation: Keine Gefäßklemmen! Sie würden eine spätere mikrochir. Anastomose erschweren od. unmöglich machen.

Notamputation

Selten wird bei eingeklemmten u. nicht befreibaren Extremitäten, eine Notamputation zu erwägen sein. Die Amputationshöhe weit distal wählen u. eine streng zirkuläre Weichteilinzision durchführen.

Replantation

Die Op.-Zeit eingerechnet, können distale Amputationen der oberen Extremität max. 10−12 Std. nach dem Unfall replantiert werden. Bereits bei einer Ischämiezeit von 30 min sind jedoch muskuläre Nekrosen mikroskopisch sichtbar. Die Ischämiezeit beginnt mit der traumatischen Abtrennung u. reicht bis zur Reanastomosierung der art. Versorgung, demnach bis weit in die Op.-Zeit hinein.

▷ Amputate mit viel Muskelgewebe sollten innerhalb von 4−6 h post Trauma an den Gefäßen angeschl ossen sein, da die Muskulatur sonst irreversibel nekrotisch wird.

▷ Amputationsverletzungen sind dringlich zu transportieren u. in suburbanen od. ländlichen Regionen ggf. Ind. für einen Hubschraubertransport.

Frühklinische Behandlung: Die Op. bei Amputationsverletzung ist abhängig von der Verletzungsschwere:

▷ Replantation bei leicht u. mittelschwer Verletzten: ISS < 3−40 Punkte, abhängig von Zusatzverletzungen (n. der Trauma-Klassifikation *ISS = injury severity score*).

▷ In allen anderen Fällen primäre Stumpfversorgung.

2.4 Schmerzbekämpfung, Sedierung, Notfallanästhesie

B. Maier, B. Dirks

2.4.1 Schmerz, Analgesie

Schmerz ist als komplexe Sinneswahrnehmung unterschiedlicher Qualität (z. B. stechend, ziehend, drückend) ein universelles Symptom u. häufigste Urs., einen Arzt zu konsultieren.

Formen (Abb. 2-31): **1.** *Nozizeptorenschmerz* (notfallmedizinisch am meisten relevant). Erregung von Schmerzrezeptoren u. Impulsweiterleitung unter Modulation (→ Nozizeptor-, Rückenmark-, Gehirn), **2.** *Neuropathischer* Sch. inf. Schädigung des peripheren od. ZNS (z. B. bei Nervendurchtrennung bei Amputation, Querschnittlähmung); **3.** Schmerzen inf. *funktioneller Störungen* (z. B. Migräne durch vaskuläre Fehlregulation, Rückenschmerzen durch Fehlhaltung).

Pathophysiologie: Spinale Schmerzleitung u. endogene Schmerzkontrolle s. Abb. 2-31.

Schmerz, Angst, u. Streß rufen eine sympathoadrenerge Reaktion (Abb. 2-32; Katecholamine ↑) hervor mit Auswirkungen auf kardiovaskuläres, respirat. System u. Homöostase (z. B. Hypokaliämie durch betaadrenerge Stimulation); Katecholaminausschüttung erhöht den Sauerstoffbedarf u. verstärkt den Schock durch periphere Minderperfusion.

Folgen (Abb. 2-33):

■ *akute vitale Bedrohung*, z. B. Aggravierung einer KHK → Angina-pectoris-Anfall
■ *langfristige vitale Bedrohung* durch „Schockorgane" → akutes Leberversagen, Ileus nach intestinaler Ischämie, ANV.

> *Praxishinweis:* Mögliche Herz-Kreislauf-Depression durch zu schnelle bzw. starke Dämpfung der sympathoadrenergen Stimulation!

Schmerzerleben bzw. sympathoadrenerge Stimulation werden beeinflußt durch:

1. Schwere des Traumas/Art der Erkrankung
2. vegetative Komponente
3. kognitive Komponente
4. emotional-affektive Komponente (Angst)
5. soziokulturelle Komponente.

Der Schmerz im Notfall weist Besonderheiten auf:

- *Posttraumatischer Stupor.* Häufig besteht eine nahezu komplette Analgesie unmittelbar nach dem Trauma von unterschiedlicher Dauer → diagn. Fallgrube!
- *Schmerz ist subjektiv.* Die vom Pat. empfundene Schmerzintensität ist Richtschnur für die Analgesie; bei offensichtlichem Überwiegen einer affektiven Komponente ist ggf. eine ergänzende Sedierung sinnvoll, v. a. bei Analgetika ohne sedierende Eigenwirkung.
- *Droge Arzt.* Gerade im Notfall (unvorhergesehene Situation, unbekannte Rettungscrew) wirkt der Arzt „koanalgetisch" durch souveränes u. ruhiges Auftreten (insbes. Punkte 3–5).

Analgesie in der Notfallmedizin hat allein oder in Verbindung mit Sedierung das Hauptziel, den circulus vitiosus von Angst u. Streß (s. Abb. 2-33) zu durchbrechen u. deletäre Auswirkungen auf die Organe abzumildern bzw. aufzuheben; Analgesie ist somit nicht nur noble ärztliche Pflicht, sondern medizinische Notwendigkeit!

2.4.2 Analgetika

Def.: Schmerzmittel (= schmerzstillende Arzneimittel); *Einteilung* nach Angriffspunkt (früher fälschliche Zuordnung in *zentral* od. *peripher* wirkende A.), Wirkungsstärke (starke od. schwache A., auch falsch, da von der Indikationsstellung abhängig) od. nach der Stoffklasse (Abb. 2-34; heute bevorzugt):

1. *Nichtopioidanalgetika,* wirken z. T. durch peripheren Angriff (Synthesehemmung von Entzündungsmediatoren, z. B. von Prostaglandinen, durch nichtsteroidale Antiphlogistika), z. T. über zentrale Mechanismen; häufig mit zusätzlicher antipyretischer u. antiphlogistischer Wirkung-

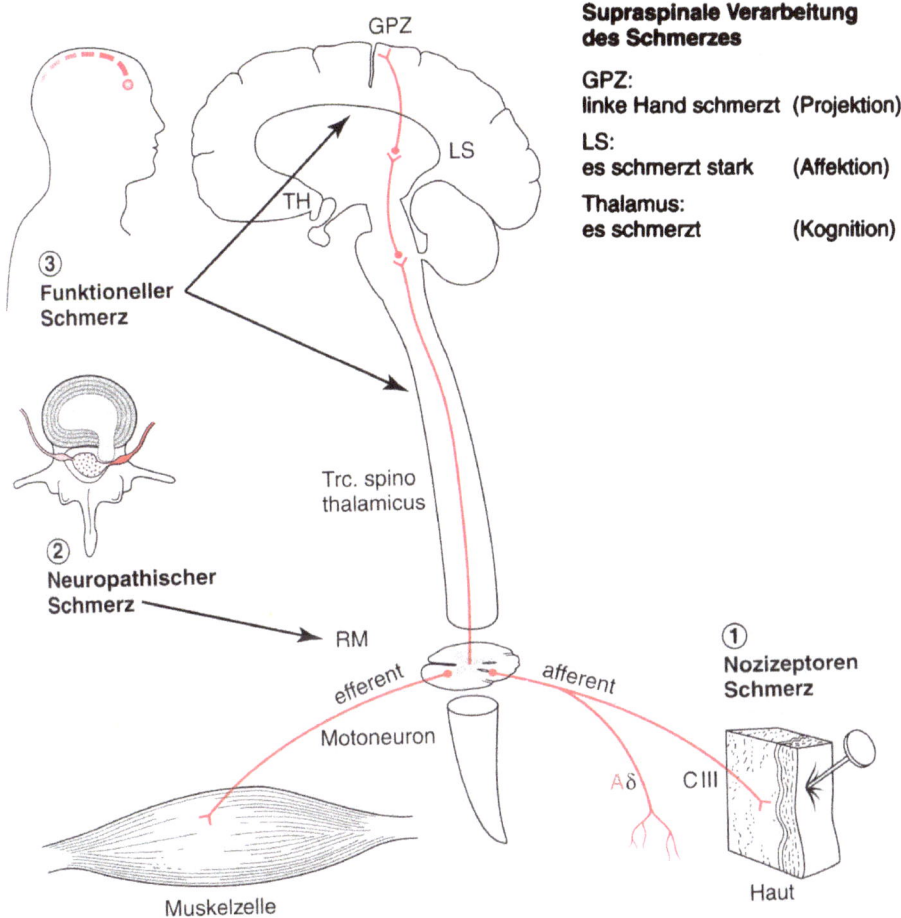

Supraspinale Verarbeitung des Schmerzes

GPZ:
linke Hand schmerzt (Projektion)

LS:
es schmerzt stark (Affektion)

Thalamus:
es schmerzt (Kognition)

Abb. 2-31: *3 Schmerzformen u. deren supraspinale Verarbeitung.* **1.** Nozizeptiver Schmerz (mechanische Erregung kutaner Nozizeptoren), **2.** neuropathischer Schmerz (Läsion spinaler Leitungsbahnen), **3.** funktioneller Schmerz (Ischämie nach Gefäßveränderungen).

Spinale Schmerzleitung. Schmerzafferenzen (c III) erreichen über die Columna posterior das Hinterhorn des Rückenmarks, kreuzen auf die Gegenseite in die Substantia gelatinosa u. aktivieren über aufsteigende Bahnen des Tractus spinothalamicus lateralis (TSR) nozizeptive Neurone im Thalamus u. Kortex. *Endogene Schmerzkontrolle.* Von supraspinalen Neurone werden Aktionspotentiale über noradrenerge u. serotinerge Bahnen zu Neuronen des Rückenmarks geleitet, wo sie direkt u. über Interneurone, im Projektionsneuron die Ausbildung inhibitorisch postsynaptischer Potentiale (IPSP) bewirken. Durch Hyperpolarisation wird die Weiterleitung des nozizeptiven Signals aus der Peripherie gehemmt

(GPZ Gyrus praecentralis; LS limbisches System; TH Thalamus, RM Rückenmark)

(nicht entzündungshemmend wirken Metamizol u. Paracetamol).

2. *Opioidanalgetika*, wirken u. a. über 3 Opiatrezeptoren (δ, κ, μ-Rezeptoren u. deren Subtypen, s. u.) auf schmerzverarbeitende Neurone in Gehirn u. Rückenmark, Prototyp ist Morphin.

3. *Spezielle Analgetika.* Bestimmte Schmerzen erfordern eine spezielle Behandlung: Glyceroltrinitrat bei Angina-pectoris-Anfall u. z. T. bei abdominalen Koliken (s. u.), Pilocarpin beim Glaukomanfall, Sumatriptan bei Migräne, etc.

Schmerzempfinden

Arzt, Analgesie,
Sedation

Angst

Sympathikotonie ↑

Organfunktion ↓   Schmerz/Streß   (myokardialer) O$_2$-Verbrauch ↑
(Lunge, Splanchnikus!!)

kardiozirkulatorische Belastung ↑
(myokardiale Herzinsuffizienz, Arrhythmie)

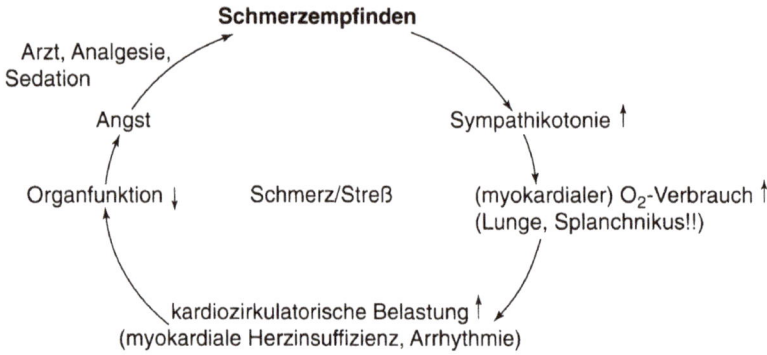

Abb. 2-32: *Pathophysiologie des Schmerzes*

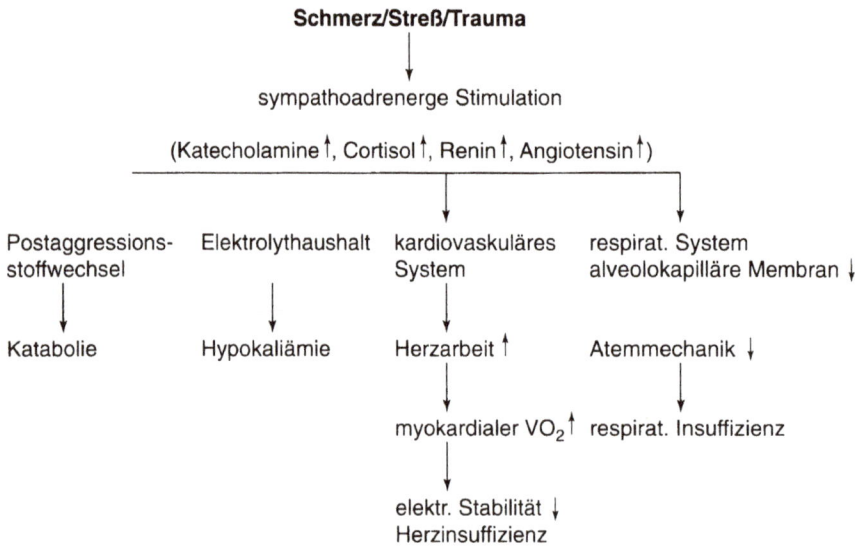

Schmerz/Streß/Trauma

↓

sympathoadrenerge Stimulation

(Katecholamine ↑, Cortisol ↑, Renin ↑, Angiotensin ↑)

Postaggressions-stoffwechsel	Elektrolythaushalt	kardiovaskuläres System	respirat. System alveolokapilläre Membran ↓
↓	↓	↓	↓
Katabolie	Hypokaliämie	Herzarbeit ↑	Atemmechanik ↓

myokardialer VO$_2$ ↑   respirat. Insuffizienz

elektr. Stabilität ↓
Herzinsuffizienz

Abb. 2-33: Folgen von *Schmerz, Streß, Trauma,* Reaktionen des Organismus
Akute vitale Bedrohung, z. B. durch Aggravierung einer KHK i. S. e. Angina-pectoris-Anfalles
Langfristige vitale Bedrohung durch Induktion von Schockorganen (Lunge, Niere, Darm, Leber)

Intravenöse Zufuhr von Schmerzmitteln ist für die Notfallmedizin Standard, die Wirksubstanz gelangt rasch an den Wirkort. Alternativen: *sublinguale* Applikation bei Nitrokörpern und Buprenorphin, *intraossäre* (v. a. beim Säugling, Kleinkind) u. *rektale* Zufuhr (bei Kindern wegen der besseren Durchblutung des Hämorrhoidalplexus). **Obsolet** sind *p. o., s. c. u. i. m.*-Applikation, weil unter sympathoadrenerger Stimulation die gastrointestinale Motilität vermindert u. die Mikrozirkulation gestört sind (→ unsicherer Umfang und Dauer der Resorption, zu langsamer Wirkungseintritt.

Analgetika-Paß. Die Beschreibung von Analgetika u. Sedativa ist im folgenden gegliedert nach *Substanz-* u. *Handelsname,* In-

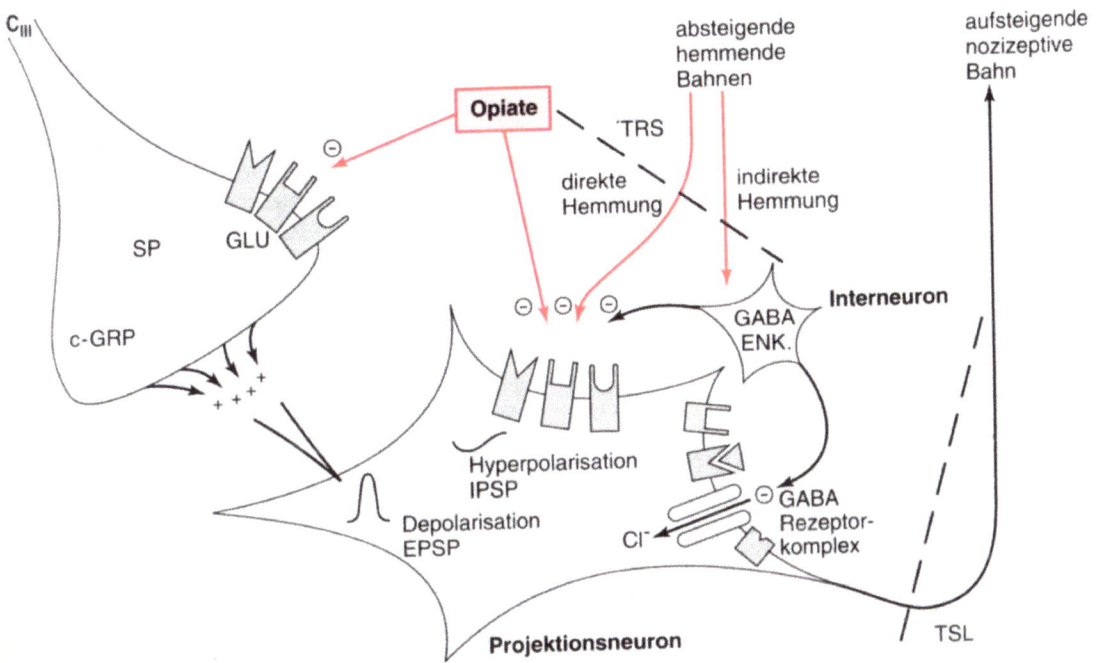

Abb. 2-34: *Opioide* agonisieren die supraspinalen, spinalen u. peripheren Opioidrezeptoren u. kontrollieren über die Bahnen der endogenen Schmerzhemmung ins Rückenmark eintreffende Schmerzimpulse. *NSAR* (hier: heterogene Analgetika mit dem gleiche Wirkungsprinzip: irreversible Blockade der Cyclooxygenasen-Isoenzyme 1, 2 durch Acetylierung einer Aminosäure im aktiven Zentrums (ASS) oder reversibel (Indomethacin), wodurch Arachidonsäure nicht zu zyklischen Endoperoxiden verstoffwechselt werden kann

dikation (*Ind.*), Kontraindikation (*KI*), Dosierung (*Dos.*), *Wirkungsmechanismus, Pharmakodynamik*, unerwünschten Wirkungen (*UAW*), Wechselwirkungen (*WW*), *Hinweis* aus dem *notfallmedizinischen Blickwinkel*, unter dem viele der Gegenanzeigen (*KI*), z. B. für die Langzeittherapie, relativiert werden; der Vollständigkeit halber werden sie hier erwähnt u. können auch von anderen Kapiteln dieses Buches heraus nachgeschlagen werden.

Notfallanalgesie. Zur Verfügung stehen:

1. Analgetika mit antipyretischer u./od. antiphlogistischer Wirkung.
2. Analgetika mit hypnotischer u./od. sedativer Wirkung.
3. Kombinationen von Analgetika u. Spasmolytika.

Ein *ideales Analgetikum* für die Notfalltherapie *mit* effektiver Analgesie, schnellem Wirkungseintritt u. −maximum, mittellanger, *gut steuerbarer* Wirkungsdauer *ohne* negative Auswirkungen auf die Vitalfunktionen (→ Atem-, Kreislaufdepression, Desorientiertheit, Übelkeit, Erbrechen) gibt es nicht.

2.4.2.1 Nichtopioidanalgetika, Spasmolytika

Nichtopioidanalgetika

„Peripher" wirkende Analgetika. Frühere Bezeichnung für Nichtopiodanalgetika in der Annahme, sie würden nur *peripher*, also distal des ZNS wirken, auch galten sie als weniger wirksam; sie haben aber auch eine zentrale Wirkkomponente: Metamizol u. Paracetamol haben Effekte auf Rückenmark-, Stammhirn u. Thalamusebene, die Paracetamolsucht kann so erklärt werden.

Bestimmte Schmerzen sind Domäne dieser Analgetika (z. B. Diclofenac nach muskuloskelettalem Eingriff), Kombination mit Opioidanalgetika kann deren Wirkung verstärken. Einzelheiten bei den Substanzen.

> Notfallmedizinisch relevant sind: **1.** *Acetylsalicylsäure*, **2.** *Paracetamol*, **3.** *Metamizol*.

ACETYLSALICYLSÄURE (ASS, Aspirin®); gehört zur Gruppe der sauren Nichtopioideanalgetika oder nichtsteroidalen Antirheumatika (NSAR); Ester der Salicylsäure mit analgetischer, antipyretischer, antiphlogistischer u. thrombozytenaggregationshemmender Wirkung.

Indikation

▷ Standardtherapie beim *Myokardinfarkt*, begrenzt das Infarktareal durch Thrombozytenaggregationshemmung (ggf. Spontanlyse frisch okkludierender Thromben), wirkt koanalgetisch zu Morphin. Die Myokardinfarktmortalität sinkt durch die Gabe von ASS um 13−20%.
▷ Ggf. bei anderen leichten u. mittleren Schmerzen u. speziellen Ind., z. B. *Migräne*- od. *Cluster*-Kopfschmerz.

Kontraindikation: 1. Trauma mit Blutung (→ Blutungsverstärkung), **2.** Schwangerschaft (im 1. Schwangerschaftstrimenon ggf. fetale Retardierung, letztes Trimenon wegen Blutungsgefahr), **3.** floride Ulcera ventriculi sive duodeni, **4.** Bei Kindern < 12 Jahren: Reye-Syndr. (s. Hinweise).

Dosierung (s. UAW): **1.** Bei leichten Schmerzen 2−3 × 500 mg p. o. od. i. v. **2.** Thrombozytenaggregationshemmung. Instabile Angina pectoris, akuter Herzinfarkt initial 300−500 mg/d i. v. (Aspisol®).

Wirkungsmechanismus: Thrombozytenaggregationshemmung durch ASS selbst, im Ggs. zur analgetischen, antipyretischen u. antiphlogistischen Wirkung, die durch den Hauptmetaboliten (Salicylat) hervorgerufen werden. Die Salicylsäure hemmt die Cyclooxygenase (COX), dadurch Prostaglandinsynthesehemmung. Die ungespaltene ASS hemmt selektiv irreversibel das Isoenzym COX-1, dadurch die Thromboxan-A_2-Synthese reifer Thrombozyten u. damit deren Aggregationsfähigkeit.

Pharmakokinetik: A. wird nach p. o. Applikation im Magen, v. a. im obereren Dünndarm resorbiert. Plasmaproteinbindung 90 %. ASS ist Prodrug, z. T. erst wirksam nach Esterspaltung der Acetylgruppe (s. o.). *Wirkungseintritt:* dosisabhängig; i. v. nach 5 min, p. o. bei hoher Dosierung (≥ 500 mg) nach 30 min. *Wirkungsdauer:* **1.** Aggregationshemmung 7−10 Tage, umfaßt den Lebenszyklus der Blutplättchen. **2.** Analgesie 2−4 h. *Eliminiations-HWZ* 10−20 min (ASS), Salicylat dosisabhängig (2 g 5 h). *Plasmakonzentration:* (antirheumatischer) Wirkspiegel 150−300 µg/ml.

WW: Steigerung der gastrointestinalen UAW von Kortikosteroiden u. NSAR, Wirkungsverstärkung von Antikoagulanzien, z. B. Heparin, mit Blutungsrisiko.

UAW: 1. *Intoleranz* (ca. 0,3 %) mit Urtikaria, Rhinorrhoe, Erbrechen, ggf. pseudoallergisches „Aspirin-Asthma", gehäuft bei Asthmatikern, Allergikern.

2. *Reye-Syndrom* bei Kindern > 12 Jahre, meist 3−5 Tage nach einer fieberhaften Virusinfektion, eine lebensbedrohliche Reaktion mit Leberverfettung u. Enzephalopathie. Intoxikation.

Weitere NSAR sind beispielsweise *Diclofenac* u. *Ibuprofen*, die im hausärztlichen Notfalldienst häufig, in der Notfallmedizin dagegen selten zur Anwendung kommen.

ASS ist das einzige Präparat dieser Gruppe, das i. v. appliziert werden kann.

PARACETAMOL (z. B. Ben-u-ron®), Anilinderivat, nichtopioides, nichtsaures, schwaches Analgetikum u. Antipyretikum ohne antiphlogistischen Effekt.

Als Tablette, Saft oder Suppositorium. Im Ausland auch als i. v.-Zubereitung (Präcursorsubstanz) verfügbar, die in vivo zu Paracetamol metabolisiert wird, erste Erfahrungen bei postop. Schmerzen sind vielversprechend.

Indikation

▷ Fieber, Fieberkrampf
▷ Schmerzen leichten bis mittleren Grades.

Kontraindikation: 1. Glukose-6-phosphatdehydrogenasemangel, **2.** schwere Nieren- u. Leberinsuffizienz.

Dosierung: Säugling (bis 10 kg) 125 mg, Kleinkind (10−20 kg) 250 mg, Schulkind (20−35 kg) 500 mg, Kinder > 35 kg KG 1 000 mg jeweils *rektal*. Dosiswiederholung bis zu einer TMD von 50 mg/kg KG, also in jeder Gruppe 3−4 ×. Neuere Untersuchungen zeigen, daß für eine effektive Analgesie bei Akutschmerzen (z. B. postoperativ) die erforderliche Einzeldosis 20−25 mg/kg KG beträgt, wobei solch hohe Dosen wegen der Toxizität der Substanz nur sehr kurz unter Berücksichtigung der TMD angewandt werden dürfen.

Wirkungsmechanismus: den Salicylaten (ASS) vergleichbar (COX-Hemmung), in ther. Dosen keine Hemmung von Prostaglandinsynthese, geringe analgetische Potenz, keine antiphlogistische, gute antipyretische Wirkung.

Pharmakokinetik: Schnelle, fast vollständige Resorption nach p. o. Einnahme, Plasmaeiweißbindung max. 25%, Elimination durch Metabolisierung. Eliminations-HWZ 2 h. Glucuronidierung u. Sulfatierung, bei Intoxikation Leberzellnekrosen durch tox. Metaboliten, die bei Nachlassen der Gluthathion-Reserven akkumulieren.

Wirkung ist nach 30 Minuten max. u. hält 4−6 h an. Bei Leberzellinsuffizienz Wirkungsverlängerung; Letaldosis beim Erw.: 15−20 g (Nekrosen an Leber u. Nierentubuli).

Bei *Kindern* rektale Anwendung auch im Notfall sinnvoll, da bessere Resorption wegen stärkerer Durchblutung des Hämorrhoidalplexus im Vergleich zu Erwachsenen.

UAW: Nebenwirkungsärmer als ASS, gute Verträglichkeit. 1. bisweilen allergische Reaktion oder Allergie (Urtikaria, Bronchospasmus, Schock), 2. akute Leberzellschäden bis zur Nekrose, 3. selten Knochenmarkdepression, 4. bei Kindern sind Todesfälle durch zu hohe Einzeldosen u. zu kurze Dosisintervalle beschrieben worden.

WW: Anhäufung lebertox. Metaboliten durch Leberenzyminduktion, z. B. durch Alkoholmißbrauch (vermindert gleichzeitig Gluthion-Reserven), Barbiturate, bestimmte Antiepileptika.

METAMIZOL (z. B. Novalgin®), nichtopioides, sehr potentes Analgetikum, Pyrazolonderivat, auch i. v. applizierbar.

Indikation

▷ starke, v. a. viszerale Schmerzen
▷ Koliken
▷ Fiebersenkung, v. a. auf Intensivstation
▷ Kombination mit Opioiden (→ additiv u. Vermeidung gruppenspezifischer UAW, z. B. Atemdepression beim geriatrischen Notfallpat.).

Kontraindikation: 1. bekannte allergische Reaktionen, 2. Knochenmarkdepression in der Anamnese, 3. akute hepatische Porphyrie, 4. Glukose-6-phosphatdehydrogenasemangel, 5. Hypotonie u. Volumenmangel, 6. Schwangerschaft, Laktation.

Dosierung: 7,5−15 (−30) mg/kg KG i. v. bis zu 6 × täglich.

Wirkungsmechanismus: M. wurde auch zu den „peripheren" Analgetika gezählt, obwohl nach neueren Erkenntnissen für die Analgesie eine Art Filtermechanismus für eingehende nozizeptive Signale auf Hinterhornebene od. eine Aktivierung absteigender, schmerzhemmender Rückenmarkbahnen verantwortlich sein soll u. weniger die schwache COX-Hemmung. Hervorzuheben ist der relaxierende Effekt auf die glatte Muskulatur, was die Spasmolyse bei Gallenkoliken, aber auch die Blutdruckabfälle bei zu rascher i. v.-Injektion erklärt.

Pharmakokinetik: *Wirkungseintritt* 1−8 min nach i. v.-Gabe, max. Plasmakonzentration nach p. o. Applikation 1−1,5 h. Metabolisierung in der Leber, wirksam sind die Metaboliten 4-Methylaminophenazon u. 4-Aminophenazon, z. T. entsteht Rubazonsäure (färbt den Urin rot). Eliminations-HWZ 7 h, renale Elimination > 90%.

UAW: 1. Blutdruckabfall nach i. v.-Injektion, v. a. bei Hypovolämie/Hypotonie, 2. allergische Reaktionen: Bronchospasmus, Schock, 3. Agranulozytose (selten: 1 : 500 000/Tagesdosis), i. d. R. nach mehrtägiger Behandlung, gefürchtet sind fulminante Verläufe, die M. zeitweise in Verruf gebracht haben (Mortalität 20−25%), 4. Asthma-bronchiale-Anfall, bes. bei allergischer Disposition, 5. selten erhöhte Blutungsneigung (Thrombopenie).

Hinweis: M. sollte möglichst nicht unverdünnt, sondern langsam als Kurzinfusion i. v. verabfolgt werden. Vorsicht bei Volumenmangel (Blutdruckabfall), eine Schockbehandlung muß gewährleistet sein.

Spasmolytika. Für die Ther. kolikartiger Schmerzen stehen dem Notfallmediziner neben dem o. g. *Metamizol* im präklinischen Bereich nur 2 Substanzen zur Verfügung: *Butylscopolamin* u. *Glyceroltrinitrat*.

BUTYLSCOPOLAMINIUMBROMID (z. B. Buscopan®); Parasympatholytikum, quartäre Ammoniumverbindung mit ganglienblockierendem Effekt vorzugsweise zur parenteralen Applikation. Anticholinerges Spasmolytikum, senkt den Tonus der glatten Muskulatur in Magen-Darm-Trakt und Gallenwege.

Indikation: *spastische Schmerzen* (Koliken) *von*

▷ Magen-Darm-Kanal, einschl. Gallenwegen
▷ Urogenitaltrakt
▷ weibl. Geschlechtsorganen.

Kontraindikation: 1. Prostatahypertrophie, **2.** gastrointestinale Stenose, **3.** Engwinkelglaukom.

Dosierung: 20−40 mg i. v., am besten als Kurzinfusion.

Wirkungsmechanismus: kompetitiver Antagonist des Acetylcholins, wirkt „peripher" im Gastrointestinal- u. Urogenitaltrakt (mit Ausnahme des prox. Ureters) motilitätsmindernd u. daher spasmolytisch, daneben auch vagolytisch.

Pharmakokinetik: passiert nicht die Hirn-Liquor-Schranke (kein zentraler Effekt).

UAW: Tachykardie, bes. bei KHK u. absoluter Tachyarrhythmie (vorsichtig dosieren).

Hinweis: Bei stabiler Herz-Kreislauf-Situation ist die induzierte Tachykardie selten dosisbegrenzend.

NITROGLYZERIN; organisches Nitrat, Ester der Salpetersäure, z. B. als Glyceroltrinitrat (z. B. Nitrolingual®), Isosorbiddinitrat, -mononitrat.

Indikation (Abb. 2-35 a):

1. *Vasodilatanz.*

▷ Angina pectoris, Anfallskupierung (hier nur schnell resorbierbare, kurzwirkende organische N.: Spray, Zerbeißkapseln)
▷ akuter Herzinfarkt (→ Vorlastsenkung), hier meist kontinuierliche Zufuhr über Spritzenpumpen
▷ kardiales Lungenödem bei gesicherter Oxygenierung (s. u.)
▷ hypertensive Krise, v. a. bei begleitender Angina pectoris.

2. *Spasmolytikum.*

▷ Urolithiasis
▷ Cholangio- u. Cholezystopathie.

Kontraindikation: 1. ausgeprägte Hypotonie, bes. durch Volumenmangel, **2.** unklarer kardiogener Schock (Herzbeuteltamponade?), **3.** Blutdrucksenkung bei zerebraler Ischämie (Apoplexia cerebri, hypertensive Krise mit neurologischen Ausfällen), SHT, erhöhtem intrakraniellen Druck, da der Hirndruck durch Vasodilatation gesteigert wird, **4.** Lungenödem ohne gesicherte Oxygenierung: N. hebt die pulmonale, hypoxisch bedingte Vasokonstriktion auf u. erhöht den Rechts-Links-Shunt, was zu einer Verstärkung der Hypoxämie führt.

Dosierung: 1. *Vasodilatanz:* sublingual (Beißkapsel oder Spray): **a)** Kapsel (0,8 mg/Kps.) 1−2 zerbeißen lassen, **b)** Spray (0,4 mg/Hub) 1−2 Hübe.

Bei Dauerinfusion über Spritzenpumpe (instabile Angina pectoris, Myokardinfarkt) beginnend mit 2 mg/h, ggf. Steigerung bis 8 mg/h unter Überwachung der Hämodynamik, **2.** Zur *Spasmolyse* sind höhere Dosierungen erforderlich (bis 0,03 mg/kg KG), daher Vorsicht bei instabilem Kreislauf.

Wirkungsmechanismus: *Zellulär.* NO-Freisetzung mit Aktivierung der Guanylatcyclase der Gefäßmuskelzelle, intrazellulär Steigerung des GMP, dadurch Gefäßrelaxation.

Systemisch. Senkung der Vor- (venöse Kapazitätsgefäße) u. Nachlast (Arterien, dabei auch Koronarien); hierdurch Entlastung des Herzens u. Senkung des myokardialen O_2-Verbrauches; in höherer Dosierung auch Relaxation der glatten Muskulatur von Gallenwegen, abführenden Harnwegen, Uterus.

Pharmakokinetik: *Wirkungseintritt* nach i.v.-Gabe innerhalb einer Kreislaufzeit u. nach sublingualer Gabe innerhalb von 1−5 min. *Wirkungsdauer* nach i. v. u. s. l.-Gabe 10−30 Sek., daher kontinuierlich verabfolgen (mittels Spritzenpumpe bei längerer Anwendung, z. B. auf Intensivstation der intermittierenden sublingualen Gabe vorzuziehen). *Resorption* bei s. l.-Gabe 70%, Bioverfügbarkeit 15−60%. Metabolismus u. Elimination vollständig hepatisch.

UAW: Kopfschmerz durch Dilatation meningealer Gefäße. Flush. Bei Überdosierung (häufig durch Pat. selbst bei mangelnder Einwei-

```
                              Nitroglyzerin
        ┌──────────────┬──────────┴──────────┬──────────────────┐
  Koronargefäße      Myokard        arterielles System    Venen und
                                                          Lungenkreislauf
        │              │                     │                  │
  geringgradige   positiv-inotrope      Drucksenkung      Tonus- und Druck-
  Dilatation      Wirkung                                 abnahme
        │              │                     │                  │
  relative Zunahme der   Abnahme der myokar-   Verminderung der   Verminderung der
  Koronardurchblutung    dialen Komponente des Nachlast           Vorlast`
                         Koronarwiderstands
                                              └────────┬─────────┘
                                              Abnahme des systolischen
                                              und des diastolischen Herz-
                                              volumens und der Myokard-
                                              spannung
        │              │                                 │
  Zunahme des O₂-Angebots                      Abnahme des O₂-Bedarfs
  im Myokard                                   im Myokard
```

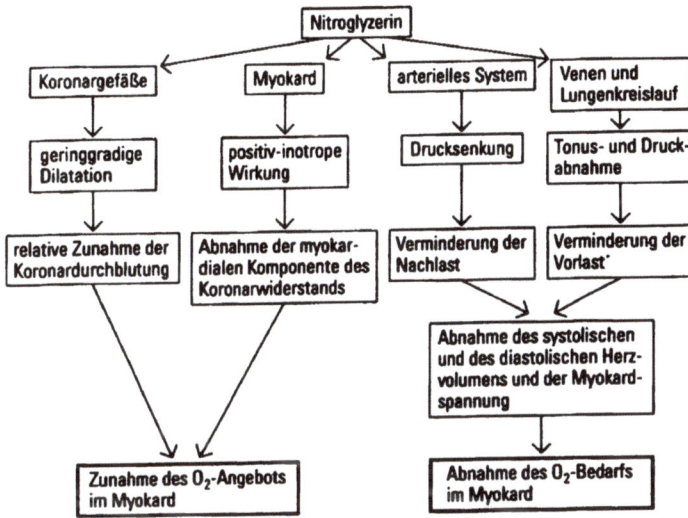

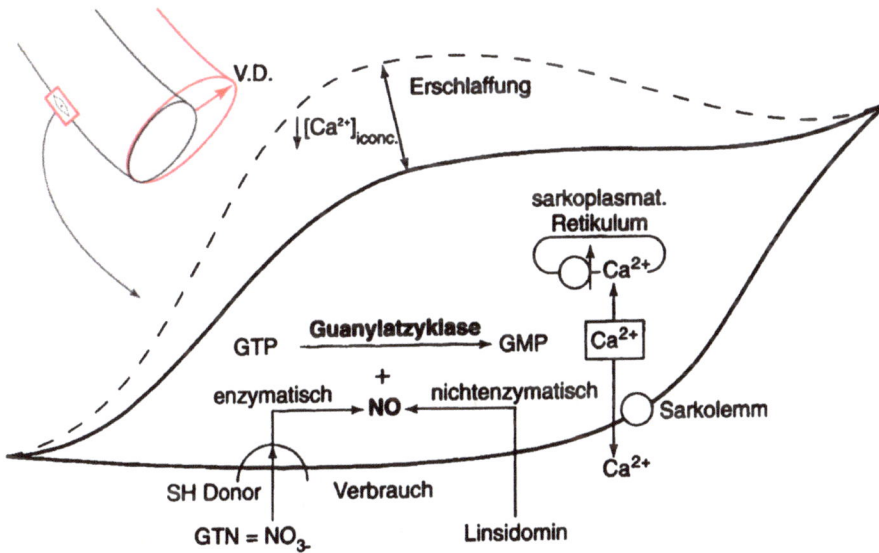

Abb. 2-35: a. *Nitroglyzerinwirkung* auf den Herzmuskel u. die glatte Muskulatur von Gefäßen, Magen-Darm-, u. Urogenitaltrakt, **b.** *Wirkungsmechanismus:* Glyceroltrinitrat u. Molsidomin setzen Stickstoffmonoxid (NO) frei (enzymatisch u. nichtenzymatisch). NO aktiviert Guanylatzyklase, die GTP zu cGMP umwandelt, wodurch cGMP-abhängige Proteinkinasen aktiviert werden, die Ca^{++}-Transport-ATPasen im Sarkolemm u. sarkoplasmatischen Retikulum phosphorylieren. Ca^{++}-Ionen werden aus dem Zellinneren abtransportiert, die intrazelluläre Calziumkonzentration sinkt, so daß der Myosinkinase weniger Ca^{++} zur Koenzymreduktion zur Verfügung steht: Muskelzellerschlaffung, Gefäßdilatation, Sauerstoffsättigung steigt, Schmerz läßt nach

sung) Orthostase, Hypotonie u. reaktive Tachykardie, insbes. bei Hypovolämie.

WW: additive Blutdrucksenkung unter Antihypertensiva, Phenothiazin, trizyklischen Antidepressiva, Diuretika u. bei Alkoholgenuß.

Hinweis: Zur Ther. von Kolikschmerzen ist N. Medikament der 2. Wahl, zur Wehenhemmung droht eine uteroplazentare Minderperfusion, daher allenfalls klin. Anwendung unter CTG-Kontrolle.

Praxishinweis: Erst Blutdruckmessung, dann Nitro-Spray! Syst. Werte < 100 mmHg ggf. einschleichend dosieren (nur 1 Hub), vorher venösen Zugang legen, um einem evt. Blutdruckabfall begegnen zu können.

2.4.2.2 „Zentral" wirkende Analgetika: Opioidanalgetika, Ketamin, N₂O

OPIOIDANALGETIKA; halb- u. vollsynthetische Substanzen, binden an spezifische Rezeptoren von ZNS u. peripheren Organen, die physiologischerweise durch Endorphine (körpereigene Substanzen) besetzt sind. O. haben die höchste analgetische Potenz; sie unterliegen der BtMVV.

Morphin ist Leitsubstanz der O. u. ist in der Notfallmedizin weit verbreitet: Die Wirkstärke der anderen O. bezieht sich auf Morphin, welches die *analgetische Potenz 1* hat (s. Tab 4-1). Intox. s. Kap. 5.

Einteilung (s. Abb. 2-36): O. unterscheiden sich nach ihrem Verhalten gegenüber den *Opioidrezeptoren:*

- μ_1 supraspinale Analgesie
- μ_2 Atemdepression, Euphorie, Suchtentwicklung
- κ spinale Analgesie, Dysphorie, Miosis
- δ Modulation von μ- u. κ-Rezeptoren
- ϵ supraspinale Analgesie
- σ Dysphorie, Mydriasis (σ-Rezeptor ist nach neuerem Verständnis *kein* Opiatrezeptor).

1. *Morphin-Typ*, O. mit morphinartiger Wirkung, z. B. Morphin, Piritramid (Dipidolor®), binden v. a. an μ-Rezeptoren (reine μ-Rezeptoragonisten).

2. *O. als Partialagonisten*, Buprenorphin (Temgesic®), Tilidin (in Valoron N®), Tramadol) mit gleicher Rezeptorspezifität, aber inkompletter Rezeptoraktivierung.

3. *Atypische Opioide* bzw. *gemischte Agonisten/ Antagonisten* wie Pentazocin (Fortral®) oder Nalbuphin (Nubain®); die Wirkungen ergeben sich durch eine geringe bzw. teils antagonistische Wirkung am μ- u. eine gesteigerte an δ- u. κ- Rezeptoren. Das früher postulierte geringere Suchtrisiko erwies sich als falsch, analog zu den Morphinisten gibt es auch „Fortralisten".

Indikation: starke, auch durch kombinierte Nichtopioide nicht beeinflußbare Schmerzen.

Wirkort	Wirkart
Thalamus	Hemmung der Weiterleitung nozizeptiver Information
NRM/PAG	Aktivierung der deszendierenden Schmerzhemmung
RM	Hemmung der Erregungsübertragung auf das Projektionsneuron
Medulla oblong.	antitussive/atemdepressive Wirkung
Area postrema	Emesis
LS	Euphorie
Pupille	Miosis
Bronchien	Konstriktion
Peristaltik	Obstipation

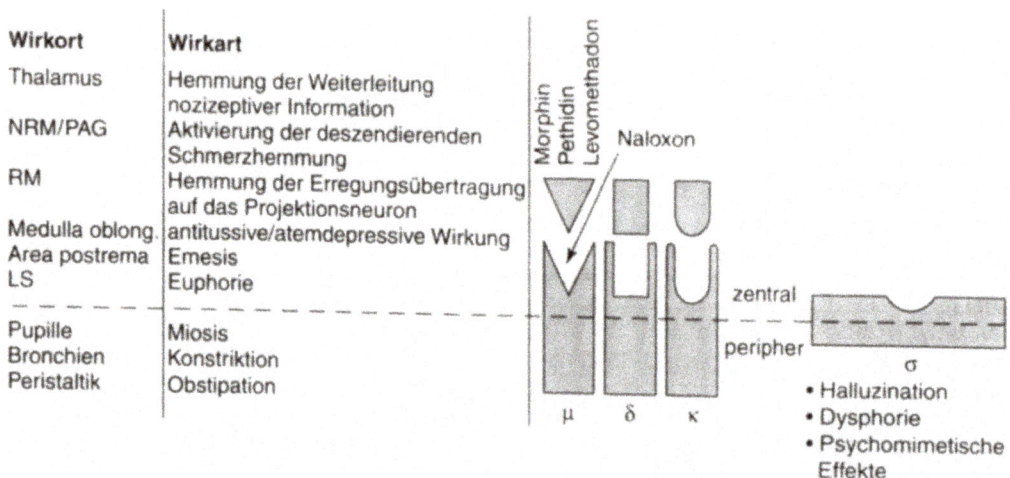

Abb. 2-36: *Opioide* wirken über spinale u. supraspinale Rezeptoren (δ, κ, μ) durch Hemmung des Ca^{++}-Einstroms u. Anstieg der Kaliumströme. Sigma-Rezeptoren (keine Opioidrezeptor) sind für die halluzinogenen Nebenwirkungen mitverantwortlich. Mit Ausnahme von Buprenorphin (partieller Sigma-Agonist) u. Pentazozin (Kappa-Agonist) greifen alle Opioide an mind. 2 Rezeptoren an. Das Wirkungsspektrum bestimmen die Rezeptoren im Gewebe: spinal u. supraspinal finden sich weit mehr Kappa-Rezeptoren, als in Darmmukosa u. Bronchien

Tab. 2-1: *Opioidanalgetika*: analgetische Potenz, max. Wirkung (i. v.), analgetische Dosis (i. v.)

Substanz	Potenz	Wirkungsmax. (i. v.)	Dosis (mg/kg KG)
Morphin	1	15–20 min	0,05–0,1
Fentanyl	50–100	5 min	0,0007–0,0015
Alfentanil	30	1–2 min	0,004–0,008
Pethidin	0,1	1 h	0,5–1,5
Pentazocin	0,3	15 min	0,3–0,5
Piritramid	0,7	keine Angabe	0,05–0,1
Tramadol	0,1	20–30 min	0,5–1,5

In der Notfall- u. Intensivmedizin die Analgetikagruppe schlechthin, da:

- (substanzspezifisch) schnelle u. komplette Analgesie
- Narkosebestandteil.

Kontraindikationen: 1. *Relativ:* Opiatabhängigkeit, **2.** Störungen von Bewußtsein, Atmung (z. B. Asthma bronchiale) u. Kreislauf (z. B. Hypovolämie), wenn keine Überwachungs- u. Eingreifmöglichkeit besteht.

Dosierung: Tab. 2-1.

Wirkungsmechanismus (Abb. 2-36): O. vom Morphin-Typ unterscheiden sich hinsichtlich ihrer Wirkung lediglich quantitativ.

1. Aktivierung des schmerzhemmenden endogenen Systems im ZNS über *Opioidrezeptoren* durch

- Aufhebung od. Dämpfung der affektiven Schmerzverarbeitung im limbischen System
- Aktivierung schmerzhemmender Bahnen
- Hemmung aufsteigender schmerzleitender Impulse im Rückenmark.

Die Hemmung der synaptischen Erregungsübertragung durch Hyperpolarisation der postsynaptischen Neurone od. nach Depolarisation der präsynaptischen Membran führt zu einer verminderten Freisetzung erregender Substanzen; physiologisch geschieht dies durch körpereigene Enkephaline, Dynorphine, Endorphine.

2. *Antitussiver Effekt* durch Hemmung des Hustenreflexes in der Medulla oblongata.

3. *Zentralwirkend* ist nicht korrekt, da auch eine periphere Wirkung in entzündetem Gewebe nach Neubildung von Opioidrezeptoren (s. o.) nachgewiesen wurde.

Partialagonisten u. atypische O. unterscheiden sich durch die Phamakokinetik u. die UAW vom Morphin-Typ. Oft kommen auch opioidrezeptorunabhängige schmerzdämpfende Mechanismen zum tragen, z. B. bei Tramadol die noradrenerge u. serotoninerge Wirkung auf spinaler Ebene („Filtermechanismus").

Analgesie, Sedierung u. ggf. Euphorie sind in der Notfallmedizin erwünschte Effekte; eine Atemdepression ist zu erwarten, wenn durch eine komplette Schmerzausschaltung der physiologische Atemantrieb *Schmerz* entfällt od. durch eine Kombination mit Sedativa die das Atemzentrum mitstimulierenden Strukturen der Formatio reticularis gedämpft werden.

Praxishinweis: Oft lassen sich Kolikschmerzen, die auf Butylscopolamin nicht ansprechen, durch Opioide kupieren. Nach ausreichender Gabe von Butylscopolamin oder Metamizol besteht kaum die Gefahr einer Kontraktionsneigung. Zusätzlich zeigt sich, daß die Opioide unterschiedlich stark kontrahierend auf die glatte Muskulatur wirken, weswegen in einigen Notarztstandorten für die Ind. „Kolik" die günstiger wirkenden Opioide *Pentazocin* u. *Pethidin* vorgehalten werden.

UAW: 1. Übelkeit, Erbrechen (im Liegen häufig Linderung), durch Stimulation der Chemorezeptor-Triggerzone der Area postrema, substanzspezifisch mehr oder weniger ausgeprägt, **2.** Atemdepression (Gefühl der Atemnot wird unterdrückt) → paCO$_2$-Ansprechbarkeit des Atemzentrums ↓, **3.** Blutdrucksenkung durch Senkung des peripheren Widerstandes u. Bradykardie durch Vagusstimulation (i. d. R. gut auf Atropin ansprechend), **4.** Hypomotilität u. Tonussteigerung der glatten Muskulatur von Magen-Darm- u. Urogenitaltrakt mit spastischer Kontraktion von Sphincter Oddi u. Pankreasgängen, Obstipation u. Miktionsstörung, **5.** Miosis, **6.** Hemmung der Uteruskontraktion, **7.** Histaminliberation (z. T. substanzspezifisch, i. d. R. kurzfristig u. gehäuft nach s. c., i. m. u. intrathekaler Gabe).

MORPHIN (z. B. Morphin Merck Injektionslösung®): syn. Morphium; Hauptalkaloid des Schlafmohns; Bezugsubstanz der Opioidanalgetika mit der analgetischen Potenz *1*, hochwirksames Opioidanalgetikum u. Goldstandard der Therapie starker Schmerzen, gerade in der Notfallmedizin (s. Tab. 2-1).

Indikation (Abb. 2-37):

▷ Analgetikum z. B. bei Myokardinfarkt u. Trauma, auch bei postop. Schmerzen (in dieser Indikation v. a. in angloamerikanischen Ländern)
▷ analgetische Komponente einer Narkose.

Kontraindikation: s. Opioidanalgetika.

Dosierung: Erw. (70 kg) beginnend mit 3–5 mg; ggf. Repetition erst nach ca. 5 min wegen des relativ langsamen Wirkungseintritts u. späten -maximums.

Wirkungsmechanismus: *Reiner Agonist an µ- u. κ-Rezeptoren.* **1.** Zentral dämpfende Wirkung steht im Vordergund: Analgesie (selektive Schmerzlinderung), Atemdepression, Hustendämpfung (cave: Hustenreflex wird supprimiert – Schutzreflex!), Müdigkeit bis zur Bewußtseinstrübung in höheren Dos., Stimmungsschwankung, zumeist Eu-, seltener Dysphorie (limbisches System), **2.** Miosis, **3.** Übelkeit, Erbrechen, **4.** *Peripherie:* Tonisierung der glatten Muskulatur mit gastrointestinalen u. urogenitalen Sphinkterspasmen, Histaminliberation.

Pharmakokinetik: *Wirkungseintritt* nach i. v.-Applikation 5 min, *Wirkungsdauer* 4–5 h, Eliminations-HWZ 2 h, hepatische Metabolisierung zu Morphin-6-Glucuronid, das doppelt so wirksam wie M. ist u. überwiegend renal, aber auch biliär eliminiert wird. Dies erklärt die längerere Wirkungsdauer bei Leber- od. Niereninsuffizienz.

UAW: s. Opioidanalgetika. Übelkeit u. Erbrechen werden durch langsames Injizieren gemildert od. vermieden. Wegen der teils ausgeprägten Sedierung u. Atemdepression Titration der Dosis!

WW: Wirkungsverstärkung durch nichtopioidale Analgetika, andere Opioidanalgetika, Sedativa, Hypnotika, Alkohol.

Hinweis: Bei opiatsüchtigen Schwangeren auch beim Feten Abhängigkeit möglich, beim Neugeborenen daher auch Entzugssymptomatik zu beobachten. Vermehrte Wehentätigkeit bei

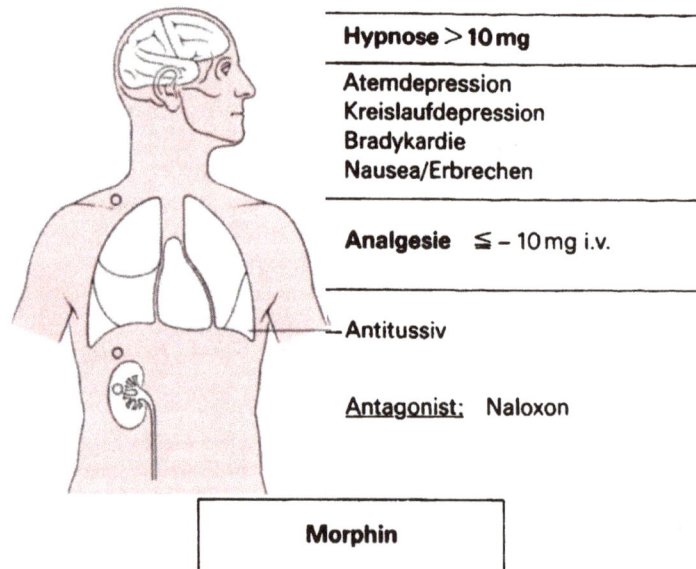

Hypnose > 10 mg

Atemdepression
Kreislaufdepression
Bradykardie
Nausea/Erbrechen

Analgesie ≤ – 10 mg i.v.

—Antitussiv

Antagonist: Naloxon

Morphin

Abb. 2-37: Klinisch wichtige Qualitäten von *Morphin*

opiatsüchtigen Schwangeren im Entzug möglich.

Notfallmedizin: Übelkeit u. Erbrechen lassen eine gleichzeitige Applikation von Antiemetika (z. B. Metocolopramid) od. bestimmter Neuroleptika (z. B. Triflupromazin, s. dort) sinnvoll erscheinen. Vorsicht: Triflupromazin (α-Sympatholyse!) steigert die blutdrucksenkende Eigenschaft von Morphin: Sympatholyse → direkte Gefäßrelaxation, ggf. Histaminfreisetzung.

Engmaschige Überwachung nach Morphingabe (Pulsoximetrie), Sauerstoffgabe u. Bereitstellen einer Beatmungsmöglichkeit sind obligat.

Praxishinweis: Starke, auf Nichtopioide refraktäre Schmerzen werden in den meisten Notarztstandorten mit Morphin (→ Standardpräparat) erfolgreich behandelt; günstig wirkt hier die euphorisierende Wirkung („koanalgetisch").

FENTANYL (z. B. Fentanyl Janssen®) synthetisches, stark lipophiles Opioid (s. Kap. 7.2.1, S. 258).

Indikation

▷ vorwiegend als analgetische Komponente der Narkose
▷ in reduzierter Dosis auch zur alleinigen Analgesie
▷ Komponente der Langzeitanalgosedierung des intubierten Patienten auf Intensivstation (meist kontinuierliche Anwendung mittels Spritzenpumpe).

Kontraindikation: s. Opioide.

Dos.: Analgesie (keine Kreislaufzentralisation, 70 kg): 0,05–0,1 mg Fentanyl.

Cave: Es sind Amp. mit 0,1 mg (2 ml) u. 0,5 mg (10 ml) verfügbar, also nicht „eine Ampulle" spritzen!

Wirkungsmechanismus: starke Affinität zum μ-Rezeptor, 50–100fach stärker als Morphin (s. Tab. 2-1); euphorisierend, Übelkeit u. Erbrechen sind seltener als bei Morphin; i. d. R. keine Histaminliberation.

Pharmakokinetik: Die starke Lipophilie bedingt ein schnelles Anfluten im Gehirn (*Wirkungseintritt:* 2 min, -max. nach 2–5 min) u. eine kurze *Wirkungszeit* aufgrund einer raschen Umverteilung (Analgesie 30–40 min). Durch die gute Steuerbarkeit für die

Notfallmedizin gut geeignet. Tonussteigerung an der glatten Muskulatur von Gallen- u. ableitenden Harnwegen.

UAW: mitunter ausgeprägte Thoraxrigidität, die eine erforderliche Maskenbeatmung erschwert. Dieses Phänomen ist durch die zusätzliche Gabe eines Benzodiazepins abschwächbar.

ALFENTANIL (z. B. Rapifen®) neueres Fentanyl-Analogon.

Indikation: s. Fentanyl.

Dosierung: Erwachsene (70 kg) Einzeldosis 0,25–0,5 mg. Repetitionsdosen bei primär unzureichender Analgesie frühestens nach 3 min, zur Aufrechterhaltung der Analgesie nach 15 min.

Wirkungsmechanismus: reiner Morphin-Agonist an supraspinalen u. spinalen μ-Rezeptoren. Wie Morphin euphorisierend u. ab Dosen von 0.1 mg/kg KG hypnotisch wirkend.

Pharmakokinetik: *Wirkungseintritt* nach i. v.-Gabe sofort (Kreislaufzeit), Wirkung hält dosisabhängig nach einer Einzelinjektion 10–15 min an; somit noch besser steuerbar als Fentanyl.

UAW: Thoraxrigidität, Histaminliberation mit Blutdruckabfall, v. a. bei Hypovolämie.

REMIFENTANIL (z. B. Ultiva®) ultrakurz wirksames Fentanyl-Analogon, seit 1996 auf dem Markt.

Indikation

▷ analgetische Komponente der totalen intravenösen Anästhesie (TIVA).

Dosierung: kontinuierliche Gabe über Spritzenpumpe 0,25–0,5 mg/kg KG/h (als Bolus erhöhte UAW, s. u.).

Pharmakokinetik: Abbau durch Esterasen, die ubiquitär vorhanden sind, daher keine Kumulation, auch nach langer Anwendung; hervorragende Steuerbarkeit. *Cave:* stärkste Schmerzen nach Unterbrechung der Zufuhr, wenn nicht zuvor ein anderes adäquat wirkendes Analgetikum gegeben wurde.

UAW: V. a. bei Bolusgaben ausgeprägte Thoraxrigidität mit dramatischem SaO_2-Abfall u. Unmöglichkeit der Maskenbeatmung (→ Relaxation erforderlich!), deutliche Bradykardie mit konsekutiver Hypotension.

Notfallmedizin: 1. derzeit nur zur Narkose zu empfehlen. **2.** Kaum für den präklin. Einsatz geeignet:

Spritzenpumpe (Mangelware im Rettungsdienst!) erforderlich, Kreislaufdepression (bes. bei Zentralisation/Hypovolämie). Breite Erfahrungen existieren nicht für den Bereich der präklinischen Notfallmedizin.

PIRITRAMID (z. B. Dipidolor®), synthetisches Opioid mit morphinartiger Wirkung, Verbreitung v. a. im deutschsprachigen Raum.

Indikation

▷ Standardanalgetikum des postop. starken Schmerzes
▷ analgetischer Bestandteil bei kurzfristiger Nachbeatmung auf Intensivstation (z. B. in Kombination mit Propofol oder Midazolam).

Dosierung: Erw. (70 kg) 3,75−5−7,5 mg i. v., in Abhängigkeit von postop. Vigilanz u. Kreislaufsituation.

Wirkmechanismus: analget. Potenz 0,7, Stimulation zentraler u. spinaler μ- u. κ-Rezeptoren, stark euphorisierend. Analget. Wirkung auch durch Veränderung des Schmerzerlebens, Hypnoanalgetikum.

Pharmakokinetik: *Wirkungseintritt* nach 1−3 min, *Wirkungsdauer* 4−8 h, Ausscheidung überwiegend faecal nach hepatischer Metabolisierung.

Kontraindikation: s. Opioide, zusätzlich Porphyrie.

UAW: s. Opioide, Übelkeit, Erbrechen u. Minderung der Darmmotilität geringer als bei Morphin (daher im Gegensatz zum angloamerikanischen Raum vermehrte Verbreitung bei uns für den postop. Einsatz).

Notfallmedizin: keine Verbreitung.

TRAMADOL (z. B. Tramundin®, Tramal®), synthetisches Opioidanalgetikum mit morphinartiger Wirkung. Unterliegt nicht der BtMVV, da es nicht euphorisieren u. so kein Suchtpotential haben soll, so daß die weite Verbreitung in den Rettungsmitteln erklärt ist.

Dosierung: 50−100 mg i. v., bis zu 6 × tgl. repetierbar., ggf. Kurzinfusion, um Übelkeit u. Erbrechen vorzubeugen.

Wirkungsmechanismus: Analgetische Potenz 0,1 (s. Tab. 2-1), wobei die analgetische Komponente wohl weniger die morphinartige, sondern die serotoninerge u. noradrenerge (z. B. an zentralen Alpha-2-Rezeptoren) sein soll. Kaum spasmogen, geringe Atemdepression.

Pharmakokinetik: gute Resorption bei p. o. Applikation, max. Plasmaspiegel nach 1−2 h, Bioverfügbarkeit 50−70 %, Eliminations-HWZ 6 h. Nach i. v. Injektion *Wirkungseintritt* nach 5, *Wirkungsmax.* erst nach 20−30 min, *Wirkungsdauer* 2−4 h.

UAW: Nausea, Erbrechen (bes. bei zu rascher i. v. Applikation, weshalb Tramadol gern als Kurzinfusion gegeben wird), Müdigkeit, Benommenheit, selten Hypotonie, Tachykardie, Schwitzen, Bronchospasmen, bei hohen Dosen zerebrale Krämpfe möglich. Dosisreduktion bei Leber- u. Niereninsuffizienz.

Da eine hypnotische Wirkung fehlt, ist es nicht als Analgetikum zur Narkose geeignet.

Wechselwirkung: Naloxon hebt Wirkungen auf. Verstärkte Nebenwirkungen durch Alkohol, MAO-Hemmer, Sedativa.

Notfallmedizin: Wegen des späten Wirkungsmax., der häufigen Übelkeit u. der Unbrauchbarkeit für die Narkose (keine hypnotische Komponente) existieren bessere Alternativen: z. B. beim *Akuten Abdomen* od. geringeren Schmerzen das schneller wirksame Metamizol; bei *starken Schmerzen* kompromißlose Behandlung mit Morphin oder Fentanyl.

> *Praxishinweis:* Die Verwendung von *Pethidin* (z. B. Dolantin®) u. *Pentazocin* (z. B. Fortral®) im Rettungsdienst geht auf die Zeit vor 1984 zurück, in der sie nicht der BtmVV unterlagen; sie bieten keinen Vorteil gegenüber den o. g. Opioiden mit Ausnahme einer geringeren spasmogenen Wirkung an der glatten Muskulatur.

PETHIDIN (Dolantin®), synth. Opioidanalgetikum mit μ-Rezeptoraktivität.

Indikation (Abb. 2-38): s. Morphin, Opioidanalgetika. Nicht als analgetischer Narkosebestandteil geeignet.

▷ mittelstarke Schmerzen
▷ Koliken

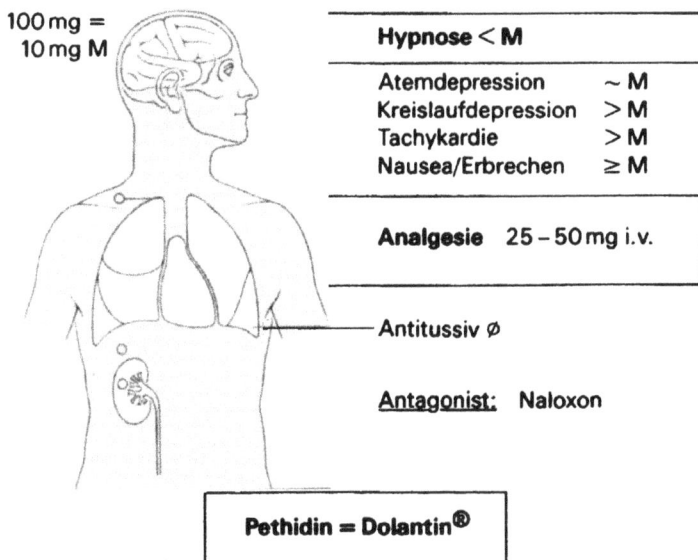

Abb. 2-38: Klinisch wichtige Qualitäten von *Pethidin*

▷ Postop. shivering
▷ Geburtsphase (mütterliche Schmerzen, „Weichmachen" des Muttermundes).

Kontraindikation, UAW, Wechselwirkung: Dysphorie, leichte Tachykardie (gesteigerter myokardialer Sauerstoffverbrauch → nicht ideal bei Myokardinfarkt!), Histaminliberation (häufig: Quaddeln an Injektionsstelle entlang der Vene), selten Vollbild einer allergischen Reaktion mit Schock, Bronchospastik. s. Morphin u. Opioidanalgetika.

Dosierung: Erw. (70 kg) (25)−50−100 mg i. v., bis 6 × tgl. repetieren.

Wirkungsmechanismus: analget. Potenz 0.1 (s. Tab. 2-1). Agonist vorwiegend an zentralen u. spinalen μ-Rezeptoren morphinartig, geringerer spasmogener Effekt auf die glatte Muskulatur, kaum Obstipation.

Pharmakokinetik: *Wirkungsbeginn* 4−10 min, *Wirkungsmax.* nach 1 h, *Wirkungsdauer* 3−5 h, Eliminations-HWZ 3−4 h. Norpethidin ist ein konvulsiv (Tremor, Krämpfe) wirkender Metabolit mit längerer HWZ (> 15 h).

PENTAZOCIN (Fortral®), atypisches Opioidanalgetikum (κ-Agonist, schwacher μ-Antagonist).

Indikation (Abb. 2-39): Nicht als analgetischer Narkosebestandteil geeignet.

▷ mittelstarke Schmerzen, z. B. postoperativ
▷ Kolikschmerzen.

Kontraindikation: s. Opioidanalgetika, hepatische Porphyrie, relativ: Myokardinfarkt, s. UAW.

Dosierung: Erw. (70 kg) 15−30 mg i. v. als Einzeldosis.

UAW: psychoseähnliche Nebenwirkungen bes. bei Dosierungen > 60 mg, Erhöhung des pulmonalart. Füllungsdruckes u. des myokardialen Sauerstoffverbrauches, weswegen es nicht (entgegen früherer Praxis) beim Myokardinfarkt eingesetzt werden sollte.

Hypertonie, Leukopenie, Aminotransferasenerhöhung, Schwindel, Schwitzen.

Wirkungsmechanismus: analget. Potenz 0,3 (s. Tab. 2-1), in ther. (niedrigen) Dosen morphinartig, in hohen Dosen ceiling effect: keine weitere Steigerung der analgetischen Wirkung. Die partiell antagonistische Wirkung macht gleichzeitige Gabe eines anderen, stärkeren Opioids nicht sinnvoll.

Pharmakokinetik: *Wirkungseintritt* nach 4−10 min, *Wirkungsmax.* nach 15 min, Eliminations-HWZ 2−3 h.

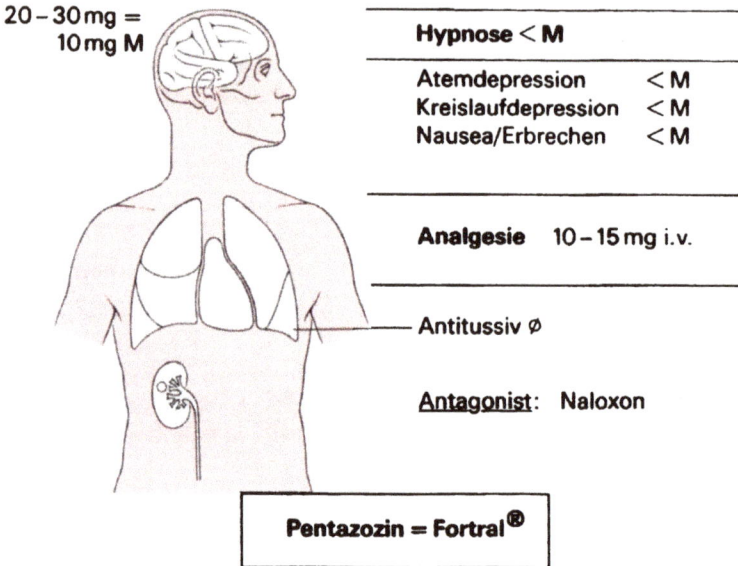

Abb. 2-39: Klinisch wichtige Qualitäten von *Pentazocin*

> Opiatüberdosierung oder -intoxikation können den Einsatz von *Naloxon* erforderlich machen.

NALOXON (Narcanti®), wichtigster kompetitiver Opiatantagonist.

Indikation

▷ Überdosierung (iatrogen, Intox.)
▷ Mittel der Wahl beim heroininduzierten Lungenödem
▷ neonatale Atemdepression nach Opioidanalgesie der Mutter.

Kontraindikation: *langsam titrieren* bei **1.** KHK, **2.** Hypertonie, **3.** Herzinsuffizienz.

Dosierung: titrierend 0,05−1 mg (Erw.), Repetition 2−3 minütlich nach Wirkung.

Wirkungsmechanismus: kompetitiver Antagonist an μ- u. κ-Rezeptoren ohne eigene agonistische Wirkung, Aufhebung von Analgesie, Atemdepression u. Sedation bei Agonisten u. partiellen Agonisten.

Pharmakokinetik: *Wirkungseintritt* sofort (i. v.-Applikation), kurze *Wirkungsdauer* 1−3 h (abhängig von Leberfunktion).

UAW: sympathoadrenerge Reaktion (Tachykardie, Hypertonus) mit Steigerung des myo-

kardialen Sauerstoffverbrauches. *Cave:* KHK, Hypertonus, kritische Klappenvitien.

Aufgrund der relativ geringen *Wirkungsdauer* hohe Reboundgefahr bei langwirkenden Opioiden. Entzugssyndrom beim Opiatabhängigen.

Notfallmedizin: Das häufig propagierte Antagonisieren eines akut Opiatintoxikierten im Rettungsdienst u. dann das Belassen in der „Szene" ist kritisch zu sehen:

■ meist liegt eine Mischintoxikation vor, daher Ausbleiben der gewünschten Wirkung möglich
■ geringe HWZ des Naloxon, Gefährdung mit Nachlassen der Antagonisierung.

Daher ist die Überwachung in der Klinik, möglichst auf einer Intensivstation, nach Antagonisierung anzustreben, für den Fall des Rebounds sind Interventionsmöglichkeiten bereitzuhalten. Bei Intox. sind auch höhere Naloxon-Dosen wegen der großen ther. Breite risikolos.

KETAMIN (z. B. Ketanest®), Phencyclidinderivat, *Narkotikum*, in subanästhetischer Dosierung hervorragendes *Analgetikum*.

Indikation (Abb. 2-40, s. Abb. 2-41):

▷ *Analgetikum der Wahl* beim:

Injektionsanästhetikum

KETAMIN

schneller
Wirkungs-
eintritt
(ca. 60sec)

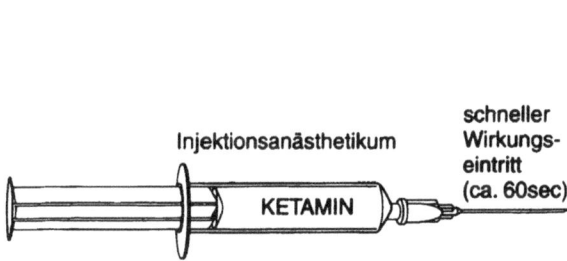

• Katalepsieähnliche
  Analgesie
  (Patient bleibt ansprechbar)

• erst in hoher Dosis
  hypnotisch
  Spontanatmung ggf. ein-
  geschränkt (pCO$_2$ ↑;
  cave: SMT)

• Einfluß auf HF + RR
  (Stabilisierung des Kreislaufs
  durch Katecholamin-
  ausschüttung)

• Amnesie und halluz.
  Realitätsverzerrung
  (milderbar durch Midazolam)

Abb. 2-40: *Ketamin* empfiehlt sich beim Traumapatienten

▷ Traumatisierten mit Volumenmangel, z. B. zum achsengerechten Ausrichten einer Extremitätenfraktur.

▷ *Induktionshypnotikum der Wahl* (in anästhetischer Dosis) bei:

▷ Hypovolämie, z. B. nach Polytrauma

▷ Status asthmaticus.

Kontraindikation: 1. isoliertes SHT, perforierende Augenverletzung (intrakranieller, intraokulärer Druck steigen, im Ggs. zu den übrigen Einleitungshypnotika). **2.** Angina-pectoris-Anfall, akuter Myokardinfarkt; auch bei anderen Herzkrankheiten (HOCM) wegen Steigerung von myokardialem Sauerstoffverbrauch u. pulmonalem Füllungsdruck (→ sympathomimetische Wirkung); daher auch nicht immer ideal als Analgetikum beim Traumapatienten mit entsprechenden Vorerkrankungen, **3.** Epilepsie, **4.** psychiatrische Krankheiten.

Dosierungen (gelten für das Ketaminrazemat, für das S − (+) − Ketamin gelten analog die halbierten Dosen): **1.** *Analgesie* (i. v.): 0,25 − 0,5 mg/kg KG, **2.** *Narkose:* 1 − 2 mg/kg KG i. v. zur Narkoseeinleitung, repetitive Dosen von 0,5 − 1 mg/kg KG (zur Narkoseaufrechterhaltung); zur i. m.-Einleitung 4 − 8 mg/kg KG, **3.** beim Status asthmaticus werden bis 7 mg/kg KG i. v. empfohlen.

Wirkungsmechanismus (Abb. 2-42): Ketamin ist ein Antagonist am NMDA (N-Methyl-D-Aspartat-)-Rezeptor, dem Gegenspieler des GABA-Rezeptors, agonistische Wirkungen an μ-, δ-Opiatrezeptoren, Hemmung der präsynaptischen Wiederaufnahme der Neurotransmitter Serotonin, Noradrenalin u. Dopamin, Hemmung der zentralen Acetylcholinfreisetzung.

Die sympathomimetische Wirkung prädestiniert den Einsatz bei Volumenmangel, es führt trotz Analgesie oder Narkose nicht so leicht zur Demaskierung einer Hypovolämie mit Kreislaufdepression. Auch bleiben Spontanatmung sowie Schutzreflexe zumindest bei analgetischen Dosen i. d. R. erhalten.

Pharmakokinetik: *Wirkungseintritt* i. v. sofort, i. m. nach ca. 5 min, *Wirkungsdauer*: Narkose 10 − 20 min, Analgesie 40 min nach i. v.-Gabe; bei häufiger Repetition Kumulationsgefahr.

UAW: Nystagmus, akustische u. optische Halluzinationen, delirante Erregungszustände (50 % der Pat.), Hyperakusis, zentrale u. periphere Sympathikusstimulation, bei (rel.) Überdosierung Hypoventilation u. Hirndruckanstieg (paCO$_2$ ↑); Hypersalivation, gesteigerte laryngeale Reflexe mit Gefahr des Laryngospasmus bei Intubation ohne Relaxanzien.

Die Nebenwirkungen scheinen beim linksdrehenden Enantiomer S-(+)-Ketamin abgeschwächt zu sein, insbes. werden die psychomimet. Wirkungen weniger stark wahrgenommen, u. die Aufwachphase scheint verkürzt zu sein (Steuerbarkeit!). Vermutlich wird die reine S-(+)-Form das Ketamin-Razemat künftig ablösen, da sie zwar die gewünschten Wirkungen in vollem Umfang abdeckt, bezügl. der UAW aber Vorteile aufweist.

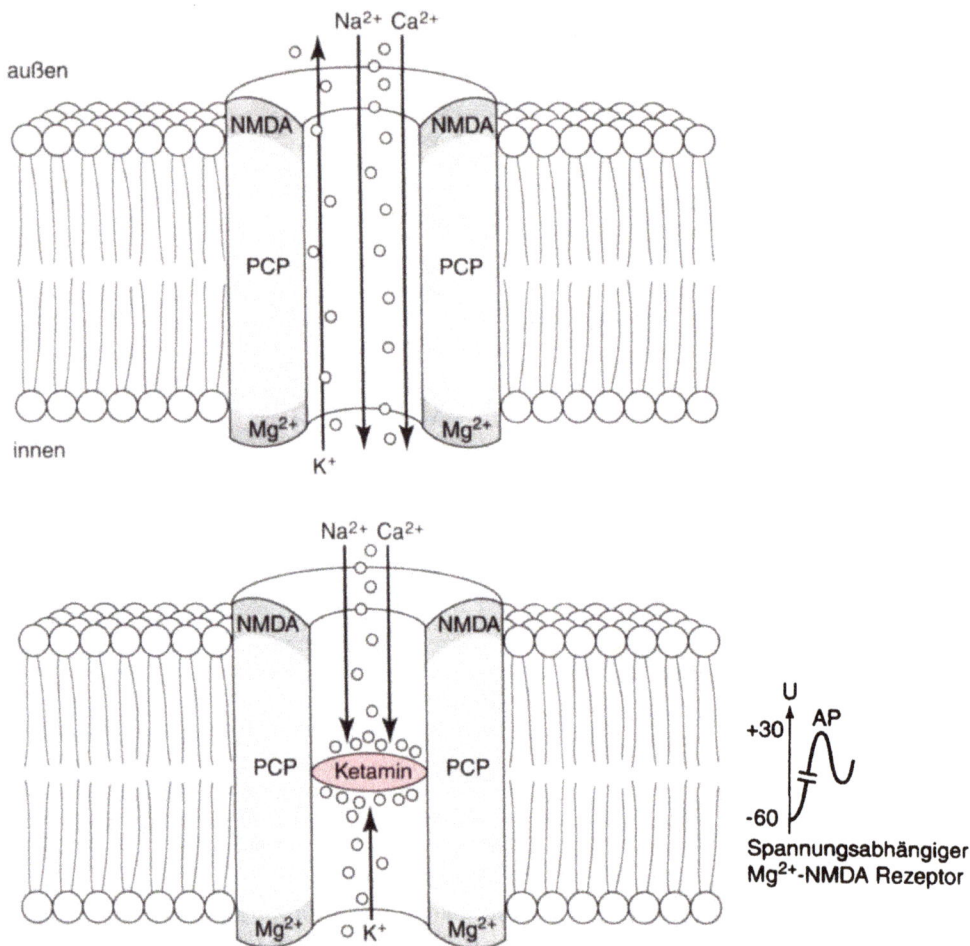

Abb. 2-41: *Ketamin* wirkt analgetisch über Opioidrezeptoren u. anästhetisch über spannungsabhängige Mg-N-Methyl-D-Aspartat- (NMDA-) Rezeptoren in ZNS-Neuronen. Nicht kompetitiver Antagonist am NMDA-Rezeptor über Angriff an der Phencyclidin- (PCP)-Bindungsstelle, verhindert Na^+-, Ca^{++}-Einstrom, K^+-Ausstrom, damit die Depolarisation u. unterbricht die Fortleitung eines exzitatorichen Potentials

Notfallmedizin: Wegen Hypersalivation Kombination mit Atropin oder Glycopyrroniumbromid empfehlenswert.

Atar-Analgesie. Zur Reduzierung der Erregungszustände ggf. Kombination mit Sedativum (z. B. Midazolam oder Triflupromazin) sinnvoll, Atar-Analgesie (Ataraktika: Beruhigungsmittel); cave: Hierdurch ggf. Vorteile des Ketamin (Kreislaufstabilität, suffiziente Atmung) aufgehoben, daher nur bei Bedarf vorsichtig titrierend nachgeben! Immer dagegen sollte auf eine möglichst „reizarme", ruhige Umgebung geachtet werden.

Bei *Kreislauflabilität* kann eine Narkose allein mit Ketamin als kombiniertem Analgetikum u. Hypnotikum eingeleitet werden; bei stabilisierten Verhältnissen mit Midazolam supplementieren (vorsichtig titrieren).

Volumenmangel u. SHT. Die Abwägung zwischen möglichem *Hirndruckanstieg* u. einem mit anderen Induktionshypnotika zu erwartenden Abfall des zerebralen Perfusionsdruckes spricht bei Volumenmangel u. SHT für Ketamin: CPP = MAP − ICP; CPP ≈ zerebraler Perfusionsdruck, MAP ≈ mittlerer art. Druck, ICP ≈ intrakranieller Druck).

Der Hirndruckanstieg ist durch sofortige Normoventilation nach Intubation u. Volumengabe abzufangen, der stabile MAP sichert einen adäquaten CPP.

INHALATIONSANALGESIE MIT LACHGAS. Lachgasanalgesie hat sich im deutschsprachigen Raum nicht durchsetzen können, zumal der apparative Aufwand u. somit die Kosten hoch sind u. bessere Alternativen bestehen.

Im Rettungsdienst Großbritanniens ist sie Basisanalgesie schlechthin. Dort wird in den Rettungsmitteln *Entonox* vorgehalten, eine Mischung aus 50% Sauerstoff (O_2) u. 50% Lachgas (N_2O); hiermit werden Notfallpat. mit Schmerzsymptomatik jeglicher Genese (z. B. Trauma, Myokardinfarkt) analgesiert.

Lachgas wirkt bereits ab einem Anteil von 25–30% am eingeatmeten Gasgemisch analgetisch. Es wirkt hingegen auch in höchsten Dosierungen bis 80% kaum hypnotisch.

In einer neueren brit. Studie wird die Entonoxgabe als alleinige Analgesieform als insuffizient angesehen (> 50% der Pat. hatte bei Krankenhausaufnahme starke, opioidbedürftige Schmerzen).

Zudem hat N_2O durchaus auch negative Auswirkungen (Rigor der Thoraxmuskulatur, Gefahr von Störung der Erythropoese u. funikulärer Myelinolyse nach (Langzeit?)-exposition; akut Hirndruckanstieg bei zerebralen Prozessen, Aggravierung eines Pneumothorax durch Diffusion des N_2O in luftgefüllte Höhlen, Anstieg des pulmonalarteriellen Widerstandes).

2.4.2.3 Praktische Schmerztherapie

Grundsätze der Schmerzbehandlung im Rettungsdienst sind:

- Tätig werden unter *Zeitdruck* mit eingeschränkten Möglichkeiten u. Material; dies bezieht sich auch auf die mitgeführten Analgetika. Kaum ein Notarztstandort wird daher alle o. g. Präparate vorhalten, die ohnehin das Medikamentenfach des Notfallkoffers sprengen würden. Regel ist daher, spezifische u. unterschiedlich „starke" Analgetika mitzuführen, die in einer rasch wirkenden Präparation vorliegen.
- bei Verwendung von *Nichtopioiden* ohne zentral dämpfende und/oder euphorisierende Wirkung ist die Kombination mit *Se-*

dativa zu erwägen, um die psychischen Belastungen für den Patienten zu reduzieren.
- wenn *Opioide* gegeben werden, dann lieber niedrig dosiert potente als insuffizient wirkende weniger potente in Maximaldosierungen
- Kindern sollte nicht aus Angst vor UAW eine gute Analgesie verwehrt werden: Frakturschmerzen präklinisch mit einem Paracetamolzäpfchen begegnen zu wollen, ist unprofessionell.
- *Überwachung.* Ein lückenloses, klinisches u. apparatives Monitoring (SaO_2!) nach Analgetikamedikation bis zur Übergabe in der Klinik ist Bestandteil der Schmerztherapie. Intubation, Beatmung, Volumenther. müssen daher auch während des Transportes zum Rettungsmittel oder vom Rettungsmittel in die Notaufnahme möglich sein.

Ein sinnvoller Einsatz der o. g. Analgetika könnte im Bereich der Notfallrettung folgendermaßen aussehen:

▷ *ASS* (zur Thrombozytenaggregationshemmung) für die instabile Angina pectoris u. den Myokardinfarkt
▷ *Paracetamol supp.* in niedriger Dosierung für Fieberkrämpfe beim Kind.
▷ *Metamizol* für leichtere viszerale u. Kolikschmerzen
▷ *Metamizol in Kombination mit einem Opioid.* Die „Metamizolbasis" spart ggf. Opioid ein, was einer Atemdepression, z. B. bei älteren Pat. entgegenwirkt.
▷ *Metamizol + Butylscopolamin* ggf. bei Kolikschmerz. Ein hier ebenso einsetzbares *Nitropräparat* wird ohnehin für die Angina pectoris vorgehalten.
▷ *Ketamin, Morphin u./oder Fentanyl* bei starken Schmerzen bzw. als analgetischer Anteil einer Narkose unter Berücksichtigung der substanzspezifischen Vorteile bzw. Kontraindikationen.

Falsch ist es, aus Angst vor einer komplizierten Betäubungsmittelvorhaltung u. -verwaltung bzw. rechtlichen Problemen nur Opioide, die nicht der BtMVv unterliegen, in den Rettungsmitteln vorzuhalten, also Präparate wie Tramadol, Nefopam oder Nalbuphin, die zum einen häufig nicht schnell u. suffizient genug wirken u. zum zweiten nicht für den Einsatz als analgetischer Bestandteil einer Narkose geeignet sind.

2.4.3 Sedierung: Sedativa, Hypnotika

ANALGOSEDIERUNG. Die Sedierung ist wie die Analgesie geeignet, den circulus vitiosus von Stressor u. Streßreaktion (Sympathotonus) zu durchbrechen. Während bei den (Opioid-)Analgetika zum Hauptangriffspunkt „Schmerz" häufig eine sedierend-euphorisierende Kommponente hinzukommt, haben die Sedativa als zentralen Angriffspunkt „Unruhe, Erregung u. Angst". Häufig ist eine Kombination von Analgesie u. Sedierung indiziert, dies nennt man Analgosedierung.

Cave: Da Notfallmedizin eine aufregende Sache ist, sind Sedativa, u. hier im speziellen die Benzodiazepine, die in der Notfallmedizin am häufigsten applizierten Medikamente, analog dem Spruch: „Weißt Du nicht wieso, warum, spritz doch erstmal Valium".

Zu bedenken ist aber, daß Sedativa keine „Bonbons", sondern hochpotente Medikamente mit spezifischen Indikationen, Kontraindikationen u. UAW sind.

UAW: Atem-, Kreislaufdepression u. muskuläre Schwäche (bei Benzodiazepinen).

Unabhängig von substanzspezifischen atemdepressorischen Nebenwirkungen kann durch die sedierungsbedingte Entkopplung von der subjektiv empfundenen Atemnot mit einer sofortigen Verflachung der Atmung bis hin zum Atemstillstand gerechnet werden; die Kombination mit einem Opioid führt ggf. zu einer (über-) additiven Wirkung.

Kontraindikation: *Keine Sedierung* bei respirat. Krankheiten, die die volle Vigilanz u. Muskelfunktion erfordern:

- Status asthmaticus
- inspirat. Stridor als Zeichen einer Stenose im Bereich d. oberen Luftwege
- hohe Querschnittsläsion, neuromuskulären Systemerkrankungen m. resp. Manifestation.

Praxishinweis: **1.** lückenloses Überwachen und Interventionsmöglichkeiten (z. B. Beatmung) müssen bei Sedierung und Analgesie sichergestellt sein! **2.** Wegen des häufig verminderten Verteilungsvolumens muß die Sedierung titrierend erfolgen.

2.4.3.1 Benzodiazepine

Relevanz für die Notfall- u. Intensivmedizin haben *Diazepam, Midazolam, Flunitrazepam.*

Indikation

- Sedierung, v. a. Anxiolyse
- sedierend-hypnotischer Anteil der Notfallnarkose
- antikonvulsive Therapie.

Kontraindikation: 1. Myasthenia gravis, **2.** hepatische Porphyrie, **3.** unter der Geburt (Atemdepression u. Muskelschwäche des Neugeborenen, „floppy infant"). *Relativ:* **4.** Alkoholintox. (Alkohol wirkt z. T. zentral über den Barbituratrezeptor des GABA-Rezeptors → Wirkungsverstärkung).

Wirkungsmechanismus: Benzodiazepine beeinflussen das Gleichgewicht von dämpfenden u. erregenden Rezeptoren zugunsten der inhibitorischen Gamma-aminobuttersäure (GABA)-Rezeptoren. B. wirken über eine spezifische Bindungsstelle am GABA-Rezeptorkomplex. Erhöhung der Öffnungsfrequenz des Chloridkanals verstärkt die GABA-Wirkung: anxiolytisch, sedierend, in höheren Dosen hypnotisch, antikonvulsiv, z. T. auch amnestisch.

Pharmakokinetik: s. Einzelsubstanzen.

UAW: 1. Atemdepression, **2.** paradoxe Reaktionen mit akuten Erregungs- u. Angstzuständen v. a. bei älteren, altersdementen Pat. (Neuroleptika sollten hier bevorzugt werden). **3.** Die Unterdrückung einer sympathoadrenergen Reaktion führt zur kardiozirkulat. Depression (*cave:* RR-Abfälle bei grenzkompensierter Kreislaufsituation nach Benzodiazepingabe). **4.** Entzug nach Langzeitanwendung auf Intensivstation.

BENZODIAZEPINANTAGONIST: Flumazenil (z. B. Anexate®), kompetetiver Antagonist.

Indikation

- (iatrogene) Benzodiazepinüberdosierung.

Wirkungsmechanismus, Pharmokokinetik: abruptes (*Wirkungseintritt* < 1 min), häufig wenig angenehmes Erwachen. *Wirkungsdauer* < 2 h.

Unspezifische antagonistische Wirkung: Physostigmin.

Praxishinweis: Wegen der gegenüber den meisten Benzodiazepinen kürzeren Wirkungsdauer (→ Rebound) ist eine Überwachung nach Flumazenilgabe erforderlich.

DIAZEPAM (z. B. Valium®) ist der „Klassiker" unter den Benzodiazepinen.

Wirkungsmechanismus/Pharmakokinetik: Sofortiger *Wirkungseintritt* bei i. v.-Injektion: hypnotisch für 15 min (dosisabhängig), sedativ u. anxiolytisch für einige Std. Die Metabolisierungsrate ist alters- u. leberfunktionsabhängig, die Halbwertszeit kann auf bis zu 70 h verlängert sein.

Die Metaboliten, z. B. Oxazepam u. Methyldiazepam, sind teilweise selbst wirksam u. bis zu 4 Tage nachweisbar → Dosisreduktion bei geriatrischen Pat. erforderlich! Wegen der langen Wirkung soll ein Pat. nach i. v.-Gabe nicht ohne Überwachung alleine gelassen werden.

Praxishinweis: Diazepam ist wegen der langen Residualwirkung in der Notfall- u. Intensivmedizin vom besser steuerbaren *Midazolam* verdrängt.

MIDAZOLAM (z. B. Dormicum®) war bei seiner Einführung eine Revolution, stand doch erstmals ein wasserlösliches, kurzwirksames Benzodiazepin mit rascher Pharmakokinetik zur Verfügung.

Indikation

- Abschirmung, z. B. bei unangenehmen Untersuchungen od. beim Notfallgeschehen, da häufig retro- u. anterograde Amnesie besteht.

- Kupierung eines Status epilepticus.
- Narkoseaufrechterhaltung.
- Midazolam hat die Neuroleptika für die (Notfall)-Anästhesie verdrängt (s. Kap. 2.4.3.2).

Dosierung (Tab. 2-2):

1. *Sedierung bei Erw.* Je nach Kreislaufverhältnissen 0,05–0,1 mg/kg KG i. v. Repetitionsdosen, wenn erforderlich, nochmals halbieren; zur präziseren Dosierung bei i. v.-Bolusgabe ist die Verwendung der verdünnten Midazolamlösung (5 mg = 5 ml) zu empfehlen.
2. *Sedierung bei unkooperativen Kindern intranasal,* z. B. vor Anlegen eines i. v.-Zugangs: 0,2–0,4 mg/kg KG der Injektionslösung auf beide Nasenlöcher verteilen (unverdünnte Lösung, 5 mg = 1 ml aus Volumengründen); nachteilig ist der unangenehme Geschmack.
3. *Narkoseeinleitung.* Wegen des relativ zu anderen Narkotika langsamen Wirkungseintritts (3 min nach i. v.-Gabe) beim üblicherweise nicht nüchternen Notfallpatienten nur bedingt geeignet.
4. *Narkoseaufrechterhaltung.* Dosierung wie zur Sedierung, bolusweise; in der Intensivmedizin kontinuierlich mit Spritzenpumpe (z. B. 50-ml-Mischspritze mit Fentanyl 2,0 mg u. Midazolam 45 mg, 4–8–12 ml/h beim normalgewichtigen Erw.).

Tab. 2-2: Benzodiazepine: Dosierung bei Sedierung u. Narkose

Substanz	Sedierung	Erstdosierung zur Narkose
Midazolam	0,05–0,1 mg/kg KG	0,05–0,2 mg/kg KG
Diazepam	(0,05–*) 0,1–0,2 (–1**) mg/kg KG	0,2–0,3 mg/kg KG
Flunitrazepam	0,01 mg/kg KG	0,01–0,03 mg/kg KG

* bei geriatrischen Pat. 0,05–0,1 mg/kg KG.
** bei akuten Angst- u. Erregungszuständen ggf. nach Titration erforderlich!

5. *Status epilepticus* bis 0,2 mg/kg KG, dann ggf. Umsteigen auf Alternativsubstanz (z. B. Thiopental, s. dort).

Wirkungsmechanismus, UAW, KI: s. Benzodiazepine.

FLUNITRAZEPAM (z. B. Rohypnol®) unterliegt ab 2-mg-Dosen der BtMVV, da es von Opiatabhängigen gerne als „Ersatzdroge" mißbraucht wird.

Indikation

- ggf. Langzeitsedierung in der Intensivmedizin
- ggf. Prämedikation.

Dosierung: s. Tab. 2-2, zumeist Gabe von Boli 0,4–0,6 mg beim Erwachsenen.

Wirkungsmechanismus, Pharmakodynamik: Stark wirksames, relativ langwirkendes (2–8 h, je nach Dosis) Benzodiazepin mit langsamem Wirkungseintritt (2–4 min nach i. v.-Gabe); die lange Wirkungsdauer ergibt sich aus teilweise wirksamen Metaboliten, ähnlich wie beim Diazepam.

UAW: Paradoxe Reaktionen sowie lokale Reaktionen nach i.v. Gabe sind relativ häufig beschrieben.

Flunitrazepam wird in seiner notfall- u. intensivmedizinischen Bedeutung zunehmend in den Hintergrund gedrängt.

2.4.3.2 Neuroleptika

Definition: Antipsychotika, Psychopharmaka mit antipsychotischer u. psychomotorisch dämpfender Wirkung. Neuroleptika mit zusätzlich sedierender Komponente werden in der Notfallmedizin genutzt: *Trifluromazin, Promethazin,* selten *Droperidol.*

Praxishinweis: Midazolam hat die Neuroleptika für die (Notfall)-Anästhesie in den Hintergrund gedrängt.

Indikation

▷ *Analgosedierung.* Ideale Kombinationspartner der Opioide, da keine substanzspezifische Atemdepression u. häufig gute antiemetische Wirkung

▷ *Psychose.* Kein differenzierter Einsatz präklinisch.

Dosierung: s. Tab. 2-3.

Kontraindikation: 1. Parkinson-Syndr., **2.** Epilepsie, **3.** Hypovolämie.

Wirkungsmechanismus (Tab. 2-3): Blockade zentraler Dopaminrezeptoren. Der Pat. wirkt nach außen hin ruhig, er erfährt jedoch keine Anxiolyse.

UAW: Extrapyramidale Symptome bei Parkinson-Syndr. werden verstärkt, Erhöhung der Krampfbereitschaft, v. a. beim jungen Epileptiker. Alpha-Sympatholyse (Blutdruckabfälle; *cave:* Hypovolämie!). Parasympatholyse (Mundtrockenheit, Sehstörungen).

Praxishinweis: Bei sehr angestrengter Atmung (Stridor, Spastik), die die Kooperation des Pat. erfordert, droht eine lebensgefährliche Verflachung der Atmung auch unter Neuroleptika-Sedierung.

TRIFLUPROMAZIN (z. B. Psyquil®) ist ein niedrigpotentes Neuroleptikum mit starker *sedierender* u. *antiemetischer* Wirkung, die Sympatholyse ist gering ausgeprägt.

Indikation

▷ Sedierung

▷ Abschwächung des emetischen Effekts von Opioiden: 1–2 min vor dem Opioid geben.

▷ hartnäckiger Singultus.

Dosierung: 1. Sedierung: 0,05–0,2 mg/kg KG, **2.** Antipsychotikum: 0,1–0,6 mg/kg KG.

UAW: Sympatholyse mit Reflextachykardie, allergische Hautreaktionen.

Tab. 2-3: *Neuroleptika:* Potenz, Sedierung, antiemetische Wirkung (= AE; Sympathikolyse, antiemetisch)

Substanz	Neuroleptische Potenz (Chlorpromazin = 1)	Sedierung	Sympatholyse	Antiemetisch
Trifluromazin	3	+ + +	+	+ + +
Promethazin	0,5	+ +	(+)	+
Droperidol	50	+	+ +	+ + +

PROMETHAZIN (z. B. Atosil®) hat gegenüber dem Triflupromazin eine 6 fach niedrigere neuroleptische Potenz, es wirkt ebenfalls stark sedierend. Sympatholyse u. antiemetische Wirkung sind eher gering ausgeprägt, hingegen hat es eine deutliche antihistaminerge Wirkung, weswegen Promethazin von einigen Autoren als das *Sedativum der Wahl* gesehen wird, wenn beim akuten Asthma bronchiale je eine Sedierung sinnvoll wäre (s. o.: strenge Indikationsstellung!).

DROPERIDOL (z. B. Dehydrobenzperidol Janssen®) ist neuroleptisch 15−20 mal so potent wie das Triflupromazin, ausgeprägt ist die sympatholytische Wirkung. Wegen des guten antiemetischen Effektes z. B. bei der postop. Übelkeit (Dosierung hierbei beim Erw. 1,25 mg i. v.) ist es bei Anästhesisten in der klin. Routine sehr beliebt.

Wegen der geringen sedierenden Eigenwirkung ist eine so hohe Dosierung erforderlich, daß die Nebenwirkungen unverhältnismäßig stark zunehmen.

2.4.3.3 Sonstige Sedativa, Hypnotika

Unter diesem Titel sollen die Barbiturate, *Etomidat, Propofol* besprochen werden. *Ketamin* wurde in seiner Eigenschaft als Narkotikum oben besprochen.

Wie die Benzodiazepine haben diese Substanzen haben z. T. eine indirekte Wirkung am Rezeptor, z. B. durch Ausschalten des GABA-Antagonismus, im Falle des Ketamins durch antagonistische Wirkung am NMDA-Rezeptor. Etomidat, Propofol u. Barbiturate haben GABA-mimetische Wirkungen über eigene Bindungsstellen am GABA-Rezeptor.

In der Notfallmedizin werden von den Barbituraten nur *Thiopental* u. *Methohexital* verwandt, jedoch zunehmend in den Hintergrund gedrängt.

THIOPENTAL (z. B. Trapanal®), kurz wirksames Thiobarbiturat.

Indikation

▷ Narkoseeinleitung
▷ benzodiazepinresistenter Status epilepticus.

Kontraindikation: 1. Schock, **2.** manifeste Herzinsuffizienz, **3.** (manifestes) Asthma bronchiale, **4.** hepatische Porphyrie.

Dosierung: 1. Narkoseeinleitung (abhängig vom Kreislauf) 2−5 mg/kg KG i. v., *Kleinkinder:* 4−7 mg/kg KG). **2.** Narkoseaufrechterhaltung. Bolus von 50−75 mg beim Erw.; günstiger ist das Umsteigen auf Midazolam (Steuerbarkeit, „Stabilität" des Pat.). **3.** Sedierung 0,5−1 mg/kg KG (Pat. ist schläfrig, aber gut weckbar).

Wirkungsmechanismus: dosisabhängige Reduktion des HMV um 10−50%, daher bei Herzinsuffizienz, Hypovolämie besser an den unteren Dosisgrenzen orientieren; die Einschlafdosis bei chron. Alkoholkonsum kann deutlich erhöht sein.

Thiopental wirkt eher hyperalgetisch, daher Kombination mit Opioid schon zur Intubation erforderlich. Gute antikonvulsive Wirkung, aufgrund der hohen Dosierung häufig in Verbindung mit Intubation u. Beatmung.

Pharmakokinetik: 30 Sek. post injectionem Hypnose, Wirkung dosisabhängig 5−20 min durch Umverteilung; Induktion von Cytochrom P 450, renale Elimination.

UAW: 1. Atemdepression bis zum -stillstand, **2.** Kreislaufdepression durch Wegfall der sympathoadrenergen Stimulation, negativ inotrop, vermehrtes venöses Pooling. **3.** Histaminfreisetzung mit Hautreaktionen, selten Bronchospasmus, **4.** Injektionsschmerz, **5.** Intubationsmanöver in Spontanatmung bei langsam adaptierender Applikation.

METHOHEXITAL (z. B. Brevimytal®) bietet gegenüber dem Thiopental unter notfallmedizinischen Gesichtspunkten keine Vorteile, UAW u. KI entsprechen denen des Thiopental. Dos. zur Narkoseeinleitung bei stabilem Kreislauf: 1−2 mg/kg KG.

ETOMIDAT (z. B. Hypnomidate®), Imidazolderivat mit großer ther. Breite (s. Kap. 7.2.1, S. 258).

Indikation

▷ Narkoseeinleitung v. a. bei kardialer Vorschädigung: **1.** KHK, **2.** Herz-Kreislauf-Insuffizienz
▷ Induktionshypnotikum bei Asthmaanamnese.

Dosierung: Einleitungsdosierung 0,15−0,3 mg/ kg KG, ggf. Dosisreduktion bei ausgeprägtem Sympathotonus (z. B. kardiogener Schock).

UAW: 1. Hemmung der Cortisolsynthese, daher nicht zur Narkoseaufrechterhaltung oder Dauersedierung geeignet. **2.** Häufig Myokloni u. Masseterspasmen, die eine Intubation in Spontanatmung oder eine Maskenbeatmung erschweren können, hier kann die Vorgabe eines Benzodiazepins günstig sein.

Wirkungsmechanismus: hypnotisch, nicht analgetisch; beeinträchtigt − bei üblicher Einleitungsdosierung − das Herz-Kreislauf-System kaum. Sehr selten Histaminfreisetzung, daher gute Eignung als Induktionshypnotikum bei Allergikern u. Asthmatikern.

Pharmakokinetik: *Wirkungseintritt* innerhalb einer Kreislaufzeit, *Wirkungsdauer* − abhängig von der Einleitungsdosis − durch Umverteilung 3−10 min; Hydrolyse in der Leber, renale Elimination der Metaboliten.

PROPOFOL (z. B. Disoprivan®), relativ neue Substanz (Phenolderivat); Hypnotikum ohne analgetische Komponente.

Indikation

▷ Narkoseeinleitung
▷ Narkoseunterhaltung (i. d. R. via Spritzenpumpe kontinuierlich).
▷ Sedierung in niedriger Dosierung (häufiges Verfahren z. B. bei Koloskopie).

Kontraindikation: 1. Bei Kindern < 3 Jahren bisher nicht zugelassen.

Dosierung: *Narkoseinduktion.* **1.** allgemein 1,5−2,5 mg/kg KG, **2.** Geriatrie 1−1,5 mg/ kg KG, **3.** Kinder 2,5−3 mg/kg KG. *Narkoseaufrechterhaltung.* Bolus i. v. 10−30 mg od. Dauerinfusion 4−12 mg/kg KG/h.

Wirkungsmechanismus, Pharmakokinetik: Agonismus am GABA-Rezeptor, sofortiger Wirkungseintritt, rasches Wiedererwachen zu klarem Bewußtsein (dosisabhängig nach 2 (!)−10 min). Keine Analgesie, geringe Kumulationsgefahr. Dosisabhängig starke Dämpfung der laryngealen u. pharyngealen Reflexe, daher ist die Intubation ohne Relaxation oft möglich.

Bei vermehrtem Einsatz von Kombituben u. Larynxmasken könnte sich hieraus ein eigenes Indikationsgebiet in der Präklinik ergeben.

UAW: Senkung von peripherem Widerstand u. HMV, dadurch Blutdruckabfall v.a. bei Hypovolämie. Kurzfristige Apnoe nach Injektion des Induktionsbolus regelhaft. Das Auftreten zerebraler Krampfanfälle nach Propofolgabe wird kontrovers diskutiert. Häufig sind Injektionsschmerz u. Spontanbewegungen. Bei Dauersedierung ist, da Fett Trägersubstanz ist, mit einem Anstieg der Triglyzeride i. S. zu rechnen.

2.4.4 Anästhesie im Notfall

2.4.4.1 Lokal-, Leitungsanästhesie

Lokalanästhesie (= Regionalanästhesie): anästhesiologisches Verfahren zur regionalen Schmerzausschaltung während Op. bei erhaltenem Bewußtsein od. zur Schmerztherapie unter Anwendung von Lokalanästhetika; ggf. im Rettungsdienst. *3 Formen:* Oberflächen-; Infiltrations-; Leitungsanästhesie.

Leitungsanästhesie: Nerven- od. Leitungsblockade; Form der Lokalanästhesie mit perineuraler Anwendung von Lokalanästhetika im Nervenverlauf; nach Applikationsort bzw. Nervenart werden unterschieden: **1.** *Periphere Nervenblockaden:* **a)** L. i. e. S., vorgenommen am peripheren Einzelnerven; **b)** vegetative Nervenblockade; **c)** Plexusanästhesie; **d)** Paravertebralanästhesie; **2.** *Zentrale Nervenblockaden* (auch rückenmarknahe Anästhesie): **a)** Periduralanästhesie; **b)** Spinalanästhesie.

Lokal- u. Leitungsanästhesie werden heute mit Ausnahme der peripheren Blockaden einzelner Nerven (z. B. Oberst-Anästhesie an Fingern, Zehen) überwiegend durch Anästhesisten durchgeführt; die notfallmäßige Narkoseeinleitung u. -aufrechterhaltung mit Intubation u. Beatmung indes muß jedem Arzt auch anderer Fachrichtungen mit regelmäßiger Tätigkeit auf der Intensivstation vertraut sein.

Regionalverfahren haben in der Notfallmedizin kaum Relevanz, so daß zur Darstellung eine tabellarische Auflistung von Vor- u. Nachteilen im Rettungsdienst erfolgt (Tab. 2-4).

Die wichtigsten Verfahren sind:

1. Axilläre Plexusblockade. *Ind.:*

▷ Reposition Unterarmfrakturen u. Luxationen.
▷ Schmerztherapie, z. B. bei komplexer offener Handverletzung.

Tab. 2-4: Vor- u. Nachteile der Regionalanästhesie im Rettungsdienst

Vorteile	Nachteile
vollkommene Schmerzfreiheit erzielbar	alle Risiken der Regionalanästhesie (allergische Reaktionen, toxische Reaktionen wie zerebraler Krampfanfall und Kardiodepression, verfahrensabhängige Komplikationen wie z. B. Nervenschaden, Blutung, Infektion, Atemlähmung bei „hoher Spinalanästhesie" u. v. a. m.)
Bewußtsein erhalten	Streß ist nicht vom Patienten genommen, ggf. Sedierung erforderlich
keine Atemdepression	störende Sympatholyse (Verstärkung einer Blutung, Blutdruckabfall, v. a. bei Hypovolämie).
ggf. Alternativverfahren beim Massenanfall von Patienten	aufgehobene Beurteilbarkeit von Motorik u. Sensibilität nach Blockade, ggf. Symptomverschleierung; ex post ggf. Ursachenverschleierung: Nervenschaden durch primäres Trauma oder regionalanästhet. Verfahren?
	eingeschränkte Lagerungsmöglichkeiten zur Durchführung der Anästhesie, schwer zu gewährleistende Asepsis, z. T. hoher technischer und zeitlicher Aufwand (Blockade des Rettungsmittels)
	Maximaldosen der Lokalanästhetika zur Vermeidung toxischer Reaktionen bei reduziertem Verteilungsvolumen evtl. vermindert
	Monitoring wie bei Allgemeinanästhesie
	wenige geeignete Pat. (nur isolierte Extremitätentraumata, keine Kinder)
	fehlende Qualifikation u. Übung von Notarzt u. Rettungsdienstpersonal

Durchführung: Um die A. axillaris (Verlauf der sog. „Gefäß-Nerven-Scheide") wird in der Axilla ein Lokalanästhetikumdepot injiziert, nach LA-Penetration (je nach Substanz 5−20 min) in die Nerven resultiert eine Anästhesie von Hand, Unterarm, Teilen des Oberarms.

Eine weitere LA-Gabe, z. B. bei Verletzung beider Arme auf der Gegenseite, ist wegen überschrittener Maximaldosis nicht möglich. Versager (Sensibilität zumeist des N. radialis bleibt erhalten) stellen sich je nach individueller Erfahrung in bis zu 15% ein.

2. 3-in-1-Blockade. Blockade von 3 Nerven (N. femoralis, N. obturatorius, N. cutaneus femoris lateralis) mit „1 Stich"; meist in Verbindung mit der Leitungsblockade des N. ischiadicus zur kompletten Anästhesie der unteren Extremität.

Ind.: Schenkelhalsfraktur, um eine Analgesie zur Lagerung für die Spinalanästhesie zu ge-

währleisten, auch im Rettungsdienst theoretisch durchführbar.

Durchführung: Rückenlage, 1,5 cm distal des Leistenbandes, 1 cm lateral der A. femoralis kranialwärts einstechen, nach Auslösen von Parästhesien bzw. − bei Verwendung eines Nervenstimulators − von Kontraktionen des M. rectus femoris werden 30−40 ml LA gegeben.

- **Ischiadikusblockade** ist zeitlich u. technisch (Lagerung, tiefer Nervenverlauf) aufwendig, spielt in der Präklinik keine Rolle.

3. Blockade einzelner peripherer Nerven. Einzelnerven der oberen oder unteren Extremität können reversibel ausgeschaltet werden:

▷ *Handblock.* Einzelne oder gleichzeitige Blockade der 3 Hauptnerven: N. radialis, N. medianus, N. ulnaris.

▷ *Fußblock.* Einzelne oder gleichzeitige Blok-kade der Hauptnerven des Unterschenkels bzw. des Fußes: N. peroneus, N. tibialis, N. saphenus, N. suralis.

4. Rückenmarknahe Verfahren

Spinal-, Periduralanästhesie sind zur Analgesie unter notfallmedizinischen Aspekten nur wenig geeignet (s. o.):

Die strengste Asepsis (rückenmarknahe Injektion!) u. optimale Lagerung zur Punktion sind nicht zu ge-währleisten, ferner stellen die unzuverlässige Aus-breitung der Anästhesie (bei „Aufsteigen" ggf. Läh-mung der Atemmuskulatur, Bradykardie durch Aus-schaltung der Nn. accelerantes) sowie die unvermeid-bare Sympatholyse bei Kreislaufinstabilen u. Atem-insuffizienten eine Gefährdung dar.

2.4.4.2 Notfallnarkose (Allgemeinanästhesie)

Narkose (= Vollnarkose, Allgemeinnarkose, *Allgemeinanästhesie*); ein durch Zufuhr von Narkotika induzierter reversibler Zustand, in dem Operationen bei erloschenem Bewußtsein ohne Schmerzempfindung u. Abwehrreaktion ausgeführt werden können; Narkosekennzei-chen sind: **1.** Bewußtlosigkeit; **2.** Schmerzlosig-keit (Analgesie); **3.** Verminderung od. Aus-schaltung der Reflexaktivität (v. a. die vegeta-tive) u. ggf. **4.** Muskelrelaxation.

> Die **Notfallnarkose** spielt im modernen Ret-tungsdienst eine zentrale Rolle. *Hauptindi-kationen* sind Schmerztherapie, Sicherung einer adäquaten Oxygenierung u. Ventila-tion (Narkose als Vorbedingung von Intu-bation u. Beatmung) bzw. allgemein: Stabi-lisierung von Vitalfunktionen (s. Kap. 3, 8):
>
> • *Bewußtsein* → SHT, Vergiftung.
> • *Atmung* → Thoraxtrauma, prophylak-tisch bei Aspirationsgefahr, schwerem Volumenmangelschock (cave ARDS).
> • *Herz-Kreislauf-System* → kardiales Lun-genödem, kardiogener Schock.

Die Beatmung erfordert i. d. R. die Intubation, die wiederum eine Narkoseeinleitung u. -auf-rechterhaltung voraussetzt.

Nur in Extremfällen wie der kardiopulmonalen Re-animation od. tiefsten Bewußtlosigkeit (z. B. im Rahmen einer intrakraniellen Blutung) kann die In-tubation ohne Medikamente erfolgen, meist ist nach

Stabilisierung der Vitalfunktionen eine Narkose er-forderlich.

Vorteile der präklinischen Narkose (= Notfall-narkose)

- optimale Schmerztherapie
- Aspirationsschutz
- Verbesserung der Sauerstoffversorgung u. Ventilation
- Vorbeugung von sek. zerebralen Schäden.
- Vorbeugung einer Schocklunge.

Notfallnarkose. Besondere Bedingungen sind:

a) Der Pat. ist extrem aspirationsgefährdet, weil er regelhaft nicht nüchtern ist.

b) Die Störung von Vitalfunktionen kann durch die Narkose aggraviert werden, weil sympathoadrenerge Gegenregulations-mechanismen (vorübergehend) aufgehoben werden (z. B. Blutdruckabfall beim Volu-menmangelschock).

c) Die Narkose erfolgt unter erschwerten äußeren Bedingungen (z. B. eingeklemmter Polytraumatisierter bei nächtlichem Ver-kehrsunfall) mit schlechten Lagerungs- u. Assistenzmöglichkeiten.

d) Das Narkosemonitoring (EKG, Blutdruck, Pulsoxymetrie, ggf. Kapnometrie) ist tech-nisch schwierig u. ist z. T. eingeschränkt aussagefähig (z. B. Pulsoxymetrie bei peri-pherer Vasokonstriktion/Hypothermie, EKG beim zitternden Pat.).

e) Die Narkoseausleitung erfolgt i. d. R. erst nach Beseitigung der vital bedrohlichen Störungen in der Klinik.

f) Die präklinische Narkoseführung sollte auf die Möglichkeiten der aufnehmenden Klinik abgestimmt sein u. z. B. baldmöglichst nach Aufnahme in ein Krankenhaus ohne CT eine neurologische Beurteilung erlauben.

> *Praxishinweis:* Nicht selten endet eine ge-plante Analgosedierung durch zu forschen Medikamenteneinsatz ungewollt in Narkose u. Beatmung. Daher müssen Intubation u. Beatmung gewährleistet sein.

Nachteile der Notfallnarkose

- *Risiken:* (passagere) Hypoxie, Fehlintuba-tion, Erbrechen, Aspiration, Herz-Kreis-lauf-Depression, Überempfindlichkeitsre-aktionen.

- *Eingeschränkte Beurteilbarkeit des Pat.:* ZNS? Abdomen? Becken-, WS-Fraktur?).

3 pharmakologische Säulen der Notfallnarkose sind: Hypnotika/Sedativa, Analgetika, Muskelrelaxazien.

1. *Hypnotika/Sedativa*

   ▷ *Narkoseeinleitung.* Hypnotika mit schneller Pharmakokinetik: Etomidat, Thiopental, Methohexital, Ketamin, Propofol.

   ▷ *Narkoseaufrechterhaltung.* Substanzen mit längerer *Wirk*ungsdauer (Benzodiazepine), ggf. repetitive Boli der Induktionshypnotika.

2. *Analgetika.* Opioide: Morphin, Fentanyl, Alfentanil.

3. *Muskelrelaxazien.* Für die Notfallmedizin kontrovers diskutiert.

Praxishinweis: Muskelrelaxanzien sollen nur Notärzte benutzen, die damit Erfahrung haben!

Sie blockieren den Acetylcholinrezeptor der motorischen Endplatte mit generalisierter Muskellähmung → Ausschaltung der Spontanatmung! Mißlingt die endotracheale Intubation u. ist der Pat. auch nicht mit der Maske zu beatmen (→ *can't intubate, can't ventilate*), so besteht Lebensgefahr, auch neurologische Dauerschäden drohen.

Andererseits ist die Intubation bei einem Pat., der zwar sediert u. analgesiert ist, aber nicht reduziert ist, durch den erhaltenen Tonus von Zunge, Pharynx u. Larynx Laryngoskopie u. Intubation behindert oder deutlich erschwert, so daß der in der Intubation weniger Erfahrene ohne Muskelrelaxans schlecht gestellt ist. Erbrechen, Atemdepression u. Einschränkung der Schutzreflexe stellen eine weitere Gefährdung dar, wenn die Intubation nicht gelingt. Die folgenden Regeln sollten daher beachtet werden.

Regeln für Intubation u. Relaxation

1. Die Intubation bedarf einer strengen u. an den Fähigkeiten des Intubierenden orientierten Indikationsstellung.

2. Wenn hierzu ein Relaxans eingesetzt wird, dann *zur Narkoseeinleitung* (sprich: Intubation) nur das *schnell-* u. *kurzwirkende* Succinylcholin.

3. *Nach* Intubation ist eine *weiterführende Relaxation* bei den in der Notfallmedizin gegebenen Risiken (→ akzidentelle Extubation) i. d. R. *nicht vertretbar.*

4. *Bei unklaren Intubationsverhältnissen keine Relaxation!* Alternativ kann relaxiert werden, wenn nach Laryngoskopie unter Sedierung die Einstellbarkeit der Glottis mit dem Laryngoskop sichergestellt ist, die Stimmbandebene aber geschlossen ist.

5. Für den Notarzt (ohne anästhesiologische Routineerfahrung) sollte bezüglich des Gebrauchs von Succinylcholin zur Intubation der griffige Spruch aus der Klinik gelten: *Always have it, never use it.*

SUCCINYLCHOLIN (z. B. Pantolax®), depolarisierendes Muskelrelaxans.

Indikation

- Relaxation zur Intubation (in der Klinik verlassen, außer bei Notintubationen/Intubation beim Ileus).

Dosierung: 1−2 mg/kg KG. Bei hoher, repetitiver Dosierung ist die Wahrscheinlichkeit von UAW erhöht.

Kontraindikation: 1. *Absolut:* Maligne Hyperthermie, lange Immobilisation, neuromuskuläre Krankheit, Hyperkaliämie. **2.** *Relativ:* SHT, perforierende Augenverletzung

S. ist Triggersubstanz der malignen Hyperthermie, bei entsprechender Anamnese darf es deshalb nicht eingesetzt werden. Es kann außerdem zur Kaliumfreisetzung aus der Muskulatur kommen, die bei Muskelerkrankungen, langer Immobilisation sehr ausgeprägt ist bzw. bei vorbestehender Hyperkaliämie (z. B. Dialysepatient) zum hyperkaliämischen Herzstillstand führen kann.

Wirkungsmechanismus: löst vor der Muskellähmung an der motorischen Endplatte Depolarisation u. damit vor der Erschlaffung ungeordnete Muskelkontraktion (Faszikulation) aus → mittelbarer Druckanstieg (intragastral, -okulär, -kraniell) → Regurgitation von Mageninhalt beim nicht nüchternen Pat. (obwohl der Tonus des unteren Ösophagussphinkters ebenfalls zunimmt). Der Einsatz von S. bei SHT u.

perforierender Augenverletzung wird kontrovers beurteilt.

Präcurarisieren: Vor S. niedrig dosiert ein nicht depolarisierendes Relaxans zur Abschwächung der Faszikulation applizieren.

Pharmakokinetik: Wirkungseintritt (→ gute Intubationsbedingungen) nach 30−60 Sek. (= Kreislaufzeit), Wirkungsdauer 3−5 min, Hydrolyse durch hepatische u. plasmatische Cholinesterase.

UAW: Bronchospastik durch Histaminfreisetzung, Bradyarrhythmie bis zur Asystolie durch muskarinartige Wirkung, Kaliumfreisetzung aus der Muskulatur (→ Hyperkaliämie).

Hinweis: Bei Gesamtdosen > 7 mg/kg KG besteht die Gefahr des sog. Dualblockes → keine Dauerrelaxation mit S.

S. ist das Relaxans mit der kürzesten Wirkungsdauer, man beachte aber, daß die verursachte Apnoedauer ohne Beatmungsmöglichkeit zu schwersten neurologischen Schäden, ggf. zum Tod führen kann.

VECURONIUM (z. B. Norcuron®), nicht depolarisierendes Muskelrelaxans.

Indikation

- präklinisch sog. Präcurarisieren
- Relaxation, z. B. für die Dauer einer Op.

Dosierung: 1. Vollrelaxierung 0.1 mg/kg KG, **2.** Aufrechterhaltung der Relaxation 0,025−0,05 mg/kg KG alle 20−30 min, zur Präkurarisierung in selber Dosierung, beim normgewichtigen Erwachsenen 1, max. 2 mg.

Wirkungsmechanismus: Kompetitiv wird Acetylcholin verdrängt, keine eigene Depolarisation.

Pharmakokinetik: Wirkungseintritt 2 min, -dauer: 20−30 min. Hepatische Metabolisierung, kaum verlängerte *Wirkungsdauer* bei Niereninsuffizienz.

Praxishinweis: Wenn bei Intubation unter Notfallbedingungen eine Relaxation überhaupt erforderlich ist, *nur* Succinylcholin verwenden (Abb. 2-35), Vecuronium ist *keine* Alternative!

Elektive Einleitung der Notfallnarkose (Abb. 2-42)

1. Maßnahmen vor medikamentöser Narkoseeinleitung.

▷ Vorbereiten u. Prüfen des Instrumentariums:

    ▷ Beatmungsgerät (Gasvorrat, Dichtigkeit, Ventilfunktionen; ggf. Stromquelle).

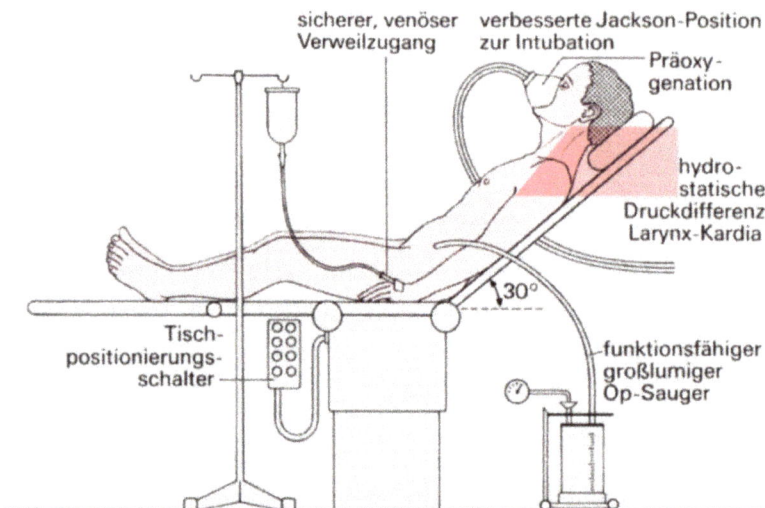

Abb. 2-42: Maßnahmen vor Narkoseeinleitung bei nichtnüchternen Patienten

▷ Absaugvorrichtung mit großlumigem Katheter.
▷ Intubationset mit Laryngoskop (Licht?), passenden Tuben mit eingeführtem Führungsstab (gleitfähig? Cuff dicht?), Blokkerspritze, ggf. -klemme, Magill-Zange.
▷ Wenn bisher noch nicht erfolgt → Monitoring: Blutdruck, EKG, Pulsoxymetrie (Ausgangswerte).
▷ Oberkörperhochlagerung 30° (→ Minderung des Risikos der passiven Regurgitation aufgrund des hydrostatischen Gefälles).
▷ Auf mechanische Intubationsprobleme untersuchen: Mund öffnen lassen (enorale Blutung? Mundöffnung ausreichend?), Reklination u. Anteklination des Kopfes prüfen (ausgenommen bei HWS-Verletzungen). Liegt eine Dysmorphie (z. B. fliehendes Kinn) vor? Ggf. Zahnprothesen entfernen!
▷ Eine Präoxygenierung schafft Reserven → für *mind. 2 min* max. Sauerstoffkonzentration atmen lassen.
▷ *Korrekte Lagerung ist halbe Intubation:* verbesserte Jackson-Position (Schnüffelstellung) optimiert die Sicht auf die Glottis bei der Laryngoskopie (Vorsicht bei HWS-Verletzung!).
▷ Intubationsindikation bei −hindernissen überprüfen. Hilfsmittel für schwierige Intubation bereitstellen: Tuben kleiner Größe, Kombitubus, Larynxmaske, Koniotomie-Set (s. Kap. 3.1.3, S. 67).
▷ Die Intubation von Traumapat. mit angelegtem HWS-Kragen kann primär versucht werden, bei Intubationsschwierigkeiten rechtzeitig lösen!
▷ Bei Traumapat. in Hypovolämie venöse Zugänge schaffen u. den forcierten Volumenersatz vor Narkosebeginn einleiten, bei kardialen Risikopat. ggf. Spritzenpumpe mit Dopamin od. Suprarenin bereitstellen: Diese Vorsichtsmaßnahmen helfen, Hektik bei Kreislaufdepression nach Narkoseeinleitung zu vermeiden.

2. **Narkoseeinleitung.** Wir verwenden folgende *Medikamente* (Tab. 2-5):

▷ Atropin, Succinylcholin u. Vecuronium *bereitlegen.*
▷ Präcurarisierung mit 0,02 mg/kg KG Vecuronium bei Pat. > 10 Jahre.
▷ Bei Kreislaufstabilität u. Status epilepticus Thiopental (s. Kap. 7.2.1, S. 258) u. Fentanyl.
▷ Beim „Herzpat." Etomidat, (niedrigdosiert) Midazolam u. Fentanyl oder Morphin.
▷ Bei Volumenmangel (Atropin), Ketamin, Midazolam u. zur Fortführung ggf. Fentanyl.

Tab. 2-5: *Medikamente* für die (präklinische) Notfallnarkose

Klin. Beispiele	Narkoseinduktion	Narkoseaufrechterhaltung
Isoliertes SHT, 70 kg, RR stabil ohne Schock, GCS 7 (s. Tab. 5-2, S. 157)	Thiopental 250−350 mg Fentanyl 0,1−0,2 mg ggf. Vecuronium 1 mg ggf. Succinylcholin 100 mg	Thiopental-Boli 50−75 mg alternativ: Midazolam-Boli 3−5 mg, Fentanyl-Boli 0,1 mg
Polytrauma, 70 kg, RR 80/50, HF 120/min, starke Kreislaufzentralisation, bewußtseinsgetrübt	Ketaminrazemat 70−100 mg ggf. Midazolam 2−3 mg ggf. Vecuronium 1 mg ggf. Succinylcholin 70 mg	Ketamin-Boli 50 mg ggf. Midazolam-Boli 3 mg
Hypertone Krise mit Lungenödem, männl., 70 kg, RR 220/110, HF um 100/min, keine MI-Zeichen	Etomidat 14−20 mg Midazolam 3 mg Morphin 3−5 mg ggf. Vecuronium 1 mg ggf. Succinylcholin 70 mg	Midazolam-Boli 3 mg Morphin-Boli 3−5 mg
Status asthmaticus, 35 Jahre, 80 kg, RR 140/80, HF um 120/min, SaO$_2$ 72 %	Ketaminrazemat 160−200 mg ggf. Atropin 0,5 mg ggf. Vecuronium 1 mg ggf. Succinylcholin 80 mg	Ketamin-Boli 50−100 mg Midazolam-Boli 3−5 mg ggf. Übergehen auf Fentanyl ggf. Relaxation mit Vecuronium

▷ Beim Status asthmaticus Einleitung mit Ketamin ggf. zur Narkosefortführung mit Midazolam ergänzen, ggf. auf Atropin verzichten (Sekreteindickung!).

3. Intubation u. Beatmung

▷ Nach dem Einschlafen Krikoiddruck (→ Sellick-Handgriff, Abb. 2-43) durch Assistenzperson, bis der Tubus geblockt ist. Adäquate „Narkosetiefe" ist vorhanden, wenn keine *Gegenwehr* bei noch suffizienter Spontanatmung vorliegt.

▷ Keine *routinemäßige* Beatmung mit Maske vor Intubation (hohe Regurgitationsgefahr!).

▷ Laryngoskopie (ggf. Absaugen) u. Intubation (in Ausnahmefällen nach Relaxation mit Succinylcholin) unter Sicht, bis der Tubuscuff zw. den Stimmritzen verschwunden ist.

▷ Bei schwieriger u. prolongierter Intubation ggf. Versuch abbrechen (Sättigungsabfall?) u. Zwischenbeatmung über Maske (ggf. Erleichterung durch Einlegen eines Guedel-Tubus), bis Sauerstoffsättigung stabil (Krikoiddruck beibehalten!); vor dem nächsten Intubationsversuch Narkosenotwendigkeit überdenken u. ggf. Narkoseausleitung, sonst Narkosevertiefung.

Praxishinweis: Max. 3 Intubationsversuche sind erlaubt (Intubationstrauma)! Danach Alternativen (→ *Kombitubus, Larynxmaske, Koniotomie*) einsetzen, wenn man dazu nicht schon vorher gezwungen ist (z. B. Unmöglichkeit der Maskenbeatmung)!

▷ Blockung des Tubus, korrekte Tubustiefe festhalten, z. B. *20 cm am Mundwinkel* (Merke: *korrekte Tubustiefe beim Erwachsenen* 19−22 cm!)

▷ Beatmung mit 100% Sauerstoff (FiO$_2$ 1.0), mit Beatmungsbeutel mit Reservoir od. automatischen Notfallrespirator, Kreisteil.

Erwachsenenbeatmung:

▷ Frequenz 10−14/min
▷ AMV 100−120 ml/kg KG
▷ ggf. PEEP von + 5 cm H$_2$O
▷ Atemzeitverhältnis von In- zu Exspiration (I : E) 1 : 2.

Diese Grundeinstellung muß nach klinischen Erfordernissen angepaßt werden.

▷ sehr alte oder hypotherme Pat. erfordern ein deutlich niedrigeres AMV
▷ bei schwerer Lungenkontusion ist das Atemzeitverhältnis zugunsten der Inspiration anzupassen → 1 : 1 bis 2 : 1, AMV muß ggf. höher gewählt werden.

Praxishinweis: Niemals einen Pat. spontan am Tubus atmen lassen!

▷ Lagekontrolle: Auskultation des Magens, dann seitengleiche Beatmung lateral am Thorax prüfen → unterhalb der Schlüsselbeine u. auf Mamillenhöhe in der mittleren Axillarlinie; Kapnometrie, wenn möglich,

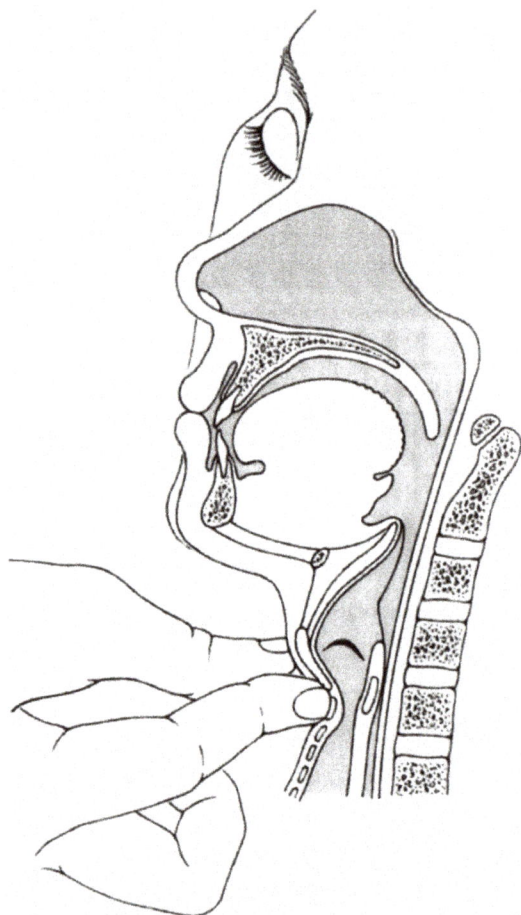

Abb. 2-43: *Sellick*-Handgriff

als sicherstes Zeichen der regelrechten Tubuslage.

> *Praxishinweis:* Ösophageale Tubuslage durch Auskultation bes. bei Kindern häufig nur bei den ersten Beatmungshüben verifizierbar!

▷ Sichere Tubusfixierung mit Binde od. Pflaster.
  ▷ Nochmalige Lagekontrolle nach Fixation u. nach jeder Veränderung der Lagerung bzw. Manipulation am Kopf → Tubusdislokation droht!

4. Und dann wäre da noch...

▷ *Lagerung,* situationsgerecht, z. B. Flachlagerung bei Volumenmangel, Oberkörperhochlagerung belassen beim SHT mit stabilem Kreislauf, kardialen Lungenödem (s. Kap. 2.1.2, S. 13).
▷ *Vitalparameter* engmaschig kontrollieren: Blutdruck, periphere O_2-Sättigung. Ggf. einen einleitungsbedingten Blutdruckabfall, Beatmungsproblem begegnen (Volumen, Sympathomimetika, Lagekorrektur des Tubus etc.).

▷ Zu Narkosebeginn ist gerade bei der Notfallnarkose mit der stärksten Beeinträchtigung des Herz-Kreislauf-Systems zu rechnen.
▷ *Narkosevertiefung.* Ein Blutdruckanstieg (häufig zusammen mit Tachykardie) ist zumeist Zeichen einer zu „flachen" Narkose, daher Narkosevertiefung u. keine Antihypertensiva!
▷ *Narkoseaufrechterhaltung* nach klinischen Kriterien (plötzliche Tachykardie, RR-Anstieg, Husten, Gegen- od. Mitatmen, Augentränen, Spontanbewegungen, Schwitzen) mit Fentanyl u. Midazolam.
  Merke: Immer Kombinationsnarkose: Sedation <u>und</u> Analgesie.
▷ *Dokumentation* auf dem Notarztprotokoll für Kollegen u. Pat..

Das beschriebene Procedere bezieht sich auf eine geplante Narkose im Notarztdienst bzw. auf einer Intensivstation. Muß die Intubation unter Zeitdruck erfolgen, ist das eine od. andere abzukürzen od. zu modifizieren.

Die der Situation angepaßte Improvisation, nicht das sture Festhalten an „Kochbuchrezepten" ist gefordert. Dies ist Kennzeichen der Notfallmedizin und macht ihren Reiz aus.

3 Akute Störungen der Atemfunktion

3.1 Sofortmaßnahmen

M. Lipp

3.1.1 Freie Atemwege, Fremdkörperentfernung

3.1.1.1 Freimachen der Atemwege ohne Hilfsmittel

Häufigste Ursache für eine Atemwegverlegung bei Koma ist der *Tonusverlust* von Zungen-, Gesichts- u. Halsmuskulatur, besonders in Rücken- od. nicht sachgerechter Seitenlage: Der Unterkiefer sinkt nach ventral, die Zunge legt sich an die Pharynxhinterwand (Abb. 3-1).

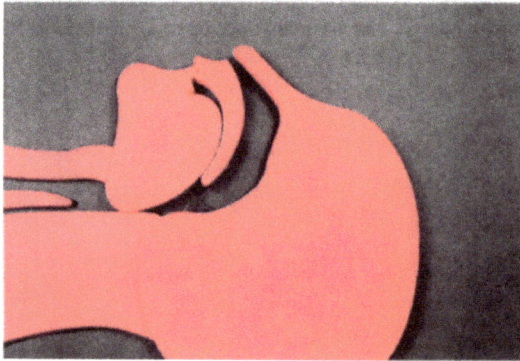

Abb. 3-2: *Schnittmodell der oberen Luftwege.* Freimachen der Atemwege durch Lagerung. Die Zungenbasis wird von der hinteren Pharynxwand durch Überstrecken des Kopfes nackenwärts u. Anheben des Unterkiefers entfernt

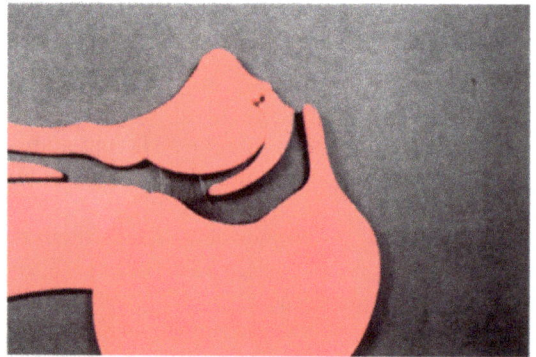

Abb. 3-1: *Schnittmodell der oberen Luftwege.* Die Atemwege sind durch die an die Pharynxhinterwand zurückgesunkene Zunge verlegt

Therapie: Bei erhaltenem Atemantrieb *korrekte Lagerung* (Abb. 3-2):

■ Kopf in Rückenlage nackenwärts überstrecken → gleichzeitiges Anheben des Unterkiefers (Zähne in Schlußbißstellung) entfernt die Zungenbasis von der hinteren Pharynxwand. 1 Hand liegt flach auf der Stirn (Haargrenze), die andere (ebenfalls flach)

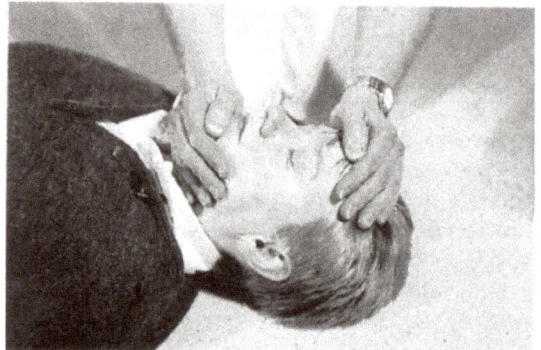

Abb. 3-3: *Überstrecken des Kopfes.* Richtige Position der Hände des Helfers

auf dem Kinn (Daumen zw. Unterlippe u. Kinnspitze). Die Lippen bleiben geschlossen (Abb. 3-3, 4).

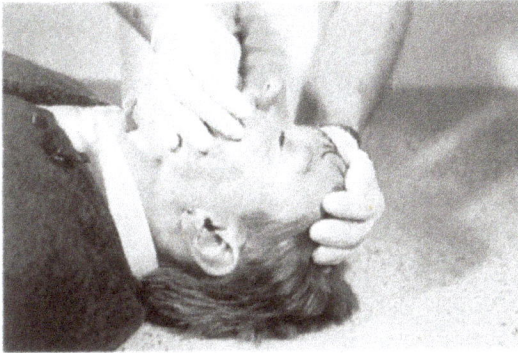

Abb. 3-4: *Überstrecken des Kopfes.* Korrekte Position nach Ende des Manövers

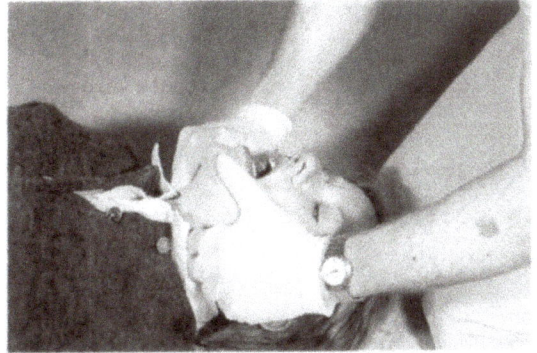

Abb. 3-5: *Esmarch-Handgriff.* Zeigefinger umfassen die Kieferwinkel, der Daumen liegt in Eckzahnregion zw. Unterlippe u. Kinn. Durch Daumendruck wird eine Unterkieferrotation ausgeführt u. der Unterkiefer nach vorn gezogen u. den Mund geöffnet

- Ist ein Atemstrom nicht wahrnehmbar (trauma- od. krankheitsbedingte Verlegung der Nasenatmung), wird der Mund einen querfingerbreiten Spalt geöffnet, um die Luftpassage zu ermöglichen, ggf. die Atemwege auf eine Verlegung durch FK inspizieren.
- Der *Esmarch-Handgriff* öffnet den Mund (Abb. 3-5): Die Zeigefinger umfassen die Kieferwinkel, der Daumen liegt in Eckzahnregion zw. Unterlippe u. Kinn. Durch Daumendruck wird eine Unterkieferrotation ausgeführt, anschließend Unterkiefer mit nicht zu großer Kraftanstrengung nach vorne ziehen u. Mund öffnen.
- Ohne Hilfsmittel sind feste FK aus der Mund- u. Rachenhöhle mit *wischenden Bewegungen* zu entfernen (Abb. 3-6, 7). Zur Flüssigkeitsaufnahme eignen sich u. a. Taschentücher, Stoffservietten.

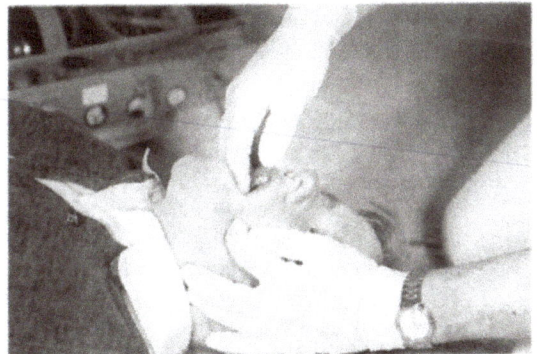

Abb. 3-6: *Manuelle Fremdkörperentfernung* aus dem Mund ohne Hilfsmittel

Bolusobstruktion: Verlegung der Speise- od. Luftröhre durch einen großen FK (meist bei Nahrungaufnahme), verbunden mit heftigen retrosternalen u. epigastr. Schmerzen, übermäßiger Speichelabsonderung u. Luftnot (→ drohender *Bolustod*).

Therapie

▷ *Abhusten* (bei vorhandenem Bewußtsein) ist die effektivste Maßnahme!
▷ *Schläge zw. die Schulterblätter.* Bei aufrechter Körperhaltung wird ein Tiefergleiten des Bolus riskiert → bei Erwachsenen nur in Seiten-, Säuglinge u. Kinder in Kopftieflage.

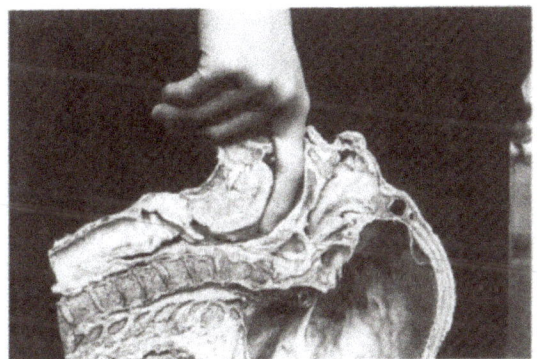

Abb. 3-7: *Manuelle Fremdkörperentfernung* am anatomischen Präparat (P. Heilberger)

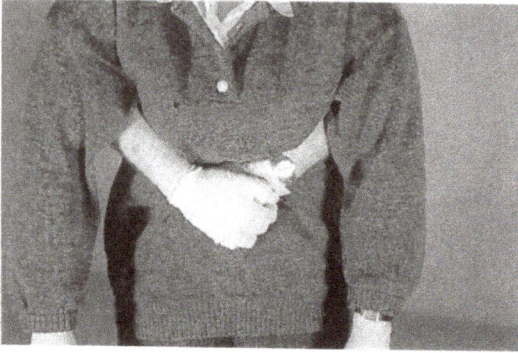

Abb. 3-8: *Heimlich-Handgriff* bei stehendem od. sitzendem Pat. Der Helfer umfaßt von hinten den Betroffenen; die Hände werden im Epigastrium verschränkt gefolgt von einem od. mehreren kräftige Druckstößen in Richtung Zwerchfell (s. Abb. 3-9)

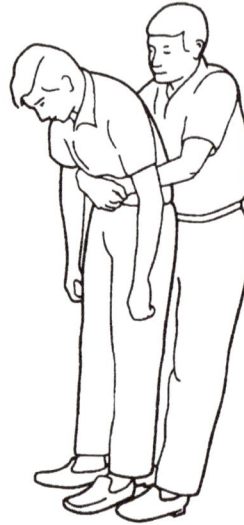

▷ *Heimlich-Handgriff.* Nicht ungefährlich! Eine plötzliche thorakale Druckerhöhung soll den FK aus der Trachea hinausschleudern.

　▷ *1. Variante* (Abb. 3-8): Der Helfer umfaßt den Sitzenden von hinten, legt beide Hände zw. Nabel u. Rippenbogen u. führt 3−5 kräftige Druckstöße durch.

　▷ *2. Variante* (Abb. 3-9; für körperlich schwächere Helfer): Pat. befindet sich in Rückenlage, der Helfer kniet über ihm u. wendet nun die Druckstöße ebenfalls zw. Nabel u. Rippenbogen in Richtung Kopf an.

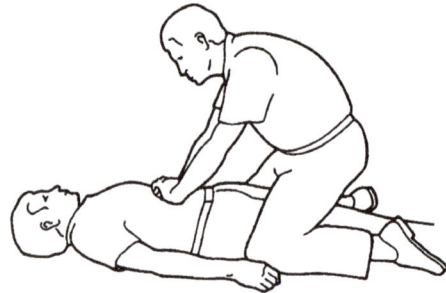

Komplikation: **1.** Verletzungen innerer Organe (Magen-, Leber-, Milz- u. Gefäßruptur, -einriß) durch abdominelle Druckerhöhung, **2.** Regurgitation von Mageninhalt.

▷ Endoskop. Bolusentfernung in der Klinik.

3.1.1.2 Freimachen der Atemwege mit Hilfsmitteln

HILFSMITTEL: *Absaugpumpe, -katheter, Magill-Zange, Laryngoskop* (s. Abb. 3-14, s. Kap. Notfallkoffer).

Absaugkatheter (16−18 Charr, 1 Charr = 0,3 mm): Entfernen von Blut, Sekret, Speiseresten aus dem Mundrachenraum. Die Öffnungen sind meist endständig. Leistungsfähig sind ebenfalls *suction booster*: Absaugen über einen

Abb. 3-9: *Heimlich-Handgriff* bei liegendem (bewußtlosem) Pat. Der Helfer kniet mit gespreizten Beinen über dem Betroffenen, setzt die übereinandergelegten Hände im Epigastrium auf u. drückt kräftig in Richtung Zwerchfell (s. Abb. 3-8)

großlumigen Katheter, z. B. direkt durch den aufgesetzten Endotrachealtubus.

Technik: Bevorzugt wird die orale Einführung.

▷ Länge: Abstand Nasenspitze → Ohrläppchen (Abb. 3-10).

Nasale Absaugung. Verletzungs- u. Blutungsgefahr wegen vulnerabler Schleimhaut.

Magill-Zange (Abb. 3-11): Schnelle u. sichere Entfernung großer u. fester FK.

Laryngoskop (s. Abb. 3-11): Besonders effektiv ist die Inspektion der Atemwege u. Entfernung evtl. FK (Bolus).

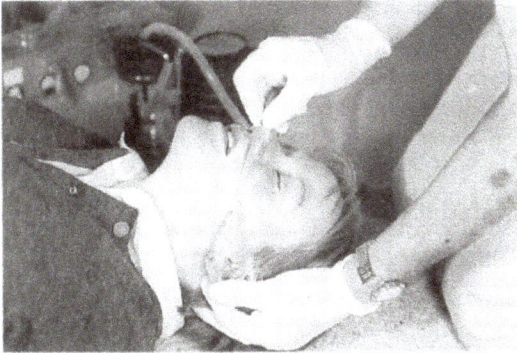

Abb. 3-10: Bestimmung der Einführtiefe des *Absaug-katheters* bei oralem Absaugen

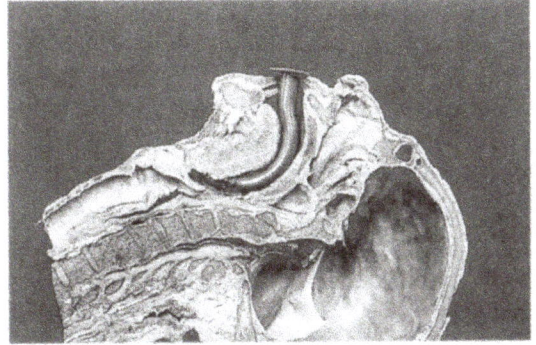

Abb. 3-12: *Oropharyngealtubus* (Guedel) in situ am anatomischen Präparat

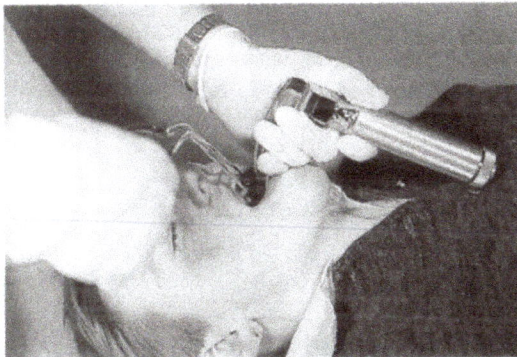

Abb. 3-11: *Fremdkörperentfernung* mit der Magill-Zange unter Inspektion des Mundrachenraumes mit dem Laryngoskop

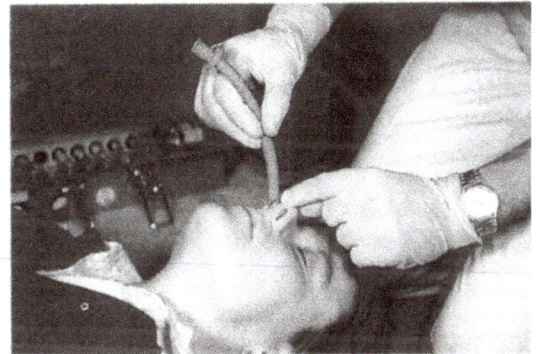

Abb. 3-13: Einführen des *Nasopharyngealtubus* (Wendel)

Setzt nach dem Freimachen der Atemwege die Spontanatmung wieder ein, steht das *Freihalten der Atemwege* im Vordergrund; bei persistierendem Atemstillstand *künstlich beatmen!*

3.1.1.3 Freihalten der Atemwege

OHNE HILFSMITTEL: Die korrekte Lagerung vermeidet eine Aspiration!

Stabile Seitenlage. *Ind.:* Bewußtseinstrübung, ausreichende Spontanatmung. Gewährleistet freie Atemwege, weitgehender Aspirationsschutz.

EINFACHE HILFSMITTEL: Tuben nach *Guedel* im Koma u. *Wendl* bei ausreichender Spontanatmung.

Guedel-Tubus (Abb. 3-12): Der *oropharyngeale Tubus* bildet eine Luftbrücke zwischen Lippen und Pharynx und hebt den Zungengrund.

Indikation

▷ Koma (erhaltene Schutzreflexe führen zu Erbrechen).

Technik: 1. Phase: Einführung entgegen der anatomischen Rachenform bis in Höhe des Überganges von hartem zu weichem Gaumen, *2. Phase:* 180°-Drehung bis zur definitiven Position.

Wendl-Tubus (Abb. 3-13): Der *nasopharyngeale Tubus* wird besser toleriert, v. a. wenn die Schutzreflexe nicht erloschen sind. Trotz Lubrifikation, z. B. mit Lidocain-Gel, drohen bei nasaler Einführung Schleimhautblutungen.

Oro- od. nasopharyngelae Tuben bieten keinen Aspirationsschutz, können bei falscher Anwendung Erbrechen provozieren u. schließen eine Luftinsufflation in den Magen nicht aus.

- Fehlbildungssyndrome
- HWS-Immobilität, Halsgewebekontrakturen (nach Radiatio).

Praxishinweis: Vorsicht bei HWS-Fraktur!

3.1.2 Endotracheale Intubation

Definition: *Intubation* ist das Einführen eines Spezialtubus in die Trachea. od. einen Hauptbronchus: **1.** *Endotracheale I.:* Einführen eines Endotrachealtubus in die Trachea **a)** durch den Mund *(orotracheale I.)* od. **b)** durch die Nase *(nasotracheale I.)*.

2. *Endobronchiale I.:* Einführen eines Doppellumenod. Endobronchialtubus in einen Hauptbronchus zur seitengetrennten Belüftung der Lungen (v. a. in der Lungenchir.).

> **Endotracheale Intubation:** sicherstes u. effektivstes Verfahren zur Aufrechterhaltung freier Atemwege u. zur Beatmung; sie gewährleistet:
> ▷ Aspirationsschutz
> ▷ inspirat. Sauerstoffkonzentration von 100%
> ▷ PEEP-Beatmung.

PEEP (s. Kap. 8.2.2.4, S. 299)**:** *positive endexpiratory pressure,* positiver endexspiratorischer Druck; Aufrechterhaltung eines Überdrucks (5–10 cm H_2O > atmosphär. Druck) auch während der endexspirat. Pause bei Beatmung; wirkt v. a. der Kollapstendenz von Alveolen entgegen (bei ARDS, akutem Lungenödem).

Indikation

- kardiopulmonale Reanimation
- Bewußtlosigkeit mit Aspirationsgefahr
- Therapierefraktäre (medikamentös, O_2: Nasensonde, -maske) respirat. Insuffizienz
- Polytrauma u. SHT.

Intubationshindernisse

- anatomische Besonderheiten → kurzer, dicker Hals, Retrogenie, Makroglossie, kleiner Mund od. prominente Oberkieferzähne
- Einschränkung od. Aufhebung der Unterkieferbeweglichkeit → Kiefergelenksankylose, Abszeß od. intermaxillare Immobilisation
- raumfordernde Prozesse in Mundhöhle u. Pharynx
- erworbene postop. Anomalien od. nach alten Gesichts-, Schädel- u. Kiefertraumata

Material

Hilfsmittel (Abb. 3-14)

- Beatmungsbeutel, -masken, Absaugpumpe, -katheter
- Medikamente zur Intubation, für Notfälle
- Endotrachealtuben in unterschiedlichen Größen
- Laryngoskop mit verschiedenen Spateln
- Führungsstab, Magill-Zange
- Blockerspritze, -klemme, Fixationsmaterial
- Stethoskop
- Oropharyngealtubus od. anderer Beißschutz.

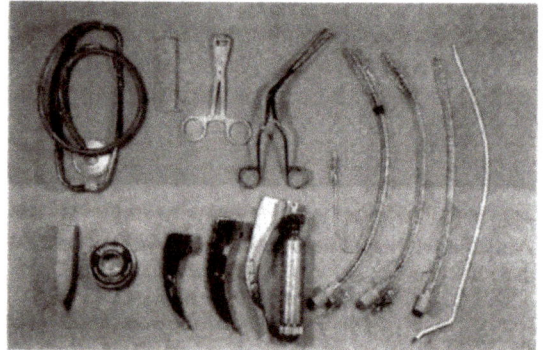

Abb. 3-14: *Materialien zur Intubation.* Endotrachealtuben in unterschiedlicher Größe, Laryngoskop mit verschiedenen Spateln, Führungsstab, Magill-Zange, Blockerspritze u. -klemme, Stethoskop, Fixationsmaterial, Beißschutz

Endotrachealtubus. In der Notfallmedizin sollten nur *Magill-Tuben* eingesetzt werden:

Größe: Bezeichnung nach Innen- (mm) od. Außenumfang (Charrière = Charr). *Standardgröße:*

- *Frauen* 7–7,5 mm Innendurchmesser (30–32 Charr)
- *Männer* 7,5–8,5 mm Innendurchmesser (32–36 Charr)

● *Kinder* individuell berechnen.

Faustregel: **1.** Tubusgröße (mm Innendurchmesser) = 4,5 + Lebensalter dividiert durch 4 sowie Tubusgröße (Charr) = 18 + Lebensalter. **2.** Näherungsweise entspricht der Umfang des kleinen Fingers dem Durchmesser der Trachea.

Material: Endotrachealtuben sind aus Gummi, Latex od. Polyvinylchlorid (PVC) gefertigt. Sie können nach Sterilisation *mehrfach* (Gummi- u. Latextuben) od. als *Einmalartikel* benutzt werden (PVC-Tuben).

Blockermanschette. 2 Varianten: **1.** Low pressure cuffs verursachen weniger tracheale Symptome (Husten, -reiz) als **2.** high pressure cuffs.

Cuff: aufblasbare Manschette am distalen Ende eines Endotrachealtubus zur Abdichtung des Raums zw. Tubus u. Tracheawand (s. Abb. 3-18).

PVC-Tubus. Diesem sollte der Vorzug gegeben werden. *Vorteil:*

● einmalige Verwendung
● Durchsichtigkeit.

Nachteil: leicht zerstörbar bei Benutzung der Magill-Zange während der Intubation.

Empfehlenswert ist auch die Benutzung von Tuben, die mit einem sich durch Aufsatz bzw. Abnahme der Blockerspritze öffnenden/schließenden Blockerventil ausgerüstet sind. *Vorteil:* keine unbemerkte Entblockung des Cuff durch unzureichende Wirkung der Blockerklemme, vereinfachte Handhabung.

Laryngoskopspatel können entweder als *Macintosh-Leatherdale-Tubus* (→ gebogen) od. nach *Magill* (→ gerade) eingesetzt werden. Meist bevorzugt man den gebogenen Spatel. *Vorteil:* bei vollständigem Gebiß leichter anwendbar, erlaubt während der Intubation ein Zurückschieben des Larynx gegen die HWS zur verbesserten Einsicht.

Gerader Spatel. Bei Intubation mit einem Magill-Spatel wird die Epiglottis mit der Spatelspitze aufgeladen (s. Abb. 3-15). *Nachteil:* Verletzungsgefahr von Epiglottis, Pharynxhinterwand u. oberen Schneidezähnen.

Technik

Orotracheal zu intubieren ist die Regel in der Notfallmedizin!

Direkte Laryngoskopie. Bevorzugte Technik bei Notfallpat.! *Alternativen* bei oralem Intubationshindernis (Kieferklemme od. -gelenksan-

kylose, enorale Raumforderungen, HWS-Fraktur) od. bei erforderlicher Wachintubationen unter Spontanatmung) sind: **1.** blind-nasale (Abb. 3-16), **2.** fiberoptische Intubation.

Ausnahmen: orales Intubationshindernis, die eine direkte Laryngoskopie nicht erlauben, HWS-, BWS-Versteifung.

Die *nasale Intubation* ist kontraindiziert bei Verdacht auf Schädelbasisfraktur.

Orotracheale Intubation in direkter Laryngoskopie

1. Instrumente sind vollständig u. funktionstüchtig

2. Präoxigenieren mit dicht sitzender Maske

3. Intubateur befindet sich hinter dem Kopf, 1 Helfer an der Seite. Lagerung auf dem Rükken, Kopf in die verbesserte *Jackson-* od. *Schnüffelposition* bringen (s. Abb. 3-15).

4. Sedativa, Hypnotika, Analgetika, Muskelrelaxanzien (s. Kap. 2.4, S. 28) i. v. applizieren (Tab. 3-1).

5. Aspirationsschutz durch Oberkörperhochlagerung (s. Abb. 2-37, S. 38) u. Sellik-Handgriff durch 1 Helfer.

● *Sellik-Handgriff* (s. Abb. 2-38, S. 41)*:* Manuelle Aspirationsprophylaxe durch Druck auf den Ringknorpel (→ Krikoiddruck) während der Narkoseeinleitung verschließt den Ösophagus

6. Der Mund wird mit der re. Hand geöffnet, das Laryngoskop (gebogener Spatel) mit der li. Hand in den re. Mundwinkel eingeführt.

7. Unter Verdrängung der Zunge nach li. wird der Spatel auf dem Zungengrund bis in die *Valecula glossoepiglottica* vorgeschoben (Abb. 3-15).

8. Durch Zug am Laryngoskopgriff nach ventral („Hebeln" vermeiden!) werden die Epiglottis aufgerichtet u. die Stimmritze dargestellt (s. Abb. 3-18).

Nur unter dieser Technik (Vorgleiten der Unterkieferköpfchen im Kiefergelenk) lassen sich ausreichende Sichtverhältnisse erzielen u. Schäden an den oberen Frontzähnen vermeiden.

9. Der Tubus wird unter Sicht in die Trachea eingeführt, bis der obere Rand des Cuffs od. der bei einigen Tuben 1 cm über dem Cuff angebrachte, schwarze Streifen hinter den

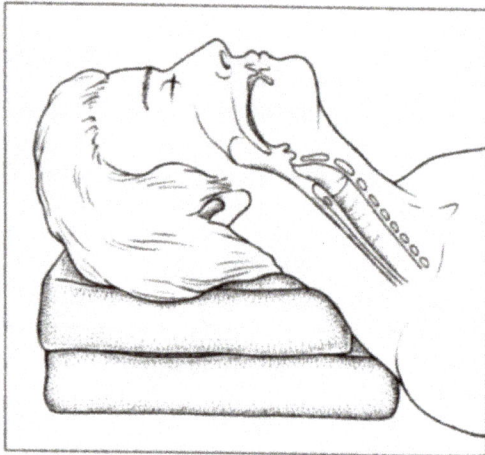

a

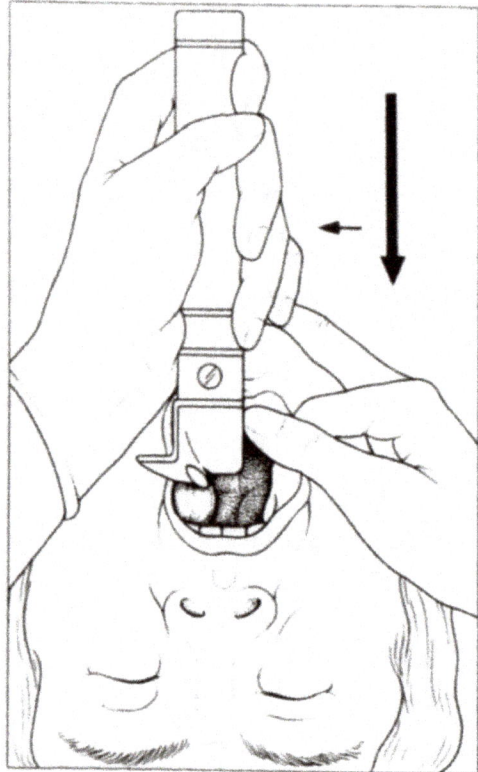

b

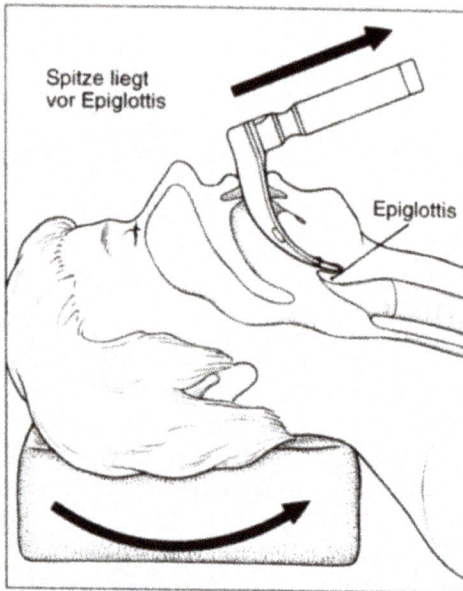

Spitze liegt
vor Epiglottis

Epiglottis

c

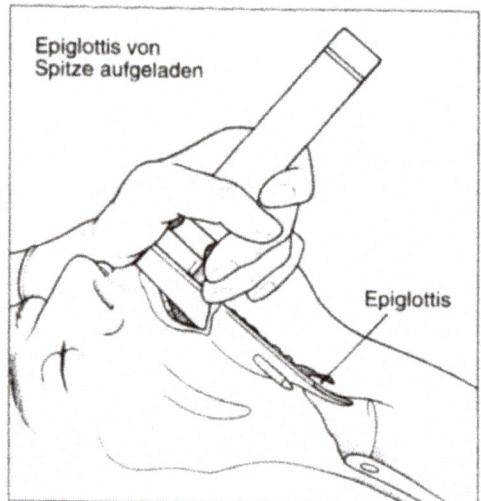

Epiglottis von
Spitze aufgeladen

Epiglottis

d

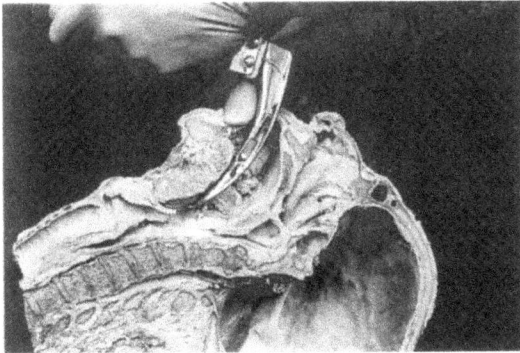

e

Abb. 3-15: a. Lagerung zur Intubation in *Schnüffel-position*; **b.** *Laryngoskopie*: Öffnen des Mundes mit Zeigefinger u. Daumen der re. Hand, Einführen des Laryngoskopes mit der li. Hand, wobei die Zunge nach li. verschoben wird; **c:** *Einführen des Laryngos-kops mit gebogenem Spatel* (Macintosh). Die Spatel-spitze liegt vor der Epiglottis, durch Zug in Griff-richtung des Larnygoskops richtet sich dieselbe auf u. gibt den Blick auf die Stimmritzen frei (s. Abb. 3-17); **d.** *Einführung des Lanryngoskops mit geradem Spatel* (Magill). Die Epiglottis wird mit der Spatel-spitze aufgeladen u. hinter die Epiglottis geführt; **e.** *Einführen des Spatels auf dem Zungengrund* bis in die Valeicula glossoepiglottica (Demonstration am ana-tomischen Präparat)

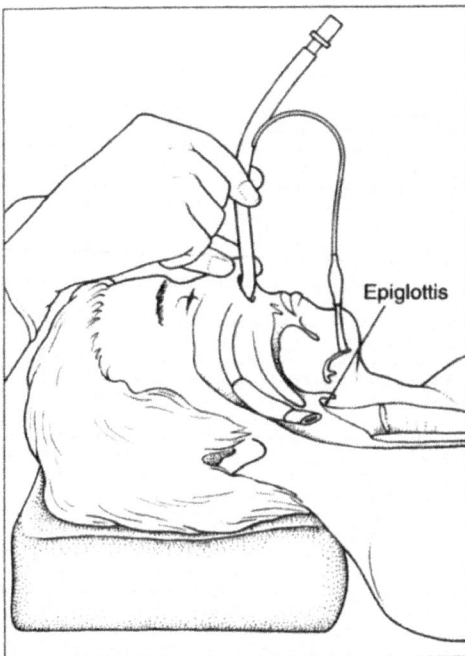

Abb. 3-16: Blinde nasotracheale Intubation ohne Hilfsmittel

Stimmbändern verschwunden ist (Abb. 3-17, Abb. 3-2).

Bei einigen *Kindertuben* ohne Blockermanschette sind die ersten 2,5–3 cm zur Orientierung schwarz gefärbt.

Praxishinweis: Bei Männern wird der Tubus ab oberer Zahnreihe 23 cm, bei Frauen 22 cm eingeführt (Zahlenmarkierung am Tubus).

10. Beatmung (nach Entfernung eines evtl. be-nutzten Führungsstabes) mit dem Beutel, Cuff mit Raumluft füllen, bis kein Luftent-weichen unter Beatmung hörbar ist (→ am besten durch Auskultation über dem Kehl-kopf).

11. Die endotracheale Lage wird durch Lun-genauskultation verifiziert.

Praxishinweis: **1.** Seitenungleiche AG deuten auf eine zu tiefe (meist rechtssei-tige endobronchiale) Intubation hin. **2.** Cave: Fehlende od. sehr schwache (u. U. blubbernde) AG sind Warnhin-weise einer osöphagealen Intubation → über dem Magen auskultieren!

12. Beißschutz (→ Guedel-Tubus) einlegen, Tubus mit Pflaster, Bändern, speziellen Haltern aus Gummi od. Kunststoff fixie-ren, um eine akzidentelle Extubation bei Umlagerungen od. Transport zu vermei-den. Bei Notfallpat. kann jedoch die Befe-stigung mit Pflaster durch Blut, Speichel od. Erbrochenem unmöglich sein.

13. Eine doppelläufige Magensonde sollte ein-gelegt werden (*nicht nasal* bei Schädel-Ba-sis-Fraktur).

14. Weiterer Aspirationsschutz bei stark blu-tenden Gesichtsschädelverletzungen ist die Rachentamponade.

Medikamente (s. Tab. 3-1)

▷ Im Koma (→ keine Schmerzreaktion) und i. R. einer kardiopulmonalen Reanimation keine Medikamente.

Tab. 3-1: *Medikamente zur endotrachealen Intubation* in Abhängigkeit von Bewußtsein u. Kreislauf

Bewußtseinsklar	Somnolenz/Sopor	Koma	Labiler Kreislauf
Vecuronium 1 mg	Vecuronium 1 mg	keine	Vecuronium 1 mg
Etomidat 0,2–0,3 mg/kg KG Altenative: Thiopental 3–5 mg/kg KG	Etomidat 0,1–0,2 mg/kg KG	keine	Etomidat 0,1–0,2 mg/kg KG Altenative: Ketamin 1–2 mg/kg KG
Fentanyl 0,2–0,4 mg/kg KG		keine	
Suxamethonium 1,5–2 mg/kg KG	Suxamethonium 1,5–2 mg/kg KG	keine	Suxamethonium 1,5–2 mg/kg KG

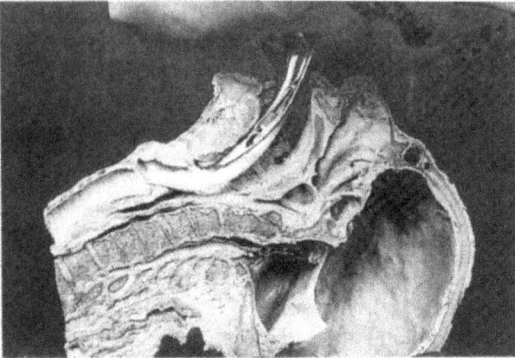

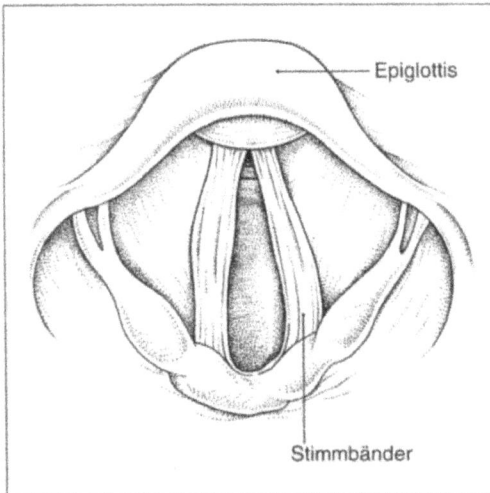

Abb. 3-17: *Stimmbänder;* **a.** anatomisches Präparat; **b.** laryngoskopisches Bild der Glottis

▷ Bewußtlose mit (teilweise) erhaltenen Schutzreflexen:

  ▷ Etomidate (0,1–0,2 mg/kg KG → kein zerebraler Druckanstieg).
  ▷ Muskelrelaxanzien (z. B. mit Suxamethonium 1,5–2 mg/kg KG nach vorheriger Gabe von 1 mg Vecuronium) i. v.

▷ Bewußtseinsklare hypnotisieren:

  ▷ Etomidat 0,2–0,3 mg/kg KG, alternativ Thiopental 3–5 mg/kg KG.
  ▷ Analgesieren → Fentanyl 0,2–0,4 mg.

▷ Relaxierung, sofern der Arzt damit Erfahrung hat

  ▷ Suxamethonium 1,5–2 mg/kg KG nach Vorgabe von 1 mg Vecuronium.

▷ Narkoseeinleitung, Intubation von Traumatisierten, v. a. im Volumenmangelschock:

  ▷ Ketamin (1–2 mg/kg KG) in Kombination mit einem Benzodiazepin (z. B. Midazolam 0,1 mg/kg KG).

Obsolet ist die generelle Applikation von Atropin. Die Vorgabe von 0,5 mg Atropin kann vagale Begleitreaktionen nicht sicher dämpfen, diese Dosis führt lediglich zu einer Herzfrequenzsteigerung. Eine vegetative Blockade ist erst bei 2 mg Atropin i. v. zu erwarten.

Komplikationen

a) Während der Intubation
- Weichteilverletzung (Lippen, Schleimhäute, Pharynx-, Larynx)
- Blutungen mit erschwerter Sicht
- Zahnschaden (Kronenfraktur, Luxation)

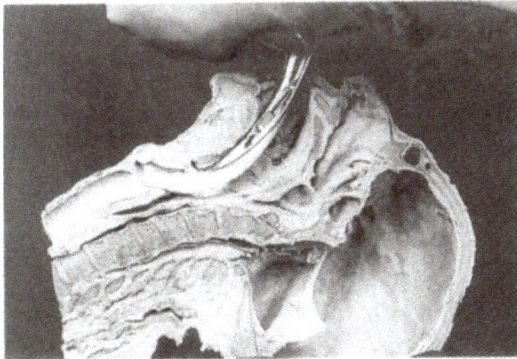
a

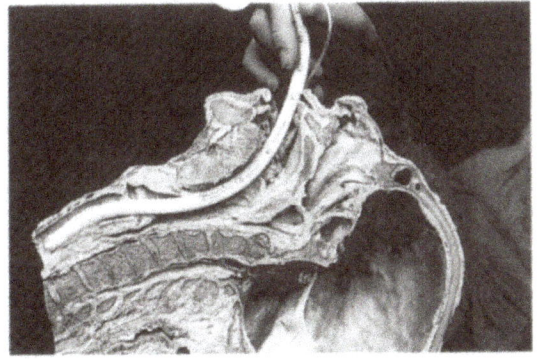
b

c
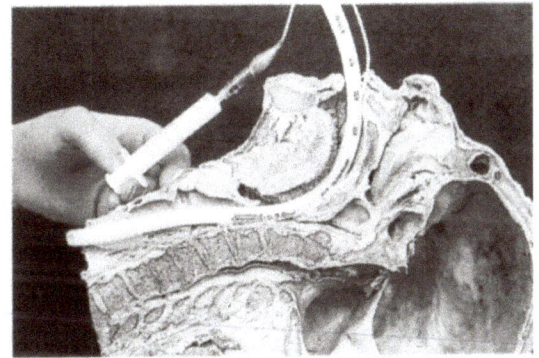

Abb. 3-18: *Füllung des Cuffs* − Demonstration am anatomischen Präparat

- Aspiration von Mageninhalt od. Blut
- Ösophagusintubation mit drohender Asphyxie
- zu tiefe Intubation (→ einseitige Beatmung)
- Laryngospasmus
- reflektorische, kardiale Begleitreaktionen
- Intubation unmöglich.

b) Bei liegendem Tubus

- Tubusabknickung
- Diskonnektion der Beatmungsschläuche
- Akzidentielle Extubation bei 1. zu kurz eingeführtem Tubus, 2. unzureichender Fixation, 3. unsachgemäßem Umlagern
- Verlegung des Tubuslumen durch Sekret, FK od. Cuff-Hernien
- Stille Aspiration bei verlorengegangenem Cuff-Druck
- Trachearuptur bei gewaltsamer Blähung des Cuffs (v. a. bei Gummituben).

c) Bei langer Intubationsdauer

- Ulzerationen an Schleimhaut, Mund, Nase.
- Stimmveränderung, Stimmbandgranulom, Husten.
- Trachealstenose, Tracheomalazie.

3.1.3 Koniotomie

Definition: Notfalleingriff (syn. *Konikotomie, Krikothyreotomie*) zur Erzielung freier Atemwege bei Verlegung der oberen Luftwege (z. B. durch Glottisödem, FK, Kehlkopfkarzinom), wenn Intubation od. Tracheotomie (s. Kap. 8.2.2.3, S. 296) unmöglich sind.

Indikation (Beispiele)

1. Insektenstich im Mundrachenraum.
2. Reizgasinhalation mit grotesker Schwellung.
3. Verlegung des oberen Respirationstraktes durch Tumoren od. nicht zu entfernende FK.

Praktisches Vorgehen (Abb. 3-19):

- Kopf max. reklinieren.
- Vertikale mediane Inzision oberhalb des vertikalen, prominenten Ringknorpelbogens.
  An dieser Stelle sind keine großen Gefäße od. wichtige anatomische Strukturen zu erwarten.

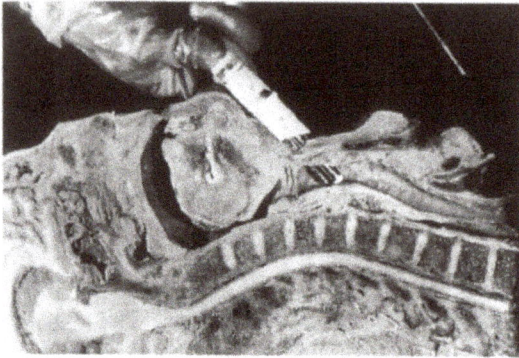

- Nach stumpfer Muskelpräparation Tasten des Lig. cricothyroideum (syn. Lig. conicum) zw. Oberrand des Ring- u. Unterrand des Schildknorpels u. horizontal inzidieren.
- Endotrachealtubus, Trachealkanüle o. ä. einführen u. beatmen.

Bei großer Luftnot kann auch quer (einzeitig) inzidiert werden; Nachteil: schlechtere Heilungstendenz.

Abb. 3-19: Technik der *Koniotomie*. Nach Hautschnitt wird das Lig. cricothyroideum längs (od. quer) gespalten u. z. B. Trachealkanüle eingeführt

Komplikation: 1. Perichondritis, Knorpelnekrose, **2.** Subglottische Stenose → späteres Tracheostoma erforderlich.

3.2 Beatmung

M. Lipp

3.2.1 Ohne Hilfsmittel

Atemspende. Die einfachste Form ist die *Mund-zu-Nase-* od. *Mund-zu-Mund-Beatmung*; sie kann immer durchgeführt werden u. ist Mittel der Wahl für die kardiopulmonale Reanimation.

Sie wird als Mund-zu-Nase-, bei behinderter Nasenatmung auch als Mund-zu-Mund-Beatmung durchgeführt.

Beim *Säugling, Kleinkind* erfolgt sie als Mund-zu-Mund- u. Mund-zu-Nase-Beatmung.

3.2.1.1 Technik

Mund-zu-Nase-Beatmung (Abb. 3-20):

▷ Der Helfer ist seitlich am Kopf, u. die Hände werden wie beim Freimachen der Atemwege plaziert: 1 Hand an der Haar-Stirn-Grenze, die andere flach auf dem Kinn, der Daumen, zw. Kinn u. Unterlippe, verschließt den Mund.
▷ Kopf überstrecken.
▷ Nach tiefer Inspiration setzt der Helfer den geöffneten Mund über die Nasenöffnung, die Lippen liegen rundum der Nase auf u. dichten diese fest ab.

▷ Nach Insufflation der Ausatemluft (Dauer 2 Sek.) hebt er den Kopf, dreht das Gesicht zum Thorax u. kann so am Absinken des Brustkorbes u. Ausstromgeräusch den Erfolg überprüfen.
▷ Bei schwieriger Beatmung od. fehlender Expiration Kopf- u. Unterkieferposition korrigieren.

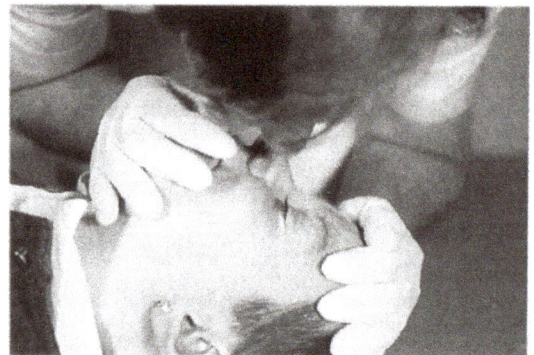

Abb. 3-20: *Atemspende, Mund-zu-Nase-Beatmung.* Freimachen der Atemwege durch Überstrecken des Kopfes u. Anheben des Kinns, Einblasen der eigenen Ausatemluft über die Nase mit einer Beatmungsfrequenz von 12−15/min

Mund-zu-Mund-Beatmung (Abb. 3-21). Bei behinderter Nasenatmung wird die Atemspende als Mund-zu-Mund-Beatmung unter Beachtung folgender Modifikationen vorgenommen:

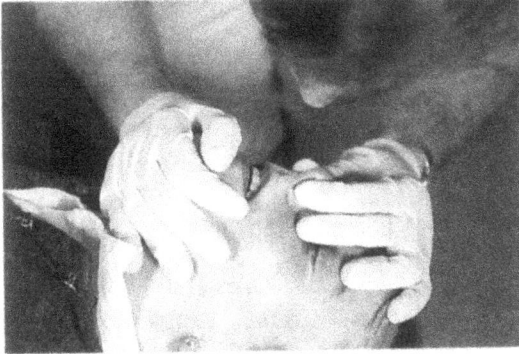

Abb. 3-21: *Atemspende, Mund-zu-Mund-Beatmung.* Freimachen der Atemwege durch Überstrecken des Kopfes u. Anheben des Kinns, Einblasen der eigenen Ausatemluft über den Mund mit einer Beatmungsfrequenz von 12–15/min; bei wirksamer A. hebt sich der Brustkorb des Beatmeten

▷ Der Daumen der am Kinn liegenden Hand wird direkt auf die Kinnspitze gelegt u. öffnet den Mund auf einen querfingerbreiten Spalt.
▷ Daumen u. Zeigefinger der anderen Hand verschließen die Nase.

Nachteile: **1.** Mundöffnung (Verlust der dentalen Fixation des Unterkiefers) u. Handdruck lassen den Unterkiefer zurücksinken u. obstruieren ggf. die Luftwege. **2.** Die Abdichtung um die Nase ist einfacher. **3.** Durch die kürzere Strecke zw. Mund des Atemspendenden u. Kehlkopf des Pat. ist der Beatmungsdruck erhöht → Magenüberblähung mit konsekutiver Regurgitation.

Beatmungsfrequenz: 12 Atemzügen/min, -hubvolumen 400–600 ml ohne Unterbrechung.

Bei kardiopulmonaler Reanimation sind Frequenz u. Zeitpunkt der Beatmung in den Ablauf der Herz-Lungen-Wiederbelebungsmaßnahmen einzubinden.

3.2.1.2 Beatmungseinschränkung

Infektionsgefahr. *Empfehlungen* von DIVI u. „Deutscher Beirat für Erste Hilfe und Wiederbelebung" der BKÄ *für Laienhelfer:*

1. *AIDS.* Das Risiko einer HIV-Infektion ist extrem gering, kann aber nicht mit letzter Sicherheit ausgeschlossen werden. Die Atemspende wird trotzdem empfohlen. Die *Mund-zu-Nase-Beatmung* ist risikoärmer. Einfache Hilfsmittel (Taschentuch, Mundpresse od. sog. Taschenmasken) minimieren das Risiko.
2. *Einschränkungen:*

▷ *erkennbar erhöhtes Infektionsrisiko* (z. B. bei Fixern mit sichtbaren Einstichen) → Beatmungshilfen benutzen
▷ *blutende Gesichtsverletzung* → Beatmungshilfen benutzen.

Einzige absolute KI sind Intoxikationen mit *Kontaktgiften* (z. B. Alkylphosphaten) → Beatmungshilfen benutzen, Vermeidung des direkten Hautkontaktes.

3.2.2 Mit Hilfsmitteln

Hilfsmittel: Beatmungsbeutel, -masken (s. Abb. 3-22) auch in Kombination mit oro- u. nasopharyngealen Tuben (s. Kap. 3.1.1.3, S. 61):

■ Beatmungsbeutel erlauben eine ermüdungsfreie Atemspende u. Sauerstoffanreicherung der Inspirationsluft.
■ Mit den oro- u. nasopharyngealen Tuben ist auch bei schwieriger Anatomie (große Zunge, zahnlose Pat., eingeschränkte HWS-Beweglichkeit) eine Insufflation möglich.

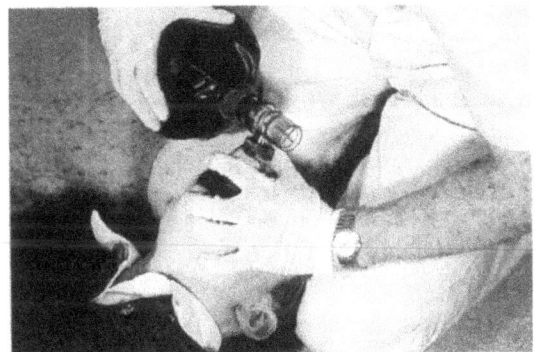

Abb. 3-22: *Beatmung* mit Beatmungsbeutel u. -maske

Komplikation: 1. Eine Maskenbeatmung kann, bes. bei Zahnlosigkeit mit Atrophie von Wangen- u. Gesichtsmuskulatur, trotz pharyngealen Tubus sehr schwierig sein. **2.** Mit Beatmungsbeutel mit Pop-off-Ventilen kann der Ösophagusverschlußdruck (15 cm H_2O) überschritten werden u. Erbrechen begünstigen, das unter einer undurchsichtigen Maske unbemerkt bleibt. Andererseits kann die Beatmung eingeschränkt sein, da das Inspirationsvolumen unkontrolliert über das Ventil abbläst.

> *Praxishinweis für die Beutel-Masken-Beatmung* (Abb. 3-22):
> • Position des Helfers hinter dem Kopf.

• Nach Reklination Lagekontrolle von Kopf u. Positionierung der Maske mit 1 Hand bewältigen → C-Griff: Daumen u. Zeigefinger liegen auf der Maske rund um den Anschluß des Beatmungsbeutels, Mittel- u. Ringfinger unter dem Unterkiefer fixieren die Maske. Mit dem kleinen Finger am Kieferwinkel wird ein Zurückgleiten des Unterkiefers verhindert.
• Beatmungsfrequenz:
• Erwachsene 12–14 Atemzügen/min, Atemhubvolumen: 300–600 ml
• Säuglinge 40, Kleinkinder 30, Schulkinder 20 Atemzügen/min.

3.3 Spezielle Erscheinungsbilder

3.3.1 Spannungspneumothorax

M. Lipp

Definition: Lebensgefährlich Komplikation eines Pneumothorax durch einen Ventilmechanismus, der das Eindringen von Luft in den Pleuraspalt zuläßt u. das Ausströmen verhindert. *Folge:* zunehmender Überdruck mit Totalkollaps der betroffenen Lunge, Mediastinalverdrängung zur gesunden Seite, Zwerchfelltiefstand, Verhinderung des Blutrückstroms in die großen thorakalen Venen.

Urs., Klinik, Diagn., Ergänzungen zur Ther.: s. Kap. 3.1.3, S. 67, Abb. 3-25, S. 75.

Therapie

Sofortige Pleurapunktion (Abb. 3-23): Desinfektion der Einstichstelle. Punktion im 2. od. 3. ICR in der MCL am Oberrand der Rippe mit einer dicklumigen Venenverweilkanüle (armiert mit einem Fingerling, der als primitives Ventil funktioniert; zweckmäßig ist eine Braunüle, so daß die verbleibende Kanüle aus dem Kunststoffanteil der Braunüle besteht). Man hört das Entweichen der Luft.

▷ *Thoraxsaugdrainage* ist Alternative zur Punktion (bei Erfahrung, Schnelligkeit u. Ausrüstung, Abb. 3-23 a). Anlage einer großlumigen intrapleuralen Saugdrainage

(mind. 12 Charr) im 3. od. 4. ICR in der MCL. Initiale Sogstellung 5–10 cm Wassersäule.

▷ *Stumpfes Spreizen* des Verletzungskanales bei penetrierenden Verletzungen.

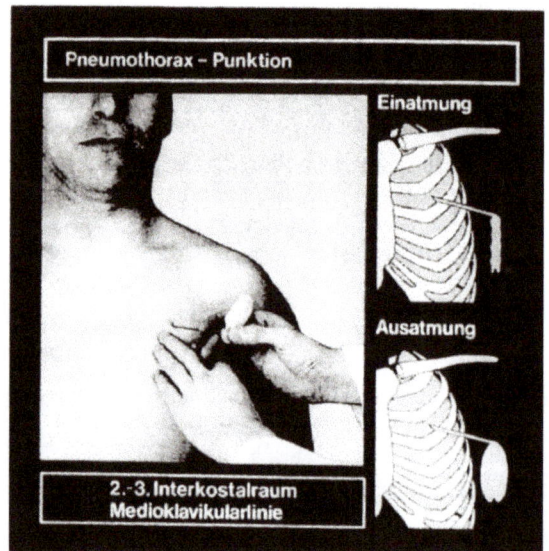

Abb. 3-23 a: Lokalisation der *Pleurapunktion*

▷ *O$_2$-Ther.*, Erhöhung der inspirat. Sauerstoffkonzentration.

▷ *Analgesierung*, bes. bei Rippenfraktur mit
Opioiden (Tramadol 100–200 mg, Pentazocin 30–60 mg od. Piritramid 7,5–15 mg)
od. Ketamin (0,5–1 mg/kg KG) in Kombination mit einem Benzodiazepin (Midazolam
0,05 mg/kg KG od. Diazepam 5–10 mg).

3.3.2 Atemwegverlegung, Trachea-, Bronchienverletzung

M. Lipp

3.3.2.1 Verlegung der Atemwege

Ein-, Mehrröhrensystem. Die Atemwege sind ein *Ein-*
(Mund, Rachen, Trachea bis zur Bifurkation) u.
Mehrröhrensystem (ab Bifurkation).

- *Komplette Obstruktion* des Einröhrensystem ist
  mit dem Leben nicht vereinbar.
- *Partielle Verlegung* des Einröhrensystem u. vollständige Obstruktionen von Teilen des Mehrröh-
  rensystems sind lebensgefährlich, jedoch u. U. für
  kurze Zeit kompensierbar.

Ursachen

- *Zurückfallen der Zunge.* Bewußtseinstrübung (traumatisch, kardiozirkulatorisch,
  metabolisch, zerebral, posttraumatisch) u.
  Tonusverlust der Gesichts- u. Mundmus-
  kulatur mit Zurücksinken des Zungen-

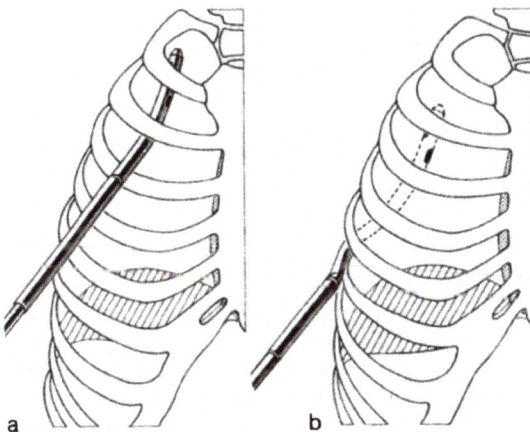

a   b

Abb. 3-23 b: *Thoraxdrainage* (2. ICR, MCL) bei
Pneumo- (**a**) u. Hämathothorax (**b**)

grundes an die Pharynxhinterwand sind die
häufigste Verlegungsursache.

- *FK.* Aspirationen von Speiseresten, Zahn-
  ersatz od. Spielzeug (bei Kindern) sind
  häufig, selten sind massive Staub- u. Säge-
  mehlinhalation.

- *Verletzung.* Starke Blutungen, posttraumatische Schwellung od. Gewebeteile behindern die Atmung.

- *Schleimhautschwellung.* **1.** *Toxisch:* Rauch-
  gasinhalation, chem. Dämpfe, ätzende
  Flüssigkeiten. **2.** *Insektenstich* im Mundrachenraum ruft eine allergische Schwellung
  mit ggf. foudroyantem Verlauf hervor. **3.**
  Lebensgefährliche Obstruktionen durch
  bakterielle Epiglottitis im Kindesalter; tödliche Verläufe auch bei Erwachsenen.

- *Chron.-obstruktive Lungenkrankheit* (s.
  Kap. 3.3.7, S. 89, Kap. 8.2.3, S. 312). Krisen dieser Leiden können durch allergische, chemische, infektiöse, psychische
  Faktoren ausgelöst werden u. eine notärztliche Soforttherapie bedingen.

Therapie

▷ *Zurückfallen der Zunge.* Lagerung des Kopfes, ggf. Hilfsmittel: Wendel- od. Guedel-
Tubus, endotracheale Intubation.

▷ *FK-Aspiration.* Inspektion (am besten mit
dem Laryngoskop) u. FK-Entfernung evtl.
durch Absaugen, Magill-Zange oder Heimlich-Handgriff (s. Abb. 3-8, 9). Nach *diffuser Aspiration* (v. a. nach Magensaftaspiration): Absaugung durch den Tubus, Bronchialtoilette, -lavage.

▷ *Verletzung.* Endotracheale Intubation.

▷ Technisch kann die Intubation durch Blutung u. Verletzung schwierig sein (behinderte Einsicht), Hilfsmittel wie Führungsdraht, Absaugpumpe, Magill-Zange, verschiedene Tuben u. diverse Laryngoskopspatel müssen bereitgehalten werden.

▷ *Schleimhautschwellung.* Lokal wirksame
Kortikoide (z. B. Auxilloson-Spray, 2 Hübe
alle 15 min), systemisch Antihistaminika u.
Kortikoide z. B. 8 mg Dimetirdenmaleat
(Fenistil), 400 mg Cimetidin (Tagamet) u.
200 mg Triamcinolon (Volon A). Rechtzeitig intubieren, da Schwellung zunimmt.

Partielle Verlegung

- schnelle, flache Atembewegung
- interkostale Einziehung
- Atemhilfsmuskulatur
- in- u. exspiratorischer Stridor
- Atemstoß vermindert
- Phonation u. U. möglich
- Beatmung mit erhöhtem Druck möglich
- verlängerte Ausatemphase.

Totale Verlegung

- inverse Atembewegung
- interkostale Einziehung (anfangs; nicht mehr im Koma)
- Atemhilfsmuskulatur wird eingesetzt (bei erhaltenem Bewußtsein)
- keine Atemgeräusche
- kein Atemstoß
- keine Phonation
- B. nicht möglich, auch nicht nach Intubation (bei intratrachealem Bolus)

3.3.2.2 Verletzung von Trachea, Bronchien

Ursache: Massives Thoraxtrauma. Bei Überrollen des Thorax, Sturz aus großer Höhe od. Aufprall entstehen Scherkräfte, die zu Ein- od. Abriß führen.

Klinik: Dyspnoe, Hämoptoe, Pneumothorax, Mediastinal- od. Hautemphysem, Schock.

Diagnostik: Tracheo- od. Bronchoskopie in der Klinik.

Therapie

▷ Freimachen u. -halten der Atemwege.
▷ Sauerstoffgabe u. fachgerechte Lagerung entsprechend dem Verletzungsmuster (s. Kap. 2.1.2, S. 13).
▷ Intubation u. Beatmung bei respirat. Insuffizienz.

Bei Trachea- od. Bronchienverletzung schonend vorgehen → Gefahr eines weiteren Trachealeinrisses durch Intubation; Beatmungsdruck so niedrig wie möglich wählen, sonst droht ein *Spannungspneumothorax.*

3.3.3 Atemlähmung

M. Lipp

Definition: Ausfall der Atmung; *Formen*: **1.** zentrale Atemlähmung inf. Schädigung des Atemzentrums; **2.** periphere A. durch Lähmung der Atemmuskeln.

Ursachen zentraler Atemlähmung (Beispiele)

- Intoxikationen, v. a. mit Schlaf- u. Betäubungsmitteln
- SHT, intrazerebrale Blutung
- Perfusionsstörung
- Körperkerntemperatur < 33 °C

- Poliomyelitis epidemica anterior acuta, A.-basilaris-Thrombose.

> Beim Koma (Stadium IV) ist mit einem Sistieren der Atmung zu rechnen; nach 30–60 s tritt auch beim Herz-Kreislauf-Stillstand ein zentraler Atemstillstand ein.

Ursachen peripherer Atemlähmung

- hohe Querschnittslähmungen
- Myasthenia gravis pseudoparalytica
- Muskelrelaxierung
- Polyneuropathie, Poliomyelitis

Klinik: Alarmsymptome sind Atemstillstand, Schnappatmung, massive Dyspnoe.

1. *Zentrale Alarmsymptome*

- *Deutliche Bewußtseinsveränderung*, pathologischer Atmungstyp.
- Absinken der *Körperkerntemperatur*: Bewußtseinstrübung: < 30 °C sistiert die Atmung → vollständiger Bewußtseinsverlust.

  Cave. Die Diagnose wird häufig nicht gestellt, da Quecksilber-Thermometer für Erwachsene Temperaturen < 35 °C nicht messen.

- *Opioide* (s. Kap. 2.4.2.2, S. 36) deprimieren in subanalgetischen Dosen die Atmung, dabei keine Bewußtseinsverminderung; das subjektive Gefühl der Atemnot wird unterdrückt.

2. *Periphere Alarmsymptome*

- *Neurologische Ausfälle.* Schlaffe Parese, Gefühllosigkeit der Extremitäten bei hoher Rückenmarkläsion.
- *Myasthenia gravis.* Gesichts- u. Schlundmuskulatur bes. befallen → Schluckstörung, hypotone Sprache, Schwäche der Zungenmuskulatur, massive Speichel- u. Bronchialsekretproduktion.

Diagnostik: Aus den Alarm- u. Begleitsymptomen, Eigen- u. Fremdanamnese wird die Diagnose gestellt.

Therapie: Reanimation, endotracheale Intubation, Beatmung (s. Kap. 3.2, S. 68) u. nach der Urs.

▷ *Opioidintoxikation*: Naloxon 1−5 µg/kg KG i. v. (s. Kap. 2.4.2.2, S. 36)

▷ *Benzodiazepinintoxikation:* Flumazenil, kompetitiver Benzodiazepin-Antagonist, hebt Atemdepression u. Sedierung auf; der Sicherung der Atemwege mittels Intubation u. ggf. assistierter Beatmung ist gleichwohl der Vorzug zu geben, da Flumazenil kürzer wirkt als Benzodiazepine → drohendes Rebound-Phänomen.

▷ *Hypothermie:* Erhöhte Flimmerbereitschaft bei der Laryngoskopie zur endotrachealen Intubation, Atemminvolumen bei kontrollierter Beatmung verringeren (reduzierte Metabolisierungsrate), um einer respirat. Alkalose vorzubeugen.

▷ *Querschnittsläsion:* endotracheale Intubation u. kontrollierte Beatmung bei respirat. Insuffizienz.

Manipulation an der HWS während der Intubation können das Rückenmark weiter schädigen: Einführung des Tubus in die Trachea (besser: fiberoptische u. blind-nasale Intubation).

▷ *Myasthenia gravis* (Speichelfluß/Bronchialsekretion!) In myasthenischer Krise ermöglicht die endotracheale Intubation die Bronchialtoilette, da die Sekretmassen oft nicht abgehustet werden können.
Medikamente: Cholinesterasehemmer verbesser die neuromuskuläre Übertragung (Pyridostigminbromid i. v. über Perfusor 2 mg/6 h).

▷ *Ipratropiumbromid* 10−15 mg/3 ×/d mindert die übermäßige Sekretion.

3.3.4 Störung der Atemmechanik

J. Grönniger

Definition: Reflektorisch gesteuerte Tätigkeit der Atemmuskeln, die die In- u. Expiration (passiv) steuern u. von der Elastizität von Lunge u. Thorax abhängt.

Ursachen: Verletzung von Brustkorb od. Lungen (Abb. 3-24).

Anamnese: Unfallhergang.

Klinik: *Leitsymptom* ist Dyspnoe. Weitere *Symptome:*

● *Atemabhängiger Schmerz* bei Thoraxverletzung, bes. Rippenfraktur.

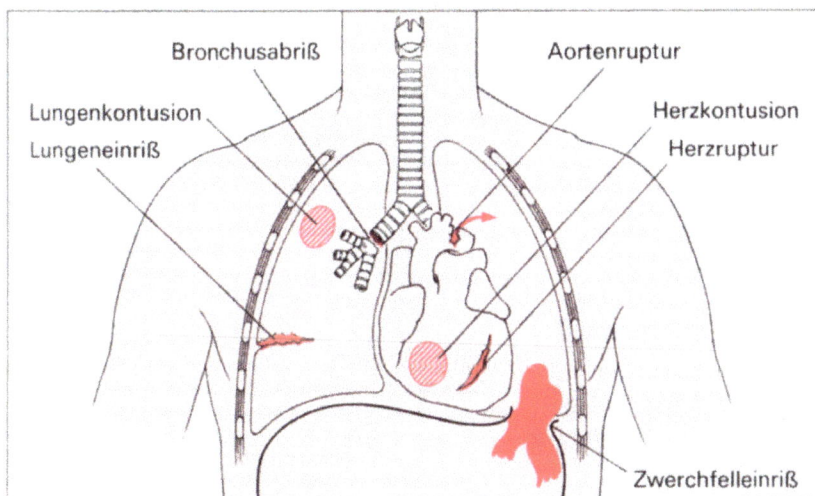

Abb. 3-24: *Thoraxtrauma,* häufige Organverletzung bei stumpfer u. penetrierender Verletzung

- Asymmetrische Thoraxexkursion deutet auf Schonhaltung bei Brustkorbverletzung hin. Flüssigkeits- (Pleuraerguß, s. Kap. 3.3.10, S. 96) od. Luftansammlung im Pleuraspalt führen ebenfalls zu einem Zurückbleiben der Thoraxhälfte.
- *Paradoxe Atembewegung* ist Folge eines Thoraxwandbruches bei der die Stabilität verlorengegangen ist. Funktionell kann die Lunge trotz ausreichender Exkursion nicht belüftet werden (s. Abb. 3-26).
- *Hautemphysem* (→ Austreten von Luft in die Weichteilgewebe). Die Luft stammt aus dem luftführenden System der Lungen. Immer ist eine Begleitverletzung der Lungen anzunehmen.
- *Zyanose* bedeutet eine fortgeschrittene Einschränkung der Atemmechanik bzw. einen erheblichen Ausfall des Gasaustausches in den Lungen.
- *Anämie* in Kombination mit Beeinträchtigung der Atemmechanik weist auf eine Blutung außerhalb des Thorax hin. Bei intrathorakaler Blutung, bes. in den Pleuraspalt (→ *Hämatothorax*), stehen die zyanotischen Symptome im Vordergrund.
- *Obere Einflußstauung* bei gleichzeitiger Dyspnoe u. paradoxer Atembeweglichkeit wird am häufigsten durch ausgedehnte Spannungsthoraces hervorgerufen. Die Mediastinalverlagerung führt zur Verlegung des venösen Abstroms aus dem Kopf-Hals-Bereich.

Inspektion: paradoxe Atmung, Zyanose, Anämie, obere Einflußstauung. Prellmarken geben Aufschluß über die Schwere der Verletzung.

Palpation: Rippenfrakuren lassen sich durch umschriebenen Schmerz lokalisieren. Auch bei Rippenserienfraktur od. instabilem Thorax läßt sich die gesamte Brustkorbseite ganz od. teilweise eindrücken. Gleichzeitig ist ein Hautemphysem durch sukutanes Knistern nachzuweisen.

Perkussion: Tympanitischer KS deutet auf einen Pneumothorax hin. KS-Dämpfung findet sich bei Erguß, bes. beim Hämatothorax.

Auskultation: Beim Hämato- od. Pneumothorax ist das AG auf der betreffenden Seite aufgehoben. Feuchte RG bedeuten beim Verletzten in erster Linie Aspiration, können aber auch bei Lungenkontusionen od. -gewebszerreißung auskultiert werden.

Diagnostik

▷ *Probepunktion.* Bei Ateminsuffizienz u. Pneumothorax bringt die Punktion der rasch Klarheit u. ist Soforttherapie (Abb. 3-25 d). Intubation u. Beatmung beim Spannungspneu sind kontraindiziert, wenn nicht entlastet wird.

▷ *Kreislaufüberwachung.* Pulsfrequenz, Blutdruck u. ggf. ZVD am Unfallort bzw. im Notarztwagen.

DD

➤ Angina pectoris, Myokardinfarkt → Schmerzen sind *nicht atemabhängig*.

3.3.4.1 Thoraxtrauma

Definition: stumpfe od. offene Verletzung des Brustkorbs meist als (Verkehrs-) Unfallfolge; häufig Polytrauma mit Brustkorbprellung od. -quetschung, Rippenserien-, Sternumfraktur, Verletzung des Tracheobronchialsystems (Bronchusriß), Pneumo-, Hämatothorax, Lungen-, Herzkontusion (s. Abb. 3-24).

Formen: 1. geschlossene, 2. offene Verletzung.

Geschlossenes Thoraxtrauma

Ursache: *Stumpfe Gewalteinwirkung* auf den Brustkorb kann alle intrathorakalen Organe verletzen (Abb. 3-26). Dabei muß das knöcherne Skelett bei Jugendlichen u. Kindern nicht frakturieren. Ganz überwiegend bleibt auch die schwerste Thoraxverletzung geschlossen.

Komplikation

1. **Pneumo-, Spannungspneumothorax** (s. Kap. 3.3.10, S. 96).

2. **Hämatothorax:** Bei ausgedehnter Rippenfraktur u. Ateminsuffizienz ist eine intrathorakale Blutung wahrscheinlich → Hämatothorax. Ob ursächlich ein Pneumo- od. Hämatothorax zugrunde liegt, entscheidet im Zweife eine Probepunktion im 5. od. 6. ICR, mittlere Axillarlinie.

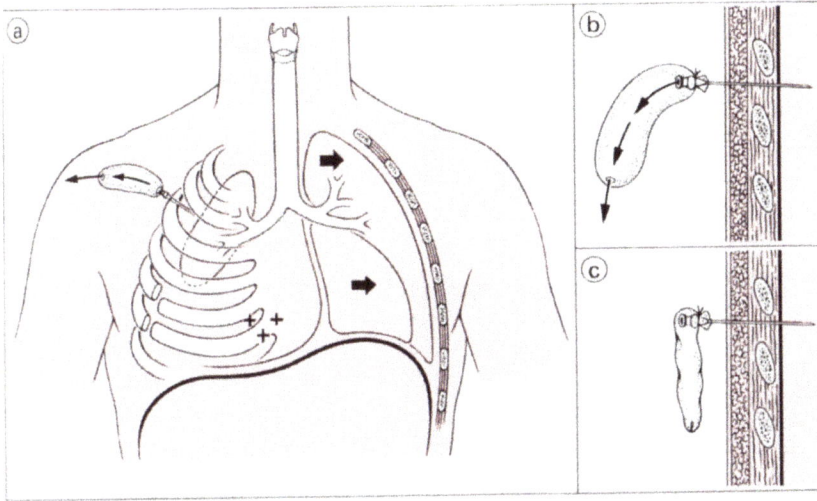

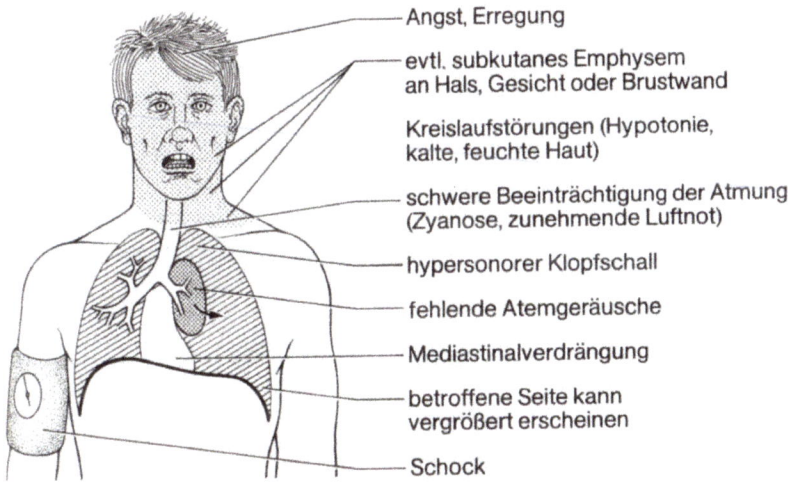

Abb. 3-25: a. *Spannungspneumothorax* mit Verlagerung des Mediastinums zur Gegenseite u. Kompression der gegenseitigen Lunge; **b.** Druckverhältnisse bei Exspiration, die Luft kann nach außen entweichen; **c.** Druckverhaltnisse bei Inspiration, der Fingerling verhindert das Eindringen von Luft in den Pleuraspalt; **d.** Punktion im 2. ICR mit Fingerling armierter Kanüle od. großlumiger Kanüle ohne Armierung (s. Abb. 3-32)

Therapie

▷ Thoraxdrainage (5. ICR, MCL) bei Pneumo-, Spannungs- u. Hämatothorax.

▷ Intubation, Beatmung, ggf. mit Überdruck (→ gute Blutstillung) bei Ateminsuffizienz.

3. **Lungenparenchymblutung:** Quetschung od. Explosionsverletzung i. R. eines Barotraumas zerreißen die Lunge → Einblutung in das luftführende System mit Verkleinerung der Gasaustauschfläche durch Volllaufen von Bronchialsystem u. Parenchyms. *Symptome:* wie Lungenödem (s. Kap. 3.3.8, S. 93).

Therapie

▷ Beatmung mit nicht zu hohen Drucken, wiederholt absaugen.

4. **Instabiler Thorax:** Nach Rippenstückbruch resultiert paradoxe Atembeweglichkeit der betroffenen Seite. Bei Inspiration wird die verletzte Seite eingezogen, u. bei Exspira-

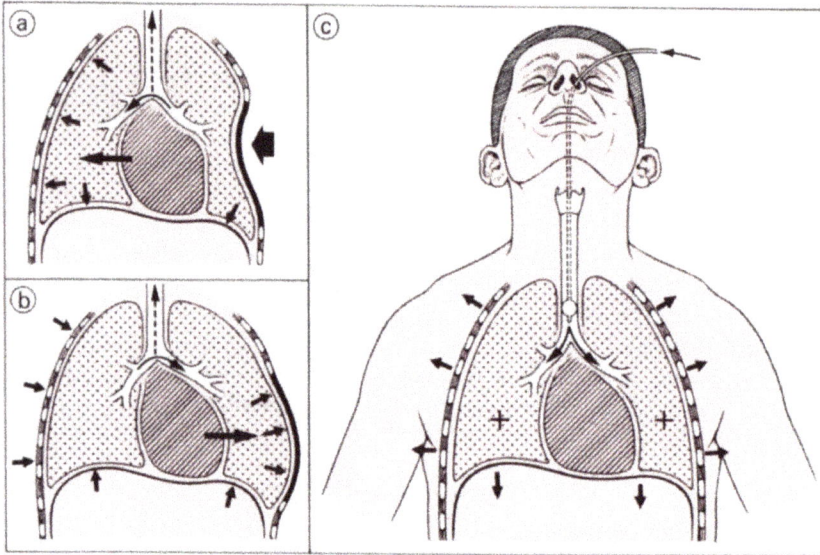

Abb. 3-26: *Instabiler Thorax bei Thoraxwandbruch;* **a.** Bei Inspiration Pendelluft zw. verletzter Seite u. gesunder Lunge. Verschiebung des Mediastinums zur gesunden Seite; **b.** Bei Exspiration Pendelluft zw. gesunder u. verletzter Seite. Verschiebung des Mediastinums zur verletzten Seite; **c.** Nach Intubation u. Druckbeatmung reguläre Atemmechanik in In- u. Exspiration. Stabilisierung des knochernen Skelettes durch innere Schienung

tion wölbt sie sich vor. Funktionell fällt die Lunge für den Gasaustausch aus → *Hämato-, Pneumo- od. Hämatopneumothorax.*

Therapie

▷ Intubieren vor Transport → innere Schienung (s. Abb. 3-26 c).

Offenes Thoraxtrauma

Ursache: Stich-, Schußverletzung.

Klinik: Die Wunde ist meist klein u. unscheinbar, die Folgen unkalkulierbar.

Komplikation: wie bei geschlossenem Trauma (jedoch *kein* Spannungspneumothorax).

Therapie

▷ wie bei geschlossener Verletzung.
▷ lockerer Verband (Druckverband verhindert das Eintreten von Luft von außen, begünstigt den Spannungspneumothorax).
▷ perforierende FK beläßt man, sonst ggf. Blutung, Spannungspneu.
▷ Analgetika großzügig einsetzen (s. Kap. 2.4.2, S. 28).

3.3.5 Störung des Gasaustausches

M. Lipp

Pulmonaler Gasaustausch: Diffusion von O_2 ins Blut u. von CO_2 in die Alveolen via Blut-Luft-Schranke.

Ursachen (s. Kap. 8.2, S. 281)

1. *Verteilungsstörung.* Inadäquates Verhältnis zw. alveolärer Ventilation bzw. pulmonaler Diffusion u. Lungendurchblutung → paO_2 ↓ bei ausgeprägter Störung $paCO_2$ ↓: obstruktive Lungenkrankheit (z. B. Asthma bronchiale), Elastizitätsverlust der Lunge (Lungenemphysem), regionaler Einschränkung der Atemexkursion (Lungenkontusion).
2. *Perfusionsstörung.* Eingeschränkte od. aufgehobene Durchblutung von Lungenabschnitten od. der Lungen (z. B. Lungenembolie).
3. *Diffusionsstörung.* Verhältnis von pulmonaler Diffusionskapazität zur Lungenperfusion nimmt ab u. damit die Effektivität des Gasaustausches in den Lungen (→ Lungenödem, Pneumonie, Atelektase).

4. *Mechanische Behinderung der Atmung, Hypoventilation.* Verlegung, Verletzung der Atemwege u. Atemlähmung (s. Kap. 3.3.3, S. 72).

Alle Urs. führen zu einer Veränderung des Ventilations-Perfusions-Verhältnisses, sie treten isoliert u. in Kombination auf.

BGA bei Gasaustauschstörung:

- pO_2-Abfall (→ partielle respirat. Insuffizienz) tritt als erstes ein
- pCO_2-Anstieg zeigt eine gravierende Verschlechtung an (→ respirat. Globalinsuffizienz).

Ursache ist die bessere alveolo-kapilläre Diffusionsfähigkeit von CO_2 im Vergleich zu O_2 (Faktor 20!).

3.3.5.1 Lungenkontusion

Definition: Lungenprellung; häufigste Begleitverletzung bei stumpfem Thoraxtrauma mit Einblutung in das Lungenparenchym; *Formen:* 1. einfache L. ohne respirator. Insuffizienz; 2. schwere L. mit respirator. Insuffizienz durch interstitielles, ggf. auch alveoläres Ödem.

Ursache: offenes, seltener geschlossenes Thoraxtrauma.

Pathogenese: Quetschung u. Einriß des Lungenparenchyms; Rippenserienfraktur, Hämato- od. Pneumothorax. Einblutung in das Bronchialsystem verursachen eine *innere Aspiration*.

Gasaustauschstörung mit: **1.** Hypoxie, Hyperkapnie, **2.** Rechts-Links-Shunt ↑, **3.** Compliance ↓.

Anamnese: Unfallhergang, v. a. bei geschlossenem Trauma.

Klinik: Hinweise auf eine Lungenkontusion.

- Dyspnoe, evtl. Hämoptoe (Hämato-/Pneumothorax)
- Abgeschwächtes od. fehlendes AG, Schmerzen, Zyanose, Unruhe
- Zeichen der Gewalteinwirkung: Prellmarke, Schürfwunde, Rippenfraktur.

Diagnostik

- *SaO_2 ↓, Pulsoxymetrie* → pO_2 ↓, BGA
- *In der Klinik:* Rö. → Lungenverschattung, bronchoskopisch Blutnachweis.

Komplikationen: 1. Pneumonie, **2.** (selten) Lungenabszeß.

Therapie: symptomatisch. *Ziel:* Verbesserung des pulmonalen Gasaustausches.

▷ Freimachen u. -halten der Atemwege, O_2 per Nasensonde od. Maske
▷ *Lagerung* mit erhöhtem Oberkörper auf der verletzten Seite
▷ Endotracheale Intubation mit PEEP-Beatmung (5–8 cm Wassersäule).

Cave: **1.** Abfall von HMV u. Blutdruck bei Hypovolämie, **2.** Shuntdurchblutung ↑ durch inhomogene Ventilation (erhöhter Atemwegdruck verursacht in gesunden Lungenabschnitten Kapillarverschluß), **3.** Tendenz zum Barotrauma → Pneumo-, Spannungspneumothorax od. Pneumomediastinum.

▷ Absaugen bei Blutung in das Bronchialsystem (→ *innere Aspiration*).

3.3.5.2 Ertrinken

Definition: Einströmen von Süß- od. Salzwasser in die Lungen mit konsekutivem Sauerstoffmangel.

Ursachen: 1. Unfähigkeit zum Schwimmen, Ermüdung od. Krampf in der Muskulatur, Intoxikation, Suizidversuch. **2.** *Vagale Reaktion* (plötzliches Eintauchen in sehr kaltes Wasser) od. Krankheit (akutes Pumpversagen durch Herzrhythmusstörung), **3.** *Trauma.*

Versinken bei Bewußtseinsverlust.

Pathophysiologie: 3 Arten des Ertrinkens.

1. *Trockenes Ertrinken.* Ertrinken ohne Wassereintritt in Trachea, Bronchialsystem (10–20%) → reflektorischer Laryngospasmus → Asphyxie → hypoxischer Herzstillstand.

2. *Ertrinken mit Süßwasseraspiration.* Süßwasser zerstört das Surfactant, → Atelektase → Compliance ↓, Rechts-Links-Shunt ↑.

Aufgrund seiner osmotischen Differenz zum Interstitium u. zum Intravasalraum durchdringt es sehr schnell die alveolo-kapilläre Distanz → Hypervolämie, Hyperkaliämie (→ Hämolyse), verdünnungsbedingte Hyponatriämie.

Hypoxie, Hyperkapnie, -kaliämie u. metabolische Azidose führen zum Herzstillstand, meist durch Kammerflimmern.

3. *Ertrinken mit Salzwasseraspiration.* Osmolaritätsdifferenz zum Plasma bedingt einen starken Wassereinstrom in Alveolen, Interstitium → funktionelle Residualkapazität u. Compliance ↓, Rechts-Links-Shunt ↑, relative Hypovolämie mit Hypernatriämie u. -kaliämie. Wie auch nach dem Süßwassertrinken kommt es unter Hypoxie u. metabolischer Azidose zu Kammerflimmern u. Herzstillstand.

Begleitschaden. HWS-Fraktur (v. a. nach Sprungunfall) od. Unterkühlung.

Therapie : Die Rettung eines Ertrinkenden ist ohne Rettungsschwimmerausbildung (spezielle Schwimmtechnik, Befreiungsgriffe) gefährlich! *Ziel:* Wiederherstellung u. Aufrechterhaltung der Vitalfunktionen.

▷ *Endotracheale Intubation* (großzügig indiziert)*:* Oxygenierung, Absaugung bei Aspiration von Mageninhalt, FK, Salzwasser.
▷ *PEEP-Beatmung* verbessert den Gasaustausch, v. a. bei Atelektasen durch Surfactant-Verlust.

Im Gegensatz zur Lungenkontusion ist eine unterschiedliche Belüftung der Lungen nicht zu erwarten.

▷ *Großlumige, doppelläufige Magensonde* nach Sicherung der Atemwege → Entfernung verschluckten Wassers. Prophylaxe der Dyselektrolytämie.
▷ Forcierte Diurese.

Intensivmedizinische Nachsorge wegen hypoxiebedingter Organschäden (Lungenödem).

Obsolet sind Empfehlungen zur mechanischen Wasserentfernung aus dem Bronchialsystem (Kopftieflagerung mit *Auslaufenlassen*). Neben verzögerter Wiederbelebung droht Aspiration von Mageninhalt (verschlucktes Wasser).

3.3.6 Obstruktive Atemwegerkrankungen

D. Gillmann-Blum, J. Lorenz

Definition: Bezeichnung für chronische Krankheiten des bronchopulmonalen Systems mit obstruktiver Ventilationsstörung. Den 3 Krankheiten ist die *obstruktive Ventilationsstörung* gemeinsam: **1.** Asthma bronchiale, **2.** chron.-obstruktive Bronchitis, **3.** obstruktives Lungenemphysem. Fließende

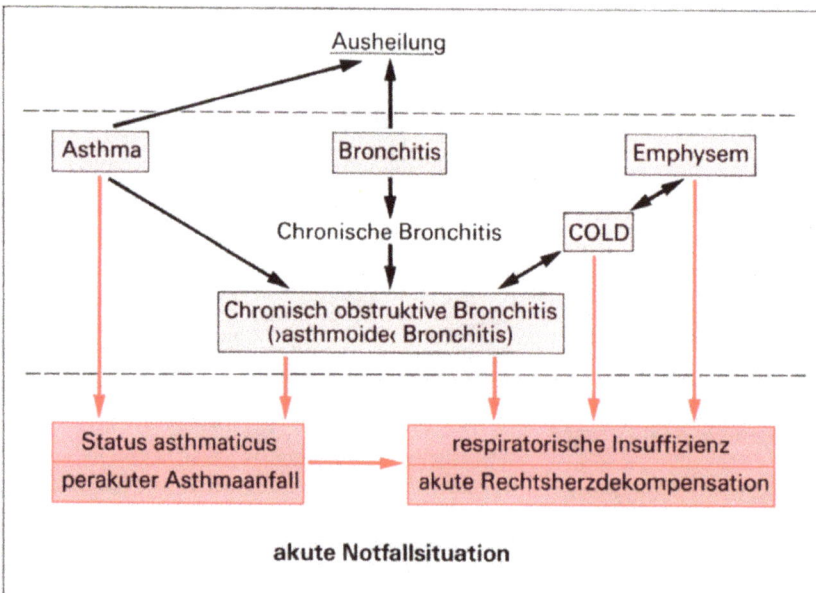

Abb. 3-27: Asthma bronchiale, chron. Bronchitis u. Emphysem münden im Spätstadium in eine akute respirat. Insuffizienz mit Cor pulmonale

Übergänge bei langjährigem Verlauf (Abb. 3-27).

Der Überbegriff *COLD* (chronic obstructive lung disease) od. *COPD* (chronic obstructive pulmonary disease) wird nur verwandt für die chron.-obstruktive Bronchitis u. das obstruktive Emphysem.

Für die Notfallmedizin ist v. a. das *Asthma bronchiale* von Bedeutung, das bereits in frühen Stadien durch schwerste Atemnotanfälle zur Lebensbedrohung führen kann; chron.-obstruktive Bronchitis u. Lungenemphysem münden erst nach längerem Verlauf in eine respiratorische Partial- od. Globalinsuffizienz u. Rechtsherzdekompensation.

Häufigkeit: Mortalität in der Bundesrepublik Deutschland 1997 26 800/Jahr (Quelle Statistisches Bundesamt 1997).

Im jugendlichen Alter ist sie überwiegend auf den Tod im schweren Asthmaanfall, im hohen Lebensalter auf akute Exazerbationen einer chron.-obstruktiven Bronchitis zurückzuführen. Im mittleren Lebensalter sind beide Todesursachen gleich häufig.

Klinik: Gemeinsames Leitsymptom ist *Atemnot*.

- *Asthma* → anfallsweise Atemnot
- *Chron.-obstruktive Bronchitis* → wechselnd intensive Atemnot, zunächst nur bei Belastung
- *Lungenemphysem* → Daueratemnot mit progressiver Tendenz.

Obstruktionsäquivalent. Darüber hinaus ist die chron. Bronchitis durch rezidiv. Husten mit Auswurf charakterisiert. Beim Asthma bronchiale kann *unproduktiver Husten* als Obstruktionsäquivalent auftreten.

Praxishinweis: In fortgeschrittenen Stadien ist die Klinik der Krankheiten ähnlich.

DD

▷ *Asthma:* Herzinsuffizienz, Lungenembolie.
▷ *COPD:* pulmonale Hypertonie, Linksherzinsuffizienz.

Therapie: Uniforme Basismedikation, unabhängig von der Ursache (Asthmaanfall, COLD-Exazerbation). *Trias* aus:

- Beta-2-Sympathomimetika → Aerosol, s. c., i. v.
- Kortikoide hochdosiert i. v.
- Theophyllin i. v. (s. Kap. 7.2.1, S. 258).

3.3.6.1 Asthma bronchiale

Definition: Anfallsweise Atemnot infolge variabler u. reversibler Bronchialverengung durch Entzündung u. Hyperreaktivität der Atemwege. *5 Schweregrade.*

Notfallmedizinisch relevant sind sehr häufige, akute, schwere od. lang anhaltende Asthma-bronchiale-Anfälle (> 24 h) als

- *Status asthmaticus:* Asthmaanfall > 24 h.
- *Perakuter schwerster Asthmaanfall* → gefährlichste Akutsituation bei obstruktiven Atemwegkrankheiten überhaupt! Innerhalb von Minuten droht der akute Asthmatod.

Dauer-Asthma. Zwischen den akuten Anfällen tritt keine Beschwerdefreiheit ein. Meist besteht eine langjährige Asthmaanamnese.

Häufigkeit: eine der häufigsten chron. Krankheiten; 4−5% der Bevölkerung sind betroffen bei zunehmender Inzidenz. Mortalität: 6 : 100 000 Einwohner (1997), Letalität < 1%.

Ursachen: *5 Asthma-Typen.*

1. *Exogen allergisches od. Extrinsic-Asthma* besonders häufig bei Kindern. Meist deutet schon die Anamnese auf die Atopie hin → Milchschorf, Neurodermitis, Heuschnupfen. Notfälle entstehen durch Allergenprovokation.

2. *Endogenes Asthma od. Intrinsic-Asthma,* häufigste Form im Erwachsenenalter; entsteht meist im Anschluß an eine od. rezidiv. akute Tracheobronchitis (→ *grippaler Infekt, asthmoide Bronchitis*), jedoch auch ohne Vorerkrankung.

3. *Chemisch-physikalisch irritatives Asthma,* entwickelt sich durch chron. Inhalation von Bronchusnoxen z. B. am Arbeitsplatz (Formaldehyd, Chlor-, Nitrosegase, Isozyanate, Säureanhydride, Metallstäube, anorganische Säuren u. Laugen) u. kann akut exazerbieren.

4. *Analgetika-Asthma* durch Störung im Prostaglandinmetabolismus. Eine Bronchokonstriktion tritt kurzfristig nach Einnahme von nichtsteroidalen Antirheumatika auf (z. B. Acetylsalicylsäure, s. Kap. 2.4.2.1, S. 31) → Leukotriene ↑ → Bronchokonstriktion.

5. *Mischformen* bei Erwachsenen sehr häufig.

Pathogenese: Bronchospasmus durch Hyperreaktivität der Atemwege gegenüber spezifischen u. unspezifischen Reizen. *2 Mechanismen* sind bekannt:

1. *Asthma als entzündliche Krankheit.* Bronchiale Hyperreaktivität durch biogene Mediatoren (Tab. 3-2).

Tab. 3-2: *Mediatoren* bei Asthma bronchiale

Zelle	Entzündungs-mediator	Wirkung
Mastzellen	Histamin	Bronchokon-striktion
Makrophagen	Lipidmediato-ren	mikrovaskulä-res Ödem
Eosinophile	Peptide	Hyperkrinie
T-Lymphozyten	Zytokine	bronchiale Hyperreaktion
Epithelzellen	Wachstumsfak-toren	subepithe-liale Fibrose
Thrombozyten	PAF, Prosta-glandine	Bronchokon-striktion

- *Primäre Mediatoren* sind Histamin, Serotonin, Kallikrein, Katecholamine, Prostaglandine.
- *Sek. Mediatoren* sind Faktoren des Komplementsystems, Arachidonsäuremetabolite, Proteasen, Antiproteasen, Kallikrein-Kininogen-Kinin-System, Sauerstoffradikale.
- *Eosinophile.* Die asthmatische Spätreaktion kennzeichnen die Eosinophilie in der bronchoalveolären Lavage (BAL) u. die *Eosinophilie* des peripheren Blutes.

2. *Neurale Effekte.* Bronchiale Hyperreaktivität inf. Imbalance zw. sympathischer u. parasympathischer Innervation der Bronchialmuskulatur zugunsten des Parasympathikus → Bronchospasmus (Reflexbronchokonstriktion!).

Inflammatorisch wirken daneben nichtadrenerge-nichtcholinerge Nerven u. Neuropeptide (Substanz P, Neurokinin A, Calcitonigen abhängiges Peptid) in den Atemwegen.

Pathophysiologie (Abb. 3-28): Trias aus *Bronchospasmus, entzündlichem Bronchialwandödem, Hyper- u. Dyskrinie.* Die Atemwegobstruktion kann durch exzessive Schleimproduktion in eine totale Verlegung münden.

Anamnese: Auslösemechanismus erfragen. Allergenkontakt, Atemweginfektion („Erkältung"), Medikamente (bes. Acetylsalicylsäure, andere nichtsteroidale Antirheumatika, Betablocker).

Klinik: *Leitsymptom* ist die anfallsartige Atemnot (s. Def.), häufig in den frühen Morgenstunden. *Weitere Symptome sind:*

- *Orthopnoe.* Einsatz der Atemhilfsmuskulatur (→ Mm. scaleni, sternocleidomastoidei, pectorales, äußere Bauchmuskulatur) durch Aufsetzen erleichtern die Atmung.
- *Inspirat. Einziehung* jugulär, epigastrisch, interkostal.
- Verlängertes Exspirium.
- *Distanz-Giemen.* Häufig hört man bereits ohne Stethoskop *kontinuierliche Nebengeräusche (NG):* Giemen, Brummen, Pfeifen.
- *Hustenattacken* mit meist wenig, zähem Auswurf, Tachypnoe, -kardie.
- *Engegefühl* im Thorax bis hin zu retrosternalem Schmerz.

Perkussion: hypersonorer KS über beiden Lungen mit tiefstehenden Grenzen.

Auskultation: trockene RG.

Praxishinweis: **1.** Auf *Symmetrie der Befunde* achten (DD: Pneumothorax?)! **2.** *Silent lung:* Bei schwerster bronchialer Obstruktion kein Atem- u. Nebengeräusch! Thorax in max. Inspirationsstellung. Hochgradige Obstruktion, Lebensgefahr!

Puls-, Atemfrequenz deutlich, Blutdruck leicht erhöht.

Auskultation des Herzens (durch kontinuierliche NG erschwert)*:* ggf. akute Rechtsherzbelastung → lauter 2. Herzton über der Pulmonalisklappe, evtl. 4. Herzton.

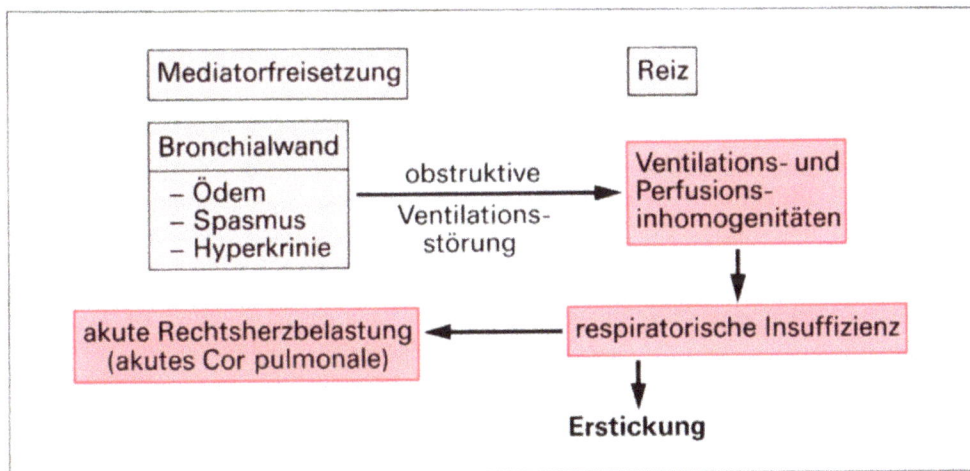

Abb. 3-28: *Pathophysiologie des Asthma bronchiale.* Die Trias Bronchospasmus, Bronchialwandödem, Hyper-/Dyskrinie mündet in respiratorische Insuffizienz u. akutes Cor pulmonale über Obstruktion, Ventilations- u. Perfusionsinhomogenität

Drohende Erschöpfungszeichen sind Unruhe, Ortho-, Sprechdyspnoe, Bewußtseinsstörung, Blutdruckabfall, Zyanose.

Klin. Parameter eines lebensbedrohlichen Asthmaanfalls sind:

- Tachykardie > 120/min
             Tachypnoe > 30/min
- Pulsus paradoxus > 18 mmHg
             Peak flow < 200 l/min
- schwere Spastik od. silent lung
- schnelles Auftreten des Anfalls
- Hinwendung des Kranken an eine Not-
  dienstzentrale.

Diagnostik: *Basis-* (Anamnese, Klinik, Notfall-diagnostik) u. *erweiterte Diagn.*

1. **Basisdiagnostik.** Umfaßt Anamnese u. Klinik (s. o.).

Praxishinweis: Die Basisdiagnostik sichert in 95% die Diagnose; bereits mit *Anamnese* u. *klinischem Befund* läßt sie sich i. d. R. stellen.

2. **Notfalldiagnostik** (→ Peak-flow, BGA od. Sauerstoffsättigung, EKG).

- *Peak flow* (Peakflowmeter) exspirat. Spitzenfluß: Frühindikator des Asthmaanfalles:

< 200 l/min oder Abfall < 50% vom gewohnten Wert.

- *Sauerstoffsättigung* od. *BGA* erlauben eine weitere *Schweregradeinteilung eines Asthmaanfalles:* Hypoxämie → stationär behandlungsbedürftiger Asthmaanfall.

5 Asthma-Schweregrade (Tab. 3-3)

I Blutgaswerte normal.

II pCO_2-Abfall durch Hyperventilation → pH wird leicht alkalisch → Tachypnoe.

III Hypoxämie durch inhomogene Ventilation, leichte respirat. Alkalose.

IV Wieder normale pCO_2-Werte bei klinischer Verschlechterung bedeuten drohende Erschöpfung. In dieser Phase „normalisiert" sich der pH-Wert wieder.

Tab. 3-3: *Asthma bronchiale,* Schweregradeinteilung nach Blutgasen

Schwere-grad	paO₂	paCO₂	pH	Atemfre-quenz
I	n	n	n	n
II	n	↓	↑	↑
III	↓	↓	↑	↑
IV	↓	n	n	↑
V	↓	↑	↓	(n) ↓↑

Das Stadium IV kann von Unerfahrenen leicht falsch interpretiert u. unterschätzt werden, indem es nicht als der bedrohliche Übergang in die respirat. Globalinsuffizienz u. respirat. Azidose erkannt wird.

V Die respirat. Globalinsuffizienz entsteht durch eine Erschöpfung der Atempumpe → Intubation u. maschinelle Beatmung (s. Kap. 8.2.3.1, S. 312).

Praxishinweis: Schweregradbeurteilung ohne klinischen Befund ist ein Anfängerfehler!

➤ *EKG u. Monitorüberwachung* (s. Abb. 3-29) geben v. a. Hinweise zur DD u. kardialen Komplikation: mäßige bis schwere Sinustachykardie, häufig auch supraventrikuläre Tachykardie od. Vorhofflimmern. Extrasystolen können Ausdruck der art. Hypoxämie u. therapieinduziert sein (→ Methylxanthine, Betasympathomimetika).

- *Akutes Cor pulmonale* nur bei schwerstem Anfall (Drucksteigerung im kleinen Kreislauf → akute pulmonale Hypertonie → Dilatation des re. Ventrikels) mit *flüchtigem S_I-Q_{III}-Typ* durch Rotation des Herzens um die Sagittalachse nach hinten, sowie *Ischämiezeichen* in den rechtspräkordialen Ableitungen durch subendokardiale od. transmurale Kompression. Letztere bleiben am längsten nachweisbar.

- *P-dextroatriale* ist selten, da meist nur der re. Ventrikel dilatiert ist. Je nach Dilatationsgrad des Herzens kann ein inkompletter od. kompletter *Rechtsschenkelblock* auftreten (Abb. 3-29).

3. Erweiterte Diagnostik in der Notaufnahme

➤ *Laboruntersuchungen* können diagn. u. differential-diagn. Hilfen geben:

- Leukozytose $< 15\,000/mm^3$ ggf. durch Kortikosteroidtherapie, $> 15\,000/mm^3$ bakterieller Superinfekt.

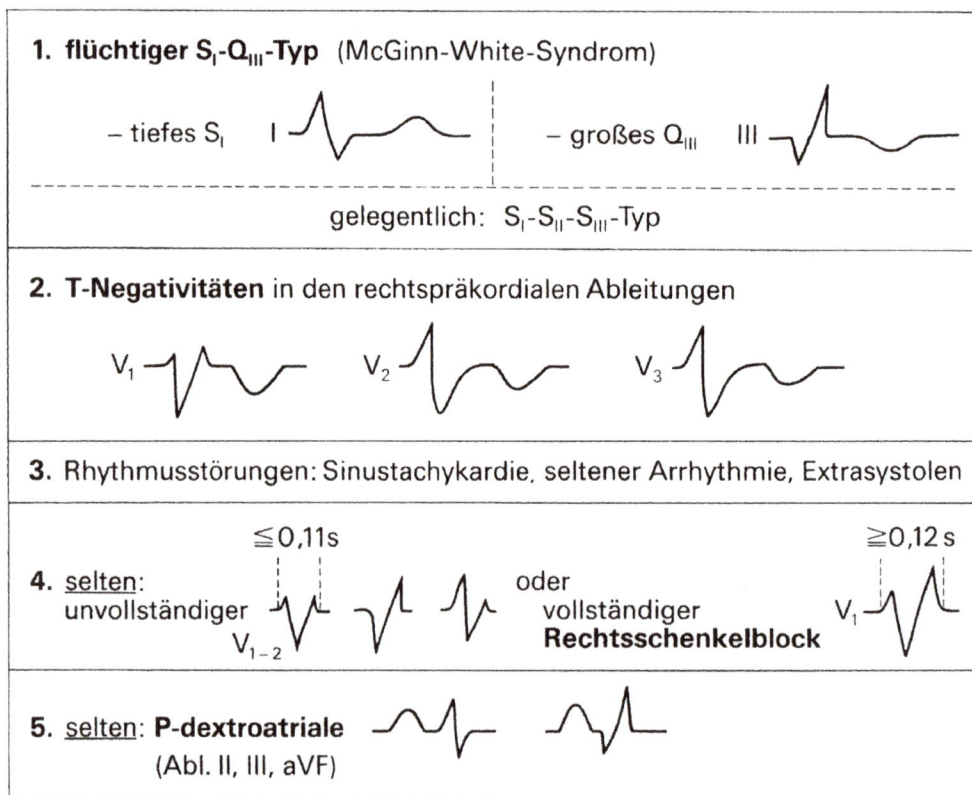

Abb. 3-29: *Akutes Cor pulmonale* (akute Rechtsherzbelastung) im EKG

- Polyglobulie spricht eher für eine länger bestehende COLD, Eosinophilie für ein Asthma.
- Elektrolyte i. S., v. a. K^+ (Hypokaliämie unter Beta-2-Sympathomimetika möglich!).
- Transaminasen (CPK, SGOT, LDH) schließen einen Herzinfarkt aus.

➤ *Rö.-Thorax* → zentrale Bedeutung für die DD und zum Ausschluß von Komplikationen! Charakteristische Befunde sind:

- Volumen pulmonum auctum (Überblähung der Lungen mit vermehrter Strahlentransparenz).
- Tiefstehende Zwerchfellhälften mit stumpfem Randsinus.
- Erweiterte Interkostalräume mit horizontal verlaufenden Rippen.

Komplikationen: 1. Pneumothorax, **2.** Pneumomediastinum, **3.** Atelektase durch Schleimverlegung.

➤ *Lungenfunktionsdiagnostik* sobald wie möglich: Spirographie, Bodyplethysmographie.

DD: Krankheiten mit akuter Dyspnoe (Tab. 3-4).

1. *Asthma cardiale.* Anfallsweise Atemnot, bes. nachts, durch eine Lungenstauung inf. Linksherzinsuffizienz ausgelöst u. durch einen Bronchospasmus charakterisiert:

➤ Orthopnoe, starker Husten mit dünnflüssigem od. blutig tingiertem Auswurf.
➤ Verlängertes Exspirium. Auskultationsbefund ggf. wie bei Asthma bronchiale.
➤ Anamnese (KHK, Infarkt, Kardiomyopathie, Klappenfehler, art. Hypertonie) einschl. Medikamentenanamnese
➤ EKG, Röntgen-Thorax.

2. *Kardiales Lungenödem*

➤ Rasselgeräusche
➤ Röntgen-Thorax ist hinweisend.

3. *Spontanpneumothorax*

➤ Einseitig abgeschwächtes AG, trockene RG kontralateral
➤ Progrediente Dyspnoe trotz Therapie
➤ Hautemphysem bei Pneumomediastinum
➤ Röntgen-Thorax beweist die Diagnose.

4. *Spannungspneumothorax* (s. Kap. 3.3.1, S. 70)

➤ Progrediente Dyspnoe mit Zyanose
➤ Obere Einflußstauung.

5. *Lungenembolie* (s. Kap. 3.3.7, S. 89).

➤ Anamnese (→ Thromboembolierisiko?).
➤ EKG, Röntgen-Thorax.
➤ Lungenperfusionsszintigraphie, Pulmonalisangiographie od. DSA.

Tab. 3-4: *Asthmaanfall*, Diagnostik und Differentialdiagnostik

Klinik	Anamnese	Untersuchung	EKG	Rö.-Thorax	art. BGA	Weitere Unters.	Peak flow
Asthma cardiale	+	+	+	+	(+)		
kardiales Lungenödem	+	+	+	+	+		
Pneumothorax	(+)	+		+	(+)		
Lungenembolie	+	(+)	(+)	(+)	(+)	+	
zentrale Atemwegobstruktion	+	(+)		+	(+)	+	+
Aortenaneurysma	+	+	(+)	+		+	
Aspiration	+			+			
Hyperventilationssyndrom	+	+			+		
tox. Lungenödem	+	+		+	+		

6. Zentrale Atemwegsobstruktion. Anamnese!

Die akute Atemwegsobstruktion durch zentrale Bronchialtumoren ist selten, Röntgen u. Bronchoskopie sichern die Diagnose.

7. Dissezierendes Aortenaneurysma

➤ Leitsymptom ist der heftige thorakale Schmerz, nicht die Atemnot, ausnahmsweise tritt eine akute Atemwegobstruktion auf.

➤ Röntgen-Thorax, UKG, CT.

8. Aspiration. Anamnese u. Röntgen!

➤ Nach Reanimation, bei Beatmung
➤ Alkoholkranke
➤ Neurologische Krankheiten.

9. Hyperventilationssyndrom als eigenständiges Krankheitsbild kann bei Streß u. zentraler Hyperventilation i. R. einer primären Hirnkrankheit od. eines SHT auftreten. Der Asthmatiker hyperventiliert zeitweise, so daß die Hyperventilation per se von dem Kompensationsmechanismus bei Asthma zu unterscheiden ist.

➤ Anamnese, Status praesens

10. Toxisches Lungenödem

➤ Anamnese, Röntgen-Thorax.

Therapie: Unterschieden wird die Behandlung im Anfall von der begleitenden Therapie.

> **Anfallstherapie:** *Venöser Zugang*, möglichst Monitorüberwachung! *Beta-2-Mimetika* (→ Bronchodilatation, Stimulation der mukoziliären Clearance) u. *Theophyllin* sind Mittel der Wahl (s. Kap. 7.2.1, S. 258)!

1. Kurzwirksame Beta-2-Mimetika

▷ *Dosieraerosol* 4 Hübe im Abstand von 10 min, möglichst mit Inhalationshilfe.
▷ *Terbutalin* 0,25−0,5 mg s. c. bei Pulsfrequenzen < 150/min, ggf. zusätzlich zum Dosieraerosol (bei unzureichender Besserung).
▷ Reproterol 0,09 mg od. *Salbutamol* 0,25−0,5 mg unter Monitorkontrolle i. v.
▷ *Ultima ratio* → Reproterol 0,018−0,09 mg/ h (Perfusor: 5 Amp. auf 50 ml, Geschwindigkeit 2−10 ml/h = 0,018−0,09 mg Reproterol/h) od.

▷ 0,2−1 mg Salbutamol/h (Perfusor: 1 Amp. Salbutamol-Infusionskonzentrat → 1 Amp. = 5 mg Salbutamol) auf 50 ml, Geschwindigkeit 2−10 ml/h = 0,2−1 mg Salbutamol/h.

Bei erfolgter Intubation können die Sympathikomimetika-Ampullen primär über den Tubus verabreicht werden, einschließlich 0,2−0,5 mg Adrenalin, welches ohne Monitorüberwachung nicht präklinisch eingesetzt werden sollte.

2. Kortikoide (antiinflammatorisch; gleichzeitig mit Beta-2-Mimetika).

▷ initial 50−100 mg Prednisolon od. 40− 80 mg Methylprednisolon i. v.

Wirkungseintritt nach einigen Std. Die initiale Dosis muß alle 8 Std. über 2−6 Tage bis zum Erreichen der bestmöglichen Reversibilität der Lungenfunktionswerte wiederholt werden: Abschwellung der Bronchialschleimhaut, Verminderung der Schleimproduktion → Bronchusobstruktion ↓.

Darüber hinaus besitzen die Steroide einen permissiven Effekt auf Beta-2-Rezeptoren u. steigern deren Wirkung. *UAW* sind für die Notfalltherapie belanglos.

Inhalative Steroide sollten über Maskenvernebler oder bei Intubation über den liegenden Tubus verabreicht werden (z. B. Budesonid-Suspension 0,5 oder 1 mg; 2−4 × täglich); besonders bei Säuglingen und Kleinkindern frühzeitig einsetzen!

3. Theophyllin (s. Kap. 7.2.1, S. 258) bewirkt eine Bronchospasmolyse, fördert die mukoziliäre Clearance, ist leicht entzündungshemmend u. stimuliert das Atemzentrum, hat jedoch eine geringe therapeutische Breite!

Ohne Dauermedikation:

▷ 0,24 g langsam i. v. od.
▷ 0,48 g als 15 minütige Kurzinfusion (loading dose, danach s. u.).

Mit Dauermedikation bis zum Eintreffen des Theophyllinblutspiegels (therapeutischer Bereich 8−15 mg/l) über Infusomat (Erhaltungsdosis):

▷ 12 mg/kg KG/d bei < 50 jährigen
▷ 8−10 mg/kg KG/d bei > 50 jährigen.

▷ bei hepatischer od. kardialer Funktions-einschränkung wegen eingeschränkter Clearance mit 6 mg/kg KG/d beginnen.

UAW: Magen-Darm-Unverträglichkeiten mit Übelkeit u. Durchfall, Kopfschmerzen, Herzrhythmus-, zentralnervöse Störungen.

4. *Sauerstoff bei Zyanose*

▷ 2–4 l O_2/min via Nasensonde.

Beim schweren Asthmaanfall u. im Status asthmaticus tritt die Hypoxämie (= respirat. Partialinsuffizienz) spät ein, Sauerstoffgabe ist daher nicht in jedem Falle erforderlich. Unverzichtbar ist sie bei Zyanose, weitere Dosierung nach BGA, um eine respirat. Globalinsuffizienz (= Anstieg des pCO_2 > 45 Torr) rechtzeitig zu erkennen.

5. Beatmung (s. Kap. 8.2.2.4, S. 299)

Begleitende Therapie

▷ *Volumen- u. Elektrolytsubstitution.* Unter hochdosierten Beta-2-Mimetika werden gelegentlich Hypokaliämien beobachtet. Eine Substitution ist ggf. nach den Elektrolytwerten i. S. erforderlich.

▷ *Antibiotika* bei bakt. Atemweginfektion od. radiologischem Nachweis einer Pneumonie (Gram-Präparat anfertigen!).

Bei *ambulant erworbener Pneumonie* kalkulierte Chemotherapie mit Cephalosporinen der 2. Generation od. Ampicillin, da Keime wie Pneumokokken u. Haemophilus influenzae dominieren.

Häufigste Erreger begleitender *atypischer Pneumonien* sind Mykoplasmen. Diese sind sensibel gegenüber Makroliden u. Tetracyclin.

Praxishinweis: Virale Atemweginfektonen sind häufiger als bakterielle!

Kontraindikationen: 1. *Sedierung* im Status asthmaticus. Statt dessen optimale Ther. u. beruhigende Zuwendung, sichere Überwachung. **2.** *Betablocker* können lebensbedrohliche Asthmaanfälle durch Bronchokonstriktion auslösen.

Prognose: Der *akute Asthmatod* bedroht Hochrisikopatienten mit

• starken Schwankungen des peak flows
• zunehmender Atemwegobstruktion
• steigendem Kortisonbedarf.

3.3.6.2 Chronische Bronchitis, Lungenemphysem

Die notfallmedizinischen Aspekte beider Krankheiten sind identisch, weshalb sie gemeinsam besprochen werden.

Chronische Bronchitis: Entzündung der Schleimhaut überwiegend der größeren Bronchien, ausgelöst durch exogene Reize (infektiös, allergisch, chemisch-irritativ, toxisch); geht mit Husten u. Auswurf an den meisten Tagen während mind. je 3 Monaten in 2 aufeinanderfolgenden Jahren einher (WHO).

Man unterscheidet die „einfache", nichtobstruktive *chron. Bronchitis*, die durch Husten u. Auswurf charakterisiert ist, von der notfallmedizinisch relevanten *chron.-obstruktiven*, in deren Verlauf Atemnot eintritt.

Lungenemphysem: irreversible Erweiterung des Luftraums distal der Bronchioli terminales durch Zerstörung von Alveolen u. Lungensepten.

2 Emphysemtypen (Abb. 3-30).

■ *Blue bloater:* bronchitischer Typ mit Zyanose, Dyspnoe, Hypoxämie, Hyperkapnie, erhöhtem Hämatokrit u. Polyglobulie durch Atemwegobstruktion u. respirat. Globalinsuffizienz infolge chron. Bronchitis.

■ *Pink puffer:* schwere Dyspnoe, leichte Hypoxämie, Normokapnie, normaler Hämatokrit.

Mischformen sind häufig.

Notfallsituationen (akute Exazerbation) entwickeln sich häufig im Rahmen einer Atemweginfektion od. sind Zeichen des terminalen Krankheitsstadiums.

Bedrohlich ist die *akute Exazerbation*, weil

■ sie in eine respirat. Insuffizienz mündet od. diese verstärkt

■ eine akute Rechtsherzdekompensation droht, v. a. beim Cor pulmonale chronicum.

Häufigkeit: Die *chron. Bronchitis* ist eine Volkskrankheit, 3 Mio. Menschen sind in Deutschland krank, 16 300 Menschen starben 1997 an den Folgen.

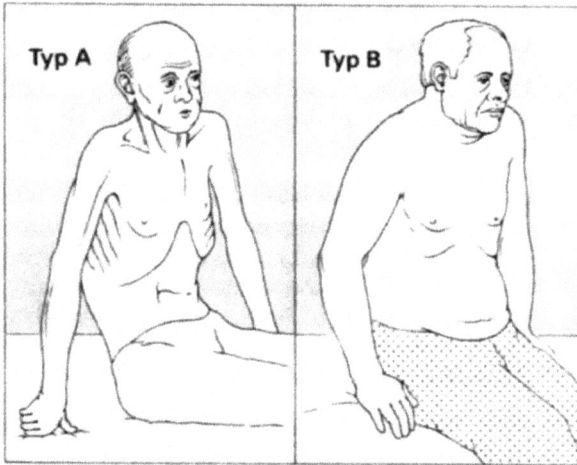

Abb. 3-30: *Emphysemtypen.* Klinische Unterscheidung zw. Typ-A- (emphysematöser Typ) u. Typ-B-Emphysem (bronchitischer Typ) des Emphysems. Die Anspannung der Atemhilfsmuskulatur (bes. M. sternocleidomastoidus) ist beim Typ A ausgeprägter

Ursachen: 1. *Chron. Bronchitis.* Hauptursache (90%) ist das inhalative Zigarettenrauchen. Demgegenüber spielen Luftverschmutzung (Schwefeldioxid), berufliche Schadstoffinhalation (SO_2, SH, O_3, Phosgen, Formalin, Chlorgase, NO_x), Staubexposition sowie endogene Faktoren eine geringere, häufig jedoch eine additive Rolle. **2.** *Lungenemphysem.* Auch das Emphysem wird meist durch das Inhalationsrauchen verursacht u. „begleitet" eine langjährig bestehende chron.-obstruktive Bronchitis.

Pathogenese

1. *Chron. Bronchitis.* Inhalationsnoxen setzen einen chron. Reiz:

- Hyper- u. Dyskrinie
- Beeinträchtigung der mukoziliären Clearance → Abtransport von inhalierten Partikeln durch Schleimsekretion u. wellenförmig koordinierten adoralen Zilienschlag
- Entzündung: Flimmerepithel ↓ → Becherzellen ↑ → chron. Entzündung mit Vernarbung nach Schleimhautulzerationen (→ deformierende Bronchopathie) u. Plattenepithelmetaplasie → Mißverhältnis zw. mukoziliärer Klärfunktion u. vermehrtem zähen Bronchialschleim.

Schleim u. Spasmen der glatten Bronchialmuskulatur sind Ursache für Husten, Auswurf.

2. *Asthmoide Emphysembrochitis*

- Chron. Schleimhautentzündung → bronchiale Hyperreaktivität, zunehmend anfallsartig (→ asthmoid; s. Asthma).

3. *Lungenemphysem.* Haupturs. ist die Imbalance zwischen proteolytischer Aktivität im Lungengewebe (bes. Granulozytenelastase) u. Antiproteasenkapazität.

Pathophysiologie

Die chron. Obstruktion beginnt in den kleinen Luftwegen (→ *small airways disease*) u. schreitet nach zentral fort. *Folgen* (chron.-obstruktive Bronchitis, Emphysem) sind:

- *Ventilations-, Perfusionsstörung* mit respirat. Partial-, ggf. Globalinsuffizienz bei genereller alveolärer Hypoventilation → Hypoxämie mit reaktiver Polyglobulie → Thromboembolierisiko ↑.
- *Chron. Hypoxämie.* Wegen der verminderten CO_2-Sensibilität des Atemzentrums ist der Atemreiz haupts. durch die Hypoxämie gegeben.

Praxishinweis: O_2-Zufuhr führt bei respirat. Globalinsuffizienz zur Abnahme des Atemantriebes u. verschlechtert den Gasaustausch → *hyperkapnisches Koma, Atemstillstand.* Dies ist um so eher zu erwarten, je höher der paCO$_2$ bereits vor Einleiten der Sauerstofftherapie über der Normgrenze liegt.

- *Pulmonal art. Hypertonie, chron. Cor pulmonale.* Urs. für den Druckanstieg im kleinen Kreislauf sind Ventilations-Perfusions-Inhomogenitäten (→ *Euler-Liljestrand-Reflex:* Druckanstieg in der A. pulmonalis um 5−8 mmHg durch Minderung des alveolären pO$_2$). sowie Abnahme des Gesamtlungengefäßquerschnittes durch Destruktion u. Obliteration kleiner Lungengefäße.

Pulmonale Hypertonie. Pulmonalart. Mitteldruck > 18 mmHg od. sys. Druck > 30 u. diastolisch Druck > 12 mmHg. Vorstadien lassen sich durch Druckmessung unter Belastung am Fahrradergometer erfassen.

Anamnese: Ansprache (Sensorium beurteilen).

Klinik

- *Inspektion.* Pupillengröße, -form, Lichtreaktion prüfen. Atemmuster beachten. Periphere u. zentrale Zyanose zeigen die respirat. Insuffizienz, obere Einflußstauung u. Beinödeme die dekompensierter Rechtsherzinsuffizienz an.
- *Perkussion, Auskultation.* Bronchiale Obstruktion (s. Asthma). Gehäuft grobblasige RG durch Sekretverhaltung in zentralen Atemwegen.

Praxishinweis: Die trockenen u. feuchten grobblasigen RG überlagern die differentialdiagnostisch bedeutsamen feinblasigen RG (→ Pneumonie, Linksherzinsuffizienz) häufig völlig.

Die *Herzauskultation* erfaßt pathol. Geräusche bei Klappendysfunktion, Herzinsuffizienz, Rhythmusstörung.

Blutdruck u. Pulsqualität erlauben Rückschlüsse auf den Kreislauf.

Die akute Verschlechterung der respirat. Insuffizienz bei COLD od. Dekompensation des chron. Cor pulmonale sind Notfälle, die sich progredient (mehrere Tage) entwickeln u. selten anfallsartig auftreten. *Leitsymptome:*

- schwere Dyspnoe mit Orthopnoe
- Husten und zäher, evtl. eitriger Auswurf
- Zyanose
- Spätstadium → Somnolenz od. Koma
- Bei dekompensiertem Cor pulmonale zusätzlich:
  - massiv gestaute Halsvenen u. Beinödeme, druckschmerzhafte gestaute Leber, Appetitlosigkeit, Übelkeit u. Erbrechen als Zeichen der „Stauungsgastritis"
- Fieber u. atemabhängige thorakale Schmerzen können auf eine Pleuropneumonie hinweisen.

Diagnostik

Basisdiagnostik (Notaufnahme)

- *BGA* (→ nur mit der Klinik interpretieren!). Aufgrund jahrelanger Adaption kann eine formal bedrohliche respirat. Globalinsuffizienz mit relativ blander klin. Symptomatik einhergehen.

  Ein paO$_2$ < 40 mmHg ist jedoch bedrohlich. Ein paCO$_2$ bis 90 mmHg kann bei chron. Obstruktion noch mit wachem Bewußtsein einhergehen!

- *EKG* (Monitorüberwachung): Rechtstyp (Steil- od. Sagittaltyp), Rechtsherzhypertrophiezeichen u. ggf. P-pulmonale. Bei einer akuten Dekompensation können ebenso flüchtig ein SI-QIII-Typ u. Rechtsschenkelblock auftreten (Abb. 3-31).

- *Blutdruck-, Pulskontrolle.* Beim ansprechbaren Patienten eher erhöht, im Koma eher Kreislaufinsuffizienz → Hypotonie (od. nicht mehr meßbare Blutdruckwerte), Bradykardie (od. ein flacher bis nicht mehr tastbarer Puls).

- *Peak-flow-Messung* gibt Aufschluß über den Schweregrad der Obstruktion; nur bei wachen Patienten durchführbar.

Weiterführende Diagnostik

- *Röntgen:* pneumonische Infiltrate, kardiale Dekompensation
- *Pulmonalis-, Swan-Ganz-Katheter:* PCWP-Messung (= Lungenkapillaren-Verschlußdruck; pulmonaler Kapillardruck 5−12 mmHg) → Therapieüberwachung!

1. Steil- oder Rechtstyp

I II III

gelegentlich: S_I-Q_{III}-Typ oder S_I-S_{II}-S_{III}-Typ (Sagittaltyp)

2. P-dextroatriale (Abl. II, III, aVF)   > 0,2 mV

3. Rechtsherzhypertrophiezeichen
   – tiefes S in I und aVL
   – hohes R in III, aVR, aVF und den
     rechtspräkordialen Abl. V_1, Vr_3, Vr_4, Vr_5, Vr_6
   – Sokolow-Lyon-Index: R in V_1 + S in $V_5 \geqq 1,05$ mV

$Vr_{3 \ 6}$ V_1 V_5

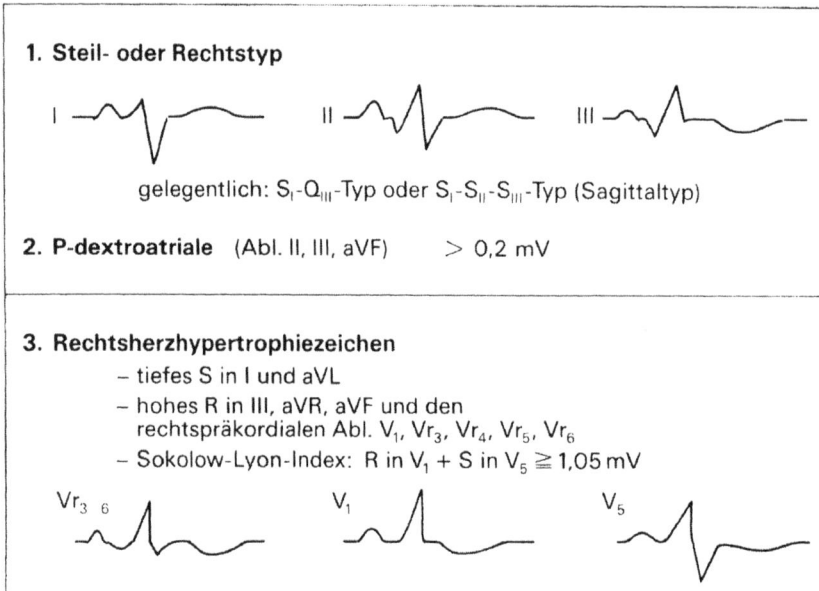

Abb. 3-31: *Chron. Cor pulmonale* (chron. Rechtsherzbelastung) im EKG

■ *Sputum-Gram-Präparat.* Schneller Hinweis auf eine bakt. Besiedelung der tieferen Atemwege.

Praxishinweis: Nicht Speichel (Mund), sondern Sputum (tiefe Atemwege) gewinnen. Nur bei sofortiger mikroskopischer/mikrobiologischer Bearbeitung sind die Ergebnisse verwertbar.

■ *Blutkultur.* Bei Fieber mehrfach entnehmen
■ *Theophyllinspiegel*, Elektrolyte i. S. bestimmen
■ *BB, Transaminasen, CK* untersuchen.

Praxishinweis: Bei akuter Exazerbation sind Rückschlüsse auf die Form der obstruktiven Lungenkrankheit einerseits schwierig, andererseits therapeutisch ohne Belang.

DD: Krankheiten der Lunge od. des Thorax mit gestörtem Ventilations-/Perfusionsverhältnis od. erhöhter Totraumventilation.

➤ *Restriktive Ventilationsstörungen* durch Parenchymveränderungen: Lungenödem, Pneumonie, Pneumothorax, interstitielle Lungen-, pleurale Krankheiten
➤ *Lungenembolie* bei dekompensierter Rechtsherzinsuffizienz
➤ *Herzkrankheit.* Dekompensierte Linksherzinsuffizienz, Herzinfarkt, Klappenfehler, Kardiomyopathie.

Therapie: Medikamente wie bei Asthma bronchiale. Lebensbedrohlich ist die Hypoxämie.

▷ *Sauerstoff.* Nasensonde 1/2–2 l/min, der Patient soll nach dem ihm empfohlenen Atemmuster bewußt atmen.

Praxishinweis: **1.** Drohende Hyperkapnie (Somnolenz, Koma)! **2.** Ob Sauerstoff gegeben od. beatmet wird, richtet sich nicht allein nach der BGA. Entscheidungsgrundlage sind *klinischer Gesamteindruck plus BGA!*

Therapieziel: Status quo ante wiederherstellen! Bestand bereits eine langfristige chron. respirat. Insuffizienz, so gibt man sich mit tolerablen Blutgaspartialdrucken (paO_2 > 60 Torr) zufrieden. Das klinische Bild entscheidet!

▷ *Maschinelle Beatmung* wie Asthma bronchiale (s. dort).

Ind.: Im Hinblick auf Risiko u. Komplikation der Respiratortherapie (Infektionsgefahr ↑, Atrophie der Atemmuskulatur, Barotrauma, problematische Entwöhnungsphase) ist Bedachtsamkeit notwendig. Von Notfällen abgesehen, muß die Frage gestellt werden, ob eine apparative Beatmung überhaupt sinnvoll ist. Kriterien sind:

- Schweregrad der präexistenten obstruktiven Ventilationsstörung
- Präexistente Funktion des kardiopulmonalen Systems
- Alter, Allgemeinzustand.

▷ *Diuretika, Nitrate, Herzglykoside* bei dekompensiertem Cor pulmonale.

  ▷ Nitrate u. Theophyllin, Diltiazem, Lipirin (s. Kap. 7.2.1, S. 258) i. v. senken den pulmonalart. Druck
  ▷ Nitroglyzerin (2–5 mg/h; Vorlastsenker, s. Kap. 2.4.2.1, S. 31) wird als Dauerinfusion unter Blutdruck- u. ggf. PCWP-Messung verabfolgt.

▷ *Aderlaß* (ca. 250 ml) bei HK > 55%
▷ *Heparinisierung* mit 3 × 5000 E Heparin s. c. beugt thromboembolischer Komplikation vor.
▷ *Antibiotika.* Die Infektion ist häufig auslösend für den akuten Schub. 1. Keime bei außerhalb des Krankenhauses erworbenen Infekt. sind in 80% *Streptococcus pneumoniae, Haemophilus influenzae, Moraxella catarrhalis.* Mittel der Wahl sind daher Amoxicillin, Makrolide, Doxycyclin od. Cephalosporine. 2. Ältere, Multimorbide mit Cephalosporinen der 2. Generation oder Chinolonen behandeln.
▷ *NaBi* bei persistierender Azidose mit (pH < 7,1) unter BGA. Die *Azidose* ist weitgehend respirat., d. h. durch Hyperkapnie bedingt. Hauptbehandlung erfolgt durch Stabilisierung der Ventilation.

Physikalische Maßnahmen sind bei Hypersekretion obligat, ggf. nachteilig bei geringer Sekretproduktion, da sie die Spastik erhöhen.

Prognose: Der Verlauf beim *Blue bloater* ist günstiger als beim *Pink puffer.*

- *Blue bloater.* Bessere Behandlungsmöglichkeiten, weil die endobronchiale Obstruktion mit Muskeltonuserhöhung, Schleimobturation u. Dyskrinie im Vordergrund steht.

- *Pink puffer.* Die respirat. Globalinsuffizienz bedeutet meist das terminale Stadium u. läßt sich nur wenig beeinflussen, da hier exobronchiale Obstruktion infolge irreversiblen Umbaus dominiert.

Ein Analyse der Langzeitüberlebensrate nach Intensivtherapie wegen akuter Exazerbation einer COLD zeigt, daß 62% das Krankenhaus verlassen konnten, jedoch nur noch 30% nach 11 Monaten lebten.

Dekompensiertes Cor pulmonale, Superinfektion u. Ausmaß der Blutgasabweichung reflektieren lediglich die akute respirat. Insuffizienz u. sind in Maßen behandelbar.

Bei COLD-Pat. sollte man versuchen, ohne invasive Beatmung auszukommen. Beatmungsmethode der Wahl: (nichtinvasive) Maskenbeatmung.

Insgesamt ungünstig ist die Trias:

- höheres Lebensalter (> 65 Jahre)
- keine Superinfektion
- hoher HK (> 55%).

3.3.7 Lungenembolie

S. Friesecke, J. Lorenz

Definition: Verschluß einer od. mehrerer Lungenarterien durch Einschwemmung eines Blutgerinnsels (seltener: Luft, Gewebeteile, z. B. von Tumoren, Fett, Fruchtwasser) aus dem venösen System mit den Schweregraden I–IV (Tab. 3-5).

- *Massive L.* (bei Verlegung von mehr als der Hälfte der Lungenstrombahn, 5–10% aller L.) zeigen das Vollbild mit Bedrohungsgefühl, akuter Dyspnoe, Tachypnoe, Hypoxämie u. Zyanose, präkordialen Schmerzen, Rechtsherzinsuffizienz u. -dilatation, Tachykardie, Hypotonie, ggf. Schock.

Ursachen: Am häufigsten sind *Phlebothrombosen* der unteren Extremitäten od. des Beckens Ausgang der Embolie, selten das re. Herz.

Bis zu 50% der Phlebothrombosen gehen mit einer Lungenembolie einher. *Mögliche Verläufe:* 1. Die Lungenembolie bleibt bei klin. apparenter tiefer Beinvenenthrombose unbemerkt. 2. Die Lungenembolie ist die erste klinische Manifestation der Beinvenenthrombose.

Pathogenese: Thromboseentstehung nach der *Virchow-Trias:* 1. Gefäßwandschaden (durch Entzündung, Arteriosklerose, Trauma); 2. Herabgesetzte Blutströmungsgeschwindigkeit (Stase u. verminderte Zirkulation z. B. bei Varizen. Op., Herzinsuffizienz); **3.** Veränderte Blutzusammensetzung (Hyperkoagulabilität, verstärkte Thrombozytenaggregation).

Thromboseprädisponierend sind:

- Immobilisation, auch regional, z. B. durch Gips
- Herzinsuffizienz; postop. Phase
- Schwangerschaft; Geburt
- Maligne Krankheiten
- Einnahme oraler Kontrazeptiva, ggf. zusätzlich Nikotinabusus
- Überwiegen der Gerinnung gegenüber der Fibrinolyse, z. B. bei AT-III-Mangel oder Resistenz gegen APC

Pathophysiologie: Folgen der mechanischen Verlegung der Lungenstrombahn.

- Druckanstieg im kleinen Kreislauf mit akuter Rechtsherzbelastung (→ akutes Cor pulmonale) bis hin zum Rechtsherzversagen. Bei Pat. ohne kardiopulmonale Krankheit steigt der pulmonalart. Druck erst nach Verlegung > 50% des Gesamtlungengefäßquerschnittes deutlich an.
- Inhomogene Ventilations-/Perfusionsverteilung mit Zunahme des funktionellen Totraumes u. art. Hypoxämie.
- Verminderung des Rückstromes zum li. Herzen → Blutdruckabfall → Schock.

Dem mechanischen Gefäßverschluß folgt eine mediatorvermittelte pulmonale Vaso- u. Bronchokonstriktion.

Freigesetzt werden:

- Thromboxan A_2, Serotonin aus aggregierten Thrombozyten, Fibrinopeptide u. −monomere,

die direkt bzw. indirekt vasokonstriktorisch wirken.

- Granulozyten häufen sich an, deren Sekretionsprodukte (bes. Leukotriene, O_2-Metaboliten) ebenfalls zur Vasokonstriktion führen.

Die art. Hypoxämie bei gleichzeitigem Druckabfall im großen Kreislauf bedingt eine Koronarinsuffizienz mit globalem Herzversagen.

- Bei KHK kann eine Lungenembolie deswegen unter dem klinischen Bild eines *akuten Myokardinfarktes* ablaufen.

Klinik: *Symptomatik* nach dem Schweregrad (Tab. 3-5).

1. Massive Lungenembolie

- *Leitsymtome* sind Atemnot u. Kreislaufinstabilität (→ Manifestation als Synkope, Hypotonie u. Tachykardie, Schock od. Herz-Kreislauf-Stillstand)
- Thorakaler, nicht pleuritischer Schmerz

2. Nichtmassive Lungenembolie

- Atemabhängiger Brustschmerz (durch Begleitpleuritis)
- Husten, Hämoptysen (bei Lungeninfarkt)
- Tachykardie.

Diagnostik

Inspektion: Nur in etwa einem Drittel ist eine Phlebothrombose klinisch zu erfassen.

Auskultation: meist unauffällig, selten Spastik (s. Pathophysiologie), ggf. weite Spaltung des 2. Herztones.

1. *Labor*

- *BGA.* Die Hypoxämie korreliert mit der Embolieschwere. Ein normaler paO_2 schließt eine hämodynamisch wirksame Lungenembolie aus.

Tab. 3-5: *Akute Lungenembolie,* Schweregrade I−IV (leicht ↓, stark erniedrigt ↓↓, leicht ↑, stark erhöht ↑↑)

Parameter	Schweregrad I: kleine L.	Schweregrad II: submassive L.	Schweregrad III: massive L.	Schweregrad IV: fulminante L.
Klinik	unauff.	Angst, Tachykardie, Hyperventilation	Dyspnoe, Kollaps	Dyspnoe, Schock
Blutdruck	normal	normal od. ↓	↓	↓↓
pulmonalart. Mitteldruck	normal	normal od. ↑	> 25 mmHg	> 30 mmHg
paO_2	normal	< 80 mmHg	< 65 mmHg	< 50 mmHg

- *D-Dimere* als Marker einer intravasalen gesteigerten Fibrinolyse sind erhöht, jedoch unspezifisch (Erhöhung auch in der Schwangerschaft, bei Entzündungen).
- Alle übrigen Laborparameter helfen nicht weiter.

2. *EKG.* Oft unauffällig! Ein normales EKG schließt eine Lungenembolie nicht aus! Hinweise sind:

- Sinustachykardie, neu aufgetretene Tachyarrhythmia absoluta
- Änderung des Lagetyps (→ Rechtstyp) od. S1-QIII-Typ, Rechtsschenkelblock
- T-Negativierung in rechtspräkordialen Ableitungen
- Linkspräkordiale Erregungsrückbildungsstörungen bei KHK

3. *Röntgen* Bewertung wie EKG. Hinweise sind:

- Zwerchfellhochstand auf der betroffenen Seite, Pleuraerguß, basale Belüftungsstörung (unspezifisch).
- Bei schwerer Lungenembolie mit akutem Cor pulmonale: Dilatation des re. Herzens mit Erweiterung der V. cava sup., im Extremfall wird der Gefäßabbruch im Hilus sichtbar (→ Westermark-Zeichen).

4. *Herz-Echo.* Nachweis der Rechtsherzbelastung:

- Rechtsherzdilatation (Ventrikel, Vorhof).
- Oft Hypokinesie der freien RV-Wand.
- Paradoxe Septumbewegung.
- Dilatation des Pulmonalarterien(PA)-Hauptstammes.

5. *Transösophageale* Echokardiographie (TEE).

- Embolisches Material in den zentralen Lungenart. ist sichtbar.

6. *Lungenszintigraphie* (Untersuchungsvoraussetzung ist Transportfähigkeit)

- Bei hoher klinischer Wahrscheinlichkeit und normalem Röntgen-Thorax sind Perfusionsausfälle nahezu beweisend. Ein normales Ventilations-/ u. Perfusionsszintigramm schließt eine Lungenembolie mit > 90% Wahrscheinlichkeit aus. Sehr häufig jedoch nicht eindeutiger Befund, dann unter Einbeziehung der klinischen Wahrscheinlichkeit weitere Diagnostik.

7. *Pulmonalisangiographie. Ind.:* o. g. Methoden führen nicht zur Diagnose!

- Embolie wird direkt sichtbar als Füllungsabbruch od. -defekt.

8. *Thorakale Spiral-CT.* (Voraussetzung Transportfähigkeit)

- Embolien in den proximalen Pulmonalgefäßen werden mit hoher Sensitivität und Spezifität identifiziert.

Diagnostischer Algorithmus

Bestimmend ist die *hämodynamische Stabilität.*

- *Schock.* Schnelle Diagnosestellung essentiell!

  sofort: BGA, EKG; Herzecho.

  Liefern diese eindeutige Befunde, wird behandelt.

  bei diagnostischer Unklarheit: Pulmonalisangiographie.

- *Stabiler Kreislauf:*

- Anamnese; BGA, EKG
- Röntgen-Thorax, Herz-Echo
- D-Dimer
- Lungenszintigraphie.

In unklaren Fällen → Spiral-CT, Angiographie.

DD der massiven Lungenembolie: Krankheiten mit akuter Dyspnoe u. Kreislaufinstabilität.

➤ *Myokardinfarkt* (EKG, Herz-Echo, Enzyme klären die Diagnose).

Rechtsherzinfarkt: im Herz-Echo ebenfalls dilatierter RV u. Kontraktilität ↓, jedoch normaler A.-pulmonalis-Durchmesser (Lungenembolie: erweiterte A. pulmonalis).

Ggf. klärt der Einschwemmkatheter die DD.

➤ Hypovolämischer Schock (ZVD meist ↓, keine Einflußstauung)
➤ Perikardtamponade (echokardiographisch eindeutig)
➤ Aortendissektion (Leitsymptom ist der thorakale Schmerz, TEE klärt die DD)
➤ Status asthmaticus (Anamnese! Auskultation: pulmonale Spastik, kann auch bei Embolie vorkommen; Herz-Echo; Rechtsherzbelastung bei beiden Erkrankungen möglich! Anamnese)
➤ Nichtthrombotische Lungenembolie:

1. *Fettembolie*

V. a. nach größerer Fraktur: akute respirat. Insuffizienz, neurologische Symptome (Verwirrtheit, Somnolenz, Koma), petechiale Blutung, häufig Thrombopenie.

2. *Fruchtwasserembolie*

Plötzliche Atemnot unter od. nach der Geburt. Rö.-Thorax: nichtkardiales Lungenödem. Hyperfibrinolyse, DIC.

3. *Luftembolie*

Durch Thoraxtrauma od. Manipulation an den großen thorakalen Venen dringt Luft in den kleinen Kreislauf ein → 50–100 ml können zur völligen Verlegung der Pulmonalart. führen.

DD der nichtmassiven Lungenembolie: Krankheiten mit Thoraxschmerz, Dyspnoe, Husten od. Tachykardie.

➤ Pleuritis anderer Genese, Pneumonie
➤ Perikarditis
➤ Pneumothorax
➤ Primäre Herzrhythmusstörung.

Therapie: Abhängig vom Schweregrad (s. Tab. 3-5). Berücksichtigt werden kardiopulmonale Krankheiten (geringere Toleranz der zusätzlichen Rechtsherzbelastung), Allgemeinzustand u. Alter, vorausgegangene Eingriffe (relative KI für eine Lyse).

Schweregrade I, II

▷ *Heparin* über ≥ 5 Tage. Voraussetzung: AT III normal! Bolus von 80 E/kg, dann Dauerinfusion 18 E/kg/h, max. 1 600 E/h (Ziel: *PTT ist auf das 2 bis 2,5fache verlängert*).

Bei AT-III-Mangel Dauerinfusion eines niedermolekularen Heparins, ein Anti-Xa-Spiegel 0,6–1 E/ml ist anzustreben.

Heparinkomplikation

1. *Schwere Blutung* → Abbruch der Heparintherapie, notfalls Neutralisierung mit Protamin.

2. *Heparininduzierte Thrombopenie. Symptome:*
   • Thrombozytenabfall > 50% od. auf < 100 000/μl ab dem 1. (bei Heparin-Reexposition) od. ab dem 4. Tag (bei nicht Sensibilisierten).
   • Thrombose od. Embolie unter Heparin. (Cave: Verstärkung der Antikoagulation! Thrombozyten vor u. unter Heparin alle 2 Tage kontrollieren!)

   Abzugrenzen ist die *benigne reversible Thrombopenie*, die in den ersten Tagen der Heparintherapie erscheint u. keine Konsequenzen erfordert.

   Hirudin u. Orgaran® sind Alternativen bei heparininduzierter Thrombopenie.

▷ Marcumarisierung, Heparin abstellen, wenn INR an 2 aufeinander folgenden Tagen den Wert 2–3 erreicht.

   ▷ Sekundärprophylaxe mit niedermolekularem Heparin, wenn Marcumar kontraindiziert ist (z. B. Schwangerschaft).

Schweregrad III

▷ Lyse (Urokinase od. rt-PA mit Heparin).

   ▷ *Urokinase* 1 Mio. E als Bolus, anschließend Dauerinfusion, beginnend mit 100 000 E/h → Reptilasezeit ist auf das Doppelte verlängert od.
   ▷ *rt-PA* 100 mg/2 h
   ▷ jeweils mit therapeutischer *Heparinisierung* nach den o. a. Regeln.

Lysekomplikation: schwere Blutung bei max. 4,8%.

   Kontraindikationen zur Lyse:
   • aktive Blutung
   • Op. in den letzten 4 Wochen, wenn eine Blutung dort nicht beherrscht werden könnte (z. B. Teilresektion eines Tumors, ZNS-Op.)
   • Art. Punktion an nicht kompressibler Stelle
   • SHT innerhalb der letzten 4 Wochen
   • Hämorrhagischer zerebraler Insult in der Anamnese
   • Begleitkrankheiten mit hohem zerebralen Blutungsrisiko.

▷ Chir. Embolektomie od. kathetertechnische Intervention mit mechanischer Fragmentation des Thrombus ist Alternative zur Lyse.
▷ Ein erhöhtes Risiko besteht postoperativ, -traumatisch. Falls alternative Therapien ausgeschlossen sind, versucht man bei vitaler Bedrohung eine Lyse mit reduzierter Dosis.

Schweregrad IV

▷ Schnelle Desobliteration der Lungenstrombahn!
▷ Kathetertechnische Intervention mit Fragmentierung u. lokaler Gabe von rt-PA od. Urokinase. Alternative:
▷ *Boluslyse* mit 50 mg rt-PA od. 2–3 Mio. E Urokinase.
▷ *Chirur. Embolektomie* bei ausbleibendem Lyseerfolg od. Lyse-KI.

Praxishinweis: Im Notarzteinsatz (präklinisch) kann eine Lyse als *ultima ratio* bei Reanimation infolge vermuteter Lungenembolie u. kurzer Hypoxiezeit (< 5 min) mit 1,5 Mio. E Streptokinase als Bolus durchgeführt werden.

Flankierende Maßnahmen

> Bettruhe
> Oxygenierung → O_2-Gabe/Beatmung.
> Sedierung, ggf. Analgetika.
> Schocktherapie → Volumengabe zur Aufrechterhaltung einer ausreichenden Vorlast, Katecholamine.

V.-cava-Filter

Ist eine Lungenembolie trotz adäquater Antikoagulation aufgetreten od. ist eine Antikoagulation kontraindiziert wegen hohen Risikos (kurz zurückliegende neurochir. Op.), wird ein Filter in die V. cava eingesetzt.

3.3.8 Lungenödem

S. Friesecke, J. Lorenz

Definition: Akute, subakute od. chron. Ansammlung seröser Flüssigkeit (*Transsudat*) im Interstitium der Lunge (→ interstitielles od. Prälungenödem) bzw. in den Alveolen (→ alveoläres od. manifestes L.).

Ursache, Pathogenese

Bei intakten Kapillarwänden u. normalem Druck tritt nur in geringem Umfang seröse Flüssigkeit in das interstitielle Gewebe aus, da der nach außen gerichtete hydrostat. Druck in den Gefäßen (5–8 mmHg) gegenüber dem nach innen gerichteten kolloidosmotischen Druck (25 mmHg) gering ist.

1. *Hydrostatisches L.* Anstieg des hydrostatischen Drucks mit erhöhtem Lungenvenen- bzw. -kapillardruck; häufigste Form, meist kardial bedingt.

   a) Linksherzinsuffizienz → häufigste Ursache!
   b) Mitralstenose.
   c) Hyperhydratation.
   d) Venookklusive Lungenkrankheit.

2. *Permeabilitätsödem.* Abnorme Gefäßdurchlässigkeit (Schrankenstörung) bei normalem Lungenkapillardruck, meist inf. tox. -infektiöser Einflüsse od. allergischer Vorgänge, i. d. R. als Teil eines ARDS. Die schädigenden Agenzien erreichen die Lunge entweder direkt, z. B. bei Inhalationsintox., Aspiration von Magensaft od. Wasser beim Beinaheertrinken, od. über den Kreislauf (Paraquatintox., Narkotika, Sepsis).

   a) Sepsis
   b) Toxine: Salzsäure, Chlor, Paraquat
   c) Medikamente: IL-2, Salicylate
   d) Magensaftaspiration
   e) Beinaheertrinken.

3. L. durch Abfall des kolloidosmotischen Drucks unter den Kapillardruck inf. Verminderung der Plasmaproteine, z. B. bei nephrotischem Syndrom, iatrogene Überwässerung (Infusion), Hunger.

4. L. mit unvollständig geklärter Pathogenese (wahrscheinlich ebenfalls Folge einer pulmonalen/kapillären Hypertonie).

   a) Neurogenes L. bei ZNS-Krankheiten
   b) Höhenkrankheit
   c) Heroinintoxikation.

Anamnese: kardiale, renale u. neurologische Krankheiten.

Klinik: *Leitsymptom ist die Atemnot!*

- *Inspektion.* Orthopnoe/Dyspnoe, Zyanose, Unruhe, Hustenreiz, Distanzrasseln.
- *Auskultation.* Fein- bis grobblasige RG. Das interstitielle Ödem kann sich durch trockene RG zu erkennen geben (→ Asthma cardiale), der Auskultationsbefund kann aber auch unauffällig sein.
- *Symptome der Grunderkrankung* (z. B. präkordialer Schmerz bei Herzinfarkt).
- *Tox. L.:* phasischer Verlauf, sofern die Inhalationskonzentration nicht extrem hoch ist. Mit einer Latenzzeit von 3 36 h treten bronchiale Symtome (Husten u. Auswurf), später Atemnot auf.

Diagnostik

- *Röntgen-Thorax*

- *Interstitielles kardiales L.* → perihiläre Verdichtung mit verbreiterten u. unscharfen Gefäßen, streifige Zeichnungsvermehrung.
- *Aveoläres L.* → unterfeldbetonte alveoläre Fleckschatten.
- *L. bei Niereninsuffizienz* → schmetterlingsförmige zentrale Verschattung.
- *Tox. L.* → Ödem diffus verteilt, Hili sind schmal.

- ■ *BGA.* Unterrichtet über das Ausmaß der Gasaustauschstörung.
- ■ *Herz-Echo.* Erfaßt kardiale Urs. Erkennbar ist eine regionale Wandbewegungsstörung (Herzinfarkt), eine linksventrikuläre Hypertrophie (z. B. Hypertonieherz), eine globale Pumpfunktionseinschränkung (z. B. dilatative Kardiomyopathie) od. ein Vitium.

  Eine hyperdyname Pumpfunktion findet sich dagegen beim ARDS infolge einer Sepsis.

- ■ *EKG* (Herzinfarkt? Hypertrophie? Herzrhythmusstörung?).
- ■ *Laborparameter* (Herzenzyme, Nierenwerte, Entzündungsparameter).
- ■ *Tox. Untersuchungen* helfen ggf. bei der Klärung der Ursache eines toxischen L.

DD

- ➤ *Status asthmaticus.* Leitsymptom u. Auskultationsbefund ähneln dem kardialen, interstitiellen L. (→ Asthma cardiale). Anamnese u. Röntgenuntersuchung ermöglicht eine Unterscheidung.
- ➤ *Lungenembolie, Pneumonie, Pneumothorax* haben das gleiche Leitsymptom, unterscheiden sich i. d. R. auskultatorisch.

Therapie: *Immer O_2-Gabe, Beatmung bei dennoch unzureichender Oxygenierung!*

1. *Kardiales L.*

- ▷ Sedierung (am besten Morphin)
- ▷ Vorlastsenkung mit Nitraten (KI: Aortenstenose), Diuretika, Flüssigkeitsrestriktion (s. Kap. 4.6.6, S. 155).

  Bei kardial bedingtem ANV Hämofiltration.

- ▷ Ursachen behandeln: Rekanalisation bei Myokardinfarkt, Blutdrucksenkung bei hypertensiver Entgleisung, Behandlung von Rhythmusstörungen.

  Bei Therapieversagern:

- ▷ pulmonaliskathetergesteurte Behandlung mit:

  - ▷ Nachlastsenkern (Nitroprussidnatrium. Nitropruss®) bei erhöhtem SVR, (nicht bei Aortenstenose)
  - ▷ Katecholaminen, wenn SVR normal od. unter Nitropruss® normalisiert.

2. *Überwässerung bei Niereninsuffizienz*

- ▷ sofortige Hämodialyse od. -filtration.

3. Tox. L. *(Reizgasinhalation)*

- ▷ *Prophylaxe:* Glukokortikoid-Dosieraerosol (Dexamethasonisonicotinat, Beclometasondipropionat od. Budenosid): initial 5–10 Hübe inhalieren, dann alle 10 Min. 2 Hübe.

- ▷ *Nach Manifestation:*

  - PEEP-Beatmung.
  - Glukokortikoide, Prednison initial 100 mg i. v./d.
  - Antibiotikaprophylaxe: Ampicillin/Sulbactam od. Cephalosporine der 2. Generation.

4. *ARDS*

- ▷ Druckkontrollierte PEEP-Beatmung (s. Kap. 8.2.2.4, S. 299).
- ▷ Negative Flüssigkeitsbilanz (solange hämodynamisch tolerabel).
- ▷ Kinetische Therapie
- ▷ Behandlung der auslösenden Urs. (z. B. Sepsisherd).

3.3.9 Pleuraerguß

C. Kelbel, J. Lorenz

Definition: Flüssigkeitsansammlung (*Transsudat* od. *Exsudat;* Tab. 3-6) in der Pleurahöhle, ein- od. beidseitig.

Sonderformen sind der eitrige (*Pleuraempyem*), chylöse Pleuraerguß (*Chylothorax*) u. die Blutung in die Pleurahöhle (*Hämatothorax*).

Tab. 3-6: *Pleuraerguß*, Differentialdiagnose

Parameter	Transsudat	Exsudat
Gesamteiweiß (GE)	< 3 g/l	> 3 g/l
GE-Pleura/GE-Serum	< 0,5	> 0,5
Spezifisches Gewicht	< 1 015	> 1 016
Laktatdehydrogenase (LDH)	< 200 U/l	> 200 U/l
LDH-Pleura/LDA-Serum	< 0,6	> 0,6
Leukozyten	< 1 000/µl	> 1 000/µl

Ursachen

Transsudaturachen

- Dekompensierte globale Herzinsuffizienz, häufigste Urs.! Erguß meist rechts- od. beidseitig. Ein linksseitiger Erguß kommt auch vor.
- Pericarditis constrictiva, Hypoalbuminämie, nephrotisches Syndrom, Hydronephrose, dekompensierte Leberzirrhose, Myxodem, Sarkoidose, Pleuratumoren, Meigs-Syndrom u. Kompression von Venen od. Lymphgefäßen durch Tumor im Mediastinalraum.

Exsudaturachen

- Entzündliche Exsudate entstehen durch eine pleurale Hyperämie bei erhöhter Kapillarpermeabilität.
- Maligne Ergüsse. Die Exsudation ist Folge der pleuralen Tumorinvasion.

Pathogenese: *Pleuratranssudat.* Der hydrostatischen Druck der Pleurakapillaren ist größer als der kolloidosmotische.

- Erhöhter hydrostatischer Druck bei globaler Herzinsuffizienz.
- Erniedrigter kolloidosmotische Druck bei nephrotischem Syndrom, Leberzirrhose.

Klinik: Symptomatisch wird ein Erguß ab ca. 500 ml!

- *Inspektion.* Leitsymptom ist die Atemnot, korreliert mit Beidseitigkeit u. Ausdehnung! Atemexkursion auf der betroffenen Seite eingeschränkt, ggf. Vorwölbung der Interkostalräume.

- *Perkussion.* Gedämpfter KS.
- *Auskultation.* Abgeschwächtes AG über dem Erguß, oberhalb desselben kann hingegen durch Kompressionseffekte ein verschärftes AG (→ Bronchialatmen) auskultiert werden.
- *Stimmfremitus* über dem Erguß aufgehoben.
- Thorakales Druckgefühl.
- Bei Pleurakarzinose häufig thorakale Schmerzen.

> **Diagnostik:** Die Diagnose wird *klinisch* u. *sonographisch* gestellt!

- *Sonographie.* Kleinste Ergüsse werden identifiziert: Echogenität, Fibrinfäden, fibrotische Organisation, Pleuraauflagerungen, -verdichtungen.
- *Rö.-Thorax 2 Ebenen.* Hinweise zur Urs. (globale Herzvergrößerung bei Herzinsuffizienz, pulmonaler Infiltrat bei Pneumonie, Raumforderung bei Bronchialkarzinom od. pleurale Veränderung).
- *Pleurapunktion* (s. Tab. 3-6) mit mikrobiologischer, zytologischer, laborchemischer Untersuchung des Punktats (30−50 ml sind erforderlich). Auch kleinere Ergüsse sind sonographisch gesteuert punktabel.
- *Tuberkulintest.*
- Konventionelle *Tomographie*, CT.
- *Bronchoskopie* bei pleuraständiger pulmonaler Verdichtung mit Erguß, Hämoptysen bzw. großem Erguß mit Atelektasen.
- *Laboruntersuchung*, z. B. bei Verdacht auf Systemerkrankung.
- *Thorakoskopie* (Methode der Wahl bei erfolgloser Ergußanalyse!) mit Inspektion von Pleura visceralis et parietalis einschließlich gezielter Biopsie.

DD

➤ *Transsudat*: 1. dekompensierte Herzinsuffizienz, 2. Leberzirrhose, 3. nephrotisches Syndrom
➤ *Exsudat:* 1. Tumoren, 2. Infektionen, 3. Lungenembolie, 4. Oberbauchkrankheiten (Pankreatitis, Systemerkrankungen, z. B. rheumatoide Arthritis, systemischer Lupus erythematodes, Herkrankheiten, z. B. Postmyokardinfarktsyndrom, Perikarditis).

Klarheit verschafft man sich mit der Thorax-Sonographie bzw. Rö.-Thorax in 2 Ebenen u. ggf. einer Probepunktion.

Therapie: *Behandlungsziel* ist Beseitigung der Ursache. (Ther. der Grunderkrankung!) u. Verhinderung einer Verschwartung besonders der diaphragmalen Pleura.

▷ *Pleurapunktion* bei Dyspnoe, Tachykardie, oberer Einflußstauung, art. Hypoxämie, radiologischer Befundprogredienz, Mediastinalverdrängung.

> *Praxishinweis:* **1.** Max. werden 1.000 ml pro Punktion entfernt. **2.** *Wiederholte Punktionen* sollten unter strenger Ind. erfolgen, da Flüssigkeit, Proteine u. Elektrolyte verloren gehen.

▷ *Pleurodese.* Rasch nachlaufende, meist maligne Ergüsse, werden mit Pleuraverklebung (Pleurodese) behandelt.

  ▷ *Chir. Pleurodese.* Partielle od. totale Pleurektomie der Pleura parietalis.
  ▷ *Chemische Pleurodese.* Verklebung beider Pleurablätter durch Entzündungsreiz.

Durchführung: Einlage einer Pleuradrainage, komplette Entleerung der Pleurahöhle (→ sonographisch kontrollieren) u. Instillationen des entzündungsinduzierenden Agens, z. B. *Supramycin*, ein saures Tetracyclinen (1 g/d) od. *Talkumsuspension* (5–10 g) oder *Fibrinkleber*.

Erfolgsrate: Tetracyclin 68–90%, Talkum 76–100%.

3.3.10 Spontanpneumothorax

C. Kelbel, J. Lorenz

Definition: Ansammlung von Luft im Pleuraraum mit Aufhebung des negativen intrapleuralen Drucks; führt zu teilweisem od. komplettem Kollaps der betroffenen Lunge. Im Gegensatz zum traumatischen od. iatrogenen P. entwickelt sich der *Spontanpneumothorax* ohne äußere Einwirkung.

Eine Sonderform ist der *Spannungspneumothorax* (s. Abb. 3-25): Druckanstieg im Pleuraraum durch inspirat. Ventilmechanismus mit Lebensgefahr.

Ursachen

● *Idiopathischer Spontanpneu.* Definitionsgefäß findet man *keine* Ursache Betroffen sind meist junge Erwachsene mit leptosomem Habitus. Anamnestisch sind oft plötzliche intrapulmonale Drucksteigerungen (Hustenattacken, Anheben schwerer Gegenstände, Defäkation) zu eruieren.

● *Symptomatischer Spontanpneu.* Prädispositionen sind: **1.** Chron.-obstruktive Lungenkrankheit (s. Kap. 3.3.6, S. 78, 8.2.3.2, S. 315), **2.** Pulmonale Krankheiten: interstitielle Pneumonie, Histiozytose X, Sarkoidose, Lungenfibrose, Zysten, **3.** Intrapulmonale Einschmelzungshöhle (entzündlich → Empyem, maligne → Bronchialkarzinom).

Pathophysiologie: 1. *Spontanpneu* (Abb. 3-32). Subpleurale Hohlraumbildungen (Zysten, Bullae, Zerfallshöhlen) rupturieren, Luft aus der Lunge dringt in den Pleuraraum ein → pleuraler Unterdruck geht verloren → Lungenkollaps.

2. *Spannungspneu* (s. Abb. 3-25). Strömt die Luft dabei durch ein Ventilmechanismus nur einseitig in den Pleuraraum hinein u. nicht wieder heraus, so steigt der intrathorakale Druck mit Verdrängung des Mediastinums zur Gegenseite. Die Folge ist eine lebensbedrohliche Einschränkung der Atemoberfläche der gesunden Lunge sowie eine kritische Verminderung des venösen Rückstromes zum Herzen.

Klinik: Variable Symptome bis asymptomatisch.

Inspektion. Die Konturen der Interkostalräume können verstrichen sein, ggf. Zeichen der zentralen Venendruckerhöhung (Spannungspneu). Am entkleideten Patienten sind die asymmetrischen Thoraxexkursionen bei tiefer Atmung meist gut wahrnehmbar.

Perkussion. Hypersonorer bis (beim Spannungspneu) tympanitischer KS.

Auskultation. Abgeschwächtes bis fehlendes AG.

Leitsymptome sind:

■ akute Dyspnoe

- akuter einseitiger stechender thorakaler Schmerz, in die Schulterregion, seltener in das Abdomen, ausstrahlend.
- Reizhusten
- *Spannungspneu.* Zunehmende Dyspnoe, Tachykardie, Zyanose, Vernichtungsgefühl u. Schock mit oberer Einflußstauung.

Diagnostik

- *Klinik, Rö.-Thorax.* Den klinischen Verdacht bestätigt eine Röntgenaufnahme der Thoraxorgane (im Stehen) in Exspiration. Eine Mediastinalverdrängung zur Gegenseite beweist einen Spannungspneumothorax (s. Abb. 3-25).
- *Sono.* Schnelle u. zuverlässige Untersuchung! Aufgehobenes Flimmer-Phänomen im Bereich des echogenen Pleurabandes → Seitenvergleich!
- *EKG.* Keine charakteristischen Veränderungen. Ggf. Verschiebung der elektrischen Herzhauptachse (bei Mediastinalverdrängung). Weitere Zeichen: präkordiale Niedervoltage, QRS-Amplitude ↓, T-Negativierung in den Brustwandableitungen.
- *BGA.* Hypoxämie bei Normo- od. Hypokapnie. Bei schwerer Hypoxämie ($paO_2 < 45$ mmHg) od. Hyperkapnie besteht Verdacht auf einen Spannungspneu.

DD: Das Röntgenbild der Lunge bringt die Diagnose.

➤ Herzinfarkt bei li. Pneumothorax
➤ Lungenembolie
➤ Pleuritis sicca
➤ Mediastinal- u. Zwerchfellhernie
➤ Subphrenischer Abszeß
➤ Großzystische Prozesse ohne Pneu, schweres Emphysem (→ vanishing lung)

Therapie: *Allgemeine Therapiemaßnahmen* sind Bettruhe, Hustenstillung, evtl. O_2-Zufuhr.

1. *Spannungspneu.* Sofortiges Handeln!
2. *Spontanpneu*

▷ *Konservativ:* Bei erstem idiopathischen Spontanpneu bzw. bei asymptomatischem iatrogenem Pneu mit jeweils max. Pleuraabhebung ≤ 3 cm Rö.-Kontrollen alle 12 Std. in den ersten beiden Tagen. Resorptionsbeschleunigung mit nasaler Sauerstoffgabe (5−7 l/min) → *Spontanheilung* nach 2−3 Tagen.

▷ *Luftaspiration.* Bei erstem idiopathischen Spontanpneu bzw. bei asymptomatischem iatrogenem Pneu mit jeweils max. Pleuraabhebung > 3 cm Punktion mit einer Kunststoff-Verweilkanüle u. Luftabsaugung über einen Drei-Wege-Hahn mit z. B. einer 50-ml-Perfusorspritze.

▷ *Pleurasaugdrainage* bei 1. Herzkrankheit, 2. respirat. Insuffizienz, 3. Lungenkollapsvolumen > 20% (Schätzung nach Rö.-Aufnahme), 4. ungenügender Entfaltung eines Mantelpneus nach 3−4tägiger Beobachtung.

Ist die Lunge nach 4 Tagen nicht entfaltet (Verlaufskontrolle: Sono), so kann der Sog auf 15−30 cm H_2O erhöht werden. Ist die Lunge entfaltet, wird die Drainage abgeklemmt. Nach neuerlichem Röntgen (nach 24 h) kann die Drainage entfernt werden.

▷ *Lungenfistel.* Entfaltet sich die Lunge nach max. 2tägiger Sogbehandlung nicht, liegt wahrscheinlich eine persistierende *pneumopleurale Fistel* → thoraxchir. Fistelverschluß diskutieren.

Videoassistierte Thorakoskopie/Thorakotomie. bei rezidiv. Spontanpneumothoraces (nach dem 3. Spontanpneu) der gleichen Seite (partielle Pleurektomie).

4 Störung der Herz-Kreislauf-Funktion

4.1 Allgemeine Sofortmaßnahmen

H.-P. Schuster

4.1.1 Sauerstofftherapie

Sauerstoff ist ein wichtiges Notfallmedikament bei akuter Störung von Atmung u. Herz-Kreislauf-System (s. Kap. 7.2.1, S. 258)!

Die insuffiziente Pumpleistung des Herzens führt zu

Blutrückstau in die Lungenkapillaren → pulmonale Sauerstoffaufnahme ↓ (→ respirat. Insuffizienz bei Lungenstauung), *peripherer minderperfusion* → Sauerstoffversorgung der Organe ↓ (→ Hypoxie).

Applikation: Insufflation über Nasensonde. Einzelheiten, Komplikationen s. Kap. 3.2.2, S. 69.

Indikationen

▷ respirat. Insuffizienz durch Lungenstauung bei Rückwärtsversagen
▷ Hypoxie durch periphere Minderperfusion bei Vorwärtsversagen.

Dosis: 4−6 l/min.

4.1.2 Hypovolämie, Volumen-, Plasmaersatz

HYPOVOLÄMIE beruht auf einer *absoluten* (Verlust von Blut, Plasma, Körperflüssigkeit) od. *relativen* Verminderung der zirkulierenden Blutmenge (Gefäßerweiterung mit Erhöhung der -kapazität).

Exsikkose ist Abnahme des Gesamtkörperwassers (s. Kap. 4.1.3, S. 103, 8.4.1.1, S. 338).

Ursachen: Blutverlust nach außen, in Körperhöhlen od. Gewebe; Plasmaverlust, z. B. nach Verbrennung; Flüssigkeitsverluste bei Diarrhoe, Hitzeschaden, Diuretika.

Pathophysiologie: Volumenmangel kann die Vitalfunktionen bedrohen → intravasale Hypovolämie → *Kreislaufinsuffizienz* → hypovolämischer Schock od. Kreislaufstillstand.

VOLUMENERSATZMITTEL

Volumenersatz: therap. Maßnahme bei Hypovolämie od. manifestem Schock; Blut od. -derivate, Plasmaersatzstoffe bzw. kristalloide Lösungen steigern das zirkulierende Blutvolumen, erhöhen den Blutdruck, vermindern indirekt den peripheren Widerstand, verbessern die diastolische Füllung u. damit das HMV.

Indikation

■ Volumenmangel mit Wiederherstellung der Organperfusion. Verminderung des zirkulierenden Blutvolumens (Hypovolämie), Mangel an Extrazellularflüssigkeit (→ Dehydratation).

Praxishinweis: Notfallmedizinisch hat die Korrektur des *Intravasalraumes* Vorrang, danach Wiederauffüllung des gesamten *EZR.*

Intravasale Hypovolämie. Für die *initiale Substitution* v. a. *kolloidale Volumenersatzmittel* verwenden: Dextrane, Gelatine, HÄS od. Albumin. Deren Verteilungsraum entspricht dem

Blutvolumenänderung (ml/m²)

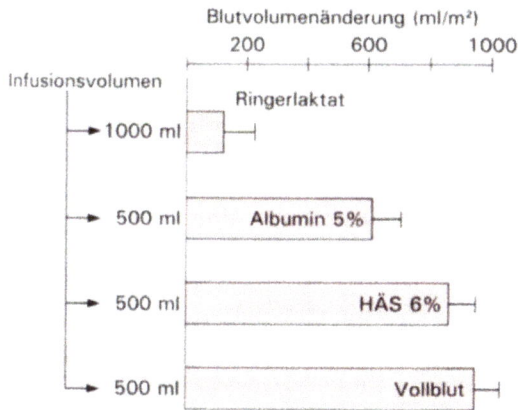

Abb. 4-1: Volumeneffekte von Plasmaersatzlösungen (1 Std. nach Applikation, ml/m² Körperoberfläche)

Intravasalraum → rascher Volumeneffekt mit Verbesserung der Organperfusion (s. Kap. 4.1.3, S. 103).

Hypovolämie im EZR. Substituiert wird *isotone Elektrolytlösung*, die rasch aus dem Intravasal- in den interstitiellen Raum übertritt: physiologische Kochsalz-, Ringer-Laktat-, Vollelektrolytlösung.

Indikationen

■ Rehydratation bei Dehydratation (s. Kap. 8.4.1, S. 338)
■ Initialer Volumenersatz zur Normalisierung des zirkulierenden Blutvolumens.

Dosis: 2–4 × höher als kolloidale Lösungen.

PLASMAERSATZSTOFF: Lösung aus natürl. od. synthet. Kolloiden zum raschen Volumenersatz bei Hypovolämie od. Blutverlust; syn. *Plasmaexpander*, da ihre intravasale Volumenwirkung (durch Flüssigkeitseinstrom aus dem Interstitium inf. des hohen kolloidosmot. Drucks) größer ist als das infundierte Volumen (Abb. 4-1).

Einteilung: 1. körpereigene P.: Plasmaprotein- u. Albuminlösung; **2.** synthetische P.: Dextrane, Hydroxyäthylstärke (HÄS), Gelatine; Unterscheidung nach

■ MG, kurzer (2–3 h), mittlerer (4 h) od. langer (6–8 h) Verweildauer u. damit intravasaler Volumenwirkung.
■ Rheologischer Wirkung (Mikrozirkulation ↑).

Indikation (v. a. hochmolekulare P.)

■ Blutverlust bis zu 20%.

UAW: allergische Reaktion bis zum anaphylaktischen Schock (häufiger unter synthet. als unter körpereigenen P.), Blutgerinnungsstörung durch Hämodilution, Infektionsübertragung (Hepatitis, HIV) bei körpereigenen P. durch hohe Auflagen an die Gewinnung vermindert.

UAW-Häufigkeit d. synth. P.: Gelatine bis zu 19%, Dextrane 4,6%, HÄS bis zu 2,6%.

> *Praxishinweis:* Mittel der Wahl ist Hydroxyäthylstärke 200 000/0,5 als 6%ige Lösung, z. B. beim hämorrhagischen Schock.

DEXTRAN: verzweigte Polysaccharide aus D-Glukose; werden von Bakt. als Reservestoff u. Membranbestandteil synthetisiert u. durch saure Hydrolyse in Bruchstücke gespalten (MG bis zu 4 Mill).

Indikationen

■ *Dextran 60–75* → Volumenmangel
■ *Dextran 40* → Hämodilution u. Mikrozirkulationsstörung
■ *Dextran 1* → Prophylaxe anaphylaktischer Reaktion.

Kontraindikationen: Dextranallergie, Gerinnungsstörungen, Hypo-, Afibrinogenämie, dekompensierte Herzinsuffitienz, Niereninsuffizienz mit Oligo-/Anurie.

Dosierung: 1. Volumenmangel: initial 500 ml 6% Dextran 60 in 15–30 Min., danach weitere 500 ml in 2–4 h. Maximaldosis: 1 500 ml od. 1,5 g Dextran/kg KG am 1. u. 750 ml (0,75/kg)/d für höchstens 3 Tage. **2.** Mikrozirkulationsstörung: 500–1000 ml 10%iges Dextran 40 über 4–6 h am 1. Tag, danach jeweils 500 ml/d für 10–14 Tage.

Wirkungsmechanismus: D. haben den stärksten Expandereffekt (Wasserbindungskapazität 20–25 ml/g) auf das Plasmavolumen:

● Dextran 60–75 (mittleres MG 60000–75000) fördert die Mikrozirkulation z. T. durch Hämodilution u. ist antithrombotisch wirksam (hemmen Thrombozytenaggregation u. Faktor-VIII-Aktivierung).

Pharmakokinetik: Höhermolekulare Dextrane. HWZ 6–8 h, renale Elimination u. Abbau zu Glukose je zur Hälfte. Mittelmolekulare Dextrane verweilen 6–8 h im Plasma.

Wechselwirkung: Beinflussung von Laboruntersuchungen (z. B. BSR, Glukose, Fettsäurebestimmung)

UAW: allergische Reaktionen (können vermindert werden durch Vorinjektion von Dextran-Hapten); bei Überdosierung Gerinnungsstörungen, Nierenfunktionsstörungen.

Hinweis: Prophylaxe der Dextranunverträglichkeit mit monovalentem Hapten (Dextran 1), welches die Bindungsstellen für infundierte Dextrane besetzt: 20 ml Dextran 1 vor Dextraninfusion verabfolgen. Sollte sich danach die Dextraninfusion > 20 Min. verzögern, ist Dextran 1 erneut zu infundieren.

HYDROXYÄTHYLSTÄRKE (HÄS): Kolloidaler Plasmaersatzstoff, von Polysacchariden abgeleitet.

Indikationen

- Volumenmangel (alle Lösungen)
- Hämodilution (mittel- u. niedermolekulare HÄS)
- Mikrozirkulationsstörung (niedermolekulare HÄS).

Kontraindikationen: Stärkeallergie, Gerinnungsstörung (niedermolekulare HÄS): Thrombopenie, Hypofibrinogenämie, Willebrand-Jürgens-Syndr., dekompensierte Herzinsuffizienz, Niereninsuffizienz mit Oligo-/Anurie (hoch-, mittelmolekulare HÄS).

Dosierung: bis 1 000 ml/d, im Notfall (hämorrhagischer Schock) max. 1 500 ml/d (Infusionsgeschwindigkeit 20 ml/kg/h), bei septischem Schock, chir. Blutverlust geringere Infusionsgeschwindigkeit.

Wirkungsmechanismus: Intravasale Wasserbindungskapazität 14–21 ml/g; Steigerung von zirkulierendem Blut-, SV, ZVD, renalem Plasmafluß. Thromboembolieprophylaxe (wie Dextrane).

Pharmakokinetik: 1. Hochmolekulare HÄS (MG 450 000) verweilt mit 8–12 h am längsten intravasal. Renale Elimination zu 20%, Metabolisierung durch Alpha-Amylase. 2. Die HWZ mittelmolekularer HÄS (MG 200.000) beträgt 4 h, 3. die der niedermolekularen HÄS (MG 40 000) 3 h.

Wechselwirkung: Beinflussung von Laboruntersuchungen.

UAW: Flush, Anstieg von Blutdruck, Herzfrequenz bei zu schneller Infusion. Wasserretention mit Hyponatriämie, langanhaltender Juckreiz als Ausdruck der Gewebespeicherung. Einzelne Mitteilungen über ANV bei Dehydratation u. anaphylaktische Reaktionen mit Juckreiz, Frösteln, Temperaturanstieg, Urtikaria bis zum anaphylaktischen Schock.

Hinweis: Blutungen unter HÄS werden mit dem Vasopressinderivat Desmopressin behandelt.

4.1.2.1 Vasodilatanzien

Definition: syn. *Vasodilatatoren;* Sammelbezeichnung für gefäßerweiternde Arzneimittel, die eine Erschlaffung der glatten Gefäßmuskulatur mit Abnahme des peripheren (Gefäß-) Widerstands u. eine Senkung des art. Blutdrucks bewirken (s. Abb. 4-2); z. B. ACE-Hemmer, Angiotensin-II- Rezeptorantagonisten, Alpharezeptorenblocker, Calciumantagonisten, direkte Vasodilatanzien (Dihydralazin, Nitrate), Prostaglandine (Alprostadil).

> In der Notfallmedizin sind am einfachsten u. risikoärmsten *Nitrate* anzuwenden (s. u.), *Natriumnitroprussid* ist der Klinik vorbehalten.

Indikation

- akute Herzinsuffizienz (s. Tab. 8-5, S. 358), v. a. Linksherzinsuffizienz mit Lungenstauung.

Wirkungsmechanismus: Vasodilatatoren bei akuter Linksherzinsuffizienz (Abb. 4-2).

- *Vorlastsenkung.* Venodilatation → Venenkapazität ↑ (venöses pooling) → venöser Rückfluß ↓ → Füllungsdruck ↓ des Herzens → diastolische Füllung ↓ (enddiastolischer Füllungsdruck u. enddiastolisches -volumen ↓) → *Vorlastsenkung* → intraventrikulärer Druck in der Diastole ↓, myokardiale Perfusionsdruck ↑ (Gradient zw. den intravasalem Druck in den epikardialen u. den subendokardialen Koronararterien nimmt zu) → *Myokardperfusion* ↑.

1. *Wandspannung, Energieverbrauch* sinken durch geringere Füllung des Ventrikels → eine für die Kontraktion günstigere Ventrikelgeometrie.

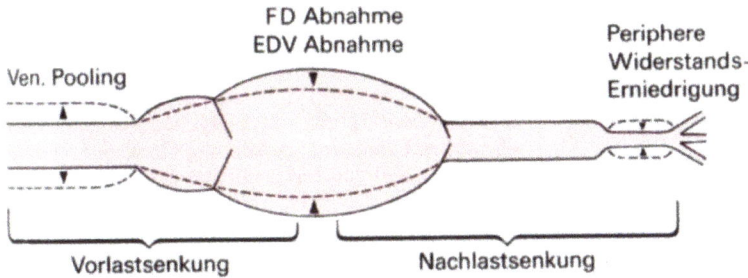

Abb. 4-2: Wirkungsmechanismus von *Vasodilatanzien*

2. *Nachlastsenkung.* Dieser Effekt wird verstärkt durch die Vasodilatation in der art. Strombahn; sie vermindert den peripheren Strömungswiderstand u. damit die zur Förderung des SV notwendige max. Wandspannung (→ Nachlastsenkung). Das nachfolgend höhere SV verbunden mit der peripheren Gefäßerweiterung verbessert die Organperfusion u. damit die -funktion.

NITRATE (s. Kap. 2.4.2.1, S. 31). *Glyceroltrinitrat* (Nitroglyzerin, NTG), *Isosorbiddinitrat* (ISDN), *Isosorbidmononitrat* (ISMO).

Indikation

■ Herzinsuffizienz mit Rückwärtsversagen (→ Stauungsinsuffizienz).

Dosierung: 1. Nitroglyzerin sublingual 0,8—1,6 mg; **2.** Dauerinfusion: 2—5 mg/h Nitroglyzerin u. Isosorbiddinitrat.

Wirkungsmechanismus: Primär Vorlastsenkung (venöses pooling), sek. (weniger ausgeprägt) Nachlastsenkung (Arteriolendilatation, s. Abb. 4-3).

Hinweis: Art. Hypotonie bei niedrigem Ausgangswert!

NATRIUMNITROPRUSSID. Syn. Nitroprussidnatrium (s. Tab. 4-10). Dinatriumpentacyanonitrosylferrat; potenter Vasodilatator art. Widerstands- u. venöser Kapazitätsgefäße.

Indikationen

■ akutes Herzversagen
■ hypertensive Krise.

Dosierung: 30—1 000 mcg/min i. v.

Hinweis: 1. Bei hohen Dosen (≥ 1 000 mcg/min) drohende Cyanidintox. **2.** Abrupte, aus-

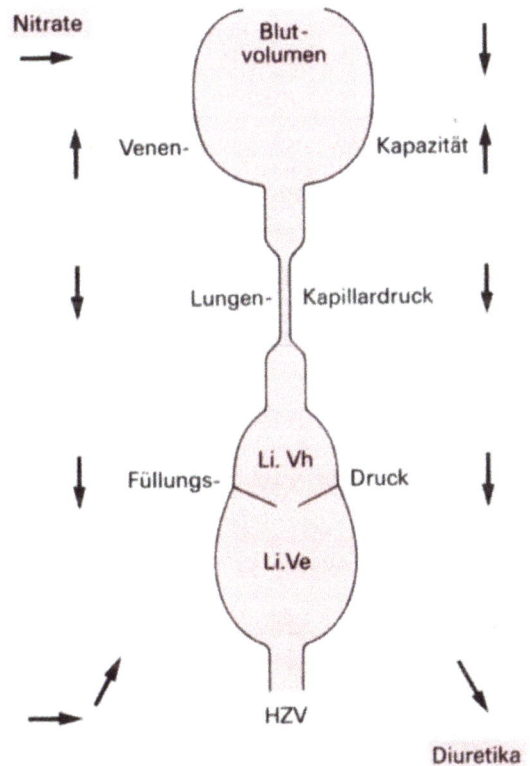

Abb. 4-3: Wirkungsmechanismus von *Nitraten* u. *Diuretika* im Vergleich (HZV = HMV, Vh = Vorhof, Ve = Ventrikel)

geprägte Hypotonie möglich (→ Einsatz der Klinik vorbehalten).

DIURETIKA werden zur Behandlung der art. Hypertonie, akuten u. chron. Herzinsuffizienz u. bei hydropischen Zuständen (Aszites bei Leberzirrhose, ANV, chron. Niereninsuffizienz) eingesetzt indem sie neben der

Flüssigkeits- auch eine Ausscheidung von Elektrolyten herbeiführen. Quantitativ stehen im Vordergrund die Anionen Chlorid u. Hydrogencarbonat u. Natrium als Kation. Die gesteigerte renale Ausscheidung läßt das Plasmavolumen ab-, den kolloidosmotischen Druck zunehmen, was den Rückstrom von interstitieller Flüssigkeit in die Kapillaren beschleunigt.

Einteilung: **1.** Thiazid-, **2.** kaliumsparende (Amilorid, Spironolacton), **3.** Schleifen-, **4.** Osmodiuretika.

- Notfallmedizinisch kommen *Schleifendiuretika* (Furosemid, Piretanid) zum Einsatz.

Schleifendiuretika: Stärkste diuretische Wirkung, chem. unterschiedliche Stoffgruppe mit gemeinsamem (Furosemid-Typ) u. differentem Wirkprinzip (Etycrynsäure).

Einteilung: 1. Furosemidtyp: Furosemid (Lasix®), Azosemid (Lurte®), Piretanid (Arelix®), **2.** Etacrynsäure (Hydromedin®).

Indikationen

- Ödeme durch Herzinsuffizienz od. Leberzhirrhose.
- art. Hypertonie (extrazelluläre Flüssigkeit ↓).
- calciumhaltige Steine der ableitenden Harnwege (reduzieren die Calciumausscheidung).
- Hyperkalziämie, Schwarz-Bartter-Syndrom
- Lungenödem (venöses Pooling).

Notfallmedizinisch

Kontraindikationen: Bei Oligo-/Anurie ohne Überwässerung (ZVD < 12−15 mm Wassersäule) drohen terminale Niereninsuffizienz u. Hörstörung, Schwangerschaft, Laktation.

Dosierung: *Furosemid:* 40−80 mg/d, 500 (bis zu 1 000) mg, wenn kein diuretischer Effekt bei starker Einschränkung der GFR erzielt wird, Piretanid 3−6 mg/d, als morgendliche Einzeldosis bei Ödemen. Bei arterieller Hypertonie niedriger dosieren, z. B. Furosemid $1−2 \times 40$ mg Furosemid.

Wirkungsmechanismus: 1. *Furosemid-Typ:* **a)** *RPF steigt.* Nach i. v.-Applikation steigt der renale Plas-

maflüß um bis zu 30% an, die Filtrationsrate bleibt unverändert. Hemmung des $Na^+/K^+/2Cl^-$ Kotransportes im aufsteigenden Teil der Heinle-Schleife u. Elimination von max. 30% des filtrierten Natriums. Höhere Chlorid-, niedrigere Hydrogencarbonatausscheidung. Erhöhte Ausscheidung von Calcium, Magnesium u. Kalium. Intrazellulärer Ladungsausgleich durch Einstrom von H^+ mit Tendenz zur metabolischen Alkalose.

Wirksamkeit auch bei eingeschränkter GFR (Plasmakreatinin > 10 mg/100 ml) durch Dilatation der Vasa afferentes über Prostaglandinausschüttung.

- *2-Cl-Na-K-Elektrolyttransport* ↓ in der Henle-Schleife → Einstrom von Tubulusflüssigkeit in die distalen Tubuli ↑ → kompensatorische Flüssigkeitsresorption ↑ → diuretische Wirkung ↓ (→ Diuretikaresistenz).

- *Reninausschüttung* des iuxtaglomerulären Apparates ↑ → Aldosteronkaskade ↑ → Na^+-Reabsorption am Sammelrohr ↑ (→ Selbstlimitierung der diuretischen Wirkung); Benzothoadiazepine gleichzeitig verabreicht, durchbrechen den Kompensationsmechanismus.

b) *Venöses Pooling* (→ Venodilation) bei i. v.-Applikation von Furosemid als Soforteffekt mit rascher Besserung z. B. beim Lugenödem → Soforteffekt ist eine Verminderung des Lungenkapillardruckes → Entlastung von li. Ventrikel u. Lungeninterstitium.

Die Senkung des Füllungsdruckes geht mit einer HMV-Abnahme einher, weil das zirkulierenden Blutvolumen inf. akuter Diurese abnimmt (Abb. 4-3).

Unterschiede bestehen hinsichtlich Wirkungseintritt, -dauer, Dos., kaum in der Wirkungsstärke. Kaliurese ist bei *Piretanid* geringer als bei Furosemid od. Hydrochlorothiazid.

2. *Etycrynsäure.*

Pharmakokinetik: Starke Plasmaproteinbindung, diuretische Wirkung nach oraler Einnahme 4−6 h (Furosemid, Piretanid) od. länger (Azosemid, Torasemid). *Wirkungseintritt* nach 30−60 Min., nach i. v.-Injektion sofort. Orale Bioverfügbarkeit: Furosemid 50−65%, Piretanid 80−90%, Azosemid 18%, Torasemid 80−90%. Eliminationshalbwertszeit: Furosemid 0,6−1 h, Piretanid 0,8−1,5 h, Azosemid 2,2−2,7 h, Torasemid 2,2−3,8 h.

UAW: wie Thiaziden. Dehydratation, Hypotension, Orthostasesyndrom, hypochlorämische Alkalose, Hypokaliämie, Hypoglykämie, Glukoseintoleranz, Hyperurikämie weniger häufig als bei Thiaziddiuretika. Stärkere Hämokonzentration mit Thrombenbildung, Hyponatriämie. Hörstörungen, sehr selten permanenter Hörverlust nach zu rascher i. v.-Applikation, i. d. R. bei Urämie-Pat.

Wechselwirkung: Additiver blutdrucksenkender Effekt durch Antihypertensiva, in Kombination mit ACE-Hemmern Niereninsuffizienz möglich. Nichtsteroidale Antirheumatika (z. B. Indometazin) schwächen die Wirkung ab, die Lithiumexkretion wird vermindert (tox. Plasmakonzentrationen), die Ototoxizität von Aminoglykosidantibiotika wird verstärkt.

> **Praxishinweis:** Die *akute Herzinsuffizienz* wird in dieser Reihenfolge behandelt: **1.** Vasodilatator (Füllungsdrucke ↓), **2.** Sek. Diuretika → eliminieren akkumulierte Ödeme.

4.1.3 Positiv inotrope Pharmaka: Katecholamine, Herzglykoside, Phosphodiesterasehemmer

In der Notfallmedizin kommen überwiegend *Katecholamine* zur Anwendung.

KATECHOLAMINE (KA, s. Kap. 4.3.4.1, Tab. 8-5, S. 358).

> **Notfallmedizinisch lange im Einsatz sind** *Dobutamin* u. *Dopamin*, in der Klinik *Noradrenalin* (Norepinephrin). Domäne des *Adrenalins* ist der akute HKS.

Der jüngste Vertreter dieser Substanzgruppe ist das noch wenig erprobte *Dopexamin*.

Indikationen

- *Akute Herzinsuffizienz,* die durch Oberkörperhochlagezung, Vasodilatator u. Diuretikum nicht zu kontrollieren ist.
- *Kardiogener Schock* (HMV ↓ mit peripherer Minderperfusion, art. Hypotonie).

DOBUTAMIN. Lösungskonzentrat zu 250 mg.

Indikationen

- schwere Herzinsuffizienz.
- kardiogener Schock ohne stark reduzierten Blutdruck.

Dosierung: 2,5−10 mcg/kg KG/min.

Wirkungsmechanismus: Stimulation der beta-1-, weniger der beta-2-adrenergen u. nur in geringem Ausmaß der alphaadrenergen Rezeptoren.
Positiv inotrop, in kleinen u. mittleren Dos. (5−10 mcg/kg KG/min) vasodilatatorisch → peripherer Wi-

derstand absinkt od. gleich bleibt, der art. Blutdruck gleich bleibt od. gering ansteigt. Allerdings kann in hoher Dos. (15−20 mcg/kg KG/min) auch ein deutlicher Blutdruckabfall beobachtet werden.

Herzfrequenzsteigerung u. induzierte Tachyarrhythmien sind möglich.

DOPAMIN. Lösungskonzentrat zu 50 u. 200 mg.

Indikation

- kardiogener Schock mit ausgeprägter art. Hypotonie.

Dosierung: 2,5−10 mcg/kg KG/min.

Wirkungsmechanismus: Stimulation von alpha- u. (geringer) beta-1-adrenergen Rezeptoren, spezifisch die dopaminergen Rezeptoren des Splanchnikusgebietes (mesenteriale u. renale Gefäße).

- niedrige Dosis (2,5−5 mcg/kg KG/min): Nierendurchblutung ↑, Verbesserung der -funktion bei nur leichter peripherer Vasokonstriktion u. positiv inotroper Wirkung.
- mittlere Dosis (5−10 mcg/kg KG/min): positiv inotrop, peripherer Widerstand ↑.
- hohe Dosis (10−15 mcg/kg KG/min): periphere Vasokonstriktion ↑, Herzfrequenz ↑ (→ Extrasystole, Tachyarrhythmie).

NORADRENALIN. Amp. zu 1,22 mg.

Indikation

- therapierefraktärer Blutdruckabfall.

Dosierung: 10−100 mcg/kg KG/min.

Wirkungsmechanismus: stimuliert die alpha-, gering beta-1-adrenerge Rezeptoren. Im Vordergrund steht die Steigerung des peripheren Widerstandes u. damit des art. Blutdrucks durch Vasokonstriktion, die kardiale u. zerebrale Durchblutung nehmen zu. Die HMV-Steigerung ist im Vergleich zu den anderen Katecholaminen geringer, die Herzfrequenz bleibt gleich od. nimmt reflektorisch ab. In hohen Dosen Tachykardie.

DOPEXAMIN als neu entwickeltes Katecholamin u. Amrinon als Phosphodiesterasehemmer verbinden positiv inotrope mit vasodilatatorischen Wirkungen. Sie finden in der Notfallmedizin derzeit noch keine Anwendung u. bleiben der Intensivmedizin vorbehalten.

ANTIHYPERTENSIVA sind bei hypertensiver Krise indiziert (s. Tab. 4-7, S. 143).

Praxishinweis: Pharmaka der Wahl sind *Nifedipin* (5−10 mg s. l.), *Nitrendipin* (5 mg Lösung p. o.), *Urapidil* (25−50 mg i. v.), *Clonidin* (0,15 mg i. v.). In schweren Fällen kontinuierliche Applikation von Nifedipin, Urapidil od. Nitropussidnatrium i. v. (s. o.; *cave:* Blutdrucküberwachung erforderlich).

ANTIARRHYTHMIKA:

Die DD akuter Rhythmusstörungen ist schwierig, die antiarrhythmische Ther. kompliziert.

Praxishinweis: Antiarrhythmische Sofortbehandlung nur bei vitaler Bedrohung durch *ventrikuläre* u. *supraventrikuläre* Herzrhythmusstörung.

Bedrohliche ventrikuläre Arrhythmien sind v. a. Kammertachykardien (s. Kap. 4.6.4.5, S. 153).

Lidocain ist Antiarrhythmikum der Wahl der ventrikulären Arrhythmie bei akuter kardialer Ischämie u. Infarkt. Dos.:

▷ 50−100 mg i. v. (ca. 1 mg/kg KG) als Bolus mit anschließender Dauerinfusion von 2−5 mg/min. Empfehlung: nach ca. 10 min erneuter Bolus in halber Dos.

Ajmalin (50−75 mg i. v.), sofern keine Ischämie vorliegt (→ Mittel der Wahl).

Amiodaron bleibt der klin. Ther. vorbehalten; erste positive Erfahrungen in der Notfallmedizin liegen vor.

Bedrohliche supraventrikuläre Arrhythmien sind (s. Kap. 4.6.4.4, S. 152): 1. Vorhofflimmern mit rascher Kammerfrequenz, 2. Vorhofflattern mit 1 : 1 Überleitung.

Seltener: 3. Paroxysmale supraventrikuläre Tachykardie, 4. Ektope Vorhoftachykardie (s. Kap. 4.6.4.3, S. 151).

Soforttherapie (Alternativen):

▷ *Esmolol* (beginnend mit 30 mg i. v.) senkt die Kammerfrequenz. Kontraindikation: Herzinsuffizienz.

▷ *Adenosin* (initial 6 mg i. v.) bei AV-Knoten-Tachykardie (AV-junktionale Tachykardie u. AV-Knoten-Reentrytachykardie). Kontraindikation: Asthma bronchiale; od.

▷ *Verapamil* (5−10 mg i. v., s. Kap. 7.2, S. 258) in allen anderen Fällen (cave: dosisabhängiger Blutdruckabfall, bes. bei Fortbestehen der Tachyarrhythmie).

▷ *Digoxin* (0,2−0,4 mg i. v.) bei Vorhofflimmern senkt die Kammerfrequenz.

HERZGLYKOSIDE.

Digoxin u. Digitoxin.

Einteilung: Pharmakologische Wirkung is identisch, Pharmakokinetik unterschiedlich, ii der Notfallmedizin wird meist *Digoxin* verwen det.

Indikationen

■ (notfallmedizinisch relevant): Supraventri kuläre Tachykardie (Vorhofflimmern mi rascher Kammerfrequenz, Vorhofflatterr mit rascher Überleitung auf die Kammerr zur Senkung der Kammerfrequenz, paroxysmale supraventrikuläre Tachykardie).

■ akute u. chron. Herzinsuffizienz ab NYHA III (→ NYHA II: Diuretika, ACE-Hemmer, Vasodilatanzien).

Kontraindikationen: 1. *Absolut:* Vorhofflimmern bei WPW-Syndr.. **2.** *Relativ:* Hyperkaliämie, Hypokaliämie, Hyperkalzämie, Kammertachykardie, obstruktive u. dilatative Kardiomyopathie, Präexzitationssyndrom (WPW-Syndr.), SA-, AV-Block; bei Hyperthyreose vermindertes Ansprechen bis Digitalisresistenz, bei Hypothyreose erhöhtes Ansprechen.

Dosierung: 1. *Akutbehandlung:* 0,2−0,4 mg Digoxin i. v. **2.** Individuell Unterschiede zw. 50 u. 200%! **a)** Sättigungsdosis. *Digoxin:* oral 0,5 mg initial, nach 8 h 0,25 mg, ggf. nach weiteren 8 h 0,25 mg, i. v. 2 × 0,4 mg innerhalb von 6−12 h; *Digitoxin:* 0,8−1,2 mg über 12−24 h, verteilt auf 2−3 Gaben oral od. i. v. (hohe Resorptionsquote); **b)** Erhaltungsdosis (Tab. 4-1).

Wirkungsmechanismus: 1. *Positive Inotropie.* Steigerung von Myokardkontraktilität, SV (pos. inotrop), Vagotonus u. sek. Minderung des Sympathikotonus mit Herzfrequenzsenkung (neg. chronotrop) führen zu einer HMV-Steigerung durch verbesserte Pumpleistung am insuffizienten Herzen u. Ökonomisierung der Herzarbeit.

Die positive Inotropie tritt im Vergleich zu den Katecholaminen weniger rasch u. zuverlässig ein u. ist

Tab. 4-1: *Herzglykoside.* Pharmakokinetik u. Dosierung (n = normal, ↓ erniedrigt, ↑ erhöht; s. Tab. 8-5, S. 358)

Parameter	Digoxin		Digitoxin	
		i. v.	oral	i. v.
Applikationsmodus	oral	i. v.	oral	i. v.
Resoptionsrate (%)	70–80	100	> 90	100
Wirkungseintritt (Min.)	120–180	3–30	180–300	25–120
Wirkungsmaximum (Std.)	3–6	1–6	8–12	4–12
Wirkungsverlust/d (Abklingquote, in %)	20	20	7	7
Therapeutischer Breite (ng/ml)	1–2		13–27	
Therapeutisches Optimum (Tage)	4–8	4–8	14–21	14–21
Erhaltungsdosis (mg/d)	0,375 (0,25–0,5)	0,25	0,1 (0,07–0,1)	0,1
Elimination bei Niereninsuffizienz	↓	↓	n	n
Eliminationshalbwertszeit (Tage)	1–2	1–2	7,5	7,5

damit schlechter steuerbar. Daher werden Digitalispräparate heute in der Notfallmedizin kaum noch als positiv inotrope Pharmaka eingesetzt.

Die pos. Inotropie wird mit einer Förderung des transmembranären Na+/Ca2+-Austauschs durch eine rezeptorvermittelte Hemmung der Na+/K+-ATPase erklärt.

2. Positive Chronotropie. H. verlängern die AV-Überleitung (neg. dromotrop) u. verkürzen das Aktionspotential von Vorhof-, Purkinje- u. Ventrikelleitungsfasern, gehen mit einer Nachdepolarisation einher u. erhöhen die Spontandepolarisationsrate.

Extrakardiale Wirkung: Vasokonstriktion, weshalb bei i. v.-Applikation eine Blutdruckerhöhung resultieren kann.

Pharmakokinetik: Hinsichtl. pharmakokinet. Parameter wie Bioverfügbarkeit u. Elimination bestehen erhebl. Unterschiede, die sich auf Wirkungseintritt, -dauer u. tgl. -verlust auswirken. Die Glykosidempfindlichkeit ist individuell verschieden u. kann sich während der Ther. ändern, da sie durch Krankheit, Elektrolytverschiebung u. Medikamente beeinflußt wird. Allen H. gemeinsam ist die enge therap. Breite; die Einstellung mit H. muß daher individuell erfolgen; therap. verwendet werden H. mit hoher Bioverfügbarkeit (Digitoxin, Digoxin u. Derivate). *Hauptunterschiede* sind: 1. Resorptionsquote (zw. 10–90%), 2. Verteilungsmodus (lipo-/hydrophil), 3. Eiweißbindung (bestimmen den Wirkungseintritt), 4. renale Elimination (bestimmen die Wirkungsdauer).

UAW: Digitalisintoxikation durch Überdosierung.

PHOSPHODIESTERASEHEMMER (Amrinon, Milrinon, Enoximon) werden z. Z. nur in der Klinik eingesetzt.

4.2 Herz-Kreislauf-Stillstand (HKS)

D. Mauer, W. Dick

Definitionen

Apnoe: Aussetzen der Atmung, Atemstillstand.

HKS: Sistieren einer effizienten Herzfunktion u. Blutzirkulation durch plötzliche Unterbrechung des Kreislaufs mit 1. Bewußtlosigkeit, 2. Apnoe od. Schnappatmung, 3. Pulslosigkeit. *Einteilung:*

- *primär kardial* (→ Asystolie, Kammerflimmern, EMD bei Herzinfarkt; Perikardtamponade, Elektrounfall).

- *primär hämodynamisch* (kardiozirkulatorisch): hypovolämischer, anaphylaktischer Schock, Lungenembolie.

- *primär respirat.:* Atemwegobstruktion, Aspiration, Atemlähmung.

Schnappatmung: langsame, von größeren Pausen unterbrochene Atmung bei Schädigung des Atemzentrums inf. zerebraler Hypoxie; v. a. präfinal als *agonale Atmung.*

Klinischer Tod (s. Kap. 1.1, S. 2)**:** Summation von Koma, Apnoe u. Pulslosigkeit, die Hirnfunktion ist erloschen, aber evtl. reversibel.

Biologischer Tod (s. Kap. 1.1, S. 2).

Kardiopulmonale Reanimation: s. u.

Ursache, Form

Unterschieden werden: **1.** primär kardiale, **2.** primär zirkulatorische, **3.** primär respirat. Urs. einschl. tox., metabolischer u. reflektorischer Prozesse.

Haupturs. ist die *Koronarsklerose* mit *akuter Koronarinsuffizienz* u. *KHK.*

Kammerflimmern (s. Kap. 4.6.4.5, S. 153)**.** Herzrhythmusstörung inf. einer heterotopen Reizbildungsstörung: Regellose, fortlaufend peristaltische fibrillierende Bewegungen (350–500/min) kennzeichnen die Aktion der Ventrikel. Kammerflimmern kommt funktionell dem Herzstillstand gleich (s. Abb. 8-31, S. 306). Häufigste Urs. des *plötzlichen Herztodes.*

Ursache: regionale Minderdurchblutung des Myokards.

Formen: *Primäres u. sek. K.*

Diagnostik

▶ *EKG* (Abb. 4-5). Oszillationen ohne intermittierende Kammerkomplexe: **1.** grobes, **2.** feines K., **3.** Kammerflattern.

Asystolie (s. Kap. 4.6.4.1, S. 149)**.** Form des HKS durch fehlende Kontraktion des Herzens.

▶ *Pankardiale A.:* Stillstand von Vorhöfen u. Kammern.

▶ *Ventrikuläre A.:* Komplette ventrikuläre Immobilisation bei gelegentlichen vorhofähnlichen Reizbildungskomplexen.

Praxishinweis: Auch bei Kammerflimmern kommen suffiziente Kontraktionen nicht zustande, bei Asystolie fehlt zusätzlich die elektrische Aktivität.

Ursachen: Hypoxie, massiver Blutverlust, Blokkierung des Reizleitungssystems.

Asystolie kann vorgetäuscht werden durch feines Kammerflimmern. Flimmernachweis im EKG mit einer 2. Ableitungsposition im 90°-Winkel zur ersten.

Elektromechan. Dissoziation (syn. elektromechan. Entkopplung, Hyposystolie, *EMD*) kommt einer *mechanischen Asystolie* gleich: schwache, noch koordinierte, jedoch arrhythmische elektrische Herztätigkeit, *ohne* Myokardkontraktion (kein HMV) → funktioneller HKS.

Ursache: verzögerte Behandlung von primärem Kammerflimmern, primär bei Lungenembolie.

Prognose: schlecht! Reaktion auf Medikamente u. Defibrillation ist vermindert.

Ventrikuläre Tachykardie (s. Kap. 4.6.4.5, S. 153)**.** Erregungsursprung in den Herzkam-

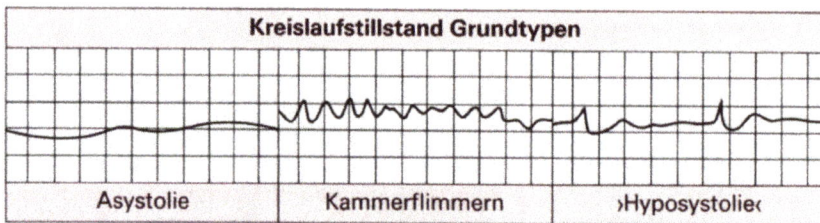

Abb. 4-4: Grundtypen des Herz-Kreislauf-Stillstandes

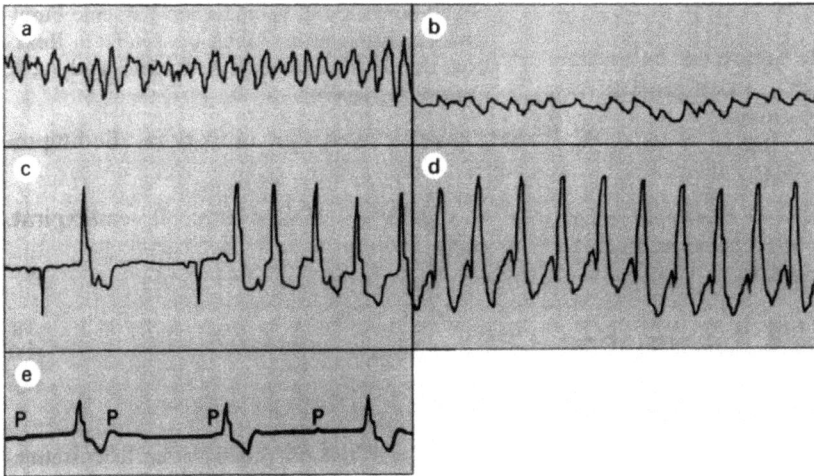

Abb. 4-5: a, b. *Formen des Kammerflimmerns (KF).* **a.** Grobes KF, **b.** Feines KF, **c.** Übergang in eine ventrikuläre Tachykardie. **d.** Ventrikuläre Tachykardie. **e.** AV-Block III° mit Dissoziation zw. Vorhof- (P) u. Kammeraktionen

mern. **1.** Tachyarrhythmie: T. mit unregelmäßiger Schlagfolge, **2.** paroxysmale T.: anfallartig auftretend.

Beide Formen können in Kammerflattern od. -flimmern übergehen u. sind lebensbedrohlich.

Totaler AV-Block (s. Kap. 4.6.4.2, S. 151). Erregungsleitungsstörung zw. Vorhöfen u. Kammern (→ Überleitungsstörung, Herzblock) mit Ersatzrhythmus: Kammerfrequenz 30–40/min.

Klinik: Schwindel, Übelkeit, ggf. Beweußtseinsstörungen. Eine plötzliche Bewußtlosigkeit ist Kennzeichen eines Adams-Stokes-Syndroms. Aufgrund verminderter myokardialer Perfusion Übergang in Kammertachykardie, -flimmern möglich (Abb. 4-5).

Elektrische Impulse des Reizbildungszentrums werden mit einer myokardialen Kontraktion beantwortet (Ggs. EMD, s. o.).

Verlauf

Tierexperiment. Folgende Reaktionen auf einen HKS werden beobachtet.

1. *Stadium der ungestörten Funktion* = Latenzzeit (2–30 s für das Herz, für das Hirn darunter), beendet, wenn die Sauerstoffreserven aufgebraucht sind.

2. *Störungen* treten innerhalb von 10–15 s auf: Bewußtseinsverlust, Muskeltonusverlust → Phase der

abnehmenden Funktion → Latenzzeit → Überlebenszeit → Flimmerzeit des Herzens (bis zu 2 min).

In dieser Phase werden Katecholamine massiv freigesetzt.

Prognose: Bei Sauerstoffzufuhr, Restauration der Zirkulation kommt es (vielfach auch beim Menschen) zur Restitutio ad integrum.

3. *Stadium der aufgehobenen Funktion* (bis zu 45 s): generalisierte Krämpfe. Bei primär kardialem HKS kommt es innerhalb von 60 s zum sek. Atemstillstand od. zur terminalen Schnappatmung. Weite Pupillen können innerhalb von 10–120 s auftreten.

Prognose: In der frühen 3. Phase ist noch eine Erholung möglich, diese erfolgt jedoch mit einer deutlichen Latenz.

Wiederbelebungszeit. Über die Wiederbelebbarkeit der Organe sind keine verbindlichen Angaben zu machen! Unter Reanimationsbedingungen gilt:

- Hirn, irreversible Schädigung 6–8 min nach HKS.
- Herz, irreversible Schädigung 20–25 min nach HKS.

Klinik, Diagnostik: *6 einfache* (klinische) u. *erweiterte* (apparative) *Kriterien* **Kennzeichen des HKS:**

a) *Einfache Kriterien*

▶ **1.** Bewußtlosigkeit, **2.** Apnoe od. Schnapp-atmung, **3.** Pulslosigkeit in den großen Arterien (Aa. carotis, femoralis).

▶ **4.** Zyanose od. extreme Blässe, **5.** Weite Pupillen ohne Lichtreaktion.

Weite Pupillen treten oft erst Min. nach einem HKS auf u. sind kein verläßliches Frühzeichen.

Hinzu kommt, daß bei manchen Pat. eine Pupillenerweiterung generell fehlt od. Größe u. Reaktion durch Medikamente verändert sind (z. B. Opiate, Adrenalin).

b) *Erweitere Kriterien* (außerklin. Bedingungen).

▶ **6.** EKG → HKS-Form, **7.** endexpirat. pCO_2.

4.3 Kardiopulmonale Reanimation (CPR)

D. Mauer, W. Dick

Definition: Wiederbelebung; lebensrettende Sofortmaßnahmen nach Eintritt eines plötzlichen *Herz-Kreislauf- (HKS) od. Atemstillstands* mit Bewußtlosigkeit, die innerhalb der Wiederbelebungszeit beginnen; *Ziel:* Aufrechterhaltung der elementaren Vitalfunktionen (u. damit der zerebralen u. myokardialen Sauerstoffversorgung). Basismaßnahmen zur kardiopulmonalen R. (Herz-Lungen-Wiederbelebung) werden unverzüglich ohne Geräte durchgeführt u. sollten von jedem erlernt werden (→ Laienreanimation).

Da die Wiederbelebungszeit des Hirns limitierender Faktor ist, wird die CPR durch spezifische, auf das Überleben des Gehirns ausgerichtete Zusatzmaßnahmen ergänzt → *kardio-pulmo-zerebraler Reanimation (CPCR)*.

In Abhängigkeit von der Verfügbarkeit medikamentöser, instrumenteller Hilfsmittel, Ausbildungsstand u. Qualifikation des Ersthelfers unterscheidet man:

▷ *Einfache lebensrettende Sofortmaßnahmen* → Freimachen, Freihalten der Atemwege, Beatmung, Herzmassage.
▷ *Erweiterte lebensrettende Sofortmaßnahmen* → Freimachen der Atemwege, Beatmung mit Hilfsmitteln, Katheterisierung von Venen, Applikation von Medikamenten, Defibrillation).
▷ Kardio-pulmo-zerebrale Reanimation bei primär kardialem HKS.
▷ Pulmo-kardio-zerebrale Reanimation bei primär respirat. HKS.

Sekundärmaßnahmen nach Ablauf der erweiterten lebensrettenden Sofortmaßnahmen sind der Spät-phase od. der Phase der prolongierten lebensrettenden Sofortmaßnahmen zuzurechnen.

Lebensrettende Sofortmaßnahmen sind zeitabhängig! Zu überbrücken ist die kritische Phase zw. klin. u. biologischem Tod. Nach Eintritt des biologischen Todes sind sie i. d. R. erfolglos. Diagn. Überprüfungen sind zwischenzuschalten ohne den Erfolg zu gefährden.

Indikationen

1. Atemstillstand
2. HKS
3. Atemstillstand u. HKS.

Außerklin. beginnt man stets mit Beatmung u. Herzmassage, auch wenn unbekannt ist, wie lange der HKS zurückliegt.
Klinik. Differenziertes Handeln! **1.** Sind lebensrettende Sofortmaßnahmen nach längerem HKS noch sinnvoll? **2.** Liegt eine Ablehnung durch den Pat. vor?

Ob eine Reanimation unter dem Gesichtspunkt der Zeit noch sinnvoll ist, ist nicht allgemein, sondern nur konkret zu entscheiden. Keinesfalls sind das Alter od. etwa der Pupillenzustand Indikationen dafür, die CPR gar nicht erst aufzunehmen.

ABLAUF. Abhängig von der HKS-Ursache!

Reihenfolge beim primär kardialen HKS (s. Kap. 4.3.3, S. 111):
Ursachen: Haupturs. ist primär kardial, die Zirkulation ist abrupt unterbrochen, eine Entsättigung des Blutes u. ein drastischer Abfall des paO_2 treten zunächst nicht auf (Abb. 4-6 a). Wird unverzüglich mit der Thoraxdruckmassage begonnen, resultiert erst

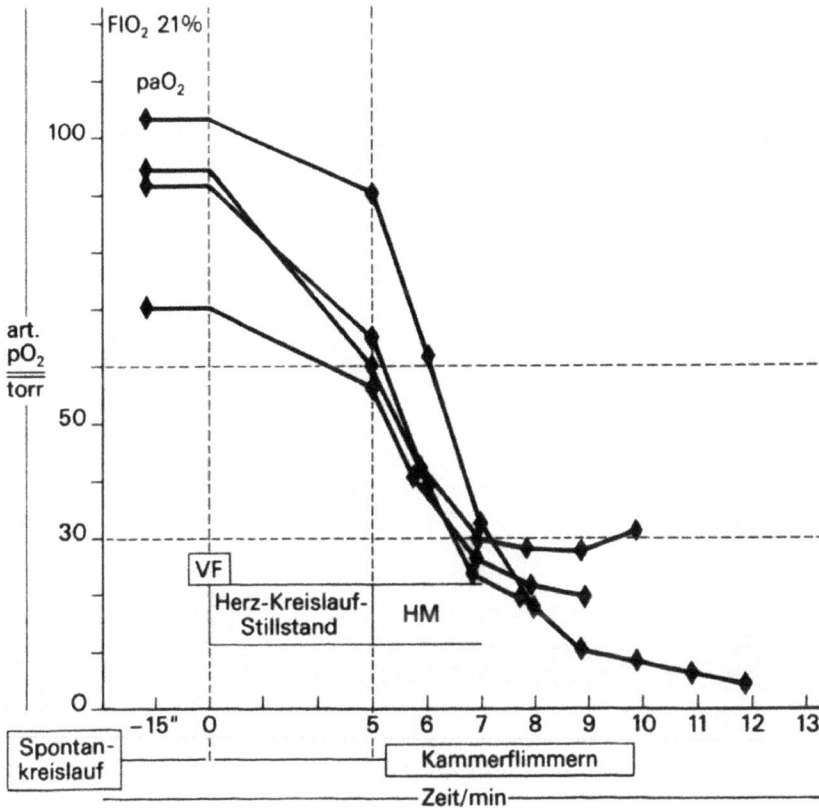

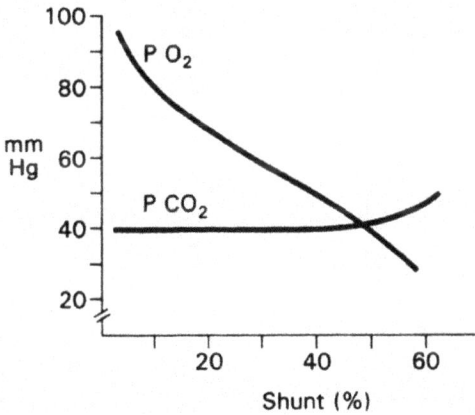

Abb. 4-6: a. *Arterieller Sauerstoffpartialdruck (paO₂)* bei Spontankreislauf, nach Beginn des Kammerflimmern (VF) u. bei ausschließlicher Thoraxdruckmassage (HM). Der pO₂ bleibt inital hoch, sinkt mit HM-Beginn abrupt ab (Lesser 1983), **b.** Einfluß des intrapulmonalen Shunts auf den paO₂

sek. ein paO₂-Abfall u. eine Entsättigung des Blutes, die durch O₂-Beatmung behandelt wird.

1. Freimachen/-halten der Atemwege (s. Kap. 3.1.1, S. 58) u. Beatmung.
2. Externe Thoraxkompression.

Reihenfolge beim primär respirat. HKS Ursachen: Atemwegobstruktion, Aspiration, Atemlähmung bzw. Atemdepression, Ertrinken, Medikamente, die auf das respirat. System wirken:

1. Freimachen/-halten der Atemwege, ggf. Beatmung (s. Kap. 3.1.1, S. 58).

- Die respirat. Funktion ist zuerst zu etablieren, weil nur über sie Sauerstoff in den Organismus gelangt.

2. Externe Thoraxkompression.

- Der Thoraxkompression folgt die respirat. Reanimation innerhalb von < 30 s.

4.3.1 Geschlossene CPR: Thoraxdruckmassage

Pathophysiologie. Die Thoraxdruckmassage mittels externer Thoraxkompression erzeugt weniger eine Herzkompression als eine *intrathorakale Druckerhöhung* (Abb. 4-7), die in *3 Komponenten* unterteilt wird: *kardialer, thorakaler, abdominaler* Anteil.

1. Kardialer Kompressionsmechanismus. Die direkte kardiale Kompression ist die effektivste!

Der *kardiale Anteil* erzeugt im Experiment bei einem Reanimationsdruck von 80 mmHg ca. 3 500 ml Blutfluß, der thorakale Anteil bei gleichem Druck 1 350 ml, der abdominale 1 000 ml. Das betrifft auch die Herz- (250/75/50 ml) u. Hirnperfusion (900/500/100 ml).

Der abdominale Pumpmechanismus besitzt nur 30% der Effektivität des kardialen hinsichtlich Gesamtflows bzw. 20% für die Koronardurchblutung u. 10% für die Hirndurchblutung.

▷ *Normalgewichtige u. Kinder* sind begünstigt, weil bei Ihnen der direkte Pumpmechanismus wirksam wird.

▷ *Größere u. Dickere* sind auf den thorakalen u. ggf. abdominalen Pumpmechanismus angewiesen; beide zusammen erzeugen aber nur die Hälfte der Durchblutung, die der kardiale Pumpmechanismus allein zu bewerkstelligen vermag.

2. Thorakaler Kompressionsmechanismus. Das Blut wird inf. des erhöhten Pleuradrucks aus den Lungen durch das Herz in die peripheren Arterien gedrückt: *Aorta, intrathorakale A. carotis.* Während der Kompression (od. auch des Hustenstoßes) sind Mitral- u. Aortenklappen geöffnet. Die Druckwelle wird fortgeleitet in die extrathorakalen Arterien mit vorwärts gerichteten Blutstrom: *A. carotis, Aorta.*

Unter diesem Mechanismus funktioniert der li. Ventrikel nur als Durchflußorgan (Abb. 4-7). Die Lungen sind die Pumpkammer.

3. Abdominaler Kompressionsmechanismus. Die *Aorta abdominalis* wird durch direkte Kompression der Aortenklappe verschlossen u. treibt Blut in periphere Arterien. Während der Relaxationsphase öffnet die Klappe u. die Aorta füllt sich wieder. Wenn die Kompression zusätzlich zur Brustkorbkompression od. im Wechsel dazu ausgeführt wird, kann der Flow um nahezu 50% gesteigert werden.

Folgende Maßnahmen zur intrathorakalen Druckerhöhung haben sich *nicht durchgesetzt* (→ kein Effekt auf die Überlebensrate nach HKS):

- *Schockhosen.* Anstieg des peripheren Gefäßwiderstandes in der unteren Körperhälfte, sek. des mittleren art. Drucks durch aufblasbare, zirkulär die unteren Extremitäten u. das Abdomen umhüllenden kompressiblen Einheiten, ca. 100 mm Hg.

- *Abdominale Kompression,* kontinuierlich od. intermittierend. Ziel ist die Steigerung des systemischen Blutdruck u. diastolischen intrathorakalen Drucks. Sie wurde sowohl im Sinne der Gegenpulsation in der Erholungsphase der Thoraxkompression als auch simultan eingesetzt, intermittierend u. kontinuierlich angewandt u. erbrachte deutliche Anstiege der Karotisdurchblutung u. des Aortendrucks. Dabei wurde das HMV nahezu verdoppelt. Allerdings verschlechtert sich mit dieser Technik die zerebrale Perfusion u. damit die Legitimation der Methode; sie ist nicht in den Empfehlungen der American Heart Association (*AHA*) enthalten.

- Aortale Gegenpulsation. Auch diese Methode erhöht nicht die Überlebensraten!

4.3.2 Offene CPR

Definition: direkte Herzmassage nach Thorakotomie.

Sie erhöht weder den venösen noch den intrakraniellen Druck, stellt jedoch annähernd normale zerebrale u. systemische Durchblutungs- u. Oxygenationsverhältnisse her.

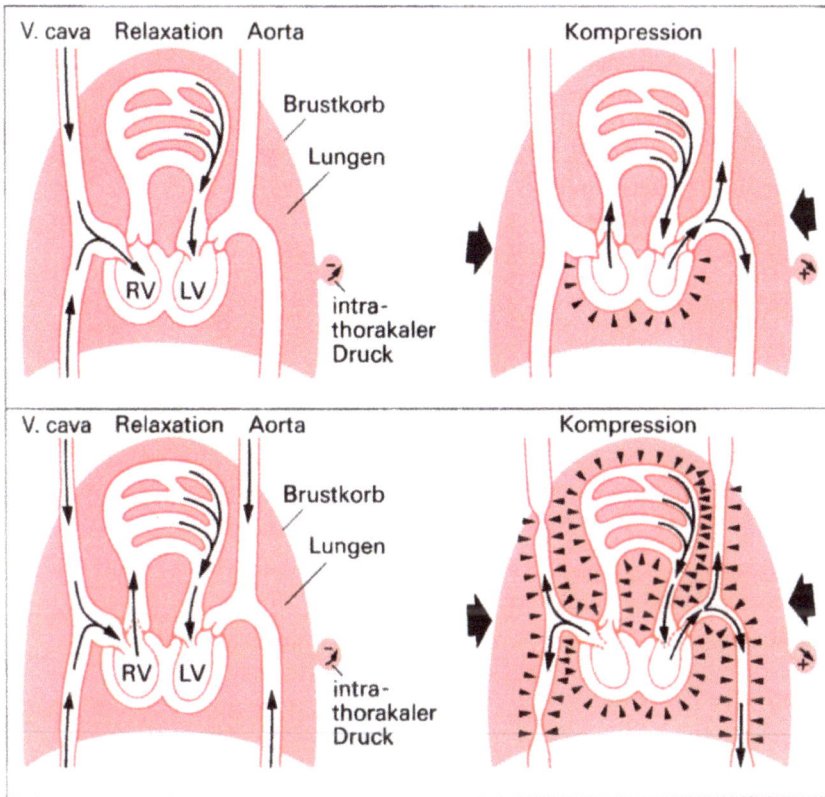

Abb. 4-7: *Kardiopulmonale Reanimation.* **Oben:** Frühere Vorstellung. Ventrikelkompression u. -erschlaffung gewährleisten die Durchblutung. **Unten:** Kompression des Brustkorbes sichert die Zirkulation, Ventrikel sind lediglich Blutdurchlaufstationen (J. Amer. med. Ass. 244, 1980, 1366)

Indikationen (→ AHA-Empfehlungen):

- HKS bei penetrierendem Brustkorbtrauma u. offenem Thorax im OP
- Thoraxdeformität u. Emphysem
- HKS bei schwerer Hyperthermie
- rupturierendes Aortenaneurysma
- Herzbeuteltamponade
- erfolglose externe Thoraxkompression nach 10−20 min in der Klinik (→ keine AHA-Empfehlung).

Im *Tierversuch* bringt die offene kardiopulmonale Reanimation mit Abklemmen der deszendierenden Aorta die hämodynamisch besten Ergebnisse.

4.3.3 **CPR-Algorithmus**

Lagerung: flache harte Unterlage!

Atemwege freimachen → *primär* od. *sekundär* (s. o.: Ablauf).

4.3.3.1 **Freimachen der Atemwege, Beatmung**

Allein das Freimachen der Atemwege (s. Kap. 3.1.1, S. 58) vermag u. U. den respirat. HKS zu beheben!

Praxishinweis: Obsolet ist die initiale 4 malige Beatmung. V. a. wegen der hohen Spitzendrucke kommt es bei niedriger Compliance zur Magenüberblähung.

Beatmung: *2 langsame initiale Beatmungen von je 2 s Dauer* verringert die Luftinsufflation in den Magen deutlich:

▷ *Hohe inspirat. O_2-Konzentration.* Spezielle Masken lassen über eine Seitenöffnung eine O_2-Insufflation zu, Beutelbeatmung ermöglicht 100%igen O_2-Angebot.

Selbst unter der Minimalzirkulation einer extrathorakalen Herzmassage resultieren hohe intrapulmonale Shunts mit hohen venösen Beimi-
schungen. Diese können nur durch Beatmung mit
100% O_2 reduziert werden (s. Abb. 4-6 b).

▷ *PEEP-Beatmung* (< 5 cm Wassersäule; unter Einsatz des Beatmungsbeutels mit
PEEP-Ventil) beugt einem Alveolenkollaps
in der Exspirationsphase vor.

4.3.3.2 Mechanische Wiederbelebung

Die Effektivität der mechanischen Thoraxdruckmassage bestimmen:

1. *Druckpunkt.*
2. *Kompressionszeit* bzw. Verhältnis von
   Kompression zu Relaxation.
3. *Arbeitsfrequenz der Herzdruckmassage*
   (Frequenz, die in den Phasen der Herzdruckmassage zugrunde gelegt wird bezogen auf 1 min); die restliche Zeit wird
   durch die Beatmung in Anspruch genom-
   men.
4. *Wechsel zw. Beatmung u. Thoraxdruckmassage.*

Optimaler Druckpunkt

▷ Übergang vom mittleren zum unteren Ster-
   numdrittel. Man orientiert sich am Proc. xi-
   phoideus u. setzt den distalen Rand des
   Handballens hier auf (2 Querfinger = 3 –
   4 cm; Abb. 4-8).
▷ 1 Hand liegt über der anderen, die Arme
   sind senkrecht durchgedrückt, u. der Brustkorb wird komprimiert. Der Helfer steht
   seitlich.

   Cave: 1. Ein falscher Druck führt zur Ineffektivi-
   tät der Thoraxdruckmassage u. zu Verletzungen.
   2. Arme durchdrücken, um schnellen Ermüdun-
   gen vorzubeugen.

Kompressionsdauer (AHA-, ERC-Empfehlung): Die beste Durchblutung gewährleistet
eine Kompression, die mind. 50% des Kom-
pressionszyklus in Anspruch nimmt. Deutlich
darüber liegende Zeiten verschlechtern die Koronardurchblutung.

AMH: American Heart Association, ERC: Euro-
pean Rescure Club.

Arbeitsfrequenz (ERC-Empfehlung). Frequenz,
die bei theoretisch kontinuierlicher Thorax-

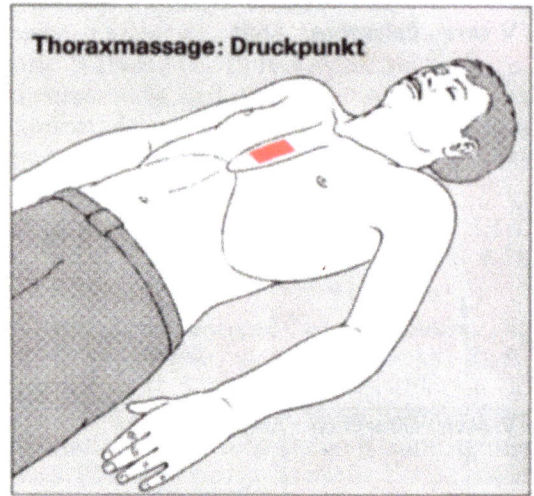

Abb. 4-8: *Druckpunkt* bei Thoraxdruckmassage

druckmassage über 1 min angesetzt werden
müßte (*ohne* endotracheale Intubation):

▷ 80 – 100!
▷ Ein-, Zwei-Helfer-Reanimation → 3 Tho-
   raxdruckmassagen/2 Sek.

Die Beatmung ohne endotracheale Intubation benötigt mehr Zeit als bisher angenommen, um effektiv
zu ventilieren u. nicht in den Magen zu insufflieren
(s. o.). Dies verkürzt die Zeit für die Thoraxdruckmassage, so daß diese pro min häufiger erfolgen
muß. Entsprechend empfiehlt das ERC nunmehr, die
Arbeitsfrequenz, d. h. diejenige Frequenz, die bei
theoretisch kontinuierlicher Massage über 1 min angesetzt werden müßte, auf 80 – 100 anzuheben. Das
bedeutet auch, daß bei den beiden einfachen Reani-
mationsformen (1- u. 2-Mann-Reanimation ohne endotracheale Intubation) der bisherige Rhythmus von
einer Thoraxdruckmassage pro Sek. auf 3 Thoraxdruckmassagen pro 2 s erhöht werden muß.

Wechsel von Beatmung und
Thoraxdruckmassage

1. *Keine Intubation*

▷ *Ein Helfer* beatmet initial 2 × innerhalb
   von je 1,5 – 2 s, gefolgt von 15 Thoraxdruckmassagen (Arbeitsfrequenz 80 – 100/
   min; Abb. 4-9).
▷ *Zwei Helfer:* 2 initiale Beatmungen, denen
   5 Thoraxdruckmassagen folgen; weiteres
   Verhältnis Beatmung zu Thoraxdruckmassage 1 : 5 (Abb. 4-10).

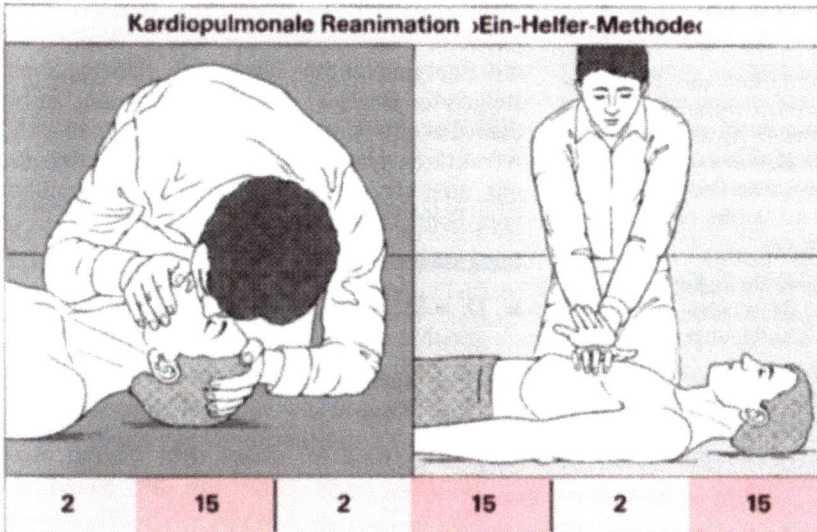

Abb. 4-9: *Ein-Helfer-Methode* bei kardiopulmonaler Reanimation (Beatmung zu Herzdruckmassage wie 2:15)

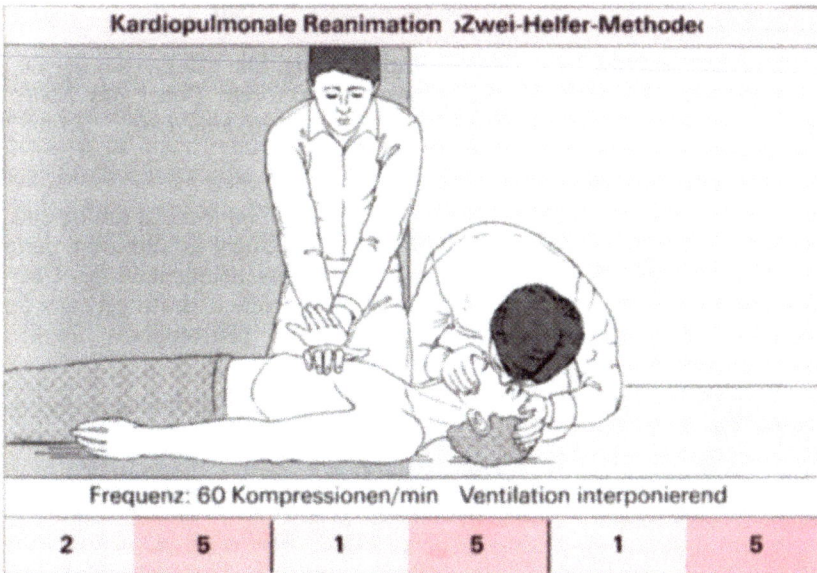

Abb. 4-10: *Zwei-Helfer-Methode* bei kardiopulmonaler Reanimation (Beatmung zu Herzdruckmassagen wie 1:5, initial 2:5)

Selbsthilfe (AHA-Empfehlung): Hustenindu-
zierte Herzaktion durch den Pat. als initialer
Selbstversuch. Dies setzt klin. Bedingungen, Monitorüberwachung u. schließlich voraus, daß der
Pat. noch bei Bewußtsein ist.

2. *Endotracheale Intubation, Beatmung via Tubus*

▷ Beatmung u. Thoraxdruckmassage erfolgen *simultan* (Luftinsufflation in den

Magen, Regurgitation, Aspiration sind selten).

Vorteil: **1.** Höhere intrathorakale Durchblutung → höhere Karotisperfusionsdrucke. **2.** Hirndurchblutung ↑ trotz Anstiegs des intrakraniellen Druckes. *Katecholamine* steigern diesen Effekt → verbesserte Perfusion der A. carotis interna via A. carotis communis zu Lasten der A. carotis ext.

▷ Zirkulation überprüfen durch *Karotispuls* od. *Spontan-EKG* nach 4 Beatmungs-Thoraxmassage-Zyklen (keine Empfehlungen von AHA u. ERC verfügbar).

3. *Neue Formen:* ACD-CPR (*active compression decompression*) u. VEST-CPR sind als mechan. Maßnahmen der kardiopulmonalen Reanimation noch in der präklin. bzw. klin. Erprobung.

4.3.3.3 Elektrische Wiederbelebung: Defibrillation, Schrittmacher

DEFIBRILLATION (D.) ist ein elektrisches Verfahren zur Durchbrechung von Kammerflimmern.

Sofortige D. bei Kammerflimmern erhöht die Überlebenswahrscheinlichkeit auf 43–61% u. entscheidet innerhalb von 8–10 min über Entlassungs- u. Langzeitprognose; neurologischen Schäden wird durch eine möglichst frühe D. vorgebeugt.

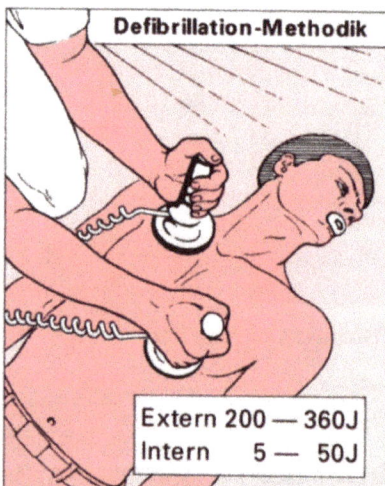

Defibrillation-Methodik

Extern 200 — 360J
Intern   5 — 50J

Abb. 4-11: *Externe Defibrillation* (ERC-/AHA-Empfehlung) mit initial 200, gefolgt von 200 u. 300, max. 360 J (Ws). Interne Defibrillation mit 5–50 J (Ws)

Prinzip (Abb. 4-11): Über 2 auf dem Brustkorb plazierte Plattenelektroden wird Gleichstrom mit Energie von 50–360 J (ggf. wiederholt mit steigender Energie) aus Kondensatoren entladen, der eine simultane Entladung aller nicht refraktären Herzmuskelfasern induziert u. damit eine rhythmische Herzaktion (angeführt vom Schrittmacherzentrum) ermöglicht.

Indikation

■ D. sofort nach EKG-Diagnose, dann lt. Algorithmus (s. Kap. 4.3.10, S. 122).

Elektrodenplazierung (→ Standarddefibrillation; s. Abb. 4-11).

■ **1.** Elektrode re. neben dem oberen Sternumrand aber unterhalb der Klavikula. *Alternative:* am Rücken über dem Herzen positioniert.

   2. Elektrode li. über dem Herzen.

Elektrodendurchmesser: für Erwachsene 10 cm (offene Defibrillation 6 cm).

Defibrillationserfolg. Die Effektivität der D. beeinflussen 4 Faktoren: *Dauer des Kammerflimmerns, Thoraximpedanz, Stromstärke, Medikamente.*

1. *Dauer des Kammerflimmerns* ist limitierende Faktor der D.: Je länger es andauert, desto größer ist die Wahrscheinlichkeit des Übergangs in eine Asystolie u. desto geringer die Aussicht auf ein neurologisch intaktes Überleben.

2. *Thoraximpedanz* (normal 15–110 Ohm). Eine hohe Impedanz erfordert unnötig hohe Stromstärken.

   ▷ *Hohe Impedanz durch* zu große Elektroden, keine Elektrodenpaste, unzureichender -andruck, lange Reanimationsdauer, häufige Versuche, D. in Inspiration, Pneumothorax.

   ▷ *Impedanzreduktion* durch D. in Expiration, exakte Elektrodenposition, genügend Elektrodenpaste.

3. *Stromstärke* (ERC-/AHA-Empfehlung).

a) *Geschlossene Defibrillation*

   ▷ Initiale D. 200 J.

▷ folgende D. zw. 200 u. 300 J.
▷ jede weitere D. 360 J.

b) *Offene D.:* initial 5, max. 50 J.

Applikationsmodus: 3 rasch aufeinanderfolgende D. innerhalb von 1–2 min.

Halbautomatische Defibrillatoren erkennen Kammerflimmern u. geben ein Defibrillationskommando. Rettungsassistenten brauchten zur 1. D. nur 1,6 min, bei herkömmlichen Geräten brauchten sie fast doppelt so lange (2,8 min).

Neuentwicklung: *biphasische Defibrillation.*

Untersuchungen der letzten Jahre haben gezeigt, daß bei der Defibrillation mit geeigneten „biphasischen" Stromkurven weniger elektrische Energie benötigt wird, höhere Erfolgsraten erzielt und die Herzmuskelzellen weniger geschädigt werden, als bei der Verwendung monophasischer Stromkurven. „Biphasisch" bedeutet, daß der Strom nach einem vorbestimmten Zeitintervall seine Flußrichtung ändert und über das Herz zurückfließt. Äußerlich ist kein Unterschied feststellbar (z. B. Impulsdauer). Auch für die präklinische Anwendung mit variablen Herz-Kreislauf-Stillstandzeiten konnten in einer randomisierten, kontrollierten Multicenterstudie mit einer geeigneten niedrigenergetischen, biphasischen Stromkurve (150 J) signifikant höhere Erfolgsraten bei der Defibrillation (Effektivität) erreicht werden als mit herkömmlichen hochenergetischen (200–200–360 J), monophasischen Stromkurven.

> *Praxishinweis:* Gelegentlich wird empfohlen, auch bei elektrischer Asystolie in der Annahme zu defibrillieren, daß es sich doch um ein maskiertes Kammerflimmern handele. Eine probatorische D. ist ohne Schaden u. kann versucht werden.

Zusatzmedikation

▷ *Antiarrhythmika* (z. B. Lidocain lt. Algorithmus) heben die Defibrillationsschwelle.
  ▷ *Lidocain.* Die antiarrhythmische Konzentration liegt bei 2–5 mg/ml, Initialdosis mind. 100 mg, ggf. nach 8 min wiederholen. Eine anschließende Infusion zur Stabilisierung sollte 2 mg/min ausmachen.

▷ *Kalium* vermindert die Defibrillationsschwelle, jedoch negativ inotrop wirksam.
▷ *Digitalis* vermindert die Defibrillationsschwelle erst in tox. Dosen.
▷ *Adrenalin.* Nach der D. wird A. appliziert, auch wenn der endogene Adrenalinspiegel vermutlich hoch ist: 1 mg alle 3–4 min!

Im *Tierexperiment* ist Adrenalin erst bedeutungsvoll (→ Aufbau eines diastolischen Aortendrucks), wenn es 10 min nach Eintritt des Kammerflimmerns injiziert wird.

ELEKTRISCHE STIMULATION (SCHRITT-MACHER): Der Herzschrittmacher (SM) ist ein elektronischer Impulsgenerator, dessen Impulse zur Elektrostimulation des Myokards verwendet werden.

Indikationen
■ lebensbedrohliche Bradykardien, bei denen der Puls palpabel ist.
■ AV-Block III. Grades (s. Kap. 4.6.4.2, S. 151).

Obsolet ist elektrische Stimulation beim HKS, da ein Erfolg nicht zu erwarten ist.

Formen (Vor- u. Nachteile listet Tab. 4-2 auf):
▷ präkordialer Faustschlag → einfachste Methode!
▷ transvenöse, -kutane Elektrostimulation
▷ transthorakale Elektrostimulation: **1.** epikardiale, **2.** myo- bzw. endokardiale Elektrode.

Energie: 25–150 V für 2–3 ms.

Mit Hilfe der *externen Stimulation* konnten Pat. über 3 Std. am Leben erhalten werden (s. Tab. 4-2). Meist wird *transkutan* od. *-ösophageal* stimuliert.

• Die *transkutane Stimulation* kann auch bis zu 30 min nach Eintritt der Asystolie od. der pulslosen Bradykardie in 50–60% eine Kontraktion erzeugen.
• Vergleichbare Ergebnisse scheint die *transösophageale Stimulation.*
• Keine Verbesserung der Überlebensraten nach SM-Behandlung bei Asystolie!

Die elektrische Stimulation sollte mit Adrenalin (lt. Algorithmus) unterstützt werden (s. Abb. 4-12).

Tab. 4-2: *Transvenöse, -thorakale u. -kutane Elektrostimulation* − Vor- u. Nachteile

	Vorteile	Nachteile
transvenös	geringe Energie Elektroden können in situ belassen werden nicht schmerzhaft	Komplikationen bei Einführung Dislokation des Drahtes häufig funktionsfähiges Myokard ist Voraussetzung max. Energie 20 mA
transthorakal	rasch implantierbar größere Impulsbeantwortung	Fehlplazierung der Nadel kann zu Verletzung führen nicht für Traumapat. geeignet max. Energie 20 mA
transkutan	schnell anlegbar ggf. bessere Impulsbantwort als transvenöser SM kein Trauma geringe Schmerzen Stimulation sind nach Sedierung erträglich	ggf. Herzverletzung wache Pat. tolerieren den Stimulationsschmerz schlecht

1. obligate Medikamente	2. fakultative Medikamente
Adrenalin −1 mg (evt. −2 (−5 mg) repetiert) evt. 8,4% nach 20 min Natriumbikarbonat 1 mval/kg → 0,5 mval/kg alle 2 min bei KF Lidocain 50−100 mg 1−3 mg/min	Volumen nach Bedarf Ca⁺⁺ ? 2 ml 10% Calziumchlorid K⁺ ? − − − − − − − Atropin ? 1 mg (ggf. repetiert)

Abb. 4-12: Medikamente der kardiopulmonalen Reanimation: **li.** obligat, **re.** fakultativ

Elektrotherapie-Komplikationen, haupts. im Gefolge der Defibrillation:

- externe Verbrennung.
- Koagulationsnekrose im Subepikard mit Blutung.

Praxishinweis: Elektrostimulation einer Asystolie u. Defibrillation von Kammerflimmern müssen mit mechanischen Maßnahmen der kardiopulmonalen Reanimation u. einer Medikation (s. Abb. 4-12) einhergehen.

4.3.4 Medikamente

Medikamente ergänzen die mechanischen Reanimation. Eine zusammenfassende Übersicht *obligater u. fakultativer Medikamente* während der CPR vermittelt Abb. 4-12.

Applikation. Notfallmedikamente werden: *peripher-, zentralvenös od. transtracheallendobronchial* (bei liegendem Endotrachealtubus mit Hilfe eines Katheters) verabreicht.

- Priorität hat die *peripher-venöse Applikation*; Einschwemmung des Medikamentes mit Infusion, ebenso bei femoralvenösem Zugang.

• *Zentralvenöser Zugang* im oberen Hohlve-
nenbereich als „zweite Wahl", wenn die Herzdruckmassage nicht mehr erforderlich ist.

Der zentrale Zugang ist komplikationsreicher
(Verletzungsgefahr, versehentliche Punktion
anderer Strukturen, mangelnde Erfahrung, un-
sterile Bedingungen), die Anlage dauert meist
länger. Dagegen steht, daß die zentral verab-
folgten Medikamente ca. 70 s früher am Wirkort sind. Unter stationären Bedingung wird steril gearbeitet.

• *Endobronchiale Applikation* bei liegendem
Tubus, wenn periphervenöse Gaben nicht ge-
lingen, allerdings nur für *Adrenalin, Atropin,
Lidocain* unter Reanimation.

Voraussetzung: Die Medikamente müssen mit
einem dünnen Katheter über den Tubus nach
endobronchial transponiert werden.

> *Praxishinweis:* Die Dosis muß *2–3 × so
> hoch sein wie bei i. v. Applikation* hinsicht-
> lich Wirkungsbeginn (10–15 Sek.) u. max.
> Kreislaufwirkung:
>
> ▷ 2–3 mg Adrenalin in 10 ml 0,9%iger
>   NaCl-Lösung endobronchial instillieren.
>
> Die *Wirkungsdauer* ist deutlich verlängert!
> Nach Dosissteigerung ergibt sich keine Wir-
> kungsverstärkung.
>
> *Obsolet* sind *intrakardiale* (Ausnahme: kein
> anderer Zugang), *intramuskuläre u. subku-
> tane* Applikationen (keine Zirkulation,
> keine Resorption).

4.3.4.1 Katecholamine (KA)

Positive Inotropie. Alle Katecholamine wirken
positiv inotrop (Tab. 4-3). Am wirksamsten
sind Isoprenalin, Dobutamin, Adrenalin, gefolgt von Dopamin.

Noradrenalin besitzt nur 5% der positiv inotropen
Wirkung von Isoprenalin; ähnlich wirken Methoxamin u. Phenylephrin. Dopamin wirkt zumindest
teilweise durch örtliche Freisetzung von Noradrenalin.

> *Praxishinweis:* Der myokardstimulierende
> Effekt ist schlecht kalkulierbar, wenn die
> Gewebespeicher entleert sind, z. B. nach
> CRC.

Chronotropie. Isoprenalin steigert am stärksten
die Frequenz (s. Tab. 4-3). Noradrenalin verursacht nach i. v. Applikation gewöhnlich eine
Reflexbradykardie als Folge der Vasokonstriktion.

Vasokonstriktion, -dilatation. *Noradrenalin* ist
ein effektiver peripherer Vasokonstriktor, *Adrenalin* besitzt konstriktorische u. vasodilatatorische Effekte, *Isoprenalin* (Orciprenalin) nur
vasodilatatorische.

> *Praxishinweis:* Bei reduzierten HMV u. art.
> Druck kann jede Substanz, die das HMV
> od. den Druck anhebt, auch zu einer Flow-
> Verbesserung führen, zumindest in Herz u.
> Nieren.
>
> Für die CRC Isoprenalin, Orciprenalin,
> Dobutamin keine Bedeutung.

Tab. 4-3: *Katecholamine* − wichtige Eigenschaften
(− kein, + geringer, ++ mittelgradiger, +++ starker Effekt; s. Tab. 8-5, S. 358)

Substanz	Inotropie	Chronotropie	Vasokonstriktion	Vasodilatation
Noradrenalin	+	−	+++	−
Adrenalin	+++	+++	+	+
Isoprenalin	+++	+++	−	++
Dobutamin	+++	++	−	+
Dopamin	++	++	++	−

ADRENALIN steigert den art. Druck durch Vasokonstriktion. Die Koronardurchblutung wird verbessert.

> *Die alphaadrenerge Stimulation* unterstützt die Reanimation beim HKS:
>
> ▷ *Steigerung von peripherem Widerstand, diastolischem Blutdruck* → *Koronarfusion.* Die periphere Venokonstriktion unterstützt den venösen Rückstrom zum Herzen → Füllung des Herzens ↑, Koronardurchblutung ↑ durch externe Thoraxdruckmassage.
>
> ▷ *Hirndurchblutung* ↑. Adrenalin hebt selektiv den Gefäßwiderstand in allen nichtzerebralen u. nichtkoronaren Stromgebieten an. Durch diese mehr periphere Vasokonstriktion wird der Aortendruck während der Herzkompression erhöht. Da intrakranieller u. re. Vorhofdruck nur wenig ansteigen, wird die zerebrale u. myokardiale Perfusion signifikant verbessert, auch bei verlängerter Reanimation (bis zu 50 min); er ist wahrscheinlich auch nutzbar bei verzögerter bzw. prolongierter Reanimation.

Katecholamine entfalten ihren günstigen Effekt nicht nur bei der Asystolie sondern auch beim Kammerflimmern, insbes. im Hinblick auf die Defibrillierbarkeit.

Präklin. Reanimierte haben bis zum 100fachen gesteigerte Katecholaminplasmaspiegel; bei Kammerflimmern war die Adrenalinkonzentration höher als bei Asystolie. Gleichwohl wirkt exogen zugeführtes Katecholamin!

> Adrenalin ist Mittel der Wahl bei HKS.
>
> *Dosis*
>
> ▷ *i. v.* 1 mg alle 3−5 min od.
> ▷ *endobronchial* (via Tubus mit dünnem Katheter) 2−3 mg alle 3−5 min od.
> ▷ *Per infusionem:* 10 mg, in 250 ml einer Trägerlösung, mit 1 µg/min titrieren.

Die Effektivität von *Dopamin, Noradrenalin, Methoxamin u. Phenylephrin* wird kontrovers beurteilt.

Neuentwicklung: VASOPRESSIN

Alternative zu Adrenalin. Effekt auf Überlebensraten nach CPR wird derzeit in multizentrischen Studien untersucht.

4.3.4.2 Säure-Basen-, Elektrolythaushalt

NATRIUMBICARBONAT (NaBi) ist *kein* Reanimationsmedikament der ersten Wahl bei HKS (s. Kap. 7.2.1, S. 258).

Indikation: frühestens 20 min nach HKS-Eintritt. *Dos.:*

> ▷ Initialdosis 1 mval/kg.
> ▷ *Repetitionsdosis* 0,5 mval/kg KG alle 15 min.
> ▷ Der Blindpufferung ist die Substitution nach BGA vorzuziehen!

Die unkritische Puffertherapie mit NaBi führt zu

- CO_2-Stau.
- Hyperosmolalität, -natiämie.
- Myokarddepression, intrakranieller Drucksteigerung.

Defibrillation u. KA sind unter leicht saurem Milieu (pH 7,1−7,2) wirksamer!

CALCIUM ist Reanimationsmedikament der fakultativen (2.−3.) Wahl. Der HKS ist primär nicht mit einer Hypokalzämie assoziert.

Indikationen

- unbekannte Dauer des HKS
- ausbleibender Reanimationserfolg durch Adrenalin, dessen Wirkung von einem ausgeglichenem Calciumspiegel i. S. abhängig ist
- Hypokalzämie.

Dosis: initial 2−5 mg Calciumchlorid/kg KG (ca. 2 ml einer 10%igen Calciumchloridlösung od. 5 ml einer Calciumgluconatlösung).

> **KALIUM** ist nur bei Hypokaliämie indiziert (ggf. in der Sekundärphase des HKS).

Mit der Reanimationsdauer nimmt die Kaliumkonzentration i. S. zu u. normalisiert sich bei Spontanzirkulation. Dies spricht dafür, daß während der ischämischen Phase ein reversibler Kaliumausstrom aus der Zelle erfolgt.

- *Adrenalin* (exogenes, endogenes) kann eine Hyperkaliämie verursachen, die zusammen mit der Rückkehr der Serumkaliumwerte nach Restauration der Zirkulation durchaus in eine Hypokaliämie münden kann.

4.3.4.3 Atropin, Volumensubstitution, Glukose

ATROPIN ist ein Parasympathikolytikum, das den Vagotonus am Herzen reduziert u. die AV-Überleitung erleichtert (s. Kap. 7.2.1, S. 258).

Ind.

- Sinusbradykardie
- Bradykardiebedingte Hypotension, Hypoperfusion
- AV-Block.

> In der primären Reanimation wird Atropin nur verwandt, wenn eine *Asystolie* zugrunde liegt u. Adrenalin erfolglos appliziert wurde.

Dosis: 3 mg i. v. als Bolus, danach alle 5 min 1 mg i. v.

Dosen < 0,5 mg lösen eine parasympathomimetische Wirkung aus, 2 mg eine volle Vagusblockade. Atropin wird endobronchial resorbiert.

Cave: Anstieg der Herzfrequenz durch Atropin kann beim akuten Myokardinfarkt (AHA) u. wohl auch beim HKS die Ischämiezone vergrößern. Gelegentlich mag Atropin zu Kammerflimmern bzw. Tachyarrhythmie führen.

VOLUMENSUBSTITUTION (s. Kap. 4.1.2, S. 98, 8.4.1, S. 338) nicht automatisch bei HKS angezeigt!

Indikation

- HKS bzw. elektromechanische Dissoziation inf. starker Blutungen → Unfall mit Verletzung.

Die Auswahl hängt von den Begleitumständen ab: künstliche, natürliche Kolloide od. Blut, notfalls auch kristalloide Lösungen, wie Ringer-Laktat- od. physiologische Kochsalzlösung.

GLUKOSE ist bei CPR nicht, bei Hypoglykämie ggf. indiziert!

Sie ist eher schädlich für die neurologische Erholung des Gehirns (→ Gefahr der Hyperglykämie, zerebralen Azidose)!

4.3.5 Zerebrale Reanimation

Reperfusionssyndrom. Nervenzellen im ZNS haben eine Ischämietoleranz von 20−60 min (!). Reperfusion nach HSK aggraviert die ursprüngliche Schädigung, eine Nekrose entsteht → *Reperfusions- od. Tourniquet-Syndrom* (→ Einschwemmung angestauter tox. Metabolite nach Restitution des Blutstroms, s. Urs.).

- Sie bestimmt die *kurze Wiederbelebungszeit von 4−6 min.*

Obsolet sind 1. Calciumantagonisten, 2. Barbiturate.

Ursachen

1. *Sauerstoffradikale* schädigen Membranen u. entstehen aus der Peroxydation ungesättigter Fettsäuren, die durch Metalle − insbes. Eisen − katalysiert u. unterhalten wird; Hirngewebe ist eisenreich. Eisen ist dort an große Proteine gebunden.

Im *Tierexperiment* konnte beobachtet werden, daß i. R. des Reperfusionssyndr. Eisenverbindungen mit niedrigem Molekulargewicht im ZNS stark erhöht sind: zelluläres Eisen wird aus den großen Proteinmolekülen freigesetzt u. begünstigt als freies Eisen die Entstehung freier Sauerstoffradikale. Versuche, diese freien Eisenionen bzw. die Sauerstoffradikale abzufangen (mit Hilfe der Chelatbildung: Desoxyferamin) haben beim Menschen keine Ergebnisse erbracht.

2. Calciumeinstrom in Nervenzellen in der Reperfusionsphase. Primär ischämische Schäden scheinen auf Calciumantagonisten anzusprechen, primär anoxische jedoch nicht. Urs. wird die Azidose angeschuldigt, die allerdings ther. nicht zu beeinflussen ist.

4.3.6 Kontrolle

CPR-Effektivitätskontrolle

Man beurteilt nach *einfachen* u. *erweiterten* diagn. Kriterien (*ROSC:* return of spontaneus circulation):

1. Einfache Kriterien

- Hautfarbe.
- Pupillenzustand, -weite.

Wiederkehr von: 1. Karotispuls, 2. Bewußtsein, 3. Spontanaktivität., 4. Atmung.

2. Erweiterte Kriterien

- EKG-Aktivität
- Blutdruck meßbar?
- endexspirat. CO_2-Konzentration ↑
  (→ HMV ↑ → CO_2-Transport ↑)
- Pulsoxymetrie (SaO_2↑).

Postreanimationsphase: Die *inkomplette Hirnischämie* scheint einen größeren Schaden zu verursachen als eine komplette, da die Mitochondrien stärker alteriert werden.

- *Hyperglykämie* während der Ischämie aggraviert den Schaden.
- Für das *Reperfusionssyndr.* sind Calciuminflux in Nervenzellen u. tox. Sauerstoffradikale verantwortlich.

Intensivtherapieregeln nach Reanimation

1. *Normotension* garantieren: mittlerer art. Druck 90−100, sys. Blutdruck > 100 mm Hg, ggf. unter Vasopressoren (titrieren) u. Normovolämie.
2. *Normoventilation.*
3. *Mäßige Hyperoxie* (paO_2 > 100 mmHg) aber mit minimalem FIO_2 u. geringem PEEP ohne ICP-Erhöhung.
4. Art. *pH* 7,3−7,6.
5. *Sedierung,* falls erforderlich, ggf. *antikonvulsive Prophylaxe.*
6. Normalisierung von *HK, Elektrolyten, kolloidosmotischem Druck, Osmolalität, Glukose.*
7. Ausreichende *Ernährung.*
8. Kurzfristige *Steroidtherapie* (0,2 mg/kg Dexamethason i. v. + 0,04 mg/kg pro 6 h od. 1 mg Methylprednisolon pro kg i. v. 0,2 mg/kg/6 h (→ umstritten).
9. Monitoring des *intrakraniellen Druckes* u. ggf. Einstellung auf < 15 mmHg (*Osmotherapie*).
10. *Temperaturkontrolle.*
11. *Hämodynamisches Monitoring* einschl. Pulmonaliskatheter (Druckmessung).
12. Überwachung der Komastadien u. regelmäßige EEG-Kontrolle, ggf. Ableitung von EVP.

4.3.7 Prognose

Kriterien des Reanimationserfolges

- stabiler Spontankreislauf
- Überleben festgelegter Fristen, z. B. Aufnahme auf Intensivstation, Entlassung aus dem Krankenhaus, Überleben nach 6 Monaten, 1 Jahr u. a.
- Erwachen aus dem Koma
- Überleben von Reanimationsfolge u. -komplikation
- Entlassung aus dem Krankenhaus
- keine schweren zerebralen Läsionen
- Wiederaufnahme der früheren Aktivitäten
- Langzeitüberleben.

Prognose in Abhängigkeit von Krankheiten

Schlechte Prognose

- dekompensierte chron. Lungenkrankheit → keine Überlebenschance nach HKS
- ausgedehnte *Lobärpneumonie* → keine Überlebenschance nach HKS.
- *Polytrauma.* Überlebenswahrscheinlichkeit 0−3%; gravierende neurologische Defizite drohen!

Gute Prognose

- HKS nach *Herzinfarkt* → Überlebenswahrscheinlichkeit 60%.
- *Beinaheertrinken* → Überlebenswahrscheinlichkeit 40−60%.
- *Intoxikation* → Überlebenswahrscheinlichkeit um 30%.

> *Praxishinweis:* Die Reanimation ist v. a. bei Barbituratintox. auch nach 1 Std. häufig erfolgreich.

Prognose in Abhängigkeit vom Ort des HKS

Am *Arbeitsplatz, in der Öffentlichkeit* (Augenzeugen) → gute Überlebenswahrscheinlichkeit.

Prognose in Abhängigkeit vom EKG

1. *Kammerflimmern, -flattern* ist am häufigsten (> 50%):
   ▷ 36% Überlebende mit grobem Kammerflimmern.
   ▷ 6% mit feinem Kammerflimmern.

▷ Sofortige Defibrillation erhöht die Überlebenswahrscheinlichkeit auf 43−61%.

2. *Asystolie:*

▷ 0−5%.

3. *Idioventrikulärer Rhythmus, extreme Bradykardie:*

▷ Überlebenswahrscheinlichkeit 3−20%.

Prognose bei akutem (plötzlichem) Herztod

Schlechte Prognose bei*:*

■ *Herzinsuffizienz* u. akute Rhythmusstörung, auch ohne Infarkt.

Gute Progonose:

■ *Akuter, unkomplizierter Infarkt mit Kammerflimmern* in der Frühphase: 5% plötzliche Todesfälle im 1. Jahr.

> Gesamtüberlebensrate nach *plötzlichem Herztod.* 60% der erfolgreich Reanimierten leben nach 1−2 Jahren, 50% nach 3−4 Jahren.

Neurologisches Defizit:

■ Neurologische Restzustände bei *Reanimierten nach plötzlichem Herztod* 7−40% (Variationsbreite zeitabhängig).

■ Überlebenswahrscheinlichkeit bei neurologisch Geschädigten: 10% von 47% Überlebenden nach 3 Jahren

Rettungssystem u. Überlebensrate. Reanimationen gelingen um so besser, je kürzer die *Latenzzeit* (Beginn der lebensrettenden Sofortmaßnahmen) ist. *Erfolgsrate:*

■ > 40% bei primärer Reanimation, die in mehr als 25% zur Entlassung führt.

Kritische Grenze zw. HKS u. Reanimationsbeginn

■ *4 min* bei einfachen lebensrettenden Sofortmaßnahmen
■ *8 min* bei erweiterten lebensrettenden Sofortmaßnahmen.

Infauste Prognose

■ *um 12 min* bei einfachen lebensrettenden Sofortmaßnahmen
■ *um 16 min* bei erweiterten lebensrettenden Sofortmaßnahmen.

Sofortreanimation durch Anwesende führt zu schnellerer neurologischer Erholung u. günstigeren hämodynamischen Bedingungen, wenn sie innerhalb von 4−6 min beginnt.

Defibrillation innerhalb von 8−10 min entscheidet über Entlassungs- u. Langzeitpro-

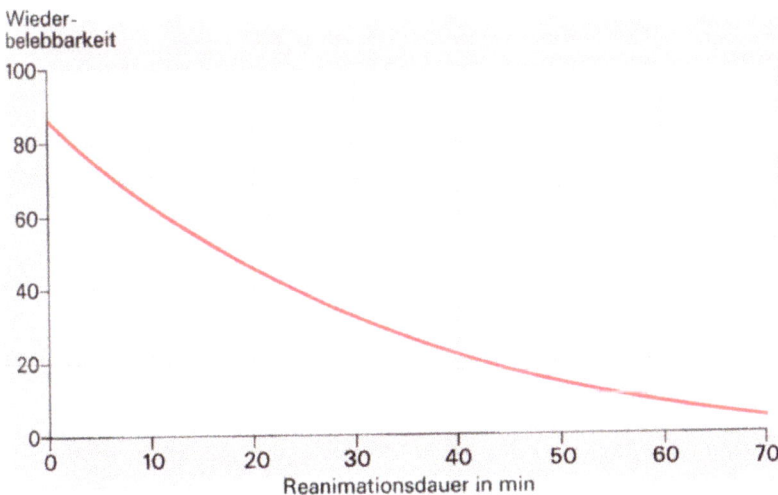

Abb. 4-13: Reanimationsdauer u. -erfolg (in Prozent). Nach 10 Min. gelingt die Wiederbelebung zu > 60%, nach 30 Min. nur noch zu ca. 30% (Ann. Emerg. Med. 12, 1983, 733)

gnose → der neurologische Verlauf ist nach Frühdefibrillation deutlich günstiger.

Reanimationsdauer u. Langzeitprognose (Abb. 4-13):

■ Die *Reanimation > 30 min* (geschlossene Herzmassage) ohne kardiale Eigenaktivität, ist aussichtslos (*Bedingung:* Normothermie, keine Intoxikation)!

■ Neurologischer Erholungsgrad u. Überlebensdauer korrelieren mit dem Überleben: Nach 24stündiger Überlebenszeit auf einer Intensivstation besteht bereits eine 40%ige Entlassungschance.

4.3.8 Beendigung

Entscheidungsfindung

Außerklinisch

1. *Keine Reanimation bei Tod.*

   Unsichere Todeszeichen: Hautblässe, Abkühlung bes. der Extremitäten, Areflexie, keine erkennbare Atmung, Puls nicht tastbar, Herztöne auskultator. nicht wahrnehmbar.

   Sichere T.: kräftig ausgebildete konfluierende Totenflecke, Totenstarre, Fäulnis.

2. *Reanimationsabbruch* nach > 30 min bei Asystolie bzw. elektromechanischer Dissoziation in Normothermie bei fortlaufenden einfachen u. erweiterten lebensrettenden Sofortmaßnahmen.

3. *Reanimationsabbruch* ggf. auch in Abhängigkeit von der Grundkrankheit od. nach Bekanntwerden spezieller Ind. (Ablehnung durch Pat. od. Angehörige, terminales Krankheitsstadium).

In der Klinik

1. Keine Reanimation maligner Krankheit im terminalen Stadium od. auf Wunsch des Pat.

2. *Reanimationsabbruch* bei irreversiblem HKS (s. o.).

Intensivtherapeutisch

1. *Keine Reanimation* auf Wunsch des Pat.

2. *Reanimationsabbruch* bei Abbruch der Intensivmaßnahmen, Hirntod, irreversiblem HKS, ggf. Multiorganversagen.

Praxishinweis: Ungeachtet solcher Entscheidungshilfen muß jede Reanimation unter Berücksichtigung der Begleitumstände sowohl hinsichtlich ihrer Einleitung als ihrer Unterlassung bzw. ihres Abbruchs stets aufs neue analysiert werden. Allgemeinverbindliche Richtlinien können nicht gegeben werden u. sind auch für den Arzt nicht akzeptabel.

4.3.9 Komplikationen

Unbewiesen ist, daß Verletzungen durch Laienreanimation die Letalitätsrate erhöht!

Extrathorakale Herzmassage. Am häufigsten ist die mechanische Verletzung:

● Rippenfraktur, Pneumo-, Hämothorax, Weichteilverletzung (Leber, Milz), Ruptur von Hohlorganen im Abdomen, Lungenkontusion.

Beatmung. Wesentliche Komplikationen der Beatmungsverfahren s. Kap. 8.2.2.4, S. 299.

Weitere Komplikationen durch:

■ Katheter, Medikamente (Überdosierung, Verwechslung, UAW), Elektrotherapie.

Die Häufigkeit derartiger Verletzungen wird bes. im Hinblick auf die Frage der Laienausbildung diskutiert, die Angaben sind unterschiedlich u. geben nicht selten die persönliche Einschätzung der Laienreanimation wieder.

Die schwerwiegendsten Verletzungen waren: *Lungenblutung u. Leberverletzung.*

Die klin. Zahlen zeigen, daß Verletzungen häufig sind u. neben Rippenfrakturen, Lungenödem u. -blutung sowie Leberverletzungen insbesondere das Myokard mit verletzt ist.

4.3.10 Praktisches Vorgehen bei HKS

1. **Diagnose sichern**

▷ *Klinik + EKG* (→ Asystolie, Flimmern, EMD).

2. **Reanimation.** *Primär kardial* (→ Flimmern) od. *respirat.* (→ Hypoxie).

Primäre od. sek. Reanimation.

▷ Atemwege freimachen
▷ 12 langsame Beatmungen (je 2 s): Mund-zu-Nase od. Mund-zu-Mund
▷ ggf. Kontrolle der Atemwege u. erneutes Freimachen
▷ Hilfsmittel einsetzen
▷ endotracheale Intubation baldmöglichst
▷ Beatmung mit 100% O_2 über Beutel, ggf. 5 cm PEEP
▷ evtl. automatische Beatmung bei Intubation.

3. Nach initialer Beatmung od. bei primär kardialer Reanimation

Extrathorakale Herzdruckmassage.

▷ 1 Helfer: 2 × beatmen, 15 × komprimieren.
▷ 2 Helfer: 1 × beatmen, 5 × komprimieren; Arbeitsfrequenz 80–100/min.
▷ Nach Intubation: 1 × beatmen, 5 × komprimieren, auch synchrone Beatmung u. Massage möglich, nach jeweils 4 Zyklen Karotispuls kontrollieren, ggf. automatische Kompression u. Beatmung.

Intrathorakale Herzmassage stationär.

▷ Erwägen bei Thoraxverletzung, -deformität, Emphysem, tiefer Hypothermie, Herzbeuteltamponade od. HKS bei offenem Thorax.

4. Frühdefibrillation bei Kammerflimmern (→ auch bei Verdacht)

▷ extern: initial 3 × mit 200, 300, 360 J.
▷ intern: 5, steigend auf max. 50 J.
▷ nach erfolgloser Defibrillation Adrenalin geben
▷ Lidocain (s. Kap. 7.2.1, S. 258) eher zurückhaltend, da Effekt fraglich.

5. Zugangsweg

▷ periphere Venen bevorzugen
▷ Medikamente mittels Infusion einschwemmen
▷ falls periphere V. nicht punktierbar, endotracheal applizieren
▷ falls nicht möglich via V. jug. ext. (→ Seldinger-Technik bevorzugen), V. jug. int. od. V. subclavia.

6. Medikation

Adrenalin ist Mittel der Wahl. Dosis (s. Kap. 7.2.1, S. 258):

▷ 1 mg alle 3–5 min i. v. od.
▷ 2–3 mg endotracheal od.
▷ 1 µg/min als Infusion.

Puffer (NaBi) zurückhaltend einsetzen bei (s. Kap. 7.2.1, S. 258)

▷ metabolischer Azidose (→ BGA) od. HKS > 20 min u. ununterbrochener mechan. Reanimation. Dos. nach BGA.
▷ NaBi 1 mval/Kg initial, 0,5 mval/kg KG alle 15 min.
▷ Überwachung in der Klinik: BGA, CO_2-Konzentration.

Calcium nur bei Hypokalzämie

Kalium nur bei Hypokaliämie.

7. Elektrostimulation

Initial extern (→ transkutan, -ösophageal)

Asystolie (→ verifiziert in 2 EKG-Ableitungen)

▷ mechan. Reanimation (ggf. Defibrillation bei unklarem Rhythmus)
▷ Intubation + venöser Zugang + Adrenalin 1 mg alle 3–5 min.
▷ nach 20 min Puffertherapie
▷ bei längerer Dauer ggf. Calcium erwägen
▷ ggf. Schrittmacher.

Kammerflimmern, -tachykardie → Defibrillation (→ 200–300–360 J).

▷ mechan. Reanimation → Intubation → ggf. erneute Defibrillation
▷ venöser Zugang
▷ Adrenalin 1 mg alle 3–5 min.
▷ ggf. erneute Defibrillation (ggf. Lidocain).

Elektromechanische Dissoziation.

▷ mechan. Reanimation
▷ venöser Zugang
▷ Intubation
▷ Adrenalin 1 mg alle 3–5 min
▷ nach 20 min Puffertherapie erwägen
▷ bei längerer Dauer Calcium erwägen
▷ ggf. Schrittmacher.

8. Zerebrale Reanimation

▷ Radikalenfänger fraglich
▷ obsolet sind Calciumantagonisten, Barbiturate

▷ Hypoykämie vermeiden.

S. auch: Therapieschema zur Intensivtherapie nach HKS.

4.4 Schock

W. Heinrichs

Definition: Akutes bis subakutes, fortschreitendes generalisiertes Kreislaufversagen. *Hauptkennzeichen* ist die *Mikrozirkulationsstörung* → Verminderung der Gewebeperfusion mit zunächst reversibler (hypoxischer) Zellstoffwechselstörung, anfangs kompensiert durch sympathoadrenerge Gegenregulation u. Kreislaufzentralisation; später Blutviskositätszunahme mit -stase → Mikrothromben, hypoxische Azidose, Mediatorenfreisetzung → Verbrauchskoagulopathie u. Organschäden v. a. an *Niere, Herz, Lunge* u. *Leber.*

Makro- u. Mikrozirkulation sind so eng miteinander verzahnt, daß sie sich überlappen:

• *Störung der Makrozirkulation.* Bei primärem Volumenverlust, kardialem Versagen u. intrathorakalen Kreislaufhindernis steht die Makrozirkulationsstörung am Beginn des Schocks → HMV ↓.
• *Störung der Mikrozirkulation.* Bei peripher-vasalem Versagen tritt die Mikrozirkulationsstörung zuerst auf (Abb. 4-14).

Das akute Mißverhältnis zw. HMV u. peripher erforderlicher Durchblutung wird durch Störungen der *3 Regelgrößen des Kreislaufs* herbeigeführt:

■ HMV (Funktionseinschränkung des Herzens → *myokardiales Pumpversagen* od. intrathorakale Kreislaufhindernisse → *Embolien, Spannungspneumothorax*)
■ zirkulierendes Blutvolumen
■ Gefäßtonus.

4.4.1 Ursache, Pathogenese, Pathophysiologie, Auswirkungen

3 HAUPTURSACHEN

1. *Volumenverluste* (s. Kap. 8.4.1.1, S. 338):

■ hämorrhagischer Schock
■ Flüssigkeits- u. Elektrolytverlust
■ Exsikkose u. Verbrennung
■ Akutes Abdomen

2. Kardiales Versagen od. intrathorakales Kreislaufhindernis (s. Kap. 8.3.3.1, S. 334).

3. Vasal-peripheres Versagen (s. Kap. 8.3.3.3, S. 337).

4.4.1.1 Makrozirkulationsstörung

Kreislaufzentralisation. Störungen der Endstrombahn gehen mit einer HMV-Verminderung einher, die im Schock einen kritischen Wert erreicht. Reagiert wird mit einer Kreislaufzentralisation → HMV-Umverteilung durch Vasokonstriktion aus *Drossel-* in *Vorzugsgebiete* (Abb. 4-15).

Drosselgebiet: 1. Haut, Muskulatur, 2. Magen, Darm, Leber, 3. Nieren.

80% des HMV entfallen auf Drosselgebiete, so daß eine erhebliche Reservekapazität für die Vorzugsgebiete (insbes. Gehirn, Herzkranzgefäße) mobilisierbar ist.

Vorzugsgebiet: 1. Gehirn, 2. Koronarsystem, 3. Nebennieren.

Regulation der Zentralisation über *nervale* u. *humorale* Mechanismen:

1. *Nervale Steuerung,* von Rezeptoren ausgehend:

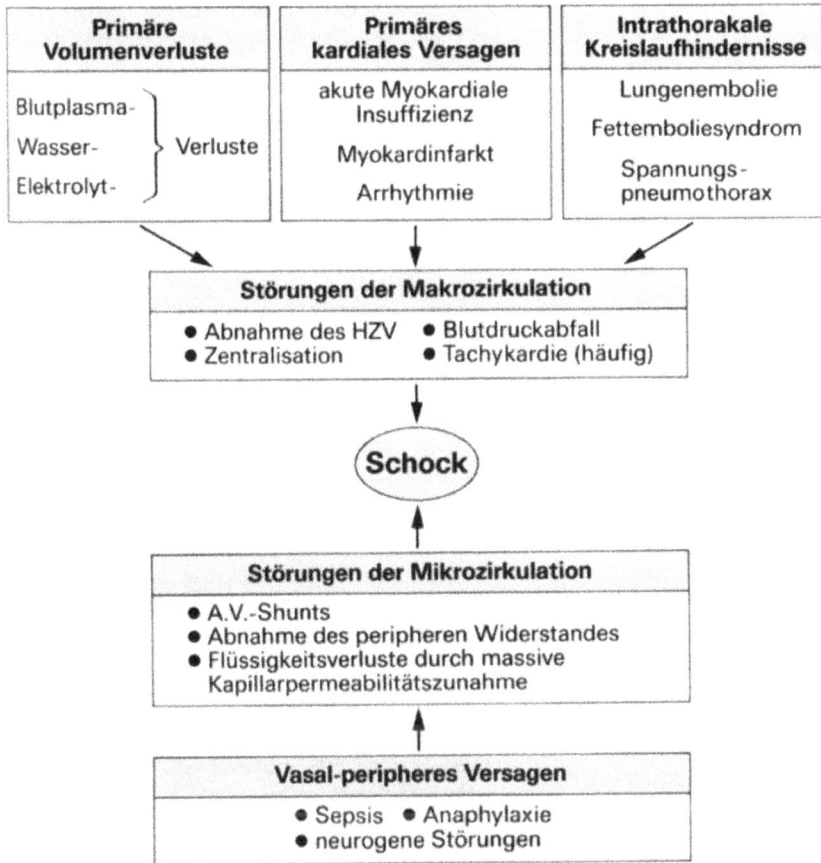

Abb. 4-14: *Schock* – Pathogenese u. Pathophysiologie

- *Druckrezeptoren* im Aortenbogen u. Karotissinus → Verschaltung über das sympathische Nervensystem.
- *Dehnungsrezeptoren* im Bereich der großen Venen u. des re. Vorhofes → Verschaltung über das autonome Nervensystem.
- *Volumen- u. Osmorezeptoren* im Niederdrucksystem; Verschaltung über Hypothalamus-Hypophysen-System u. ADH.

2. *Humorale Mechanismen:*

- *Renin-Angiotensin-System*
- *Endogene Katecholamine;* Wirkung auf Alpha- u. Betarezeptoren der prä- u. postkapillären Sphinkteren u. generell auf den Tonus von Arterien, Venen.

Folge der Kreislaufzentralisation: 1. Humorale Stützung des Herzens, **2.** totaler Gefäßwiderstand ↑, **3.** venöser Rückstrom zum Herzen ↑.

Die Ausprägung der Zentralisation hängt v. a. von der Innervation der Gefäße, der Menge der adrenergen Rezeptoren u. dem Verhältnis von Alpha- u. Betaezeptoren ab.

- Vorzugsgebiete: Im Koronar- u. zerebralen Kreislauf sind nur wenige Rezeptoren vorhanden, so daß diese Gebiete von den allgemeinen Schockreaktionen ausgenommen werden.

1. Der *Koronarkreislauf* ist direkt vom art. Druck in der Diastole abhängig, so daß die Myokardperfusion solange ausreichend bleibt, wie der distolische art. Druck hinreichend groß.

2. Die *Gehirndurchblutung* unterliegt der zerebrovaskularen Autoregulation u. nimmt erst bei Unterschreitung des mittleren art. Druckes von 70 mm Hg ab.

3. Die *Nebennieren* bleiben gut durchblutet.

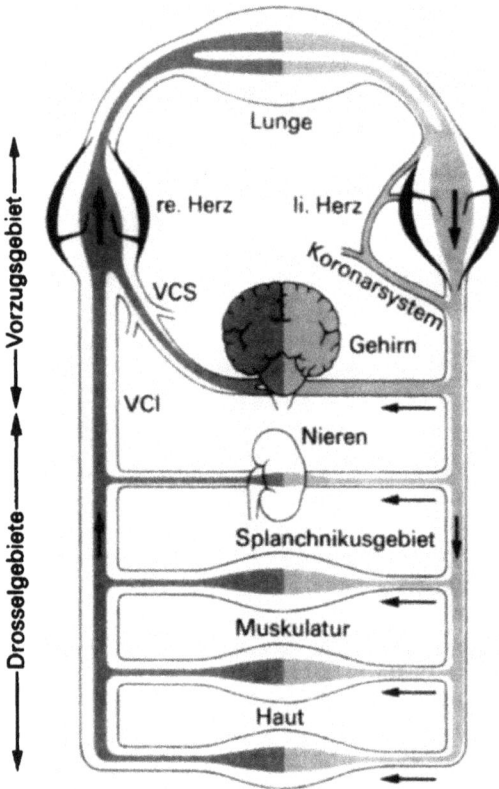

Abb. 4-15: *Kreislaufzentralisation*, Vorzugs- u. Drosselgebiete (mod. nach Gersmeyer u. Yasargil, Thieme, Stuttgart)

■ *Drosselgebiete* unterliegen frühzeitiger Perfusionseinschränkung:

   4. *Splanchnikusgebiet, Nieren*. Störungen können auch nach Beseitigung der Schockursache bestehen bleiben → ANV.

   5. *Muskuläre Minderperfusion* → metabolische Azidose.

Organschäden entstehen dort, wo der Sauerstoffverbrauch am höchsten ist: Niere (→ *Schockniere*), Herz, Lunge (→ *Schocklunge*), Leber (s. u.). Dagegen führt eine Durchblutungseinschränkung der *Haut* selten zu manifestem Funktionsausfall.

Leber. Unklar ist die Frage, inwieweit die Leberdurchblutung in die Zentralisation einbezogen ist. Durch die Versorgung aus 2 Kreisläufen wird sie offenbar noch relativ lange durchblutet. Dennoch sind

Funktionsstörungen (Leber, Darm) nach einem Schock häufig, oftmals sogar entscheidend für das Überleben.

Zentralisation des kleinen Kreislaufs

■ Verminderte Perfusion in den sog. *Sheetflow-Gebieten*: Konstriktion von Arteriolen u. Venolen der pulmonalen Strombahn → Perfusion ↓ der interalveolären Kapillaren.
■ Vermehrte Perfusion der nutritiven Lungengefäße → *intrapulmonaler Rechts-Links-Shunt*.

Da das gesamte HMV die pulmonale Strombahn durchfließt, sind diese Umverteilungen zugunsten einer Shuntdurchblutung unerwünschte Reaktionen.

Ergebnis der Zentralisation ist die (vorübergehende) *Kompensation der HMV-Abnahme*: Die fortschreitende Gewebeazidose in den Drosselgebieten hebt die präkapillare Sphinkterkonstriktion allerdings auf. *Folgen*:

■ *Dekompensation* des gesamten Kreislaufsystems
■ nimmt auf diese Weise der *periphere Widerstand* wieder ab, resultiert eine akute, terminale Minderdurchblutung der Vorzugsbiete
■ *Mikrozirkulationsstörung* (s. u.) → bleibendes Strömungshindernis in den Drosselgebieten → *terminales Stadium der fixierten Zentralisation* (→ irreversible Zentralisation im Schock trotz Ther.)

Hyperdynamer Schock. Beim Schock aufgrund eines vasal-peripheren Versagens fehlt eine Zentralisation; vielmehr ist das HMV erhöht als kompensatorische Antwort auf die Abnahme des peripheren Widerstandes (→ *hyperdynamer Schock*); später kann auch hier eine Zentralisation auftreten (→ Übergang in die *hypodyname Form*).

4.4.1.2 Mikrozirkulationsstörung

Mikrozirkulation ist Blutzirkulation in der *Endstrombahn* mit Austausch zw. Blut u. Interstitium.

Mikrozirkulationsstörung kennzeichnet den Schock! Sie geht mit metabolischer Veränderung u. Zellversorgungsstörung (energetische Substrate, O_2) einher. *Folge*:

- Azidose, gestörter Zellmetabolismus, ggf. Zelltod.

Makrozirkulationsstörung bedingt Störung in der *Endstrombahn*, die ihrerseits die Mikrozirkulation stören:

- Hauptsubstrat des hypodynamen Schocks – die Zentralisation – wird durch Konstriktion der prä- u. postkapillären Sphinkter hervorgerufen.
- Bei vasal-peripherem Versagen überwiegt die erhöhte Kapillarpermeabilität → Sequestrierung von Flüssigkeit u. Eiweiß in das Interstitium → intravasaler Volumenmangel.

Endstrombahn (= terminale Strombahn); der aus *Arteriolen, Kapillaren, postkapillären Venen (Venolen) u. Vorzugskanälen* bestehende, die Mikrozirkulation bestimmende Abschnitt des Gefäßsystems; nach *hämodynam. Def.* der neutrale Bereich des terminalen Kapillarbetts zw. art. Influx u. venösem Efflux (→ Wendepunkt des Kreislaufs); *Funktion:* nutritive Blutversorgung (Stoff- u. Gasaustausch zw. Blut u. Gewebe), Aufrechterhaltung des thermalen u. Ionenmilieus.

- *Terminale Arteriolen* besitzen eine durchgehende Muskularis, die für die Widerstandsänderung verantwortlich ist (→ *präkapilläre Sphinkter*).
- *Venolen* enthalten in einigen Geweben ebenfalls Züge glatter Muskulatur (→ *postkapilläre Sphinkter*).
- *Kapillaren* bestehen in den meisten Geweben aus dichten, häufig verflochtenen Netzen mit einer Vielzahl von Anastomosen.
- *Vorzugskanäle.* Neben dem nutritiven Kapillarnetz finden sich Kurzschlüsse zw. Arteriolen u. Venolen: → *preferential channel* = Vorzugskanäle mit geringerem Muskelanteil; sie werden bei allgemeiner Konstriktion der präkapillären Sphinkter bevorzugt im Sinne einer Kurzschlußdurchblutung perfundiert (Abb. 4-16).

Gefäßtonus. Die Gefäßweite regulieren:

- *sympathische Nerven* (via Alpha- u. Betarezeptoren)
- *humorale Faktoren* (Substanzen im Blut)
- *lokale Regelmechanismen*, die im Sinne einer Rückkopplung den Gefäßinnendruck durch die Wanddehnung konstant halten.

Bei *metabolischer Azidose* wirken saure Metaboliten u. Stoffwechselprodukte auf die lokalen Regelmechanismen u. führen zu einer Vasodilatation.

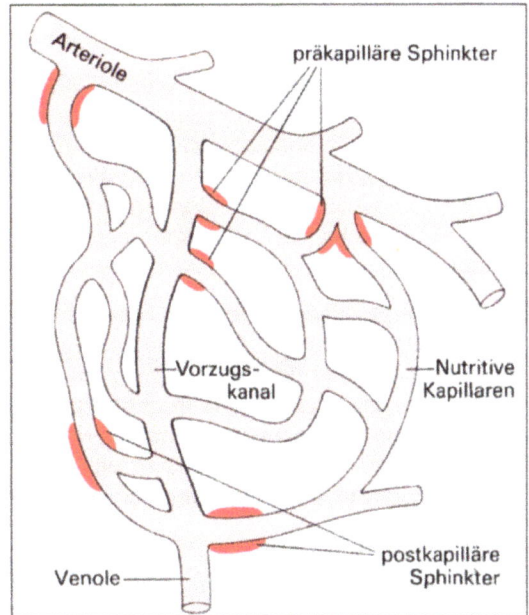

Abb. 4-16: *Mikrozirkulation* u. ihre Strukturen: Arteriolen, prä- u. postkapilläre Shinkter, Venolen

---

Gefäßreaktion im Schock. 3 Phasen sind zu unterscheiden: 1. Phase der ischämischen Anoxie, 2. Phase der Kapillarstase, 3. Phase der Gefäßparalyse.

Phase der ischämische Anoxie

1. *Alle Sphinkteren sind kontrahiert* (entspricht der Zentralisation): → Kapillarperfusion ↓ (durch Strömungsverlangsamung) → hydrostatischer Druck in den Kapillaren ↓ (Kontraktion der postkapillären Sphinkteren) → Flüssigkeitssequestration in das Interstitium ↑ → Blutviskosität ↑ → Blutzirkulation ↓ → circulus vitiosus.

2. Ferner werden die *Vorzugskanäle* aufgrund ihrer geringeren Muskularis verstärkt durchblutet.

Phase der Kapillarstase (entspricht *fixierter Zentralisation*): *Metabolische Veränderungen* beherrschen das Bild. Die präkapillären Sphinkteren, noch nicht die postkapillären, werden erweitert → hydrostatischer Druck im Kapillarbett ↑↑ → Filtration ↑↑ → Blutviskosität ↑↑. Durch Aktivierung der Gerinnung resultieren irreversible Verschlüsse des Kapillarbettes.

Phase der Gefäßparalyse (terminales Schockstadium): *Dilatation der postkapillären Sphinkteren* (gestörter Zellmetabolismus → Energieversorgung ↓) führt zu einem terminalen Tonusverlust im gesamten Gefäßsystem → Gefäßperfusion ↓ (durch Gefäßdilatation, intravasale Gerinnung).

Phase des hyperdynamen Schocks (parallel zur ischämischen Anoxie u. Kapillarstase ablaufend) beim *vasal-peripheren Versagen* geht vermutlich auf eine vermehrte Durchblutung der arteriovenösen Anastomosen zurück → peripherer Widerstand ↓, Kapillarpermeabilität ↑ → Sequestrierung von Flüssigkeit, Eiweiß in das Interstitium.

4.4.1.3 Hämostasestörung

Definition: Die Hämostase beruht auf einem Gleichgewicht zw. Fibrinbildung u. -abbau, Fibrinolyse (= Abbau von Fibrin zu Fibrinspaltprodukten durch Plasmin).

Schockbedingte Störung: 1. Hyper-, **2.** Hypokoagulopathie, **3.** Beides kann mit u. ohne *Hyperfibrinolyse* auftreten.

Oftmals laufen die Störungen nacheinander ab. meist mit gesteigertem Umsatz von Gerinnungsfaktoren. Resultat ist die *Verbrauchskoagulopathie* mit Erschöpfung von Gerinnungsfaktoren (ob es dazu kommt od. nicht, ist vom individuellen Schockzustand abhängig).

Generell ist deutlich zw. einer *Aktivierung der Gerinnung* mit Verbrauch von Gerinnungsfaktoren u. einer *Verbrauchskoagulopathie* zu unterscheiden.

Disseminierte intravasale Gerinnung (*DIC* = *disseminated intravascular coagulation* = *Verbrauchskoagulopathie*). Blutgerinnungsstörung durch Umsatzsteigerung von Thrombozyten u. plasmat. Gerinnungsfaktoren mit hämorrhagischer Diathese. Übersteigt die Gerinnungsaktivierung die reaktive Fibrinolyse u. die Kapazität der Klärfunktion des Monozyten-Makrophagen-System, so entsteht eine DIC als fakultatives Schockphänom bei extremem Umsatz von *Gerinnungsfaktoren* u. *Thrombozyten*.

DIC-Stadien s. Kap. 8.5.1.4, S. 359.

DIC-Ther. s. Kap. 8.5.1.4, S. 359.

Gerinnung im Schock. Erhöhte Gerinnungsbereitschaft durch Aktivierung der Blutgerinnung (inf. Gewebeschaden, Blutung) mit intravasalen Mikrothromben (→ Hyperkoagulabilität), die bei einem Mißverhältnis zw. Verbrauch u. Produktion von Thrombozyten u. Gerinnungsfaktoren in eine gesteigerte Blutungsneigung (→ Hypokoagulabilität) übergeht. Sekundäre Folge ist häufig eine Hyperfibrinolyse, die zwar die Mikrozirkulationsstörung günstig beeinflussen kann, andererseits aber durch Freisetzung von Fibrinspaltprodukten zu einer Verschlimmerung der DIC führt.

> DIC-Prädilektionsstellen sind Gewebe mit gestörter Mikrozirkulation: *Niere, Lunge, Gastrointestinaltrakt, Leber, Milz, Gehirn, Herz.* DIC aggraviert u. fixiert die Mikrozirkulationsstörung im Sinnes eines circulus vitiosus.

Prädisponierende Faktoren für Gerinnungsstörungen sind:

- Schock u. Sepsis jeder Genese
- Abort, Fruchtwasserembolie, Eklampsie, geburtshilfliche Blutung
- Op. im kleinen Becken
- maligne Tumoren, bes. Pankreas-, Bronchial-, Prostatakarzinom
- Transfusionszwischenfall
- Leberdekompensation
- Infusion von kolloidalen Volumenersatzmitteln (bes. Dextran)
- Intoxikation.

4.4.1.4 Schockmediator

Mediatoren sind Wirkstoffe, die von Geweben od. Zellen sezerniert werden u. para-, auto- od. endokrin wirken: *Neurotransmitter, Prostaglandine, Leukotriene, Thromboxane, biogene Amine;* Spaltprodukte aus der Komplementkaskade mit kininartiger, anaphylaktischer od. chemotaktischer Aktivität, Zytokine, Lymphokine, Monokine, Chemokine, slow reacting substances u. Heparin.

Mediatoren zirkulieren frei im Plasma od. werden aus den in den Kapillaren gestauten u. aggregierten Thrombozyten, neutrophilen Granulozyten, Lymphozyten u. Makrophagen freigesetzt. Der Mechanismus der Mediatorwirkung ist nur teilweise bekannt.

Man unterscheidet *primäre u. sek. M.*.

Primäre Mediatoren: Histamin, Serotonin, Kallikrein, Katecholamine, einige Prostaglandine stimulieren od. hemmen Rezeptoren. Normalerweise besteht dabei ein Gleichgewicht zw. stimulierenden u. hemmenden Effekten; die klin. Symptomatik ergibt sich aus der Summe der Effekte.

Primäre M. wirken direkt an der Effektorzelle (z. B. der glatten Muskulatur der Gefäße) od. triggern andere (Kaskaden-)Systeme.

Sekundäre Mediatoren (= *Schockmediatoren* i. e. S.) entstammen den Kaskadensystemen; die Aktivierung dieser Systeme ist eng miteinander verküpft:

- *Komplementsystem* (→ Faktor XIIa, Properdin) durch Aktivierung des Gerinnungsfaktors XIIa (→ *Hageman-Faktor*) od. Properdin (→ *alternative pathway;* Abb. 4-17).

  Eine isolierte Aktivierung des Komplementsystems ist nicht denkbar: Sie geht immer einher mit Aktivierung des Gerinnungssystems, der Arachidonsäurekaskade u. des Kallikrein-Systems.

- *Arachidonsäuremetabolite* (→ Cyclo-, Lipooxigenase, PG). *Cyclo-, Lipooxigenase* verstoffwechseln Arachidonsäure: Cyclooxigenase bildet zyklische Endoperoxide,

die als PGE2, Prostacyclin u. Thromboxan A2 z. B die glatte Muskulatur von Gefäßen, Bronchiolen relaxieren.

- Proteasen (endo-/exogen), -inhibitoren.
- Kallikrein-Kininogen-Kinin-System.

Praxishinweis: Die Prostaglandinsynthese wird durch Antiphlogistika (Indomethazin, Acetylsalicylsäure) gehemmt, wovon erwünschte wie unerwünschte PG betroffen sind.

Protease, Proteinaseninhibitor. Beim Schock wurde eine Freisetzung u. Aktivierung von Proteasen (z. B. Leukozytenelastase) nachgewiesen, die nicht ausreichend durch endogene Proteinaseninhibitoren (Alpha-2-Makroglobulin, Alpha-1-Proteinaseinhibitor) inaktiviert wurden.

Kallikrein (Protease, die aus Kininogenen pharmakologisch aktive Kinine freisetzt) führt zu einer Aktivierung der neutrophilen Granulozyten u. setzt Bradykinin frei. Im Zusammenhang mit dem Hageman-Faktor, der seinerseits durch Kallikrein aktiviert werden kann, ist eine Triggerung der Kaskadensysteme möglich. Gerinnungsstörungen im Schock werden hierdurch erklärt.

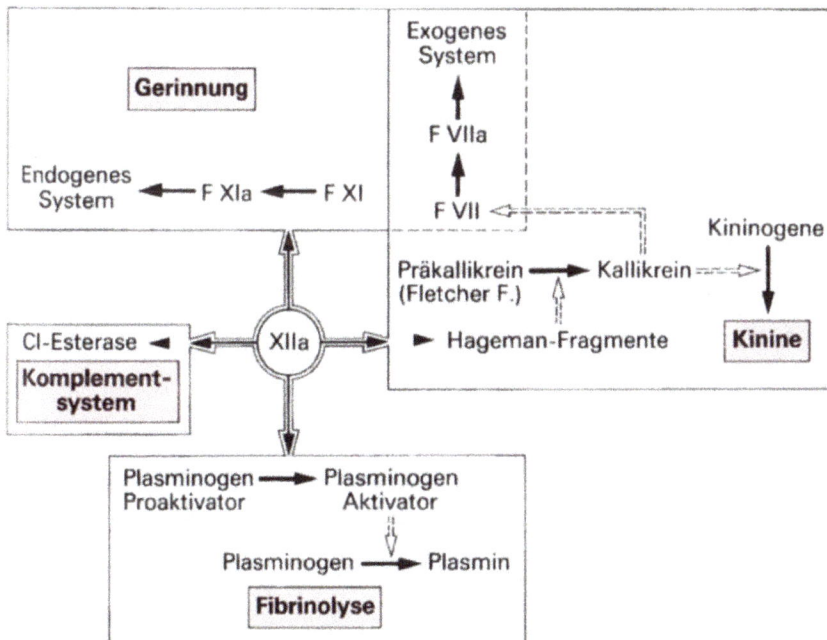

Abb. 4-17: *Kaskadensysteme* u. zentrale Position des *Hageman-Faktors* (XII a; modif. nach Gersmeyer u. Yasergal, Thieme, Stuttgart)

4.4.1.5 Organe im Schock

> **Schocklunge.** Nicht die *Niere*, wie früher angenommen, sondern die *Lunge* ist durch Makro-, Mikrozirkulationsstörung u. Schockmediatoren am meisten betroffen (s. Kap. 8.5, S. 356).

Herz. Bei primär kardialem Versagen ist die Leistungsminderung des Herzens Schockursache. Das Herz wird durch Mediatoren u. humorale Faktoren angegriffen eingeschränkt, was sek. zur Herzinsuffizienz führen kann.

Schockniere. Vasokonstriktion → Minderdurchblutung der Nierenrinde → Primärharn ↓ → Oligurie, Anurie, Urämie. Da auch die Ausscheidung von H^+-Ionen über Phosphatpuffer bzw. Ammoniumpuffer sistiert, kann die metabolische Azidose nicht mehr renal kompensiert werden. Oft irreversibles *ANV* (s. Kap. 8.5.1.3, S. 359).

Leber. Cholestase, Leberenzyme i. S. ↑, selten ausgedehnten Leberzellnekrose. Meist reversibel.

Magen-Darm-Kanal. Atonie von Magen, Darm, Sequestrierung von Flüssigkeit in das Lumen (→ 3. Raum), ggf. Durchwanderungsperitonitis. Meist reversibel.

ZNS. Meist irreversible durch DIC betroffen, zentrale Lähmungen der vegetativen Funktionen im terminalen Schockstadium. Nach überstandenem Schock vermögen Ausfälle zu persistieren; ein *Durchgangssyndrom* ist häufig.

4.4.2 Klinik, Diagostik, Differentialdiagnostik

4.4.2.1 Schockstadium

> Schock ist häufig eine *Blickdiagnose*. Eine klare Abgrenzung der *Stadien des Schocks* ist hingegen nicht möglich.

Pathophysiologie: Unterschieden wird zw. *kompensiertem* u. *dekompensiertem* Schock, allerdings hat dies nur geringe Aussagekraft!

- Der *kompensierte Schock* ist bei den *hypodynamen* Formen durch die Zentralisation charakterisiert, die ein ausreichendes HMV für Herz u. Hirn aufrechterhält.

Beim *hyperdynamen Schock* meint Kompensation HMV-Steigerung, die trotz des peripheren Widerstandsverlustes einen ausreichenden art. Druck gewährleistet.

- *Dekompensierter Schock.* Die Kompensation hat versagt → sek. Gefäßparalyse, fixierte Zentralisation bei stagnierender Mikrozirkulationsstörung, sek. Volumenmangel bei vasal-peripherem Versagen.

Klin. unterteilt man 1. Frühphase, 2. vollentwickeltes Schocksyndrom, 3. Terminalphase.

Leitsymptome:

1. Frühphase des Schocks

- bei Zentralisation blasse Haut, kühle Akren
- bei vasalem Versagen heiße, gerötete Haut
- Blutdruck normal od. leicht erniedrigt, meist Tachykardie
- metabolische Azidose, Oligoanurie
- Unruhe, Verwirrtheit, zielloses Umherirren.

2. Vollentwickeltes Schocksyndrom

- bei Zentralisation blasse, kühl-schweißige Haut, livide Verfärbung der Akren, Zyanose möglich
- bei vasalem Versagen blasse, warme Haut, rasch Ödeme
- Tachykardie, Blutdruck ↓.
- dekompensierte metabolische Azidose, Laktatanstieg
- Dyspnoe, rasch akute respirat. Insuffizienz
- meist Anurie, Gerinnungsstörung
- deutliche Bewußtseinsstörung.

3. Terminalphase des Schocks

- grau-zyanotische, kühle Haut
- massive Hypotonie
- Tachy- kann in Bradykardie übergehen (→ präfinales Zeichen)
- sek. kardiales Versagen
- Petechien, Blutung, Verbrauchskoagulopathie
- Anurie
- Bewußtlosigkeit, zerebrale Krämpfe, Atemstillstand.

4.4.2.2 Symptome

Klinik der gestörten Makrozirkulation

- *Puls:* flach, frequent
- *RR:* Hypotonie mit niedriger Blutdruckamplitude (z. B. 90/70 mmHg) bei Zentralisation; Normotonie mit extrem niedrigen diastolischen Werten (→ große Amplitude: z. B. 90/45 mmHg) bei vasal-peripherem Versagen.

- *Venen* sind mangelhaft gefüllt bei Hypovolämie; gestaut (Vv. jugulares: Halsveneneinflußstauung) mit Zyanose des Oberkörpers bei Rechtsherzinsuffizienz, intrathorakalem Kreislaufhindernis od. langandauernder Zentralisation
- *Durstgefühl* ausgeprägt; trockene, borkige Zunge bei Exsikkose
- *Allgöwer-Schockindex* (Herzfrequenz dividiert durch sys. Blutdruck; *normal 0,5; beginnender Schock* 1, *manifester Schock* ≥ 1,5). Er wurde wegen seiner geringen Aussagekraft als Parameter der Makrozirkulation verlassen.

Klinik der gestörten Mikrozirkulation

- *Fingernagelprobe*: im Schock füllt sich das Kapillarbett unter dem Fingernagel stark verzögert (normal nahezu schlagartig).
- *Urinproduktion* < 30 ml/h (→ Mikrozirkulationsstörung der Niere).
- *Bewußtseinsstörung* (s. Glasgow-KomaSkala, S. 187): Unruhe, Verwirrtheit, unkoordinierte Gedanken, Konzentrationsstörung (beginnende Dekompensation der zerebralen Durchblutung → zielloses Umherirren). Neben Trübung des Bewußtseins bis zum Koma können auch Agitiertheit u. akute Psychose auftreten.

Klinik der Schockformen

Volumenmangelschock

- Anamnese, Unfall, Trauma u. offenkundige Blutung
- Zentralisation, Bewußtseinstrübung.

Kardiogener Schock (s. Kap. 2.4.1, S. 28, 8.3, S. 317):

- Anamnese (Herzkrankheit)
- akuter Myokardinfarkt, Rhythmusstörung, pathologisches Herzgeräusch.

Intrathorakales Kreislaufhindernis

- akute Dyspnoe, Zyanose, die sich durch Sauerstoffgabe nicht bessert (sauerstoffresistente Zyanose, hohes Shuntvolumen)
- Tachyarrythmie (Dehnung des re. Vorhofes)
- obere Einflußstauung, Zyanose bes. am Oberkörper

- frühzeitige Bewußtseinsstörung, zerebrale Krämpfe, Delir.

Vasal-peripheres Versagen

- Hyperventilation, -thermie, gerötete heiße Haut
- Anamnese (Op.)
- bei Anaphylaxie schlagartige Einsetzen nach Exposition (→ Insektenstich, Medikamente, Bluttransfusion): Kreislaufstillstand, Laryngo- u. Bronchospasmus, Urtikaria.

4.4.2.3 Diagnostik

Temperaturmessung. *Ind.*: jeder Schock.

- Haut- u. Körperkerntemperatur differieren normalerweise um < 5 °C; > 10 °C sprechen für eine Zentralisation (Abb. 418).
- Im septischen Schock ist die Körperkerntemperatur meist erhöht, im anaphylaktischen normal.

EKG. *Ind.*: jeder Schock. Das 12-Kanal-EKG informiert über:

- Myokardinfarkt: Art, Größe.
- Arrhythmie (Monitoring auf Intensivstation, tragbare Batteriegeräte, die ein 1- od. 2-Kanal-EKG auf einer Magnetkassette speichern).

Blutdruckmessung. *Ind.*: jeder Schock.

- *Konventionell.* Die Methode nach Riva-Rocci (RR) u. Korotkoff erreicht im Schock ihre Grenze. Bei Drücken < 90 mmHg sys. wird der Fehler sehr groß, so daß eine Verlaufsbeurteilung kaum noch möglich ist. Durch die Änderung des Gefäßtonus aufgrund der Zentralisation wird die konventionelle Blutdruckmessung weiter erschwert.
- *Halbautomatische nichtinvasive Geräte* sind bis auf Werte von 60 mmHg sys. einsetzbar (werten Manschettendruckkurven mikroprozessorgesteuert aus).

Direkte (invasive) Registrierung. Bei schwerem Schock ist die Dauerkanülierung einer Arterie indiziert, am häufigsten die *A. radialis*. Hierüber kann *blutig* mit Druckwandlern (Druck-Domen) gemessen werden.

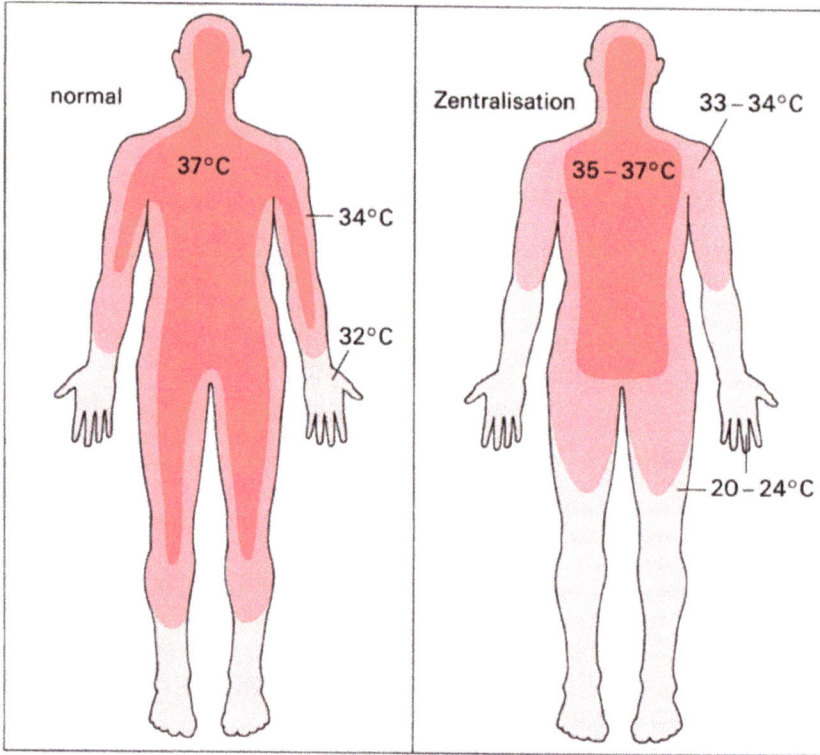

Abb. 4-18: *Temperaturzonen.* **Li.:** normaler Kreislauf, **re.:** Kreislaufzentralisation

Alternativ kann ein dünner Katheter in eine *A. femoralis* eingeführt werden. Die Genauigkeit ist unabhängig von der Höhe des Blutdruckes.

Praxishinweis: Neben der kontinuierlichen Registrierung erlaubt eine art. Verweilkanüle die wiederholte Blutentnahme (Bestimmung art. BGA).

Zentraler Venendruck, ZVD. *Ind.:* jeder Schock.

Der ZVD hängt ab vom venösen Rückfluß zum Herzen, von der Leistung des re. Ventrikels, vom Gefäßwiderstand der pulmonalen Strombahn u. der Lagerung des Pat. Die Korrelation zw. zirkulierendem Blutvolumen u. Höhe des ZVD ist im Schock aufgehoben.

Unter PEEP-Beatmung ist der ZVD höher als unter Spontanatmung.

Der ZVD hat als Absolutwert eine geringe Aussagekraft; sein Wert als Verlaufsparameter ist jedoch groß.

Pulmonaliskatheter (Swan-Ganz-Ballonkatheter, s. Abb. 8-39, S. 325). *Ind.:* schwerer Schock (s. Kap. 8.3.2.3, S. 323).

Gemessen werden: **1.** Pulmonalarteriendruck, **2.** pulmonalkapillärer Verschlußdruck, **3.** HMV.

Transkutan über eine zentrale Vene bis in die Aufzweigungen der A. pulmonalis eingebrachter Einschwemmkatheter; der *Swan-Ganz-Katheter* enthält einen Temperaturfühler u. *3 Lumina:* **1.** Öffnung an der Katheterspitze, mißt den pulmonalart. Druck, -kapillären Verschlußdrucks (Wedge-Druck) u. läßt gemischtvenöses Blut entnehmen; **2.** Anschluß zum Aufblasen eines weit distal gelegenen Ballons (Einschwemmhilfe, zum Gefäßverschluß bei Druckmessung); **3.** Öffnung 20 cm proximal der Katheterspitze zur HMV-Bestimmung mittels Thermodilution,

Druckmessung im re. Vorhof u. Entnahme zentralvenösen Bluts:

- Bestimmung von Gewebeoxygenation des Gesamtorganismus, arteriovenöser Differenz, intrapulmonalem Rechts-Links-Shunt.

Weiterentwickelte P. enthalten zusätzl. Lumina zur Infusion, temporärer Elektrostimulation (passagerer Herzschrittmacher) od. zur kontinuierlichen fiberoptischen Messung der zentralvenösen Sauerstoffsättigung.

Der *Pulmonalarteriendruck* hängt ab von 1. HMV, 2. pulmonalvaskulärem Widerstand:

- häufig erhöhte Werte im Schock, da der pulmonale Gefäßwiderstand stärker zunimmt, als das HMV abnimmt
- sehr hohe Werte bei Embolien, schwere Mikrozirkulationsstörung.

Der *pulmonalkapilläre Verschlußdruck* ist Maß für die Vorlast des li. Ventrikels, abhängig von/ vom

- der Funktion des li. Herzens
- zirkulierenden Blutvolumen.

Das *HMV* wird mittels Thermodilutionstechnik gemessen u. auf die Körperoberfläche bezogen:

- Herzindex = Herzzeitvolumen/Körperoberfläche → Beurteilung der Herzleistung, Therapiekontrolle.

Atemgasmessung. *Ind.:* Bestimmung der Sauerstoffaufnahme zur Beurteilung der inneren Atmung:

- erhöht in initialer Phase des septischen hyperdynamen Schocks, später prognostischer Index.

Schwierige Meßtechnik, daher wenig praktikabel!

BGA, SBS. *Ind.:* jeder Schock.

Die *art. BGA* erlaubt die Beurteilung des Gasaustausches in der Lunge; die *gemischtvenöse BGA* liefert Informationen über die mittlere Oxygenation der Gewebe.

- *Pulsoxymetrie.* Die SaO_2 wird näherungsweise auch kontinuierlich u. nichtinvasiv mit dem Pulsoxymetern gemessen.

  Bei Zentralisation kann diese Messung aufgrund der eingeschränkten Hautzirkulation versagen.

Zur BGA u. Sättigungsbestimmung s. Kap. 8.3.2.2, S. 319, 8.4.1.3, S. 343.

pH u. *base excess* (engl. Basenüberschuß; alternativ: NaBi) geben Auskunft über den Säure-Basen-Haushalt.

- Im Schock findet sich stets eine *metabolische Azidose*, die mit der Ausprägung des Schocks korreliert.

Blutzucker. *Ind.:* jeder Schock, engmaschige Kontrolle!

- Erhöht in der Initialphase eines Schocks (→ Streßreaktion).
- Später erniedrigt (→ Reduktion der Leberperfusion, Zusammenbruch des energetischen Stoffwechsels).

Elektrolyte i. S. *Ind.:* jeder Schock.

- *Na+* (u. *Blutzucker*) sind eng mit der Osmolarität korreliert: $Na^+\uparrow$ → Wasserdefizit (u. umgekehrt).
- $K^+\uparrow$ bei Azidose, nach Behandlung oft $K^+\downarrow$
- K^+-Verluste in den dritten Raum → engmaschige Kontrolle.

Laktatkonzentration i. S.. *Ind.:* jeder Schock → hohe prognostische Aussagekraft!

- > 10 mmol/l → schwerer Schock
- > 15 mmol/l → infauste Prognose.

Laktatbestimmung mit bes. Röhrchen aus ungestautem Blut, unverzüglich analysieren. In der Intensivtherapie sind Geräte verfügbar, die eine sofortige Bestimmung am Bett erlauben.

Enzyme i. S. *Ind.:* jeder Schock.

- Abschätzung der *Leberfunktion:* Transaminasen.
- *Myokardinfarktparameter* sind Creatinphosphokinase-MB (CK-MB), Troponin (→ Troponinschnelltest) u. monoklonale Ak → Nachweis von Herzmuskelisoenzymen in den ersten Std. nach einem Infarkt.

Blutgerinnung. *Ind.:* jeder Schock. *Basisdiagnostik:*

- Thrombozytenzahl u. Thromboplastinzeit (Quick)
- partielle Thromboplastinzeit (PTT) = Prothrombinzeit u. Thrombinzeit (TZ)
- Fibrinogen, Antithrombin I.

Spezielle Labordiagnostik

- Nachweis von Fibrinogen-Fibrin-Spaltprodukten
- Plasminogen- u. Einzelfaktorenbestimmung.

Spezielle Untersuchungen: Radiologie, Endoskopie, Sono, EEG, Bakt.

Indikationen

- DD des Schocks, Diagn. von Begleitkrankheiten.
- Verlaufsbeobachtung.

Blutkultur. *Ind.* septischer Schock zum Bakteriämienachweis. Ein positiver Befund beweist die Sepsis, ein negativer schließt sie nicht aus.

Die Blutkultur soll *aerob* u. *anaerob* u. möglichst vor Antibiotikaapplikation gewonnen werden.

4.4.3 Volumenmangelschock

Definition: hypovolämischer Schock, Verminderung des zirkulierenden Blut- od. Plasmavolumens mit Makrozirkulationsstörung u. Abnahme des venösen Rückstromes → HMV ↓. Orientierung über den Volumenmangel anhand des *Schockindexes* (s. u.).

Schock durch Hypovolämie ist die häufigste Schockform überhaupt.

Ursachen: absolute Verminderung des Blutvolumens durch

- reine Blutverluste (→ hämorrhagischer Schock)
- reinen Flüssigkeits- u. Elektrolytverlust
- kombinierten Blut-, Plasma-, Flüssigkeitsverlust (z. B. bei Verbrennungen s. Kap. 4.8.1, S. 168).

4.4.3.1 Hämorrhagischer Schock

Volumenmangel durch Blutverlust

Die Folgen hängen ab von *Menge, Geschwindigkeit* der Blutung u. zugrundeliegender *Krankheit.* Makrozirkulationsstörungen dominieren, sek. wird die Mikrozirkulation beeinträchtigt.

Ursachen

- *Polytrauma* (s. Kap. 6.1, S. 236). Ausgedehnte Gewebeverletzung aktivieren Gerinnungs- bzw. Kaskadensysteme → DIC, ggf. Fettembolie (s. Kap. 3.3.7, S. 89, Kap. 8.5.1.3, S. 359).
- *Intraabdominale Blutung.* Milz-, Leberruptur, stumpfes Bauchtrauma.
- *Art. Blutung* sistieren i. d. R. nicht spontan → Blutstillung (s. Kap. 2.2.1, S. 20), Volumenersatz.
- *Thoraxverletzung* (s. Kap. 3.3.4.1, S. 74). Neben dem Blutverlust drohen mechan. Blutungsfolgen (s. u.). *Häufig* sind: Rippenserienfraktur, Hämato-/Pneumothorax, Verletzung von Lunge, Herz, großen Gefäßen, Tracheobronchialein- bzw. -abriß, Ösophagusruptur.

Klassifizierung nach dem Blutverlust (s. Tab. 4-4, S. 135):

1. leichter Schock bei Blutverlust von 20 – 25%
2. mäßiger Schock 30 – 35%
3. schwerer Schock 35 – 40%
4. vital bedrohlicher Schock bei Verlusten > 50% innerhalb weniger Min.

Anamnese: s. Urs.

Klinik: *Leitsymptome* sind Schwäche, Blässe, Unruhe.

Diagnostik: *Klin.* u. *hämodynamische Werte.*

1. *Äußere Blutungen.* Der Blutverlust ist grob abschätzbar.

2. *Innere Blutungen* (Körperhöhlen, Weichteile) sind schwer zu beurteilen.

Weitere diagn. Parameter:

- *Abfall* von Blutdruck, HMV, ZVD, zentralem Blutvolumen (Hb, HK, Erythrozyten bestimmen), SV, Herzarbeit, Sauerstoffverbrauch (Pulsoxymetrie).
- Anstieg von Herzfrequenz, peripherem art. Gesamtwiderstand, arteriovenöser Sauerstoffdifferenz ($AVDO_2$).

Die $AVDO_2$ (art. 20, venös 15 Vol.%) kann durch erhöhte Entsättigung auf > 10 Vol.% steigen.

Tab. 4-4: Flüssigkeits- u. Blutverlust im Schock, klinische Beurteilung (mod. n. American College of Surgeons: ATLS Manual 1994, u. Marzi I, Anaesthesist 45: 976, 1996)

Schweregrad	I	II	III	IV
Blutverlust (ml)	≥ 750	750–1 500	1 500–2 000	> 2 000
Blutverlust (%BV)	bis 15%	15–30%	30–40%	> 40%
Pulsrate	< 100	> 100	> 120	> 140
systolischer RR	normal	normal	↓	↓↓
diastolischer RR	normal	↑	↓	nicht meßbar

Besonderheiten: 1. Blutungen in *Weichteile* werden oft unterschätzt. So ist die Zunahme des Oberarmumfanges um 2 cm mit einem Blutverlust von etwa 1 l, die des Oberschenkels um 2 cm mit einem von etwa 2 l korreliert. Blutverlust nach häufigen Frakturen zeigt Abb. 4-19. **2.** *Hämatothorax* u. *Lungenparenchymverletzung* können erhebliche Blutmengen in den Pleuraraum ergießen u. die Lunge komprimieren. Der Thorax vermag 30–40% des Blutvolumens aufzunehmen ohne Atemwiderstandserhöhung. Sofortige Thorakotomie bei Herz-, intrathorakaler Gefäßverletzung od. -abriß, Bronchusein- od. -abriß.

Therapien

■ **1.** *Sofortmaßnahmen* (Notfallort, Transport zum Krankenhaus):

▷ Blutung stillen u. Schocklagerung

▷ mehrere großlumige Venenzugänge u. Volumenersatz mit kristalloiden u. kolloidalen Lösungen

▷ bei respirat. Insuffizienz Intubation, Beatmung

▷ Analgetika bei Schmerzen.

■ **2.** *Stationär* → Fortsetzen der Ther. bis der Kreislauf stabilisiert ist.

a) *Stabilisierungsphase*:

▷ ZVK zur *ZVD*-Messung.

▷ *Laboruntersuchung*, Hb, HK Verlaufskontrolle.

▷ *Blutgasanalyse*, *SBS*, ggf. Puffertherapie, Elektrolytkorrektur.

▷ Technische Diagn.: Sonographie, Rö., CT.

▷ Volumenersatztherapie fortsetzen.

▷ *Transfusion* bei Blutverlust ab 20% (abhängig von Allgemeinzustand, Alter, Krankheit), bei Verlust ab 35%, *Frischplasma* (Massivtransfusion).

▷ Gerinnungsdiagnostik, Heparin (low dose; s. Kap. 7.2.1, S. 258), Faktorenersatz bei Mangel.

b) *Frühe Op.-Phase.* Nach der Stabilisierungsphase od. gleichzeitig *lebensbedrohliche Blutung* u. Verletzung op. versorgen!

▷ Leber-, Milz-, gastrointestinale Blutung

▷ akute gynäkologische Blutung

▷ akute Blutung des Urogenitalsystems

▷ intrathorakale Blutung, Herz-, Lungenverletzung

▷ intrakranielle Blutung

▷ Fraktur der großen Röhrenknochen. Die Priorität bei Mehrfachverletzungen richtet sich nach der Verletzungsschwere.

Praxishinweis: Versorgungspriorität in dieser Reihenfolge: **1.** Abdomen, **2.** Thorax, **3.** Schädel, **4.** Extremitäten.

c) Späte Op.-Phase. Neben der intensivmedizinischen Stabilisierung definitive op. Versorgung.

d) Der therapierefraktäre Schock erfordert ggf. eine invasive Diag. u. erweiterte Ther. → Pulmonaliskatheter, HMV-, PCWP-Messung:

▷ Volumenersatz (bis PCWP > 10 mmHg, bei CI < 3,0 l/min x m²), Katecholamine (Dopamin).

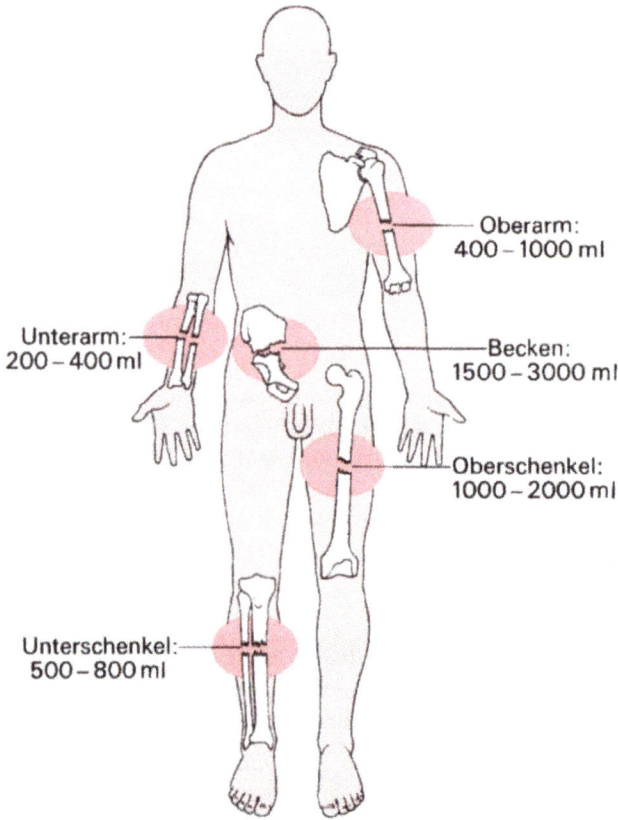

Oberarm:
400 – 1000 ml

Unterarm:
200 – 400 ml

Becken:
1500 – 3000 ml

Oberschenkel:
1000 – 2000 ml

Unterschenkel:
500 – 800 ml

Abb. 4-19: *Blutverluste in die Weichteile bei Frakturen,* hämorrhagischer Schock allein durch kombinierte Becken-Oberschenkel-Fraktur

▷ Maschinelle Beatmung, parenterale Ernährung.
▷ Längerfristige Intensiv-, häufig Nierenersatztherapie (Hämofiltration, -dialyse, s. Kap. 8.5.4, S. 367).

Wissenschaftlich nicht gesichert ist die Therapie mit Osmodiuretika, Proteaseninhibitoren, Kortikosteroiden.

Kontraindikationen: 1. Katecholamine bei normalem CI, **2.** Diuretika vor Stabilisierung des Kreislaufes.

Volumenmangel bei Blut-, Plasmaverlust

Akute Thrombosen der großen Venen (→ *Vv. cava inf., portae, mesentericae, iliofemarales*) sequestrieren das Blut → intrakapillärer

Druck ↑ → Plasmaaustritt in das Interstitium → ggf. Schock.

• *V.-cava-superior-Thrombosen* sind selten u. führen nur bei Hirndrucksteigerung zu Kreislaufveränderung.
• *Hirnsinusthrombose:* kapillärer Druck ↑ → Hirnödem, Stauungsblutung → sek. neurogener Schock.

Besonderheiten: Mesenterialvenen- u. Pfortaderthrombose erfordern die Laparotomie mit Resektion der Darmabschnitte.

Therapien

▷ *Volumenersatz* (*cave:* Abfluß zum Herzen gewährleisten!).
▷ Heparinisierung, ggf. Fibrinolyse.
▷ Evtl. op. Ausräumung des Thrombus (s. Besonderheiten).

4.4.3.2 Volumenmangelschock bei Dehydratation

Definition: Dehydratation (= Hypohydratation) ist die Abnahme des Körperwassers durch gesteigerte renale, gastrointestinale, pulmonale od. perkutane Wasserabgabe ohne entsprechende Zufuhr od. iatrogen verursacht (falsche Infusionstherapie); gleichzeitige Na^+-Verluste beeinflussen, je nach ihrer Größe im Verhältnis zum Wasserverlust, die osmolare Konzentration des EZR, so daß *3 Dehydratationsformen* unterschieden werden (Tab. 4-5; s. Kap. 4.1.2, S. 98):

Tab. 4-5: Befunde bei *Dehydratation* (n normal, + normal oder mäßig erhöht, + + deutlich erhöht, − deutlich erniedrigt, – normal oder mäßig erniedrigt)

	Isoton	Hyperton	Hypoton
MCV	n	−	+ +
MCHC	n	+ +	−
Natrium i. S.	n	+ +	−
Osmolalität i. S.	n	+ +	−
Hb-Konzentration	+	+	+
HK	+	+	+ +
Blutvolumen	−	–	n
Durstgefühl	+ +	+ + +	−

Klinik

- Volumenmangel. HMV ↓, Blutdruck ↓, → hypovolämischer Schock.
- Iso-, hypertone. Trockene Schleimhäute, halonierte Augen, verringerter Hautturgor, Oligurie u. Durst, der jedoch inf. häufig gleichzeitig bestehender Bewußtseinstrübungen nicht erkannt wird.

Wasser- u. Na^+-Bestand ändern sich zunächst nur extrazellulär; der intra- u. extrazelluläre Ausgleich osmolarer Konzentration läßt Wasserverschiebungen entstehen, die zu Änderungen der entsprechenden Volumina führen.

Isotone Dehydratation

Definition: Verlust von Wasser u. Na^+ in einem Verhältnis, das der osmolaren Zusammenset-

zung des EZR entspricht (→ IZR unbeeinflußt).

Die Volumina von IZR u. EZR verhalten sich wie 1 : 4−1 : 5 zueinander. Dies bedeutet eine Einschränkung des zirkulierenden Blutvolumens von 1 000 ml bei einem Verlust von extrazellulärer Flüssigkeit von 4 000−5 000 ml → frühe Manifestation des Schocks.

Ursachen: Erbrechen u. Durchfall, Verbrennung, akute Pankreatitis u. Peritonitis, Ther. mit Diuretika (→ forcierter Diurese), Aszites, Pleuraerguß, Schwitzen, unzureichende Wasser-, Na^+-Zufuhr.

Klinik: *Leitsymptome*

- Durstgefühl
- Müdigkeit, Bewußtseinstrübung
- Orthostasesyndrom.
- *Volumenmangelschock* mit Tachykardie, Blutdruckabfall, ZVD ↓, Zentralisation, Oligurie, Anurie.

Diagnostik: Wird das zirkulierende Blutvolumen bestimmt, ist der extrazelluläre Flüssigkeitsverlust abzuschätzen: Man ermittelt anhand von Tabellen (Tab. 4-6) das Blut- bzw. Plasmavolumen. Nach Blutvolumen u. HK wird das aktuelle Plasmavolumen berechnet:

- Plasmavolumen = Blutvolumen × (1 − HK).
- Der Verlust ergibt sich aus der Differenz von aktuellem u. normalem Plasmavolumen multipliziert mit dem Faktor 4−5.

Therapie

▷ Volumenersatz mit normotoner Flüssigkeit (Ringer-Laktat-Lösung).

Tab. 4-6: Zirkulierendes Blutvolumens (% des Körpergewichtes)

Körperbau	normal	adipös	dünn	muskulös
Männer	7,0 l	6,0 l	6,5 l	7,5 l
Frauen	6,5 l	5,5 l	6,0 l	7,0 l
z. B. 75-kg-Patienten (ml):				
Mann	5 250	4 500	4 870	5 620
Frau	4 870	4 120	4 500	5 250

Praxishinweis: Häufig ist der Volumenmangel nicht exakt zu ermitteln (Verluste in den dritten Raum, Ileus, Durchfall). Die Ther. ist dann meist überschießend → aus der isotonen De- wird eine isotone Hyperhydratation (s. Kap. 8.4.1.1, S. 338)!

Hypertone Dehydratation

Definition: Verlust v. a. von freiem Wasser (= *Exsikkose, Austrocknung*) od. mangelnde Wasserzufuhr, Abnahme des Gesamtkörperwassers, EZR u. IZR sind gleichermaßen betroffen. Der Na^+-Bestand kann unverändert sein → Na^+ i. S. ↑ (→ Osmolarität ↑ in IZR u. EZR).

Ursachen: mangelhafte Wasserzufuhr (alte u. bewußtseinsgestörte Pat.), profuses Schwitzen, Hyperventilation, Fieber, Diabetes mellitus, insipidus, hyperosmolares Koma, Verdursten.

Pathophysiologie: Gestört werden das *interne Milieu u. der Kreislauf.*

- SV ↓, Herzfrequenz ↑.
- Organperfusion ↓ → hypovolämischer Schock, ggf. mit prärenalem ANV.

Praxishinweis: Nur selten findet sich ein mehr od. weniger reiner Wasserverlust, zumeist besteht zugleich Natriummangel. Das Ausmaß von Wasser- u. Natriumverlust kann unterschiedlich sein:

Klinik: *Leitsymptome*

- Durstgefühl, Hyperthermie
- Trockenheit der Haut (→ Hautfaltenprobe)
- Bewußtseinsstörung bis zum hyperosmolaren Koma
- häufig Hypertonie, selten Volumenmangelschock.

Diagnostik: Berechnung des Wasserdefizits im EZR nach der Natriumkonzentration i. S.:

- Extrazelluläres Wasserdefizit = $0,2 \times$ Körpersollgewicht x $(Na_{ist} - Na_{soll})/Na_{soll}$.

Besonderheiten: 1. Da der Verlust aus dem Gesamtkörperwasser gedeckt wird, ist der Volumenmangelschock eher selten. **2.** Das intrazelluläre Wasserdefizit ist etwa doppelt so hoch wie das extrazelluläre (s. Kap. 8.4.1.1, S. 338). **3.** Bei zu rascher Rehydrierung droht ein intrazelluläres Ödem (→ Hirnödem)!

Komplikation: 1. ANV, **2.** Bewußtseinsstörungen, bes. bei Älteren, **3.** Kreislaufschock.

Therapie: Infusion u. Urs. klären. Keine abrupte Rehydrierung!

▷ *Hypertone* Infusionslösung (Na^+-Konzentration ist 5–10% unter derjenigen des Serums).
▷ Isotone Elektrolytlösung → physiologische Kochsalz-, Ringer-Laktat- od. Vollelektrolytlösung. Dosis: in schweren Fällen 1 000 ml innerhalb der 1. Std. (*cave:* Herzinsuffizienz im Alter).
▷ *Keine* hypotone Lösung verwenden.
▷ *Stationär:*
   ▷ Infusion unter Beachtung von Blutdruck, Herzfrequenz, ZVD, Diurese.
   ▷ Hyper- (Na^+ i. S. > 155 mval/1) u. Hypoosmolarität (Na^+ i. S. < 125 mval/1) werden nach Analyse des Wasser-Elektrolyt-Haushaltes korrigiert.

Hypotone Dehydratation

Definition: Verlust v. a. von Na^+, Wasserverluste sind nachgeordnet.

Pathophysiologie: Der höhere osmotische Druck im IZR bedingt Wasserverschiebungen vom EZR in den IZR → Zellödem! Die hypotone D. kann sich aus einer isotonen D. entwickeln, wenn entweder durch Kompensationsvorgang in der Niere freies Wasser retiniert od. falsch behandelt wird → hypotone Lösung (z. B. Zuckerlösung) anstelle von Normelektrolytlösung.

Ursachen: Primäre Urs. sind Nebenniereninsuffizienz, Diuretikatherapie, Natriumverlust-Nephritis, selten ätiologisch noch ungeklärte Hirnkrankheit, iatrogen.

Klinik: *Leitsymptome*

- Kopfschmerzen, Apathie, Schwindel (Hirnödem).
- kein Durst!
- frühzeitige Bewußtseinsstörung.
- Volumenmangelschock (Wasserverlust im EZR).

Diagnostik

- Natriumdefizit = $0.2 \times$ Körpergewicht $\times$ ($Na_{soll} - Na_{ist}$).

Therapie: Orientierung nach *Natriumverlust* u. *Zeitdauer der Störung.*

- Natriumangereicherte Vollelektrolytlösung.

Praxishinweis: Je länger eine hypotone Dehydratation bestand, desto langsamer erfolgt die Natriumzufuhr.

Natrium-, Kalium-, Wasser-, Säure-Basen-Haushalt (s. Kap. 8.4.1.1, S. 338)

Die Störung des *Natrium- u. Wasserhaushaltes* im Schock sind eng mit der des *Kalium- u. Säure-Basenhaushaltes* verknüpft. Aufgrund der Abhängigkeit des transzellularen Natrium- u. Kaliumaustausches vom pH-Wert beeinflußt die im Schock regelmäßig anzutreffende metabolische Azidose die Kaliumkonzentration i. S.

Praxishinweis: Eine Hypo- od. Hyperkaliämie kann nur nach Ausgleich des SBH sicher diagnostiziert werden.

Richtlinie zur Korrektur des Kaliumhaushaltes im Schock

- engmaschige Kontrolle von SBH u. Kalium i. S.
- die Hyperkaliämie wird solange nicht behandelt werden, wie ein Schock bzw. eine Azidose besteht.
- nach Behebung des Schocks ist die Hypokaliämie energisch zu behandeln.

4.4.4 Schock bei vasal-peripherem Versagen

Definition (sog. Widerstandsverlustschock): Dysregulation des peripheren Kreislaufs mit primärer Vasodilatation u. resultierendem relativem Volumenmangel beim septischen-tox., anaphylaktischen, neurogenen Schock durch exogene Intox. (s. Kap. 5.2.3.1, S. 196); es werden weiter eine hypozirkulatorische (hypodyname) Form mit erniedrigtem HMV (hypovolämischer u. kardiogener Sch.) u. ein hyperzirkulatorisches (hyperdynames) Stadium (anfangs beim septisch-tox. Sch.) mit erhöhtem HMV unterschieden.

Häufigkeit: Der septisch-tox. ist die häufigste, der anaphylaktische Schock die zweithäufigste Urs. von vasal-peripherem Versagen.

4.4.4.1 Septisch-toxischer Schock

Definition (= infektiös-tox. Schock, bakt. Schock): Durch (bakt.) Endo- od. Ektotoxine ausgelöster Schock. Übergange zw. Sepsis u. septischem Schock sind fließend (Sepsissyndr., SIRS s. Kap. 8.5.4, S. 367).

Der Begriff **Endotoxinschock** entstammt der tierexperimentellen Medizin u. beschreibt einen akuten Schock nach Injektion von Endotoxinen. Diese Schockform soll daher beim Menschen nicht genannt werden, obwohl das Bild des septischen Schocks dem des tierexperimentellen Endotoxinschocks sehr ähnlich ist.

Häufigkeit: keine exakten Angaben, zunehmende Tendenz.

Ursache (s. Kap. 8.5.4, S. 367): Warum aus einer Sepsis ein septischer Schock wird, ist ungeklärt. Urs. liegt meist eine *bakt.* Infektion zugrunde.

Bei $20-25\%$ Bakteriämien mit *gramnegativen* Erregern, bei $< 5\%$ mit *grampositiven* entsteht ein Schock, wobei Erregerspektrum u. prädisponierende Faktoren denen bei Sepsis entsprechen.

- in 95% wird die Sepsis von gramnegativen Keimen verursacht, meist Toxinbildner!

Die häufigsten *gramnegativen Sepsiskeime* sind:

- E. coli 40%.
- Klebsiellen, Enterobakter, Serratia 30%.
- Pseudomonas $20-25\%$, Proteus 10%.
- Mischinfektionen (≥ 2 Keime) häufig (30%).

Ausnahmsweise, bes. bei Säuglingen, Immundepression oder im Alter, können auch Pilze, Viren, Rikkettsien od. Protozoen Urs. einer Sepsis sein.

Ausgang einer Septikämie sind:

- Urogenitaltrakt 50%
- Respirationstrakt 10%
- Magen-Darm-Trakt, Leber, Gallenblase 10%
- Iatrogen: Implantate, Op., intravasale Katheter.

Pathophysiologie (s. Kap. 8.5.4, S. 367): **1.** Hyperdyname (= hyperzirkulatorische) Phase → Vorphase mit Kreislaufzusammenbruch → HMV ↑ (Unterschied zum Volumenmangelschock!), **2.** Hypodyname Phase (unterscheidet sich nicht von anderen hypodynamen Schockformen).

Hyperdyname Phase:

- HMV-Steigerung um den Faktor ≥ 2
- Peripherer Widerstand ↓
- Pulmonalart. Druck ↑ (meist)
- PCWP ↓ (= durch hohes HMV u. niedrigen Gesamtwiderstand)
- Kapillarpermeabilität ↑ mit Plasmaverlust in das interstitielle Gewebe → *hypodynamer Schock* mit Volumenmangel
- *Metabolisches* Kennzeichen ist der erhöhte Sauerstoffverbrauch der Gewebe → *Laktazidose* (falls HMV nicht hinreichend gesteigert werden kann od. eine respirat. Insuffizienz einsetzt), eng mit der Letalität korreliert.

Klinik (s. Kap. 8.5.4, S. 367):

Hyperdynames Anfangsstadium

- *Leitsymptom* ist die Hyperventilation mit respirator. Insuffizienz.
- *Hämodynamik:* Tachykardie > 120/min, HMV ↑, Blutdruck normal od. (↓).
- *Hyperthermie*, Akronzyanose, *Allgemeininfektion* mit hohem Fieber od. Schüttelfrost; warme, trockene, gerötete Haut.

Hypozirkulatorisches Spätstadium

- HMV ↓, art. Blutdruck ↓.
- DIC, ANV, ARDS.

Diagnostik: *Schwierig, klin. Diagnose! Labor* (ebenfalls wenig charakteristisch).

- Respirat. Alkalose (Urs.: Sauerstoffverbrauch der Gewebe ↑)
- Metabolische Azidose
- Pulmonal-art. Widerstand normal od. ↑
- Thrombopenie, Leukozytose mit Linksverschiebung, aber auch Leukopenie (!)
- Hypophosphatämie (Urs. unbekannt)
- Hyperkoagulolabilität, später Hypokoagulolabilität.

Sepsisherde: postop., bes. nach abdominalen od. retroperitonealen Eingriffen.

Sicherung der Diagn. durch Blutkultur (→ *Bakteriämie*)!

Praxishinweis: Die Trias *Hyperventilation, Tachykardie, hyperdynamer Kreislauf* rechtfertigt die Ther. unter der Verdachtsdiagnose Sepsis.

DD

➤ Hyperthyreose.
➤ Zentraler Erregungszustand → peripherer Widerstand normal od. ↑.

Besonderheiten: Blutkulturen vor Behandlung abnehmen aber noch vor Eintreffen der Ergebnisse (dauern 24−36 h) behandeln!

Komplikationen. Häufig sind: **1.** Respirat. Insuffizienz, **2.** ANV, **3.** Leber-, **4.** zerebrales Versagen (Deliranz, Durchgangssyndrom).

Therapie (s. Kap. 8.5.4, S. 367):

▷ *Sepsisherd sanieren* → Erneuerung aller intravasalen Katheter, chir. Sanierung.
▷ *Volumenersatztherapie.* Albuminlösung (u. a.), um den Flüssigkeits- u. Eiweißverlust in das interstitielle Gewebe zu kompensieren:

   ▷ Humanalbumin 20% 100−200 ml oder
   ▷ Plasmaproteinlösung (Biseko®) 500 ml oder
   ▷ FFP.

▷ *Antibiotika* bei unbekannten Erregern erfassen grampositive, -negative u. anaerobe Keime. Danach nach Antibiogramm (Blutkultur).
▷ Sauerstoffinsufflation, Intubation bei respirat. Dekompensation u. Beatmung.
▷ Metabolische Azidose: NaBi.
▷ *Low-dose-Heparinisierung*, ggf. Gerinnungsstörung behandeln (Ersatz einzelner Gerinnungsfaktoren nur bei nachgewiesenem Mangel u. gleichzeitiger Heparingabe).
▷ Vasoaktive Medikamente (Katecholamine bzw. Derivate) nur nach Volumenersatz bzw. in der hypodynamen Schockphase, wenn das HMV erniedrigt ist, ggf. Kortikoide (umstritten).

Ther. der Komplikationen: v. a. respirat. Insuffizienz (→ *Beatmung*, s. Kap. 8.2.2.5, S. 308) u.

ANV (→ *Hämofiltration* od. *Dialyse*, s. Kap. 8.5.4, S. 367)!

Prognose: Um so schlechter, je mehr Organsysteme betroffen sind (→ *Multiorganversagen*, s. Kap. 8.5.5, S. 370).

■ Bei Versagen von 2 Organsystemen sterben 50−70%, bei 3 Organsystemen bis zu 90% und bei 4 und mehr Organsystemen fast alle.

4.4.4.2 Anaphylaktischer Schock

Definition: Generalisierte, schwere Anaphylaxie; unmittelbar (Sek. bis Min.) nach Zufuhr von allergenen Substanzen (v. a. nach parenteraler Gabe von Medikamenten, tierischen Antiseren, s. u.) dosisunabhängig auftretend → *Überempfindlichkeitsreaktion vom Soforttyp.*

Anaphylaxie: Durch IgE-Ak vermittelte Überempfindlichkeitsreaktion vom Soforttyp (→ Typ I der Allergie), die nach einer Sensibilisierungsphase bei erneutem Kontakt mit dem spezif. Allergen auftritt.

Anaphylaktoide Reaktion ist ein vergleichbarer Symptomenkomplex ohne Ak-Nachweis.

Urs.: Häufige *Allergene* des anaphylaktischen/anaphylaktoiden Schocks:

● Antibiotika, Anästhetika
● Röntgenkontrastmittel
● Volumenersatzmittel: Dextrane (am häufigsten), Gelatine, HÄS
● Eiweißlösungen aller Arten
● Blutpräparate → Blutgruppeninkompatibilität
● Fremdsubstanzen, -eiweiße: Schlangen-, Insektengift.

Pathophysiologie: Gefäßaktive Mediatoren (v. a. Histamin, Serotonin) führen zu: Kapillarlähmung u. Venenspasmus mit Hypotonie, HMV-Abnahme (entspr. einem hypovolämischen Schock), Bronchospasmus, Angio-, Kehlkopfödem, Konvulsion u. in schwersten Fällen zu Herz- u. Atemstillstand.

Anamnese: immunologische Überempfindlichkeitsreaktion, nicht immer bekannt, z. B. Heuschnupfen, allergisches Asthma bronchiale!

Klinik: Symptomatik mit großer Variationsbreite (!).

1. *Leichter Verlauf.*

■ Hautrötung, Schleimhautschwellung, Juckreiz
■ Tränenfluß, Gesichtsschwellung.

2. *Schwerer Verlauf* (generalisierte Vasodilatation, Kapillarpermeabilität ↑).

■ Generalisierte Urtikaria, Schleimhautschwellung, Quincke-Ödem
■ Bronchospastik
■ Blutdruckabfall, Tachykardie
■ Bewußtseinsstörung, zerebrale Anfälle.
■ HKS u. Atemstillstand.

Diagnostik: *Anamnese* (Zusammenhang mit Allergenexposition) *u. klin.*

DD

➤ Histamin- u. serotoninproduzierende Tumoren (→ Karzinoide).

Therapie: *Immer Sofortbehandlung!* Die beste Ther. ist die Prophylaxe (s. u.).

▷ Reanimation
▷ Adrenalin (0,5−2 mg), Kortikoide (s. Kap. 7.2.1, S. 258), Volumensubstitution, H_1-, H_2-Rezeptorenantagonisten.
▷ Sedierung, Krampfprophylaxe mit Benzodiazepinen.

Prophylaxe. 1. *Antihistaminika* 10−30 min vor der erwarteten Exposition (z. B. vor Röntgenkontrastmittelinjektion), **2.** *Kortikoide:*

▷ 0,1 mg/kg KG Dimetinden, 5 mg/kg KG Cimetidin.
▷ Evtl. 0,5−1 mg/kg KG Methylpredisolon.

4.4.4.3 Neurogener Schock

Definition: Gestörte neurale Kontrolle (Ausfall der sympathischen Gefäßinnervation) der Kreislaufregulation mit vermindertem venösen Rückfluß bei vermindertem peripheren Gefäßwiderstand.

Ursachen: Hirnstamm- (→ SHT) od. Rückenmarktrauma (→ Querschnittläsion), Spinal- od. Periduralanästhesie, medikamentöse Intox. (Barbiturate, Narkotika).

Pathophysiologie: Vasodilatation, ohne initiale Mikrozirkulationsstörungen od. Kapillarschäden.

Klinik

- Blutdruckabfall, ggf. ohne Tachykardie
- Neurologische Störungen: Parästhesien. Lähmungen bis zum Querschnitt.

Diagnostik

- Schock bei ausgeprägter neurologischer Symptomatik.

DD

➤ anaphylaktischer u. septischer Schock.

Besonderheiten: ggf. in der Anamnese. posttraumatisch.

Therapien

▷ Volumenersatz (s. anaphylaktischer Schock)
▷ vasoaktive Substanzen:
  ▷ Noradrenalin bis 10 µg/kg/min. Dosierung nach Blutdruckwerten
  ▷ bei bradykarder Form Adrenalin in gleicher Dosierung.

Prognose: *Gut,* von Grundkrankheit bzw. Trauma abhängig.

4.5 Hypertensive Krise

T. Pop

Definition: Blutdruckkrise, abrupter Anstieg des systolischen u. meist auch diastolischen Blutdrucks (kritischer Wert: ≥ 200/120 mmHg) bei normalem od. erhöhtem Ausgangswert mit od. ohne Hinweise auf eine Endorganschädigung von *ZNS, Herz, Niere*. Die Anstiegsdauer kann Min. bis Tage betragen.

Ursache: Am häufigsten tritt der ungenügend behandelte *essentielle Hochdruck* in Erscheinung.

Weitere Ursachen:

- sek. u. maligne Hypertonie
- plötzl. Absetzen von Antihypertensiva
- ZNS-Krankheiten, z. B. bei Querschnittlähmung, Tabes dorsalis, intrazerebrale Blutung u. Infektion
- akute Linksherzdekompensation
- Aortendissektion
- Eklampsie, Schwangerschaftsgestose
- Intox. mit Thallium, Nikotin.

Pathophysiologisch steht das Renin-Angiotensin-Aldosteron-System (RAAS) im Vordergrund. Angenommen wird in Analogie zur Hypertonie beim Phäochromozytom eine Freisetzung vasopressorischer Substanzen: Katecholamine ↑ → peripherer Gefäßwiderstand ↑ → HMV ↑ → intravasales Volumen ↑.

Anamnese: ggf. bekannter Bluthochdruck.

Klinik: *Leitsymptome.*

- *Zentral* → *hypertensive Enzephylopathie.* Kopfschmerz, Erbrechen, Verwirrtheit, Sehstörung (Skotom, Amaurose), Somnolenz, tonisch-klonischer Krampf, Koma, Parese, Aphasie.
- *Kardial.* Angina pectoris, Infarkt, Dyspnoe/Lungenödem (→ Linksherzversagen), Rhythmusstörung.
- *Renal.* Oligurie. Anurie.
- Okuläre Symptome bis zur Retinaeinblutung.

Diagnostik: Klinik!

- Blutdruck > 200/120.
- Augenhintergrund → Fundus hypertonicus (Papillenödem, Retinablutung, Exsudat).
- EKG, Herz-Echo: Linksherzinsuffizienz.

DD

➤ *Apoplexia cerebri* → kein plötzlicher Blutdruckanstieg.
➤ *Hyperthyreose* → kein plötzlicher Blutdruckanstieg.

Komplikationen: 1. Enzephalopathie (multiple Mikrothromben im Gehirn, Hirnödem). 2. Linksherzinsuffizienz (→ kardiales Lungenödem).

Therapie: *Ziel* ist die Blutdrucksenkung auf ca. 140/100, bei hypertensiver Enzephalopathie

Tab. 4-7: *Antihypertensiva*, Pharmakokinetik u. Dosierung

Freiname (INN)	Wirkungsbeginn (Min.)	Wirkungsdauer	Dosierung
Nifedipin (p. o.)	2–3	4–6 h	10 mg
Nitroglyzerin (s. l.)	1–2	20–60 min	1,2 mg
Clonidin (i. v.)	1–2	2–5 h	0,15–0,3 mg
Urapidil (i. v.)	2–5	1,5–2 h	25 mg
Dihydralazin (i. v.)	5–10	3–6 h	12,5–25 mg
Natriumprussid (p. i.)	sofort	Infusionsdauer	ab 20, max. 900 µg/min

170/100 mmHg nicht unterschreiten (→ okuläre, zerebrale Minderperfusion).

▷ *Nifedipin* (Adalat®) 10 mg p. o., ggf. nach 5–20 min wiederholen.
▷ *Nitroglyzerin* 1,2 mg sublingual, ggf. nach 5–10 min wiederholen.
▷ *Antihypertensiva* (der Wahl nennt Tab. 4-7) bei Therapierefrakterität → *Furosemid* (Lasix®) i. v. 20–40 mg verstärkt deren Wirkung!

   ▷ Clonidin (Catapresan®) 0,15 mg i. v. od. i. m., ggf. nach 30 min nochmals 0,3 mg.

▷ Urapidil (Ebrantil®) 25 mg i. v.
▷ Dihydralazin (Nepresol®) 12,5 mg i. v. od. i. m., ggf. nach 30 min nochmals 25 mg.
▷ In hartnäckigen Fällen: Natriumprussid per infusionem, beginnend mit 20 µg/min.

Prognose: Insgesamt günstig.

■ Abhängig von Dauer der Hypertonie u. Gefäßschädigung, Grundleiden, Höhe des Blutdruckanstieges u. Häufigkeit der Rezidive.

4.6 Akute Störung der Herzfunktion: Kardiogener Schock

T. Pop

Definition: Primäres Versagen der Herzfunktion mit verminderter Organdurchblutung (→ kardiogener HKS).

| **Ursache:** Am häufigsten liegt der *akute Herzinfarkt* zugrunde und dessen *Komplikationen*.

Anamnese: Oft finden sich KHK-Hinweise (Angina pectoris, Belastungsdyspnoe) oder Bluthochdruck.

Klinik

■ *Leitsymptom* ist die Trias 1. *Hypotonie* (< 90 mm Hg sys., reduzierte Blutdruckamplitude), 2. *Tachykardie* (> 100/min), 3. *Oligurie* (Harnproduktion < 20 ml/h).

Cave: Die indirekte Blutdruckmessung (Manschettenmessung) gibt eher zu niedrige Werte an, die durch die Vasokonstriktion zu erklären sind.

Die *Tachykardie* kompensiert das reduzierte SV, das anders nicht mehr angehoben werden kann.

Weitere Symtome der Organminderdurchblutung:

■ *Verwirrtheit*, Benommenheit als Ausdruck der Abnahme der Hirndurchblutung
■ *Haut* kalt, feucht, zyanotisch od. marmoriert
■ *Herzinsuffizienz* mit feuchten RG u. 3. Herzton
■ *Dyspnoe* bei erhöhtem Ventrikelfüllungsdruck, Linksherzinsuffizienz.

Diagnostik: *Klin.* plus *EKG* (Herzinfarkt-EKG s. u.).

- EKG
- Rö.-Thorax
- Direkte (blutige) Blutdruckmessung s. Kap. 8.3.2, S. 319)
- Pulmonaliskatheter (Diagnosesicherung, Therapiekontrolle).
- $CI^- \downarrow$ ($< 2,2$ l/min/m^2) trotz erhöhten linksventrikulären Füllungsdrucks (> 20 mmHg; diastolische Pulmonalarteriendruck).

4.6.1 Akuter Myokardinfarkt

Definition: Verlust an kontraktiler Masse durch Nekrose eines umschriebenen Herzmuskelbezirks, oft als akute KHK-Komplikation: Koronarverschluß, meist durch Einriß atherosklerotischer Plaques u. Koronarthrombose. Haupturs. des kardiogenen Schocks.

Der Vorderwandinfarkt löst eher einen Schock als der Hinterwandinfarkt aus, weil er meist ausgedehnter ist.

Pathogenese: Die plötzliche Drosselung der Blutzufuhr führt nach etwa $20-30$ min zur Myokardnekrose, die nach $5-8$ h abgeschlossen ist.

Klinik

- Leitsymptom ist der retrosternale Schmerz mit od. ohne Ausstrahlung in die li. Schulter, ggf. in Unterkiefer, Rükken od. Arm (s. Abb. 4-22), der auf Nitroglyzerin nicht ragiert.

- *Hinterwandinfarkt.* Schmerzausstrahlung ins Epigastrium, Sinusbradykardie, AV-Block II.−III. Grades, Hypotonie als Ausdruck der Minderdurchblutung der Hinterwand (→ Vagus-, Betzold-Jarisch-Reflex).
- Schmerzdauer > 30 min.
- Angst, Vernichtungsgefühl, Atemnot u. Schweißausbruch.
- Häufig niedriger Blutdruck, kleiner, frequenter Puls.
- Blässe u. kalter Schweiß, Übelkeit.

Seltener:

- Linksherzinsuffizienz (akutes Lungenödem) anstelle des Schmerzes → Dyspnoe, feuchte RG.

- Tachykarde Rhythmusstörung (Kammertachykardie, Vorhofflimmern, -flattern).
- Schmerzfreie Infarkte (selten) bei Diabetes mellitus (→ gestörte viszerale Schmerzempfindung).
- *Befund.* Wenig ergiebig. Ggf. 4. Herzton. Bei Vorderwandinfarkt ggf. präkordiale sys. Vorwärtsbewegung (bulging) palpabel.

Diagnostik

1. *Trias aus* 1. Klinik (s. o.), 2. EKG, 3. Enzymanstieg.

- *EKG* (Abb. 4-20) anfangs hochpositives T (sog. Erstickungs-T, Stadium 0 → flüchtiges Zeichen) gefolgt von hoher ST-Streckenhebung bei positivem T (Stadium I) mit Übergang in terminal negative T-Welle, R-Potentialverlust u. pathologische Q-Zacke bei Rückbildung der ST-Elevation (Stadium II).

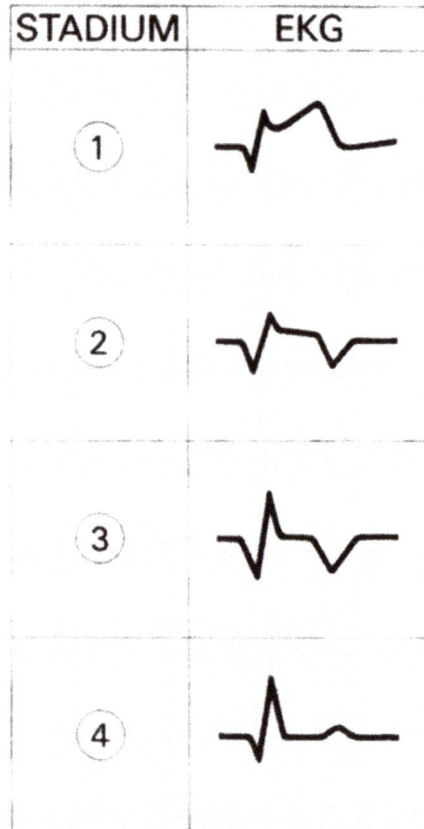

Abb. 4-20: *Herzinfakt-EKG,* zeitlicher Verlauf

■ *Enzyme* v. a. Creatinkinase (CK-MB) ab der 4. Std. nach Infarkteintritt > 100 E/l als hochspezif. Frühmarker sind Troponin T u. I i. S. ↑.

2. *Weitere Befunde*

■ Beschleunigte BKS, Leukozytose, Hyperglykämie u. a.
■ Laktatdehydrogenase (Alpha-HBDH), weniger spezif. Erhöhung der Aspartataminotransferase (AST, GOT)
■ *Herz-Echo*: Ventrikelgröße, Wandbeschaffenheit (Hypo-Akinesie), Klappenfunktion, ggf. Shunt
■ Ggf. Koronarangiographie.

Für die Infarktgröße sind verantwortlich:

■ Infarktzeit u. -lokalisation
■ O_2-Verbrauch u. Kollateralfluß.

Bewährt haben sich die *klin.* (Tab. 4-8) u. *hämodynamische Infarktklassifizierung*, einschließlich Angaben zur Prognose u. Letalität (Tab. 4-9).

Komplikationen: 1. Herzrhythmusstörung im Frühstadium (Vorhofflimmern, Bradykardie mit AV-Blockierung, Kammertachykardie, -flimmern), **2.** Herzinsuffizienz, **3.** kardiogener Schock, **4.** Herzwandaneurysma, **5.** Wandruptur mit Perikardtamponade, **6.** Septumperforation, **7.** Papillarmuskelabriß, **8.** kardiogene Embolien, **9.** akuter Herztod.

DD

➤ *Stabile Angina pectoris.* Schmerzdauer < 20 min, auf Nitroglyzerin ansprechend, ST-Streckensenkung, keine -hebung, keine überhöhte T-Welle, kein CK-Anstieg.
➤ *Unstabile Angina pectoris.* Obwohl die Schmerzen bis zu 30 min anhalten können, fehlen im EKG die Zeichen eines Herzinfarktes. CK < 100 E/l.
➤ *Aortendissektion* → transösophageales Herz-Echo sichert die Diagn. Bei Dissektionen von Aorta *ascendens u. Arcus aortae* ist der linksseitige Puls oft abgeschwächt, u. über der Herzbasis ist ein diastolisches Rückstromgeräusch (Aorteninsuffizienz) hörbar. Die Dissektion der *Aorta thoracica* geht oft mit Schmerzen einher, die auch in

Tab. 4-8: *Infarktklassifizierung* nach der Klinik (n. Killip)

Klasse	Definition	Anteil (%)	Letalität (%)
I	keine Lungenstauung kein Galopprhythmus	30–40	8
II	Stauungsgeräusch < 50% der Lungenoberfläche od. Galopprhythmus	30–50	30
III	Stauungsgeräusch > 50% der Lungenoberfläche (mit Lungenödem)	5–10	44
IV	Schock	5–10	80–100

Tab. 4-9: *Infarktklassifizierung* nach der Hämodynamik (n. Meyer u. Mitarb)

Klasse	Befund	CI (l/min × m²)	Linksventr. Füllungsdruck (mmHg)	Anteil (%)	Letalität (%)
	Norm	2,2–3,5	> 12	37	9
I	Hyperkinese	> 3,5	< 18	13	0
II	Lungenstauung	> 2,2	> 18	30	22
III	periphere Minderperfusion	< 2,2	< 18	11	21
IV	kardiogener Schock	< 2,2	> 18	9	70

Tab. 4-10: *Kreislaufwirksame Substanzen* (↑, ↓ deutlicher Anstieg bzw. Abfall, ((↑, ↓)) weniger deutlicher Anstieg bzw. Abfall)

Substanz	Wirkungsweise	Kontraindikation	Dosierung
Nitroglyzerin	Vorlast ↓ Nachlast (↓)	Füllungsdruck < 12 mm Hg	2−5 (7) mg/h
Natriumnitroprussid	Vorlast ↓ Nachlast ↓	Füllungsdruck < 12 mmHg (Aortenstenose)	10−900 µg/kg/min
Dobutamin	β_1-Rezeptoren-Stimulation ↑, (Stimulation von β_2-, α-Rezeptoren (↑)	Blutdruck < 80 mmHg, hypertrophe Kardiomyopathie	2−10 µg/kg/min
Dopamin	Stimulation von α-, β_1-, dopaminergen Rezeptoren ↑	hypertrophe Kardiomyopathie	2−10 µg/kg/min

Becken od. Beine ausstrahlen. Keine EKG-Infarktzeichen, kein CK-, CK-MB-Anstieg.

➤ *Perikarditis.* Schmerzen oft atem- u. lageabhängig, von anhaltendem Charakter, sprechen auf Nitroglyzerin nicht an. Auskultatorisch Perikardreiben. EKG: ST-Streckenhebung in fast allen Ableitungen (außer aVR), meist vom aufsteigenden Schenkel der S-Zacke ausgehend (Infarkt: absteigender Schenkel der R-Zacke). Kein Enzymanstieg (CK, CK-MB).

➤ *Lungenembolie.* Leitsymptom ist die Dyspnoe, nicht der Schmerz. Wenn vorhanden, ist er atemabhängig (→ Begleitpleuritis). Bei Rechtsherzbelastung Halsvenenstauung, Betonung des 2. Herztones über der Basis, 3. od. 4. Herzton am unteren li. Sternalrand. EKG: überhöhte P-Wellen (> 0,25 mV) in II, III u. aVF, S_IQ_{III}-Typ (s. Abb. 3-29, S. 82) u. erhöhte R-Zacke mit negativen T-Wellen in V_{1-3}. Kein CK-Anstieg.

➤ *Spannungspneumothorax.* Schmerzprädiletionsstelle ist li.- od. rechtsthorakal, nicht retrosternal. Starke Dyspnoe. Perkussion: hypersonore KS bis Tympanismus; AG: abgeschwächt od. aufgehoben.

➤ *Ulkusperforation, Cholelithiasis, Pankreatitis* (insbes. bei epigastr. Schmerzlokalisation inf. Hinterwandinfarkt bzw. inferioren Infarkts).

Kontraindikationen: *i. m. Injektion!* **1.** Nach i. m. Injektion ist eine Thrombolyse verboten, **2.** der Wirkungseintritt verzögert, **3.** die Enzymdiagnostik verfälscht.

Therapie

1. *Sofortmaßnahmen*

▷ *Infusion.* Die Sicherung eines peripher-venösen Zuganges ist wegen der Bedrohung durch unvorhersehbare Komplikationen immer gerechtfertigt.

Cave: Kein zentralvenöser Zugang an nicht abdrückbarer Vene (Subklavia, Jugularis interna, externa), da sonst Thrombolyse kontraindiziert wäre → Blutungsgefahr.

▷ *Analgesierung.* Opioide (Morphin 5−10 mg, Piritramid (Dipidolor^R) 7,5−15 mg od. Buprenorphin (Temgesic®) 0,3 mg i. v. Bei Hypotension (RR < 100 mmHg) Nefopam (Ajan®) 20 mg od. Tramadol (Tramal®) 50−100 mg i. v. bevorzugen.

▷ *Sedierung.* Nicht immer erforderlich. Mittel der Wahl bleibt Diazepam (Valium®) 5−10 mg i. v.

▷ *Thrombolyse innerhalb von 6 h nach Schmerzbeginn* (Tab. 4-11). Ziel ist Rekanalisierung u. „Rettung" von infarziertem Muskelgewebe. In bis zu 70% erfolgt eine Wiedereröffnung der Koronararterie.

▷ Ob bereits im Notarztwagen thrombolysiert werden soll, wird kontrovers diskutiert.

▷ Kontraindikationen beachten:

- Aortenaneurysma, intrakranielles Aneurysma
- hämorrhagische Diathese
- apoplektischer Insult in den letzten 6 Monaten, Epilepsie

Tab. 4-11: *Thrombolyse* bei Herzinfarkt

Substanz	Streptokinase	Urokinase	APSAC	RTPA
Dosis	1,5 Mio E	2 Mio E	30 E	70–100 mg
Verabreichungsdauer	60 min	Bolus	5 min	90–180 min
Gleichzeitige Heparingabe	nein	ja	nein	ja

- diabetische Retinopathie
- art. Hypertonie mit diastolischem Blutdruck > 115 mmHg
- Ösophagusvarizen, Ulcus ventriculi sive duodeni
- chir. Eingriff oder signifikante Verletzung in den letzten 6 Wochen
- Punktion einer nicht abdrückbaren Vene, art. Punktion oder i. m. Injektion in der letzten Woche
- schwere Leber- oder Niereninsuffizienz, Endokarditis
- Schwangerschaft, maligner Tumor, Dialysepat.

2. *Ergänzende Maßnahmen* (fakultativ, richten sich nach Begleitsymptomen).

▷ *Nitroglyzerin per infusionem* (2–5 mg/h) wird i. d. R. wegen der Vorlastsenkung, v. a. Schmerzbekämpfung immer empfohlen (stationär).

▷ *Atropin* (0,5 mg i. v.) bei Hypotonie u. Bradykardie bei Hinterwandinfarkt. Bradykardie u. Hypotonie verlangsamen die Infarzierung. *Voraussetzung:* Minderdurchblutung (kalte, marmorierte Haut).

▷ *Akut-PTCA.* Sicherste Maßnahme zur Behebung des Schocks trotz hoher Letalitätsrate (40–50%; Letalität ohne PTCA: ca. 90%).

4.6.2 Sonderform des Schocks: Infarktkomplikationen, Herzfehler

Hinterwandinfarkt mit rechtsventrikulärer Beteiligung. Tachykardie fehlt hier meist. Zugrunde liegt i. d. R. ein proximale Verschluß einer dominanten re. Kranzarterie. Oft niedrige Herzfrequenz (40–50/min) inf. Sinusbra-

dykardie od. AV-Block. Auf die rechtsventrikuläre Beteiligung deuten evtl. Zeichen der Rechtsherzbelastung hin: obere Einflußstauung, 3. Herzton am li. Sternalrand. Hämodynamisch auffallend ist die Diskrepanz zw. dem annähernd normalen pulmonalart. Druck u. dem erhöhten Druck im re. Vorhof (meist > 10 mm Hg).

EKG:

- ST Streckenhebung in den re. präkordialen Brustwandableitungen.
- Sinusbradykardie, AV-Block II. od. III. Grades.

Herz-Echo: vergrößerter u. schlecht kontrahierender re. Ventrikel, vergrößerter re. Vorhof.

Ventrikelseptumruptur bei Vorder- od. Hinterwandinfarkt. *Auskultation:* neu aufgetretenes lautes li. parasternales holosys. Geräusch mit Schwirren. Diagnosesicherung durch Sauerstoffsättigungsmessung mit Pulmonaliskatheter (in Ausflußbahn des re. Ventrikels u. Pulmonalarterie deutlich höher als im re. Vorhof → Li.-Re.-Shunt!).

Herz-Echo: Oft ist die Perforationsstelle sichtbar; vergrößerter re. Ventrikel, erweiterte Pulmonalarterie. Das Kontrast-Echo deckt den Shunt auf.

Papillarmuskelruptur. Li.-parasternales od. apikales holosys. *Geräusch.* Im Ggs. zur Ventrikelseptumruptur fehlt das Schwirren. *Hämodynamik:* hohe *v*-Welle in Pulmonalkapillarverschlußposition.

Herz-Echo: abgerissener Papillarmuskel, abnorme sys. Bewegung der Mitralklappe.

Dekompensiertes Herzvitium. Akute Klappeninsuffizienzen überwiegend bei *bakt. Endokar-*

ditis. Klinik: geänderte od. neu aufgetretene Geräuschphänome. *Herz-Echo:* Diagnosesicherung → Klappenfunktionsstörung.

Perikardtamponade. *Klin. Trias:* **1.** Pulsus paradoxus (inspirat. Abfall des sys. Blutdrucks ≥ 10 mm Hg), **2.** Venendruck ↑ → obere Einflußstauung, **3.** art. Blutdruck ↓.

EKG: Niederspannung, evtl. elektrischer Alternans.

Herz-Echo: Flüssigkeitsansammlung zw. Epi- u. Perikard, Tamponade: Eindrückung der re. Herzhöhlen, inspirat. Zunahme des re.- u. Abnahme des linksventrikulären Durchmessers.

Druckmessung im kleinen Kreislauf: erhöhter rechtsatrialer u. -ventrikulärer Druck mit weiterer Zunahme während Inspiration bei normalem Pulmonalarteriendruck.

Tachyarrhythmie. Eher Begleitfaktor als eigenständige Urs. des kardiogenen Schocks. *Klin.:* hohe Herzfrequenz. *EKG:* Art der Rhythmusstörung (→ meist Kammertachykardie).

4.6.3 Differentialdiagnose, Therapie

DD

➤ *Hypovolämischer Schock* bei organischer Herzkrankheit geht ebenfalls mit Hypotonie einher. Keine Stauungszeichen; Ursachen von Blutung, Flüssigkeitsverlust sind meist erkennbar. Im Zweifel hämodynamische Parameter erfassen: CI^-, links- u. rechtsventrikulärer Füllungsdruck sind erniedrigt.

➤ Andere Schockformen kommen selten vor → hämodynamische Untersuchung (s. Kap. 2.2, S. 20).

Therapien

a) *Außerklin. Behandlung* (s. Sofortmaßnahmen).

▷ Bei kritischem Blutdruckabfall (< 100 mm Hg sys.) Dopamin (Dosis: Tab. 4-10).

b) *Klin. Behandlung. Ziel* ist Blutdruckstabilisierung, Steigerung von HMV u. CI^-. Stufenweises Vorgehen nach CI u. Füllungsdruck.

Stufe 1

▷ Füllungsdruck ↑. Vasodilatator → Nitroglyzerin (s. Kap. 2.3.2, S. 26) od. Natriumnitroprussid (s. Kap. 4.1.3, Tab. 4-10).

▷ Füllungsdruck ↓. Volumensubstitution → niedermolekulares Dextran od. HÄS (s. Kap. 4.1.3, S. 103).

Stufe 2 (HMV weiter unzureichend)

▷ Katecholamine (s. Tab. 4-10).
  – Dobutamin (→ vorwiegend vasodilatorisch) bei ausreichendem Blutdruck (> 90 mmHg).
  – Dopamin (→ vorwiegend vasokonstriktorisch) bei niedrigem Blutdruck. *Nachteil:* Füllungsdruck im li. Ventrikel ↑ (→ Kombination mit Nitroglyzerin od. Dobutamin).

c) *Sofortmaßnahmen in Abhängigkeit von der Ursache*

Akuter Herzinfarkt

▷ Akut-PTCA (s. ergänzende Maßnahmen).

▷ Thrombolyse. Wiedereröffnung des verschlossenen Gefäßes behebt den kardiogenen Schock gelegentlich (Tab. 4-11).

Akuter Hinterwandinfarkt mit rechtsventrikulärer Beteiligung

▷ Volumenzufuhr (s. o.) → CI^- ↑ durch erhöhten rechtsventrikulären Füllungsdruck (> 10 mm Hg).

KI: Vorlastsenkende Mittel (Nitroglyzerin) sind obsolet.

Ventrikelseptum-, Papillarmuskelruptur

▷ Natriumnitroprussid (s. Tab. 4-10) senkt die Nachlast → bessere Entleerung der li. Herzkammer in die Aorta.

▷ Dobutamin u. Dopamin (s. Tab. 4-10) verbessern die Pumpleistung.

Akute Klappeninsuffizienz

▷ Natriumnitroprussid.

Perikardtamponade

▷ Perikardpunktion

▷ Volumengabe, wenn Punktion unmöglich → rechtsventrikulärer Füllungsdruck ↑

▷ bei Erfolglosigkeit zusätzlich Dobutamin.

Tachykarde Rhythmusstörung

▷ meist liegt eine Kammertachykardie vor → Ajmalin (Gilurytmal®) bis 50 mg i. v. od. elektrisch (Kardioversion).
▷ Kardioversion bei Vorhofflimmern od. -flattern.

4.6.4 Rhythmusstörung

Definition: Veränderung der elektrischen Herztätigkeit, die durch eine unregelmäßige Abfolge der Erregungen (Arrhythmie), eine Abweichung von der normalen Herzfrequenz (50–100/min) od. eine Störung des zeitlichen Ablaufs der Herzaktionen gekennzeichnet sind;

Einteilung nach Herzfrequenz (brady-, tachykard), Lokalisation (supra-, ventrikulär; nomo-, polytop) u. Entstehung (Reizbildungs-, Erregungsleitungsstörung).

Urs.: funktionelle od. morphologische Veränderung des Erregungsleitungssystems durch organische Herzkrankheit, Elektrolytstörung, Medikamente (Herzglykoside, Antiarrhythmika, Psychopharmaka), Intox., Schilddrüsenfunktionsstörung, Elektrounfall od. Herzverletzung (selten).

Notfälle sind (Abb. 4-20, s. Abb. 4-5, S. 107):

● *Arrhythmie* mit Kammerflimmern, Asystolie (s. Kap. 4.6.4.5, S. 153).
● *Bradykardie* mit Syndr. des kranken Sinusknotens, AV-Block III. Grades.
● *Tachykardie* mit AV-junktionaler Reentry- u. WPW-Tachykardie, Vorhofflimmern, -flattern (sofern mit erhöhter Kammerfrequenz verbunden), Kammertachykardie.

4.6.4.1 Syndrom des kranken Sinusknotens

Definition: Transitorische od. permanente Abnahme der Sinusfrequenz < 50/min (syn. Sinusknoten-, Sick-Sinus-Syndr, *SSS*).

Daraus ergeben sich *Notfälle* (Abb. 4-21): **1.** SA-Block II. Grades, **2.** Bradykardie-Tachykardie-Syndrom, **3.** Sinusstillstand.

Ursache: Hauptursache ist die KHK!

Klinik

■ *Leitsymptome* sind Schwindel od. Synkope
■ *Palpation, Auskultation* decken eine (unregelmäßige) Bradykardie mit Frequenzen < 50/min auf.
■ Ggf. normofrequenter (SA-Block, Sinusstillstand) od. tachykarder Herzschlag (Bradykardie-Tachykardie-Syndrom).

> Die 3 häufigsten Manifestationen des Sinusknotensyndroms sind:
>
> 1. persistierende Sinusbradykardie
> 2. SA-Block II. Grades
> 3. Bradykardie-Tachykardie-Syndrom.

Diagnostik: *Klin.* (s. o.) + *EKG!*

EKG

■ Persistierende Sinusbradykardie. Sinusfrequenz ≤ 50/min.
■ SA-Block II. Grades Typ 1 (*Wenckebach*) → zunehmende Verkürzung des Abstandes zw. den P-Wellen. Dem kürzesten PP-Abstand folgt eine Pause, deren Dauer kürzer ist als 2 hintereinanderfolgende PP-Intervalle.
■ SA-Block II. Grades Typ 2 (*Mobitz*) ist durch eine unerwartete Pause gekennzeichnet, deren Dauer das doppelte od. ganzzahlige Vielfache des vorausgehenden PP-Intervalls ausmacht.
■ Bradykardie-Tachykardie-Syndr. Wechsel zw. brady- (persistierende Sinusbradykardie, SA-Block) u. tachykarder Phase (Vorhofflimmern, -flattern, -tachykardie).
■ Sinusstillstand. Allmähliche Abnahme der Sinusfrequenz bis zur Asystolie.

DD

➤ AV Block III. Grades → P-Wellen sind normofrequent, haben keine Beziehung zum QRS-Komplex (s. Abb. 4-21).
➤ Primär neurologische Krankheiten, da die Akutphase der kardiozirkulatorischen Insuffizienz im EKG oft nicht erfaßt wird.

Therapien: *Ziel* ist eine Frequenzsteigerung *medikamentös* (Tab. 4-12) od. *elektrisch*.

▷ Vagolytika: Atropin, Ipratropiumbomid (Itrop®).

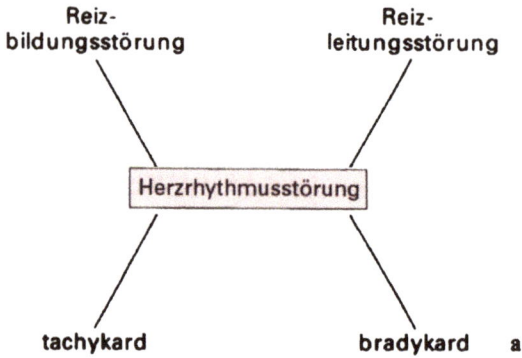

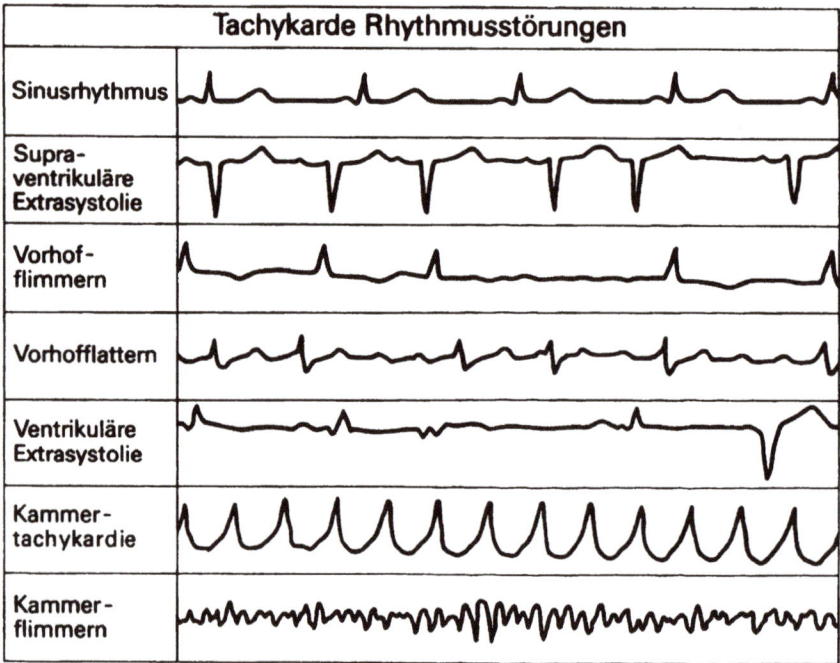

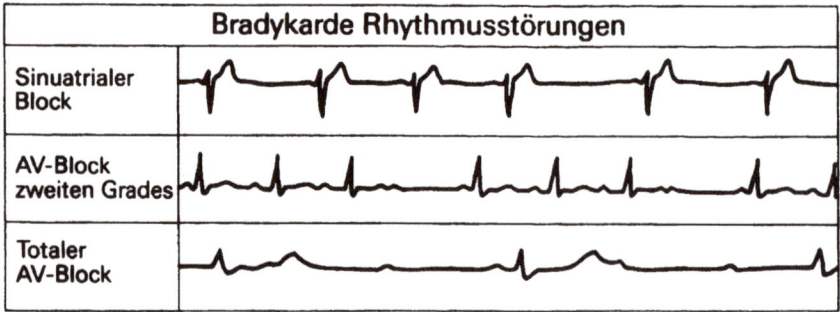

Abb. 4-21: a. *Reizbildungs- u. Erregungsleitungsstörungen* führen zur tachy- u. bradykarden Rhythmusstörung, **b.** Notfallmedizinisch relevanter Rhythmusstörungen

Tab. 4-12: *Frequenzsteigernde* Medikamente

Substanz	Dosis	Indikation	KI
Atropin u. Ipratropiumbromid	1–2 mg i.v.	SSS AV-Block III. Grades mit schmalem QRS-Komplex	Glaukom benigne Prostatahyperplasie mit Restharn
Orciprenalin	0,5–1 mg	SSS AV-Block III. Grades (alle Formen)	Thyreotoxikose hypertrophe Kardiomyopathie

▷ Katecholamine: **1.** Orciprenalin (Alupent®), wirksamer als Atropin, hat mehr Nebenwirkungen, s. Tab. 4-12), **2.** Adrenalin.

▷ *Elektrostimulation* kann extern, transösophageal od. intern (endokardial) erfolgen (s. Tab. 4-2).

4.6.4.2 Atrioventrikulärer Block III. Grades

Definition: Vollständige Leitungsunterbrechung zw. Vorhof u. Kammer mit Ersatzrhythmus u. Bradykardie.

Nach Einsetzen eines Ersatzrhythmus Dissoziation zw. Vorhof- u. Kammeraktion.

Ursachen: Hauptursache ist die KHK, seltene Ursache die Digitalisintoxikation.

Pathophysiologie: Auch bei etabliertem AV-Block III. Grades kann das Ersatzzentrum zeitweise ausfallen u. Asystolie herbeiführen. Dies geschieht nur selten bei AV-Knoten-Blockierung, viel häufiger jedoch bei Blockierung im intraventrikulären Reizleitungssystem mit Herzfrequenzen < 40/min.

Anamese: Schwindel, „Schwarzsehen", plötzliches Umfallen mit kurzzeitigem Bewußtseinsverlust.

Klinik: *Leitsymptome* sind Schwindelgefühl, Synkope u. Bradykardie.

■ Adams-Stokes-Syndr. bei zu langer Latenz bis zum Einspringen eines tiefergelegenen Automatiezentrum.
■ Herzaktion < 50/min.
■ Intensität des 1. Herztones wechselnd (Diskontinuität zw. Vorhof- u. Kammersystole).
■ Herzinsuffizienz.

Diagnostik: Ruhe-, Langzeit-EKG, His-Bündel-EG.

Ruhe-EKG (s. Abb. 4-21):

■ P-Wellen ohne QRS-Komplexe.
■ Nach Einsetzen eines Ersatzrhythmus Dissoziation zwischen Vorhof- u. Kammeraktion (voneinander unabhängige P-Wellen u. schenkelblockartig deformierte QRS-Komplexe).
■ Kammerfrequenz < 50/min, Vorhoffrequenz darüber.

DD

➤ Syndrom des kranken Sinusknotens → Vorhoffrequenz ≤ Kammerfrequenz.

Therapien: *Ziel* ist eine Frequenzsteigerung *medikamentös* (s. Tab. 4-12) od. *elektrisch.*

▷ *Medikamente.* Wie bei Sinusknotensyndrom sind Atropin u. Ipratropiumbromid bei Blockierung mit breiten Kammerkomplex meist unwirksam.
▷ Passagerer od. permaneter Herzschrittmacher.

4.6.4.3 AV-junktionale Reentry-, WPW-Tachykardie

Definition: Plötzliche u. selbstlimitierende Tachykardie mit Frequenzen von 150–220/min, meist schmaler Kammerkomplex (≤ 0,12 s) im EKG.

Ursachen: angeborene Anomalie, auslösend sind Extrasystolen, beim WPW-Syndr. auch eine Beschleunigung der Herzfrequenz.

● *AV-junktionale Reentry-Tachykardie.* Im AV-Knoten existieren 2 funktionell voneinander unterschiedliche Leitungsbahnen. Die Erregungswelle durchläuft als *kreisende Erregung* zunächst die eine. danach die andere Bahn.

• *WPW-Syndrom.* Neben *AV-Knoten-His-Achse* existiert eine zusätzliche Bahn als direkte muskuläre Verbindung zwischen Vorhof u. Kammer (→ Kent-Bündel). Während des tachykarden Anfalls durchläuft die Erregungswelle den AV-Knoten ventrikelwärts, erregt die Kammer und kehrt zum Vorhof über die muskuläre Bahn zurück.

Klinik

- *Leitsymptom* ist die Tachykardie mit plötzlichem Beginn u. Ende.
- Regelmäßige Tachykardie, Frequenz: (120−) 150−220/min.

Diagnostik: *EKG!*

- Kammerkomplex ist schmal, tritt in regelmäßigem Abstand auf, Frequenz: 150− 220/min.
- P-Wellen sind in den QRS-Gruppen verborgen → *AV-junktionale-Reentry-Tachykardie* od.
- folgen dem Kammerkomplex → *WPW-Tachykardie.*

DD

➤ Vorhofflattern mit 2:1-Überleitung → EKG meist Flatterwelle (Frequenz 300/min). Karotissinus-Druckversuch (s. Ther.) verlangsamt die AV-Leitung u. macht die Flatterwellen sichtbar.
➤ Kammertachykardie → breite Kammerkomplexe.

Therapien: Mechanisch u. medikamentös.

Mechanisch

▷ *Karotissinus-Druckversuch:* Manuelle Kompression des Karotissinus führt durch Erregung der Pressorezeptoren zu reflektorischer Bradykardie u. Hypotonie (*cave:* Herzstillstand möglich → Karotissinus-Reflex); od.
▷ *Valsalva-Versuch:* max. Bauchpresse u. Anspannung der Exspirationsmuskulatur für ca. 10 Sek. bei geschlossener Glottis nach tiefer Inspiration.

Medikamente

▷ *AV-junktionaler-Reentry-Tachykardie* → Verapamil (Isoptin®) 5−10 mg i. v., Betablocker (soweit darauf eingestellt) od. Adenosin (Adrekar®) 3−12 mg i. v.

▷ *WPW-Tachykardie* → Mittel der Wahl ist Ajmalin (Gilurytmal®) 25−50 mg i. v.

4.6.4.4 Vorhofflimmern, Vorhofflattern

Vorhofflimmern: Häufige Herzrhythmusstörung inf. einer heterotopen Reizbildungsstörung mit ungeordneter hochfrequenter Vorhofaktion (350−600/min) ohne hämodynamisch wirksame Kontraktion, die bei unregelmäßiger AV-Überleitung zu absoluter *Arrhythmie der Kammern* (meist Tachyarrhythmie) führt.

Vorhofflattern: Heterotope Herzrhythmusstörung mit regelmäßiger Vorhofkontraktion. Frequenz 220−350/min.

> Beide Vorhofarrhythmien sind Notfälle, wenn sie mit einer erhöhten Kammerfrequenz einhergehen.

- Bei *Vorhofflimmern* sind durch die unregelmäßige der Vorhoftaktion die Kammeraktionen immer unregelmäßig.
- Beim Vorhofflattern können konstante (z. B. 2 : 1) od. variable AV-Leitungsverhältnisse (z. B. 2 : 1 im Wechsel mit 3 : 1 und 4 : 1) entstehen → rhythmische od. arrhythmische Kammertätigkeit.

Ursachen: KHK, art. Hypertonie, Mitralklappenfehler, Kardiomyopathie.

Anamnese: Berichtet wird ggf. über „Herzstolpern", schnellen Herzschlag, -schmerz, ggf. Schwindelgefühl od. Synkope (z. B. bei Pat. mit schwerer organischer Herzerkrankung). Belastungsdyspnoe (Linksherzinsuffizienz).

Klinik

- *Auskultation.* Tachykardie mit regelmäßigem (Vorhofflattern) od. unregelmäßigem (Vorhofflattern, -flimmern) Herzschlag.

Diagnostik

EKG (s. Abb. 4-21).

- *Vorhofflimmern.* Anstelle von P- unregelmäßige, schnelle Flimmerwellen. Die Kammeraktion ist ebenfalls schnell u. unregelmäßig (→ wechselnde RR-Intervalle).
- *Vorhofflattern.* Flatterwellen (→ Frequenz um 300/min), die am besten in den Ableitungen II, III u. aVF sichtbar sind → *sägezahnähnlich.* Die Kammerfrequenz ist variabel.

Besonderheit: Ein besonderes Bild weisen Vorhofflimmern u. -flattern bei WPW-Syndr. auf → Tachykardie mit breitem Kammerkomplex, aber meist wechselndem RR-Intervall.

DD

▶ *Vorhofflimmern* wird mit -flattern bei unterschiedlicher AV-Überleitung verwechselt → EKG aufmerksamer betrachten!

▶ *Vorhorhofflattern* muß gegenüber einer paroxysmalen supraventrikulären Tachykardie abgegrenzt werden. Hier sind Vorhof- u. Kammerfrequenz gleich, immer < 250/min.

▶ *Vorhofflimmern u. -flattern* bei WPW-Syndr. kann wegen der Verbreiterung des Kammerkomplexes eine -tachykardie vortäuschen. Diese geht jedoch mit einem regelmäßigen Rhythmus einher.

Therapien

1. Vorhofflimmern u. -flattern *ohne WPW-Syndrom*

   ▷ Kammerfrequenz ↓. Verapamil (Isoptin^R) 5–10 mg i. v. od. Digitalis (Digoxin) 0,5 mg i. v.

   ▷ *Kein* Verapamil, wenn mit Betablockern vorbehandelt wurde.

2. Vorhofflimmern u. -flattern *mit WPW-Syndrom*

   ▷ Antiarrhythmika → Flecainid (Tambocor®) 40–50 mg i. v. od. Propafenon (Rhytmonorm®) 35–70 mg i. v. (s. Kap. 7.2.1, S. 258) od. Ajmalin (Gilurytmal®) 25–50 mg i. v.

   ▷ Primäre Kardioversion bei Blutdruckabfall, Myokardischämie, Synkope, Herzinsuffizienz.

Kontraindikation: *Herzglykoside* → Refraktärzeit des Kent-Bündels ↓→ Kammerfrequenz ↑!

Cave: Verapamil, als erstes verabreicht, verkürzt durch die vasodilatatorisch vermittelte Katecholaminausschüttung ebenfalls die Refraktärzeit der akzessorischen Bahn.

4.6.4.5 Kammertachykardie

Definition: Heterotope, *lebensbedrohliche* Herzrhythmusstörung mit anfallsweiser, rhythmischer Kammerextrasystole bei normaler Sinusaktivität; kann in Kammerflattern oder -flimmern übergehen (Abb. 8-31). Frequenz 150–220/min.

Ursachen: 1. *kardial:* organische Herzkrankheit (KHK, Kardiomyopathie, Herzklappenfehler). 2. *Extrakardial:* Entgleisung des Elektrolyt- u. Säure-Basen-Haushalts, seltener Elektrounfall.

Anamnese: Klagen über einen schnellen Herzschlag. Schwindelgefühl, Herzinsuffizienz, Angina pectoris, Synkope, Angst.

Klinik: Ähnlich wie beim Vorhofflimmern, -flattern sind die Begleiterscheinungen abhängig von der Grundkrankheit:

● *Palpation, Auskultation:* Herzaktionen tachykard, meist rhythmisch.

● 1. Herzton mit wechselnder Lautstärke, wenn eine AV-Dissoziation vorliegt.

> *Kammerflimmern* führt zum Bewußtseinsverlust nach 10–15 s, zum Verlust des Muskeltonus sowie zu generalisierten Krämpfen u. Atemstillstand. Klinisch dominieren **1. Bewußtlosigkeit, 2. Atemstillstand, 3. Blässe, 4.** weite reaktionslose Pupillen, **5.** kein Karotispuls.

Diagnostik

EKG (s. Abb. 4-5, 19).

● Vorhoffrequenz variabel, Kammerkomplexe sind schnell u. verbreitert: > 0,14 s.

EKG-Konstellation bei ventrikulärer T. gegenüber anderen Tachykardien (s. DD):

● überdrehter Links- od. Rechtstyp
● AV-Dissoziation
● QRS-Dauer > 0,14 s (rechtsschenkelblockartige QRS-Gruppen) bzw. 0,16 s (linksschenkelartig blockierte QRS-Komplexe)
● Einfangsschläge oder Kombinationsschläge
● fehlende RS-Komplexe in einer od. mehreren Brustwandableitungen
● wenn RS-Komplexe in den Brustwandableitungen vorhanden, längster RS-Abstand > 100 ms.

DD

➤ paroxysmale supraventrikuläre Tachykardie

➤ Vorhofflattern, ggf. mit breitem Kammerkomplex inf. funktionellem Schenkelblock.

Therapie: Mittel der Wahl sind:

▷ Ajmalin (Gilurytmal®) 50 mg i. v.
▷ Flecainid (Tambocor®) 50–100 mg i. v.
▷ Propafenon (Rytmonorm®) 70 mg i. v.
▷ Kardioversion, bei Erfolglosigkeit od. Komplikation: Blutdruckabfall, Herzinsuffizienz, Synkope, Myokardischämie (s. Abb. 4-12).

4.6.5 Instabile Angina pectoris

Angina pectoris (syn. Stenokardie) bezeichnet die Symptome einer *akuten Koronarinsuffizienz* mit plötzlichem, Sek. bis Min. anhaltendem Schmerz im Brustkorb (meist retrosternal), die in die li. (seltener re.) Schulter-Arm-Hand- od. in die Hals-Unterkiefer-Region u. in den Rücken ausstrahlen (Abb. 4-22). Häufig besteht ein gürtelförmiges Engegefühl um den Brustkorb mit Erstickungsanfall u. Atemnot bis zu Vernichtungsgefühl u. Todesangst; Auslösung durch körperliche Anstrengung, Aufregungen, Kälte, evtl. schwere Mahlzeiten.

Klin. unterscheidet man: 1. *Stabile Angina pectoris* (Schmerzen treten nur bei körperl. Belastung auf u. sind über Monate konstant), 2. *Instabile A. p.,* die als potentielle Vorstufe eines Herzinfarkts anzusehen u. entsprechend zu behandeln ist.

Ursache: Die A. p. ist nicht Ausdruck einer beginnenden Koronarkrankheit, sondern meist das Zeichen einer bereits bestehenden kritischen Koronarstenose (> 70% Lumeneinengung)!

Zusätzliche Urs. der instabilen A. p.: **1.** Koronarthrombus, **2.** -spasmus.

Die instabile A. p. kennzeichnet:

• akuter Beginn bei vorheriger Beschwerdefreiheit.

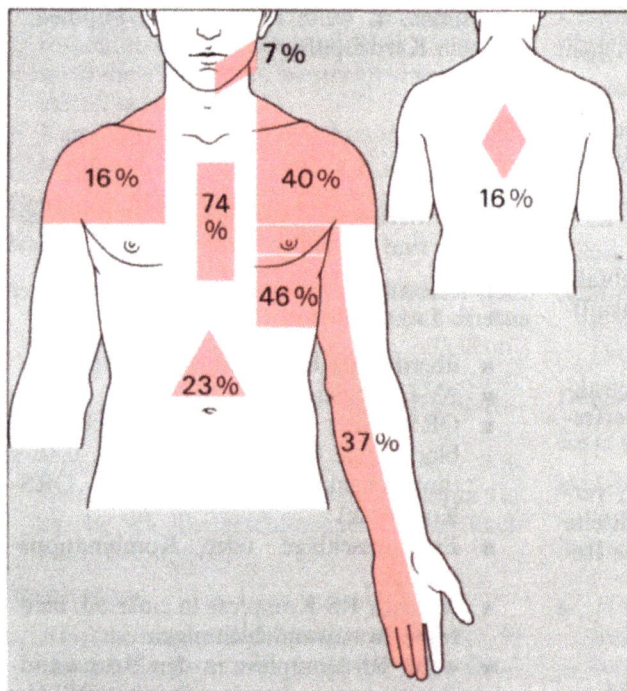

Abb. 4-22: Prädilektionsstellen der *Angina pectoris*

- Zunahme von Häufigkeit, Dauer, Intensität bei bekannter stabiler A. p.
- Ruheschmerz, nächtliche Schmerzattacke.
- transitorische EKG-Veränderung (s. Diagn.).

Klinik

- Retrosternaler Schmerz im Ggs. zur stabilen A. p. „hartnäckiger"; hält länger an u. spricht nicht immer so prompt auf Nitroglyzerin an (s. o., Def.).

Anamnese: s. Definition

Diagnostik: Trias aus *Anamnese/Klin.* (s. o.), *EKG, Labor.*

- *EKG.* ST-Streckensenkung od. -hebung, die gelegentlich Std. nach Abklingen des Schmerzereignisses persistieren.
- Nicht selten negative T-Welle, die sich nur langsam zurückbildet.
- Wechselnder „labiler" Charakter der Endteilveränderung.
- *Labor.* Ggf. leichter CK-Anstieg ≤ 100 E/l (kurzfristige myokardiale Hypoxie → hypoxische „Enzymentgleisung").

DD

- ➤ Stabile A. p. (s. Definition)
- ➤ *Akuter Myokardinfarkt.* Schmerzen > 30 min, nitroglyzerinresistent; EKG: anhaltende ST-Streckensenkung; CK-Anstieg > 100 E/l
- ➤ *Perikarditis.* Lageabhängiger Schmerz, Perikardreiben.

Therapie: *Ziel* stationäre Stabilisierung innerhalb von 24–48 h.

- ▷ *Bettruhe,* ggf. Sedierung (z. B. Diazepam oral).
- ▷ *Nitroglyzerin* initial s. l., danach per infusionem (2–6 mg/h) senkt die Vorlast, bekämpft den Koronarspasmus.
- ▷ *Betablocker* reduzieren den O_2-Bedarf, z. B. Metoprololsuccinat 1 × 95–190 mg od. Atenolol 1 × 50–100 mg.
- ▷ *Calciumantagonisten,* wenn Betablocker nicht eingesetzt werden können: **1.** *Verapamil* oral (80 mg alle 4 h bis max. 480 mg/d) od. per infusionem (mit 0,1 mg/kg/h KG beginnend, Höchstdosis 1,5 mg/kg) od. **2.**

Diltiazem oral (3 × 60–120 mg) od. per infusionem (Initialdosis 0,3 mg/kg KG über 2–3 min, danach 0,2–1 mg/min, Tagesmaximaldosis 300 mg).

- ▷ *Heparin* per infusionem (s. Kap. 7.2.1, S. 258) wegen erhöhter Thromboseneigung.
- ▷ *Acetylsalicylsäure* initial 500 mg, danach 100 mg oral täglich zur Hemmung der Thrombozytenaggregation.

Bei Therapieresistenz (1/4–1/3) Koronarangiographie → konservative Therapie, Akut-PTCA od. aortokoronarer Bypass.

4.6.6 Kardiales Lungenödem

Definition: Austritt von Flüssigkeit aus den Lungenkapillaren in das Interstitium (→ *interstitielles L.*) u. später in den Alveolen (→ *alveoläres L.*) inf. eines erhöhten pulmonalvenösen Druckes (s. Kap. 3.3.8, S. 93).

Ursachen: 1. Akute Linksherzinsuffizienz bei KHK, Klappenfehler, arterieller Hypertonie, Kardiomyopathie. **2.** Ausflußbehinderungen an der Mitralklappe bei Mitralstenose, Vorhofmyxom.

Pathogenese/Pathophysiologie: Voraussetzung für ein *Asthma cardiale* (= weniger schwere Form der akuten Linksherzinsuffizienz) u. *akutes Lungenödem* (= schwere Form der akuten Linksherzinsuffizienz) ist die Zunahme des pulmonalen Blutvolumens → Druckanstieg in den Lungenvenen, Kapillaren, Arterien durch den Rückstau vor dem li. Herzen. Beim Lungenödem kommt noch eine vergrößerte Diffusionsstrecke zw. Alveolarraum u. Kapillarbett hinzu. Die Linksherzinsuffizienz wird v. a. vom Ausmaß des intraalveolären Transsudats sowie der art. Hypoxämie bestimmt.

Anamnese: Luftnot, Husten, Auswurf.

Klinik

- ausgeprägte Dyspnoe mit Orthopnoe, (zentrale Zyanose).
- später Husten, dünnflüssiger, rötlich-schaumigem Auswurf.

Auskultation:

- *Lungen.* Feuchte, nicht klingende bis klingende *RG* basal, dann rasch aufsteigend.

Ggf. auch trockene RG inf. begleitendem Bronchospasmus. Das *AG* ist oft von fern als laut u. brodelnd zu hören.

- *Herz.* Tachykardie, 3. Herzton, bei Klappenfehler Geräuschphänomen.
- *EKG.* Sinusrhythmus mit P-sinistroatriale od. Vorhofflimmern, -flattern; ggf. Infarkt-, linksventrikuläre Hypertrophiezeichen, Rhythmusstörung.
- *Röntgen.* Symmetrische Hilusverschattung mit Stauungslunge; Herzsilhouette oft verbreitert mit großen li. Herzhöhlen.
- *Herz-Echo.* Merkmale eines Klappenfehler, Wandverdickung (art. Hypertonie), Störung der regionalen Wandbewegung (KHK).

Therapien (s. Kap. 3.3.8, S. 93):

▷ Nitroglyzerin ist Mittel der Wahl; *perlingual* 0,8–1,6 mg, ggf. nach 5–10 min wiederholen, wirksamer *per infusionem* 2–5 mg/h.

▷ *Oberkörperhochlagerung*, Beine tief lagern (s. Abb. 2-14, S. 15).
▷ *O₂.* 6–10 l/min per Maske.
▷ *Furosemid* 40–80 mg i. v. **1.** Vorlastsenker innerhalb von Min. wie Nitroglyzerin; **2.** Diuretikum (Wirkung nach ca. 10 Min.).
▷ Ggf. *Sedierung* mit Diazepam (Valium®) i. v. 5–10 mg od. Morphin 3–5 mg i. v. (sediert u. senkt den Druck im kleinen Kreislauf).

Herzglykoside werden heute lediglich zur Senkung der Kammerfrequenz bei Vorhoftachykardie (Vorhofflimmern, -flattern) verabreicht → Digoxin 0,25–0,5 mg i. v.

Lungenödem bei hypertensiver Krise:

- *Nifedipin* (Adalat) perlingual, ggf. *endotracheale Intubation* u. PEEP-Beatmung (schweres Ödem, Therapieresistenz).

Intensivtherapie: s. Kap. 8.2.3, S. 312.

4.7 Thermischer, chemischer Schaden

4.7.1 Verbrennung, Verbrühung

Chr. K. Lackner, J. Widmann, M. Ruppert

Verbrennung ist eine thermische Gewebeschädigung durch *externe* (z. B. direkte Flammeneinwirkung) od. *interne* (z. B. Elektrounfall) Hitzeeinwirkung mit hoher intrakutaner Temperatur (im Mittel 900 °C). *Einteilung* nach Tiefenausdehnung in der Haut (s. u.).

Verbrühung. Gewebeschädigung durch kochende Flüssigkeit od. Dampf mit niedrigerer Hauttemperatur als bei Verbrennung (< 100 °C).

Häufigkeit: *Leichte Verbrennungen* sind mit einer Inzidenz von 600/100 000 Einwohner/a relativ häufig, *schwere Verbrennungen* treten mit einer Inzidenz von 2–5/100 000 Einwohner/a auf. 60–75% ereignen sich in Haushalt, Verkehr Freizeit; 20–30% während der Arbeitszeit.

Verbrennungsursachen: Strahlen (Sonnen-, UV-, Röntgen-, radioaktive Strahen), heiße Flüssig-

keit u. Dampf, heißer Gegenstand, direkte Feuereinwirkung, Explosion, elektrothermische Schädigung, wie bei Strom- od. Blitzschlag, Verletzung durch Chemikalien (Säure. Lauge), mechan. Verbrennung (Reibung eines Hanfseils).

Die Wärmeenergie wird dem Körper durch Wärmestrahlung u. -leitung zugeführt.

Pathophysiologie: Der *thermische Schaden* ist abhängig von: **1.** Dauer der Wärmezufuhr. **2.** Temperatur.

Die Haut ist ein schlechter Wärmeleiter, die Wärmeenergie verbleibt intrakutan, mit 2 Konsequenzen:

- der Temperaturerhöhung wird durch Verdampfen von intra- u. extrazellulärem Wasser entgegengewirkt
- verlangsamte Wiederabgabe der Wärmeenergie → *Nachbrennen* (Gewebeschädigung auch nach Beendigung der Hitzeeinwirkung)

Primäre lokale Hautschädigung

Grad der Hautschädigung: abhängig von der *intrakutanen Temperatur:*

$\geq 45\,°C$	Erythem
$\geq 47\,°C$	Erregung dermaler Schmerzrezeptoren
$\geq 55\,°C$	epidermale Blasen
$> 60\,°C$ (Einwirkdauer von 1 min)	Nekrose, Koagulation von subkutanen Kapillaren.

Verbrennungsfolge

Man unterscheidet die *Früh-* (→ Volumenverlust, Verbrennungsschock) u. *Spätphase* (→ Verbrennungskrankheit).

1. Frühphase. Kennzeichen sind *Volumenverlust* und *Verbrennungsschock* (s. Kap. 8.5.2, S. 361) durch:

- *Mikrozirkulationsstörung* infolge initialem Vasospasmus → Dilatation von Venen, bes. Venolen → peripherer Widerstand ↓, hydrostatischer Kapillardruck ↑ → transkapilläre Filtrationsrate ↑.
- *Kapillarwandschaden* durch direkte Brandverletzung u. (indirekt) vasoaktive Mediatoren (Histamin, PG, Kinin) → Kapillarpermeabilität ↑ für Moleküle bis zu 106 Dalton (u) → onkotischer Druck i. P. ↓, Gewebe ↑.

Resultate sind:

- Ödeme durch intravasalen Verlust an Wasser, Elektrolyten, Proteinen ins Interstitium. Exsudation u. Evaporation (Wasserdampf) über die Wunden verstärken den Flüssigkeitsverlust.
- HMV ↓ → reaktive Vasokonstriktion, Blutviskosität ↓ → Mikrozirkulationsstörung → Hypoxie → metabolische Azidose.
- *Verbrennungsschock.*

Praxishinweis: Innerhalb der ersten 36 h post expositionem sind Erw. bei $> 10\%$ vKOF (Kinder bei $> 5\%$) durch den Verbrennungsschock mit Volumenmangel u. systemischen Entzündungsreaktionen (SIRS) vital gefährdet.

Unter *SIRS* (systemic inflammatory response syndrom) versteht man das Vorhandensein von 2 od. mehreren (klin.) Zeichen einer manif. systemischen Entzündungsreaktion (Tachykardie > 90/min, AF > 20/min, Temperatur $< 36\,°C$, Leukozyten $> 12\,000$/mm^3).

Ödemrückresorption. Nach 24 h nimmt die Kapillarpermeabilität ab, Wasser u. Elektrolyte werden reabsorbiert → intravasale Hämodilution, Hypervolämie → Kreislaufbelastung → renale Ausscheidung ↑ → Elektrolytverschiebung droht.

Makromolekulare Proteine werden nicht resorbiert u. können oft noch nach Wochen osmotisch wirksam sein.

Charakteristik der ersten 4 Tage:
1. Tag → Tag des Wassers,
2. Tag → Tag der Bilanz u. Onkotik,
3. Tag → Tag der Normalisierung u. Op.,
4. Tag → Tag der Kalorien (s. Kap. 8.5.2, S. 361).

2. Spätphase. Die *Verbrennungskrankheit* (→ Organfunktionsstörung, Immundefekt, Sepsis) am 2.–3. Tag ist Hauptgefährdung eines Brandverletzten:

- Nieren (→ ANV) durch Hypovolämie u. Tubulusschädigung (Myoglobin, Toxine)
- *Lunge.* Inhalationstrauma (s. u.), ARDS, sek. Pneumonie
- *Gastrointestinaltrakt.* Streßulkus, paralytischer Ileus, Endotoxintranslokation durch den Darm
- *ZNS.* Vigilanzstörung bis Koma, Delir, Durchgangssyndrom
- *Stoffwechsel.* Proteinverlust, Katabolie
- *Infektion, Immundefekt.* Die großflächige Wundnekrose ist Nährboden für Bakterien u. Keiminvasion, verbunden mit deren verminderter immunologischer Erkennung → drohende Sepsis.

Prognose des lokalen Verbrennungsschadens

Den Verlauf beeinflussen: **1.** Verbrennungsausdehnung, -tiefe, **2.** Alter, Allgemeinzustand, Begleitverletzung, Krankheit.

Bei 75% vKOF hat heute jeder 2. Schwerst-brandverletzte eine Überlebenschance im Verbrennungszentrum (s. u.)!

Verbrennungsausdehnung. Das Ausmaß der vKOF bestimmt Prognose u. Therapie (Infusionsbedarf, Transportmittel, Klinik)!

- *Neunerregel* nach Wallace und z. T. die *Handflächenregel* (Handfläche des Pat. 1% KOF) ermöglichen eine Einschätzung (Abb. 4-23).

Körperproportion von Erwachsenem, Kleinkind u. Säugling beachten: Bis zum 5. Lebensjahr ist z. B. der Kopfumfang mit 15% KOF im Verhältnis mehr als doppelt so groß wie bei Erw.. Eine exaktere Dokumentation (Lund- u.-Browder-Tab.) wird in der Klinik vorgenommen.

Praxishinweis: Für die Notfalltherapie ist die vKOF relevant. Demgegenüber ist die Verbrennungstiefe präklin. nur unzuverlässig zu schätzen.

Verbrennungstiefe. Man unterscheidet *4 Grade:*

1. Grad (superfizial): Rötung, Erythem, oberflächliches Ödem, Schädigung epidermal u. im oberflächlichen Korium mit Hyperämie u. Vasodilatation, keine Narbe.

2. Grad (partial thickness): Blasenbildung unter der Epidermis.

a) *Oberflächlich dermale Rötung* wegdrückbar, feuchter Wundgrund, epidermale Nekrose, vereinzelte Epithelnekrose, keine Narbe, Regeneration aus tiefen Koriumzellen meist binnen 2 Wochen.

b) *Tiefe dermale Verbrennung Rötung* kaum wegdrückbar, trockener Wundgrund, Schädigung weit ins Korium reichend mit Denaturierung von Protein → weißliches Korium, Schmerzempfindung, mögliche Narbe.

3. Grad (full thickness): Nekrose, Koagulationsnekrose, Schorf, keine Rekapillarisierung, grau-weißlicher od. tiefroter lederartiger Wundgrund, subkutane Gefäßnekrose mit Stase, tiefe subdermale Zerstörung, d. h. gesamte Haut mit Hautanhangsgebilden, keine Schmerzempfindung, Narbe, häufig mit Kontraktur, Keloid.

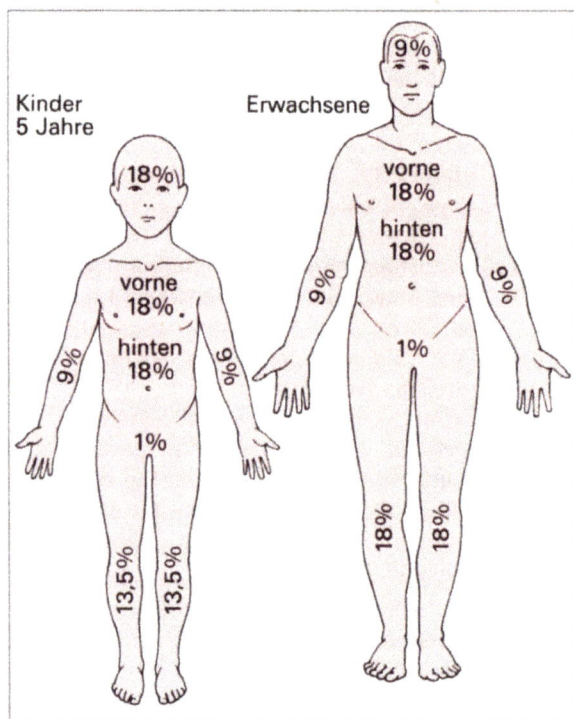

Abb. 4-23: *Neunerregel.* Berrechnung der verbrannten Körperoberfläche (vKOF) nach der sog. Neunerregel für Erwachsene u. Kinder (5 Jahre)

4. Grad: Verkohlung des Gewebes, Zerstörung tieferliegender Strukturen: Subkutis, Muskel, Nerv, Sehne, Knochen.

> **Inhalationstrauma** ist Haupttodesursache. (s. Kap. 8.5.2, S. 361) bei Feuerunfällen!

Inhalation von heißem u. toxischem Gas treten besonders bei Brand in geschlossenen Räumen u. bei Ruß im Mund-Nasen-Rachenraum auf → Atemwegschaden (Bronchien, Bronchiolen, Alveolen).

Reizgase v. a. bei Kunststoffverbrennung:

- *Wasserlösliche Reizgase* (Ammoniak, Chlorkohlenwasserstoff) führen zu Schleimhautreaktion, Augentränen, Niesen, Husten, Heiserkeit, Stimmlosigkeit.
- *Lipophiles Reizgas* (Phosgen, Nitrosegase) schädigt v. a. die tiefen Atemwegen, Alveolen, da sie in den übrigen Luftwegen nicht resorbiert werden. Zwischen Exposition u. Manifestation liegt eine Latenzphase von mehreren Stunden: tox. Lungenödem mit Dyspnoe u. Spastik.
- *CO* weist im Vergleich zu Sauerstoff eine 250 mal höhere Bindungsaffinität zu Hb auf und verursacht über Carboxy-Hb einen progredienten Sauerstoffmangel.

Therapien

Erstmaßnahme

- Rettung unter Beachtung des Selbstschutzes
- Verletzungsschwere u. Vitalgefährdung abschätzen
- Vitalfunktionen, **Begleitverletzungen** diagnostizieren: SHT, Thorax-, Abdomen, Bewegungsapparat (→ Untersuchung am *entkleideten* Patienten!)
- Triage entsprechend Empfehlungen zum Massenanfall von Verletzten.

Intubation, Beatmung (→ Atemfunktion)

- *Sauerstoff* ist auch hier das wichtigste Notfallmedikament → Maske od. tiefe Nasensonde
- *Intubation.* Primär nasal → leichtere Umintubation bei geschwollener Schleimhaut; Low-Pressure-Cuff-Tubus, Durchmesser ≥ 7,0 mm (30 Charr → Atemwegwiderstand ↓). *Ind.:*

- Bewußtseinsstörung, Koma
- schwerer Schock
- schwere Begleitverletzung, Polytrauma
- Inhalationstrauma mit Dyspnoe (z. B. Atemfreqenz > 30/min)
- schwere Gasaustauschstörung
- progredienter inspiratorischer Stridor inf. Schleimhautschwellung.

  Keine prophylaktische Frühintubation, die der sek. Pneumonie Vorschub leistet oder das Abtrainieren von der Beatmungstherapie erschwert. Auch *Gesichtsverbrennung* ist keine absolute Indikation zur Frühintubation.

- Analgosedierung (s. u.).

Infusionstherapie (→ Herz-Kreislauf-Funktion)

- *Venenzugang.* Großlumiger (G14 od. G16) peripher-venöser, ggf. im verbrannten Gebiet, ggf. zentralvenöser Zugang
- *Volumenersatz.* Ringer-Laktat-Lösung in den ersten 24 h.

  In den ersten 24 h sind kolloidale Lösungen zu vermeiden, diese lagern sich im Interstitium ab, verstärken das Verbrennungsödem. Sie kommen nur in Betracht, wenn mit kristalloiden Lösungen der Kreislauf nicht zu stabilisieren ist, z. B. bei weiteren schweren Verletzungen.

- *Infusionsmenge.* Bei 10−30%iger Verbrennung mind. 1−2 l in der ersten Stunde
- Berechnung nach der *Parkland-Formel* modifiziert nach *Baxter:*
- Infusionsvolumen pro 24 h = 4 ml Ringer-Laktat-Lösung × % vKOF (zweit- bis drittgradig) × kg KG. Die Hälfte in den ersten 8, den Rest in den verbleibenden 16 h des 1. Tages.

Die Gefäßpermeabilität erreicht in den ersten 8 h ihr Maximum und dauert 24−36 h.

Besonderheit: 1. *Katecholamine* sind in den ersten 24 Stunden kontraindiziert. 2. Beim *Inhalations- u. Polytrauma* ist der Volumenbedarf höher → aggressiveres Infusionsschema mit kolloidalen Ersatzmitteln erwägen, ggf. mit niedrigdosiertem Dopamin bzw. Noradrenalin, bes. beim hypovolämischen Schock.

Lokale Kaltwasserbehandlung

- *Kleidungsstücke* entfernen, um Hitzezufuhr u. Nachbrennen durch Hitzestau zu verhindern.

▷ Sofort, spätestens innerhalb von 30 min für 15–20 min mit 15–20 °C kaltem Wasser schonend spülen → Schmerzen ↓, Nachbrenneffekt ↓ (Mediatorenliberation ↓), Ödembildung ↓.

> *Praxishinweis*: Die Unterkühlung durch großflächige Kalt- od. Eiswasseranwendung (bes. Tauchbäder) sollte v. a. bei Kindern vermieden werden. Umgebungsabhängig kühlen, z. B. muß ein im Schnee liegender Brandverletzter nicht zusätzlich gekühlt werden.

Wundverband

▷ Nach der Kaltwasseranwendung sterile Abdeckung: Brandwundenverbandtücher od. Metalline-Folie, bewährt hat sich *Burn-Pac*®.

▷ *Kontraindikationen:* Puder, Salben, Mehl oder „spezielle" Verbände.

Medikamente (s. Kap. 2.3.2, S. 26)

▷ *Analgosedierung* (s. Tab. 2-2, S. 47). Morphin (MST®), fraktioniert bis 10 mg od. Piritramid (Dipidolor®) ca. 15 mg od. Fentanyl ca. 0,1–0,15 mg od. Ketamin (Ketanest®) ca. 30 mg in Kombination mit Benzodiazepinen: Diazepam (Valium®) od. Midazolam (Dormicum®), 5–10 mg, titrieren, 1-mg-weise.

▷ Bei Oligurie in der Anfangsphase zusätzliche Volumengabe, *keine* Diuretika.

Kontraindikation: Kortikosteroide (→ Immunsuppression des ohnehin Abwehrgeschwächten → Infektionsrisiko).

Zentrum für Schwerbrandverletzte

> *Einweisungsind.* (s. Kap. 8.5.2, S. 361; Hinweise enthalten Richtlinien der Berufsgenossenschaften des Landesverbandes Bayern):
> 1. Verbrennung, Verbrühung, Verätzung *3. Grades*
>   ▷ Gesicht, Hände, Füße, Verbrennung bes. komplizierer Lokalisation einschl. elektrischer Unfall.
> 2. Verbrennung, Verbrühung, Verätzung *3. Grades* > 10% vKOF.
> 3. Verbrennung, Verbrühung, Verätzung *2. Grades* > 20% KOF.
> 4. Inhalationstrauma.
> 5. Bei Kindern großzügigere Einweisung (→ Brandverletztenzentrum für Kinder)!

> *Praxishinweis:* Die Verbrennungsbettenzentrale in Hamburg gibt rund um die Uhr Auskunft über freie Kapazitäten der deutschen Verbrennungszentren: 040/28 82 39 98/99.

Zentren für Brandverletzte erfüllen besonders personelle, apparative u. räumliche Voraussetzungen, z. B. spezielle Verbrennungs-ICU (intensive care units), plastische Chirurgie, die eine optimale Behandlung garantieren.

Stationäre Diagnostik, Erstversorgung. Das Aufnahmeteam (plastischer Chirurg, Anästhesist, Fachpflegekräfte) übernimmt den Brandverletzten u. etabliert die intensivmedizinischen Erstmaßnahmen (→ ZVK, intraart. Verweilkatheter, transurethrale od. suprapubische Katheter):

- Die endotracheale Intubation (vorwiegend nasal) wird zurückhaltend vorgenommen.
- Das Inhalationstrauma wird laryngobronchoskopisch diagnostiziert, das Trachealsekret bakt. untersucht.
- Reinigung in einem speziellen Duschbad, ggf. in Narkose.
- Ganzkörperdesinfektion mit z. B. Polyvidon-Iod-Lösung.
- Eröffnung der Brandblasen mit Schere, Pinzette. Kompressen, Entfernung avitaler Haut (Blasenflüssigkeit verzögert die Reepithelialisierung, ist Nährboden für Bakt., von den Haarfollikeln ausgehend). Ausmaß, Lokalisation u. Tiefe der Brandwunde wird graphisch dokumentiert u. ein vorläufiger Behandlungsplan erstellt.
- Stanzbiopsie zur histol. Untersuchung aus Verbrennungsarealen (Prognose Spontanheilung vs. Hauttransplantation).
- Fakultative Entnahme von briefmarkengroßen Hautsäcken aus gesunden Arealen für die Zellkultur u. Hautzüchtung.
- Escharotomie bei zirkulärer Verbrennung 3. Grades. Zick-zack-förmige Inzision des Verbrennungsschorfes (Eschar), ggf. bis zur Muskelfaszie → Prophylaxe des Kompartment-Syndrom: Das eingeschlossene ödematöse Gewebe gibt dem inneren Druck nach u. verhindert ein Kompartment-Syndrom mit Mikro- u. Makrozirkulationsstörung u. Nervenschaden.

- Begleitverletzungen werden nach den Prinzipien der frühen Traumaversorgung durch die Brandwunden hindurch op. versorgt.
- Unterbringung in isolierten *Intensivboxen* (Raumtemperatur 25–32 °C, Luftfeuchtigkeit 50–60%) mit Asepsis: Arbeitskleidung mit Kopfbedeckung, Mundschutz, sterile Kittel, Handschuhe.

Lokale Wundbehandlung

Die *Oberflächenbehandlung* erfolgt *offen* u. *geschlossen* (Abb. 4-24).

Offene Behandlung: Die Brandwunde wird trocken gehalten (z. B. durch Fönen) oder die Oberfläche durch Gerbung verschorft. Trockener Schorf ist weniger durchlässig für Wasserdampf u. Mikroorganismen, die sich im nassen Milieu stärker vermehren. Häufiger behandelt man geschlossen.

Geschlossene Behandlung

- Auftragen von *Sulfadiazin-Silber-Creme* (Flammazine®: bakteriostatisch, bakterizid, kühlend,

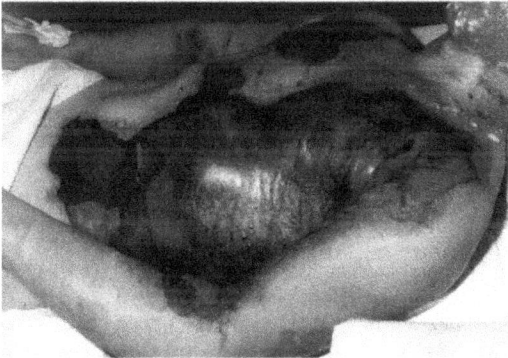

a

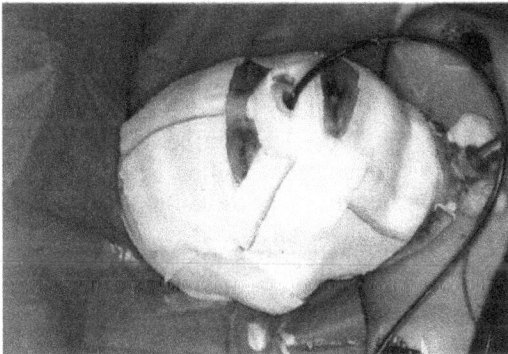

b

Abb. 4-24: Offene (a) und geschlossene (b) Oberflächenbehandlung

schmerzlindernd). Da sich kein trockener Wundschorf bildet, wird die früh einsetzende krankengymnastische Behandlung nicht behindert. Bei Leukopenie (UAW in 5%) weicht man auf *Polyvidon-Iod* aus.

Seltener angewandt werden antimikrobielle Lokaltherapeutika z. B. die 11%ige *Mafenid-Creme* (häufige Sensibilitätsreaktionen: Brennen, Ausschlag, Juckreiz) od. 0,5%ige *Silbernitratlösung* (Befeuchten des Verbandes alle 2 h notwendig).

Auch kommt das regelmäßige Befeuchten des Verbandes mit Antibiotikakombinationen in Betracht: *Vancomycin, Gentamycin, Polymyxin B* verdünnt in Ringer-Laktät-Lösung.

- Abdecken mit Verband, 1–2mal/d wechseln.
- Reinigungsduschbad täglich bis zweitäglich.
- Chir. versorgt werden Verbrennungswunden der Grade 2 b (tief-dermale) und 3.

Wundbehandlung nach Verbrennungsgrad

1. Grad: ambulant, Kühlung, Kaltwasserbehandlung, Salbenverband.

2. Grad:

a) *oberflächig-dermale:* ambulant, Kühlung, Kaltwasserbehandlung, Blasenabtragung, Salbenverband (z. B. Flammazine®, Betaisodona®, Bepanthen®, Geliperm®) od. Hydrokolloidverband.

b) *tief-dermal:* Kühlung, Kaltwasserbehandlung, frühe Op., z. B. tangentiale Nekrosektomie u. Spalthauttransplantation.

3. Grad: Kühlung, Kaltwasserbehandlung, frühe op. Versorgung, z. B. durch epifasziale Nekrosektomie u. Spalthauttransplantation.

Intensivmedizinische Therapie

Tag des Wassers. Am 1. Tag dominiert die Flüssigkeitssubstitution n. der Parkland-Formel, s. o.: die Hälfte in den ersten 8 Std. (→ Kapillarpermeabilität erreicht Max.), die andere Hälfte verteilt auf die verbleibenden 16 Std. verabreichen.

Die *Parkland-Formel* ist Anhaltspunkt für die Substitution. Korrekturen ergeben sich aus der klin. Überwachung: Diurese, Blutdruck, Herzfrequenz, ZVD. Die stündliche Urinausscheidung sollte 1 ml/kgKG betragen.

Tag der Bilanz u. Onkotik. Am 2. Tag ist das Ödemmax. erreicht, das Kapillarleck geschlossen u. die definitive Wundtiefe beurteilbar: → *Flüssigkeitsbilanzierung* (eingelagerte Flüssigkeitmenge beurteilen) → Rückresorption fördern, um Eiweißablagerungen in den Lungen zu verhindern:

▷ Humanalbumin 20%, FFP, künstliche Kolloide erhöhen den intravasalen onkotischen Druck u. fördern die Resorption.

Cave: Die zu rasche Rückresorption kann mit akuter intravasaler Volumenüberlastung zur kardialen u. pulmonalen Dekompensation führen. Katecholamine, z. B. Dobutamin (positiv inotrop) u. Diuretika (s. Kap. 4.1.3; Elimination des überschüssigen Wassers), unterstützen die Behandlung.

Tag der Normalisierung u. Op. Am 3. Tag Elektrolyte, besonders Kalium, ersetzen, chir.: Brandschorf abtragen (Nekrosektomie), sofern eine Narkose möglich ist.

Tag der Kalorien. Ab dem 4. Tag Deckung des Energiebedarfs, so früh wie möglich enteral ernähren:

Die enterale Nährstoffaufbereitung u. -absorption hat einen trophischen Effekt auf die Schleimhaut u. fördert die Schleimhautbarriere, die das Übertreten pathogener Keime (Translokation) in den Kreislauf verhindert. Dieses Phänomen ist in den Mittelpunkt der Aufmerksamkeit gerückt, seitdem man weiß, daß der Darmtrakt häufig Ausgangspunkt einer Sepsis sein kann.

Intubierten wird deshalb bei Aufnahme über eine Magen- oder Duodenalsonde eine Oligopeptid-Sondennahrung (OPD) in kleine Portionen verabreicht. Nach dem ersten Abführen werden hochkalorische Ernährungslösungen (z. B. Fresubin®) gegeben.

Kalorientagesbedarf (s. Kap. 8.5.2, S. 361)

- Erw.: 25 kcal/kg KG plus 40 kcal/Prozent vKOF
- Kinder: 40–60 kcal/kg KG plus 40 kcal/Prozent vKOF.

4.7.2 Verätzung

B. Eberle

Definition: Akzidentell, suizidal od. als Artefakt hervorgerufene oberflächliche Gewebeschädigung durch Kontakt mit aggressiven Chemikalien, v. a. Säure (→ *Koagulationsnekrose*), Lauge (→ *Kolliquationsnekrose*), dehydrierende, zelltox. Substanzen, chemische Kampfstoffe.

Ätzmittel sind Substanzen (v. a. Metallsalze u. Säuren), deren gewebezerstörende Wirkung therap. genutzt wird; z. B. $AgNO_3$ (*Höllenstein*) zur Nekrosierung wuchernden Granulationsgewebes, *$FeCl_3$* als Lösung zur Blutstillung, *Trichloressigsäure* zur Entfernung von Warzen u. Tätowierungen. Ätzende Chemikalien sind in Haushalt, Labor, Industrie weit verbreitet.

Externe Verätzungen liegen bei 3% der in große Verbrennungszentren aufgenommenen Pat. vor; unter diesen „chemischen Verbrennungen" finden sich überproportional viele Arbeitsunfälle.

Ursachen:

- *Laugen* in 37%,
- *Säuren* in 27%;
- *NaOH* bzw. *Flußsäure* stehen dabei im Vordergrund.

Das Verletzungsspektrum hängt auch von Standortfaktoren ab (Nähe zu Chemie-, Metallverarbeitungsbetrieb).

Ingestive Verätzungen: Kinder sind besonders häufig betroffen.

Ursachen:

- alkalische Haushaltsreiniger in 60–75%.
- Suizidversuche (bei Erwachsenen)
- Kindesmißhandlung.

Selten sind Artefakthandlungen.

Prävention: Verätzungen sind meist durch Fahrlässigkeit bedingt (ungeeignete Behältnisse, Zugänglichkeit für Kleinkinder, unachtsame Handhabung, Nichtbeachtung von Unfallverhütungsvorschriften) u. leicht vermeidbar.

- Ätzstoffe kindersicher aufbewahren
- Bei Arbeiten mit Ätzstoffen Benutzung von Handschuhen, Schutzkleidung u. -Brille, Eß- u. Trinkverbot.
- Installation von Augenduschen, Bevorzugung von physiologischer, nichttoxischer Irrigationsflüssigkeit an gefährdeten Arbeitsplätzen.
- Selbstschutz der Helfer bei Rettung und Dekontamination verätzter Patienten und bei Asservierung der Substanz.

■ Schulung exponierter Personen in Arbeits-sicherheitsmaßnahmen

Pathophysiologie: Ätzstoffe reagieren chemisch mit dem Gewebe unter Freisetzung von Wärme. Das Schadenausmaß beeinflussen: Art, Menge, Konzentration, pH-Wert, Einwirkzeit, -wirkort des Ätzstoffes.

Man unterscheidet: **1.** lokale *chemische*, **2.** lokale *thermische* Schädigungen, **3.** *resorptive* Intox.

Systemische Intox. möglich nach Resorption größerer Mengen:

Bewußtseinsstörung, Atem-, Kreislaufinsuffizienz, Veränderungen in Wasser-, Elektrolyt-, Säure-Basen-Haushalt → hohe Letalität.

● *Letale Dosen* liegen bei 10−20 ml resorbierter konzentrierter Säure od. Lauge.

Säuren

Vorkommen (als Abflußreiniger, Bleichmittel, in Batterien):

● *Salzsäure* ist wirksamer Bestandteil von Oberflächen- (Metall-, Toiletten-, Swimmingpool-) Reinigern
● *Schwefelsäure* (30−80%ig mit pH 1,0, als Batteriesäure, Toilettenreiniger),
● *Salpetersäure*
● *Ameisensäure* (25%ig, als Kesselsteinentferner)
● *Essigsäure* (50−80%ig, als Essigessenz)
● *Flußsäure* (HF) (30−80%ig, als Glasputz- u. -ätzmittel)
● *Natriumhypochlorit* (3%ig, als Bleichmittel)
● *Oxalsäure* (Fleckenentferner, Bleichmittel, Entroster).

Pathogenese

■ *Koagulationsnekrose* durch chemische u. thermische (Reaktionswärme) → Denaturierung des Gewebeproteins.
■ *Selbstlimitierung.* Die Koagulationszone begrenzt meist die weitere Säurewirkung.
■ *Direkte lokale Toxizität* (Ausnahmen: Flußsäure, Phenole, Kresole) steht im Vordergrund.
■ *Inhalationstrauma* bei flüchtigen Säuren (HCl).

Laugen

Vorkommen (konzentrierte Laugen in flüssiger u. fester Form als Pulver, od. Tabletten: Toilettenreiniger,

Spülmaschinen-, Bleichmittel, Detergenzien, industrielle Reinigungsmittel):

● *Natronlauge* (Natriumhydroxid, in Ofen- od. Rohrreinigern mit pH 14)
● *Ätzkalk* (Kaliumhydroxid)
● *Salmiakgeist* (Ammoniumhydroxid, in Spülmaschinenmitteln)
● *Lithiumhydroxid* (in Photoentwicklern).

Pathogenese

■ *Kolliquationsnekrose* mit starker Tiefenausdehnung → *Protein* wird denaturiert (→ Alkali-Albuminate), *Fett* verseift.

Konzentrationen > 1% u. pH > 11 verursachen irreversible Gewebeschäden: 30%ige NaOH verätzt die Speiseröhre in ihrer gesamten Wanddicke innerhalb von Sek.

■ *Tiefenausdehnung* nicht selbstlimitiert (Ggs.: Säuren)
■ progrediente Gewebedestruktion mit schwerem Ödem
■ *Perforation* von Hohlorganen.

Anamnese: *Art, Konzentration, Menge* der Substanz u. *Zeitpunkt* der Kontamination od. Einnahme erfragen.

■ Nach *Ingestion* klären, ob der Pat. erbrochen od. danach getrunken hat.
■ Augenbeteiligung, Inhalationstrauma u. resorptive Intox. anamnestisch erfassen.
■ Notfallumstände abklären: **1.** *Haushalts-, Arbeitsunfall*, **2.** *Suizidversuch* (Eigengefährdung → ggf. psychiatrisches Konsil), **3.** *Kindesmißhandlung*, **4.** *Körperverletzung* (Überfall, Fremdgefährdung → Polizei hinzuziehen).

Ingestion ätzender Chemikalien in vital bedrohlicher Menge erfolgt meist aus *suizidaler* Absicht. Die *akzidentelle* Aufnahme größerer Mengen durch Kinder ist eher selten, da sie von starken Schmerzen begleitet ist. Todesfälle sind allerdings z. B. bereits nach Ingestion weniger Milliliter konzentrierter Säure beschrieben.

Klinik

■ **Vitalfunktionen:** Überprüfen und sichern. Sofortmaßnahmen (externe *Dekontamination*) einleiten (s. Ther.)
■ **Befund:** Augenmerk nach *Überprüfung u. Sicherung der Vitalfunktionen* v. a. auf noch unentdeckte Läsionen richten (entkleiden!):

- *Inspektion* des gesamten Integuments, der sichtbaren *Schleimhäute*, v. a. nach Kontakt mit flüssigen od. pulverförmigen Substanzen. Abschätzung der *betroffenen Körperoberfläche*.
- Nach *Augenverätzung*, bes. der Cornea, durch Spritzer fahnden: Hinweise sind starke Schmerzen, Chemosis, Konjunktivitis u. Blepharospasmus.
- *Inhalationsschäden*, etwa durch Salpetersäure od. freigesetztes Chlorgas, in Betracht ziehen.
- Hinweise auf *ingestive Verätzung* sind oropharyngeale Läsion, Schluckbeschwerden (Dysphagie) u. Speichelfluß; ihr Fehlen schließt eine Verätzung aber nicht aus.
- *Stridor*
- *Atembeschwerden* sowie ösophagogastrointestinale *Perforationssymptome* (Hautemphysem, peritoneale Abwehrspannung) zeigen eine *Vitalbedrohung* an.

1. externe Säureverätzung

- lokale *Schmerzen* (nicht obligat)
- begrenzte *Erytheme*
- belegte *Ulzera*

Lokale Säureverätzungen verursachen scharf begrenzte Erytheme od. Ulzera mit Belägen. Zerstörtes Gewebe hat die Konsistenz geronnenen Eiweißes. Meist ist die Haut nicht in ihrer vollen Tiefe erfaßt.

- *Tiefenausdehnung*: ebenfalls begrenzt, darf jedoch nicht unterschätzt werden (die Wirkung dauert nach dem Kontakt fort).
- Ätzschorf → Färbung!

In der Frühphase bildet sich initial auf *Salpetersäure* ein gelber, auf *Salzsäure* ein weißer u. auf *Schwefelsäure* ein schwarzer Schorf.

2. externe Laugenverätzung

- *Sofortschmerz* bei hochkonzentrierter Lösung (z. B. 25−50%ige NaOH).
- *Latenzschmerz*: niedrigere Konzentrationen (z. B. 4%ige NaOH) wirken initial lokalanästhetisch; Schmerzen setzen erst nach mehreren Std. ein.
- Feuchte, blasse, ödematöse Läsion.

Gewebe wirkt eher blaß, ist von sulziger bis lederartiger Beschaffenheit, lokal feucht. Die Schleimhäute schwellen glasig an. Die Haut ist oft in ih-

rer ganzen Tiefe betroffen, Demarkation u. U. erst nach 1−2 Wochen.

- *Erhebliche Tiefenausdehnung*.

3. ingestive Säureverätzung

- lokal brennender Schmerz (nicht obligat), begrenzte Erytheme, Ulzera, Ätzschorf.
- Blutung, Schleimhautverschorfung. Meist sind an Lippen u. Zunge Ätzspuren sichtbar. Retrosternale od. abdominale Schmerzen weisen auf distalere Läsionen hin.
- *Ösophagusverätzung:* Dysphagie, retrosternale, abdominale Schmerzen. Säureverätzungen sind häufig nur oberflächlich, während im Magen mehr Schaden angerichtet wird: Ist kein schützender Inhalt vorhanden, u. kommt es zusätzlich zu einem Pylorusspasmus (saures Duodenalmilieu verzögert die Pylorusöffnung), ist die Verätzung bes. tiefgreifend.
- *Gastrointestinale Perforation* mit Mediastinitis od. Peritonitis können primär, aber auch erst nach Std. od. Tagen eintreten.

4. ingestive Laugenverätzung

- *feste Alkalisubstanzen* (Granulat) bleiben oft im Ösophagus hängen u. perforieren dort inf. eines reflektorischen *Kardia-Spasmus*, während sie im Magen kaum Schäden setzen.

> *Praxishinweis:* keine Wasserspülung, da feste/pulverförmige Alkalisubstanzen noch in den Magen gelangen!

- *Flüssiges Alkali* verätzt sofort Speiseröhre u. Magen.
- Sofort- oder *Latenzschmerz* (oropharyngeal, retrosternal, abdominal)
- Stridor → Verlegung der Luftwege durch Schleimhautödem nach oropharyngealer Verätzung
- Ösophagusperforation → Mediastinitis.
- Bluterbrechen, blutige Diarrhoe.

Diagnostik

- **Anamnese**, Klinik (s. o.)
- **systemische Effekte abklären**

  - *Hypovolämie* → Schockzeichen

- *Tetanie, Krämpfe* etwa bei resorptiver Intox. nach Verätzung mit Laugen (exogene Alkalose) oder mit Fluß-, Zitronen- od. Oxalsäure (*Hypokalzämie*)
- *Azidose, Hämolyse,* bes. nach Ameisen-, Oxalsäureintox. → Leber-, Niereninsuffizienz.

- **Asservierung:** Giftreste sind zu *asservieren*, möglichst zu *identifizieren* sowie mit einem *pH-Indikatorpapier* (Skala 0–14) rasch zu untersuchen. Alle am Notfallort herumstehenden verdächtigen Flaschen, Behältnisse für eine laborchemische Analyse in die Klinik mitnehmen.

- **Giftnotrufzentrale:** Bei Verätzung mit unbekanntem Stoff *Giftinformations-Zentralen* befragen (Telefonliste s. Kap. 5.2.4.1, S. 208). Dies kann, z. B. unter Vermittlung der Rettungsleitstelle, bereits vom Notfallort aus eingeleitet werden.

- **Apparativ (Klinik):** Bei Ingestion *Abdomenübersichtsaufnahme* und *notfallmäßige Endoskopie.* Ösophageale u. gastrale Läsionen gehen nur in 70% mit oropharyngealer Begleitverletzung einher → Kinder u. Bewußtlose sind nach *jeder* Ätzstoffingestion in der Klinik zu endoskopieren.

Therapien

Externe Verätzung

Sofortmaßnahmen:

▷ *Dekontamination.* Kleidung entfernen (Selbstschutz: Handschuhe, ggf. Instrumente, Schutzkleidung!), *trockene Chemikalienreste* von der Haut bürsten.
▷ Wasserspülung bei flüssigen Ätzstoffen. Unter dem Wasserhahn mind. 20–30 min spülen (→ brush & flush).

Raumlüftung u. Aufnehmen verschütteter Flüssigkeitsreste reduziert das Risiko eines Inhalationstraumas für Opfer u. Helfer.

▷ *Obsolet* ist eine über Spülung und sterile Wundversorgung hinausgehende lokale Frühbehandlung (z. B. Kortikoidsalbe) (fehlender Wirksamkeitsnachweis).
▷ *Kontraindiziert sind* Neutralisationsmittel (z. B. NaBi), weil sie (zusätzliche) Reaktionswärme frei setzen.

Ausgedehnte Verätzung:

▷ Nach Neunerregel behandeln (s. Kap. 4.8.1, S. 168) → Sicherung der Vitalfunktionen.

Ein Volumenmangelschock entwickelt sich hier oft rasch → ANV (Nierenperfusion ↓, resorptive Nephrotox.). Gesamtmortalität z. B. bei Aufnahme größerer Mengen konzentrierter Säure > 50%.

▷ Lagerung (Anheben der Beine), 1–2 peripher-venöse Zugänge anlegen.
▷ Infusionstherapie nach Verbrennungsschema: initial mind. 1 000 ml Vollelektrolytlösung u. 500 ml Volumenersatzmittel.
▷ Analgesie: Morphin 5–10 mg i. v. od. Ketanest (zur Analgesie 0,5 mg/kg i. v., zur Intubationsnarkose 1–2 mg/kg i. v.).
▷ Tetanusimmunisierung abklären, ggf. auffrischen.
▷ Nach Klinikaufnahme ggf. notfallmäßiges Wunddebridement. Schwere Laugenverätzung ist gelegentlich erst durch Wunddebridement beherrschbar.

Augenverätzung

▷ *Ektropionieren:* Umstülpen der Augenlider mit Lidhaken od. Wattestäbchen.
▷ *Ausgiebige Spülung* (Spritze, Augendusche, Infusion über Kunststoffkanüle); bei *Laugenverätzung* über mind. 8 h! *Spülmittel:* Wasser, isotone Kochsalz-, Pufferlösung (Isogutt®).
▷ Ungelöschten Kalk *wasserfrei* entfernen: trocken, mechanisch, ggf. mit Speiseöl!
▷ *Analgesie.* Lokalanästhetika-Augentropfen bei schmerzhaftem Lidkrampf od. Analgosedierung.
▷ *Klinikeinweisung* u. bei Laugenverätzung Dauerirrigation über > 8 h.

Inhalative Verätzung

▷ *Dexamethason-(Auxiloson®) Dosier-Aerosol* (initial 4 Hübe, danach alle 3 min 1 Hub) bei Reizstoffinhalation.
▷ *Schleimhautabschwellung,* ggf. durch Adrenalinvernebelung (Inhalation mikronisierten Adrenalins → Adrenalin-Medihaler).
▷ *Sauerstoffgabe* (> 4 l/min).
▷ *Oberkörperhochlagerung.*
▷ *Stridor bei Glottisödem* → frühzeitig intubieren, da sich die Intubationsbedingungen rapide verschlechtern können.

Ingestive Verätzung

a) *Notfallmaßnahmen*

▷ *Notfallendoskopie* in Op.-Bereitschaft: Ösophagogastroduodenoskopie, ggf. Bronchoskopie. Dabei können Giftreste entfernt u. die Schäden analog zur Graduierung von Verbrennungen klassifiziert werden.

  ▷ Nachtrinken von Wasser od. Milch zur „Verdünnung" des Ätzstoffes ist *nicht sicher wirksam.*

  Bei Ingestion starker flüssiger *Laugen* (sekundenschneller Wirkeintritt) kommt die Verdünnung *zu spät,* v. a. wenn sie erst vom Rettungspersonal begonnen wird u. ist bei festen Alkalibrocken nachteilig, die sich lösen u. zusätzlichen Schaden anrichten.

  Die langsamer einsetzende Ätzwirkung von *Säuren* kann durch rasche Verdünnung möglicherweise gemildert werden; ein sicherer Wirksamkeitsnachweis hierfür steht aber aus.

▷ *Verätzungen 3. Grades* (vital bedrohlich, ösophagogastrale Narbenstriktur).

  ▷ Intensivstation, solange Perforationsgefahr besteht.

  ▷ Antibiotika (gegen aerobe u. anaerobe Keime), wenn Perforation droht od. alle Wandschichten penetriert sind.

▷ *Perforation*

  ▷ Bei Perforationsverdacht: Abdomenübersichtsaufnahme (freie Luft?)

  ▷ Notfalllaparotomie, ggf. Resektion des perforierten Magens.

b) *Obsolet* sind:

  ▷ *Neutralisationsmittel:* $NaHCO_3$-Gabe p. o. läßt CO_2 entstehen → Perforationsgefahr, zusätzlich evtl. Schäden durch freigesetzte Neutralisationswärme

  ▷ *systemische Kortikoide,* führen zu einer Immunsuppression, und ihr Nutzen in der Erstbehandlung ist nicht erwiesen.

c) *Kontraindikationen:*

  ▷ *provoziertes Erbrechen* (→ Reexposition!)

  ▷ *„blindes" Vorschieben* von Magensonden

  ▷ *Magenspülung.* Neben dem Risiko einer zusätzlichen Aspiration der Ätzstoffe besteht die Gefahr der Ösophagus- od. Magenperforation durch den Magen-

schlauch od. die akute intraluminale Druckerhöhung.

  ▷ *Kortikoide* bei verätzungsbedingter Organperforation.

Spätfolgen

▷ *Narben.* Entstellende u. behindernde Vernarbungen od. Keloide müssen in oft langwierigen Operationsserien plastisch-chir. rekonstruiert werden.

▷ *Ösophagusstriktur.* Häufigste Spätfolge ingestiver zweit- u. drittgradiger (v. a. zirkumferentieller) Verätzung sind Strikturen, die ebenfalls einer langdauernden Nachbehandlung (Bougierung) u. rekonstruktiv-chir. Maßnahmen bedürfen. Die Nahrungszufuhr erfolgt zunächst parenteral, später über Flüssigdiäten od. perkutane Ernährungsfisteln.

Spezielle Substanzen

Fluß-Säure (HF)

Zunehmender Einsatz v. a. in der petrochemischen u. Elektronikindustrie. Verätzungen sind i. d. R. Arbeitsunfälle.

Pathophysiologie: Die Substanz penetriert sehr schnell sehr tief u. betrifft oft auch Muskeln, Gefäße, Nerven u. Knochen. Die rasche Schädigung beruht sowohl auf dem extrem hohen pH-Wert als auch auf der Gewebe- u. Systemtoxizität der Fluorid-Ionen.

Klinik

▪ starke Schmerzhaftigkeit bei oft nur unscheinbarem Lokalbefund

▪ ggf. Lungenödem.

Diagnostik

▪ Hypokalzämie, Hyponatriämie, Hyperkaliämie

▪ EKG: Arrhythmien.

Therapien: *Sofortbehandlung!*

▷ *Spülung* über 20 min unter fließendem *Wasser* od. *Polyäthylenglykol,* danach mit Wasser u. Seife.

▷ *Calciumgluconat* (p. o., i. a., topisch, s. c.) 15 g p. o. → aus tox. Fluorid-Ionen wird nichttox. Calciumfluorid. Läsionen sind mit in Calciumgluconat getränkten Kompressen od. mit Calciumkarbonat-Gel unter einem Okklusivverband zu bedecken.

▷ Distale Extremitätenverätzung: langsame i. a. Injektion von 10 ml Calciumgluconat (5 – 10 ml/min) in die versorgende Arterie.

▷ Zusätzlich bzw. an anderen Körperstellen ist eine − ggf. wiederholte − lokale Unterspritzung betroffener Hautareale mit 10 ml 10% Calciumgluconat u. 5 ml 2% Xylocain s. c. sinnvoll. So kann eine Ausfällung von CaF_2 u. eine lokale Fixierung der Fluoridionen erreicht werden.

▷ Zur Spülbehandlung kornealer HF-Verätzungen wird Wasser od. Kochsalzlösung empfohlen.

▷ Auch *Oxalsäureingestionen* sollen oral u. i. v. mit Calciumgluconat behandelt werden.

Phenole, Kresole

Desinfektions-, Konservierungs- u. Schädlingsbekämpfungsmittel in Pharmazie u. Lebensmittelindustrie; *lipophil*, rasche Resorption über Haut u. Schleimhaut. Neben lokaler Verätzung lösen sie deshalb *systemische Intox.* aus.

Klinik

■ Frühsymptome sind Schwitzen u. Speichelfluß.

■ Bewußtseinstrübung, Krampfanfall, zentraler Atem- u. HKS (bereits nach transkutaner Resorption od. Ingestion < 10 g möglich).

■ Nephrotoxizität → ANV.

Therapien

▷ Hautspülung mit Polyäthylenglykol.

▷ *Phenol- od. Kresolingestion.* Flüssigkeitszufuhr p. o., medizinische Aktivkohle (1 Komprette/kg KG) mit Laxans (Glaubersalz ½ Kaffeelöffel/kg Körpergewicht).

▷ Nierenperfusion u. Diurese sind zusätzlich mit Vollelektrolytlösung i. v. zu unterstützen.

Knopfbatterien

Klinik

● verschluckte Batterien verursachen verätzungs- u. druckbedingte Ösophagusperforationen

● systemische Intox. (nur Quecksilberzellen) sind selten.

Therapien

▷ Klinikeinweisung, radiologische Lokalisation der Batterie

▷ hat die Batterie den Pylorus passiert, kann abgewartet werden (Abführmaßnahmen)

▷ bei gastroösophagealer Lokalisation ist die endoskopische od. op. Extraktion indiziert.

Benzin

Längerdauernde Hautexposition gegenüber Mineralöltreibstoff, etwa bei bewußtlosen Unfallopfern, kann zu tox. Schäden der Haut u. zur resorptiven systemischen Kohlenwasserstoffintox. führen.

Therapien

▷ externe Dekontamination

▷ bei resorptiver Intox. u. unter Beatmung → Elimination durch Hyperventilation.

Phosphor

Phosphor entzündet sich bei Kontakt mit Luftsauerstoff spontan. Gleichzeitig schmilzt er u. brennt sich in die Haut ein.

Therapien

▷ sofortiges Eintauchen der Körperstelle in kaltes Wasser stoppt den Verbrennungsprozeß durch Unterbrechung der Sauerstoffzufuhr u. ist Initialtherapie der Verbrennung.

▷ in die Haut eingebrannte Phosphorreste müssen chir. entfernt werden.

Flüssiggas

Die extrem tiefen Temperaturen können bei Hautkontakt lokale Erfrierungen verursachen, die mit Verbrennungen 2. Grades vergleichbar sind u. einer chir. Versorgung bedürfen. Die Schäden in tieferen Gewebeschichten der Haut sind ausgeprägter als der erste Eindruck vermuten läßt.

4.8 Gefäßverschluß, rupturiertes Aortenaneurysma

J. Grönniger

4.8.1 Akuter arterieller Gefäßverschluß, Embolie

Arterielle Embolie: Akute Verlegung eines art. Gefäßlumens durch einen Embolus (→ in die Blutbahn verschleppter, nicht im Blutplasma löslicher Gefäßpfropf, Gerinnsel).

Akuter Arterienverschluß: plötzl. Verlegung einer Arterie mit akutem Ischämiesyndrom im nachgeschalteten Gewebe bzw. Organbezirk. Häufigste *Urs.* ist die Embolie. *Embolusurspung* ist in > 80% das li. Herz (Vorhofthrombus), seltener Aorta od. große Arterien.

Prädilektionsstellen: extra- u. intrakranielle Gefäße, Gefäße der unteren Extremität u. viszerale Gefäße.

Urs.: 1. Art. Embolie bei Herzrhythmusstörungen u. Vorhofflimmern, häufig vergesellschaftet mit KHK. **2.** Ortsständige art. Thrombosen i. R. der art. Verschlußkrankheit (AVK), **3.** Traumata, iatrogene Manipulation (diagn., ther. Maßnahmen). **4.** Gefäßwandspasmus löst funktionelle Verschlüsse mit fatalen Folgen aus (Raynaud-Syndrom, Ergotismus).

Anamnese: bekannte Herzrhythmusstörungen, Herzschrittmacher, frühere embolische Ereignisse, bes. nach Re-Rythmisierung, Claudicatio-Symptome, interventionelle Eingriffe.

Klinik: *Leitsymptome* sind die *6 P:*

1. Pain	Schmerz
2. Paleness	Blässe
3. Pulslessness	Pulslosigkeit
4. Paralysis	Lähmung
5. Paraesthesia	Parasthesie
6. Prostration	Schock.

Diagnostik

■ *Klin.* u. *Pulsstatus* (Abb. 4-25).

Praxishinweis: Der plötzliche art. Verschluß ist im *peripheren* Stromgebiet *nicht* akut lebensbedrohlich. Sofortmaßnahmen sind dennoch erforderlich, um Folgeschäden, z. B. appositionelle Thrombosierungen zu vermeiden.

Therapien

▷ *gepolsterte Lagerung*, um Druckschäden vorzubeugen. Die Extremität weist leicht abwärts, was Schmerzerleichterung verschafft (s. Abb. 2-19).

▷ *Analgetika* hoch dosieren (der ischämische Schmerz läßt sich kaum unterdrücken), z. B.:

  ▷ *Dipidolor* 22 mg (= 1 Amp.) i. v.

▷ **Heparin 5.000 – 10.000 E i. v. als Bolus beugt Appositionsthromben vor (s. Kap. 7.2.1, S. 258).**

Heparin. Jeder art. Verschluß der Extremitäten ist in Lokalanästhesie von den Leisten bzw. von der Ellenbeuge aus angehbar → keine Bedenken gegen Heparin!

4.8.2 Rupturiertes Aortenaneurysma

Aortenaneurysma. Umschriebene Ausweitung der Aorta durch Wandveränderung (angeboren, erworben); meist *infrarenal* (90%).

Häufigkeit: Bei 1 – 2% der Bevölkerung mit deutlicher Androtropie (5:1), Altersgipfel 70 Jahre. Bevorzugt befallen werden Männer mit einem Durchschnittsalter von 60 Jahren (s. Tab. 8-8).

Ursachen: Arteriosklerose, selten Syphilis (Mesaortitis luica).

Hauptursache für das Aneurysma dissecans u. die Aortenruptur ist die Medianekrose. Begünstigende Faktoren sind art. Hypertonie, Aortenvitium, Marfan-Syndrom (selten).

Die intramurale Blutung drängt die Wandschichten auseinander; neben dem Orignial- entsteht ein *zweites Lumen.* Häufig findet distal ein Wiedereintritt ins Orginallumen statt.

Prädilektionsstellen für den primären Intimeinriß sind:

● *Aorta ascendens* knapp hinter der Aortenklappe.

● Distal des Abgangs der *A. subclvia sinistra.*

A. temporalis superfic.

A. carotis comm.

Karotis-Gabel

A. subclavia

A. axillaris

A. brachialis

A. renalis

A. cubitalis

Aorta abdominalis

A.radialis

A. iliaca externa

A. ulnaris

A. fem. comm.

Femoralis-Gabel

A. poplitea

Palpation

Auskultation

A. fibularis

A. tib. post.

A. dorsalis pedis

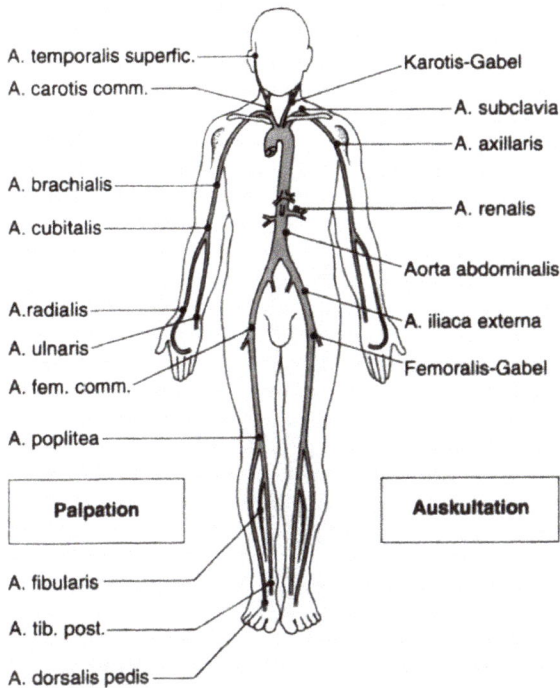

Abb. 4-25: *Pulsstatus.* Palpation- u. Auskultationorte des Gefäßsystems bei der klinisch-angiologischen Untersuchung

Einteilung (Tab. 8-2, S. 332): N. der *Stanford-Klassifizierung:*
- Typ A: 2/3 der Fälle → Aorta ascendens.
- Typ B: 1/3 der Fälle → Aorta ascendens nicht befallen (Abb. 4-26).

Haupturs. des nicht dissezierenden Aorenaneurysma ist die Arteriosklerose.

Prädilektionsstelle sind die *distalen Abschnitte der Aorta:*
- Bauch-, distale thorakale Aorta.

Neigung zu rezidivierenden kleinen Wandeinrissen u. Thrombenbildungen innerhalb des Aneurysmas.

Abdominales Aortenaneurysma

Definition: s. o. Die häufigste Ruptur geschieht *infrarenal.*

Klinik, Diagnostik

- heftiger Bauchschmerz, der häufig die li. Körperhälfte betrifft.

- Ausstrahlung in li. Flanke u. li. Leiste
- Rückenschmerzen
- Schocksymptomatik.

DD

- Harnleiterkolik li.
- Magenperforation
- Perforierte Sigmadivertikel.

Komplikation: 1. Komplette *freie Ruptur* wird nur wenige Sek. überlebt, **2.** hämorrhagischer Schock, **3.** ANV, **4.** Multiorganversagen. Volumenmangelschock mit Schockniere.

Therapien

- Venenzugänge, Infusion (Elektrolytlösung)
- Blutdruckkontrolle. Bei Schock Volumensubstitution: Elektrolytlösung, HÄS.

Kontraindikation: prophylaktische Volumengabe (→ Blutdruckerhöhung, Gefahr einer freien Ruptur).

Prognose: Letalität 20–70%.

Thorakales Aortenaneurysma

Aortendissektion, Aneurysma dissecans der Aorta (s. Abb. 4-26): Riß der Tunica intima der Aorta, Spaltung der Tunica media u. Eindringen des Bluts in die anderen Wandschichten; die Trennung der Schichten kann sich meist distal u. in die Seitenäste der Aorta fortsetzen u. zu einem akuten art. Verschluß führen. Die Dissektion erfolgt in Richtung des Blutstromes.

Einteilung (→ *Stanford-Klassifizierung* s. o.).

Klinik, Diagnostik

- *Leitsymptom* ist heftiger, einschießender Brustschmerz in Rücken, Thorax u. Epigastrium.
- Mangeldurchblutung der betroffenen Organe u. Körperregion.
- Blutdruckdifferenz zwischen li. u. re. Arm bei Beginn der Dissektion zw. Ursprung der A. subclavia dextra et sinistra.

Praxishinweis: Wechselnde Durchblutungs- u. Pulsverhältnisse der unteren Extremität sind pathognomonisch (je nachdem ob mehr Blut in das Dissekat od. mehr in das Originallumen ausgeworfen wird).
- Blutdruck eher hoch
- kein Schock (→ keine extravasale Blutung).

DD

➤ Angina pectoris
➤ Myokardinfarkt.

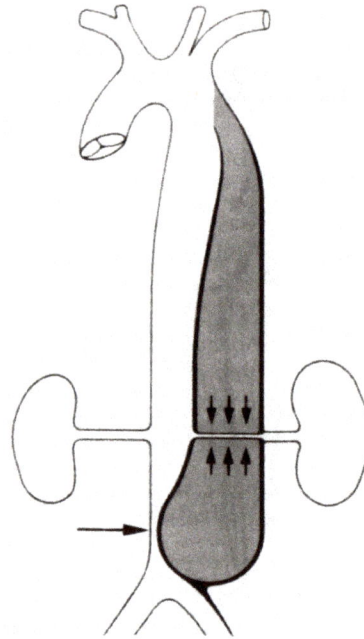

Abb. 4-26: *Dissezierendes Aorenaneurysma* (Stanford B) mit Ausbildung des falschen Aortenlumens nach dem Abgang der li. A. subclavia („Abhängen" der li. Niere)

Therapie

▷ Blutdrucksenkung
▷ Sofort Klinikeinweisung.

Kontraindikation: Volumengabe in größerem Umfang (steigert den Blutdruck!).

Prognose: 5-Jahres-Überlebensrate 50%.

4.9 Gynäkologischer und geburtshilflicher Notfall

P. Brockerhoff

4.9.1 Verletzung, Blutung, Entzündung, Tumor

KOHABITATIONSVERLETZUNGEN sind die *häufigsten Genitalverletzungen.*

Ursachen: 1. *Deflorationsverletzung*, vorwiegend bei jungen Mädchen. **2.** Rißverletzung von Introitus und Vagina nach Vergewaltigung.

Klinik, Diagnostik: Stärkere Blutung durch tiefe Einrisse von Hymen, Klitoris u. Damm sind sichtbar. Häufiger sind unsichtbare Einrisse der Vaginalwand u. des hinteren Scheidengewölbes:

- blutiger Urin bei Blasenverletzung

- spontaner Stuhlabgang in die Vagina bei Rektumverletzung
- gynäkologische Untersuchung, möglichst in Narkose.

Therapie

> Revision u. Naht in Narkose.

Kontraindikationen: **1.** Forcierte digitale Untersuchung, **2.** Tamponade der Vagina.

VERGEWALTIGUNGEN lösen meist einen schweren psychischen Schock aus, ggf. mit Suizidgefahr.

Klinik

- Hämatom, Kratzeffekt od. Verletzung von Oberarm, Handgelenk, Mamma, Unterbauch, Innenseite der Oberschenkel u. Vulva.

Praxishinweis: Der erhobene Befund ist u. U. Beweis vor Gericht!

UNFALLVERLETZUNG: Typisch sind stumpfe Einwirkungen von kaudal auf das äußere Genitale. Hier können nach stumpfen od. spitzen Traumen ausgedehnte Hämatome entstehen. Pfählungsverletzung (Sturz auf einen Pfahlzaun oder Fahrradlenker) nach einem Sturz tritt besonders als Spielunfall vor der Pubertät auf.

BLUTUNG: Hinter einer starken vaginalen Blutung steckt meist eine organische Urs. Bei fortgeschrittenem Karzinom von Corpus sive Collum uteri kann es bes. bei Gefäßarrosion zu einer äußerst heftigen Blutung kommen. Das äußere Genitale ist voller Blut, die Vagina voller frischer Koagel.

Bei reduziertem AZ der eher älteren Pat. mit Tumoranämie kann schnell ein Volumenmangelschock resultieren.

Therapie

> feste Tamponade der Vagina, sofern die Diagnose bekannt ist.

Kontraindikation: lokale Umstechung.

ENTZÜNDUNG: Die *akute Adnexitis* kann zu einer *Pelvioperitonitis* oder einem *Tuboovarialabszeß* führen.

Klinik

- Fieber, zunehmende Schmerzen im Unterbauch
- Druckschmerz mit Abwehrspannung unterhalb des Nabels
- ggf. Symptomatik wie beim Akuten Abdomen.

TUMOR

Stieldrehung. *Ovarialtumor* u. gestieltes *Myom* können inf. von Wachstum u. Emporsteigen im Becken eine langsame, bei ruckartig durchgeführter Bewegung (z. B. beim Sport) eine plötzliche Stieldrehung erfahren.

Klinik

- Schmerzen im Unterbauch ((Unterbrechung der Blutzufuhr)
- Übelkeit, peritoneale Reizerscheinungen, ggf. Schock.

Therapie

▷ Flachlagerung
▷ Analgetika.

4.9.2 Abort, Extrauteringravidität, Trauma in der Spätschwangerschaft

ABORT ist eine Fehlgeburt; vorzeitige Beendigung der Schwangerschaft durch Ausstoßung eines Fetus mit einem Gewicht < 500 g bei Fehlen aller für eine Lebendgeburt maßgebl. Zeichen; es besteht im Ggs. zur Totgeburt keine standesamtl. Meldepflicht. Nach der Dynamik des Abortgeschehens wird unterschieden: *drohender, beginnender, kompletter, inkompletter* Abort.

Praxishinweis: Bei der notfallmäßigen Beurteilung einer Abortblutung muß bedacht werden, daß nicht immer die intakte Schwangerschaft in Frage gestellt ist. Auch beim *drohenden Abort* werden mitunter starke vaginale Blutungen beobachtet. Sofern nicht reichlich Abortmaterial ausgestoßen wurde u. nicht sonographisch untersucht werden kann, sollte jede Blutung in der 1. Schwangerschaftshälfte zunächst als *drohender Abort* aufgefaßt u. konservativ therapiert werden.

DD

➤ Extrauteringravidität (s. u.).

> **Komplikation:** *septischer Abort*. Bei Aborten
> mit Fieber > 38,5 °C od. Schuttelfrost muß
> mit einer transuterinen Infektion u. einem
> *septischen Schock* der Mutter gerechnet
> werden. *Kontraindikation:* Manipulationen
> am Uterus können besonders bei einem in-
> fizierten Abort thromboplastisches Material
> aus der Plazenta in den mütterlichen Kreis-
> lauf einschleusen → sek. Gerinnungsstörun-
> gen, *DIC*.

Therapie

▷ Flachlagerung, Sedierung
▷ Kontraktionsmittel bei lebensbedrohlichen
   Blutungen, z. B. 50 E Orasthin in 500 ml
   Elektrolytlösung
▷ Kontraktionsmittel bei inkomplettem Ab-
   ort (abgegangener Gewebeanteile)
▷ sofortige Klinikeinweisung.

EXTRAUTERINGRAVIDITÄT   (EU).
Schwangerschaft außerhalb der Gebärmutter
(→ Bauchhöhlen- od. ektopische Schwanger-
schaft).

Lokalisation: *Tube* (Tubargravidität, häufigste
Form), *Eierstock* (Ovarialgravidität), *Bauchhöhle*
(Abdominalgravidität im Peritoneum). *2 Verlaufsfor-
men* (Abb. 4-27).

1. *Tubarabort* bei Nidation des befruchteten Eis im
   ampullären Teil des Eileiters nach wenigen Wochen (→ innerer Fruchtkapselaufbruch) mit Ausstoßung der Frucht in die Bauchhöhle. Der
   Tubarabort nimmt einen weniger dramatischen,
   protrahierten Verlauf: Die Symptome entwickeln
   sich gewöhnlich langsamer.

2. *Tubarruptur.* Bei der zur Tubarruptur (→ äußerer
   Fruchtkapselaufbruch) kommt es zur Perforation
   des Eileiters u. starker (u. U. lebensbedrohlicher)
   Blutung in die Bauchhöhle durch Arrosion von
   Ästen der Aa. ovarica et uterina.

Anamnese: Häufig Amenorrhoe von 5−9 Wochen, unklarer Regelanamnese, uterine Schmier-
blutung, einseitiger Unterbauchschmerz.

Klinik

■ plötzlicher Schmerz (peritoneale Reizung),
   hämorrhagischer Schock, Akutes Abdomen
   mit Übelkeit, Brechreiz, Blutdruckabfall,

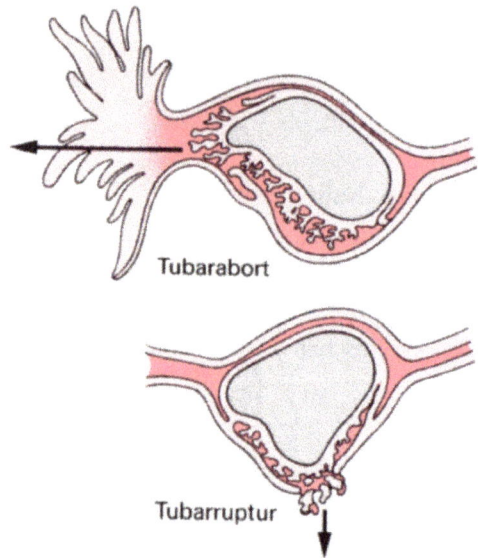

Abb. 4-27: *Extrauteringravidität* mit Tubarabort u.
-ruptur

Tachykardie, Tachypnoe, Kreislaufzentralisation.
■ Einseitiger Druckschmerz → diffuse Abwehrspannung. Innerhalb von 30 min können 1 − 2 l Blut verlorengehen!

Praxishinweis: Bei Frauen im gebährfähi-
gen Alter mit plötzlichen *Schmerzen im
Unterbauch* an EU denken! Ein negativer
Schwangerschaftstest schließt eine EU nicht
aus!

Therapie

▷ Volumensubstitution mit Plasmaersatzmittel, rascher Transport.
▷ Klinik telefonisch informieren (Notopera-
   tion).

Praxishinweis: Weil dem diskreten Verlauf
immer ein ganz akutes Geschehen folgen
kann, sollte der bloße Verdacht auf eine EU
die umgehende Einweisung zur Folge haben.

**TRAUMA IN DER SPÄTSCHWANGER-
SCHAFT.** Äußere Gewalteinwirkung − mit
Ausnahme der Pfählungsverletzung − treffen
den Uterus bis zur 16. SSW nur selten direkt,

der bis zu diesem Zeitpunkt geschützt im Bekkenring liegt. Zu einem späteren Gestationsalter kann jedoch ein äußeres Trauma zur Störung der Schwangerschaft führen.

Anamnese: Blutung aus dem Uterus u. Fruchtwasserabgang können erst mit erheblicher zeitlicher Verzögerung auftreten.

Klinik, Diagnostik
- retroplazentares Hämatom bei vorzeitiger Plazentalösung.

Therapie
▷ Einweisung zur Beobachtung
▷ die vorzeitige Plazentalösung erfordert eine Schnittentbindung.

4.10 Akutes Abdomen, gastrointestinale Blutung

J. Grönniger

4.10.1 Akutes Abdomen, Abdominaltrauma

Akutes Abdomen

Akute Symptomatik bei (häufig lebensbedrohlichen) Krankheiten in der Bauchhöhle, die eine rasche DD Klärung u. meist eine notfallmäßige Op. erfordert. *Leitsymptome* sind: 1. Abdominalschmerz (kolikartig, dumpf, lokalisiert od. diffus), 2. Palpationsbefund (→ abdominale Abwehrspannung).

Ursachen: Die Ätiologie geht aus Abb. 4-28 hervor.

1. *Funktionelle Störung* durch Kolik, bei mechanischem Ileus u. Tenesmen sowie bei gastrointestinaler Infektion, krampfartige Schmerzen, jedoch allenfalls einen diskreten peritonitischen klin. Befund mit Abwehrspannung.

2. *Perforation, Penetration* führen zur lokalen od. diffusen Peritonitis.

Beispiel: Die *Magenperforation* setzt mit schlagartigen Schmerzen u. diffuser chemischer Peritonitis mit

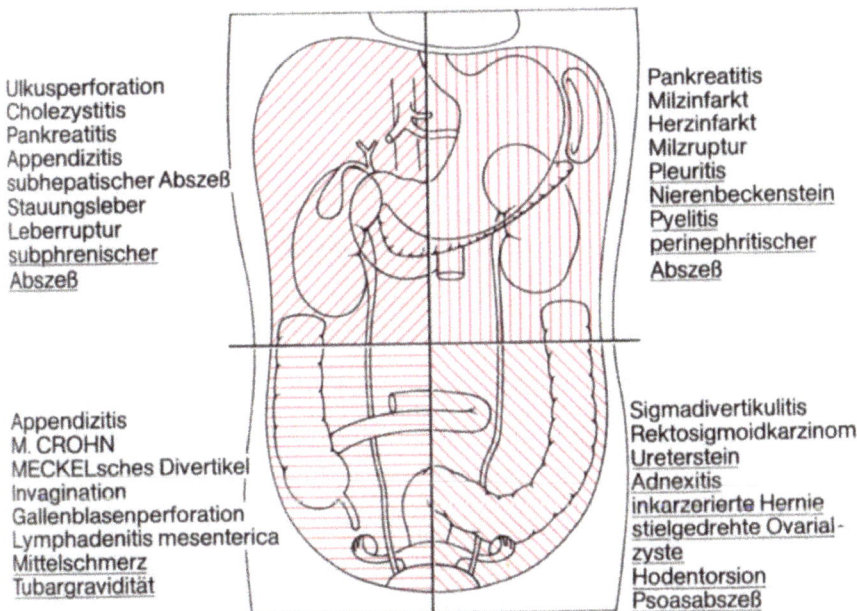

Ulkusperforation
Cholezystitis
Pankreatitis
Appendizitis
subhepatischer Abszeß
Stauungsleber
Leberruptur
subphrenischer
Abszeß

Pankreatitis
Milzinfarkt
Herzinfarkt
Milzruptur
Pleuritis
Nierenbeckenstein
Pyelitis
perinephritischer
Abszeß

Appendizitis
M. CROHN
MECKELsches Divertikel
Invagination
Gallenblasenperforation
Lymphadenitis mesenterica
Mittelschmerz
Tubargravidität

Sigmadivertikulitis
Rektosigmoidkarzinom
Ureterstein
Adnexitis
inkarzerierte Hernie
stielgedrehte Ovarial-
zyste
Hodentorsion
Psoasabszeß

Abb. 4-28: *Aktutes Abdomen.* Topographische Zuordnung von Schmerzlokalisation u. Krankheitsursache

bretthartem Bauch ein → Tachykardie, Blutdruckabfall.

3. *Ischämie* v. a. von Dünn- u. Dickdarm, führt zu heftigem Schmerz, zunächst ohne Peritonitis, Lebensgefahr.

Beispiel: Der *Mesenterialgefäßverschluß* wird lebensbedrohlich durch die komplette Darmwandischämie, aus der sich eine diffuse Peritonitis entwickelt.

4. *Blutung* in die freie Bauchhöhle bei Milzruptur od. rupturiertem Aortenaneurysma rufen durch die plötzliche Druckvermehrung u. Raumforderung einen heftigen Peritonismus mit Schmerz u. Abwehrspannung hervor. Lebensgefahr!

5. *Stumpfes Bauchtrauma:* immer auf intraabdominale Blutungen verdächtig → rasche Zunahme des Bauchumfanges (→ Messen in Nabelhöhe!)! Bes. Begleitverletzungen wie Rippenserienfraktur auf der li. Seite mit Milzverletzung sind auf eine Blutung hin verdächtig.

Eine besonders sorgfältige Beobachtung bereits am Unfallort und auf dem Transport ist notwendig.

6. *Perforierendes Bauchtrauma:* Bei Verletzung mit Darmvorfall ist die Diagnose einfach. Ein Zurückdrängen des Darmes in die Wunde sollte nicht versucht werden. Das Abdecken mit sterilen Tüchern ist ausreichend. Keine weitere ambulante Diag., sondern Einweisung!

> *Praxishinweis:* Charakteristisch ist die Trias **1.** plötzlicher Beginn, **2.** rasche Bauchumfangzunahme, **3.** Volumenmangelschock. Keine Facies abdominalis!

Anamnese: Ulkuskrankheit, Einnahme nichtsteroidaler Antirheumatika (Diclofenac, Acetylsalicylsäure), Herzrhythmusstörungen mit peripheren Embolien.

Klinik: Palpatorisch reicht das Spektrum vom bretthartem Bauch bis zur eher diskreten Abwehrspannung.

Diagnostik

- keine Zeit verlieren, keine ambulante Diagnose
- keine Analgetika, Nahrungskarenz.

> **Therapien**
>
> **1.** *Intraabdominale Blutung:*
> ▷ Klinikaufnahme (Chir.)
> ▷ Volumenersatz während des Transportes mit Elektrolytlösungen
> ▷ Ggf. Sedierung mit Diazepam
> ▷ Information über Funk.

> **2.** Unmittelbare Lebensgefahr bei allen anderen Ursachen des Akuten Abdomens besteht nicht:
> ▷ Volumenersatz, um die Verschiebungen in das Darmlumen aufzufangen.
> ▷ Klinikaufnahme.

DD: Tab. 4-13.

Extraabdominale Krankheiten ausschließen durch Labor- (Hb, Leukozyten, Enzyme), Rö.-Untersuchung (Abdomenübersicht).

➤ Herzinfarkt
➤ Pneumonie, Pleuritis
➤ Coma diabeticum.

> *Praxishinweis:* Bei Akutem Abdomen sofortige Klinikeinweisung, keine Opiate, zurückhaltend Analgetika einsetzen, sofern die Diagnose nicht feststeht u. Nahrungskarenz!

Abdominaltrauma

Häufigkeit: Im Gegensatz zu den USA (80% *penetrierende Verletzungen*) überwiegen in Eu-

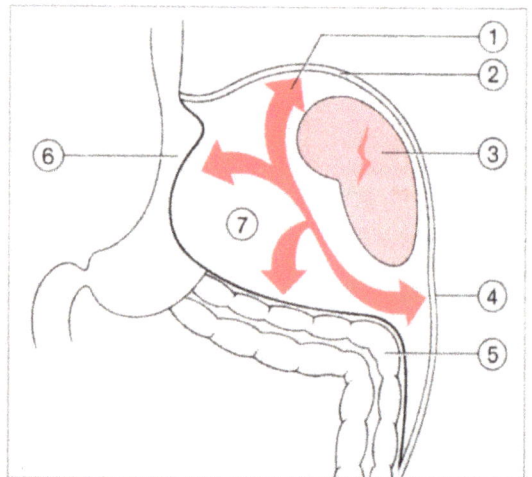

Abb. 4-29: Milzruptur. Klin. u. röntgenologische Zeichen: **1** Phrenikusreizung (Schulterschmerz), **2** Zwerchfellhochstand, **3** Druckschmerz, **4** Flankendämpfung, **5** kaudale Verdrängung der li. Kolonflexur, **6** mediale Verdrängung des Magens, **7** Dämpfung im li. Oberbauch (n. Th. Karavias)

Tab. 4-13: *Akutes Abdomen.* DD akuter Bauchschmerzen nach der Lokalisation (aus Pschyrembel Klinisches Wörterbuch, 258. Aufl.)

Lokalisation	Erkrankung
Oberbauch	
rechts	perinephritischer, subhepatischer od. subphrenischer Abszeß, Ulkusperforation, Appendizitis, Cholezystitis, Leberruptur, Stauungsleber, Pankreatitis, Pleuritis, Pyelitis, Nierenbeckenstein
Mitte	Angina pectoris, Herzinfarkt, Hiatushernie, Ösophagusperforation, Pankreatitis, Pleuritis, Ulkusperforation
links	perinephritischer od. subphrenischer Abszeß, Herzinfarkt, Milzinfarkt od. -ruptur, Pankreatitis, Pleuritis, Nierenbeckenstein, Pyelitis
Unterbauch	
rechts	Appendizitis, Enteritis regionalis Crohn, Meckel-Divertikel, Gallenblasenperforation, inkarzerierte Hernie, Psoasabszeß, Hodentorsion, Invagination, Lymphadenitis mesenterica, Adnexitis, stielgedrehte Ovarialzyste, Tubargravidität, Ureterstein
Mitte	Bauchaortenaneurysma, Mesenterialinfarkt, mechanischer Ileus
links	inkarzerierte Hernie, Hodentorsion, Adnexitis, stielgedrehte Ovarialzyste, Tubargravidität, Psoasabszeß, Rektosigmoidkarzinom, Sigmadivertikulitis, Ureterstein

ropa die *stumpfen Abdominalverletzungen* durch Verkehrsunfälle, häufig als Mehrfachverletzung (20–30%).

Stumpfes Bauchtrauma

Verletzungshäufigkeit. Milz 25% (Abb. 4-29), Leber 15%, Mesenterium 13%, Nieren 12%.

Klinik

- Milzruptur (s. Abb. 4-29).
- *Symptomatik* wie Akutes Abdomen (s. dort).
- *Bauchumfang* nimmt bei Blutungen in die freie Bauchhöhle rasch zu → in Nabelhöhe messen!
- Ggf. *Rippenserienfraktur* (als Begleitverletzung).
- *Milzverletzung* bei linksseitigem Trauma möglich.

Therapie

▷ Beobachtung am Unfallort u. Transport!
▷ Volumenersatz → einzig sinnvolle notärztliche Maßnahme.
▷ Klinik informieren.

Perforierendes Bauchtrauma
Therapie

▷ Abdecken mit sterilen Tüchern
▷ Kliniktransport.

4.10.2 Gastrointestinale Blutungen

Blutungsquelle ist in 85% (!) der *obere Magen-Darm-Trakt* mit Ösophagus, Magen, Duodenum (Abb. 4-30); in 15% Jejunum, Ileum u. Dickdarm.

Obere gastrointestinale Blutung. Leitsymptome sind 1. *Hämatemesis* u. (bei Massivblutung), 2. *Melaena.*

Starke Blutung aus Duodenum, Magen, oberen Dünndarm kann ohne Bluterbrechen einhergehen → massiver *Blutstuhl.* Wird hellrotes Blut erbrochen, ist an *Ösophagus-* od. *Hypopharynxblutung* zu denken.

Die *Ösophagusvarizenblutung* ist die häufigste obere Gastrointestinalblutung!

Anamnese: Fremdanamnese erheben: Medikamente, frühere Blutungsepisoden bei bekannten od. nachgewiesenen Ulzera od. Leberkrankheiten.

ww

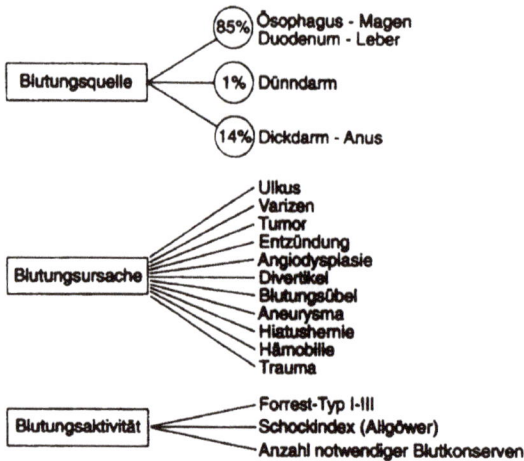

```
                    (85%) Ösophagus - Magen
                          Duodenum - Leber
  ┌──────────────┐
  │ Blutungsquelle │◄───  (1%) Dünndarm
  └──────────────┘
                    (14%) Dickdarm - Anus

                          Ulkus
                          Varizen
                          Tumor
                          Entzündung
  ┌──────────────┐        Angiodysplasie
  │ Blutungsursache │◄──── Divertikel
  └──────────────┘        Blutungsübel
                          Aneurysma
                          Hiatushernie
                          Hämobilie
                          Trauma

  ┌──────────────┐        Forrest-Typ I-III
  │ Blutungsaktivität │◄── Schockindex (Allgöwer)
  └──────────────┘        Anzahl notwendiger Blutkonserven
```

Abb. 4-30: *Gastrointestinale Blutung* mit Blutungs-quellen, -ursachen u. -aktivität

Klinik: Bluterbrechen! Das von den Varizen drainierte Blut ist Pfortaderblut u. weit weniger reduziert als das des Kavakreislaufs; es ist als venöses Blut nicht ohne weiteres zu erkennen.

Therapie

▷ eine Blutstillung ist für den Notarzt nicht möglich!

▷ Sedierung

▷ Transport mit leicht angehobenem Oberkörper

▷ stabile Seitenlage bei fortgesetztem Erbrechen

▷ Intubation nur im Extremfall, da höchste Aspirationsgefahr besteht.

Cave: Keine Magensonde, da Aspirationsgefahr.

Untere gastrointestinale Blutung. Das Absetzen von Blut per anum beeindruckt weit weniger als Bluterbrechen. Die Blutungen sind selten lebensbedrohlich.

Klinik

■ Inspektion, digital-rektale Untersuchung → Hämorrhoiden.

Diagnostik

■ Endoskopie: Anoskopie, Rektoskopie, Koloskopie.

Therapie

▷ Klinikeinweisung!

5 Akute Störung des Bewußtseins

Definition: Das Bewußtsein kann *qualitativ* (Wahrnehmung, Orientierung, Merk- u. Denkfähigkeit) und *quantitativ* gestört sein. *Quantitative Bewußtseinsstörungen* sind (zunehmender Schweregrad, s. u.): **1.** Benommenheit, **2.** Somnolenz, **3.** Sopor u. **4.** Koma mit den Stadien I–IV.

Bewußtseinsstörung heißt Funktionsstörung von Großhirnhemisphären, oberem Hirnstamm od. beiden Regionen.

Ursache: Meist sek. *Hirnstammschädigung* durch intra- oder extrakranielle (z. B. Herzstillstand) Krankheiten.
Intrakranielle Krankheiten (lokale, diffuse Ischämie, Blutung, Tumor, STH, Enzephalitis, Hirnabszeß, -ödem) können mit einer *Hirndrucksteigerung* einhergehen und über eine *transtentorielle Einklemmung* zur Hirnstammschädigung führen (Abb. 5-1).

Pathophysiologie: s. Kap. 5.2, S. 187.

5.1 Leitsymptom, Erstmaßnahme

G. Krämer

5.1.1 Leitsymptome

Allgemeines neurologische Leitsymptom: 1. Hirndruckzeichen, **2.** Meningismus, **3.** pathologischer Atmungstyp, **4.** Hirnstammreflex, **5.** gestörte Motorik (pathologische Körperhaltungsmuster), **6.** zerebraler Anfall, **7.** Bewußtseinsstörung.

Spezielles neurologisches Leitsymptom → **Herdsymptom: 1.** Lähmung, **2.** Augenbewegungsstörung, **3.** Pupillenanomalie, **4.** fokaler epileptischer Anfall.

Allgemeines neurologisches Leitsymptom

1. Hirndruckzeichen. *Hirndrucksteigerung* ist Λusdruck der *intrakraniellen Druckerhöhung*, der das Gehirn nicht ausweichen kann:

- Kopfschmerz, Brechreiz mit Erbrechen, Benommenheit, Sehstörung mit Verschwommensehen od. Doppelbildern, ggf. Nackensteifigkeit.

Kopfschmerz. Weniger Intensität als Entwicklung u. Qualität sind beachtenswert:. Ein intermittierender, nur morgens (nach dem Aufstehen) vorhandener Schmerz wechselt in ein dauerndes dumpfes Druckgefühl.

Brechreiz. Meist Hirndruckspätsymptom (Ausnahme: Verschlußhydrozephalus, primär infratentorielle Schädigung). Wie beim Kopfschmerz findet sich oft eine morgendliche Betonung.

Ein als typisch beschriebenes *schwallartiges* Erbrechen ist Ausnahme.

Benommenheit. Dahinter verbergen sich oft Phasen von allgemeiner Unsicherheit, Konzentrationsstörung bzw. „Verwirrung" oder unsystematischer Schwindel.

Sehstörung. Verschwommensehen, Doppelbilder, Gesichtsfeldausfall sind am häufigsten.

2. Meningismus (Nackensteifigkeit). Unwillkürliche Einschränkung der Nackenbeweglich-

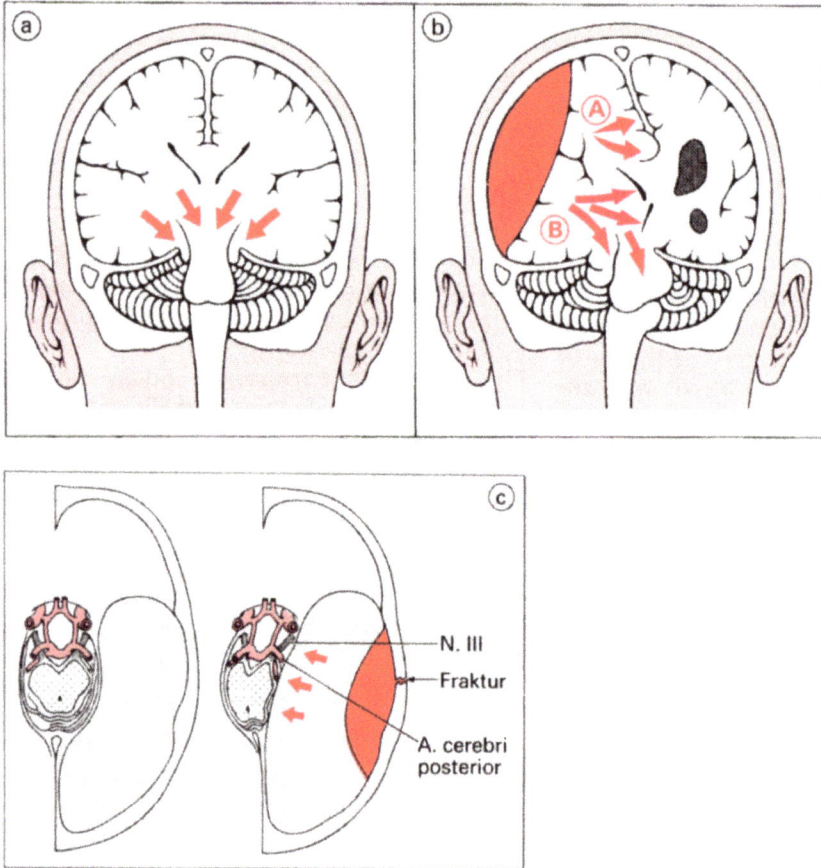

Abb. 5-1: *Hirnmassenverschiebung* bei supratentorieller Raumforderung: **a.** *Tentorielle Herniation* bei diffusem Hirnödem → Temporallappenkompression des Mittelhirns. **b.** *Laterale Herniation*: **A** Verlagerung des Gyrus cinguli zur Gegenseite, **B** Kompression des Mittelhirns. **c.** *Laterale Herniation* mit Kompression der A. cerebri post. u. Dehnung des N. oculomotorius

keit bzw. Widerstand bei passivem Vorbeugen des Kopfes am liegenden Patienten

Ursachen: Die häufigsten nichttraumatischen Ursachen sind:

- Meningitis, Enzephalitis.
- Subarachnoidalblutung.
- HWS-Fraktur nach Trauma.
- Intrakranielle Raumforderung.

Diagnostik

Praxishinweis

- *Brudzinski-Nackenzeichen.* Reflektorische Beugung der Beine in den Kniegelenken bei Anheben des Kopfes (passive Beugung im Nacken).
- *Kernig-Zeichen.* Unmöglichkeit der aktiven Streckung des Beins im Kniegelenk bei sitzendem oder (mit im Hüftgelenk gebeugtem Bein) liegendem Patienten; bei passiver Hebung des gestreckten Beins im Hüftgelenk wird das Knie zur Entdehnung des N. ischiadicus gebeugt.
- *Lasègue-Zeichen.* Durch Dehnung des N. ischiadicus (bei Anheben des gestreckten Beins des liegenden Pat.) ausgelöster Schmerz in Gesäß, Oberschenkel, Rükken.

- *Dreifuß-Zeichen.* Unmöglichkeit zu sitzen, ohne daß die Arme hinter dem Gesäß dreifußartig aufgestützt werden.
- *Kniekußphänomen.* Unvermögen, bei angewinkelten Beinen die Knie mit dem Mund zu berühren.
- *Fundoskopie.* Beweisend für eine Hirndrucksteigerung ist die Stauungspapille.

3. Atemstörungen. 5 pathologische Atmungstypen (Abb. 5-2):

- *Cheyne-Stokes-Atmung* (s. Abb. 1-2, S. 4). Zyklen mit An- u. Abschwellen der Atemtiefe, die durch Apnoe-Pausen unterbrochen werden.
- *Zentrale Hyperventilation* (→ Maschinenatmung). Abnorm schnelle u. tiefe Atmung.
- *Ataktische Atmung.* Völlig unregelmäßige u. oft unzureichend tiefe Atmung.
- *Kussmaul-Atmung* (s. Abb. 1-2, S. 4). Mit sehr tiefen u. häufig auch schnellen Atemzügen Ähnlichkeit mit Hyperventilation

(meist bei metabolischer Azidose bzw. metabolisch-endokrinologischer Bewußtseinsstörung).

- *Flache Atmung.* Am ehesten auf Intox. verdächtig.
- *Biot-Atmung* (s. Abb. 1-2, S. 4). Kräftige Atemzüge von gleicher Tiefe werden von Atempausen unterbrochen.

4. Hirnstammreflexe: **1.** Kornealreflex, **2.** Lichtreaktion der Pupille, **3.** okulozephaler, **4.** vestibulookulärer Reflex.

a) *Kornealreflex.* Beurteilt werden *N. trigeminus* (→ Afferenz) u. *N. facialis* (→ Efferenz), einschließlich deren Hirnstammverschaltung:

- Im Koma zunächst (meist bilateral) Abschwächung, dann Ausfall.

b) *Okulozephaler Reflex* (syn. Puppenkopf-Phänomen). Konjugierte Abweichung der

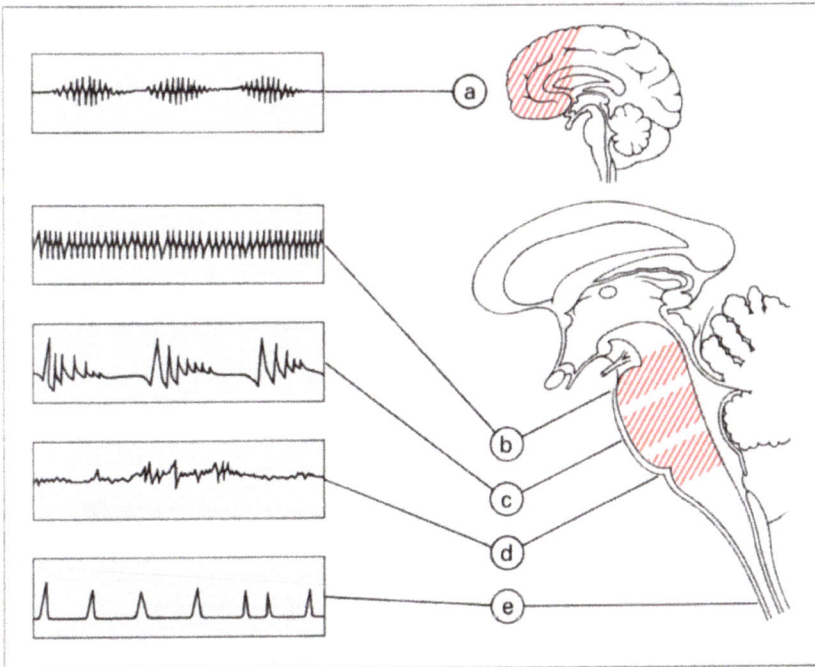

Abb. 5-2: *5 zentrale Atemstörungen mit pathologischen Atmungstypen;* **a.** *Cheyne-Stokes-Atmung* (→ diffuse Frontalhirnläsion), **b.** *Maschinenatmung* bei neurogener Hyperventilation (Mittelhirnsyndr., s. Abb. 5-5), **c.** *Biot-Atmung:* unregelmäßige Atmung mit apnoischen Pausen bei unterer Ponsschädigung), **d.** *ataktische Atmung* (→ Medulläläsion), **e.** *Schnappatmung* (→ spinale Ersatzatmung bei Ausfall des Atemzentrums)

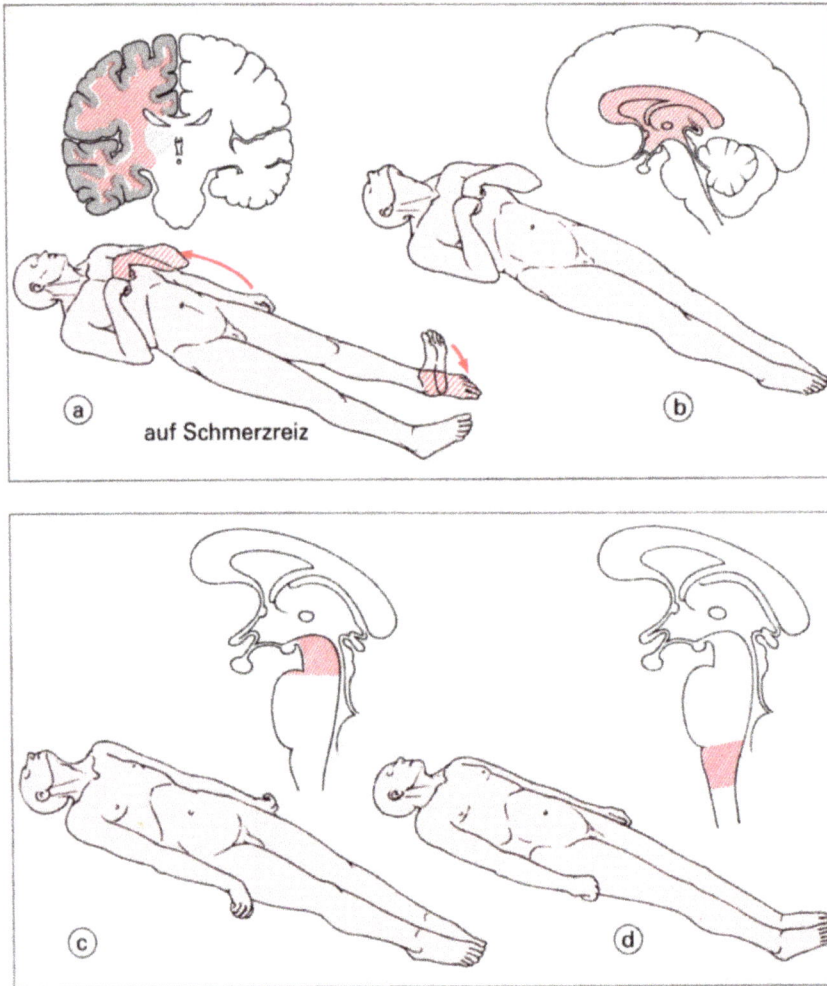

Abb. 5-3: *Störungen der Motorik* bei fortschreitender Hirnschädigung; **a.** Pyramidenbahnläsion auf Schmerzreiz (dunkelgrau), **b.** Zwischenhirnläsion (→ *Dekortikationshaltung*, s. Abb. 5-4), **c.** Mittelhirnläsion (→ *Dezerebrationshaltung*), **d.** *Bulbärhirnläsion* (s. Abb. 5-6)

Augen entgegen einer Drehbewegung des Kopfes:

- Im Koma (abhängig von Stadium, geschädigter Struktur) Ausfall → Augenlider folgen der Kopfbewegung (s. Abb. 5-8).

c) *Vestibulookulärer Reflex* (nur bei intaktem Trommelfell durchführen!). Spülung des äußeren Gehörganges mit eiskaltem Wasser:

- Nystagmus mit schneller Komponente zur Gegenseite wird (mit Funktionsstö-

rung des Hirnstamms) schwächer u. erlischt (s. Abb. 5-4).

5. Motorik. *Pathologische Haltungsmuster* kennzeichnen die veränderte Motorik Bewußtseinsgestörter (Abb. 5-3); sie manifestieren sich nach Schmerzreiz, später spontan:

a) *Dienzephale Schädigung* (→ *Dekortikationshaltung* in Analogie zu tierexperimenteller Untersuchung):

- Beugesynergismus der Arme
- Strecksynergismus der Beine.

b) Mesenzephale Schädigung (→ Dezerebrationshaltung in Analogie zu tierexperimentellem Befund):

- Strecksynergismus der Extremitäten mit innenrotierten Armen.

Die als Seitenhinweis verwertbaren *Lähmungen* werden unter den *Herdsymptomen* besprochen (s. Kap. 5.1.2., S. 186).

Generalisierte tonisch-klonische epileptische Anfälle (s. Kap. 5.3.2, S. 221) sind ein unspezifisches Haupt- oder Begleitsymptom unterschiedlicher struktureller oder metabolischer Störungen des Gehirns.

6. Epileptischer Anfall

Grand mal-Anfall. Notfallmedizinisch relevant ist v. a. der *generalisierte tonisch-klonische* (= Grand mal-) *Anfall:*

- Bewußtlosigkeit → Muskeltonusverlust (Hinstürzen) → Muskelversteifung (tonische Phase) → rhythmische Zuckungen (klinische Phase) → Terminalschlaf.

Mit der Bewußtlosigkeit tritt ein Tonusverlust der Muskulatur ein, ggf. Hinstürzen. An eine etwa halbminütige tonische Phase mit Versteifung der Muskulatur schließt sich ein bis zu 3 min dauerndes klonisches Stadium an mit rhythmischen Zuckungen der Extremitäten. Am Ende steht eine postparoxysmale Umdämmerung, oft mit Terminalschlaf.

DD: Der epileptische Anfall ist der häufigste neurologische Notfall, klingt aber meist spontan bis zum Eintreffen des Arztes ab. Daher ist retrospektiv zu klären, ob es sich um einen solchen gehandelt hat.

- Für einen Anfall sprechen: **1.** bekannte Epilepsie, **2.** Anamnese, **3.** Befund: Der *laterale* Zungenbiß ist weitgehend, das EEG im Anfall definitiv beweisend. Urinabgang u. „allgemeiner" Zungenbiß kommen auch bei anderen Bewußtseinsstörungen vor.

7. Bewußtseinsstörung

Einteilung (s. Def.; die quantitativ stärkste Störung, *Koma,* wird weiter unterteilt, ebenfalls in *4 Stadien*).

a) *Benommenheit.* Verlangsamte und unpräzise Reaktion.

b) *Somnolenz.* Benommenheit *plus* Schläfrigkeit, Reaktion auf laute Ansprache

oder leichten Schmerzreiz, einfache Aufforderung wird befolgt.

c) *Sopor.* Tiefschlaf, kurzzeitige und durch starken äußeren oder Schmerzreiz hervorgerufene Erweckbarkeit.

d) *Bewußtlosigkeit* (= Koma). Keine Erweckbarkeit, adäquate Reaktion auf äußeren Reiz.

Praxishinweis: Starke Schmerzreize anwenden: **1.** Kneifen und Drehen einer Hautfalte, **2.** Nagelbettdruck, **3.** Kneifen des Nasenseptums.

In *oberflächlichen Komastadien* ruft starker Schmerzreiz eine gezielte Abwehrbewegung; Hirnstammreflexe (Pupillenreaktion auf Licht, Kornealreflex) u. Spontanatmung sind erhalten.

Mit fortschreitender Funktionsstörung od. mechanischer Einklemmung (bei Raumforderungen) von Gehirnteilen (s. Abb. 5-1) lösen Schmerzreize, häufiger *Beuge- od. Strecksynergismen* der Extremitäten aus, die nicht mit zerebralen Anfällen zu verwechsel sind. Ausgedehnte primär infratentorielle Prozesse in der hinteren Schädelgrube führen meist rasch zu einer Bewußtseinstrübung bis zum Koma.

Komastadien I-IV

Stadium I → *dienzephales Syndrom* (Abb. 5-4):

- Schmerzreiz wird gezielt od. mit Beugesynergismus abgewehrt
- Hirnstammreflexe sind auslösbar
- Bulbusstellung normal, Atmung regelrecht (ggf. Cheyne-Stokes-Atmung).

Stadium II → *Mittelhirnsyndrom* (Abb. 5-5):

- Schmerzreiz wird ungezielt oder mit Strecksynergismus abgewehrt
- Okulo-, Pupillomotorik sind gestört
- lokaldiagnostische Hinweise sind i. d. R. nicht zu erheben
- meist Maschinenatmung (s. o.).

Stadium III → *Bulbärhirnsyndrom* (Abb. 5-6):

- keine motorische Entäußerung, keine Abwehrreaktion
- Pupillen weit, reagieren nicht auf Licht
- keine weiteren Hirnstammreflexe auslösbar

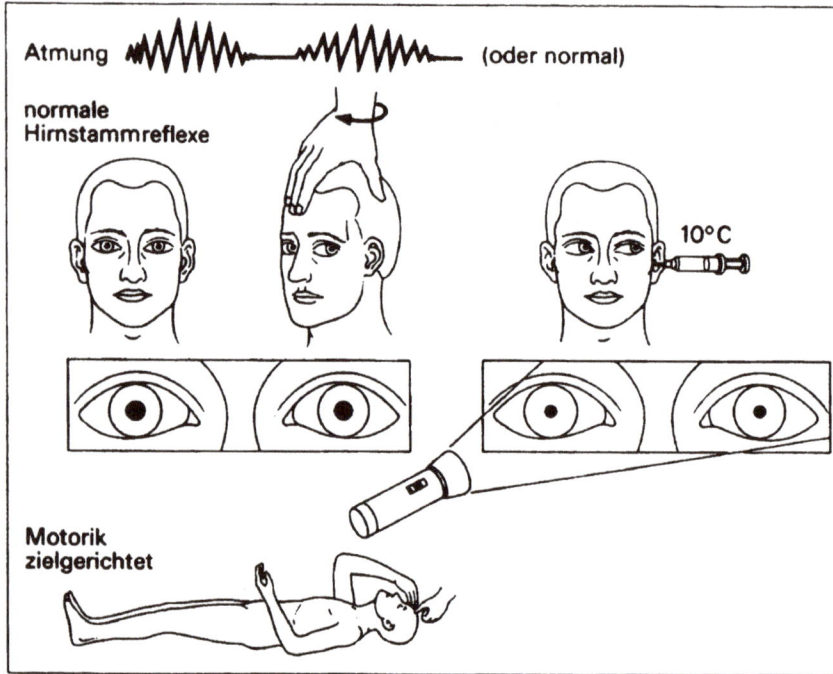

Abb. 5-4: *Dienzephales Syndrom* (→ Komastad. I) mit normaler (ggf. Cheyne-Stokes-) Atmung, normalen Hirnstammreflexen, regelrechter Bulbusstellung, gezielter motorischer Schmerzabwehr, ggf. Beugesynergismen (s. Abb. 5-7)

- Atmung schwach, unregelmäßig (ataktisch).

Stadium IV → *Hirntod* (Abb. 5-7):

- alle Hirnstammreflexe sind erloschen
- keine Spontanatmung
- Temperatur-, Blutdruckregulation sind ausgefallen.

Herdsymptome

Definition: s. Kap. 5.1.1, S. 177

Herdsymptome (→ spezielle neurologische Leitsymptome): 1. Lähmung, 2. Augenbewegungsstörung, 3. Pupillenanomalie, 4. Hirnstammreflexe, 5. fokaler epileptischer Anfall.

8. Lähmung

Hemiparesen werden auch im Koma nachgewiesen:

- Außenrotation der Extremität
- abgeschwächte Schmerzreaktion der betroffenen Seite

- gelähmte Extremität fällt wie ein „nasser Sack", wenn sie hochgehoben u. losgelassen wird
- *einseitige Pyramidenbahnläsion* ist an fehlender Fluchtreaktion nach ipsi- u. kontralateralem Schmerzreiz erkennbar. Ausfall nur bei ipsilateralem Reiz deutet auf eine sensible Halbseitenstörung hin
- *doppelseitige Pyramidenbahnläsion.* Im kaudalen Hirnstamm fehlt jede Reaktion
- Muskeleigenreflexe in der Akutphase meist wenig verläßlich
- einseitiges Babinski-Zeichen ist wichtiger Halbseitenbefund
- ggf. kann der einzige Seitenhinweis in einer unterschiedlichen Lichtreaktion der Pupillen od. Abschwächung des Kornealreflexes bestehen
- bei Intox., metabolischer Störung und Hypoxien fehlen Lokalsymptome.

Paradoxe Hemiparese. Erweiterte und auf Licht verzögert reagierende Pupille mit gleich-

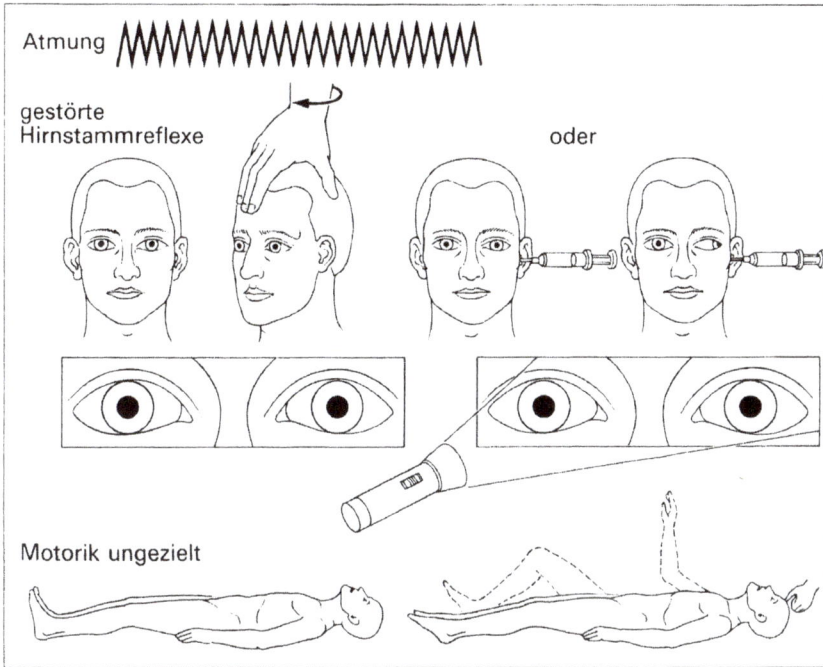

Abb. 5-5: *Mittelhirnsyndrom* (→ Komastad. II) mit Maschinenatmung, gestörter Pupillenmotorik, Strecksynergismen

seitiger Halbseitenlähmung → Druck des Tentoriums gegen das von der Gegenseite herübergepreßte Hirn.

> *Praxishinweis:* Bei fehlender Übereinstimmung zwischen Lähmungsseite und Pupillenstörung ist letztere der verläßlichere Seitenhinweis.

9. Augenbewegungsstörung

Augenstellung, -motilität. In oberflächlichen Komastadien stehen die Bulbi oft divergent oder zeigen „schwimmende" Bewegungen beider oder auch nur eines Auges in horizontaler, vertikaler oder unterschiedlicher Richtung (→ Phänomene sind ohne lokaldiagn. Wert).

> Die Augenmotilitätstörung beruht auf Schädigungen der *Hirnnerven III, IV, VI* einschließlich ihrer Kerngebiete oder der übergeordneten Zentren und läßt sich deshalb diagn. verwerten:

Okulomotoriusparese (*3 Formen* → komplette, äußere, innere)

a) *Komplette O.* (→ peripher verursacht).

- Ptosis mit Abweichen des gleichseitigen Auges nach außen (→ Überwiegen des vom N. abducens versorgten M. rectus lateralis).
- Erweiterte, lichtstarre Pupille (s. u.).

b) *Äußere O.* (→ *Schädigungen* im Kerngebiet).

- Autonome Innervation von Pupille u. Ziliarmuskel sind erhalten.

c) *Innere O.* (→ *peripher* verursacht).

- Pupillenerweiterung mit fehlender Lichtreaktion bei normaler Bulbusstellung und -motilität (s. Pupillenanomalie).

Abduzensparese. Einseitig (selten beidseitig), meist *posttraumatisch*:

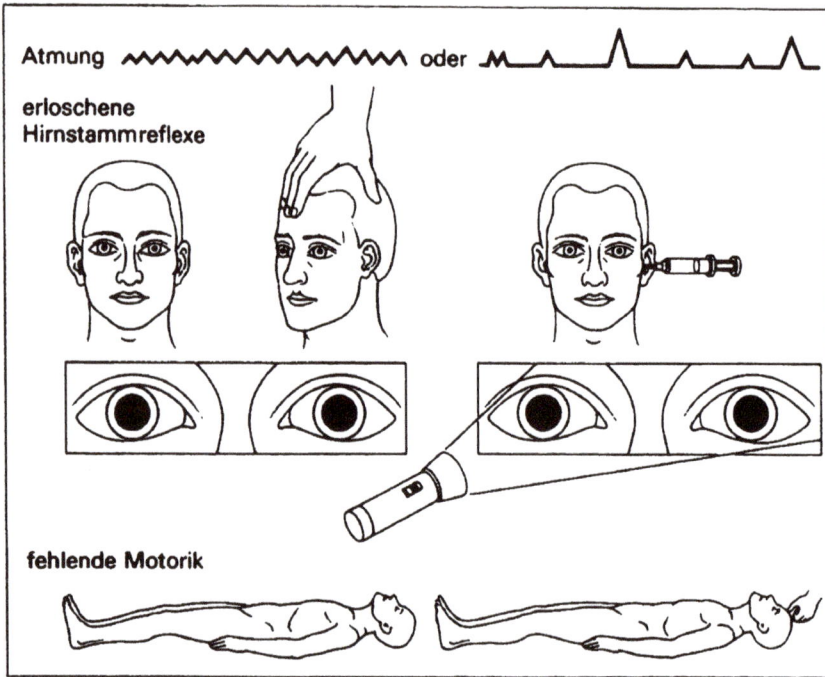

Abb. 5-6: *Bulbärhirnsyndrom* (→ Komastad. III) mit ataktischer Atmung, weiten reaktionslosen Pupillen, Areflexie, erloschener Motorik (s. Abb. 5-5, 6)

- Abduktion unmöglich (Auge bleibt „hängen": M. rectus lat. fällt aus).
- Adduktion (N. III) ist möglich ist.

Im Gegensatz zur Okulomotorius- beruht eine akute Abduzensparese nur ausnahmsweise auf einer schwerwiegenden Grundkrankheit, abgesehen von Traumen.

Trochlearisparese. Noch seltener als bei N. VI. kommt es zu einer isolierten Trochlearisparese:

- geringe Fehlstellung des Auges nach oben u. innen.

Blickparese. Konjugierte Abweichung der Augen nach einer Seite (→ *déviation conjuguée*) weisen beweisen eine strukturelle Hirnschädigung.

- *Hemiparese mit Großhirnläsion* (meist fronto-temporal) → Blickabweichung zur gesunden Seite → „schaut seinen Herd an".
- *Hirnstammläsion* → Blickabweichung zur gelähmten Seite.

- *Pontine Schädigung* → beidseitige horizontale Blickparese (Augen werden nicht aus der Mittelstellung bewegt).

Einseitige konjugierte Augenbewegungen sind nur in Verbindung mit anderen Befunden lokaldiagnostisch verwertbar.

10. Pupillenanomalie

Ursache sind ggf. Medikamente → *Mydriatika* (neben Parasympatholytika z. B. Pethidin, Phenothiazine und einige Antidepressiva) oder *Miotika* (z. B. Opiate, Reserpin, Cholinesterasehemmer).

Pupillenveränderungen haben lokaldiagn. Wert (Abb. 5-8).

a) Pupillenerweiterung (→ *Mydriasis*).

Einseitige Mydriasis. Ihr kommt die größte Bedeutung zu, meist durch Reizung parasympathischer Fasern des N. III. *Ursachen:*

- Raumforderung

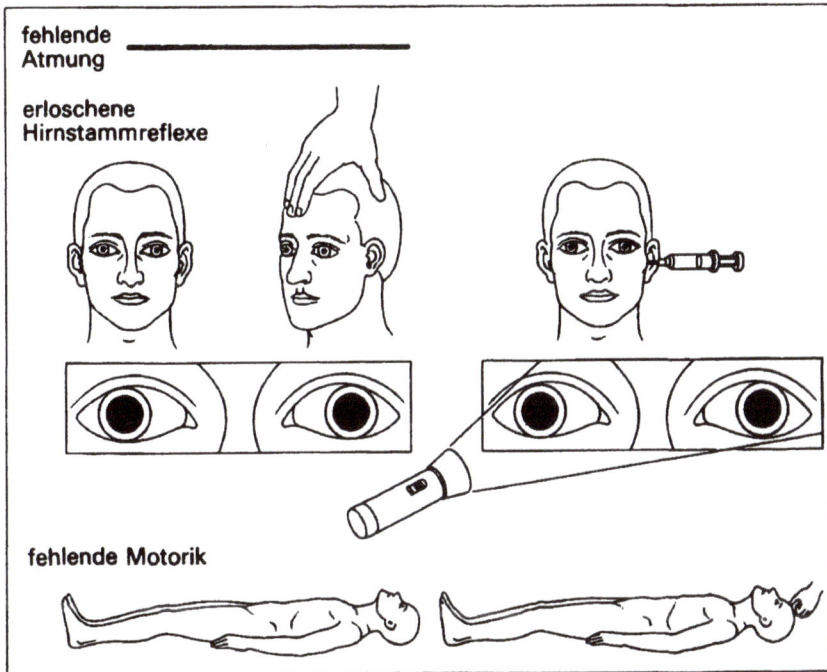

Abb. 5-7: *Hirntod* (→ Komastad. V). Keine Atmung, Hirnstammreflexe u. Motorik, weite reaktionslose Pupillen

Abb. 5-8: *Pupillenstörung* bei Hirnläsion

- Intrakranielles Karotisaneurysma → Rupturgefahr bei fehlender Lichtreaktion u. periorbitalem Schmerz.

DD

➤ *Adie-Syndrom* Abgeschwächte oder fehlende Muskeleigenreflexe, keine neurologischen Ausfälle.

➤ *Trauma des N. oculomotorius* in der Orbita → andere Lokalhinweise.

Bilaterale Mydriasis. Vielfältiges Symptom, z. B. bei Intox., Grand mal-Anfall, allgemeiner Hypoxie, Komastadien III, IV.

b) Pupillenverengung (→ *Miosis*).

Einseitig

- Horner Syndrom, gleichzeitig Ptosis
- Warnzeichen einer zerebralen Raumforderung vor Einklemmung.

Beidseitig

- pontine Hirnstammschädigung (meist Blutung mit max. Miosis ohne Lichtreaktion).

Praxishinweis: Keine Mydriatika zur Beurteilung des Augenhintergrundes verwenden! Sie verschleiern den Befund (Pupillenweite u. Lichtreaktion) u. entwerten ein Leitsymptom für drohende Hirnstammeinklemmung (Erweiterung u. Reaktionslosigkeit der gleichseitigen Pupille).

11. Hirnstammreflexe

Negativer einseitiger Kornealreflex bei intaktem Fazialis (Gesicht symmetrisch, Augenschluß gelingt beidseits) bei:

- kontralateraler Großhirnhemisphären-,
- ipsilateraler Hirnstammschädigung.

12. Fokale epileptische Anfälle (motorisch mit Ausbreitung = Jackson-Anfälle)

Im Gegensatz zu den lokalisationsdiagnostisch nicht verwertbaren Grand mal-Anfällen sind diese verwertbar!

Jackson-Anfall. Einfacher fokal-motorischer Anfall (tonische Verkrampfung od. Myoklonie) mit Ausbreitung z. B. von der Hand auf den Arm oder eine Körperhälfte, von distal nach proximal (→ *Jackson-Marsch*).

5.1.2 Diagnostik

Folgender diagn. Algorithmus hat sich bewährt:

- Vitalfunktionen kontrollieren, ggf. stabilisieren
- orientierende körperliche und neurologische Untersuchung.

Befund

- Hautfarbe, -temperatur und Atmung können ätiologische Hinweise geben
- Foetor ex ore bei ex- (z. B. Alkohol) oder endogener Intox. hepatisches, urämisches od. ketoazidotisches Koma

Tab. 5-1: *Klin. Differentialdiagnose* (DD) der Komaursache (n. Mumenthaler)

Entwicklung	Besonderheit	DD
schlagartig	vorher Kopfschmerz	Subarachnoidalblutung, intrakranielles Hämatom (Angiom od. spontan)
	nach Krampfanfall	postiktuales Koma, Anfall u. Koma infolge diverser Ursachen
über Min. bis Std.	zunehmender Kopfschmerz, Schwindel, Übelkeit	intrazerebrales Hämatom, Meningitis/Enzephalitis, Basilaristhrombose
	vorausgegangene Erregung/Verwirrtheit	Intox., Hypoglykämie
	vorausgegangener Herz-/Thoraxschmerz	Herzinfarkt od. Rhythmusstörung mit sek. Hirnembolie
über Tage bis Wochen	zunehmender Kopfschmerz, evtl. Schwindel, Übelkeit	Hirntumor (u. U. mit akutem Verschlußhydrozephalus), chron. Subduralhämatom (Bagatelltrauma reicht!)
	vorausgegangene Erregung/Verwirrtheit	zusätzliche metabolische Störung

- Medikamentenschachtel u. Tablettenrest (Mund, Nähe des Fundortes) sind auf Intox. verdächtig.

- *Fremdanamnese*
  - Krankheiten, Medikamente, Alkohol, Drogen
  - *Zeitliche Umstände u. Abläufe*
    - Bewußtlosigkeitseintritt schlagartig, in Min., Std., Tagen?
    - Trauma od. Vorboten z. B. Zucken od. Verkrampfen?
    - Bestanden vorher Beschwerden, Auffälligkeiten?

DD (Tab. 5-1):

➤ *Hypoglykämie* → Teststreifen, ggf. Glukose i. v. 25–50 ml einer 40%igen Lösung.

➤ Intakte *Pupillomotorik* spricht eher für eine metabolisch-tox. Grundstörung.

➤ *Meningismus* kann in tieferen Komastadien trotz Subarachnoidalblutung od. Meningitis fehlen.

➤ *Halbseitensymptomatik.* Nur einseitige Pyramidenbahnzeichen (Babinski) sind verwertbar.

Glasgow-Komaskala, GCS (Tab. 5-2). Den Schweregrad einer Bewußtseinsstörung bestimmt man mit Punktwerten der *Glasgow-Komaskala: minimal 3, max. 15.* Sie wird auch für die Verlaufsbeobachtung herangezogen.

Tab. 5-2: *Glasgow-Komaskala* (Glasgow Coma Scale = GCS)

Parameter	Punkte	
1. Augen öffnen		
spontan	4	
auf Aufforderung	3	
auf Schmerzreiz	2	
nicht	1	( )
2. Beste motorische Reaktion		
gezielt (Aufforderung)	6	
gezielt (Schmerzreiz)	5	
ungezielt (Schmerzreiz)	4	
(Schmerzreiz)	3	
Strecksynergismus (Schmerzreiz)	2	
keine	1	( )
3. Beste verbale Reaktion		
orientiert	5	
desorientiert	4	
inadäquat	3	
unverständlich	2	
keine	1	
Punkte (Summe)		( )

5.2 Spezielle Erscheinungsbilder

5.2.1 Schädel-Hirn-Trauma (SHT)

H.-J. Hennes, B. Monz

Definition: Oberbegriff für gedeckte (→ Dura mater intakt) und offene (→ Dura mater defekt, Liquorfluß aus Nase oder äußerem Gehörgang, ggf. mit Substanzdefekt der Kalotte) Schädelverletzung, bei der die funktionelle Integrität des Gehirns gestört ist (Abb. 5-9).

GCS. International hat sich die Einteilung nach der *Glasgow Coma Scale* (GCS, s. Tab. 5-2) durchgesetzt, die einfach anzuwenden ist und die Vergleichbarkeit von Therapiestrategien erlaubt.

Einteilung: *3 Schweregrade*, ermittelt nach der *GCS.*

- *Leichtes SHT*   13–15 Punkte
- *Mittelschweres SHT*   9–12 Punkte
- *Schweres SHT*   3–8 Punkte

Der Begriff *Commoti cerebri* als kurzzeitige Funktionsstörung des Gehirns ohne faßbare Läsion mit Bewußtlosigkeit, Amnesie u. ggf. Übelkeit u. Erbrechen ist noch gebräuchlich.

offenes SHT

Pneumatozele

Impressions-
fraktur

Steckschuß
(und Hämatom)

Ödem und
Hirnprolaps
im Trepana-
tionsdefekt

gedecktes SHT

Ödem
(herdförmig oder
generalisiert)

Kontusions-
blutung

epidurales
Hämatom

subdurales
Hämatom

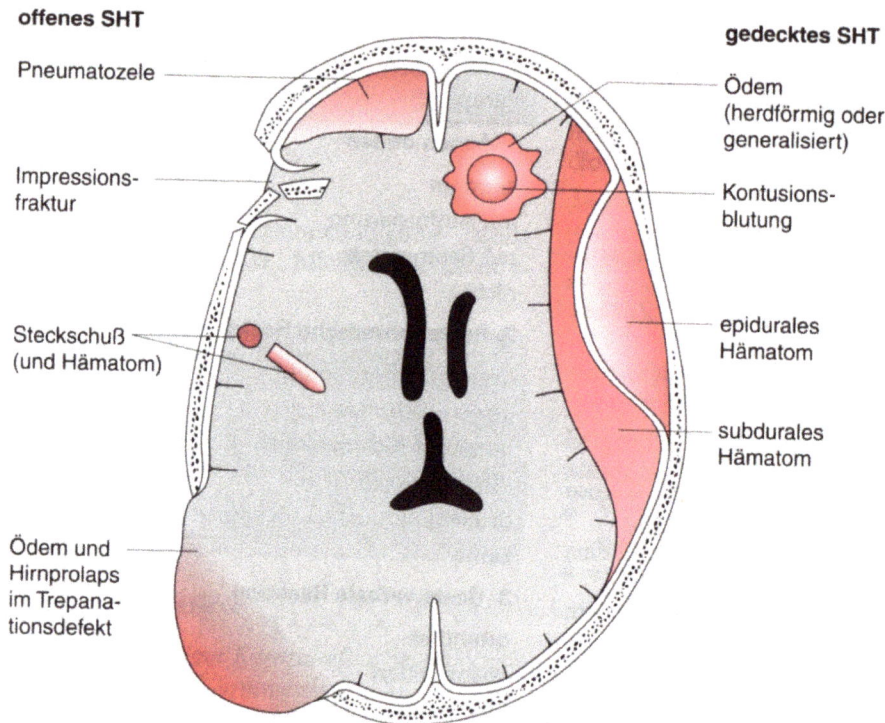

sekundäre Infektion
(eitrige Meningitis, Subduralemphysem, phlegmonöse Enzephalitis, Abszeß, Pyozephalus)

Abb. 5-9: *Offenes* (li.) u. *gedecktes* (re.) *Schädel-Hirn-Trauma* (SHT) und seine Folgen

Häufigkeit: Jährlich sterben ca. 10 000 Menschen an den Folgen eines SHT. In Deutschland erleiden 250–300 000 jährlich ein SHT. Bei 40–60% liegen Begleitverletzungen vor. Bei Polytraumatisierten hat das Ausmaß des SHT entscheidende prognostische Bedeutung. Die Letalität des SHT ist mit 30–40% hoch.

Ursachen

- *Verkehrsunfälle* sind am häufigsten
- *Berufs-, Haushaltsunfälle* u. ä.

5.2.1.1 Pathophysiologie

ICP-Anstieg

- Hirngewebe macht 80% des intrakraniellen Volumens aus, je 10% sind zerebrales Blutvolumen u. Liquor cerebrospinalis.
- *Monro-Kellie-Doktrin.* Bei Ausdehnung eines Volumenanteils verringert sich kompensatorisch das Volumen eines anderen Kompartiments; dadurch bleibt der intrakranielle Druck (*ICP*) konstant.

$$ICP = 0-10\,mmHg.$$

Reserveräume. Sind durch intrakranielle Volumenerhöhung, z. B. Hämatom, die Reserveräume aufgebraucht, steigt der ICP rasch an (Abb. 5-10). Intrakranielle Reserveräume:

- liquorgefülltes Ventrikelsystem
- Zisternen des Subarachnoidalraumes.

Ursachen des ICP-Anstiegs (s. Abb. 5-9): **1.** intrakranielles Hämatom, **2.** Hirnödem, **3.** intrazerebrale Blutvolumenzunahme durch *zerebrale Vasoparalyse.*

Das traumatische Hirnödem ist eine Kombination aus zytotoxischem Ödem mit Schwellung der Zellen und vasogenem Ödem mit Diffusion von Makromolekülen in das Interstitium durch eine gestörte Blut-Hirn-Schranke.

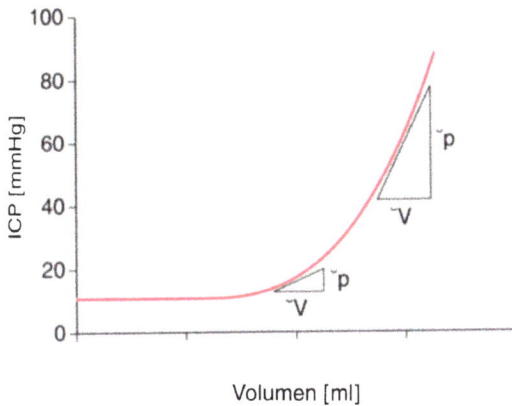

Abb. 5-10: *Intrakranielle Druck-Volumen-Beziehung.* Nach Ausschöpfung der Reserveräume exponentieller Anstieg des intrakraniellen Druckes (ICP)

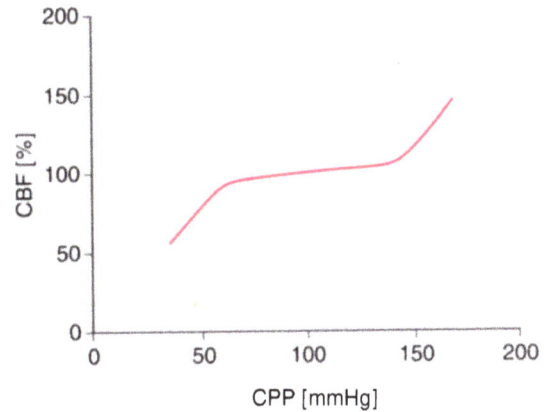

Abb. 5-11: *Autoregulation des zerebralen Blutflusses* (CBF). Bei einem Blutdruck (CPP) von 50–150 mmHg ist der CBF konstant

Folge ist Einklemmung von Hirnsubstanz: Abb. 5-13.

- *Obere od. Mittelhirneinklemmung* → Kompression von Mittelhirn, Hirnschenkeln und N. III durch Herniation von Temporallappenanteilen im Tentoriumschlitz.
- *Untere Einklemmung od. Medulla-oblongata-Einklemmung* (Kleinhirntonsillen komprimieren den Hirnstamm im Foramen magnum) → Atem-, Kreislaufzentren ↓ → Tod.

Zerebraler Blutfluß (CBF)

CPP = MAP-ICP. Der *zerebrale Perfusionsdruck* (CPP) ist die Differenz aus dem art. Mitteldruck (MAP, auf Niveau des äußeren Gehörgangs gemessen) u. dem ICP.

> **CBF.** Der *zerebrale Blutfluß* (50 ml/100 g/min) ist *autoreguliert* und damit unter physiologischen Bedingungen vom CCP unabhängig (Bereiche von Normotonikern: 50–150 mmHg; Abb. 5-11).

CBF-Regulation:
- CBF folgt druckpassiv dem CPP, wenn Autoregulation aufgehoben ist.
- *CPP < 70 mmHg* → *CBF* ↓ (= zerebrale Ischämie). Fällt der MAP od. steigt der ICP, so daß der CPP einen kritischen Wert unterschreitet, resultiert eine zerebrale Minderperfusion, ggf. mit irreversibler Nervenzellschädigung.

> *Praxishinweis:* Bei art. Hypertonie ist die Kurve der Autoregulation zu höheren Blutdruckwerten verschoben → Blutdruckabfall ist bei Hypertonikern besonders gefährlich!
>
> *Cushing-Reflex.* Ausreichender CPP bleibt bei ICP-Erhöhung durch reflektorischen Blutdruckanstieg gewährleistet (→ physiologischer Schutzmechanismus), daher Hypertonie *nicht* bekämpfen.

- p_aCO_2. Regelgröße für die Durchblutung: Regionen mit hohem Metabolismus u. hohem p_aCO_2 erfahren einen CBF-Anstieg durch Vasodilatation (Abb. 5-12).

> *Praxishinweis:* Eine Verdoppelung des p_aCO_2 (40 auf 80 mmHg) führt zu einer Verdoppelung des CBF; eine Halbierung (40 auf 20 mmHg) halbiert den CBF. Diese Abhängigkeit ist nach 6–8 Std. einer induzierten Hypokapnie durch Hyperventilation nicht mehr nachweisbar. Dies erklärt die nur vorübergehende Wirksamkeit der Hyperventilation zur Senkung des erhöhten intrakraniellen Druckes. Die abrupte Beendigung einer Hyperventilation kann zu einem Rebound mit ICP-Anstieg führen.

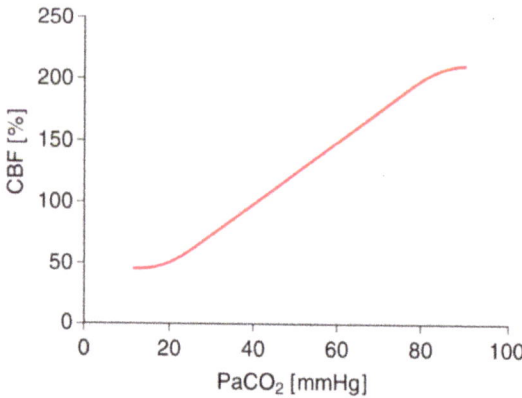

Abb. 5-12: Abhängigkeit des *zerebralen Blutflusses* (CBF) vom arteriellen CO_2-Partialdruck ($paCO_2$)

- *CO_2-Reagibilität.* Die CO_2-Antwort kann bei einem SHT gestört sein, weshalb die Hyperventilation nur unter ICP-Monitoring erlaubt ist. *Ausnahme:* drohende Einklemmung (→ einseitige Pupillenerweiterung) am Notfallort.

Sekundärschaden minimieren! Die primäre Schädigung am Unfallort ist irreversibel. Die Vermeidung einer sek. Schädigung ist das Ziel. Das traumatisierte, ischämische Hirnareal wird von einer ischämischen Zone umgeben, die durch Kollateralen perfundiert wird. Diese sog. *Penumbra* enthält reversibel geschädigtes Hirngewebe, das das Ausmaß der Gewebezerstörung bestimmt.

Hypotonie, Hypoxämie, Hyperkapnie (→ deletäre Trias, Tab. 5-3) lassen den reversiblen Funktionsverlust in der Penumbra in einen irreversiblen Strukturverlust mit Zelluntergang übergehen. Dabei ist eine Hypotonie schwerwiegender als eine Hypoxämie.

Klin.: *Leitsymptome* bei akuter Bewußtseinsstörung sind in Kap. 5.1 beschrieben.

5.2.1.2 Präklinische Therapie

Grundsätze vor Ort

- *Leichtes SHT.* Versorgung durch die RTW-Besatzung, stationäre Überwachung.
- *Mittelschweres u. schweres SHT.* Versorgung durch Notarzt.

Ärztliches Hauptziel ist die Verhinderung einer sek. Hirnschädigung. Dabei treten Medikamente gegenüber der Aufrechterhaltung der Vitalfunktionen in den Hintergrund.

Die deletäre Trias *Hypoxämie, Hypotonie, Hyperkapnie* kann durch Beatmung mit erhöhter inspirat. Sauerstoffkonzentration u. Volumengabe (→ Blutdruck ↑) verhindert werden.

Diagnostik

- Überprüfung der Vitalfunktionen
- Neurologischer Notfallstatus:

  - GCS
  - Pupillen- u. Kornealreflexe
  - Extremitätenbewegung auf Aufforderung od. Schmerzreiz.

- Untersuchung auf Begleitverletzungen „von Kopf bis Fuß".

Alle Befunde im DIVI-Notarzteinsatzprotokoll dokumentieren!

Therapie: Nach *Stufenkonzept* (bei Polytrauma s. Kap. 6.1.1.2, S. 242).

Tab. 5-3: *Schweres SHT.* Sekundärschaden u. Prognose von 699 Patienten (bei Eintreffen im Krankenhaus, n. Chesnut et al.)

Sekundärschaden	Anzahl	gutes Ergebnis	schlechtes Ergebnis	Tod
ohne	456	51,1%	21,9%	27,0%
Hypoxämie	78	44,9%	21,8%	33,3%
Hypotonie	113	25,7%	14,1%	60,2%
beide	52	5,8%	19,2%	75,0%

Vor Transportbeginn erneut GCS protokollieren.

Stufenkonzept zusammengefaßt:

I. Oxygenierung	O₂, ggf. Intubation, Beatmung
II. Kreislauf	Volumenersatzmittel, ggf. Vasopressoren, Katecholamine
III. Analgosedierung	Opioide, Benzodiazepine
IV. Lagerung	Oberkörperhochlagerung 15−30°, ggf. flach (Schock).

Stufenkonzept im Einzelnen:

1. **Atmung sichern.** *Indikation* zur Intubation und Beatmung großzügig stellen:

▷ GCS ≤ 8
▷ Respirat. Insuffizienz bei Begleitverletzung (Thoraxtrauma)
▷ Aspiration
▷ Polytrauma mit SHT
▷ Hubschraubertransport
▷ Analgosedierung.

a) *HWS* beim Bewußtlosen *vor* der Intubation *immobilisieren* (→ stabile Manschette od. durch 2. Helfer, sog. In-Line-Stabilisation).
b) *Intubation* orotracheal.
c) *Intubationshindernis*, häufig erschwerte Intubationsbedingungen: Verletzung des Gesichtsschädels mit Blutung u. Erbrochenem.
d) *Hypnotikum plus Opioid* zur Intubation:

▷ *Thiopental* ist bei Kreislaufstabilität Mittel der Wahl
▷ *Etomidat* bei Kreislaufinstabilität
▷ *Ketamin* im Schock
▷ *Fentanyl* (*Opioide*, s. Kap. 2.4.2.2, S. 36) ist Mittel der Wahl: Wirkungsdauer 20−30 Min., hohe analgetische Potenz, titrierbare Applikation nach Wirkung.

e) *Analgosedierung* mit *Fentanyl plus Midazolam* (Benzodiazepine, s. Kap. 2.4.3.1, S. 46) während Transport u. Diagn., um einem gesteigerten zerebralen Sauerstoffverbrauch durch Angst u. Schmerz entgegenzuwirken.
f) *Beatmung* mit erhöhter inspirat. Sauerstoffkonzentration.

▷ *SaO₂* mind. 95% (Pulsoxymeter). Bei Thoraxverletzung od. nach Aspiration ggf. Beatmung mit 100% O₂.
▷ *PEEP* (5, max. 8 cm H₂O).
▷ Beatmungsspitzendruck ≤ 35 cm H₂O.
▷ Präklinisch grundsätzlich *normoventilieren*. (*Ausnahme:* drohende Einklemmung, s. o).
▷ *pCO₂*. Die Messung des endexspirat. CO₂-Partialdruckes (p_{ET}CO₂) mit einem Kapnometer ist am Notfallort u. während des Transportes empfehlenswert.

Wegen der arterio-alveolären Partialdruckdifferenz wird bis zum BGA-Befund ein endexspirat. Partialdruck von 35 mmHg angestrebt.

g) *Muskelrelaxanz* zurückhaltend einsetzen! Husten u. Pressen unter Beatmung durch Vertiefung der Analgosedierung behandeln.
h) *Succinylcholin* (s. Kap. 2.4.4.2, S. 52) zur Verbesserung der Intubationsbedingungen möglich.

Herz-Kreislauf-Funktion sichern. *Ziel:* Arteriellen Mitteldruck auf mind. 90 mmHg u. systolischen Blutdruck auf mind. 120 mmHg anheben!

Praxishinweis: Eine *Hypovolämie* weist auf Begleitverletzung hin. Beim Erw. ist ein zum Volumenmangel führender *intrakranieller* Blutverlust nicht möglich, aber Galea- u. Mittelgesichtsverletzungen gehen oft mit erheblichen Blutungen einher.

▷ *Volumenersatzmittel geben:* isoosmolare Kristalloide od. Kolloide.

KI: 1. Kontraindiziert ist *Glukoselösung*, da Hyperglykämie das neurologische Ergebnis nach SHT verschlechtert. 2. Kontraindiziert ist *Flüssigkeitsrestriktion* (→ vermeintliche Hirnödemprophylaxe), führt zur Hypovolämie → Hypotonie → CBF ↓ → zerebrale Ischämie.

▷ Mittel der 2. Wahl: *Vasokonstriktoren u. Katecholamine* (Dopamin), sofern kein Blutdruckanstieg nach Volumengabe.

Praxishinweis: Weitere Medikamente sind präklinisch nicht indiziert. Entweder ist ihr ther. Nutzen nicht belegt (Kortikoide!) oder ihre Anwendung der Klinik vorbehalten (Osmotherapie, kontinuierliche Applikation von Barbituraten).

3. Transport

a) *Lagerung*

▷ Oberkörperhochlagerung (15−30°; s. Abb. 2-16, S. 15) bei stabilem Kreislauf.
▷ Flachlagerung bei instabilem Kreislauf (MAP ≤ 90 mmHg).
▷ Vakuummatratze bei Begleitverletzung.

b) *Geeignetes Krankenhaus auswählen*

▷ Mittelschweres und schweres SHT → nächstgelegene Klinik mit *CT u. Neurochir.*, sofern keine weitere lebensbedrohliche Verletzung.
▷ Bei Vitalbedrohung (Schock) nächstgelegenes Krankenhaus anfahren (→ Laparatomie bei intraabdomineller Blutung, Versorgung eines Hämatothorax).
▷ Hubschraubertransport bei bodengebundener Transportzeit > 20 min.

c) *Monitoring am Notfallort u. auf dem Transport.*

Kontinuierliche Überwachung von:

▷ Bewußtsein mit GCS; Kreislauf mit EKG u. Blutdruck; respirat. Funktion mit Pulsoxymeter.
▷ Bei Beatmung: inspirat. O_2-Konzentration, Beatmungsdruck, ggf. endexspirat. pCO_2.

4. Präklin. Behandlungsziel

▷ Sauerstoffsättigung   ≥ 95%
▷ Sys. Blutdruck   ≥ 120 mmHg
▷ Art. Mitteldruck   ≥ 90 mmHg
▷ Endexspirat. pCO_2 35 mmHg.

5.2.1.3 Klinische Therapie

Im *Schockraum* zügig handeln:

▷ GCS dokumentieren.
▷ *Präklin. Ther.* fortführen: Infusion, ggf. Beatmung, Analgosedierung.
▷ *Präklin. Maßnahmen* überprüfen: Tubuslage, Manschettensitz am Hals u. ä.
▷ Blasenkatheter legen.
▷ Direkte art. Blutdruckmessung → A. radialis kanülieren.
▷ *Labor*: **1.** BB, **2.** Elektrolyte i. S., **3.** BZ, **4.** Gerinnung, **5.** BGA.

  ▷ Bei Anämie EK transfundieren.

▷ Bei erhöhtem Na i. S. u. gesteigerter Urinausscheidung ist ein traumatischer Diabetes insipidus möglich.
▷ Bei Hyperglykämie (BZ > 200 mg%) Altinsulin i. v. unter engmaschiger BZ-Kontrolle dosieren.
▷ Mit Hilfe der BGA werden Oxygenierung und Normoventilation überprüft und die Beatmungsparameter angepaßt.

▷ *CCT*, wichtigstes diagn. Instrument; erfaßt (op.-pflichtiges) Hämatom, Hirnödem.
▷ *Rö. HWS* nach klin. Untersuchung, sofern keine vital bedrohliche Begleitverletzung vorliegt.

  ▷ Nach Diagn. *Sofort-Op.* bei Epidural-, Subdural-, intrazerebralen Hämatomen (→ Mittellinienverlagerung). Anderenfalls Verlegung auf *Intensivstation.*

5.2.1.4 Intensivtherapie

ICP registrieren! Obligat ist ICP-Messung beim *schweren SHT* (s. Kap. 2.2, S. 20), da Mortalität eng korreliert mit **1.** ICP (GCS ≤ 8, ICP ↑ 70−80%), **2.** ischämischen Episoden (CPP < 50 mmHg).

Nach dem ther. Stufenkonzept hat Aufrechterhaltung des CPP Vorrang vor der ICP-Senkung.

ICP-Meßsysteme unterscheiden sich hinsichtlich Plazierung, Genauigkeit, Kalibrierung, Interventionsmöglichkeiten und Kosten.

Praxishinweis: Die intraventrikuläre Druckmessung ist das Verfahren der Wahl (sog. Goldstandard).

Optionen der Ventrikelsonde sind: Rekalibrierung, Liquorentnahme zur Diagn. od. Druckentlastung, intrakranielle Elastance bestimmen durch Injektion kleiner Kochsalzmengen; preiswertes System. Plazierung ist bei SHT mit verstrichenem Ventrikeln unmöglich!

Weitere Drucksonden können parenchymatös, subarachnoidal, sub- od. epidural gelegt werden.

Infektionsrisiko und Invasivität des op. Eingriffes sind gering, so daß Vorteile der ICP-Messung überwiegen.

Therapieziele bei schwerem SHT mit erhöhtem ICP

▷ *Primäres Ziel* → CPP ≥ 70 mmHg.
▷ *Sekundäres Ziel* → ICP ≤ 20 mmHg.

Stufenkonzept zusammengefaßt

1. Oberkörperhochlagerung	15−30° (s. Abb. 2-21, S. 17).
2. Analgosedierung	Vertiefung.
3. Osmotherapie	Mannit 20% 0,5−1 g/kg.
4. Hyperventilation	p_aCO_2 30−35 mmHg.
5. Barbiturate i. v.	Thiopental per infusionem unter EEG-Monitoring.
6. Hypothermie	Oberflächenkühlung (Körperkerntemperatur 34 °C).

Versuchsweise:

7. Puffertherapie (TRIS, THAM).
8. Hypertone Kochsalzlösung.
9. Forcierte Hyperventilation p_aCO_2 28−30 mmHg (→ Überwachung der zerebro-venösen O_2-Sättigung erforderlich).

Stufenkonzept im Einzelnen

▷ *Oberkörperhochlagerung* u. Vertiefung der Analgosedierung (Dosiserhöhung od. weitere Medikamente: Fentanyl, Flunitrazepam, Clonidin) senken ICP. Pflegerische Maßnahmen, krankengymnastische Übungen auf ein Minimum reduzieren.
▷ *Osmotherapie* (s. Kap. 4.1.2, S. 98) mit *Mannit* (20%)-*Kurzinfusion* 0,25−0,5−1,0 g/kg KG, Wiederholung nach Bedarf, max. alle 4 Std. Wirkungsverstärkend sind *Schleifendiuretika*, z. B. Furosemid 20−40 mg i. v.

Mannit hat unter den Osmotherapeutika (Mannit, Glycerin, Sorbit) das beste Nutzen-Risiko-Profil.

Cave: 1. Ein Rebound-Phänomen nach mehrtägiger Anwendung ist möglich (ICP ↑). 2. Hoher Flüssigkeitsverlust durch osmotische Diurese; bei chron. Niereninsuffizienz droht ANV.

▷ *Hyperventilation* (p_aCO_2 30−35 mmHg) → ICP ↓ (vermindert intrakranielles Blutvolumen). *Cave:* Drohende Vergrößerung des ischämischen Areals durch Minderperfusion. Nach 6−8 Std. Effekt kaum noch nachweisbar → Maßnahme zeitlich befristen.

Cave: Eine *forcierte Hyperventilation* mit einem p_aCO_2 28−30 mmHg darf nur unter Monitoring der zerebro-venösen O_2-Sättigung erfolgen (zerebro-venöse Oxymetrie mittels jugulovenöser Meßsonde), um eine zerebrale Ischämie auszuschließen (alternativ: Messung des O_2-Gewebepartialdrucks mit intraparenchymatöser Sonde).

▷ *Barbiturate* senken den zerebralen O_2-Verbrauch (→ Hirnprotektion). Eine Bolusinjektion zeigt, ob ICP gesenkt werden kann → bei Responder: Infusion unter EEG-Monitoring (→ Burst-Suppression-EEG).
▷ *Hypothermie.* Oberflächenkühlung beim Sedierten auf 34 °C senkt den zerebralen O_2-Verbrauch.

Puffertherapie, hypertone NaCl-Lösung. TRIS-Puffer od. hypertone Kochsalzlösung können bei nicht beherrschbarer ICP-Erhöhung versucht werden.

Weitere intensivmedizinische Maßnahmen:

▷ Körpertemperatur ≤ 37 °C (→ Sauerstoffverbrauch ↓), medikamentös od. physikalisch
▷ Antikonvulsiva bei Krampfanfällen (Diazepam, Phenytoin).
▷ Normoglykämie, ggf. mit Altinsulin (Dosierung nach Klinik u. BZ).
▷ Nimodipin (Calciumantagonist) bei traumatischer SAB.
▷ Streßulkusprophylaxe.
▷ Frühzeitige enterale Ernährung zur Aufrechterhaltung der Darmfunktion.

Medikamente (21-Aminosteroide, *NMDA-Rezeptor-Antagonisten u. Indomethacin*) zur Neuroprotektion befinden sich in klin. Erprobung.

Praxishinweis: CCT-Kontrolle nach 24, 72 Std., 7 Tagen u. bei Befundverschlechterung!

Prognose

▷ hohe *Letalität* → 30−40%
▷ oft aufwendige Rehabilitation
▷ oft neurologische Residuen.

5.2.2 **Intrakranielle Blutung**

H.-J. Hennes, B. Monz

Epidurales Hämatom (EDH). Blutung aus Ästen der *A. meningea media* zwischen Kalotte und Dura mater. *Prädilektionsstelle* temporal; häufig mit Kalottenfraktur kombiniert; betroffen sind v. a. junge Erwachsene nach Verkehrsunfällen, Stürzen.

Diagnostik

- *Symptomatik*

- klassischer Verlauf (s. Abb. 5-13): **1.** initiale Bewußtlosigkeit, **2.** freies Intervall, **3.** sek. Eintrübung oder
- primäre Bewußtlosigkeit am Unfallort
- Eintrübung in der Klinik, während des Transportes ohne vorhergehende Symptomatik am Unfallort.

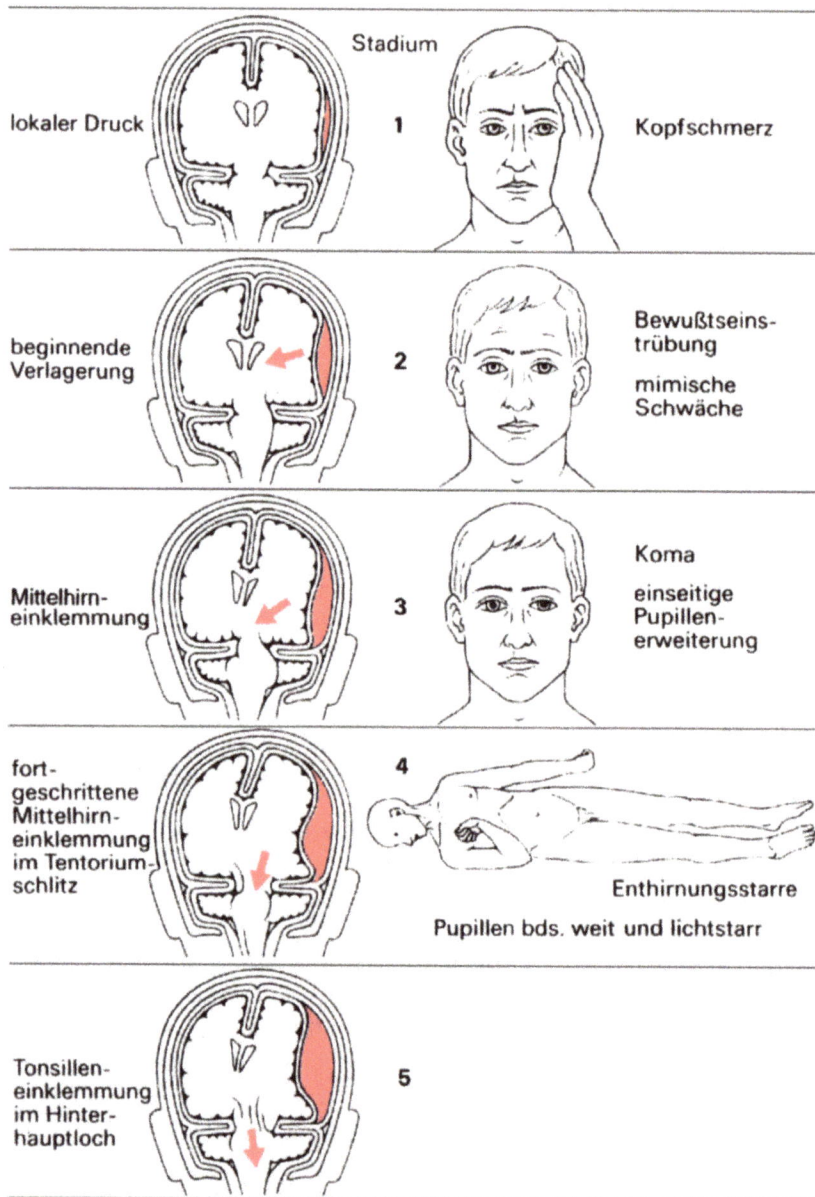

Abb. 5-13: *Epidurales Hämatom.* Spontanverlauf bei klassischer Ausprägung in der Temporalregion (n. Hooper)

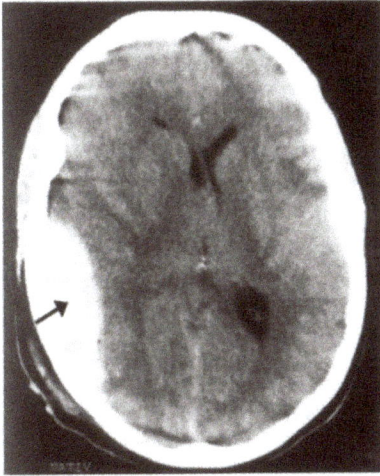

Abb. 5-14: *Epidurales Hämatom im CCT.* Blutung aus Ästen der A. meningea media, häufig temporal; bikonvexes hyperdenses Areal

- *CCT.* Bikonvexes hyperdenses Areal, ggf. Os-temporale-Fraktur (Abb. 5-14).

Therapie

▷ Sofort-Op. → Druckentlastung.

Prognose: sinkt mit GCS ↓ vor Op.

Akutes Subduralhämatom (SDH). Venöse, art. od. venös-art. Blutung zwischen Dura u. Arachnoidea. Häufigste Läsion bei schwerem SHT, oft mit Kontusionsblutungen.

Diagnostik

- *Symptomatik* (wie intrazerebrales Hämatom, s. u.), oft ausgeprägt mit anhaltender Bewußtlosigkeit.
- CCT → hyperdense, konkave Raumforderung (Abb. 5-15).

Therapie

▷ Sofort-Op., abhängig vom Schweregrad; kleinere SDH konservative Therapie.

Prognose: abhängig vom Zeitintervall zwischen Blutung u. Op.

Intrazerebrales Hämatom. *Ursache:* traumatische Substanzdefekte → Kontusionsblutung.

Diagnostik

- *Symptomatik abhängig* von der Lokalisation. Beispielsweise:

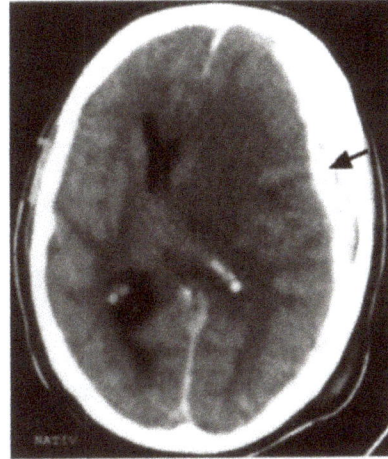

Abb. 5-15: *Subdurales Hämatom im CCT.* Meist venös-arterielle Blutung, isoliertes akutes SDH selten, i. d. R. kombiniert mit Kontusionen; konkaves hyperdenses Areal.

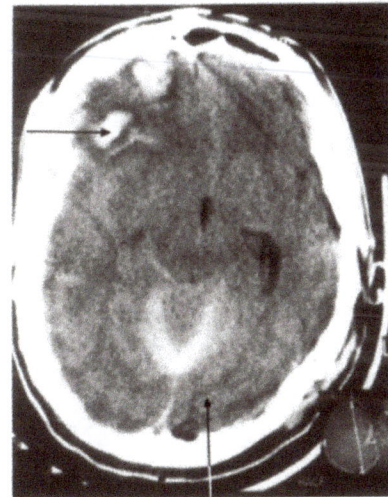

Mittellinienverlagerung

Abb. 5-16: *Kontusionsblutung im CCT.* Lokalisation in Abhängigkeit der Gewalteinwirkung. Hypo-/hyperdenses Areal; Raumforderung mit Mittellinienverlagerung

- Bewußtseinstrübung od. Bewußtlosigkeit
- motorische Ausfälle, Halbseitenlähmung
- Pupillendifferenz (s. Abb. 5-8).

- CCT → hyperdenses Areal, ggf. Raumforderung mit verstrichenen Seitenventrikeln, Mittellinienverlagerung od. Einbruch in Ventrikel (s. Abb. 5-16).

Therapie

▷ Operation bei raumforderndem Effekt
▷ meist konservatives Vorgehen.

Prognose: wegen Substanzdefekt häufig Residuen.

5.2.3 Endokrin-metabolisches Koma

G. Müller-Esch, P. C. Scriba

Definition: Endokrin-metabolische Komata bezeichnen 1. höhergradige Bewußtseinsstörungen als Folge endokriner od. Stoffwechselkrankheiten, 2. endokrin-metabolische Krisen i. e. S., also akut lebensbedrohliche Entgleisungen od. Exazerbationen endokriner od. Stoffwechselkrankheiten.

Häufigkeit: selten!

> **Besonderheiten:** Lebensgefährliche endokrin-metabolische Bewußtseinsstörungen sind rasch zu behandeln, wenn die Ursache bekannt ist; die wichtigsten Krisen listet Tab. 5-4 auf.

Tab. 5-4: *Endokrin-metabolische* Krisen

Unterfunktion	Überfunktion
Myxödem-Koma	thyreotox. Krise
Addison-Krise	akutes Cushing-Syndr.
hypophysäres Koma	
kritischer Diabetes insipidus	SIADH
Coma diabeticum	hypoglykämisches Syndr.
akuter Hypoparathyreoidismus	hyperkalzämische Krise
Coma hepaticum, Coma uraemicum	

5.2.3.1 Coma diabeticum

Definition: Hyperglykämisches Koma bei Diabetes mellitus infolge relativen oder absoluten Insulinmangels.

Formen:

1. *Ketoazidotisches Koma,* ausgeprägte Ketoazidose; typisch für Diabetes mellitus Typ I:
   - BZ > 300 mg/dl, pH < 7,3
   - NaBi < 15 mmol/l, BE > 20 mmol/l
   - Ketonämie, -urie.

2. *Hyperosmolares Koma* mit ausgeprägter Dehydratation (→ *Exsikkose!*) und prärenaler Urämie; typisch für Diabetes mellitus Typ II:
   - BZ > 600 mg/dl, pH > 7,3
   - NaBi > 15 mmol/l
   - Osmolalität i. S. > 320 mosmol/kg.

3. Mischform, laktatazidotisches Koma.

Ursachen

- *ketoazidotisches K.* In 20–30% Erstmanifestation eines Insulinmangeldiabetes. *Auslösend* sind akute interkurrente Krankheiten (v. a. Infektion), Diätfehler u. inadäquate Insulinbehandlung.
- *Hyperosmolares K.* Meist ältere Typ-II-Diabetiker; die Hälfte hat keine Diabetesanamnese.
- Auslösend sind Akutkrankheit (infektiös, zerebrovaskulär), ungenügende Flüssigkeitsaufnahme, Medikamente (z. B. Chlorpromazin, Diuretika, Diphenylhydantoin), hohe Glukosegabe bei parenteraler Ernährung.

Mischformen sind häufig. Die gefürchtete Laktatazidose, früher meist durch Biguanide induziert, wird kaum noch beobachtet.

Pathophysiologie: Insulinmangel, -antagonismus u. Volumendefizit sind miteinander verknüpft.

- *Hyperglykämie* ist Folge der erhöhten hepatischen (evtl. auch der renalen) Glukoseproduktion u. der gedrosselten Glukoseutilisation bei Insulinmangel u. -antagonismus;

bei manifestem hypovolämischem Schock wirkt sich die erniedrigte renale Glukoseelimination zusätzlich aus.

- *Insulindefizit* u. Überwiegen der kontrainsulinären Hormone (Katecholamine, Glukagon, STH, Cortisol) → *Lipolyse* ↑, *Aceton-, Acetoacetat-, ß-Hydroxybutyratproduktion.*
- *Ketosäuren* rufen eine systemische *Azidose* hervor, die evtl. − bei Kreislaufinsuffizienz u. Schock − durch vermehrte *Laktatbildung* verstärkt wird.

> *Praxishinweis: Keine* Ketonämie u. Azidose beim hyperosmolaren Koma (Ggs. ketoazidotisches K.) Ausreichend hohe Insulinspiegel → Lipolysehemmung; *Exsikkose* dominiert!

- *Dehydratation*, v. a. bei osmotischer Diurese durch Hyperglykämie u. Ketonämie.

> Das mittlere Wasser- u. Elektrolytdefizit ist enorm: 100 ml Wasser, 7 mmol Na^+, 5 mmol K^+, 5 mmol Cl^-, 0,5 mmol Mg^{++} u. 1 mmol P^{3+} pro kg KG gehen verloren.

Die Komagenese ist multifaktoriell: Hyperosmolarität mit osmotischem Gradienten zw. Plasma u. ZNS, zelluläre Dehydratation, O_2-Mangel u. Azidose sind von Bedeutung.

Anamnese: v. a. fremdanamnestische Angaben (bekannter Diabetes, Trinkgewohnheit).

Klinik

Prodromi

- Polyurie, -dypsie
- Adynamie
- Erbrechen, Gewichtsverlust
- Abdominalschmerz (→ Pseudoperitonitis).

Koma

- Exsikkose, höhergradige Bewußtseinsstörung
- Kussmaul-Atmung, Foetor ex ore (→ Aceton)
- Tachykardie, Schock.

> Höhergradige Bewußtseinsstörung (Koma) ist mit 10% selten!

Diagnostik: *BZ-Bestimmung mit Teststreifen!*

In der Klinik

- Labor:
  - BZ (s. Def.)
  - BGA, Osmolarität u. Elektrolyte i. S.
  - Ketonkörper i. U.
  - Kreatinin u. Harnstoff i. S. (↑, renale Funktionseinschränkung inf. Hypovolämie)
  - Leukozytose, Laktat ↑.

Erhöhung von Kreatinkinase (Phosphatmangel) GOT, GPT u. Amylase (prärenales ANV, Speicheldrüsenisoenzym) sind meist uncharakteristisch; akute Begleitkrankheiten ausschließen (Myokardinfarkt, Pankreatitis).

- EKG: Sinustachykardie, ggf. Endstreckenveränderung (Hyper-, Hypokaliämie, hypovolämischer Schock), tachykarde Rhythmusstörung. Passagere monophasische ST-Deformierung wie bei akutem Vorderwandinfarkt.

DD

➤ Infarkt, apoplektischer Insult *mit* Koma bei Diabetes
➤ Dyspnoe anderer Genese
➤ Peritonitis
➤ Alkoholische Ketoazidose.

Komplikationen: 1. Venenthrombose, Arterienverschluß, Gerinnungsstörung, **2.** Hirnödem (Dysäquilibriumsyndrom), **3.** Sepsis, **4.** ARDS, **5.** obere gastrointestinale Blutung, **6.** Herzrhythmusstörung, **7.** akuter Myokardinfarkt.

- *Tiefe Venenthrombose* u. *AVK*, bevorzugt in Hirngefäßen, werden begünstigt durch Hypovolämie, diabetischen Gefäßschaden, Erythrozytenrigidität, Thrombozytenfunktionsstörung u. plasmatische Gerinnungsstörung bis hin zur DIC.

- *Hirnödem.* Das gefürchtete Disäquilibriumsyndr. (bei Kindern u. jugendlichen Typ-I-Diabetikern) beruht auf einem zu raschen Ausgleich von Azidose u. Hyperglykämie mit osmotischem ZNS-Gradienten u. paradoxer Liquorazidose → kontrollierte Hyperventilation *plus* Barbiturate.

- *Begleitinfektion* (Pyelonephritis, Pneumonie) ist ggf. Sepsisquelle.

- *ARDS.* Ursachen sind Kapillarpermeabilitätsstörung bei Insulinmangel u. erniedrigter kolloid-osmotischer Druck.

Therapie

1. *Sofortbehandlung*

- *Volumengabe.* 0,9%ige NaCl-Lösung ≥ 500 ml, bevorzugt über einen großlumigen peripher-venösen Zugang, mit Maximalgeschwindigkeit infundieren.
- *Kolloidales Plasmaersatzmittel* zusätzlich bei Schock (z. B. HÄS).

Praxishinweis: Altinsulin ist bei kurzer Transportzeit entbehrlich.

2. *Klin. Behandlung.* a) Allgemeinmaßnahmen, b) Volumen- u. Insulintherapie, c) Korrektur des SBH u. Elektrolythaushalts, d) Behandlung von Komplikationen.

a) *Allgemeinmaßnahmen*

▷ *Intensivstation:* Fortlaufendes Monitoring (Puls-, Blutdruck, EKG), Bilanzierung, engmaschige (anfangs 1−2stündliche) laborchemische Kontrolle (BZ, Elektrolyte i. S., BGA).
▷ Kontinuierliche Low-dose-Heparinisierung.

b) *Volumen-, Insulintherapie.*

▷ *Volumen* (geschätztes Defizit ≥ 5 l, s. Kap. 4.4.3, S. 134).

  ▷ In den ersten beiden Std. jeweils 1 000 ml 0,9%ige NaCl-Lösung.
  ▷ Ab der 3. Std. Infusionsgeschwindigkeit auf 500 ml/h reduzieren. Danach Anpassung an ZVD, Diurese u. Klin.

    Hypotone NaCl-Lösung (0,45%ige) findet nur bei ausgeprägter Hypernatriämie (> 155 mmol/l) bzw. Hyperosmolarität (> 350 mosmol/l) Verwendung.

  ▷ Kolloidale Volumenersatzmittel (Humanalbumin, HÄS) im hypovolämischen Schock.

▷ *Low-dose-Insulinkonzept* → kontinuierliche Insulinzufuhr über Perfusor:

  ▷ Initialdosis 8−12 E/Std. (gewährleistet Suppression von Lipolyse u. hepatischer Glukoneogenese).
  ▷ Weitere Dosierung nach BZ.

▷ Fällt der BZ auf < 250 mg/dl, simultan 5%ige Glukose infundieren.

Obsolet ist die früher übliche hochdosierte Insulingabe → Hypokaliämie-, Hypoglykämierisiko.

Praxishinweis: **Humaninsuline verwenden!**

c) *Korrektur Säure-Basen- u. Elektrolytstörung.*

▷ *NaBi.* Die sog. Pufferung ist nicht risikolos. Bei zu schnellem od. überschießendem Azidoseausgleich drohen Hirnödem (aufgrund paradoxer Liquorazidose) u. Hypokaliämie; die innere Atmung (O_2-Abgabe im Gewebe) ist erschwert (Linksverschiebung der Hb-Dissoziationskurve).
▷ *NaBi* bei pH < 7,1 infundieren. Bedarf in mmol = 0,3 × kg × Basendefizit. Pro Kurzinfusion max. 100 mmol.

▷ *Kalium.* Geschätztes Kaliumdefizit trotz initialer Hyperkaliämie bei 3−10 mmol/ kg KG. *Dosis:* **1.** 10−15 mmol/h (normales Serumkalium, ausreichende Diurese), **2.** bis zu 30 mmol/h (bei ausgeprägter Hypokaliämie).

  In die Interpretation des aktuellen Kaliumwertes müssen der art. pH-Wert u. die Insulintherapie (intrazellulärer Kaliumeinstrom unter Azidoseausgleich u. Insulin) eingehen.

▷ *Phosphat.* Das Defizit kann mit 0,5− 1,5 mmol/kg angesetzt werden. Die Substitution ist trotz des theoretisch günstigen Ansatzes (Verschiebung der O_2-Dissoziationskurve durch Bereitstellung von 2,3-Diphosphoglycerat) nicht unumstritten, da Hypokalzämie u. Calciumphosphatpräzipitation drohen.
▷ *Calcium.* Intakte Nierenfunktion u. engmaschige Kontrollen sind Vorraussetzung für die Zufuhr. Dosierung 8−10 mmol/h, Gesamtmenge 50−100 mmol.

5.2.3.2 **Hypoglykämie-Syndrom, hypoglykämischer Schock**

Hypoglykämie: Verminderung der Glukosekonzentration im Blut < 50 mg/dl (Erw.); nach klin. Sprachgebrauch begleitet von Hypoglykämiesymptomen.

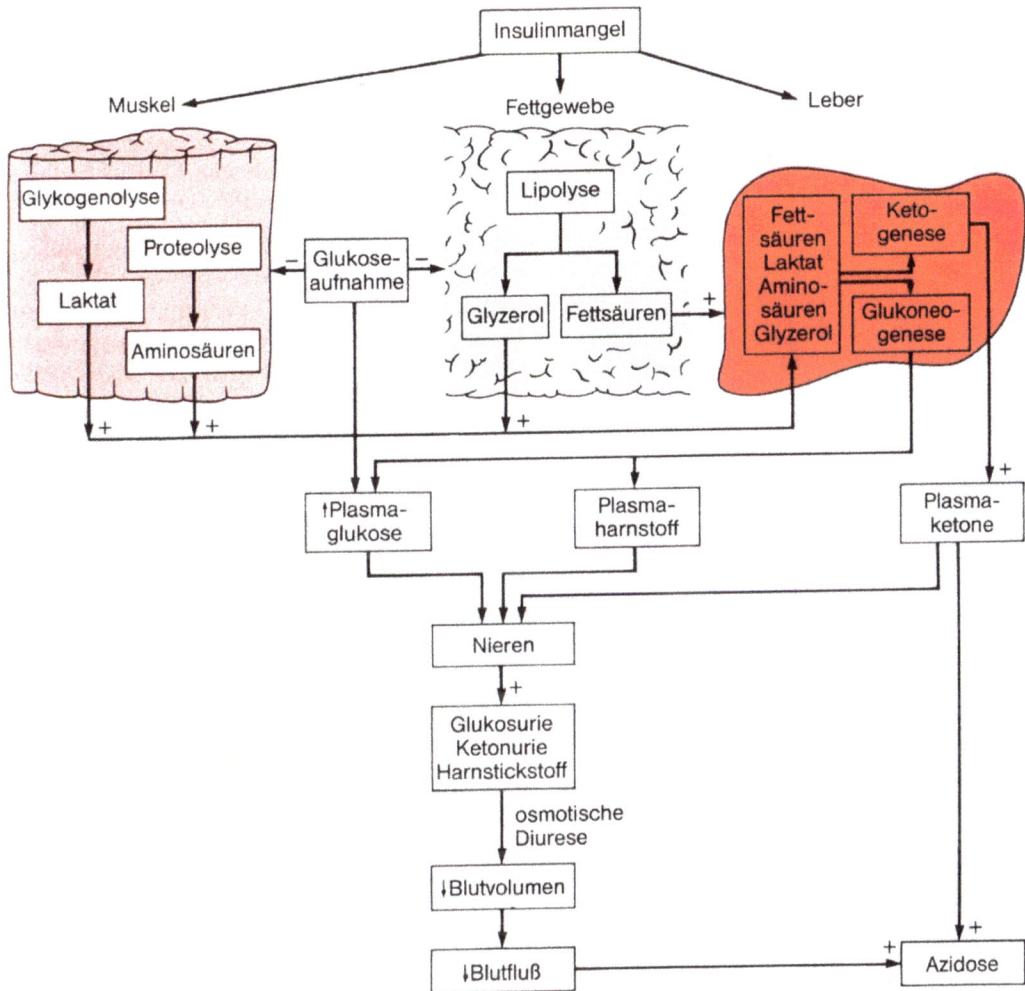

Abb. 5-17: *Insulinmangel* u. seine Folgen

Hypoglykämie-Syndrom (syn. hypoglykämischer Schock, auch hypoglykämisches Koma): durch Absinken der BZ-Konzentration (Hunger, Insulin) plötzliche Bewußtlosigkeit (metabolische Enzephalopathie) mit Krampfneigung, Hyperreflexie, feuchter, blasser Haut u. Neigung zum Schwitzen. Im Unterschied zum diabetischen Koma fehlt eine (starke) Exsikkose (Abb. 5-17).

Ursachen: Vielfältig. **1.** Exogene, pharmakologisch-tox. Unterzuckerung, **2.** Spontanhypoglykämie (unterteilt in Fasten- u. reaktiv-postprandiale Hypoglykämie).

Exogene Unterzuckerung ist häufiger als Fasten-Hypoglykämie!

Pharmakologisch-tox. Ursachen

- Insulin-, Sulfonylharnstoffüberdosierung.
- Hypoglycaemia factitia.
- Alkohol.

Spontanhypoglykämie

a) *Fasten-Hypoglykämie.*

   Organischer Hyperinsulinismus.
   ▷ Extrapankreatischer Tumor.

▷ Angeborener Stoffwechseldefekt (Glykogenose Typ I, Fructosurie).
▷ Mangel an kontrainsulinären Hormonen (M. Addison, HVL-Insuffizienz).
▷ Dekompensierte Niereninsuffizienz.
▷ Insulinantikörper (Insulin-Autoimmun-Syndr.), Insulinrezeptorantikörper.

b) Reaktive (postprandiale) Hypoglykämie.

Pathophysiologie, Klinik: Die parasympathikotone Reaktion wechselt in die sympathoadrenerge Gegenregulation u. Neuroglukopenie.

■ *Parasympathikotone Reaktion:* Heißhunger, Übelkeit, Erbrechen, Adynamie.
■ *Sympathikotone Reaktion:* Tachykardie, Schwitzen, Mydriasis, Hypertonie, Unruhe, Hyperventilation.
■ *Neuroglukopenie:* Kopfschmerz, Konzentrationsschwäche, Somnolenz, Koordinationsstörung, Herdzeichen (Hemiplegie, Jackson-Anfälle), generalisierter Krampfanfall, Koma, Hypothermie, Atem- u. Kreislaufinsuffizienz.

Praxishinweis: Ist die Gegenregulation defekt, z. B. bei langjährigem Typ-I-Diabetes mit autonomer Neuropathie od. medikamentös bedingt (Betablocker), so sind die Pat. durch Fortfall der sympathoadrenergen Warnsymptome bes. gefährdet.

■ *Psychiatrische Symptome:* Häufig verkannt werden psychotische Erscheinungen.
■ *Neurologische Symptome:* uncharakteristisch, Herdzeichen, Bewußtseinsstörung bis zum Koma Stad. IV.

Praxishinweis: **1.** Bei Bewußtseinsstörung u. Psychosyndr. immer BZ-Bestimmung (Teststreifen!) → besser einmal zu viel (schnell, billig) als einmal zu wenig (übersehener hypoglykämischer Schock)! **2.** Dies gilt auch für Alkoholintox., bei denen eine maskierte Unterzuckerung vorliegen kann.

Diagnostik: *BZ-Bestimmung mit Teststreifen!*

■ Pharmakologisch-tox. Hypoglykämien lassen sich meist allein durch (Fremd-) Anamnese zuordnen.

■ Bei Hypoglycaemia factitia u. Sulfonylharnstoffüberdosierung → 2. Blutprobe für Medikamenten- bzw. Insulinspiegelbestimmung.
■ Bei rezidiv. Spontanhypoglykämie simultan Insulin- u. C-Peptid *vor* Akutbehandlung bestimmen.

Die Diagn. dokumentierter *Fasten-Hypoglykämien* ist nicht Aufgabe des erstversorgenden Arztes.

Reaktive Hypoglykämien werden überschätzt. So treten BZ-Werte < 50 mg/dl während eines oGTT ohne klinische Hypoglykämiezeichen bei knapp einem Viertel aller Probanden auf, umgekehrt gelingt der Nachweis einer biochemischen Hypoglykämie bei Pat., deren postprandiale Beschwerden an eine Unterzuckerung denken lassen, nur in einem geringen Prozentsatz.

Praxishinweis: Reaktive Hypoglykämie (einschließlich des Spätdumpings nach Magenop.) ist kaum, Fasten-Hypoglykämie organischer Urs. fast regelhaft assoziiert mit Neuroglukopenie (s. o.).

Therapie

▷ *Hypoglykämischer Schock.* Sofortmaßnahme → 40%ige Glukoselösung i. v., mind. 30 g, ggf. wiederholen od. Infusion.
▷ *Sulfonylharnstoffinduzierte Hypoglykämie* ist meist protrahiert u. kann auch rezidivieren → Glukoseinfusion ist daher obligat (hyperglykämische Werte vermeiden, sonst Stimulation der Insulinsekretion).

Prognose: Abhängig von der *Neuroglukopenie-Dauer,* ggf.

▷ Defektsyndr. → posthypoglykämisches Koma, Demenz.

5.2.3.3 Coma hepaticum

Definition: Metabolische Enzephalopathie bei akutem od. chron. Leberversagen, durch mangelhafte Entgiftungsfunktion bei schwerer Leberfunktionsstörung verursachte Bewußtseinsstörung; Schädigung des ZNS durch NH_3, Amine, Phenolkörper; *Formen:* **1.** exogenes Coma hepaticum (→ Leberausfallkoma), **2.** endogenes Coma hepaticum (→ Leberzerfallskoma).

Urs.: 1. *Akutes Leberversagen* durch fulminante Virus-, Alkoholhepatitis, Vergiftung (Knollenblätterpilz, Paracetamol), Halothan-Hepatitis, sonstiger Arzneimittelschaden, akute Schwangerschaftsfettleber, Reye-Syndr., **2.** *chron. Leberversagen* durch gastrointestinale Blutung, zu hohe Eiweißzufuhr, Alkoholabusus, Diuretikaüberdosierung, Aszitespunktion, akute Infektion.

Anamnese: Leberkrankheiten, Alkoholanamnese, nach auslösendem Ereignis (s. Urs.) fragen, Exposition mit Hepatotoxinen. Für die Diagn. ist die Anamnese entscheidend.

Klinik: *Leitsymptome.*

- Ikterus.
- Aszites (chron. Leberversagen).
- Foetor hepaticus.

Inspektion. Leberhautzeichen → Spider naevi, Palmarerythem.

4 klin. Stadien der hepatischen Enzephalopathie

- *Stadium I (→ Somnolenz):* Schläfrigkeit im Wechsel mit vermehrter Unruhe, Verwirrtheit. Neurologisch: Flapping-Tremor, Koordinationsstörung, verwaschene Sprache.
- *Stadium II (→ Sopor):* Lethargie, Sprachzerfall, verzögerte Reaktion auf Schmerzreiz. Neurologisch: zusätzlich Kloni u. Ataxie.
- *Stadium III (→ Koma):* tiefer Schlaf mit ungerichteter und verminderter Reaktion auf Schmerzreiz. Neurologisch: kein Flapping-Tremor mehr, Pyramidenbahnzeichen, kaum Spontanmotorik.
- *Stadium IV (→ terminales Koma):* keine Reaktion auf Schmerzreiz, Kornealreflex erloschen.

Diagnostik: Anamnese, Klinik, Laborwerte.

Für ein *akutes Leberversagen* sprechen: fehlende Leberanamnese, fulminanter Verlauf, Exposition mit Hepatotoxinen bzw. Intox. in Verbindung mit:

- *Transaminasen.* Extreme Erhöhung od. ein „Transaminasensturz".
- Kurzlebige Syntheseprodukte der Leber (*Gerinnungsfaktoren*) ↓, solche mit längeren Halbwertzeit (*Cholinesterase, Albumin*) normal.
- Spezialuntersuchungen (*Aminosäuremuster, freie Phenole, Merkaptane*) erlauben ggf. die Differenzierung zwischen akutem u. chronischem Leberversagen.

Therapie

1. *Präklin. Behandlung.* Beschränkung auf

▷ Sicherung der Vitalfunktionen (Atmung!).
▷ Volumenersatz, ggf. auch Schockbehandlung, bei gastrointestinaler Blutung.

2. *Klin. Behandlung.*

a) Basistherapie:

▷ Ausschaltung auslösender Noxen (gastrointestinale Blutung, Infektion).
▷ Parenterale Ernährung (hochprozentige Glukose; spezielle Aminosäuregemische nur bei chron. Leberversagen).
▷ Ausgleich von Störungen des Säure-Basen- u. Elektrolythaushaltes.
▷ Darmreinigung (Lactulose, Neomycin).
▷ Behandlung der Gerinnungsstörung.

b) Leberassistenz in Stadien III, IV:

▷ Plasmapherese? Lebertransplantation?

Prognose: Hohe Letalität, bei akutem (≥ 75%) und chronischem Leberversagen (30%).

5.2.3.4 Coma uraemicum

Definition: Metabolische Enzephalopathie bei ANV od. chron. Niereninsuffizienz (CNV).

Ursachen: Wesentlich ist die Abgrenzung einer exazerbierten CNV vom ANV mit prärenaler, renaler oder postrenaler Ursache.

1. *ANV*

- *Prärenal:* hypovolämisch → Blutung; Flüssigkeitsverlust → Gastrointestinaltrakt; Sequestration → Verbrennung, endokrin-metabolisch; kardiovaskulär → Schock, Pumpversagen, Sepsis.
- *Renal:* akute Glomerulonephritis, vaskuläre Nierenkrankheit (maligne Hypertonie), interstitielle Nephritis, Hämolyse, Rhabdomyolyse, Nephrotox. (Antibiotika, Schwermetall, Dextran, Zytostatika), monoklonale Gammopathie, EPH-Gestose, Goodpasture-Syndr., Wegener-Granulomatose.

- *Postrenal:* Abflußstörung (Nierenstein, Tumor, Hämatom, retroperitoneale Fibrose).

2. *CNV.* Chron. Glomerulonephritis, art. Hypertonie, Nephrosklerose, interstitielle Nephritis, Zystennieren, Amyloidose, irreversibles ANV.

Klinik: Leitsymptome.

- Foetor uraemicus, tiefe Atmung
- Übelkeit, Erbrechen
- Apathie, Somnolenz, Koma
- Myoklonie, akuter Krampfanfall
- Fakultativ: Überwässerung (Ödeme, Anasarka, Flüssigkeitslunge) u. hämorrhagische Diathese.

Diagnostik

- *Notfallabor.* Kreatinin, Elektrolyte i. S., BGA, BB u. Gerinnungsstatus.
- *EKG.* Hyperkaliämie-EKG → maligne Rhythmusstörung (Monitoring).
- *Sono* wertvoll (Nierengröße, obstruktive Nephropathie).

Therapie

1. *CNV. Niereninsuffizienz* im Terminalstadium:

▷ Hämodialyse, -filtration.

2. *ANV*

▷ Ursachen behandeln → Hypovolämie, Beseitigung von Abflußstörungen.
▷ Bei *prärenaler Urs.* Schleifendiuretika (z. B. Furosemid 250−500 mg per infusionem) evtl. in Verbindung mit Dopamin (2 µg/kg/min), ggf. Hämodialyse, -filtration (→ überbrückende kontinuierliche spontane AV-Filtration).
▷ Bei lebensbedrohlicher Hyperkaliämie (→ Kammertachykardien, -flattern, -flimmern):
▷ 10 ml Calciumgluconat (10%ig) od. 10 ml NaCl (ebenfalls 10%ig!), ggf. repetieren bis zur Rhythmusnormalisierung.
▷ *NaBi,* daran anschließend max. 10 mmol 8,4%ig über 5 min.
▷ Glukose-Insulin-Infusion: 50 ml 50%ige Glukose mit 12 IE Insulin.
▷ Dialyse (s. o.).

5.2.3.5 Thyreotoxische Krise

Definition: Lebensbedrohliche Exazerbation einer Hyperthyreose.

Ursachen: Meist unbekannte, seltener unzureichend eingestellte Hyperthyreose, die unter Streß (Infektion, Trauma oder extrathyreoidale Op.) dekompensiert.

Auslösend sind: TSH-Stimulationstest, Radiojodtherapie, Schilddrüsen-Op., wenn nicht zuvor eine euthyreote Stoffwechsellage wiederhergestellt wurde.

Häufigkeit: sehr selten.

> *Jodexzeß.* Gefürchtet, weil häufig therapieresistent u. mit hoher Letalität behaftet, sind thyreotox. Krisen nach Jodexzeß (z. B. Verabfolgung jodhaltiger Röntgenkontrastmittel, Desinfektionsmittel), die sich mit einer Latenz von Wochen bis Monaten einstellen.

Voraussetzung ist eine Schilddrüsenkrankheit: Immunhyperthyreose Typ Basedow, Schilddrüsenautonomie.

Pathophysiologie. Weitgehend ungeklärt. *Metabolismus:*

- Energiestoffwechsel ↑ inf. Schilddrüsenhormonexzeß.
- Wirkungsüberschuß von Katecholaminen.
- Latente od. manifeste NNRI.

Anamnese: Schilddrüsenkrankheit, auch in der Familie, allgemeine Anamnese (Appetit, Gewicht, Unruhe, Haarausfall, Durchfall), „Halsvergrößerung", Rö.-Untersuchung (Kontrastmittel!).

Klinik

Leitsymptome

- Hyperthermie bis > 40 °C
- Tachykardie (> 150/min), Rhythmusstörung (z. B. Vorhofflimmern)
- Hyperhidrosis
- Profuser Durchfall, Dehydratation
- Rapider Gewichtsverlust
- Schock.

Befund

- Struma, Schwirren über der Schilddrüse
- Ggf. Orbitopathie.

Neurologisch-psychiatrische Symptome

- Adynamie, pseudobulbäre Sprache.
- Motorische Unruhe im Wechsel mit Apathie.
- Bewußtseinsstörung bis zum Koma.

Diagnostik: Klin. Diagnose!

- *Sono:* Echoarmut des Organs
- *Schilddrüsenparameter* i. S.: T_3, T_4 ↑, bei supprimiertem TSH.

DD

- perakute infektiöse Darmkrankheit
- septischer Schock
- Enzephalitis
- akute Psychose, Alkoholentzugsdelir.

Therapie

▷ vor Ort ggf. Volumensubstitution, Weiterbehandlung auf Intensivstation!

Spezifische Ther.

1. Antithyreoidale Medikamente.
   ▷ Blockade der Hormonsynthese → Thiamazol 160−240 mg/d i. v.
   ▷ Blockade der Hormonausschüttung → Proloniumjodid 800−1 200 mg/d i. v. od.
   ▷ Lugol-Lösung via Magensonde.
   ▷ Lithium (bei Jodexzeß) 1,5 g/d i. v.
2. Plasmapherese bzw. Hämoperfusion.
3. Sympathikolyse.
   ▷ Betablocker, z. B. Pindolol 0,1−0,2 mg/h i. v.
4. Glukokortikoide (s. Kap. 7.2, S. 258).
   ▷ Cortisol → Hydrokortison 200 mg/d i. v.

Flankierende Ther.

5. Bilanzierte Infusionstherapie mit hoher Flüssigkeits- u. Kalorienzufuhr.
6. Fiebersenkung → Antipyretika, physikalische Kühlung.
7. Sedierung → z. B. Promethazin 50 mg i. v.
8. Digitalis (bevorzugt bei Tachyarrhythmia absoluta; s. Kap. 4.1.3, Tab. 4-1, S. 105).
9. Antibiotika.
10. Thromboembolieprophylaxe → Heparin i. v. od. s. c.

Prognose: *Lebensgefahr;* Letalität unter Ther. bis zu 30%.

5.2.3.6 Myxödem-Koma

Def.: Lebensbedrohliche Exazerbation einer chron. Hypothyreose mit generalisierter vegetativer Entgleisung.

Pathophysiologie: Auslösend sind Op., Infektion, Trauma, Kälteexposition, Medikation (Sedativa) mit

- Stoffwechselverlangsamung, Hypothermie,
- Bradykardie → Hirndurchblutung ↓,
- respirat. Insuffizienz inf. alveolärer Hypoventilation.

Anamnese: Schilddrüsenkrankheit, Verlangsamung, Persönlichkeitsveränderung, Schläfrigkeit.

Klinik: *Leitsymptome*

- *Schilddrüsenhormonmangelsymptome:* Blässe, trockene schuppige Haut, struppige Haare, Ödemneigung, Achillessehnenreflexzeit ↓.
- Hypothermie (Spezialthermometer!)
- Bradykardie, Perikarderguß
- Respirat. Insuffizienz
- Bewußtseinsstörung
- Zerebraler Krampfanfall.

Diagnostik: Klin. Diagnose! Beweisend ist die Schilddrüsenhormonanalytik.

- T_3 ↓, T_4↓, TSH ↑↑
- BGA (CO_2-Narkose mit respirat. Azidose)
- Serumelektrolyte (Hyponatriämie, wohl inf. inappropriater ADH-Sekretion.
- Enzymerhöhungen (CK, HBDH u. GOT) differentialdiagnostisch verwertbar.

DD

- Akuter Myokardinfarkt (s. Diagn.).
- Hirnblutung, Enzephalitis, Intox.
- Massive Pneumonie, chron.-obstruktive Lungenkrankheit).

Therapie

1. *Intensivstation!*
   ▷ Initiale Hormonsubstitution: LT_3 75−125 µg/d i. v., alternativ LT_4 200−500 µg als Bolus i. v., danach 200 µg/d
   ▷ Kortikoide: 200 mg Hydrokortison/d i. v. (s. Kap. 7.2, S. 258).

2. *Symptomatisch*

▷ Sauerstoffgabe, Azidoseausgleich, künstliche Beatmung.
▷ Bilanzierte Infusionstherapie.
▷ Begleitkrankheit behandeln (z. B. Sepsis, akuter Myokardinfarkt).

Cave: Trijodthyronin od. Thyroxin können einen akuten Myokardinfarkt od. maligne ventrikuläre Rhythmusstörungen auslösen (→ EKG-Monitoring)!

Prognose: Letalität bis zu 50% unter Behandlung

5.2.3.7 Addison-Krise

Definition: Lebensbedrohliche NNR-Insuffizienz (NNRI) mit absolutem od. relativem Mangel an NNR-Hormonen.

Ursachen: Meist idiopathische Autoimmunadrenalitis bei primärer NNRI (M. Addison); eine Kombination mit anderen organspezifischen Autoimmunerkrankungen, z. B. perniziöse Anämie oder chron-atrophische Immunthyreoiditis (Schmidt-Syndr.) ist möglich.

Weitere Ursachen

• Beidseitige Einblutung bei hämorrhagischer Diathese (z. B. Antikoagulanzien, Waterhouse-Friderichsen-Syndr.).
• Beidseitige NNR-Metastasen (Bronchialkarzinom).
• Abbruch einer Kortikoidsubstitution bei bekannter chron. NNRI bzw. ungenügende Dosisadaptation bei erhöhtem Kortikoidbedarf (Trauma, Op., Infektion) sowie abrupte Beendigung einer systemischen Ther. mit Kortikoiden bei anderen Grundkrankheiten (z. B. Kollagenose, Asthma bronchiale, Sarkoidose).
• NN-Tb (heute selten).

Pathophysiologie. Dominierend ist die Schocksymptomatik:

• *Mineralokortikoidmangel* → renaler Natriumverlust, metabolische Azidose, Dehydratation.
• *Glukokortikoidmangel* → Katecholaminwirksamkeit ↓, Myokardinsuffizienz, Ansprechen des Blutdrucks auf Angiotensin II ↓.

Anamnese: Hautveränderung (→ Hyperpigmentierung), Adynamie, Muskelschmerz, Übelkeit u. Erbrechen.

Klinik: M.-Addison-Vollbild.

▪ Schock (hypotone Dehydratation), Oligurie
▪ Hypothermie oder Fieber
▪ Pseudoperitonitis
▪ Zerebraler Anfall
▪ Koma.

Diagnostik

Laborchemisch wegweisend:

▪ Hyponatriämie, Hyperkaliämie (nicht obligat)
▪ Metabolische Azidose
▪ Hypoglykämie.

Hormonanalytisch beweisend ist fehlendes od. niedriges Cortisol i. S., bei primärer NNRI: ACTH ↑↑.

DD

➤ andere Schockformen
➤ Perakute infektiöse Darmerkrankung
➤ Peritonitis
➤ Hypoglykämischer Schock.

Therapie: Grundpfeiler sind Glukokortikoidsubstitution, Volumenersatz, Schockbehandlung.

▷ Glukokortikoide: 100 mg Hydrokortison initial langsam i. v. (alkalische Lösung!), danach 10 mg/h über Perfusor.
▷ Infusionstherapie: kristallin 0,9%ige NaCl-Lösung, kolloidal: z. B. HÄS (bei ausgeprägtem Volumenmangelschock), kalorisch: hochprozentige Glukoselösung.
▷ Auslösende Urs. behandeln (z. B. Sepsis, Gerinnungsstörung).

Die hochdosierte i. v. Hydrocortisonsubstitution wird in Abhängigkeit vom klinischen Verlauf reduziert u. auf eine orale Medikation umgestellt. Ein Mineralokortikoid (Aldosteron 1,5 mg/d i. v.) ist initial nur bei ausgeprägter Hyperkaliämie u. Hyponatriämie erforderlich.

Der Flüssigkeitsbedarf richtet sich nach den üblichen Parametern (Blutdruck, Puls, ZVD, Harnausscheidung); ein Bedarf von 3−4 l physiologischer Kochsalzlösung in den ersten 6 Std. ist keine Seltenheit (cave: Wasserintox.). Der Glukosebedarf ist gesteigert; wegen der Gefahr hypoglykämischer Krämpfe ist ein BZ-Monitoring unverzichtbar.

Prognose: Gutes Ansprechen auf die Therapie

Praxishinweis: Die etablierte Cortisolsubstitutionsbehandlung muß bei interkurrenten Krankheiten angepaßt werden → Dosissteigerung bis zum Zehnfachen. Dieser Hinweis gehört auf den Notfallausweis!

5.2.3.8 Hypophysäres Koma

Definition: Lebensbedrohliche Stoffwechselkrise infolge akuter oder akut dekompensierter Hypophysenvorderlappeninsuffizienz (HVLI).

Ursachen: Trauma, HVL-Op., Exazerbation der HVLI bei Hypophysentumor, Sheehan-Syndrom, Granulom (M. Boeck), Streß (interkurrenter Infekt).

Bes. dramatisch ist die sog. (seltene!) Hypophysenapoplexie → hämorrhagische HVL-Nekrose (→ Einblutung bei Hypophysentumor).

Anamnese: Hormonsubstitution (Notfallausweis); Schwäche, Blässe, Kopfschmerzen, Adynamie.

Klinik: Symptomatik wie bei akuter sek. NNRI (s. Addison-Krise).

- Hautblässe u. fehlende Behaarung (→ chron. hypogonadotroper Hypogonadismus).
- Charakt. für die Hypophysenapoplexie ist der akute Beginn mit heftigsten Kopfschmerzen.

Diagnostik: s. Addison-Krise.

- Cortisol, ACTH i. S.
- T_3, T_4, TSH.
- CT/MRT.

DD

- Addison-Krise.
- Myxödem-Koma.

Therapie: s. Addison-Krise.

5.2.3.9 Akutes Cushing-Syndrom

Definition: Krisenhafte Exazerbation eines Hyperkortizismus (Rarität!).

Ursachen: Hypophysenadenom; anderer Tumor (z. B. Bronchialkarzinom) mit exzessiver ACTH-Produktion (→ paraneoplastisches Syndrom).

Klinik: Symptome des Hyperkortizismus.

- Extreme Adynamie, generelle Ödemneigung, Bewußtseinsstörung bis zum Koma.
- Ggf. zerebraler Anfall.
- Extreme Pigmentierung beim ektopischen ACTH-Syndrom.

Diagnostik

- Laborchemisches Leitsymptom ist die metabolische Alkalose (→ Mineralokortikoidexzeß).
- Beweisend sind hohe Cortisol- u. ACTH-Spiegel.

Therapie

- ▷ Hypophysentumor → transnasale Adenomentfernung.
- ▷ Paraneoplastisches ACTH-Syndrom (inf. eines chirurgisch nicht kurativ angehbaren Tumors bzw. bei nicht lokalisierbarem Primärtumor) → medikamentöser Versuch mit
  - ▷ Aminogluthetimid (Enzyminhibitor der Kortikoidsynthese), Ketoconazol oder Etomidate.

5.2.3.10 Kritischer Diabetes insipidus (D. p.)

Definition: Akute Stoffwechselkrise infolge Vasopressinmangels oder -resistenz; selten lebensbedrohlich.

Ursachen

- Zentraler (hypothalamischer) D. p. Vasopressinmangel inf. SHT, Gefäßprozeß, chron. granulomatöse Entz. od. ZNS-Infektion.
- Idiopathischer D. p. Häufiger; angenommen wird eine Autoimmunkrankheit, da z. T. ein Antikörpernachweis gegen Vasopressin produzierende Neurone gelingt.
- Nephrogener D. p. Die Nieren sprechen gegenüber Vasopressin nicht oder nicht genügend an (X-chromosomal rezessiv vererbt), selten sek. bei Nierenkrankheiten, Hyperkalzämie oder medikamentös induziert (Lithium, Demeclocyclin).

Anamnese: Vieltrinker, oft bekannte Diagn. (Fremdanamnese).

Klinik: *Leitsymptome.*

- Polyurie u. -dypsie durch mangelnde Harnkonzentrierung.

Pat. mit D. p. sind auf eine intakte Durstempfindung angewiesen, um die hypertone Dehydratation auszugleichen. Ist eine ausreichende Flüssigkeitsaufnahme – sei es als Folge von Bewußtseinsstörung (SHT) oder bei Defekt des hypothalamischen Durstmechanismus – nicht mehr gewährleistet, entwickeln sich: Exsikkose mit Schock, Hypernatriämie (Hyperosmolarität), Hyperpyrexie („Salzfieber"), Koma.

Diagnostik

- (fremd-)anamnestische Angaben, Polyurie
- Serumosmolarität ↑, Urinosmolarität ↓
- bedrohliche Exsikkose.

Therapie

▷ Zentraler D. p. Sofortapplikation von DDAVP (Vasopressin-Analagon) i. v., ggf. intranasal. Dosierung nach Klinik u. Wasser-Elektrolyt-Haushalt. Bei Volumenmangelschock (s. Kap. 4.4.3, S. 134).
▷ Diabetes insipidus renalis. Thiaziddiuretika (z. B. Hydrochlorothiazid) → Rückresorption ↑ des Glomerulumfiltrates im proximalen Tubulus (vasopressinunabhängig).

5.2.3.11 Syndrom der inappropriaten ADH-Sekretion (SIADH)

Definition: Durch ADH-Exzeß od. -regulationsstörung bedingtes klin. Syndr., charakterisiert durch Hyponatriämie u. Wasserretention.

Ursachen: Ätiologie u. Pathogenese sind uneinheitlich. Wichtige Ursachen sind:

- paraneoplastische Vasopressinsekretion (v. a. bei kleinzelligem Bronchialkarzinom).
- entkoppelte Vasopressinfreisetzung bei ZNS-Krankheit (Enzephalitiden, Hirntumoren, Guillain-Barré-Syndrom).
- medikamentöse Einflüsse (z. B. Chlorpropamid, Clofibrat, Thiaziddiuretika, Phenothiazine).
- Psychose (z. B. endogene Psychose; dann meist begleitet von psychogener Polydipsie).

Klinik

- extreme Hyponatriämie → Somnolenz bis Koma, Cheyne-Stokes-Atmung, Krampfanfall.

Diagnostik

- Hyponatriämie, Natriurese
- hohe Urinosmolarität

- bei Tumorverdacht → Vasopressinbestimmung.

Therapie

▷ Serumnatrium > 120 mosmol/kg anheben → 3%ige NaCl-Lösung infundieren (0,1 ml/kg/min).
▷ Wasserretention beseitigen, Hyponatriämie schonend ausgleichen (bei zu schneller Korrektur Gefahr von Hirnödem od. zentraler pontiner Myelinolyse).
▷ Volumenrestriktion, ggf. Antagonisierung der Vasopressineffekte an der Niere (Demeclocyclin).

5.2.3.12 Hyperkalzämische Krise

Definition: Dramatische Stoffwechselentgleisung infolge Hyperkalzämie mit Niereninsuffizienz, Somnolenz, Koma, u. U. Herzstillstand.

Ursachen: Am häufigsten maligne Tumoren (osteolytische Metastasen, paraneoplastisch → Pseudohyperparathyreoidismus), gefolgt vom primären Hyperparathyreoidismus.

Andere Krankheiten (z. B. Sarkoidose) und Intoxikation. mit Vit. D bzw. -D-Metaboliten machen 10% aus.

Pathophysiologie. Die Zusammenhänge bei tumorbedingter Hyperkalzämie sind komplex.

Die Tumorhyperkalzämie hängt weniger von der Metastasierung als vom Tumortyp ab; entscheidend ist die tumorassoziierte Produktion von lokal od. systemisch wirksamen Mediatoren einer gesteigerten Knochenresorption u. -zerstörung (→ Lymphokine. tumor-derived growth factors, Prostaglandin E, Vit. D_3, Substanzen mit PTH-ähnlicher Wirkung). Meist findet sich ein fortgeschrittener Tumor. In Einzelfällen kann der unbehandelte primäre Hyperparathyreoidismus akut kritisch exazerbieren.

Die zentrale Rolle von Calciumionen bei einer Vielzahl von Zellfunktionen (elektromechanische Kopplung, neuronale Impulsübertragung, Hormonfreisetzung, Sekretionssteuerung, Enzymreaktion) macht verständlich, warum die hyperkalzämische Krise zu den bedrohlichsten Stoffwechselentgleisungen zählt.

Anamnese: Medikation (Thiazide? Vit. D? Lithium?).

Klinik

- Prodromi. Inappetenz, Übelkeit, Polyurie, -dypsie, Reizbarkeit u. depressive Verstimmung als Ausdruck des endokrinen Psychosyndr. kündigen prämonitorisch die drohende Exazerbation an.

Leitsymptome

- Exsikkose
- Erbrechen, Magen-Darm-Atonie, paralytischer Ileus
- Herzrhythmusstörung, QT-Verkürzung
- Adynamie
- delirant-halluzinatorische Bilder, Somnolenz, Koma
- zerebraler Anfall (selten).

> Die Korrelation zw. Hyperkalzämie u. Klinik ist äußerst variabel, eine Hyperkalzämie > 3,5 mmol/l ist bedrohlich.

Diagnostik

- Calcium i. S. bestimmen.

  Bei der Interpretation sind das Gesamteiweiß u. der SBS zu berücksichtigen: relative Erniedrigung des ionisierten Anteils bei Hyperproteinämie u. Alkalose.

- Hormonanalytik (radioimmunologische PTH-Bestimmung) ist für die Soforttherapie ohne Belang; eine Blutprobe sollte aber rasch analysiert werden.
- Sonographie: orthotope Adenome sind gut zu lokalisieren, auch beim Schwerkranken.

DD

➤ ergeben sich aus der Anamnese

Therapie: *Intensivstation!*

▷ Volumensubstitution mit 0,9%iger NaCl-Lösung unter Überwachung von Herzrhythmus, art. Blutdruck, ZVD. Bereits dadurch sinkt häufig der Calciumspiegel ab.
▷ Forcierte Diurese:

  ▷ 6–12 l/24 h 0,9%iger NaCl-Lösung.
  ▷ Furosemid 120–240 mg.
  ▷ Kontrolle u. Substitution von Kalium u. Magnesium.

▷ Pamidronat 60–90 mg als Infusion über 2–4 Std. Bisphosphonate unterdrücken die Knochenresorption u. senken das Calcium i. S.

▷ Calcitonin 4–8 IE/kg/d, hemmt die Knochenresorption u. steigert die renale Calciumausscheidung (UAW: Flush, Erbrechen).
▷ Glukokortikoide (z. B. 125–250 mg Prednisolon/d) sind bei Vit.-D-Intox., maligner Systemkrankheit (Plasmozytom, Non-Hodgkin-Lymphome) u. Sarkoidose (bei erhöhtem 1,25-Dihydroxycholecalziferol) wirksam.
▷ Dialyse bei Niereninsuffizienz.

Prognose: Das Calcium sinkt nach 1–2 Behandlungstagen auf < 3 mmol/l, so daß sich die weitere Diagn. bzw. Ther. anschließt.

5.2.3.13 Akuter Hypoparathyreoidismus

Def.: Verminderte od. fehlende Produktion von Parathormon mit Stoffwechselkrise inf. Hypokalzämie.

Ursachen: 1. Parathyreopriv. Meist passager nach Eingriffen an Schild- (Strumaresektion, Thyreoidektomie) u. Nebenschilddrüse, seltener persistierend (z. B. infolge zu ausgiebiger Resektion bei Hyperplasie der 4 Epithelkörperchen), **2.** idiopathisch, z. T. hereditäre Krankheit, z. T. den Autoimmunendokrinopathien zuzurechnen, evtl. i. R. einer polyglandulären Insuffizienz (hier eher als chron. Hypoparathyreoidismus imponierend.), **3.** Pseudohypoparathyreoidismus (Resistenz der Zielorgane gegenüber PTH), **4.** Malabsorptionssyndr. und Hypomagnesiämie.

Klinik: *Leitsymptome.*

- *Tetanischer Anfall:* Karpopedalspasmus, Grimassieren (Karpfenmund), Abdominalkolik, Bronchialobstruktion.
- *Zerebraler Anfall*
- *Endokrines Psychosyndr.:* delirantes paranoid-halluzinatorisches od. katatones Bild.
- Bei Exazerbationen eines chron. Hypoparathyreoidismus → trophische Störung an Haut, Nägeln, tetanischer Katarakt, Stauungspapille (Pseudotumor cerebri), Basalganglien- u. Kleinhirnverkalkung.

Diagnostik

- Calcium i. S. bestimmen.
- PTH i. S. bestimmen.
- EKG: verlängertes QT-Intervall, das zu maligner ventrikulärer Rhythmusstörung prädisponiert.

DD von Tetanie u. Hypokalzämie

➤ Normokalzämische Tetanie durch metabolische Alkalose (Conn-Syndr.), Hypomagnesiämie(?), Hyperphosphatämie.

➤ Tetanischer Symptomenkomplex durch akute exogene Psychosen nach Epithelkörperchenexstirpation.

> Häufigste Ursache der normokalzämischen Tetanie und zugleich häufigste Tetanieursache überhaupt ist die Hyperventilation mit respirat. Alkalose (→ Vermeidung durch rechtzeitige Plastikbeutelrückatmung!).

Therapie

▷ Tetanie. Calciumgluconat (10%; meist ≥ 20 ml) über mehrere Min. langsam i. v.

▷ Calciuminfusion unter Elektrolytkontrolle (einschließlich Magnesium) → orale Calciumgabe, ggf. Behandlung des persistierenden Hypoparathyreoidismus mit Vit. D.

▷ Zerebrale Anfälle sind antikonvulsiv zu behandeln, bis geklärt ist, ob es sich nur um hypokalzämische Gelegenheitskrämpfe handelt (s. Kap. 5.3.3, S. 229).

5.2.4 Exogene Intoxikation

M. Harloff

5.2.4.1 Giftnotrufzentrale, Diagnostik, Giftelemination, Antidota

Definition: Schädigende Wechselwirkung zw. chemischen, tierischen, pflanzlichen, bakt. od. sonstigen Giften mit dem Organismus.

Akute Intox. bedeutet kurzfristigen, chron. langfristigen Kontakt mit (geringer) Toxinkonzentration. Häufigkeitszunahme durch steigende Umweltbelastung: Schwermetalle, halogenierte Kohlenwasserstoffe; auch Medikamente können bei chron. Applikation Vergiftungen bewirken.

Eine chron. Intoxikation als Ursache einer akuten Bewußtseinsstörung ist selten.

Häufigkeit

Die Intoxikation ist die häufigste Urs. akuter nichttraumatischer Bewußtseinsstörungen. Nach Schätzungen für Deutschland geht man von 270 000 akuten Vergiftungen pro Jahr aus; knapp die Hälfte Kinder, vorwiegend Kleinkinder, betreffend; 100 000 müssen stationär behandelt werden.

• 7−15% aller NAW-Einsätze werden wegen akuter Vergiftungen durchgeführt,

• 5−50% der Patienten auf internistischen Intensivstationen werden wegen Intoxikation behandelt.

Zuverlässige Zahlen existieren für Deutschland nicht: **1.** fehlende Meldepflicht, **2.** hohe Dunkelziffer, v. a. bei Suizidversuch, **3.** fließender Übergang von einer erwünschten Medikamentenwirkung zur Intoxikation.

Schwere Intoxikationen mit Todesfolge sind selten: 1−2% aller akuten Vergiftungen.

Ähnliche Verhältnisse gelten für die Schweiz, höher ist die Rate in England u. Japan, geringer in Frankreich u. den USA.

Obwohl sich die Zahl der Vergiftungen erhöht, nehmen Todesfälle in Deutschland ab:

• verbesserte Behandlung
• Entwicklung neuer Detoxikationsmaßnahmen
• flächendeckendes NA- u. RTH-System
• Änderung der Rezeptpflicht
• kindersichere Medikamentenverpackung
• Entwicklung von Produkten mit geringerer Toxizität
• Gesetze u. Verordnungen zur Verringerung tox. Risiken
• kompetente Auskunft durch die Giftnotrufzentralen.

Suizidversuch. Häufig erfolgen akute Intoxikationen in suizidaler Absicht, wobei Angaben über die Häufigkeit erheblich voneinander abweichen.

Giftnotrufzentrale. 10 Giftinformationszentren geben 3 000−30 000 telefonische Auskünfte pro Jahr mit steigender Tendenz.

Das Schweizerische Toxikologische Informationszentrum Zürich bearbeitete im Jahr 1966 noch 1 923 Anrufe, 1997 waren dies 29 506; in 904 Fällen (5,6%) schwer od. tödlich verlaufend. Die meisten europäischen Länder haben vergleichbare Einrichtungen.

Informationszentren für Vergiftungen in Deutschland, Österreich und der Schweiz sind:

• Berlin   030/19 240
• Bonn   0228/287 3333
• Erfurt   0361/730 730
• Göttingen   0551/19 240
• Freiburg   0761/19 240

- Homburg   06841/19 240
- Mainz   06131/19 240.
- München   089/19 240
- Nürnberg   0911/398 2451
- Wien   +43/(1)406 4343
- Zürich   +41/(1)251 5151

Ursachen

> „Jed Ding' ist Gift u. kein Ding ist ohn' Gift, allein die Menge macht's" (*Paracelsus*).
>
> Vergiftungen erfolgen am häufigsten mit **1.** Alkohol, **2.** Medikamenten (Sedativa haben Hypnotika vom Spitzenplatz verdrängt).

Primäre u. sekundäre Giftwirkung. Während ein Teil der Stoffe direkt am ZNS angreift (z. B. Sedativa, Hypnotika, Halluzinogene), bewirken andere die Bewußtseinsveränderung sek. durch eine tiefgreifende Störung vitaler Funktionen (z. B. CO_2, Kardiaka) → Kreislaufstörung, O_2-Mangel, O_2-Transportbehinderung führen zu einer zerebralen Fehlfunktion.

Giftwirkung. Folgende Parameter beeinflussen Schwere u. Verlauf einer Intox.:

- Art u. Dosis, Giftkombination, Kontaminationsdauer
- Interaktion (Toxikodynamik), Applikationsweg
- Individuelle Giftsensibilität: Alter, Geschlecht, Krankheit, Medikation.

Anamnese: Deutlich erleichtert wird die Diagn., wenn am Notfallort eine genaue Anamnese unter Berücksichtigung zur Giftwirkung (s. o.) und der Leitsymptome (s. u.) erfolgt. Hierzu gehört die Suche nach Giftresten: leere Flaschen, Tablettenpackungen, Erbrochenes, suspekte Pulverreste in Gläsern, Tassen, Kannen, angebrochene Packungen von Pflanzenschutzmitteln, Insektizide, Lösungsmittel.

Klinik

> *Praxishinweis:* Eine Intoxikation ist möglich, wenn bei jungen Menschen Bewußtseinsstörungen ohne Trauma auftreten oder Suizidabsichten geäußert wurden und keine chronische Krankheit bekannt ist. Leere Tablettenröhrchen, Giftflaschen (s. Anamnese) erhärten den Verdacht.

1. *Leitsymptome* (nach Organsystem)

- *Nervensystem* → Bewußtseinsstörung, Exzitation, Krampf, Lähmung, Polyneuropathie.
- *Herz-Kreislauf-System* → Herzinsuffizienz, -rhythmusstörung, Blutdruckschwankungen, Schock, HKS.
- *Atmung* → Depression, Schutzreflexe ↓, Aspiration, Bronchialobstruktion, alveolare Exsudation (tox. Lungenödem).
- *Stoffwechsel* → Azidose, Alkalose, Hypo-, Hyperthermie.

Weitere Schädigungen (Magen-Darm-Trakt, Leber, Nieren, Haut) spielen während der akuten Krankheitsphase keine Rolle.

2. *Indikatorsymptome* (→ weisen auf eine spezifische Intox. hin).

a) *Farbe.*

- *Zyanose*: Arsenwasserstoff, Isocyanat, CO_2, Met-Hb-Bildner, Nitrosegas sowie Herz- und Gefäßgifte.
- *Harnfarbe: schwarz-grün* bei Phenol, *rot* bei Aminophenazon, *dunkelrot* bei Anilin, Toluol und Nitrobenzol.

b) *Geruch* (gelegentlich weiterführend).

- *Alkohol* bei Alkohol, Chloralhydrat, Phenol
- *Aceton* bei Lack
- *Bittermandeln* bei Blausäure, Nitrobenzol
- *Geranien* bei N-Lost
- *Knoblauch* bei Arsen, Parathion, Phosphorwasserstoff
- *faules Heu* bei Phosgen, *Senf* bei Schwefellost
- *Rettichgeruch* bei Diäthyläther
- *Naphthalingeruch* bei Phenylbenzol

Diagnostik

> *Praxishinweis:* Giftidentifikation am Notfallort ist die beste Diagnostik!

- *Dräger®-Gasspürgerät* (Abb. 5-18). Einfache Überprüfung von Raum- und Exspirationsluft (semiquantitativ).

Teströhrchen müssen ausgetauscht werden, da sie nur auf bestimmte Substanzen reagieren. Feuerwehren führen i. d. R. Gasspürpumpen mit.

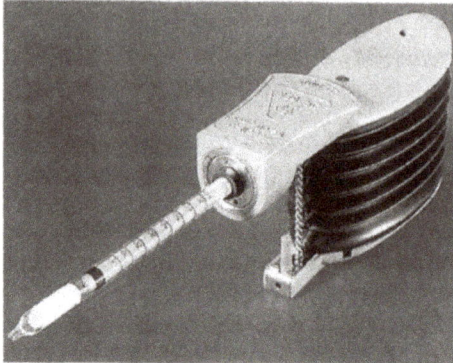

Abb. 5-18: Dräger-Gasspürgerät

■ *BZ-Schnelltest* (→ deckt begleitende Hypoglykämie auf), ist bei Bewußtseinsstörungen *immer* durchzuführen!

Obsolet sind *Alkoholtest* („Tüte"), *Lackmuspapier* u. andere Tests weil sich keine therapeutischen Konsequenzen im Rettungsdienst ergeben.

Therapie

1. *Eigenschutz* bei Überwachung der Vitalfunktionen. Drohende Selbstgefährdung bei Toxinen, die über Lungen, Haut- und Schleimhäute resorbiert werden.

- *Kontraindiziert* ist die *Mund-zu-Mund Beatmung* bei Vergiftung mit Cyaniden, Alkylphosphaten, CO, Bipyridiliumderivaten (Herbizid).
- Sicherheitsvorkehrungen sind zu treffen bei Säuren, Laugen, Reizgasen: Beatmungstubus, -tuch, Handschuhe, Frischluftzufuhr.
- *Atemschutzgerät* in Räumen mit möglichem Sauerstoffmangel benutzen (Garsilos, Garagen, Bergwerke, Räume mit Wohnungsbränden).
- *Intubation großzügig indiziert.* Da v. a. während eines Transportes stets Erbrechen droht, ist früh zu intubieren.

Praxishinweis: Die Reanimation ist v. a. bei Barbituratintoxikation auch nach 1 Std. häufig erfolgreich (s. Kap. 4.3.8, S. 122).

2. *Spezielle Entgiftung.* Unterschieden werden *primäre u. sekundäre Detoxikation.*

- Primäre Detoxikation. (Giftentfernung aus Magen-Darm-Trakt, Haut, Auge):
  - provoziertes Erbrechen, Magenspülung, provozierte Diarrhoe
  - Giftadsorption an Medizinalkohle
  - Antidota
  - Hautreinigung, Augenspülung.
- Sekundäre Detoxikation (Giftentfernung aus Blut, Gewebe):
  - forcierte Diurese, Hämodialyse, -perfusion
  - Plasmaseparation, Hämofiltration
  - forcierte Atmung.

PROVOZIERTES ERBRECHEN. Giftreste werden weitgehend entfernt, selbst wenn diese verklumpt sind oder Speisereste im Magen liegen. Dabei hilft die Retroperistaltik im Duodenum (im Ggs. zur Magenspülung). Stets muß zwischen dem Erbrechen Wasser getrunken werden, um einen Spüleffekt zu erreichen.

Kontraindikationen

- Somnolenz, Koma, Krämpfe (→ Aspirationsgefahr)
- Laugen- u. Säurevergiftung (→ erneute Verätzung)
- Schaumbildner wie Geschirrhandspülmittel (→ Erstickungsgefahr)
- Organische Lösemittel, v. a. Benzin, Benzol, Lampenöl.

Praxishinweis: Erbrechen wird ausgelöst durch **a)** Apomorphin, **b)** Sirup ipecacuanhae, **c)** Kochsalz.

a) *Apomorphin* wirkt am schnellsten, nach wenigen Min. Wegen der Blutdruckdepression wird ein *Betasympathomimetikum* (Norfenefrin) beigegeben; falls sog. „unstillbares Erbrechen" auftritt, kann dies durch *Naloxon* (s. Kap. 2.4.2.2, S. 36) antagonisiert werden.

▷ strenge Indikation im Kindesalter
▷ *Dosis:* Erw. 5−10 mg (i. m., s. c.), Kinder 0,1 mg/kg KG (i. m., s. c.)
▷ Simultan *Norfenefrin* verabfolgen: Erw. 5−10 mg, Schulkinder 0,2, Kleinkinder 0,3 mg/kg KG.

b) *Sirup ipecacuanhae* hat einen guten emetischen Effekt. Erbrechen setzt nach 5−20 min ein; auch bei Erwachsenen geeignet.

▷ *Dosis:* Erw. 30 ml, Kinder bis 1,5 Jahre 10, bis 5 Jahre 15, > 5 Jahre 30 ml.

Kochsalz wird noch gelegentlich empfohlen. Für Kinder < 12 Jahren ist es wegen einer drohenden Salzintox. kontraindiziert.

▷ *Dosis:* 1 EL pro Glas Wasser; max. 3 Glas.

Praxishinweis: **Falls Erbrechen ausbleibt, erfolgt nach Sirup- oder Kochsalzapplikation immer eine Magenspülung, da diese Substanzen selbst toxisch wirken.**

Magenspülung in der Klinik ist Mittel der Wahl für fast alle Ingestionen, wenn provoziertes Erbrechen kontraindiziert ist. Auch bei Stunden zurückliegender Giftaufnahme ist die Spülung sinnvoll (→ Magenpassage verzögert oder unvollständig infolge der giftbedingten Gastroparese). Heute wird Medizinalkohle ohne vorherige Spülung oft bevorzugt.

Nach jeder Magenentleerung werden zur weiteren Giftelimination verabreicht: **1.** Aktivkohle (bindet Toxine), **2.** salinisches Abführmittel (z. B. Glaubersalz → Diarrhoe).

Magenspülung am Notfallort (Notarztwagen) ist allenfalls bei längerem Anfahrtsweg oder bei Intoxikation. mit Alkylphosphat (E 605), Cyaniden u. halogeniertem Kohlenwasserstoff sinnvoll, bleibt aber die Ausnahme; stattdessen zunehmende Tendenz, Medizinalkohle zu verabreichen und weitere Maßnahmen der Klinik zu überlassen.

Praxishinweis: **Bewußtlose werden zum Aspirationsschutz vor der Spülung intubiert. Bei nicht Bewußtlosen wird eine leichte Kopftieflage empfohlen.**

Technik: Vorsichtig wird ein großlumiger Magenschlauch durch den Mund geschoben. Nach Erreichen des Magens entleert sich meist spontan flüssiger Inhalt; andernfalls wird unter Auskultation des Epigastriums Luft eingeblasen, was bei korrekter Lage zu einem „Blubbern" führt.

Spülung mit lauwarmem Wasser in Einzelportionen von 200–300 ml. Die erste Portion wird asserviert. Die Spülung wird fortgesetzt, bis die Flüssigkeit klar zurückfließt. Bei *Kindern* statt Wasser physiologische Kochsalzlösung benutzen.

Antidota (s. Kap. 7.2.3, S. 271)

Definition: Gegengifte; Substanzen, die ein Gift direkt (durch chem. od. physik. Reaktion) inaktivieren bzw. die Giftwirkung an Rezeptor u. Organ herabsetzen od. aufheben (→ Detoxikation).

Einteilung nach Wirkung: **1.** giftbindender Stoff, **2.** funktioneller, **3.** kompetitiver Antagonist, **4.** Chelatbildner, **5.** stoffwechselaktive Antidota, **6.** Reaktivator.

1. Giftbindender Stoff

▷ *Medizinalkohle* → *Universaladsorbens* (immer indiziert), außer bei Säuren-, Laugenvergiftung, Alkohol.
▷ *Acetylcystein* → Glutathionvorstufe, die toxische Paracetamol-Metaboliten abfängt.
▷ *Natriumthiosulfat* → Schwefeldonator, Zyanidion wird zu Thiozyanat metabolisiert.
▷ *Paraffinöl* → Adsorbens für *fettlösliches Gift;* durch Medizinalkohle ersetzbar.
▷ *Polyäthylenglykol* → Flüssigkeit zum Abwaschen schwer wasserlöslicher Substanzen wie Anilin von der Haut; manche Zubereitung ist auch als Magenspülzusatz einsetzbar.
▷ *Polysiloxan* → Entschäumer nach Ingestion mit Tensiden.

2. Funktioneller Antagonist

▷ *Biperiden* → Überdosierung von *Butyrophenonen* u. Stoffen, die eine extrapyramidale Symptomatik hervorrufen.
▷ *Beclometason-Aerosol* → tox. Exsudation im Atmungstrakt ↓ nach Inhalation von Reizgas.

3. Kompetitiver Antagonist

▷ *Atropin* → wirkt der endogenen Acetylcholinüberschwemmung nach Vergiftung mit *Phosphorsäureestern* entgegen
▷ *Flumazenil* → verdrängt *Benzodiazepin* vom Rezeptor
▷ *Naloxon* → verdrängt *Opioide* vom Rezeptor
▷ *Nicotinsäureamid* → verdrängt *INH* kompetitiv vom Rezeptor

Tab. 5-5: Obligate u. fakultative *Antidota*, Dosierung

Obligate Antidota	Fakultative Antidota
Apomorphinhydrochlorid Erw.[1] 5−10 mg (i. v. od. i. m.) Kinder[2] 0,07 mg/kg KG (i. v.)	Biperiden5 Erw. 3−5 mg (i. v.) Kinder 0,04 mg/kg KG (i. v.)
Atropinsulfat Erw.[3] 2−5-10 mg (i. v.) Kinder[3] 0,1 mg/kg KG (i. v.)	Flumazenil Erw. 0,2 mg sofort + 0,1 mg/min bis max. 1 mg (i. v.) Kinder: ?
4-DMAP Erw. max. 3,25 mg/kg KG (i. v.) Kinder: max. 3,25 mg/kg KG	Naloxon Erw. 0,2−0,4 mg (i. v.) Kinder 0,01 mg/kg KG (i. v.)
Beclametasondipropionat (Bronchocort-Aerosol®) Erw. initial 4 Hübe, danach alle 3−5 min 1 Hub Kinder initial 2−4 Hübe, danach alle 3−5 min 1 Hub	*Obidoxim[6]* Erw. 250 mg (i. v., i. m.) Kinder 4 mg/kg KG (i. m.)
Medizinalkohle Erw. 30−50 g Kinder 1−2 g/kg KG	*Toluidinblau[7]* Erw. 2−4 mg/kg KG (i. v.) Kinder 2−4 mg/kg KG (i. v.)
Natriumthiosulfat Erw. 6−12 g (i. v.) Kinder 50−100 mg/kg KG (i. v.)	
Physostigminsalizylat Erw.[4] 2 mg (langsam! i. v.) Kinder[4] 0,02−0,06 mg/kg KG (i. v.)	

Anmerkung:
1 Stets gleiche Mengen Norfenefrin simultan verabreichen.
2 Kleinkinder 0,3 mg/kg KG Norfenefrin, Schulkinder 0,2 mg/kg KG Norfenefrin.
3 Wirkungsabhängig dosieren, häufig sind in kurzer Zeit Nachdosierungen nötig.
4 Bei UAW Injektion sofort abbrechen (s. Text).
5 Injektion muß sehr langsam erfolgen, Medikament verdünnen.
6 5 min nach Atropin injizieren, nur bei speziellen Phosphorsäureresten indiziert!
7 Injektion streng i. v. durchführen.

▷ *Physostigminsalizylat* → zentrale u. periphere Auswirkung eines *anticholinergen Syndroms* werden aufgehoben: Koma, Exzitation, Krampf, Herzrhythmusstörung.
▷ *Sauerstoff* → konkurriert mit CO um die Bindung am Hb.

4. Chelatbildner

▷ *Berliner Blau* → bindet *Thallium, Caesiurn*
▷ *Calcium-EDTA*, Dimercaprol, DMPS → fängt diverse *Schwermetalle* aus den zirkulierenden Körperflüssigkeiten ab.

5. Stoffwechselaktive Antidota

▷ *Äthanol* → Belegung der Alkoholdehydrogenase → Ameisensäurebildung ↓ bei Vergiftungen mit Methanol, Äthylenglykol.
▷ *4-DMAP* → entfernt kompetitiv durch Bildung von Met-Hb Zyanidionen aus der Atmungskette.

6. Reaktivator

▷ Obidoxim → spaltet die Dialkyl-Phosphoryl-Seryl-Bindung → Cholinesterasereaktivierung, wenn diese durch Alkylphosphate blockiert wurde.

▷ Toluidinblau → beschleunigt die Rückbildung von Met-Hb zu Hb.

Im **Rettungsdienst** werden nur Mittel vorgehalten, die akut lebensrettend sind, *fakultative* werden empfohlen (Tab. 5-5).

Indikation., Anwendungsart, UAW u. KI von Antidota müssen beherrscht werden, da sie unter Zeitdruck indizierte Notfallmedikamente (Atropin) oder schwere Gifte (4-DMAP, Physostigminsalizylat) sind.

Andere Gegengifte wie Digitalis-Antidot od. Schlangenimmunseren sind keine Medikamente für die Akutphase.

Hautreinigung

Entfernung kontaminierter Kleidung und ausgiebiges Waschen mit Wasser und Seife. Polyäthylenglykol hilft bei einigen schlecht wasserlöslichen Substanzen (Auswahl):

▷ Alkylphosphate, Anilin, Benzol, Kresole
▷ Methylchlorid, Nitrobenzol, Parathion, Phenole.

Augenspülung

Am besten eine Augendusche oder einen schwach laufenden Wasserstrahl benutzen. Wegen des häufigen Lidkrampfes ist die Applikation eines Lokalanästhetikums vor der Spülung oft sinnvoll.

Forcierte Diurese

Einfachste sekundäre Detoxikation; indiziert bei Stoffen mit hoher renaler Clearance zur Eliminationssteigerung:

▷ Barbital, Butobarbital
▷ Isoniazid, Lithiumsalze
▷ Meprobamat, Phenobarbital
▷ Salicylate, Zyklobarbital.

Hämoperfusion. Die Blutreinigung ist das effektivste extrakorporale Detoxikationsverfahren.

Blut wird über einen Adsorber aus Aktivkohle od. Kunstharzaustauscher geleitet und dabei von Giftstoffen eliminiert.

Forcierte Atmung. *Ind.* ist die Vergiftung mit Halogenwasserstoffen, da diese nur pulmonal eliminiert werden. Durch CO_2-Zusatz zur Einatmungsluft (Nasensonde bei Spontanatmung, Beatmungsgerät-Modulation bei Beatmung) wird das Atemminutenvolumen erhöht u. das Gift schneller ausgeschieden. Die Beatmung ist an erfahrene Zentren gebunden (z. B. Universitäts-Kinderklinik Düsseldorf).

5.2.4.2 Spezielle Vergiftung

Bewußtseinsstörungen sind bei allen Intox. möglich. *Einteilung der Gifte:* chemischtechnische u. berufliche Stoffe, Drogen, Gase, Insektizide, Medikamente, Pflanzen-, Tiergifte.

¾ aller schweren oder tödlichen Vergiftungen werden durch *Medikamente* verursacht.

Chemisch-technische u. berufliche Stoffe

Äthylalkohol ist das häufigste Genußgift und für viele Intoxikationen allein oder in Kombination mit anderen Stoffen verantwortlich. *Klinik:*

■ Exzitatorisches, hypnotisches, narkotisches u. asphyktisches Stadium, wobei diese nicht regelhaft durchlaufen werden.
■ Bei Kindern rasche Narkose, respirat. Insuffizienz.

Diagnose

■ Alkoholischer Foetor, ggf. Blutalkoholbestimmung
■ Hypoglykämie u. SHT ausschließen.

Ab ca. 4 Promille besteht für Erwachsene und ab 2 Promille für Kinder Lebensgefahr.

Therapie

▷ Überwachung
▷ Magenentleerung, forcierte Diurese od. Hämodialyse im narkotischen u. asphyktischen Stadium.

Methylalkoholvergiftungen entstehen meist durch Verwechslung od. Verunreinigung von Äthylalkohol. *Klinik:*

- *Frühsymptom* ist ein leichter Rausch, später Sehstörung
- nach einer Latenzzeit von 6–30 h schwerste Azidose mit zerebraler Schädigung.

Therapie

▷ Magenentleerung
▷ Äthanol ist Antidot, Blutspiegel von 1–2 Promille anstreben.

> Schon 10 ml Methanol können eine dauerhafte Erblindung verursachen u. 30 ml sind tödlich. Wegen des häufig gleichzeitigen Äthylalkoholgemisches variieren diese Angaben stark.

Andere Alkohole zeigen ähnliche Symptome wie Äthanol; Intox. kommen selten vor.

Glykol, Glykolderivate werden als Löse- u. Schmiermittel od. als Antifrostmittel verwendet. Mitunter dienen sie als Alkoholersatz. *Klinik:*

- Symptome der 1. Stunde sind eine metabolische Azidose mit Koma, zerebralem Krampf und neurologischen Ausfällen.
- Später kardiopulmonale Komplikation, v. a. Rhythmusstörungen.
- Nach 1–3 Tagen Niereninsuffizienz (→ bestimmt den Verlauf).

Therapie

▷ symptomatisch, ein Antidot gibt es nicht.

Flüchtige chlorierte Kohlenwasserstoffe sind andere Lösemittel mit hoher toxischer Relevanz:

- Dichloräthylen, Dichlormethan
- Trichloräthylen, Trichlormethan
- Tetrachloräthylen, Tetrachlormethan.

Besonders bei Kindern kennt man gefährliche Vergiftungen.

Klinik

- Dosisabhängig tritt früh Narkose ein
- Gastrointestinale Symptome, Arrhythmie und Schock kommen hinzu.

Therapie

▷ Symptomatische Maßnahmen in der Prähospitalphase.
▷ Stationär forcierte Atmung oder Beatmung, da die Stoffe pulmonal eliminiert werden.

Aliphatische Kohlenwasserstoffe wie Benzin, Petroleum, Terpentin sind relativ untoxisch.

Drogen

Opioide (s. Kap. 2.4.2.2, S. 36). *Klinik:*

- klassische Symptomtrias 1. Koma, 2. Miosis, 3. Atemdepression (Ther. s. Kap. 2.4.2.2, S. 36).

Kokain, Halluzinogene, Amphetaminderivate, Schnüffelstoffe verändern grundsätzlich das Bewußtsein; Komata sind bei allen schweren Intoxikationen möglich.

Die akute Therapie reicht vom „Herunterreden = talk down" über Sedativa bis zur Reanimation. Spezifische Antidote gibt es nicht.

Gase

Kohlenmonoxid ist ein geruchloses u. farbloses Gas, das häufig zu Suizidversuchen (Autoabgase) benutzt wird u. bei Wohnungsbränden unter Sauerstoffmangel entsteht. *Klinik:*

- Leichte Symptome (Kopfschmerz, Schwindel, Euphorie) gehen konzentrationsabhängig in eine schwere metabolische Azidose mit Bewußtseinsstörung bis zum Tod über.

Therapie

▷ O_2 verabreichen.
▷ Azidoseausgleich schon im Rettungsdienst beginnen, z. B. 100 mval NaBi.

Reizgase. Inhalation führt zur lokalen Schädigung des Respirationstraktes (Auswahl):

R. mit schneller Wirkung → *oberer Respirationstrakt:*

- Acrolein, Ammoniak, Chlor-, Fluorwasserstoff, Formaldehyd.
- Phosphorchloride, Schwefel-, Teflondämpfe.

R. mit später Wirkung → *unterer Respirationstrakt:*

- Dimethylsulfat, Kadmiumoxiddämpfe, Nickelkarbonyl.
- Nitrosegase, Ozon, Phosgen.

Klinik

1. Gut *wasserlösliche Stoffe* wie Ammoniak reizen den oberen Atemtrakt sofort und sind recht harmlos.

2. Gut *fettlösliche Substanzen* reizen den unteren Atemtrakt erst spät und werden durch ein tox. Lungenödem lebensbedrohlich. Bewußtseinsstörungen sind ggf. sek. hypoxische Folgen.

Therapie

▷ Beclometason-Aerosol (s. Tab. 5-5), im schweren Fall Cortison i. v.

Blausäure, -salz führen oft zu schweren Vergiftungen.

Reine Zyanwasserstoffintox. kommen selten vor; häufiger sind Mischintox. mit Reizgasen u. CO. Ursache ist die Pyrolyse von Kunststoff, wie sie heute in allen Haushalten vorhanden sind. *Klinik:*

■ *Leichte Intoxikation.* Hyperventilation, Erregungszustand, Herz- u. Kopfschmerzen, Husten, Kratzen im Hals.
■ *Schwere Intoxikation.* Bewußtlosigkeit, zerebraler Krampf, schwere Atemnot.

Therapie

Zyanidionen lagern sich an 3wertiges Eisen u. blockieren die Atmungskette. Behandlungsprinzip: 3wertiges Eisen im Überfluß bereitstellen, um die Atmungsfermente kompetitiv zu befreien.

▷ Antidot 4-DMAP (4-Dimethylaminophenol) oxidiert als Met-Hb-Bildner 2wertiges Eisen zu 3wertigem innerhalb von Sekunden und wirkt lebensrettend.
▷ Weitere Detoxikation mit Natriumthiosulfat, das Schwefelgruppen für die Metabolisierung von Zyanid zu dem untox. Rhodanid abgibt.

Praxishinweis: Bei Kunststoffverbrennung darf wegen der potentiellen CO-Intox. kein 4-DMAP gegeben werden, weil das resultierende Met-Hb ebenso wie CO-Hb für den Sauerstofftransport ausscheidet.

Insektizide

Alkylphosphat (Phosphorsäureester) hat eine große toxische Bedeutung; Vergiftungen enden oft tödlich. Vorwiegend neurotrop. Giftwirkung (→ Nervensystem).

Klinik

■ Trias aus Bradykardie, Miosis, Speichelfluß
■ Schnell treten Bewußtseinsstörungen bis zum Koma hinzu.

Therapie

▷ Atropin (→ Antidot, s. Kap. 7.2.1, S. 258): 2−5−10 mg. Die exzessive Schleim- u. Speicheldrüsenproduktion ist Indikator der Vergiftungsschwere und Parameter für die Atropindosis. Sistiert die Sekretion nicht, muß Atropin erneut appliziert werden.
▷ Stationär verabfolgt man den Cholinesterasereaktivator Obidoxim (→ zweites Antidot).

Obidoxim ist nur bei einigen Alkylphosphaten indiziert und in der Prähospitalphase nicht erforderlich.

Medikamente

1. Analgetika

Salicylatvergiftungen werden in Deutschland gegenüber den USA selten beobachtet. Die *Letaldosis* liegt bei 20−40 g beim Erwachsenen, 0,5 g/kg KG beim Kind.

Klinik

■ Kopfschmerzen, Ohrensausen, Verwirrtheit, Hyperventilation, Schwitzen, Durst, Übelkeit → auch als *Salizylismus* bekannt
■ bei mittelschwerer Vergiftung verstärken sich die ZNS-Symptome
■ bei schwersten Intox. zunehmende Eintrübung bis Koma
■ ausgeprägte metabolische Azidose.

Therapie

▷ symptomatisch
▷ stationär. kontrollierte Alkalidiurese od. Hämoperfusion
▷ Hämodialyse ist Ther. der Wahl.

Paracetamolvergiftungen (s. Kap. 2.4.1, S. 28) können mit Bewußtseinsstörungen einhergehen. Prognosebestimmend ist die *Leberschädi-*

gung, die nach wenigen Tagen auftritt. Die *Letaldosis* bei Erwachsenen liegt bei 20 g.

Therapie

▷ Acetylcystein als Antidot verhindert den Leberausfall, wenn es während der ersten Stunden nach Ingestion verabreicht wird.

Opioide, zu denen auch das Rauschgift *Heroin* zählt, sind zentral wirksam (s. Kap. 2.4.2.2, S. 36). Neben Intox. von Drogenabhängigen ist bei Kindern kodeinhaltiger Hustensaft Ursache schwerer Notfälle.

Klinik

■ Trias aus **1.** Koma, **2.** Miosis, **3.** Atemdepression
■ bei Heroin kommt es mitunter zum tox. Lungenödem.

Therapie

▷ Naloxon als Antidot bessert die Symptome schlagartig
▷ sofort einsetzende Entzugssymptome bei Drogenabhängigen können Probleme bereiten.

2. Psychopharmaka

> Intoxikation mit Sedativa, v. a. Benzodiazepine, sind im Ggs. zu solchen mit Neuroleptika od. Thymoleptika harmlos; Benzodiazepine führen zur Sedierung bis zur Bewußtlosigkeit.

Neuroleptika (→ Flu-, Perphenazin, Haloperidol, Triflupromazin) können v. a. bei Kindern ein sog. bizarres neurologisches Syndrom hervorrufen.

Klinik: Bizarres neurologisches Syndrom

■ Krampf an Auge, Gesicht, Extremität, mimische Starre, Schmatzen, Sprachstörung.
■ Speichelfluß, Zittern, athetotischen Bewegung. Die Prognose ist gut.
■ Keine Bewußtseinsstörung.

Thymoleptika, v. a. trizyklische Antidepressiva. In hohen Dosen lebensgefährliche Symptome!

Klinik

■ *Antiadrenerge Reaktion* mit Blutdruckabfall u. negativer Inotropie.

■ *Anticholinerges Syndr.* **1.** Zentrale Symptome: Unruhe, Erregung, Halluzination, Delirium, zerebraler Krampf, Koma, Atemdepression. **2.** Periphere Symptome: Tachykardie, Herzrhythmusstörung, trockene Schleimhaut.

Neuroleptika u. Thymoleptika mit anticholinerger Potenz sind (Auswahl):

• Chlorpromazin   Chlorprothixen.
• Clomipramin   Imipramin.
• Levomepromazin   Opipramol.
• Promethazin   Trimipramin.

Therapie

▷ Physostigminsalicylat als Antidot wirkt prompt gegen das anticholinerge Syndrom, ist aber seinerseits ein Gift.

Cave: Nur beim anticholinergen Syndrom, niemals allein bei einer Vergiftung mit anticholinergen Substanzen ohne Symptome einsetzen.

> **Schlafmittel** unterscheiden sich pharmakologisch beträchtlich. Alle sind sedativ-hypnotisch, alle erfahren durch Alkohol eine Wirkungsverstärkung, alle können zu Bewußtlosigkeit, Atemdepression, Aspiration und Schock führen.

■ *Barbiturate* sind arm an spezifischen Komplikationen.
■ *Bromkarbamide* verurs. Herzrhythmusstörungen, ein stark wechselndes neurologisches Verhalten, häufig eine Ateminsuffizienz, mitunter einen plötzlichen Atemstillstand.
■ Im Vordergrund von *Methaqualon* stehen Unruhe u. Krämpfe; Aspiration ist häufig.
■ *Diphenhydramin* ist ein Schlafmittel mit antihistaminer u. anticholinerger Komponente.
■ Eine Überdosierung von *Glutethimid* verursacht schwere Herzrhythmusstörungen und endet nicht selten letal.

Therapie: Unspezifisch

▷ Bei Diphenhydramin wird bei Bedarf Physostigminsalicylat eingesetzt.

3. Kardiaka

Antiarrhythmika, Betablocker, Calciumantagonisten, Digitalis führen zu Herzrhythmusstörung, negativer Inotropie → HMV ↓ (→ Hypoxie) → Bewußtseinsstörung bis Koma.

Pflanzengifte

Schwerwiegende Intoxikationen sind selten. Wirkung der wichtigsten Giftpflanzen:

- *Atropinähnlich* → Bilsenkraut, Stechapfel, Tollkirsche
- *Zentral erregend* oder *sedierend* → Eisenhut, Komrade, Schierling
- *Herzaktiv* → Digitalis
- *Nikotinähnlich* → Goldregen.

Therapie

▷ Symptomatisch.

Tiergifte

In unseren Breiten kaum relevant.

▷ *Insektenstiche.* Allergische Reaktionen können zur Bewußtlosigkeit führen; keine Intox. i. e. S.
▷ *Schlangenbiß* ist schmerzhaft, ggf. Bewußtlosigkeit u. Atemstillstand. Bei exotischen Giftschlangen werden neurotoxische u. hämolytische Symptome beobachtet.

5.3 Weitere Krankheiten mit Bewußtseinsstörung

5.3.1 Überhitzungsschaden

B. Eberle

Definition: syn. Hitzeschaden, Überhitzungssyndr.; Folge einer gestörten thermischen Homöostase; *Formen:* 1. Hitzesynkope, 2. -krampf, 3. -erschöpfung, 4. Hitzschlag (Anstrengungs-, klassischer Hitzschlag).

Ursachen (bei hoher Umgebungstemperatur):
- starke physische Aktivität
- mangelnde Umgebungsventilation
- Versagen der Schweißproduktion durch:
  - Dehydratation (→ Flüssigkeits-, Elektrolytersatz ↓, Alter, Diuretika).
  - Medikamentöse Blockade (→ Psychopharmaka, Anticholinergika).
- *Weitere Prädisposition:* unzureichende Akklimatisation, kardiovaskuläre Krankheit mit eingeschränkter Leistungsbreite, Alkoholabusus, Adipositas und Infektion.

Pathophysiologie. Die Körperkerntemperatur ist tagesrhythmischer und aktivitätsbedingter Schwankung unterworfen und wird zwischen 35,8 u. 37,2 °C konstant gehalten (Abb. 5-19):
- Hypothermie → Körperkerntemperatur < 35,8 °C.
- Hyperthermie → Körperkerntemperatur > 37,2 °C.

Regulation. Die Thermoregulation steht unter Kontrolle des anterioren Hypothalamus, wird vom Endokrinium (Schilddrüse, NN) beeinflußt u. realisiert über 1. Muskelaktivität, 2. Körperschalendurchblutung, 3. Schweißsekretion. Thermogenese u. Wärmeabgabe sind im Gleichgewicht.

Wärmebildung (Thermogenese) durch

1. willkürliche Muskelaktivität
2. Stoffwechsel, v. a. in der Leber (bis zu 50%)
3. Wärmetonus der Skelettmuskulatur (→ zitterfreie Thermogenese).

Wärmeabgabe durch

1. *Strahlung* (= *Radiation,* 60%) im Infrarotbereich, abhängig von Körperbedeckung und Hautdurchblutung.
2. *Konvektion* (12%) → Bluttransport an die Körperoberfläche.
3. *Verdunstung* von Körperwasser (= *Evaporation,* 20−25%) über Haut, Lungen durch Perspiratio insensibilis, Schwitzen und (Hyper-) Ventilation.
4. Wärmeleitung (= *Konduktion,* 3%) → Übertragung an die Umgebung entlang von Temperaturgradienten, also von den Organen an das Blut oder von der Haut an die Luft.

Hitzeakklimatisation (erfordert 8−10 Tage). Ergebnis ist die Erhöhung des extra- und intravasalen Volumens:

1. Schweißproduktion ↑
2. Schweißelektrolytgehalt ↓
3. periphere Vasodilatation ↑→ HMV ↑
4. ADH ↑, Aldosteron ↑.

C°

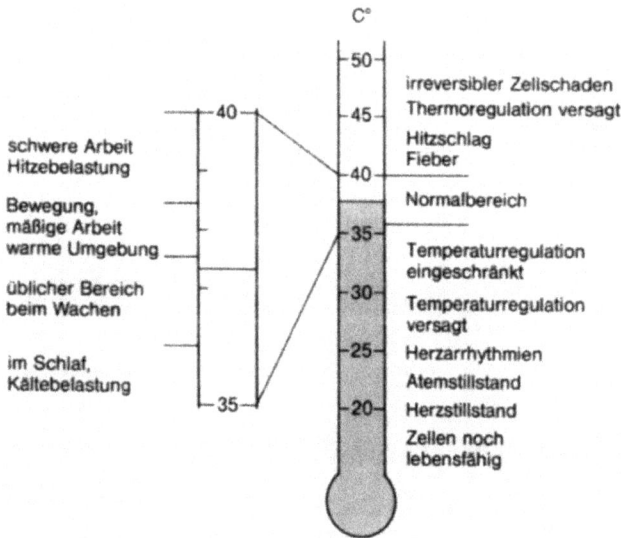

```
                    ┌─ 50 ─
                    │         irreversibler Zellschaden
        ┌─ 40 ─┐    ├─ 45 ─   Thermoregulation versagt
        │      │    │
schwere Arbeit │    │         Hitzschlag
Hitzebelastung │    ├─ 40 ─   Fieber
        │      │    │
        │      │    │         Normalbereich
Bewegung,      │    │
mäßige Arbeit  │    ├─ 35 ─
warme Umgebung │    │         Temperaturregulation
        │      │    │         eingeschränkt
üblicher Bereich│   ├─ 30 ─
beim Wachen    │    │         Temperaturregulation
        │      │    │         versagt
        │      │    ├─ 25 ─   Herzarrhythmien
im Schlaf,     │    │         Atemstillstand
Kältebelastung │    ├─ 20 ─   Herzstillstand
        └─ 35 ─┘    │         Zellen noch
                              lebensfähig
```

Abb. 5-19: Normalbereiche der *Körpertemperatur*, Hypo- u. Hyperthermie

5.3.1.1 Hitzesynkope, -krampf, -erschöpfung, Hitzschlag

4 Überhitzungssyndrome werden unterschieden (s. Def.). Die Übergänge sind fließend.

Hitzesynkope. *Kurze Ohnmachtsepisode* nach körperlicher Anstrengung in heißer Umgebung.

Ursachen

- Vasodilatation der Haut- u. Muskelgefäße (Hitze, Muskelarbeit, Alkohol)
- Relative Hypovolämie durch langes Stehen (→ pooling)
- Absolute Hypovolämie durch Dehydratation
- Vagotonie mit Bradykardie.

Klinik. *Leitsymptome*

- Nausea, Bewußtseinstrübung, kurze Ohnmacht
- passagere Hypotension, Bradykardie, orthostatischer Kollaps
- keine ausgeprägte Hyperthermie, Haut meist kühl, feucht.

Diagnostik: Anamnese, Klinik.

- Vitalparameter: Puls, Blutdruck, Atemfrequenz, SaO_2, Blutzucker.

DD: andere Ursache einer Synkope.

➤ kardial (z. B. Herzrhythmusstörung, -insuffizienz)

➤ vaskulär
➤ zerebrovaskulär (TIA)
➤ zerebral (Epilepsie)
➤ stoffwechselbedingt (Hypoglykämie).

Komplikation: sek. Sturzverletzung.

Therapie

▷ Schocklagerung → Flachlagerung mit angehobenen Beinen (s. Abb. 2-25, S. 19).
▷ Physikalische Kühlung → Schatten, feuchte Tücher, Luftbewegung.
▷ Flüssigkeitszufuhr p. o.

Hitzekrämpfe. *Hypotone Dehydratation* (s. Kap. 4.4.3.2, S. 137, 4.7, S. 156) infolge Verarmung des Extrazellulärraums an Na^+ u. Cl^-.

Ursachen

Längeres Schwitzen bei schwerer körperlicher Arbeit in heißer Umgebung.

Bei max. Schweißproduktion können Nichtakklimatisierte bis zu 1,5 l/h, Akklimatisierte 3–4 l/h Flüssigkeit verlieren. Trotz Adaptation gehen mit derart großen Mengen auch signifikante Na^+-Verluste einher, die häufig nicht ausreichend ersetzt werden.

Klinik. *Leitsymptome:*

- schmerzhafte Muskelfaszikulationen während, meist nach körperlicher Belastung
- Spasmus der Extremitäten-, Brust-, Bauchmuskulatur (DD: Akutes Abdomen!)

- keine Hyperthermie, keine ZNS-Beteiligung.

Diagnostik: Anamnese, Klinik.

- In der Klinik: Elektrolyte i. S.

Therapie

▷ Rehydrierung p. o., bilanzierte Elektrolytgetränken od. Wasser (Tee), 2 Teelöffel Kochsalz/l, 1–2 l/h trinken
▷ alternativ Vollelektrolytlösung (Ringer-Laktat) 1–2 l in 1–2 Std. i. v.

Prognose: Gut. Der Effekt der Elektrolytsubstitution ist oft frappierend.

Hitzeerschöpfung. *Hypotone Dehydratation* (NaCl-Verarmung, s. Kap. 4.4.3.2, S. 137), Vorläufer des *Hitzschlages.*

Ursachen

- Betroffen sind häufig ältere, unter Diuretika stehende Pat. Nicht selten treten Erbrechen u. Diarrhoe hinzu. Beides führt zur häufigen Begleiterscheinung der *Hypokaliämie.*

Klinik. *Leitsymptome:*

- starkes Durstgefühl
- zentralnervöse Störung → Agitation, Verwirrtheit, delirante Bilder, Eintrübung bis zum Koma
- Kreislaufdepression → Blutdruckabfall, Oligurie, Schock
- Elektrolytmangelsymptome → Hitzekrampf, Muskelschwäche, Übelkeit, Erbrechen, Durchfall
- Schweißsekretion initial oft erhalten (→ kaltschweißig)
- Normo- od. Hyperthermie > 39 °C möglich

Diagnostik: Anamnese, Klinik.

- In der Klinik: EKG, Blutbild, Elektrolyte, Kreatinin i. S., Urinausscheidung.

Therapie

▷ Schocklagerung in kühler, schattiger Umgebung.
▷ Stabile Vitalfunktionen → oralen Rehydration (gesalzene Flüssigkeit mit mind. 200 mosm/l = 6 g NaCl/l).
▷ Instabile Vitalfunktionen → venöser Zugang: initial 1–1,5 l/h Vollelektrolytlösung (Ringer-Laktat), ggf. zusammen mit elek-

trolythaltigem Volumenersatzmittel (z. B. HÄS 6%) unter Kontrolle von Puls u. Blutdruck.

▷ Klinikaufnahme immer → Überwachung von Vitalfunktionen, Wasser-, Elektrolythaushalt.

Hitzschlag. *Hypertone Dehydratation* (s. Kap. 4.4.3.2, S. 137); unbehandelt führt der Hitzschlag zum Tode.

Ursachen

- hohe Umgebungstemperatur, Luftfeuchtigkeit
- körperliche Anstrengung, starkes Schwitzen
- unzureichende Flüssigkeitsaufnahme.

Pathogenese: nicht vollständig geklärt. Charakteristisch sind Störung der zentralen Thermoregulation, extreme Hyperthermie u. frühe Beteiligung des ZNS. Die Exsikkose entwickelt sich meist innerhalb von 1–2 Tagen.

Prädisposition

- *klassischer Hitzschlag:* höheres Alter, kardiovaskuläre Krankheit, Diabetes mellitus, Alkoholismus, diuretische od. anticholinerge Medikation (z. B. Psychopharmaka).

- *Anstrengungshitzschlag:* Betroffen sind gesunde, aber nicht hitzeakklimatisierte Personen unter schwerer körperlicher Belastung: Sportler, Bergleute, Hüttenarbeiter, Soldaten. Diese Form tritt eher sporadisch auf u. entwickelt sich rascher, innerhalb einiger Std.

Hitzschläge treten oft epidemieartig auf → Pilger in Mekka, Hitzewellen in urbanem Ballungsgebiet.

Klinik. *Leitsymptome:*

- *Zerebrale Symptomatik* steht häufig am Beginn
  - Kopfschmerzen, Schwindel, Apathie, Verwirrtheit
  - Somnolenz, Koma
  - Generalisierte Krampfanfälle, Meningismus, Pupillenstörung, Parese.

- Versagen der Wärmeregulation, Hyperpyrexie bei Rektaltemperatur > 40 °C.
  - *Klassischer Hitzschlag:* Schweißsekretion sistiert, so daß die Haut zunächst heiß u. trocken erscheint.

- *Anstrengungshitzschlag:* Schweißabgabe vermindert, Dehydratation ist geringer ausgeprägt.
- *Hämodynamik.* Zunächst hyperdynamer Kreislauf mit max. peripherer Vasodilatation, später relativer (Vasodilatation) u. absoluter (Dehydratation) Volumenmangelschock (s. Kap. 4.4.3, S. 134) mit Hypotonie, Tachykardie, Zentralisation, Durst, Oligurie.
- *Respirat.* Begleiterscheinungen sind Tachypnoe und Hyperventilation.

Diagnostik: Anamnese, Klinik.

- Vitalparameter: Puls, Blutdruck, Atemfrequenz, Temperatur, SaO_2, Blutzucker.
- In der Klinik: EKG, Blutbild, Elektrolyte i. S., Blutgasanalyse, Leber- und Nierenfunktionsparameter, CK, Troponin, Myoglobin i. S. und i. U. ggf. Drogenscreening.
- Hypertone Dehydratation mit Hypernatriämie, -osmolarität, Hämokonzentration.
- Initiale respirat. Alkalose → Laktazidose.

DD

- ➤ Fieber u. ZNS-Symptome anderer Genese (z. B. Malaria, Meningitis)
- ➤ Krampfanfall anderer Ursache (z. B. Fieberkrampf)
- ➤ Thyreotoxikose
- ➤ Delirium tremens
- ➤ Hyperdynamer septischer Schock
- ➤ Diabetische Ketoazidose, hyperosmolares Koma (s. o.)
- ➤ Intoxikation (amphetaminhaltige Designer-Drogen, Antidepressiva, Atropin) und medikamentös-tox. Rhabdomyolyse
- ➤ Maligne Hyperthermie, malignes neuroleptisches Syndrom

Komplikation, Prognose: 1. Herzrhythmusstörung; **2.** *klassischer Hitzschlag* → Dominanz des irreversiblen ZNS-Schadens; **3.** *Anstrengungshitzschlag* → Multiorganversagen: Rhabdomyolyse mit Myokardinfarkt, DIC, ANV, ZNS-, Leber- u. Muskelzelluntergang, Laktazidose und Oligurie induzieren eine bedrohliche Hyperkaliämie.

Therapie

1. *Sofortmaßnahmen* → Schocktherapie!

▷ *Atmung u. Kreislauf* überprüfen: Puls, Blutdruck, Hautkolorit und -durchblutung, *Bewußtsein* (GCS, s. Tab. 5-2. S. 187), Körpertemperatur

▷ Oberflächenkühlung mit Wasser

Eiswasserbad. Lebensrettend ist unverzügliches Eintauchen des Patienten in ein Eiswasserbad bei Kerntemperaturen um 42 °C.

Kühlpackung. Weniger aggressive Alternative: lose Abdeckung mit dünnen, mit Wasser (kein Alkohol!) angefeuchteten Textillagen u. Ventilation (Fönen), Auflage von Kühlpackungen (Eisbeutel, Kühlakkus) oder -matten auf Extremitäten und über großen Gefäßen (Leiste, Axilla, Hals).

Medikamente. Gegenregulatorisches Kältezittern kann mit Pethidin, Clonidin oder Chlorpromazin (langsam i. v.) abgemildert werden.

▷ *Lagerung* (s. Kap. 2.1.2, S. 13). Kühle, schattige Umgebung, Schocklagerung, bei Bewußtlosigkeit stabile Seitenlage. Isolierende Kleidung entfernen, Frischluftzirkulation verstärkt (Ventilator, Gebläse, Klimaanlage).

▷ *Sauerstoffgabe*

▷ *Kühlmethoden:*

Magenspülung, Peritoneallavage mit kalter kaliumfreier Dialysatlösung.
Extrakorporale Kühlung durch venovenöse Hämofiltration u. kalte Ersatzlösung.

▷ *Volumentherapie* u. intravenöse Kühlung erfolgen durch Infusion gekühlter *isotoner Vollelektrolytlösung*: Bei Schockzeichen sind initial mind. 1 l in etwa 15 min zu infundieren. Unter Kühlung wird weiter infundiert, bis der Kreislauf stabilisiert ist u. die Diurese ausreichend ist → 1 – 2 ml/kg/h.

Stets *isotone Vollelektrolytlösungen* verwenden! Eine rasche Infusion *freien Wassers* (hypotone Halbelektrolyt- od. reine Kohlenhydratlösung) ist bei Hypernatriämie u. -osmolarität zu vermeiden → Wasserübertritt in das hyperosmotische Gehirn, da der Austausch osmotisch aktiver Moleküle über die Blut-Hirn-Schranke verzögert abläuft → drohendes *Dysäquilibrium-Syndr.* mit Hirnödem).

▷ *Intubation, Beatmung, Antikonvulsiva* bei Koma, Ateminsuffizienz od. Konvulsionen, ggf. unter Sedierung (Midazolam, Etomidat, Propofol).

2. *Stationäre Behandlung*

Intensivstation mit Monitoring: Puls, EKG, Blutdruck, ZVD Temperatursonde, Pulsoxymetrie, Blasenkatheter, Blutgas-, Säure-Basen- u. Elektrolytstatus.

▷ Weitere Kühlung bis zur Konstanz der Rektaltemperatur < 38,5 °C.
▷ Rehydrierung unter Kontrolle von ZVD u. PCWP (Pulmonaliskatheter, bes. bei Infarktgefährdung).

Prognose: Entscheidend ist die Beherrschung der Hyperthermie!

▷ *Gut*, 80–90 % Überlebenschance bei Ansprechen auf die Behandlung.
▷ *Schlecht* bei alten, prämorbiden Opfern von Hitzewellen (klassischer Hitzschlag) oder wenn das Koma trotz Kühlung fortbesteht.

5.3.1.2 Sonnenstich (UV-Strahlung)

Definition: syn. Insolation; Hitzeschaden durch unmittelbare Einwirkung der Sonnenstrahlen besonders auf den unbedeckten Kopf und Nakken. Direkte, längerdauernde Insolation kann meningitisch-enzephalitische Reizerscheinungen auslösen. Säuglinge und Erwachsene mit spärlicher Kopfbehaarung sind bevorzugt betroffen.

Klinik: *Leitsymptome.*

■ Hochroter, heißer Kopf, Schwindel, Übelkeit und Erbrechen, Kopfschmerzen, Sehstörung, Meningismus, Orthostase-Syndrom
■ Eine generalisierte Hyperthermie kann hinzukommen. In schweren Fällen stehen Koma und zerebrale Anfälle im Vordergrund.

DD

➤ anderweitige Überhitzungsschaden (s. o.)
➤ Meningitis, SAB, intrakranielle Raumforderung
➤ hypertensive Krise
➤ Alkohol, CO-, Nitro-Kopfschmerz
➤ Migräne, Glaukom
➤ weitere Ursachen von Kopfschmerzen.

Therapie: *Soforttherapie.*

▷ Flachlagerung im Schatten mit erhöhtem Oberkörper; stabile Seitenlage (s. Abb. 2-12, S. 14) bei Koma
▷ Kopf mit feuchten Tüchern kühlen
▷ Klinikaufnahme bei Meningismus, Bewußtseinsstörung, Krampfanfall
▷ Fehlen die Atemwegsschutzreflexe, wird intubiert u. leicht hyperventiliert
▷ Konvulsionen können mit Benzodiazepinen od. Thiopental (bis 5 mg/kg i. v. beim Intubierten) unterdrückt werden.

Die Wirksamkeit von *Dexamethason* (1 mg/kg, bei Kindern 2 mg/kg i. v.) zur Hirnödemtherapie ist bei dieser Ind. umstritten.

5.3.2 Unterkühlung

B. Eberle, S. Ellmauer

5.3.2.1 Systemische Hypothermie

Definition: syn. Hypothermie; Absinken oder Senkung der Ganzkörpertemperatur; *Formen:* 1. unternormale Körpertemperatur (*Untertemperatur*), z. B. bei Hypothyreose, Kachexie; **2.**

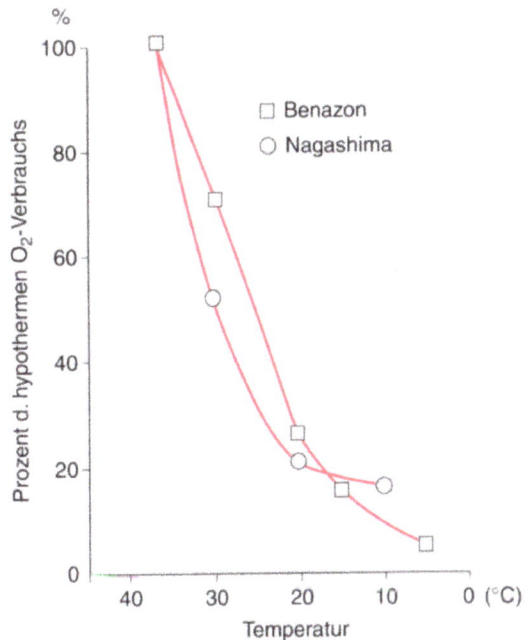

Abb. 5-20: Abnahme des *Sauerstoffverbrauches* mit abfallender Körperkerntemperatur (n. Benazon, Nagashima 1974)

akzidentelle H. (*Expositionsh.*) durch Kälteexposition (bes. bei Berg- u. Ertrinkungsunfall, s. u.); **3.** induzierte (*kontrollierte*) H.: Senkung der Körpertemperatur (z. B. mit Hilfe eines Wärmetauschers bei Herz-Lungen-Maschine oder durch Oberflächenkühlung) führt über die Verminderung von Stoffwechsel und Sauerstoffverbrauch zu einer Verlängerung der Ischämietoleranz aller Organe.

4 Hypothermiegrade:

1. milde H. $34 - 36\,°C.$
2. mäßige H. $30 - 34\,°C.$
3. schwere H. $< 30\,°C.$
4. profunde H. $15 - 18\,°C.$

Ursachen

Akzidentelle (Expositions-) Hypothermie. Prädisponierend sind:

- lange Exposition gegenüber kalter Umgebung (kalte Luft, Windkühlung, Nässe).
- hohe Oberflächen-Gewichts-Relation (Säuglinge).
- geringes Unterhautfettgewebe, Gebrechlichkeit.
- Alkohol, Hypoglykämie, Sedativa.
- lange Op.-Dauer bei Eröffnung großer Körperhöhlen (Wundflächen).
- Krankheiten: Myxödem, hypophysäre Insuffizienz, großflächige Hautkrankheiten.

Pathophysiologie

Biochemische Prozesse (z. B. Enzymreaktionen) sind (nichtlinear) temperaturabhängig. Diese Beziehung wird durch den Temperaturkoeffizienten (Q_{10}-Wert) beschrieben: Q_{10} ist der Quotient zweier Reaktionsgeschwindigkeiten, wie sie bei um 10° differierenden Temperaturen resultieren. Der Q_{10}-Wert der meisten Reaktionen, wie etwa der des Gesamtsauerstoffverbrauchs beim Menschen, liegt bei $2-3$.

> Der Sauerstoffverbrauch bei 27 °C Körperkerntemperatur (150 ml/min) beträgt nur noch 50% (Norm 300 ml/min in Ruhe bei 37 °C):
>
> - O_2-Verbrauch u. CO_2-Produktion nehmen um etwa 7% pro Grad Kerntemperaturabfall ab (Abb. 5-20).
> - Der HKS ist länger tolerabel (Tab. 5-6).

Körperkerntemperatur ist Bluttemperatur in der A. pulmonalis, Tympanal-, Rektal-, Ösophagus- od. Blasentemperatur (via Blasenkatheter gemessen).

a) Metabolismus

- Aerober u. anaerober Struktur- u. Funktionsmetabolismus ↓ → Energiebedarf ↓ (ATP-, Creatinphosphatverbrauch ↓) der Zellen.
- O_2-, Kalorienverbrauch, CO_2, Laktatproduktion u. (daran gekoppelt) die Organdurchblutung ↓ → temperaturabhängige Verlängerung der Ischämietoleranz von Gewebe, Organen.

Sympathoadrenerge Gegenregulation. Bei wachen, mild hypothermen Pat. kommt es zunächst zur Aktivierung sympathoadrenerger Gegenregulationsmechanismen. Sie wirken einer Abnahme der Körperkerntemperatur entgegen: Wärmeverluste werden durch Vasokonstriktion in der Körperschale (Haut, Extremitäten) minimiert. Die Thermogenese wird durch willkürliche u. unwillkürliche Aktivität der Skelettmuskulatur gesteigert (→ Kältezittern). Dies ist mit einer ausgeprägten Steigerung des myokardialen u. des Gesamtsauerstoffverbrauches (um bis zu 400%!) verbunden. Besonders bei eingeschränkter kardiovaskulärer Leistungsbreite bedeutet dies ein hohes Risiko (→ Ischämie, Infarkt).

b) Blut. Mit fallender Temperatur nehmen zu:

- Gaslöslichkeit im Blutplasma (→ pO_2↓, pCO_2 ↓)
- pH-Wert um 0,0147 Einheiten/1 °C Temperaturabnahme; → *Rosenthal-Faktor*
- O_2-Affinität des Hb (→ temperatur-, pH- *und* löslichkeitsbedingte Linksverschiebung der HbO_2-Dissoziationskurve → O_2-Aufnahme ↑, O_2-Abgabe ↓)
- Blutviskosität.

> *Praxishinweis:* Der HK steigt um 2% pro Grad C Temperaturabfall, so daß eine Anämie maskiert werden kann (→ scheinbarer HK-Anstieg!).

c) ZNS, Nervengewebe

- Reizbildung u. Erregungsleitung sind verzögert.

Tab. 5-6: *Hypothermie.* Körpertemperatur, Klinik u. Dauer eines tolerierten Herz-Kreislauf-Stillstandes (HKS)

Körpertemp. in °C	Klinik	HKS (min)
36	**1.** *leichte H.:* Kältezittern, -gefühl	4–10
35–34	psychische Alteration	
33	Kältezittern, Rigor (Tonusvermehrung d. Muskeln)	
30	Koma, Mydriasis	10–16
28	**2.** *mäßige H.:* Kammerflimmern, Asystolie	
27	**3.** *tiefe H.:* Muskelerschlaffung	16–60
< 18	**4.** *ausgeprägte H.:* isolektrisches EEG	60–90

- Bewußtseinseinschränkung, Koma, Areflexie → progressive Einschränkung der höheren kortikalen, später der Stammhirn-, spinalen u. autonomen Funktion.
- Der MAC-Wert von Inhalationsanästhetika nimmt rasch ab; bei < 28 °C Hirntemperatur ist der Anästhetikabedarf gering.
- Ischämie- u. Reperfusionsprotektion werden klin. genutzt (s. Tab. 5-6):

Ursachen: Reduktion des Energiebedarfes und Erhöhung des Sauerstoffangebotes durch Steigerung der O_2-Plasmalöslichkeit. Abschwächung des *Ischämie-Reperfusionsschadens* durch Aktivitätsminderung von exzitatorischen Neurotransmittern (Glutamat, Aspartat) und freien Sauerstoffradikalen.

d) Kardiovaskuläres System

- Initiale Gegenregulation → peripherer Gefäßwiderstand ↑, HMV ↑ (um 30–50%), Blutdruck ↑ Herzfrequenz ↑.
  Cave: Drohende Myokardischämie bei KHK.
- Bei < 33 °C versagen die Kompensationsmechanismen.
- EKG: Sinusbradykardie, QRS-Verbreiterung, eine J- (die sog. Osborn)-Welle, QT-Zeit ↑, junktionale Rhythmen, ventrikuläre Extrasystolen, AV-Block, Brady-, Asystolie.
- Kammerflimmern (< 28 °C).

Das kalte Myokard ist gegenüber mechanischen Stimuli (Thoraxkompression, Umlagerung) und zirkulierenden Katecholami-

nen bes. empfindlich: Reentry-Mechanismen und Kreiserregungen degenerieren zu Kammerflimmern.

- < 28 °C Defibrillation und Schrittmacherstimulation erschwert/unmöglich, Elektrotherapie nur am wiedererwärmten Herzen versuchen.

e) Gerinnungssystem

- Thrombopenie (Plättchensequestration in der portalen Strombahn), Thrombozytenfunktionsstörung, die innerhalb 1 Std. nach Wiedererwärmung auf 35° reversibel ist.
- Bei 20 °C sind keine Thrombozyten im peripheren Blut mehr anzutreffen. Gerinnungsfaktoren sind reduziert u. langsamer wirksam, Inhibitoren der Gerinnungskaskade werden freigesetzt:
- Klinisch resultiert eine Gerinnungsstörung (nicht indes laborchemisch, wenn bei 37° analysiert wird!).
- Massive Gewebeerfrierung kann eine DIC induzieren.

f) Nierenfunktion, Wasser- u. Elektrolythaushalt

- Initiale Gegenregulation: Nierendurchblutung ↑, glomeruläre Filtrationsrate (20–45%) ↑ → *Kältediurese.*
- Mäßige bis tiefe Hypothermie: Nierenperfusion, -stoffwechsel, Kaliumexkretion und Konzentrationsfähigkeit sind eingeschränkt ohne Ischämiesymptome.
- Temperaturabhängige Symptome sind Hypo- (Diurese, Kaliumverschiebung in die Zelle) oder Hyperkaliämie (Gewebezerstö-

rung, Azidose), Flüssigkeitssequestration in das Interstitium (dritter Raum), Hämokonzentration.

g) Gastrointestinaltrakt

Leber

- Metabolische, synthetische und exkretorische Funktionen sind eingeschränkt: Die Eliminationshalbwertszeit hepatisch ausgeschiedener Medikamente ist verlängert.
- Perfusionsabnahme proportional zum HMV. Die Umverteilung des Blutvolumens in den Körperkern induziert eine Hepatomegalie (max. bei 30 °C).

Praxishinweis: Massentransfusion führt bei Hypothermie rasch zu Zitrat-Intoxikation u. Hypokalzämie.

Darm

- < 34 °C nimmt die Peristaltik ab, < 28 °C tritt Darmlähmung ein
- schlechtere Heilungstendenz, erhöhte Infektionsraten nach abdominalchir. Eingriffen (schlechte Splanchnikusperfusion).

h) Endokrinium

- Aktive Thermogenese (→ endokrine Streßreaktion bei Abkühlung oder selbständige Wiedererwärmung): Anstieg von TSH, Thyroxin, Adrenalin, Noradrenalin, Dopamin und Cortisol; Hyperglykämie ist häufig (Insulinsekretion ↓ durch Hypoperfusion, Katecholamine).
- Wiedererwärmung allein durch endogene Wärmeproduktion bedeutet massiven Streß!
- Katecholaminsekretion ↓ bei 28−18 °C.

Akzidentelle Hypothermie

Expositionshypothermien werden am häufigsten im Obdachlosen-, Alkoholiker- u. Drogenmilieu der Großstädte beobachtet. Berg- und Wassersportunfälle sowie Schiffskatastrophen sind seltener, aber medienwirksamer.

Praxishinweis: Bei Verkehrsunfällen und in der periop. Medizin wurde die Bedeutung der Hypothermie als Komplikation lange unterschätzt.

Prädisponierende Faktoren (Weinberg 1993):

- Kindesalter (Verhältnis Wärmeproduktion/Körperoberfläche!)
- Greisenalter (Grundumsatz ↓, Kälteempfinden ↓)
- Nässeexposition (Leitfähigkeit von Wasser 32 mal höher als Luft)
- Windexposition (Verdunstungskälte → *wind chill factor*)
- Alkoholgenuß → Vasodilatation, Kältezittern ↓, Urteilsfähigkeit ↓
- Barbiturat-, Sedativeffekte
- SHT → zentrale Temperaturregulationsstörung
- Hypothyreose, NNR-Unterfunktion, Hypoglykämie
- Sepsis.

Klinik: Tab. 5-7.

Praxishinweis: Spezialthermometer (Rektal- od. Tympanal-Temperatursonde) registrieren Körpertemperaturen bis < 15 °C (→ Thermistorsonden, Infrarot-Thermometer, notfalls auch Frühgeborenen-Thermometer; normale Thermometer messen bis 35 °C).

Therapie (Abb. 5-21)

1. *Sicherung der Vitalfunktionen.*

2. *Schutz vor weiterem Wärmeverlust*

▷ Schutz vor Nässe, Wind
▷ Decke, Metallfolie, Kälteschutzsack.

4. *Passive Wiedererwärmungsmethoden.*

▷ *Endogene Wärmeproduktion* (*cave:* bis 5fache Steigerung des O_2-Verbrauches!) u. *Isolierung* → Kerntemperaturanstieg um 0,5−1,0 °C/h möglich.

5. *Aktive Wiedererwärmungsmethoden. Externe u. interne Verfahren.*

a) *Extern.* Erwärmung von außen nach innen (*cave:* Wiedererwärmungsschock, after drop).

▷ *Hibler-Packung* (→ Temperaturanstieg um 2 °C/h erzielbar). Ein mehrfach gefaltetes Leintuch wird mit heißem Wasser angefeuchtet u. über der Unterwäsche um den Rumpf gepackt. Über diese Packung

Allgemeine Maßnahmen
- Nasse Kleidungsstücke entfernen
- Schutz vor Wärmeverlust und windbedingte Auskühlung (Decken, Isolierung)
- Flachlagerung beibehalten
- Vermeidung abrupter oder unnötiger Bewegung des Patienten
- Körperkerntemperatur messen
- Herzrhythmus überwachen [a]

Bewußtsein, Atmung, Puls überprüfen

Puls / Atmung vorhanden

Kein Puls / Atmung

Wie tief ist die Körperkerntemperatur ?

34° - 36°C (milde Hypothermie)
- Passive Wiedererwärmung
- Aktive externe Wiedererwärmung

30° - 34°C (mäßiggradige Hypothermie)
- Passive Wiedererwärmung
- Aktive externe Wiedererwärmung nur des Rumpfes [b,c]

< 30°C (schwere Hypothermie)
- Aktive interne Wiedererwärmungsmethoden (s.u.)

- CPR beginnen
- Defibrillation bei VF/VT: Maximal drei Schocks (200 J, 300 J, 360 J)
- Intubation
- Beatmung (angewärmter, angefeuchteter O2, 42-46 °C) [b]
- I.v. Zugang
- Infusion warmer physiologischer Kochsalzlösung (43 °C) [b]

Wie tief ist die Körperkerntemperatur ?

< 30 °C

> 30 °C

- CPR fortsetzen
- Keine i.v. Medikamente
- Max. 3 Defibrillationsschocks bei VF/VT
- Transport in die Klinik

- CPR fortsetzen
- i.v. Medikation nach Indikation (N.B.: Verlängerte Dosierungsintervalle!)
- Defibrillationen bei VF/VT mit Anstieg der Kerntemperatur wiederholen

Aktive interne Wiedererwärmung [b]
- Warme Infusionen (43 °C)
- Angewärmter, befeuchteter Sauerstoff (42° - 46 °C)
- Warmluftatmung (CBRM) [d]
- Peritoneal-Lavage (kaliumfreie Lösung)
- Extrakorporale Wiedererwärmung
- Ösophageale Erwärmungs-Tuben [e]

Interne Wiedererwärmung weiterführen bis
- Körperkerntemperatur > 35 °C oder
- Wiedereinsetzen des Spontankreislaufes oder
- Einstellung der Reanimationsmaßnahmen

[a] Ggf. sind Nadelelektroden erforderlich
[b] Umstritten, ob diese Maßnahmen besser prä- oder erst innerklinisch vorgenommen werden
[c] Methoden: Elektrische oder Verbrennungs-Heizgeräte, Wärmflaschen[a], Heizdecken, Wärmestrahler, Wärmebetten, Warmluft-Gebläse mit Decken
[d] CBRM, Central Body Rewarming Method. Anwärmung der Atemluft durch Rückatmung O2-angereicherter Atemluft aus einem CO2-Absorber, oder durch Atemgas-Wärmer-/Befeuchteranlagen am Respirator
[e] Ösophageale Erwärmungstuben sind international im Gebrauch.

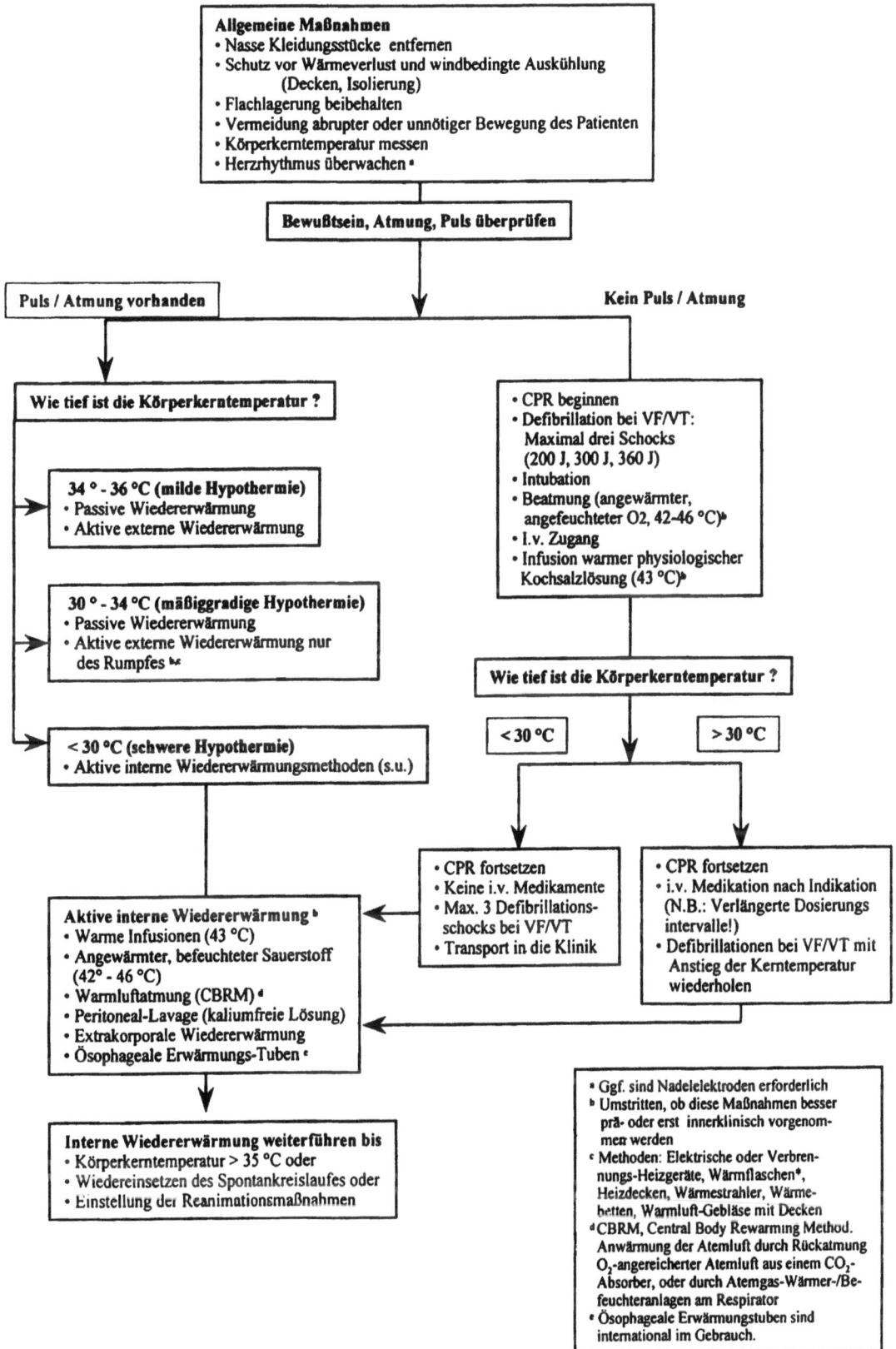

Abb. 5-21: *Akzidentelle Hypothermie*, Notfallbehandlungsschema (n. AHA, JAMA 1992)

Tab. 5-7: *Hypothermie-Schweregrade* nach der Klinik (n. Weinberg 1993)

Hypothermiegrad	Körperkerntemperatur °C	Symptomatik
	37	normale orale Temperatur
milde H.	36	erhöhter Energieumsatz
	35	max. Kältezittern
	34	Beeinträchtigung der Urteilsfähigkeit
mäßige H.	33	Vigilanzverlust, Bewußtseinsstörung J-(Osborn) Welle am Ende des EKG-Kammerkomplexes
	32	Abklingen des Kältezitterns, Mydriasis
	31	Blutdruck evtl. nicht mehr meßbar
schwere H.	30–28	schwere Bradykardie, Bradypnoe, Muskelrigidität, „Kältenarkose"
	28	Bewußtseinsverlust, Kammerflimmern
	27	Progressiver Verlust der Muskeleigenreflexe, Haut-, Pupillen-, Stammhirnreflexe
	25	Lähmung des Atemzentrums, Apnoe; Scheintod
	20	Asystolie, meist auch Null-Linien-EEG
Profunde H.	18–15	Ischämietoleranz des Gehirns 45–60 min

kommt eine trockene Isolierschicht aus Kleidung, Alufolie u. Biwaksack. Die Packung wird stündlich erneuert.

▷ *Warmwasserbad* aufsteigender Temperatur (→ Temperaturanstieg bis 5 °C/h). Der bekleidete Patient wird vorsichtig in ein 40–44 °C warmes, der unbekleidete in 30 °C warmes Wasserbad gelagert. Die Extremitäten sollten heraushängen. Durch Nachgießen heißen Wassers wird die Temp. über 30 min auf 40° gesteigert.

▷ *Warmluftgebläse* (forced air warmers, in OP-Bereichen weitverbreitet), sehr einfach u. effizient. Die Geräte (BairHugger®, WarmTouch®) blasen bis zu 46 °C warme Luft in doppellagige Pat.-Wärmedecken; Temperaturanstieg 1–2 °C/h.

Heizdecke, Wärmestrahler, -matte u. -bett sind deutlich weniger wirksam (etwa 1 °C/h); sie sollten nicht auf unbedeckter Haut zur Anwendung kommen. *Obsolet* sind Wärmflaschen wegen lokaler Verbrennung.

b) *Interne Verfahren* (Einzelheiten finden sich in der Spezialliteratur). Erwärmung über:

▷ *Blutweg* (→ warme Infusionen), Gastrointestinaltrakt, Lungen → warme Peritoneallavage, CBRM, central body rewarming method, kontinuierliche arterio- oder (einfacher) venovenöse Hämofiltrations-, Hämodialyse- od. Blutwärmer-Systeme.

▷ Unter Reanimation ist die Wiedererwärmung am partiellen kardiopulmonalen Bypass (femoro-femoral, mit heparinbeschichtetem Material) am effektivsten (Antretter 1995).

5. *Verhinderung von Therapiekomplikationen.*

▷ *Bergungstod* → Kammerflimmern bei Umlagerung

▷ *Wiedererwärmungsschock* → zu rasche periphere Vasodilatation

▷ *After drop* → Einfluten kalten Blutes aus der Körperschale.

Tab. 5-8: *Überwachung bei* akzidenteller Hypothermie

Temperatur	Thermistorsonden: Temperaturgradient Schale-Kern
	Körperkern: Blase, Rektum, Oesophagus, Pulmonalarterie. Körperschale: Haut der Extremitäten. Gehirn: Nasopharynx, Tympanon
EKG	Hypothermiebedingte Veränderungen, Arrhythmien, Blockbilder, Elektrolytveränderungen, Myokardischämie bei passiver Wiedererwärmung
Invasive Hämodynamik	RR bei extremer Zentralisation oft schwierig meßbar ZVD: Herzinsuffizienz? Hypovolämie?
Urinkatheter	Oligo-/Anurie? Myoglobinurie?
Röntgen	Thorax: Aspiration? Lungenstauung, -ödem? Infiltrate? Herzgröße? Abdomen: Ileus? Perforation?
Labor	BGA[1] (Hypoxämie, metabolische Azidose) BB (Hämokonzentration? Thrombopenie?) Elektrolyte (insb. Kaliumverschiebungen) BZ: (Hyper-/Hypoglykämie?) Laktat (Laktazidose?) Gerinnung (Faktorenmangel, DIG?) Kreatinin, Harnstoff (Nierenfunktionsstörung?) Herzenzyme: CK-MB, Troponin I (Myokardischämie?) Muskelenzyme: CK, Myoglobin (Rhabdomyolyse?)

6. *Stationäre, möglichst intensivstationäre Überwachung* (Tab. 5-8).

7. *Prophylaxe sek. Organschäden.*

▷ Myokardischämie, Infarkt, Pneumonie, ARDS, Nieren-, Leberversagen, Pankreatitis, Sepsis.

Prognose

▷ Gut bei akzidenteller Hypothermie u. Kerntemperatur > 28 °C (bis zu 12 °C werden überlebt).

▷ *Klinischer Kältetod* häufig durch Kammerflimmern (bei Erw. um 28, Kindern um 25 °C).

▷ Akuter *Immersionstod* beim *Ertrinken* (Katecholamine ↑↑, peripherer Widerstand ↑, Myokardischämie, Rhythmusstörung).

1. *Kein vorzeitiger Therapieabbruch: No one is dead unless warm and dead.* Neurologisch erfolgreiche Reanimationen sind nach Kaltwassersubmersion > 45 min Dauer belegt (s. Tab. 5-6).

2. *Keine vorzeitige Todesfeststellung* bei unsicheren Todeszeichen: wie kalte Hautoberfläche, weite reaktionslose Pupillen, Koma, Apnoe, Pulslosigkeit.

Im Zweifel (kalte Umgebung, hypothermer Pat., unbeobachteter HKS) Temperatur messen, aktive Wiedererwärmung unter Reanimationsbedingung. Reanimation jenseits der konventionellen zeitlichen Grenze (→ 30 min, s. Kap. 4.3, S. 108) fortsetzen.

Induzierte Hypothermie

Ind.: Herz-, Transplantations-, Neuro-, Gefäßchirurgie

Technik: Kombination von tiefer Anästhesie, *externer* (Kühlmatten, -gebläse, Eispackungen) und meist auch *interner* Kühlung (Herz-Lungen-Maschine mit Wärmeaustauscher).

In der Herz-, Leber- u. Transplantationschir. werden ischämiegefährdete Organe selektiv mit Kältepackung u. durch Perfusion mit kalter Organkonservierungslösung gekühlt.

Hypothermie u. Wiederbelebung. Die Ischämietoleranz, besonders die Hirnprotektion, beeinflussen:

1. *Hypothermiegrad* (s. Tab. 5-7). Unerwünschte Effekte treten proportional zur Hypothermietiefe auf:

▷ Kammerflimmern
▷ Überdehnung u. Kälteschaden des Myokards
▷ Wiedererwärmungsstreß.

2. *Methodik u. Homogenität der Kühlung.*

▷ Interne Kühlung (kardiopulmonaler Bypass, CPB) ist effektiver, kühlt allerdings Blut rascher als Gewebe (O_2-Abgabe ↓ im Gewebe).
▷ Externe Kühlung (z. B. unter Anästhesie) kühlt weniger effektiv, aber auch weniger inhomogen.

Praxishinweis: Gegenregulation (s. u.) vermeiden durch **1.** tiefe Allgemeinanästhesie mit Muskelrelaxierung, **2.** Kerntemperatursenkung auf < 34 °C!

3. *Methodik u. Geschwindigkeit der Wiedererwärmung.*

▷ Rasche aktive Wiedererwärmung (CPB) kann ein „Ausschäumen" gelöster Gase mit Embolisierung der microbubbles (Mikroblasenbildung) zur Folge haben, sowie eine Überwärmung des Hirns.

   Praxishinweis: Die postischämische Hyperthermie ist extrem schädlich!

▷ Inhomogene Wiedererwärmung stark zentralisierter Pat. kann zu sek. Temperaturabfall (→ after drop) mit erneuten Hypothermiekomplikationenen führen.

Praxishinweis: **1.** Die *milde Hypothermie* bietet das beste Nutzen-Risiko-Verhältnis. **2.** Bei *tiefer Hypothermie* (Op. unter temporärem Kreislaufstillstand) muß langsam gekühlt u. wiedererwärmt werden, um Schäden durch Ischämie u. Embolie zu vermeiden.

Wiederbelebungszeit: Stillstandsintervall mit klinischer Reversibilität der Ausfälle nach Wiederkehr des Spontankreislaufs (n. Benazon 1974) bzw. Zeitintervall zwischen Herz-Kreislauf-Stillstand und Eintritt irreversibler Organschädigung.

Langzeitverläufe von in tiefer Hypothermie und Kreislaufstillstand operierter Kindern haben gezeigt, daß es auch bei Einhaltung „sicherer" Arrestzeiten vermehrt zu Krampfäquivalenten u. neurologischen Entwicklungsstörungen kommt, in Gegenüberstellung zu vergleichbar gekühlten Kindern, deren Perfusion mittels der Herz-Lungen-Maschine aufrechterhalten worden war (Bellinger 1995).

Überlebenszeit bezeichnet ein Stillstandsintervall, das nur mit hohem Risiko irreversibler Organschäden überlebt werden kann; Zeitspanne vom Beginn einer Ischämie bis zum völligen Erlöschen der Organfunktion: in Normothermie 15−45 Min., kann sich bei < 18 °C homogener Kerntemperatur auf mehrere Stunden verlängern, z. B. bei Gletscherspaltenunfällen.

5.3.2.2 Lokaler Kälteschaden (Erfrierung)

Definition: syn. Congelatio; schwerste (lokale) Kälteschädigung besonders an den Akren (Nase, Ohren, Finger, Zehen); Erfrierungsschäden werden gefördert durch Disposition (abnorme Reaktionsbereitschaft des Gefäßnervensystems), Nicotinabusus, Einwirkung von Feuchtigkeit (Naßerfrierung) und Wind sowie nasse, eng anliegende Kleidung.

Einteilung: Erfrierung **1. Grades** (Congelatio erythematosa): Erythem ohne Blasen (Blässe, Abkühlung, Gefühllosigkeit, nach Wiedererwärmung Hyperämie, leichte Schmerzen, Juckreiz); Erfrierung **2. Grades** (Congelatio bullosa): Erythem mit Blasen, die ohne Narben abheilen; Erfrierung **3. Grades** (Congelatio escharotica): trockene Nekrose (Mumifikation), hämorrhagische Blasen, Einbeziehung der Subkutis; Erfrierung **4. Grades**: Gangrän ganzer Extremitäten durch Erfrieren aller Gewebeschichten bis auf den Knochen. Blaurote Blutblasen, nach deren Platzen nasse Nekrosen entstehen.

Pathogenese, -physiologie: Kälteexposition der Akren induziert eine starke Vasokonstriktion.

- *Hauttemperatur 25 °C:* Gewebesauerstoffbedarf ist noch höher als das durch Vasokonstriktion limitierte Angebot → Akrozyanose.
- *Hauttemperatur 15 °C:* Sauerstoffverbrauch u. Hb-Dissoziation sind so reduziert, daß das Gewebe wieder rosig erscheint.
- *Hauttemperatur < 10 °C:* Lokale Anästhesie; erste Gewebeschäden durch Ischämie und Kapillarthrombose.
- *Hauttemperatur ab −4 °C:* Echte Erfrierungen treten ein (je nach zusätzlichen Faktoren wie Windstärke, Feuchte, Trauma oder AVK). Bei Hauttemperatur zw. 0−3 °C schützt noch ein Wärmegradient aus tieferen Gewebeschichten.

Die *Eiskristallbildung* beginnt extrazellulär; sie führt zu Zelldehydratation, -Schrumpfung u. -Nekrose.

> Wiederauftauen ist verbunden mit mikrovaskulärem Kollaps, Thrombose, Ischämie und perifokalem Ödem, Thromboxanbildung, Plättchenaggregation, Vasokonstriktion.

Einteilung. Neben der an die Verbrennung angelehnten (s. Def.) ist die folgende unter prognostischem Gesichtspunkt sinnvoller:

- *oberflächliche, milde* (→ kein definitiver Gewebeverlust) und
- *tiefe, schwerwiegende Erfrierungen* (→ endgültiger Gewebeverlust).

Klinik

- blau-weißes Hautkolorit, gefühllos
- beim Wiedererwärmen brennend schmerzhaft, ödematös, dermatitisch bis gangränös.

Therapie

> *Praxishinweis:* Die systemische Hypothermie immer *vor* lokaler Erfrierung behandeln!

▷ *Erstgradige E.* trocken halten, bei konstanter Raumtemperatur od. mittels Körperwärme (z. B. Axilla) langsam wiedererwärmen.

▷ *Zweit- u. drittgradige E.* werden durch 15−30 minütiges Eintauchen in handwarmes (39−41 °C) Wasser vollständig wiedererwärmt (→ inkomplettes Auftauen ist bes. gewebeschädlich).

▷ Eine medikamentöse Analgesie ist oft erforderlich.

▷ Sofort danach vorsichtig trocknen, vor mechanischer Belastung schützen, hochlagern u. unter aseptischen Kautelen lokal weiterbehandeln (wie Verbrennungen, einschließlich Tetanus- u. Antibiotikaprophylaxe).

> *Praxishinweis:* Bei erneuter Erfrierungsgefahr (entlegene Orte) nur einmal, d. h. erst nach definitiver Rettung auftauen!

Kontraindikationen

▷ Trockene, inhomogene Ofenhitze
▷ Einreibung mit Schnee, Eintauchen in Eiswasser vergrößern den Schaden.

5.3.3 Status epilepticus

G. Krämer

Definition: Sonderformen der klin. Manifestation epileptischer Anfälle, bei denen definitionsgemäß mehr als 30 min keine Unterbrechung der iktualen Symptome (s. u.) eintritt oder sie sich in so kurzem Abstand wiederholen, daß sich daraus ein „andauernder epileptischer Zustand" ergibt. Jede Form epileptischer Anfälle kann auch als Status auftreten.

Klassifikation. Die häufigsten Formen bei Erwachsenen sind:

1. *konvulsiver Status epilepticus.*

a) Generalisiert:

- tonisch-klonisch (→ Grand mal-Status)
- tonisch
- myoklonisch.

b) Fokal:

- motorisch (bei Ausbreitungstendenz → Jackson-Status).

Leitsymptom: Aneinanderreihung mehrerer generalisierter tonisch-klonischer Anfälle mit permanentem Bewußtseinsverlust. Auch die anderen konvulsiven Staten gehen mit klin.

sichtbarem zerebralem Krampf einher u. sind so leicht erkennbar.

2. *Nichtkonvulsiver Status epilepticus.*

Leitsymptom: Kein sichtbarer Krampf, Diagnosesicherung durch EEG!

a) Generalisiert:

- Absence (→ Petit mal-Status, besser Absence-Status).

b) Fokal:

- einfach-fokal (sensibel, sensorisch, aphasisch),
- komplex-fokal (→ Status psychomotor. Anfälle, Status psychomotoricus).

Pathophysiologie: Abnorme, synchrone elektrische Entladung größere Nervenzellverbände des Gehirns aufgrund pathologischer neurophysiologisch-chemischer Vorgänge.

Neben einer *idiopathischen Genese* bei bekanntem, u. U. genetisch determiniertem Anfallsleiden können zahlreiche *akute zerebrale Schädigungen* auslösend sein:

- SHT, Hirntumor
- Schlaganfall (Ischämie/Blutung), Hirnvenen-, Sinusthrombose
- Eklampsie
- Stoffwechselentgleisung
- Medikamente, Alkohol, Drogen (auch Entzug).

Praxishinweis: Ein *Status epilepticus steht praktisch nie am Anfang eines idiopathischen Anfallsleidens,* d. h. bei fehlenden Epilepsieanamnese liegt stets eine ursächliche aktuelle Schädigung des Gehirns vor.

Bei chron. Anfallsleiden wird ein Status meist durch Antikonvulsiva-Einnahmefehler provoziert.

Klinik

1. *Konvulsiver Status:* Generalisierte tonisch-klonische Anfälle (→ *Grand mal-Status*) sind die häufigsten u. schwersten:

- (primär) generalisiert od. sich aus fokalen Anfällen entwickelnd
- Permanenter Bewußtseinsverlust mit häufigen Anfällen.

Tonische u. myoklonische Staten sind bei Erwachsenen selten und kommen nur bei bekannter Epilepsie oder metabolischer Enzephalopathie vor.

2. *Jackson-Status.*

- **Fokal-motorischer Status** → rezidiv. Anfall mit od. ohne Ausbreitung des Krampfes (Jackson-Marsch).

Sonderform (selten!)*:* Kontinuierliche, eng umschriebene Muskelzuckung (z. B. Daumen u. Zeigefinger einer Hand) ist die *Epilepsia partialis continua* od. *Kojewnikow-Epilepsie.*

3. *Nichtkonvulsiver Status.* **Bei** *Absence-* od. *Petit mal-Status, psychomotorischem Anfall* **(Status psychomotoricus) ist das Leiden meist bekannt, bei älteren Pat. auch ohne Epilepsieanamnese auftretend:**

- **stuporös, Lethargie oder Somnolenz**
- **stereotype verbale oder sonstige reaktive Automatismen**
- **ggf. nur minimale Auffälligkeiten**
- **Pat. können sich meist selbst versorgen (Essen, Trinken, Umherlaufen) u. befolgen z. T. auch einfache Aufforderungen.**

- *Sensible od. sensorische fokale epileptische Staten* gehen lediglich mit sensibler od. sensorischer Reizerscheinung einher. Bei der Unterscheidung gegenüber zerebrovaskulären Störungen kann nützlich sein, wenn sich die Anfälle zeitlich u. örtlich ausbreiten. Außerdem stellen sie sich nicht *schlagartig* mit ihrer max. Ausprägung ein.

- Ein *aphasischer Status epilepticus* imponiert klinisch als Sprechhemmung oder -störung und ist noch schwieriger von einer zerebralen Ischämie zu unterscheiden.

- Auch ein *Status psychomotorischer Anfälle* manifestiert sich als Verwirrtheitszustand, allerdings treten zusätzliche psychomotorische (z. B. Kau-, Schmatzautomatismen od. Nesteln an der Kleidung), vegetative oder affektive Phänomene (z. B. Angstgefühle) auf. Oft kommt es auch zu einem Abwechseln von Anfällen und postiktualen Verwirrtheitszuständen mit teilweiser Ansprechbarkeit. Dies erlaubt auch eine klin. Unterscheidung gegenüber einem Absence-Status.

Therapie

Konvulsiver epileptischer Status → *Soforttherapie erforderlich!*

▷ Benzodiazepin i. v., ggf. repetitiv (Diazepam, Clonazepam od. Lorazepam, Midazolam) od. i. m. bzw. bei Kindern rektal (Diazepam Rectiole), zusätzlich:

▷ simultan über separaten Zugang Phenytoin i. v. am besten mit einem Infusionskonzentrat (750 mg), das im Vergleich zu den üblichen Ampullen rascher gegeben werden kann (5−20 min); bei Nichtansprechen (max. 30 min) oder Phenytoin-KI (Überempfindlichkeit, Sinusbradykardie, AV-Block II, III. Grades, Hypotension, schwere Herzinsuffizienz).
▷ bei Versagen Phenobarbital 100−200 mg i. v., bei weiterer Erfolglosigkeit.
▷ Lidocain-Dauerinfusion bei Ansprechen auf eine Testdosis od. Clomethiazol.
▷ Barbituratnarkose als ultima ratio.

> *Praxishinweis:* **1.** Der *einzelne Anfall* ist selbstlimitierend, eine Behandlung nicht erforderlich. **2.** *Häufigster Therapiefehler* bei Status epilepticus ist eine zu zögernde od. zu niedrig dosierte Medikation in der Anfangsphase.

Prognose: Hohe (10%) Letalität *konvulsiver epileptischer Staten* (Ggs. zum singulären Anfall).

5.3.4 Schlaganfall (akute zerebrale Ischämie, intrakranielle Blutung)

G. Krämer

Definition: Regionale Durchblutungsstörung des Gehirns mit schlagartigem (syn. Schlaganfall; früher Apoplexia cerebri, apoplektischer Insult) fokal-neurologischem Defizit im Versorgungsgebiet von Aa. carotes internae et vertebrales, das sich innerhalb von 24 Std. (→ transitorische ischämische Attacke, *TIA*) od. jenseits von 24 Std. (→ reversibles ischämisches neurologisches Defizit, *RIND;* od. prolongiertes reversibles ischämisches neurologisches Defizit, PRIND) vollständig zurückbildet (ischämischer Insult) oder Residuen (→ *ischämischer Infarkt,* stroke) hinterläßt.

Ursachen (WHO): **1.** umschriebene zerebrale Ischämie, **2.** intrazerebrale Blutung, **3.** Subarachnoidalblutung, **4.** zerebrale venöse Abflußstörung (Hirnvenen-, Sinusthrombose).

Häufigste Urs.: Arteriosklerose von Aa. carotes internae (> 70%), Aa. subclaviae (Subclavian-steal-Syndr.) od. art. Embolie (z. B. Lösung atheromatöser Plaques in Herzvorhof, Aorta od. intrakraniellen Gefäßen).

In 85−90% liegt eine thrombotische od. embolische Ischämie zugrunde, bei den restlichen Ereignissen handelt es sich um intrakranielle Blutungen (subarachnoidal, intrazerebral).

Beim *kompletten Schlaganfall* bleiben auf Dauer Symptome bestehen. Da sie in der Akutsituation von der Anamnese u. vom klin. Befund her nicht sicher differenziert werden können, werden ischämischer Hirninfarkt u. intrazerebrale Blutung gemeinsam abgehandelt.

Die Subarachnoidalblutung und die Hirnvenen- u. Sinusthrombose lassen sich demgegenüber klinisch abgrenzen und werden gesondert dargestellt (s. Kap. 5.3.5, S. 232).

Pathogenese/Pathophysiologie

Zerebrale Ischämien entstehen durch:

● lokale Thrombose
● embolischen Gefäßverschluß (aus lokaler Thrombose vorgeschalteter Gefäße oder kardialer Emboliequelle) oder eine
● Kombination beider Mechanismen (→ *periokklusionelle Embolie*).

Seltene Ursachen: dissezierendes Aneurysma, entzündliche oder traumatische Gefäßveränderung.

Intrakranielle Blutung. Ursachen (nach der Häufigkeit geordnet):

1. hypertone Massenblutung. Prädilektionsstelle: Stammganglien → rupturbegünstigende Hyalinose der kleinen, rechtwinklig abzweigenden Art.

2. Blutung aus Aneurysma od. Angiom, bes. beim Jüngeren.

3. *Selten:* Blutgerinnungsstörung unter Antikoagulanzien, Einblutung in Hirntumor, entz. Gefäßkrankheit.

Klinik

1. *Zerebrale Ischämie (Großhirnläsion) mit Sofortsymptomen.*

- Leitsymptom ist eine Halbseitenstörung: motorisch, sensibel oder sensomotorisch mit oder ohne Gesichtsfeldausfall oder Sprachstörung.
  - *arm-, gesichtsbetont* → A. cerebri media
  - *beinbetont* → A. cerebri anterior
- oft nachts → der Patient wacht damit auf
- neurologische Ausfälle immer kontralateral zur Gefäßläsion!

Amaurosis fugax ist einzige Ausnahme: reversible, Sek. bis wenige Min. andauernde, meist einseitige Erblindung; durch embolischen od. spastischen Verschluß der A. centralis retinae → Leitsymptom einer ipsilateralen A.-carotis-interna-Stenose.

Das Vollbild eines schweren Hirninfarktes bereitet selten diagn. Schwierigkeiten. Problematischer ist die Einordnung leichterer Schädigungen: Schweregefühl von Arm od. Hand ohne pathologische Reflex bzw. Pyramidenbahnzeichen.

2. *Zerebrale Ischämie (Großhirnläsion) mit Spätsymptomen.*

- *Progredienter Hirninfarkt:* Zunahme der Ausfälle über Stunden bis Tage
- *Maligne Mediainfarkte* sind stark raumfordernd, Manifestationslatenz 1–3 Tage:
  - Hemiplegie mit -anopsie.
  - Bei Befall der dominanten Hemisphäre globale Aphasie.
  - Bewußtseinstrübung mit ipsilateraler Mydriasis, Cheyne-Stokes-Atmung, Singultus und Strecksynergismus.

3. *Intrakranielle Blutung.*

Blutungen verlaufen i. d. R. schwerer als Ischämien. *Symptome:*

- initial Kopfschmerz u. Bewußtseinsstörung
- Meningismus bei Anschluß an den Subarachnoidalraum
- Manifestation häufiger am Tage (Ggs.: Ischämien nachts!)
- epileptischer Anfall tritt häufiger als bei Ischämie auf
- fundusskopisch → Fundus hypertonicus, Retinablutung

- bei Ventrikeleinbruch: Koma, Atemstörung, Pupillenveränderung. oder andere Zeichen einer Hirnstammkompression sowie ein beidseits positiver Babinski.

4. *Läsion im Stromgebiet der A. basilaris* → besondere klinische Erscheinung, unabhängig von der Ursache (Blutung od. Ischämie).

- *Hirnstammsyndrom:*
  - Hemi- od. Tetraparese
  - Hirnnervenausfall
  - Bewußtseinstrübung bis zum Koma.

Diagnostik

- Klinik
- MRT

Therapie

▷ exzessive art. Hypertonie vorsichtig senken auf 170–190/90–100 mmHg
▷ ggf. systemische i. a. Lyse in neurologischer Klinik.

Obsolet sind: **1.** Blutdrucksenkung bei normalem od. leicht erhöhtem Wert; **2.** Hämodilution mit Dextran od. HÄS; **3.** Antikoagulation in der Akutphase mit Phenprocoumon; **4.** Hirnödembehandlung mit Glukokortikoid; **5.** Vasoaktive Substanz (z. B. Vasodilatanz, -konstringenz); **6.** systemische Gabe von Streptokinase; **7.** Karotis-Op. bei entspr. Befund in der Akutphase.

5.3.5 Sinusthrombose (Hirnvenenthrombose)

G. Krämer

Definition: syn. Hirnvenenthrombose; Thrombose eines venösen Hirnsinus; primäre (blande) oder sekundäre (septische) Thrombose.

Ursachen: Komplikation anderer Krankheiten (Entzündung von NNH, Mittel- od. Innenohr, Felsenbein), meist fortgeleitete Infekt. bei Osteomyelitis des Schädels od. Furunkel im Gesicht, Hyperkoagulabilität des Blutes, Thrombophlebitis, endokrine Veränderung i. R. von Schwangerschaft, Wochenbett u. bei oraler Kontrazeption.

Pathophysiologie: Folge der Thrombosierung, die am häufigsten den *Sinus sagittalis superior* betrifft, sind: Erweiterung kollateraler oberflächlicher Hirnvenen, Ischämie, Stauungsblutung mit intrakranieller Drucksteigerung.

Klinik: Kopfschmerz, Bewußtseinsstörung, meningeales Syndr., Fieber, Hirndrucksteigerung.

- *Leitsymptom* ist die Trias aus **1.** Kopfschmerz, **2.** hirnorganischem Psychosyndrom, **3.** Stauungspapille.
- Kopfschmerzen gehen oft der Manifestation neurologischer Ausfälle um Stunden bis Wochen voraus.
- intrakranielle Drucksteigerung mit Übelkeit, Brechreiz u. Erbrechen, seltener auch Meningismus u. Bewußtseinstrübung
- epileptischer Anfall, Halbseitensymptome, Aphasie.
- Thrombose der Hirnvenen können aber auch sehr blande verlaufen.

Bei septischen Thrombosen inf. fortgeleiteter eitriger Infekt. bestehen zusätzlich die Symptome der Grundkrankheit.

Wegen der relativen Seltenheit der S. wird die Diagn. oft erst spät gestellt.

Diagnostik: Klinik!

- EEG: Allgemeinveränderung, Herdbefunde
- Xanthochromie des Liquors
- Nachweis der S. durch zerebrale Angiographie od. MRT.

Therapie: *Erstmaßnahme.*

▷ stationäre Einweisung

▷ Benzodiazepine od. Phenytoin i. v. bei gehäuften Krampfanfällen.

Obsolet sind: Sedativa, Dexamethason; sinnlos sind Antibiotika bei blander Thrombose.

5.3.6 Akuter, nichttraumatischer Querschnitt

G. Krämer

Definition: Akute, vollständige (komplette Querschnittsläsion) od. teilweise Schädigung (inkomplette Q.) des Rückenmarks.

Ursachen: Entzündungen (Abszesse → Infektionsherde an anderer Stelle; häufigste Erreger sind Staphylokokken und gramnegative Bakterien), spinale Ischämie, Raumforderungen einschließlich metastasierender Karzinome, epiduraler Hämatome.

Pathophysiologie: Bei spinalem Infarkt wirken sich Verschlüsse in der ventralen Verlaufsstrecke der Spinalarterien nur auf die vorderen 2/3 des Rückenmarks aus, während die Hinterstränge (Vibrations- u. Lagesinn) nicht gestört sind.

Klinik (Tab. 5-9):

- *Leitsymptome* sind (je nach Höhenlokalisation) akute Paraparese bis -plegie od. Tetraparese bis -plegie.

  - Läsion des Zervikalmarks prädisponieren zu einer Tetraparese
  - Läsionen des Thorakolumbalmarks zu einer Paraparese der Beine

Tab. 5-9: Querschnittsyndrom in Abhängigkeit von der Läsionshöhe

Höhe	Motorik	MER*	Sensibilität	Blase/Darm
oberes Halsmark	Tetraparese/-plegie, Ateminsuffizienz	allge gesteigert, Babinski pos.	unterhalb gestört	Kontrollverlust
Brust-/Lendenmark bis L 3	Paraparese/-plegie der Beine	Arme o. B., Beine gesteigert, Babinski pos.	unterhalb gestört	Kontrollverlust
Konus/Kauda	Paraparese/-plegie der Beine (dist. betont, initial gering ausgeprägt)	Arme o. B., Beine abgeschwächt, Babinski neg.	unterhalb L 4/5 gestört (→ Reithose)	Verhaltung, Inkontinenz

* Im spinalen Schock vor Reflexsteigerung Areflexie möglich; pos. = positiv, neg. = negativ, MER = Muskeleigenreflexe

- Sensibilitätsstörung der unteren Körperhälfte kaudal des Schädigungsortes
- Blasen- u. Darmlähmung

  - Leitsymptom des Konussyndroms ist die akute Blasenlähmung.

- *Querschnittsmyelitis:* lokale Schmerzen, progrediente Paraparese der Beine mit Sensibilitätsverlust, Blasen- u. Mastdarmstörung.
- *Spinaler Infarkt:* dissoziierte Sensibilitätsstörung (→ Verlust der Schmerz-, Temperaturempfindung, erhaltener Lage-, Vibrationssinn).
- *Epiduraler Abszeß:* meist hohes Fieber, gelegentlich Desorientiertheit u. obligate Rükken- u. Wurzelschmerzen.
- *Konus-Kauda-Syndr.:* progrediente schlaffe Parese der distalen Beinmuskulatur, zuerst der Fuß- u. Zehenbeuger, später Fuß- u. Zehenheber.

Praxishinweis: Bei der Erstuntersuchung ist die Höhenlokalisation entscheidend, also die Zuordnung zum zervikalen, thorakalen od. Conus medullaris-Niveau.

- *Halsmarkläsion* unterhalb C 5:

  - Arme, Schultern bewegungsunfähig
  - Handmuskeln zeigen deutliche Kraftminderung.

- Muskeleigenreflexe (MER) sind bei akuten Querschnittslähmung kaudal der Läsion zunächst erloschen.
- *Conus medullaris* → Reithosenanästhesie → Sensibilitätsstörung (v. a. Anästhesie u. Hypalgesie) in den spinalen Segmenten S1 – 5.

Diagnostik: Klinik!

- Recht exakt läßt sich das geschädigte Segment durch Prüfung der *Schmerzempfindung* eingrenzen.
- Röntgen
- Myelographie (unbedingt mit Liquordiagnostik!) od. CT/MRT.

Therapie

▷ Liegendtransport in neurologische od. neurochir. Klinik

▷ *Flexionsbewegung der WS vermeiden* → stabile Lagerung erforderlich.

5.3.7 Bakterielle Meningitis

G. Krämer

Meningitis: Entzündung der Meningen; pathologisch-anatomisch als Entzündung der harten (*Pachymeningitis*) oder weichen Hirnhaut (*Leptomeningitis*) bzw. der Rückenmarkhäute (*M. spinalis*), meist kombiniert (*M. cerebrospinalis*). *Formen:* **1.** bakt., **2.** abakt. M. durch *Viren* (Mumps-, Masern-, Herpesviren), *Protozoen* (Toxoplasmose) und *toxisch-allergisch* bedingt.

Pathogenese: Bakt. Entz. der weichen Hirnhäute auf 3 Wegen:

- hämatogen ausgehend von systemischen Infektionen, z. B. der Lunge
- fortgeleitet bei entzündl. Nachbarschaftsprozeß, z. B. NNH
- direkte Inokulation, z. B. bei perforierenden SHT oder Op.

Klinik: *Leitsymptom* ist der Meningismus. Weitere Symptome (s. Kap. 5.1.1, S. 177):

- Opisthotonus mit Reklination des Kopfes u. Überstreckung des Rumpfes, in schweren Fällen schwer reduzierten Allgemeinzustand mit heftigem Kopfschmerz.
- Fieber, Licht- u. Geräuschempfindlichkeit, Übelkeit, Erbrechen.
- Ausgeprägte Vigilanzminderung spricht für Meningoenzephalitis.

Praxishinweis: Ein fehlender Meningismus schließt eine bakt. Meningitis nicht aus, bes. bei Kleinkindern, Älteren u. Bewußtseinsstörung.

DD

➤ virale Meningitis (meist harmlos)
➤ meningeale Reizung bei Sinusitis, Otitis, Mastoiditis, Insolation (Sonnenstich)
➤ Meningeosis leucaemica; Hirntumor; Enzephalitis; SAB, Intox., Sepsis.

Therapie

▷ Einzige Erstmaßnahme ist die stationäre Einweisung.

Obsolet ist die präklinische Gabe von Antibiotika, sie erschwert die mikrobiologische Erreger- u. Resistenztestung in Liquor u. Blut (stets Blutkultur!).

5.3.8 Herpes-simplex-Enzephalitis (HSE)

G. Krämer

Definition: syn. Meningoencephalitis herpetica; hämorrhag. Meningoenzephalitis als Primärmanifestation eines Herpes simplex.

Ursache: Erreger ist Herpes-simplex-Virus Typ 1 (sog. oraler Stamm).

> **Besonderheit:** Häufigste, schwerste Virusenzephalitis in Mitteleuropa mit hoher Mortalität unbehandelter Fälle (70%).

Klinik

- Prodromalphase (gastrointestinaler oder tracheopulmonaler Infekt).
- Über Tage zunehmender Kopfschmerz mit Benommenheit u. Fieber (jeweils > 80%),
- Häufige begleitet von Krampfanfall, Persönlichkeitveränderung, Vergeßlichkeit, Reizbarkeit, od. Halluzination (50–70%).
- Brechreiz u. Halbseitenlähmung (25–50%).
- Aphasische Sprachstörung (bei Befall der linken bzw. dominanten Hirnhälfte).

Keines dieser Symptome ist für eine Herpes simplex-Enzephalitis spezifisch, in ihrer Gesamtheit erwecken sie aber einen Verdacht!

Diagnostik

- Frühpositive Befunde in absteigender Wertigkeit: **1.** MRT, **2.** Lumbalpunktion ind. PCR, **3.** EEG.

Therapie

▷ Stationäre Einweisung
▷ Ggf. symptomatisch Analgetika, Antipyretika u. Antikonvulsiva verabfolgen.

> *Klin. Behandlung:* Antivirale Ther. mit Aciclovir (3 × 10 mg/kg KG als Kurzinfusion).

6 Fachübergreifender Notfall: Polytrauma, Krampfanfall in der Schwangerschaft

6.1 Polytrauma

B. Eberle

Definition: schwere Mehrfachverletzung; gleichzeitige Verletzung mehrerer Körperregionen od. Organsysteme, wobei wenigstens eine Verletzung od. die Kombination mehrerer lebensbedrohlich ist; kombiniert sind am häufigsten SHT, Thorax-, stumpfes Abdominaltrauma. Häufigste Urs. sind Verkehrsunfälle.

Integriertes Trauma-Management beginnt mit der präklinischen Versorgung von Verletzten durch Laienhelfer und professionelles (ärztliches u. nichtärztliches) Rettungsdienstpersonal. Es setzt sich fort in der frühklinischen Diagnostik und Therapie im Schockraum (s. Kap. 6.1.2, S. 247), über eine operationstaktisch korrekte Abfolge wiederherstellender Eingriffe in dafür ausgelegten Akutkrankenhäusern (Traumazentren) bis zur Frührehabilitierung in ausgewiesenen Rehabilitationszentren. *Ziel* ist die Minimierung der posttraumatischen Morbidität und Mortalität (Lackner).

Häufigkeit: Mehr als 75% der Polytraumatisierten sind jünger als 40 Jahre (Durchschnitt 17–35 Jahre) mit einer Mortalität von knapp 30%. Obwohl sich in großen Trauma-Kollektiven nur etwa 5% der Verletzungszustände als unmittelbar lebensbedrohlich erwiesen, verursachen diese etwa die Hälfte der posttraumatischen Krankenhaussterblichkeit.

> Das schwere Polytrauma ist in Deutschland die häufigste Todesursache in der Altersgruppe bis 45 Jahre.

Die Qualität der rettungs- und intensivmedizinischen Versorgung in den ersten 24 Stunden beeinflußt die Sterberate entscheidend. Weitere Abhängigkeiten ergeben sich von Alter, Verletzungsschwere, Transfusionsbedarf.

Pathophysiologie: s. Kap. 8.5.1, S. 356.

Prädilektionsstellen

- Bewegungsapparat   70%
- Schädel, Gehirn   60%
- Thorax   55%
- Abdomen   28%.

Klassifizierung: Die Verletzungsschwere ist anhand von Punktbewertungs-, sog. Scoring-Systemen quantifizierbar u. damit vergleichbar:

- Injury Severity Score (ISS)
- Hospital Trauma Index (HTI)
- Revised Trauma Score (RTS)
- Pediatric Trauma Score (PTS).

> **Prognose, Verlauf.** Die Mortalität ist phasenabhängig: **1.** Soforttod am Unfallort, **2.** Tod in den ersten Stunden nach Klinikaufnahme, **3.** Tod Wochen nach dem Unfall (→ Komplikation).

1. Soforttod am Unfallort 30–50%. *Ursachen:*

   - Verletzung großer Gefäße (meist Aorta) mit akuter Exsanguinatio (Verblutung)
   - schwerste Hirnverletzung (Zertrümmerung).

2. Tod innerhalb der ersten Stunden nach Klinikaufnahme, ca. 30%. *Ursachen:*

   - Hypoxie durch Atemwegverlegung, Aspiration, Hämato-, Pneumothorax, Thoraxinstabilität, Lungenkontusion
   - hämorrhagischer Schock durch Blutverlust nach außen oder in Körperhöhlen: intraabdominelle Blutung, evtl. zweizei-

tig; Herz-/Aortenverletzung mit Perikardtamponade oder Blutung, Beckenzertrümmerung
- Intrakranielle Drucksteigerung durch Blutung und Hirnödem
- Halsmarkverletzung.

3. **Tod innerhalb von Tagen bis Wochen** nach dem Unfall (Komplikationsphase), ca. 20%. *Ursachen:* Mehrorganversagen (MOV). *Ursachen:*

- akutes Lungenversagen (Schocklunge, ARDS)
- ANV (Schockniere)
- DIC u. Verbrauchskoagulopathie
- Fettembolie-Syndrom, Lungenembolie, Thrombose
- Traumatische Extremitätenischämie, Kompartimentsyndrom
- Sepsis, ausgehend von Darmischämie, Peritonitis, Pneumonien, Harnweginfektion od. anderer Quelle.

Diagnostik: Ein Polytrauma wird unterstellt, wenn mindestens eine der in der *Checkliste Unfallmechanismen* (n. Nast-Kolb et al., Jahrbuch der Chirurgie 1996) genannten Kriterien zutrifft:

- Sturz aus größerer Höhe (> 5 m)
- Explosionsverletzung
- Einklemmung oder Verschüttung
- Ejektion aus einem Fahrzeug
- Tod des Beifahrers
- Angefahrener Fußgänger oder Radfahrer
- Motorrad- oder Autounfall mit höherer Geschwindigkeit.

Komplikationen: s. Kap. 8.5.1, S. 356.

6.1.1 Präklinische Traumaversorgung

Lebensrettende Sofortmaßnahmen (*ABCD-Schema* → airway breathing circulation disability) umfassen die *Basisdiagnostik u. gleichzeitige Soforttherapie* der elementaren Vitalfunktionen (s. Kap. 1, S. 1). Diese Maßnahmen müssen innerhalb der ersten 5 min nach Eintreffen erfolgen (s. Abb. 6-1, 2).

Rettung, Lagerung, Stabilisierung. Diesen funktionserhaltenden Maßnahmen dienen die nächsten 10 min. Hierunter fallen auch die Versorgung von Einzelverletzungen, die Vorbereitungen zum Transport sowie die Kontaktaufnahme mit dem nächsten zur Versorgung Polytraumatisierter geeigneten Krankenhaus (Traumazentrum).

Die gesamte präklinische Versorgungszeit sollte ≤ 20 min erfordern.

Eigenschutz der Retter ist zu gewährleisten → Unfall-, Verletzungs-, Infektionsgefahren am Notfallort.

Anamnese. Eine *kurze* Anamnese zu Unfallhergang, Verletzungsmuster, Begleiterkrankungen und eingeleitete Therapie müssen den Patienten begleiten. Alle Befunde müssen unter Angabe der Zeit dokumentiert werden.

6.1.1.1 Lebensrettende Sofortmaßnahmen (A-B-C-D)

A Atemwegkontrolle (airway) u. HWS-Immobilisation (→ ABCD-Schema, Abb. 6-1).

Orientierung: Atemwegobstruktionen müssen sofort behoben werden. *Symptome:*

- Schnarchen, Gurgeln, Stridor u. Zyanose
- Blut oder Vomitus in Gesicht od. Mundhöhle
- supraklavikuläre, interkostale oder epigastrische Einziehungen in Inspiration; inverse (Schaukel-) Atmung, sowie als Spätfolge Schnappatmung und Apnoe.

Beim Freimachen und Freihalten der Atemwege immer mit einer HWS-Verletzung rechnen! Sie kann jederzeit zu einer irreparablen Halsmarkschädigung führen.

Lebensrettende Sofortmaßnahmen: Die Atemwege werden allein durch die Manöver *Öffnen des Mundes* und *Vorziehen des Unterkiefers* unter Kontrolle gebracht und freigemacht (s. Kap. 3.1.1, S. 58). HWS-Verletzung in Betracht ziehen → drohende Halsmarkschädigung:

▷ Kopf und Hals *nicht* nach vorn beugen, nach hinten überstrecken oder gar rotieren.
▷ *In-Line-Immobilisation:* Abnehmen eines Sturzhelmes (s. Abb. 2-6, S. 12), Mund-zu-Mund-, Maskenbeatmung u. Intubation erfordern einen zweiten oder dritten Helfer,

ALPHA

Checkliste: Unfallmechanismus
- ○ Sturz aus mehr als 5 m Höhe
- ○ Explosionsverletzungen
- ○ Einklemmung oder Verschüttung
- ○ Ejektion aus dem Fahrzeug
- ○ Tod des Beifahrers
- ○ Fußgänger oder Radfahrer angefahren
- ○ Motorradunfall oder Autounfall mit höherer Geschwindigkeit

Verdachtsdiagnose: Polytrauma

diagnostischer Block

Guedeltubus *nicht überstrecken!*

Atemwege frei? → ja

Atemwege verlegt? → ja → nein

Notfall-Intubation unter in-line-Immobilisation ← ja ← Laryngoskopie möglich?

nein

HWS-Immobilisation ← Koniotomie

Atemstörung → ja → Maskenbeatmung

nein

Sauerstoff 10-12l/min

zentraler Puls? → nein → Reanimation bei Trauma

ja

spritzende Blutung → ja → Kompression

nein

Checkliste: Notfallthoraxdrainage
- ○ fehlendes Atemgeräusch sowie zusätzlich:
- ○ gestaute Halsvenen
- ○ hoher Beatmungsdruck
- ○ systolischer Blutdruck <80 mmHg
- ○ Atemfrequenz <10 oder >29/min
- ○ Rhythmusstörung/EKG-Veränderung *ggf. zuvor Kontrolle der Tubuslage!*

Spannungs-pneumothorax? → Ja → Dekompression im 2.-3. ICR MCL

nein

initial 1000 ml Kristalloid anschl. 500 ml Kolloid

BRAVO

Checkliste: dringliche Intubation
- ○ instabiler Thorax
- ○ paradone Atmung
- ○ offene Thoraxverletzungen
- ○ enorale Blutung
- ○ Aspiration

Gefährdete Atemfunktion? → ja → dringliche Intubation unter HWS-Immobilisation

nein

Check Up Vitalparameter, Verletzungsmuster

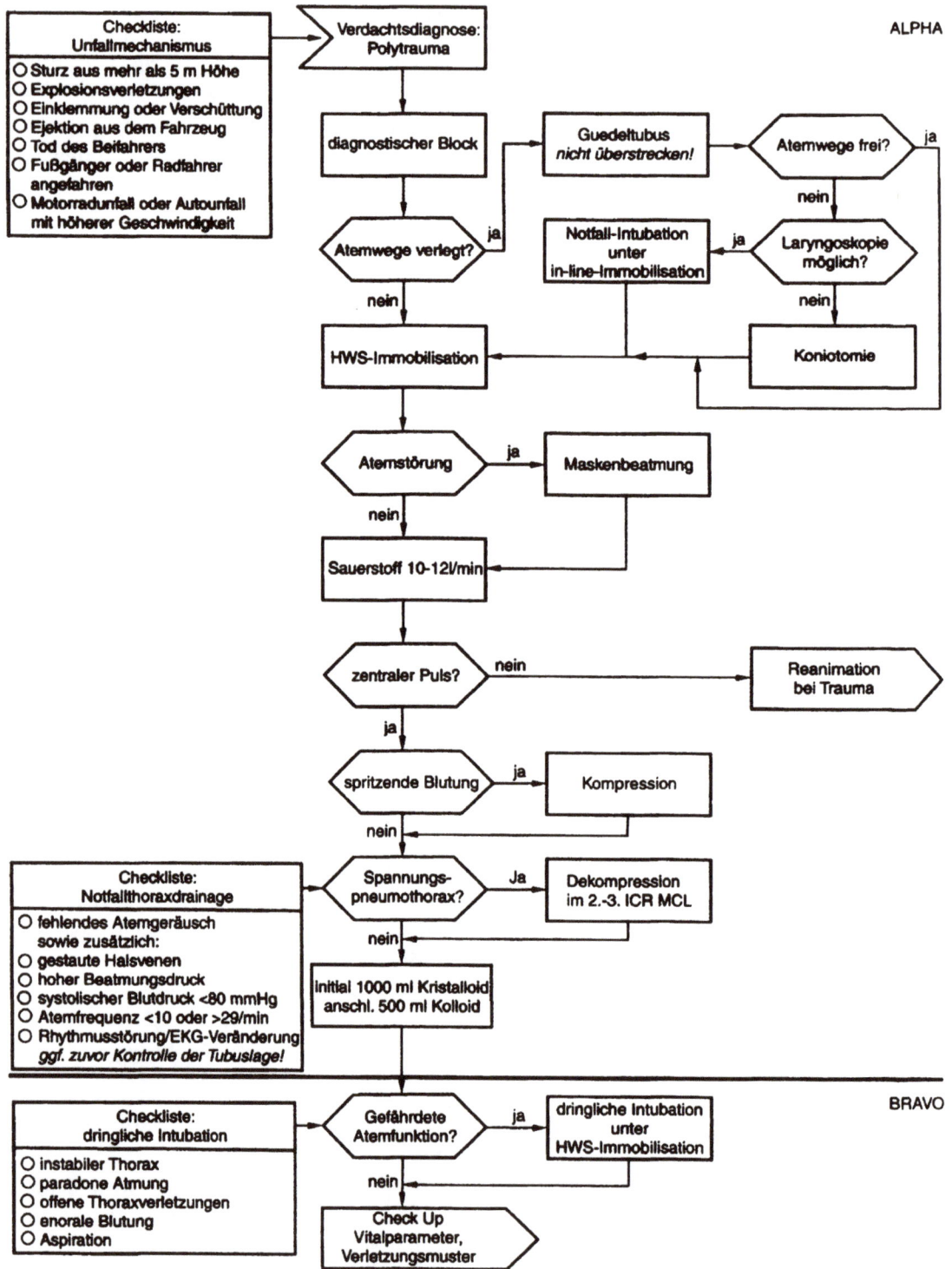

Abb. 6-1: Algorithmus der *präklinischen Polytraumaversorgung.* Teil 1: lebensrettendende Sofortmaßnahmen (n. K. Kanz, Chr. Lackner, D. Nast-Kolb)

der/die HWS mit beiden Händen Kopf u. Hals in Neutralposition gegenüber der Schulterpartie stabilisieren, ohne Zug auszuüben.

▷ *Intubationshindernisse* identifizieren (s. Kap. 3.1.2, S. 62).

B Beatmung (breathing)

Orientierung: Klären, ob eine *akute respirat. Insuffizienz* vorliegt. Hinweise sind:

- Apnoe, Schnappatmung, Dyspnoe, Zyanose, interkostale Einziehungen, Seitendifferenzen.

Lebensbedrohliche Ursache der respirat. Insuffizienz:

- *Spannungspneu.* (s. Kap. 3.3.1, S. 70, 3.3.10, S. 96; Abb. 3-25, S. 75). *Alarmzeichen* sind:
  - einseitig fehlendes od. stark abgeschwächtes AG.
  - Halsveneneinflußstauung (bei Hypovolämie ein unsicheres Zeichen).
  - Hoher Beatmungsdruck (*cave* Tubusfehllage).
  - Sys. Blutdruck < 80 mmHg.
  - Tachypnoe.
  - Tracheadislokation aus der Mittellinie durch Mediastinalverschiebung

Weitere Symptome sind eine Seitendifferenz der Atemexkursionen mit „Höherstehen" einer Thoraxhälfte, einseitige Hypersonorität bei Perkussion, Hautemphysem („Schneeballknistern", Krepitation), Rhythmusstörungen oder EKG-Veränderungen. Ein Spannungspneumothorax kann bereits existieren od. sich i. R. der Überdruckbeatmung aufbauen. Eine saugende Thoraxwunde spricht dagegen für einen *offenen Pneumothorax*, einseitige perkutorische Dämpfung in erster Linie für einen *Hämatothorax*.

- *Instabiler Thorax* (s. Abb. 3-26, S. 76): Thoraxwandfraktur mit paradoxer Atmung.
- *Aspiration:* Vomitus, Blut im Oropharynx, massive RG od. Spastik.

Lebensrettende Sofortmaßnahmen

▷ bei *Spontanatmung:* 100% Sauerstoff über ein Maske-Ventil-Beatmungsbeutel-Reservoir-System zuführen (z. B. durch Einleitung von 10–15 l/min O_2 in den Reservoirbeutel) oder über ein Narkose-Kreissystem.

▷ bei *insuffizienter Spontanatmung* od. *Apnoe* → assistierte oder kontrollierte Maskenbeatmung mit reinem Sauerstoff
Nach Vorbereitung (Sauger, Instrumentarium, ggf. venöser Zugang) wird unter

HWS-Immobilisation orotracheal intubiert und beatmet.

▷ *Kombitubus, Koniotomie* (s. Abb. 3-19, S. 68). Sind weder Maskenbeatmung noch Intubation unter direkter Laryngoskopie möglich, sind in extremis Kombitubus oder Koniotomie mit Einlage eines dünnlumigem Tubus indiziert.

▷ *Spannungspneu.:* Entlastung mit Kanüle oder Thoraxdrainage (s. Abb. 3-25 d, S. 75).

C Kreislauf (circulation)

Orientierung: Über Vorhandensein und Qualität eines Spontankreislaufs geben Auskunft (s. Kap. 4.4.3.1, S. 134, Tab. 6-1):

- Pulsstatus (s. Abb. 4-24, S. 161). Palpation von zentralem (→ *A. carotis*) u. peripherem (→ *A. radialis*) Puls.
- Beurteilung des Bewußtseins (ggf. n. der GCS, s. Tab. 5-2, S. 187).
- Fingernagelprobe: Rekapillarisierungszeit des Nagelbetts (normal ≤ 2 s).
- Hautfarbe (Blässe, Zyanose), -temperatur.

Blutung. Innerhalb weniger Sek. werden die (okkulten) Blutverluste grob geschätzt. Spritzende oder pulsierende Blutungsquellen werden sofort lokalisiert u. manuell komprimiert.

Hinweise auf *okkulte Blutverluste* sind:

- Prellmarke an Thorax u. Abdomen (Milz-, Leberverletzung, Hämatothorax, retroperitoneale Blutung).
- Fraktur von Extremitäten, Becken (s. Abb. 4-18, S. 132).
- Perforierende Verletzung der Körperhöhlen.
- Akzelerations-/Dezelerationstrauma (→ Aorta-thoracica-Einriß).

Praxishinweis: Ein SHT ist niemals alleinige Ursache eines Volumenmangelschocks (seltene Ausnahmen bei Kindern)!

Lebensrettende Sofortmaßnahmen

▷ *HKS bei Polytrauma* (→ Koma, zentrale Pulslosigkeit): sofort kardiopulmonale Reanimation (s. Kap. 4.3, S. 108).

Tab. 6-1: *Schock.* Klin. Schweregrade (I-IV) des Blutverlustes anhand von Puls u. Blutdruck (RR: Angaben für eine Körpermasse von 70 kg; n normal, ↓ niedrig, ↓↓ sehr niedrig, ↓↓↓ nicht meßbar)

Schweregrad	I	II	III	IV
Blutverlust (ml)	bis 750	750−1500	1500−2000	> 2000
Blutverlust (% BV)	bis 15%	15−30%	30−40%	> 40%
Puls (min^{-1})	< 100	> 100	> 120	> 140
sys. RR (mmHg)	n	n	↓	↓↓↓
diastol. RR (mmHg)	n	↑	↓	↓↓↓
AF (min^{-1})	14−20	20−30	30−40	> 35
Diurese (ml/h)	> 30	20−30	5−15	minimal
Extremitäten	normal	blaß	blaß	blaß, kalt
Bewußtsein	wach, ängstlich	ängstlich, aggressiv	erregt, verwirrt	verwirrt, lethargisch
Flüssigkeitsersatz [2]	Kristalloid	Kristalloid Kolloid	Kristalloid Blut	Kristalloid Blut

Mod. n. American College of Surgeons: ATLS Manual 1994, u. I. Marzi, Anaesthesist 45 (1996) 976

Häufiger als bei internistischen Notfällen liegt eine pulslose elektrische Aktivität (PEA) vor, z. B. bei Exsanguination (z. B. Aortenruptur), bei Spannungspneu, Perikardtamponade oder Luftembolie.

▷ *Polytrauma durch stumpfe Gewalt.* Die Wiederbelebungschancen bei HKS sind gering! Fehlen terminale Lebenszeichen (→ keine Pupillenreaktion, Hirnstammreflexe − s. Kap. 5.1.1, S. 177 − pulslose elektrische Aktivität, Schnappatmung), sind Reanimationsversuche sinnlos.

▷ *Polytrauma durch penetrierende Gewalt.* Ein HKS ist unter diesen Umständen prognostisch geringgradig besser zu beurteilen. Reanimation nur, wenn bei Ankunft der Retter noch terminale Lebenszeichen (s. o.) bestanden.

Notfallthorakotomie bei Perikardtamponade od. Spannungspneu. Eröffnung des Thorax (darin erfahrener Notarzt bzw. im Schockraum) ermöglicht Perikarderöffnung u. offene CPR (s. Kap. 4.3.2, S. 118).

▷ *Polytrauma u. Volumenmangelschock.* Mehrfachverletzungen sind immer mit einem Volumenmangel vergesellschaftet (Tab. 6-1, s. Abb. 4-18, S. 132) → aggressive Volumenersatztherapie, auch bei kompensiertem Kreislauf!

Katecholamine sind nur indiziert, wenn mit Volumengabe allein kein ausreichender Perfusionsdruck erzielt wird (s. Kap. 4.1.2, S. 98).

Starke äußere Blutungen sofort behandeln (s. Kap. 2.2, S. 20):

▷ sterile Abdeckung u. direkte Kompression (manuell od. mit Kompressionsverband).
▷ bei Extremitätenart. hilft die *direkte od. proximale Kompression* (über einem sterilen Kompressionsverband) mit einer auf 300 mmHg (Oberarm) bis 500 mmHg (Oberschenkel) aufgepumpten Blutdruckmanschette. Auch zur Frakturstabilisierung gedachte *Luftkammerschienen* ermöglichen eine temporäre Blutstillung.

Tourniquets od. Gefäßklemmen sollten nicht benutzt werden, da sie nur zusätzlich Gewebe traumatisieren.

▷ Schocklagerung (s. Abb. 2-18, S. 16), d. h. Hochlagerung der Beine bei Horizontallage des Rumpfes. Eine Kopftieflagerung wird nicht mehr empfohlen; bei SHT ist sie kontraindiziert.
▷ Kanülierung einer, später 2−3 weiterer peripherer Venen mittels großlumiger Kunst-

stoffverweilkanülen (1,7−2,0 mm Innen-durchmesser).

> Volumenersatz (ggf. Druckinfusion, wenn möglich anwärmen, Körpertemperatur):

  ▷ kolloidale Plasmaersatzlösung, z. B. 6% HÄS 70 000, Initialdosis 500 ml.

  ▷ balanzierte Vollelektrolytlösung → Rin-ger-Laktat, Initialdosis 1 000 ml, in ca. 10 min.

  ▷ weitere Volumensubstitution unter Blut-druckkontrolle. Ziel:

    − Blutdruck um 100 mmHg sys.

    − Normalisierung der Herzfrequenz, Wiederauftreten des Fingerplethys-mogramms, Verschwinden der star-ken Atemabhängigkeit des Pulskur-venverlaufes, Normalisierung der Sauerstoffsättigung.

Sonderfall einer nicht kontrollierbaren Blutung (penetrierende interne Gefäßverletzung). Hier kann es sinnvoll sein, die Volumentherapie re-striktiv zu handhaben u. auf eine Blutdruckanhe-bung zu verzichten, um bis zur chir. Kontrolle der Gefäßläsion die Verluste gering zu halten.

> Blutprobe zur Kreuzprobe von Blutkonser-ven kann schon beim Anlegen der Volu-menzugänge asserviert, ggf. in die Aufnah-meklinik vorausgeschickt werden (Patien-ten-Identifikation nicht vergessen!).

Praxishinweis: Ein HK von 25−30% (Hb 8−10 g/dl) ist für den Sauerstofftransport ausreichend, sofern gleichzeitig Oxygenie-rung u. HMV normalisiert werden.

▷ Volumengabe beugt vor:

  ▷ dem posttraumatischen Lungenversagen (ARDS)

  ▷ der Darmischämie → Permeabilität ↑ Bakterientranslokation → Endotoxin-ämie

  ▷ der Schockniere

  ▷ dem Multiorganversagen.

Obsolet bei traumatisch-hypovolämischem Schock sind:

• reine Vasopressoren (→ Verstärkung von Blutver-lust u. Ischämieschaden).

• Glukosehaltige- od. andere elektrolytfreie Koh-lenhydratlösungen (→ Zellödem ↑ durch Zufuhr freien Wassers).

• Kortikoide (→ Infektionsrate ↑).

• Blindpufferung mit NaBi (→ Hyperosmolarität, Laktatbildung ↑).

Neuentwicklung → *small volume resuscitation* (in Erprobung). Initiale Schocktherapie durch rasche Gabe kleiner Volumina (4 ml/kg) hyperton-hyperon-kotischer Kochsalz-Kolloid-Mischlösung (z. B. 7,5% NaCl + 6% HÄS); neben ihrem volumenexpandie-renden Effekt reduzieren sie die schockbedingte En-dothelschwellung, so daß sich Mikro- u. Makrozir-kulation verbessern.

Erste klinische Ergebnisse deuten auf eine Senkung der Mortalität bei schwerem traumatischen Schock hin.

D Defizite des neurologischen Status (disability)

Orientierung (s. Kap. 5.1.1, S. 177):

• *Bewußtseinslage* innerhalb der ersten Sek. überprüfen: Pat. ansprechen, etwa mit den Fragen nach Namen, Schmerzen, Unfall-hergang: Orientierung zu Zeit, Ort, Person.

• *Pupillen, Kornealreflexe, Reaktionen auf Schmerzreize* beurteilen (beim Koma etwa bei der Atemwegeröffnung durch Vorziehen des Unterkiefers, beim Legen des venösen Zugangs). Besonders ist auf die Seiten-gleichheit von Abwehrreaktionen der Extre-mitäten zu achten, um Herdsymptome u. Paresen nicht zu übersehen.

Praxishinweis: Schock und Foetor alcoholi-cus dürfen nicht davon abhalten, nach wei-teren Ursachen für die Bewußtseinsein-schränkung zu suchen!

Lebensrettende Sofortmaßnahmen

▷ *HWS-Immobilisierung* (s. Abb. 2-23, S. 18) bei Koma, Verletzung kranial des Schlüssel-beins, Hochgeschwindigkeitsunfällen. Sie erfolgt zunächst manuell.

▷ Bei *Bewußtlosigkeit* intubieren (unter manu-eller HWS-Stabilisierung). Damit werden die Atemwege definitiv gesichert u. vor Aspiration geschützt. Durch unsachgemäße nasopharyngeale Sondenplazierung sind ge-rade bei frontobasalen Frakturen Zusatz-verletzungen der Lamina cribrosa und des Gehirns möglich. Deshalb sollten Endotra-chealtuben u. Magensonden (zur Magenentleerung u. Aspirationsprophylaxe) bei jedem V. a. SHT nicht nasal, sondern nur oral eingeführt werden.

▷ Definitive *WS-Immobilisierung* mit semirigidem Stützkragen u. Vakuummatratze (s. Kap. 2.1.2, S. 13).

Monitoring. Simultan zu den lebensrettenden Sofortmaßnahmen werden registriert:

▷ *Pulsoximetrie, Blutdruck, Monitor-EKG.*

Das Monitor-EKG kann zeigen: Arrhythmie, ST-Streckenveränderung (→ Traumatisierung des Myokards, Kontusion), Ischämie durch Hypotension, Anämie, Folgen einer schwere Hypoxie (Bradykardie) od. Hypothermie (Bradykardie, Osborn-Welle).

▷ Zentralvenöser Zugang nur bei kompletter Unzugänglichkeit peripherer Venen (→ ausgedehnte Verbrennung, weitgehende Exsanguination).

Zeitfaktor. Die lebensrettenden Sofortmaßnahmen (ABCD) sollten innerhalb von 5 min durchgeführt sein:

▷ Wird eine Stabilisierung erreicht, ggf. weitere funktionserhaltende Maßnahmen durchführen. Die Dauer dieser Phase sollte etwa 15 min nicht überschreiten.
Verschlechtern sich die Vitalparameter erneut, ABCD überprüfen, ggf. rascher Kliniktransport.

▷ Gelingt *keine* Stabilisierung → Intubation und Verlegung in einen Schockraum, chir. Versorgung.

6.1.1.2 Versorgung von Einzelverletzungen

> **Nach Stabilisierung der Vitalfunktionen** sind weitere funktionserhaltende Maßnahmen indiziert.

Kurzanamnese: Konzentration auf die wichtigste Information (Patienten- od. Fremdanamnese von Anwesenden):

1. Unfallhergang, -mechanismus geben Hinweise auf Verletzungsmuster: *stumpfes, penetrierendes Trauma*, ggf. begleitet von Verbrennungen, Hypothermie, Intoxikation.

Stumpfes Trauma

● Herausschleudern aus einem Fahrzeug, Sturz aus großer Höhe verurs. Kombinationsverletzung mit hoher Sofortletalität.
● Frontalkollision (bes. ohne Sicherheitsgurt, Airbag) → Dezeleration mit HWS-Fraktur, instabilem Thorax, Hämato-/Pneumothorax, Herzkontusion (→ Lenkradaufprall) od. (meist tödliche) Ruptur der thorakalen Aorta.
● Leber- oder Milzruptur ist mit und ohne Gurt möglich.
● Knieanprall am Armaturenbrett ist oft Ursache von posteriorer Hüftgelenkluxation, Acetabulumfraktur, anderer Becken- und Knieverletzungen.
● Auffahrunfall führt infolge plötzlicher Akzeleration zu HWS-Verletzung, besonders bei unsachgemäß eingestellten oder fehlenden Kopfstützen (→ Schleudertrauma).
● Anfahren eines Fußgängers durch ein Automobil hat SHT, thorakale und abdominale Traumata sowie Frakturen der unteren Extremitäten zur Folge.

Penetrierendes Trauma

● Mechanismus (Stich-, Schuß-, Pfählungsverletzung), Eintrittsstelle, Verlauf des Stich- oder Schußkanals und benachbarte Organe entscheiden über Ausmaß und Lokalisation der Läsion.
● Schußverletzungen richten grundsätzlich mehr Schaden an als Stichverletzungen → hohe Rasanz der Projektile, hohe Energieabgabe im Gewebe, Abprallen oder Zersplittern an Knochen, evtl. mehrfache Richtungsänderung der Fragmente.

Verbrennung, Intoxikation, Hypothermie

● Isoliert oder Teil eines Polytraumas
● Ggf. vergesellschaftet mit Inhalationstrauma (heiße od. toxische Gase), Intoxikation (z. B. mit CO).
● Kälte- u. Nässeexposition ist häufige Begleiterscheinung des Polytraumas: Berg-, Wassersportunfall, v. a. Verkehrs- und Arbeitsunfall.

2. Allergie, Medikamenteneinnahme, Drogenabusus, Implantate, Krankheiten, Nüchternheitsstatus. Der allgemeine Gesundheitszustand beeinflußt Akutversorgung und Prognose. Dokumentiert werden:

● Allergie, Nüchternstatus
● *Akut-* (Alkohol, Drogen, Insulin) u. *Dauermedikation* (Antikoagulanzien, Kardiaka, Antiepileptika)
● *Implantate:* Schrittmacher, Herzklappe
● Wichtige Begleitkrankheit, z. B. KHK, Herz-, Nieren-, Leberinsuffizienz, bronchopulmonale Krankheiten.

Praxishinweis: Unabhängig von der Anamnese sind Traumapat. als *nicht nüchtern* anzusehen!

Untersuchung u. Versorgung von Einzelverletzungen folgen einem Algorithmus (Abb. 6-2).

Kopf

Diagnostik: offenes od. geschlossenes SHT? Orientierender *Neurostatus:*

- Grad einer Bewußtseinsstörung n. GCS (s. Tab. 5-2, S. 187)
- Pupillendifferenz als Indiz einer intrakraniellen Raumforderung
- Korneal-, Schluck-, Husten-, Würgereflex
- Spontanatmung
- Schmerzreaktion.
- Streck- oder Beugesynergismus
- grobe Herdsymptome oder Parese
- zerebraler Krampf.

Praxishinweis: Die häufigsten Ursachen von Bewußtseinsstörungen bei Polytraumatisierten sind *SHT, CBF* ↓ (s. Kap. 5.2.1.1, S. 188), zerebrale Hypoxämie bei Schock oder Hypoxie. Sie sind auszuschließen, bevor *Alkohol-* od. *Drogeneinwirkung* angenommen werden.

Augen. Pupillenstatus, Verletzung, FK (Kontaktlinsen!), Motilität und grober Visus registrieren. Anzeichen für Schädelbasis- oder Gesichtsschädelfraktur, Blutung, Oto- oder Rhinoliquorrhoe sind zu vermerken (*KI* für nasale Sonden, Tuben!).

Therapie des SHT. Ggf. ist die Erstversorgung dringlich (s. Kap. 5.2.1.2, S. 190):

▷ orale Intubation (bei GCS < 9) unter HWS-Immobilisation.
▷ Vermeidung von Husten u. Pressen (→ Hirndrucksteigerung).
▷ art. Mitteldruck ≥ 90 mmHg halten (höher als ohne Begleit-SHT, um eine Hirndrucksteigerung zu kompensieren),
▷ Oberkörperhochlagerung 20−30° (s. Abb. 2-21, S. 17).
▷ Sauerstoffbeatmung bis zur Normoxämie (pulsoximetrische O_2-Sättigung 96−99%) u. Normokapnie (bei Kapnographie-Monitoring $p_{et}CO_2$ von 35 mmHg anstreben).

▷ kontrollierte Hyperventilation nur bei akuter Einklemmungsgefahr (→ Strecksynergismus, Mydriasis) und lediglich kurzfristig, nicht prophylaktisch.
▷ Mannitolinfusion nur bei Einklemmung (Bewußtseinslage ↓, Anisokorie ↑) erwägen.
▷ Offene Verletzung mit Austritt von Hirnsubstanz feucht u. steril abdecken. FK in situ belassen.
▷ CCT nach Klinikaufnahme bei GCS < 10.

Hals

Praxishinweis: Bei Verletzung im Kopf-Hals-Bereich ist ein HWS-Trauma bis zu dessen radiologischem Ausschluß zu unterstellen.

Diagnostik

- Traumatisierung der Halsweichteile kann zu Atemwegverlegung od. Intubationserschwernis führen.
- Gestaute Halsvenen können auf einen Spannungspneumothorax od. eine Perikardtamponade hindeuten.
- Larynx u. Trachea werden auf Intaktheit u. Mittelstellung geprüft.
- Hautemphysem u. Trachealverlagerung sind eher Zeichen eines Spannungspneus (s. Kap. 3.3.1, S. 70) .

Therapie: Dringliche Interventionen sind:

▷ Prophylaktische Intubation, evtl. unter erschwerten Bedingungen, bis hin zur Koniotomie (selten erforderlich; s. Kap. 3.1.3, S. 61).
▷ HWS-/BWS-/LWS-Rö. bei Ankunft im Schockraum.

Thorax

Diagnostik: Die systematische Untersuchung zielt ab auf:

- Schmerzen (spontan u. provoziert (Kompression)
- Offene und geschlossene Verletzung (auch am Rücken!)
- Stabilität, Atemexkursion, AG, KS
- Prellmarke (Steuerrad, Gurt), Rippenfraktur, Pneumo-, Hämatothorax, instabile Segmente

CHARLIE

Checkliste: Verletzungsmuster

O instabiler Thorax
O offene Thoraxverletzungen
O instabile Beckenfrakturen
O Frakturen von ≥ 2 Röhren-
   knochen an der unteren Extremität
O proximale Amputationsverletzungen
   von großen Gliedmaßen
O Rippenserienfrakturen bei
   Zusatzverletzungen

Checkliste: Vitalparameter

O Glasgow Coma Scale < 10
O systolischer Blutdruck < 80 mmHg
O Atemfrequenz < 10 oder > 29/min
O SO_2 < 90 % (88 % bei > 75 Jahren)

Checkliste: Indikation zur Thoraxdrainage bei Intubation

O instabiler Thorax
O Rippenserienfrakturen
O unklarer Blutdruckabfall
O hohe Beatmungsdrucke
O subcutanes Emphysem
O fehlendes Atmungsgeräusch
O abgeschwächtes Atemgeräusch
   ggf. zuvor Kontrolle der Tubuslage!

Arbeitsdiagnose: Polytrauma

Transportzeit bodengebunden >15 min*? — ja → Anforderung Rettungshubschrauber

nein

Immobilisation

Monitoring

Störung der Vitalparameter? — nein → Transportzeit > 15 min? — nein → Versorgung der Einzelverletzungen

ja

RR < 80 mm Hg? — ja → 1000 ml Kristalloid 500 ml Kolloid in 5 min → RR < 80 mmHg? — ja

nein   nein

Analgesie und Sedierung

Frühintubation unter in-line Immobilisation

Pneumothoraxrisiko? — ja → Thoraxdrainage im 2.-3. ICR MCL

nein

Versorgung der Einzelverletzungen

sofortiger Transport nach Intubation

möglichst schnell: chirurgische Intervention!

Traumacenter Schockraum

*Die Indikationsgrenze zum Transport mit dem Rettungshubschrauber wird von Verfügbarkeit, Witterungverhältnissen und regionalen Gegebenheiten bestimmt.

Patienten, bei denen die Checklisten Unfallmechanismus, Vitalparameter oder Verletzungsmuster erfüllt werden, müssen der Versorgung in einem Traumacenter (Schockraum) zugeführt werden!

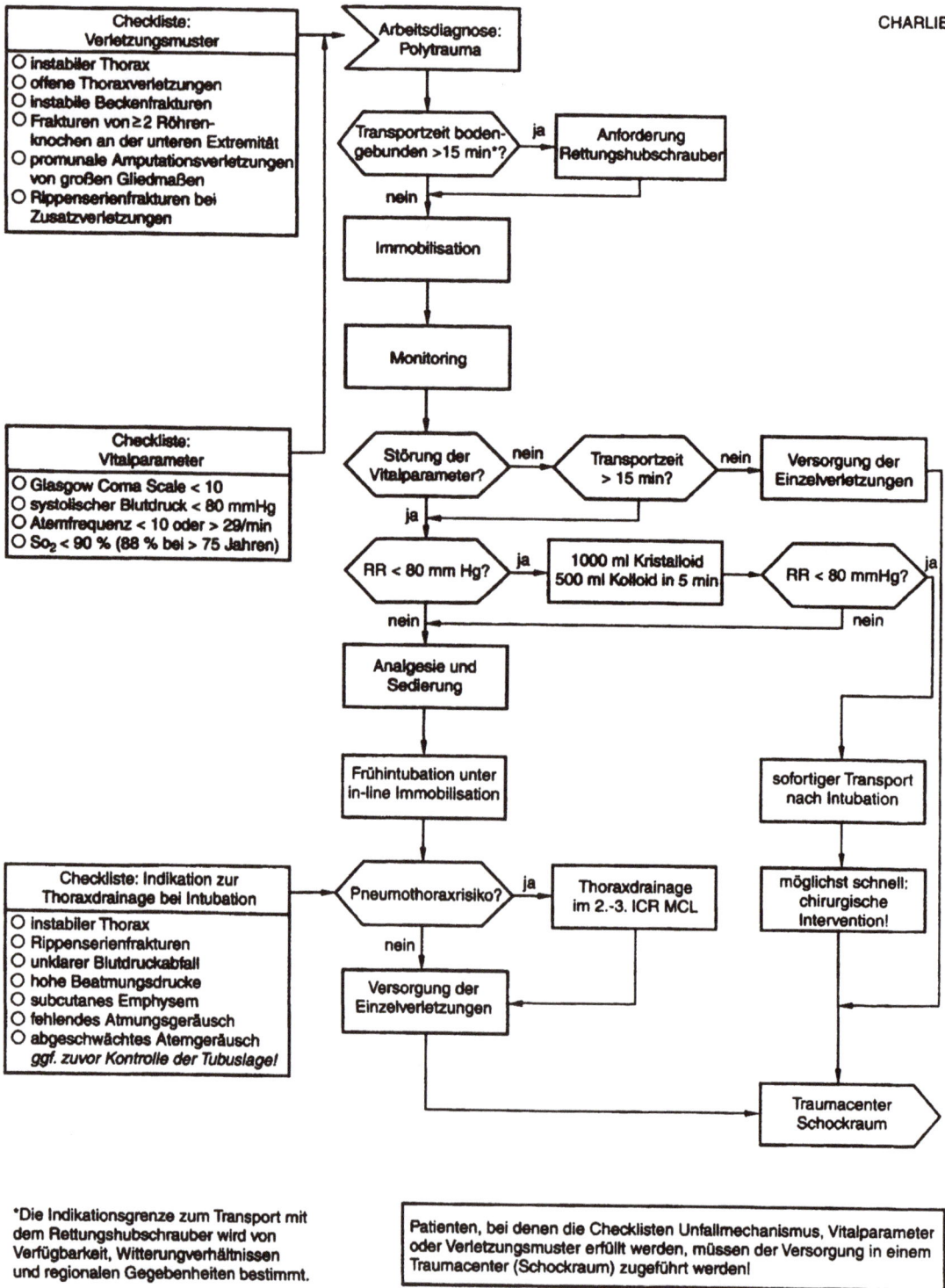

Abb. 6-2: Algorithmus der *präklinischen Polytraumaversorgung*. Teil 2: funktionserhaltende Maßnahmen (n. K. Kanz, Chr. Lackner, D. Nast-Kolb)

- Verletzung des Tracheobronchialbaums (Hautemphysem, Hämoptoe)
- Zwerchfellruptur (thorakale Darmgeräusche, kahnförmiges Abdomen).

Therapie: Dringliche Interventionen umfassen:

▷ Pneumo-/Hämatothorax-Entlastung (Pleurakanüle oder -drainage), auch als Prophylaxe bei Rippenfrakturen unter Beatmung und langem Transport
▷ Intubation, Beatmung bei instabilem Thorax (→ innere Schienung)
▷ Perikardentlastung bei Tamponade (meist erst in der Klinik; s. Kap. 4.6.2, 4.6.3, S. 151)
▷ Rö. → Thoraxserie (a. p./lat.) bei Ankunft im Schockraum
▷ Vorbereitung → Echokardiographie, Thorax-CT.

Abdomen, Becken

Diagnostik: Schmerzen, Prellmarke (Milz-/Leberregion), perforierende Verletzung und pathologische Bauchdeckenspannung?

- Schwangerschaft?
- Beckenstabilität prüfen (→ Kompression)
- rektale digitale Untersuchung:
  - intestinale Blutungen?
  - kein analer Sphinktertonus bei kompletter Querschnittslähmung.
  - Verlagerung der Prostata bei Urethrabeteiligung inf. Beckenfraktur (*Kontraindikation:* Blasenkatheter!).

Therapie: präklinisch od. im Schockraum.

▷ Magensonde und Blasenkatheter unter Beachtung der Kontraindikation legen
▷ Sono-Abdomen oder diagn. Peritoneallavage
▷ Rö.- u. CT vorbereiten (Abdomen, Becken).

Extremitäten

Diagnostik

- Blutungsquelle, Fraktur, Fehlstellung, Ischämie u. neurologische Ausfälle?
- Pulsstatus, Sensibilität, Motorik, Tourniquet-Zeiten (bei Kompressionsverband) dokumentieren.

Therapie

▷ ggf. Frakturversorgung → Analgesie, leichte Extension u. Immobilisierung in Luftkammerschiene u. Vakuummatratze
▷ Frakturreposition nur bei Gewebeischämie u. langem Transport
▷ Asservierung, sterile Verpackung u. Kühlung von Amputaten
▷ Rö., CT anmelden.

Wirbelsäule (WS)

Diagnostik

- Unfallhergang (Sturz aus großer Höhe, starke Dezeleration).
- Schmerzlokalisation, Prellmarke, Paraparese; Hypotonie mit Bradykardie machen ein akutes *spinales Trauma* wahrscheinlich.

Therapie

▷ Rettung und Lagerung mit 4 Helfern (s. Kap. 2.1, S. 10).
▷ Manuelle und technische WS-Immobilisierung mit Vakuummatratze und Schaufeltrage.
▷ Methylprednisolon (Initialdosis 30 mg/kg KG i. v. innerhalb der ersten 8 Std. nach Trauma).
▷ Schonender (ggf. Helikopter-) Transport.
▷ Rö., CT anmelden.

6.1.3.3 Intubation, Beatmung

Praxishinweis: Zwingend ist die *assistierte oder kontrollierte Beatmung;* Spontanatmung über einen Endotrachealtubus ist insuffizient.

Beatmungsindikation

- kardiopulmonale Reanimation.
- Ausfall der Atemwegschutzreflexe (Husten-, Schluck-, Würgereflex), Koma mit GCS $\leq$ 8 (z. B. SHT).
- Atemwegverlegung (z. B. Gesichtsschädeltrauma).
- respirat. Insuffizienz (z. B. Thoraxtrauma mit offenem/instabilem Thorax, Lungenkontusion, Aspiration).
- schwerer Schock mit Oxygenierungsstörung ($S_pO_2 < 90\%$ trotz O_2-Gabe).

- Helikoptertransport instabiler Patienten
- Anästhesie bei extremem Schmerz, für diagn. und operative Eingriffe.

Vorteile der endotrachealen Intubation (s. Kap. 3.1.2, S. 62):

- assistierte oder kontrollierte Beatmung möglich
- hohe Sauerstoffkonzentration u. PEEP können eingesetzt werden
- Prophylaxe von Atemwegobstruktion, Aspiration, Atelektase
- innere Schienung bei instabilem Thorax
- flexible Bronchoskopie möglich
- effektive Schmerztherapie u. Bronchialtoilette.

Praxishinweis: Die Beherrschung der endotrachealen Intubation unter Notfallbedingungen erfordert ein regelmäßiges, intensives Training.

Risiken der endotrachealen Intubation

- Intubationsschwierigkeit
- Hypoxie u. Aspiration
- endobronchiale od. ösophageale Fehlintubation
- Spannungspneumothorax unter Überdruckbeatmung
- Hirndrucksteigerung bei unzureichender Anästhesie (→ Husten, Pressen)
- Halsmarkläsion durch Lagerungsfehler
- Larynxverletzung
- Trachealabriß bei Trachealeinriß.

Technik (dargestellt werden die Besonderheiten beim Polytrauma, weitere Einzelheiten s. Kap. 3.1.2, S. 62).

Praxishinweis: Der Polytraumatisierte hat grundsätzlich einen *vollen Magen* u. ist aspirationsgefährdet!

Die **Notfallintubation bei Polytrauma** erfolgt als Blitzeinleitung (zahlreiche Syn.: *Ileuseinleitung, crush induction, rapid sequence induction*): **1.** ohne vorbereitende Maskenüberdruckbeatmung, **2.** orotracheal, **3.** mit Führungsstab, **4.** mit Krikoiddruck und manueller HWS-Immobilisation (Helfer!).

Besonderheiten

- Sind Intubation u. Maskenbeatmung unmöglich (Gesichtsschädelzerstörung, Unzugänglichkeit des Kopfes), wird ein *Kombitubus* plaziert oder *koniotomiert* (s. Abb. 3-19 S. 68).
- Für eine Nottracheotomie gibt es keine Indikation mehr.
- Bei Trachealverletzung (Halsweichteiltrauma) dünnlumigen Tubus (z. B. Char 28) verwenden, sonst Tracheaabriß möglich

Besonderheiten beim SHT. Die Intubation sollte unter i. v. Sedierung mit einem kurzwirksamen Hypnotikum (z. B. Etomidate), ggf. in Kombination mit einem Muskelrelaxans (z. B. Succinylcholin nach Präcurarisierung) u. Hypnoanalgetikum (z. B. Fentanyl vorgenommen werden, um Abwehrreaktion und Hirndruckanstieg durch Husten und Pressen zu unterdrücken.

- *Ausnahme* → tief komatöser Patient ohne Abwehrreaktion.

Praxishinweis: Relaxanzien sollte nur anwenden, wer Maskenbeatmung und Intubation sicher beherrscht und regelmäßig praktiziert.

Alternativen zur orotrachealen Intubation

- *Nasotracheale Intubation:* Im Vergleich zur orotrachealen existieren mehrere Nach-, jedoch keine Vorteile:
  - erhöhter Zeitaufwand
  - Auslösung von Nasenbluten: Intubationserschwernis, Blutaspiration
  - blind-nasotracheale I.: Spontanatmung erforderlich
  - direkt laryngoskopische nasotracheale I.: HWS-Immobilisation wie bei orotrachealem Vorgehen erforderlich
  - SHT, v. a. frontobasale Frakturen: Meningitisgefahr
- *(Intubations-) Larynxmaske, Kombitubus n. Frass.* Vorteil: Plazierung ohne Laryngoskopie (blind) und HWS-Manipulation auch vom weniger Geübten möglich. *Nachteil:* **1.** Kein ausreichender Aspirationsschutz (Mageninhalt, Blut aus dem Nasen-Rachen-Raum), **2.** keine sichere *subglottische* Abdichtung der Trachea gegenüber dem Hypopharynx.

Beatmung. Beatmungsparameter schematisch einstellen solange keine BGA vorliegt (→ Anhaltswerte für Erwachsene):

- inspirat. O_2-Konzentration 100%
- Beatmungsfrequenz 8−12/min
- Tidalvolumen um 10 ml/kg KG
- Verhältnis von In- zu Expiration 1 : 2 bis 1 : 1,5
- max. Inspirationsdruck 30 cm H_2O
- PEEP + 5 cm H_2O.

Thoraxdrainage. Beim *Thoraxtrauma* kann die Überdruckbeatmung einen *Spannungspneu.* (s. Kap. 3.3.10, S. 96) induzieren, der eine Drainage erfordert (s. Abb. 3-23 a, S. 70).

Analgesie, Sedierung (s. Kap. 2.4.2.2):

▷ *Opioide,* z. B. Fentanyl (Einzeldosis 25−100 µg), Piritramid (5−7,5 mg) oder Morphin (2−10 mg) i. v. oder

▷ *Ketamin* (0,25−0,5 mg/kg i.v.). In höherer Dosis (1−1,5 mg/kg i.v.) als Einleitungsanästhetikum, weil es den endogenen Katecholamintonus aufrechterhält od. sogar verstärkt.

Indikation: Schock ohne SHT.

▷ *Etomidate* als Einleitungshypnotikum (0,2 mg/kg i.v.), auch bei erhöhtem Hirndruck, keine analgetische Eigenschaft.

▷ *Midazolam* (0,05−0,1 mg/kg ist für eine längerfristige Sedierung nach Narkose geeignet, vorteilhaft ist seine amnestische Wirkung.

Obsolet bei Polytrauma sind: **1.** *Thiopental, Propofol* (→ Kreislaufdepression), **2.** *nichtsteroidale Analgetika* (Thrombozytenfunktionshemmung, Blutungsneigung).

Transport. Transportvoraussetzung sind:

- geeignetes Rettungsmittel (NAW, RTH).
- Betragen die Transportzeiten mit bodengebundenen Rettungsfahrzeugen bis zum Schockraum > 15 min, ist ein RTH zu erwägen.
- informiertes Zielkrankenhaus (→ Traumazentrum, Intensivtherapiebett, Neurochir.). Verlegender u. aufnehmender Arzt sollten direkt miteinander kommunizieren.

Die Aufnahmeklinik sollte für die fachgerechte Versorgung der Mehrfachverletzung ausgelegt sein (Traumazentrum mit Schockraum, s. Abb. 6-2) u. vor Transportbeginn informiert werden (Rettungsleitstelle). Sind die Transportzeiten hierfür zu lang (außerklinisch nicht stabilisierbar, z. B. intraabdominelle Blutung), ist der Pat. in die nächstgelegene Klinik zu verlegen.

- qualifizierte Begleitung (→ Notarzt, Rettungsassistent/-sanitäter)
- Vitalfunktionen stabilisiert
- Frühintubation bei Transporten von voraussichtlich > 15 min Dauer
- äußere Blutstillung, korrekte Lagerung, Frakturimmobilisation
- Monitoring → Pulsoximetrie, EKG, Blutdruck, $p_{et}CO_2$
- Schmerzbekämpfung
- Wärmeschutz → Vorwärmung von Fahrzeug, Infusion, Decke.

Sofortdiagnostik u. -therapie im Schockraum erfordern: 1. epidurales, akutes subdurales Hämatom (s. Kap. 5.2.2, S. 193), **2.** Perikardtamponade, V. a. penetrierende Herzverletzung, **3.** massive tracheobronchiale Verletzung, **4.** massive venöse Luftembolie, **5.** Schock bei abdominalem Trauma, **6.** unkontrollierbare Blutung.

6.1.2 Klinische Traumaversorgung
Chr. K. Lackner, D. Nast-Kolb, Chr. Waydhas, K. G. Kanz

Modernes Polytrauma-Management verfolgt das Ziel, posttraumatische Morbidität u. Mortalität zu vermindern.

Das frühere Konzept, den Schwerstverletzten in das nächstgelegene Krankenhaus zu verbringen, ist nicht länger akzeptabel. Es bedarf einer sorgfältigen Planung und Auswahl, um Krankenhäuser für ein optimiertes Polytraumamanagement-System zu identifizieren.

Klinikstruktur

Struktur umfaßt apparative u. personelle Voraussetzungen für die Behandlung Polytraumatisierter:

Schockraum (> 25 m²), der schnell u. direkt über RTH-Landeplatz od. NAW-Anfahrt ebenerdig erreichbar ist, mit kurzen Wegen zu CT, OP u. Intensivstation.

Ausrüstung:

- Mobiler, radiolumineszenter Behandlungstisch mit Rö., Durchleuchtung (ggf. mit Angiographie) u. Sonographie
- Narkosebeatmungseinrichtung, anästhesiologisches Monitoring
- Infusionen u. Medikamente für die Akuttherapie
- Sterile Sets für chir. Intervention, z. B. Notthorakotomie u. -laparotomie.

Weitere Einrichtung

- Notfallabor
- Blutbank, Depot an Blutkonserven
- Intensivstation mit CT, Angiographie

Eine umfassende Auflistung wurde in einem Grundsatzpapier des *American College of Surgeons/Committee on Trauma* und der Deutschen Gesellschaft für Unfallchirurgie publiziert.

Personalstruktur

Ärztliches und nicht-ärztliches Personal, welches im Ablauf des Schockraummanagements geschult, in die Aufgaben eingewiesen und kontinuierlich fortgebildet wird, ist der 2. Grundpfeiler der Versorgung.

> Um einen Schwerverletzten in der Maximalversorgung optimal behandeln zu können, ist ein Trauma-Team aus 10 Mitgliedern erforderlich.

Das primäre Behandlungsteam umfaßt:

- 3 Chirurgen (1 Oberarzt, 2 Assistenzärzte); 2 Anästhesiologen (1 Oberarzt, 1 Assistenzarzt)
- 2 Ambulanz-; 1 Anästhesiologie-Pflegekräfte
- 1 Radiologen (evtl. Hintergrunddienst); 1 Röntgen-MTA
- 1 Neurotraumatologe.

Zusätzlich müssen Gynäkologie, HNO, Kieferchirurgie, Ophthalmologie, Orthopädie, ggf. Pädiatrie, plastische Chirurgie, Urologie konsiliarisch verfügbar sein.

Alarmierung. Die Aktivierung des Teams erfolgt über ein kaskadenartiges Alarmierungssystem, welches nicht nach Tageszeiten differiert.

Prozeßstruktur

> **Diagnose und therapeutischer Stufenplan:** Der Algorithmus zum klin. Polytrauma-Management umfaßt *7 Flußdiagramme.*

Initiales Flußdiagramm:

1. Erkennen, Sicherung, Wiederherstellung der Vitalfunktionen.

Die 6 folgenden Entscheidungsbäume behandeln:

2. Funktionsstörung von Atmung, Kreislauf (die weiterhin im Vordergund stehen),
3. Erfassung morphologischer Störungen der 4 Regionen *Schädel, Thorax, Abdomen, Bewegungsapparat.*

Jeder Entscheidungsbaum wird mit einem Eingangskriterium eröffnet u. führt problemorientiert und prioritätengesteuert über Fragestellungen (→ Entscheidungskriterien) sowie diagnostische und therapeutische Maßnahmen über 2 Alternativwege (zumeist *ja/nein*) entweder zum vollständigen Durchlaufen des Flußdiagrammes, zu operativer Intervention oder einer anderen Behandlung.

> **4 Phasen der Polytraumaversorgung** (nach der Dringlichkeit diagnostische und therapeutische Maßnahmen):
>
> a) Phase ALPHA (Abb. A) → Lebensrettende Sofortmaßnahmen der 1. Min.;
> b) Phase BRAVO (Abb. A) → Dringliche Sofortmaßnahmen der ersten 5 Min.;
> c) Phase CHARLIE (Abb. B-I) → Dringliche obligate Maßnahmen der ersten 30 Min.
> d) Phase DELTA (Abb. B-I) → Komplettierung von Diagnose und Therapie

Phase ALPHA, 1. Min. (Abb. A) → Aufnahme im Schockraum unter der Diagnose *Polytrauma,* wenn 1 Parameter der Checklisten zutreffend ist: *Vitalparameter, Verletzungsmuster und Unfallmechanismus.*

- Störungen der Vitalfunktionen 1. Ordnung (s. Kap. 1).
- Beim *Spannungspneumothorax* liegen innerhalb der 1. Min. vor: fehlendes AG, gestaute Halsvenen, hoher Beatmungsdruck. Die Kombination art. Blutdruck < 80 mmHg und AF < 10/min oder > 20/min (bei Spontanatmung) weisen ggf. auf einen Spannungspneu hin → erneutes Durchlaufen der Phase ALPHA.
- Bei sekundärer Atemstörung (Blutdruck ↓, veränderte Atemfrequenz: ↓ oder ↑) erneutes Durchlaufen der Phase ALPHA.

Phase BRAVO, 1.–5. Min. (Abb. A) → Sicherung/Wiederherstellung der Vitalfunktionen (Atmung, Kreislauf). Im Vordergund stehen:

▷ aggressive Volumentherapie.
▷ Frühintubation (s. Checkliste: *Intubation*).
▷ Störung/Verschlechterung von Atmung u. Kreislauf → Phase ALPHA erneut durchlaufen.

Phase CHARLIE, 1.–30. Min. (Abb. B-I) → Diagnose u. Monitoring.

▷ Weiterführung der Therapie
▷ Diagnose von akut lebens-, organ- u. gliedmaßenbedrohender Verletzung
▷ Monitoring (Abb. B).

Komplette Untersuchung von Kopf bis Fuß (4). Schwerpunkte:

- zentral- und peripher-neurologische Untersuchung: GCS, Pupillen, komplette oder inkomplette Querschnittsymptomatik, motorische u. sensible Störungen
- Verletzungen des Integumentes: Kompartmentsyndrom?

Entscheidungsbaum: Weiteres Vorgehen nach C1–C6. Die Befunde beeinflussen sich gegenseitig, womit Überschneidungen erklärt sind.

- *C1, 2:* Die ersten beiden Diagramme behandeln Störungen von *Atmung* (C1), *Kreislauf* (C2).
- *C3–6:* Die übrigen 4 Algorithmen thematisieren die Erfassung von morphologisch Veränderungen der Körperregionen *Thorax* (C3), *Abdomen* (C4), *Schädel* (C5), *Bewegungsapparat* (C6).

Phase CHARLIE: Der Leiter des Schockraumes entscheidet, ob innerhalb weniger Minuten indiziert sind:

1. lebensrettende Sofortop. zur Blutstillung (s. C2 Kreislauf, Abb. D),
2. dringliche lebens- und organerhaltende Frühoperation (s. C1: Atmung, C3: Thorax, C4: Abdomen, C5: ZNS u. C6: Bewegungsapparat, Abb. C u. E-H),
3. Komplettierung der Diagn. der Phase DELTA (Abb. C-H) unmittelbar n. der Phase CHARLIE, ggf. n. der Frühop. vor der Verlegung auf die Intensivstation.

Re-Evaluation. Die Entscheidungsbäume werden während der Stabilisierungsphase bei veränderten od. ungeklärten Befunden erneut durchlaufen.

C1-Atmung (Abb. C). Ständige Überwachung!

- Atemstörung → intubieren oder Ursachen klären
- Hämato- oder Pneumothorax:
  - sofortige Thoraxdrainage.
  - Notthorakotomie, sofern die Darainage große Blutmengen (> 2.000 ml) fördert
  - Sofortop. (z. B. im Schockraum) bei anhaltender thorakaler Blutung (> 200 ml/h) > 5 h (ebenso Bronchus- oder Trachealverletzung in der Phase DELTA)
  - Thorax-CT bei fortgesetzter respirat. Insuffizienz (Tubuslage regelrecht, kein bronchotracheales Leck) → Lungenkontusion.

C2-Kreislauf (Abb. D). Dieser Algorithmusteil spielt eine zentrale Rolle im gesamten Schockraummanagement; zwischen *Blutsubstitution* und *Operation* ist zu wählen.

1. *Bluttransfusion* → 4 Erythrozytenkonzentrate, 0 negativ od. blutgruppengleich ungekreuzt.

Indikation:

- Hypotonie (sys. < 80 mmHg) inf. Blutung od. Hb-Abfalls < 10 g%.
- Oligurie/Anurie (Harnmenge < 25 ml in 15 min) u. Hb-Abfall < 10 g% trotz hinreichenden Blutdrucks (> 80 mmHg).
- Ältere (> 75 Jahre) mit Hb-Abfall > 3 auf 10 g%, auch bei (noch) suffizientem/er Kreislauf, Diurese.

2. Therapierefraktäre Kreislaufinsuffizienz:

▷ operative oder interventionelle Kontrolle bei massiver Blutung: Thorax, Abdomen, Becken.

▷ Druckentlastung von Pleuraraum, Perikard bei kardialem Pumpversagen (s. Checkliste Pumpversagen).

▷ Komplette *EKG-Diagnose* (Herzkontusion, -infarkt) und *Pulmonaliskatheter* wenn Blutung, Spannungspneu u. Perikardtamponade ausgeschlossen sind.

Der Kreislaufalgorithmus muß in kurzen Abständen repetitiv durchlaufen werden.

C3-Thorax (Abb. E).

1. *Rö.-Thorax.* Tubuslage, pulmonale, knöcherne Thoraxverletzung, mediastinale Veränderung, Zwerchfellruptur.

■ Tubusfehllage sofort korrigieren
■ Sofortoperation bei massiver Blutung (> 2 l) aus Drainage
■ Rippenserienfraktur → intubieren!

Alle weiteren diagn. Schritte finden sich bei bei aufgeschobener Dringlichkeit in der Phase DELTA wieder.

2. *Thorax-CT* bei:

■ jedem Thoraxtrauma, BWS-Fraktur: Lungenkontusion?
■ Aorten- (neben Aortenbogenangiographie) u. Zwerchfellruptur (neben Kontrastmitteldarstellung über die Magensonde).

C4-Abdomen (Abb. F). Die Untersuchunge des Abdomens ist obligat.

■ Frühlaparotomie bei positiver Sono und schwerer Begleitverletzung.
■ Positive Sono bei therapieresistentem Schock → Sofortintervention (s. C2-Kreislauf).
■ Konservative Therapie bei Monotrauma mit stabilem Kreislauf unter wiederholter CT-Kontrolle.
■ Peritoneallavage bei nicht eindeutiger Sono mit sys. Blutdruck < 80 mm Hg.
■ CT mit Kontrastmittel bei protrahiertem Verlauf, unklarem Befund → Hohlorganverletzung (freie Luft!), Pankreasläsion (ggf. zusätzlich ERCP).
■ Laparoskopie gewinnt für die sek. Diagn. an Bedeutung.

C5-Schädel (Abb. G)

■ Intubation u. CCT (innerhalb 30 min) bei Bewußtseinsstörung mit einem GCS (s. Tab. 5-2, S. 187) < 10 → Frühop. (innerhalb der 1. Std.) bei positivem Befund.

■ Hirndruckmeßsonde implantieren bei Hirndruckzeichen oder anhaltender Bewußtlosigkeit und schweren Begleitverletzungen trotz (zunächst) unauffälligem CCT.
● *CCT* mit aufgeschobener Dringlichkeit (→ Phase DELTA) erfordern Herdsymptome (s. Kap. 5.1.1.2), primäre Bewußtlosigkeit bei Intubierten oder schwer Mehrfachverletzten, Schädelkalotten- bzw. -basisfraktur.
● *Konsil* bei Verletzung von Augen, -höhle, Frontobasis, Mittelgesicht, Ober-, Unterkiefer.

C6-Bewegungsapparat (Abb. H)

■ Frühintubation bei 1. instabiler Beckenfraktur, 2. mind. 2 Frakturen großer Röhrenknochen der unteren Extremität, 3. Amputation großer Gliedmaßen.
■ in der Phase CHARLIE Rö./CT von HWS, Becken.
■ geschlossene Notfallreposition bei neurologischer Störung, HWS-Luxation, ohne andere diagnostische und therapeutische Maßnahmen zu behindern.
■ bei dorsaler Beckenfraktur sind hohe Blutverluste zu erwarten (s. C2-Kreislauf).
■ vordere Beckenfrakturen gehen ggf. mit Urogenitalläsion einher → ggf. Diagnose.
● Ggf. vordringliche Therapie anderer Körperregionen.
● In der Phase DELTA Rö.-Komplettierung, einschl. CT, Angiographie, WS, Becken, Extremitäten mit evtl. Frühop. am Bewegungsapparat. Vorbereitung sek. Behandlungsmaßnahmen.

Das konsequente Durchlaufen der Entscheidungsbäume gewährleistet einen optimalen Ablauf der Stabilisierungsphase im Schockraum. Mehrere Untersuchungen konnten belegen, daß bei Abweichungen von einem Behandlungsplan die Komplikationsrate zu- u. die Erfolgsrate abnahm.

Der *Schockraumalgorithmus* bedeutet auch Qualitätsmanagement und -entwicklung der Polytraumaversorgung. Er ist jedoch nicht als statisches Gebilde anzusehen, sondern muß immer wieder dem aktuellen Wissensstand und Erfordernis der jeweiligen Klinik angepaßt werden.

Nicht *jeder* Einzelverlauf und *jede* Situation ist in einem Management-Algorithmus lückenlos zu erfassen. In diesen Fällen darf und *muß* der Verantwortliche vom Algorithmus abweichen und individuell entscheiden.

6.2 Koma u. Krampfanfall in der Schwangerschaft

P. Brockerhoff

Komata

Orthostasesyndrom: syn. orthostatische Hypotonie; Störung der orthostatischen Regulation mit Blutdruckabfall inf. Blutverschiebung in Beine und Splanchnikusgebiet beim Übergang vom Liegen oder Hocken zum Stehen; zerebrale Mangeldurchblutung (Schwarzwerden vor den Augen, Ohrensausen, Schwindel, ggf. Synkope); besonders bei Frauen, bei denen auch vor der Schwangerschaft die Neigung zur Hypotonie bestand.

Vena-cava-inferior-Syndrom: syn. aortokavales Kompressionssyndr.; Schocksymptome (Blässe, Schwitzen, Atemnot, reduziertes HMV) in der Schwangerschaft infolge Kompression der V. cava inferior durch den Uterus (bes. in Rükkenlage) mit Reduzierung des venösen Blutrückstroms zum Herzen und Verminderung des HMV; dabei nimmt u. a. die Uterusdurchblutung, bei Unterschreiten kritischer Grenzwerte auch die Sauerstoffversorgung des Feten ab (→ fetalen Herzfrequenz ↓).

> Leichte Formen des aortokavalen Kompressionssyndroms treten bei 30−40% der Schwangeren im letzten Trimenon in Rükkenlage auf.

Therapie

▷ Linksseitenlage.

Coma diabeticum, hypoglykämischer Schock. Stoffwechselentgleisungen bei Schwangeren sind häufiger als bei Nichtschwangeren. Einzelheiten s. Kap. 5.2.3.1, S. 196.

Krampfanfall

Epilepsie. Anfallshäufigkeit nimmt bei schwangeren Epileptikerinnen (bei mindestens jeder 5.) zu, wobei auch die Angst vor der Einnahme von Antikonvulsiva (Reduktion oder Absetzen der bisherigen Therapie) eine Rolle spielt.

DD

➤ *Eklampsie* (s. u.), besonders bei Erstmanifestation der Epilepsie in der Schwangerschaft.

Eklampsie. Tonisch-klonische Krämpfe mit und ohne Bewußtseinsverlust im Verlauf einer schweren Gestose (= Präklampsie, Toxikose).

Klinik
- *Prodromi* sind Blutdruckanstieg, Ödem, Augenflimmern, Kopf- u. Oberbauchschmerz, motorische Unruhe.
- *Anfall,* auch ohne Prodromi möglich, mit
- tonischer Phase 10−20 Sek., unmittelbar danach
- *klonische Phase* 1−2 min → Kontraktionen und Entspannungen der Muskulatur in kurzen Intervallen.
- blutiger Schaum vor dem Mund ist dabei Hinweis auf einen Zungenbiß.
- die Atmung sistiert abgesehen von einigen wenigen, oft schnarchenden Atemzügen während des Anfalls → Zyanose.
- meist tritt nach dem Anfall ein längeres Koma mit Bewußtseinsverlust auf.
- retrograde Amnesie.

> *Eklampsie* bedeutet eine vitale Gefährdung von Mutter und Kind durch zerebrale Blutung der Mutter, vorzeitige Plazentalösung mit intrauterinem Fruchttod, ANV, Lungenödem, Koagulopathie.

Therapie: *Behandlungsziel* ist die Unterbindung oder Verhütung eklamptischer Anfälle.

▷ Einführen eines Gummikeils zwischen die Zähne, um vor einem Zungenbiß zu schützen.

▷ Kein Licht, kein Lärm, da jede Irritation einen erneuten Anfall auslösen kann.

▷ Transport in die Klinik in Begleitung eines Arztes.

▷ Sedierung mit Diazepam oder Trapanal i.v.
▷ Beatmungsmöglichkeit (Gefahr der Atemdepression);
▷ Antihypertensiva bei Blutdruckwerten > 200/
   100 mmHg → langsam und nicht zu tief senken.

Praxishinweis: Subnormalen Blutdruck
vermeiden → plazentare Durchblutung ↓
→ fetales Risiko ↑.

Kontraindikation: Initiale Verabreichung
von Diuretika, um die Diurese zu beschleu-

nigen (geringes Urinvolumen), verstärkt die
Hypovolämie und Hämokonzentration.

EPH-Gestose: Trias aus Ödemen (*E*), Proteinurie (*P*) und Hypertonie (*H*) in der Schwangerschaft:

▷ Blutdruckwerte > 160/110 mmHg
▷ Proteinurie > 5 g/l im 24-Std.-Urin
▷ ausgeprägte Ödeme.

Häufigkeit: Eine der häufigsten geburtshilf-
lichen Komplikationen, 10% der Schwangeren
sind betroffen.

7 Notfallausrüstung

7.1 Notfallkoffer

M. Lipp

Konzeption und Inhalt eines Notfallkoffers sind in den DIN-Normen 13 232 (Erwachsene) und 13 233 (Säuglinge und Kleinkinder) festgelegt:

- *stabiler, in der Handhabung (Tragen, Öffnen, Schließen) problemloser, verschließbarer und plombierbarer Koffer.*
  Unabhängig vom Material (Kunststoff, korrosionsfeste Metalle) muß der Koffer formbeständig (auch unter extremen Temperaturen), wasser- und staubdicht gearbeitet sowie einfach zu reinigen sein. Eine Beständigkeit gegen Otto- und Dieselkraftstoffe ist vorgeschrieben.
- *Übersichtliche, funktionelle und raumsparende Anordnung* der Instrumente und Medikamente (Abb. 7-1). Die Entnahme einzelner Gegenstände muß schnell möglich sein. Die Haltevorrichtungen dürfen sich, auch bei längeren und heftigen Erschütterungen (Einsatzfahrt), nicht passiv öffnen.
- *Begrenzung von Außenmaßen und Gewicht* auf praktikable Größenordnungen. Neben der Übersichtlichkeit ist bei der Anordnung der Ausrüstungsgegenstände im Notfallkoffer darauf zu achten, daß der Transport ergonomisch korrekt durch 1 Person möglich ist.
- Die *Grundausstattung* ist *auf akute Notfälle begrenzt.* Verzichtet wird auf Materialien der klassischen Ersten Hilfe (Verbände, Schienen).
- *Kompatibilität aller Gegenstände* mit der üblichen Ausstattung des Rettungsdienstes. Nur unter dieser Voraussetzung ist die lückenlose Fortführung der primären ärztlichen Versorgung möglich.
- *Die Einrichtung soll* gemäß DIN 13 232/13 233 *standardisiert sein,* so daß ein Koffer von mehreren Notärzten und Rettungssanitätern benutzbar ist.
- Alle wiederverwendbaren Gegenstände müssen für eine *einwandfreie hygienische Aufbereitung* (Sterilisation oder Autoklavierung) geeignet sein.

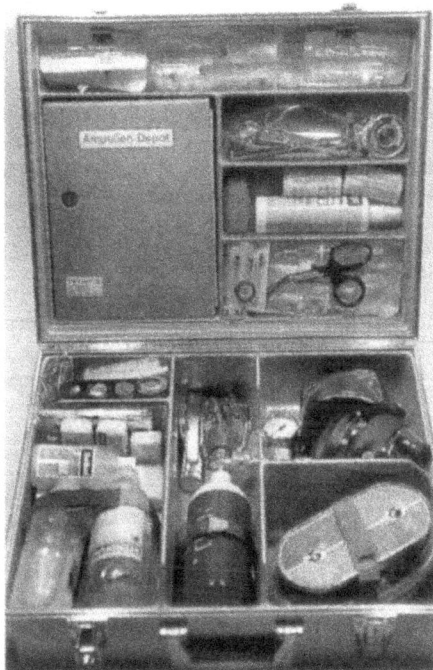

Abb. 7-1: *Notfallarztkoffer* für Erwachsene mit Inhalt

- Der Koffer sollte äußerlich neben dem Rettungszeichen als *Notfall-Arztkoffer* bzw. *Säuglings-/Kleinkinder-Notfallkoffer* benannt werden; sofern die Normen der DIN 13 232 bzw. 13 233 erfüllt sind, wird zusätzlich das Verbandszeichen DIN angebracht.

Der **Inhalt des Notfallkoffers** wird in 3 funktionelle Komplexe gegliedert: Ausrüstung zur *Diagnostik,* Aufrechterhaltung von *Atem-* und *Kreislauffunktion* (Tab. 7-1, 2).

Tab. 7-1: Inhalt Notfall-Arztkoffer für Erwachsene

Diagnostik

1 Blutdruckmeßgerät
1 Bügelstethoskop
1 Diagnostikleuchte

Ge- und Verbrauchsmaterial

1 Pinzette, anatomisch
1 Pinzette, chirurgisch
1 Arterienklemme, gerade
1 Reflexhammer
10 Blutzucker-Teststreifen

Respiratorische Störungen

1 Sekretabsaugpumpe, tragbar, Sog > 0,3 bar
3 Einmal-Absaugkatheter, steril
1 Frischluftbeatmungsgerät mit Nichtrückatmungsventil und Anschlußmöglichkeit zur Sauerstoffgabe
3 Beatmungsmasken in 3 Größen
3 Guedeltuben in 3 Größen
3 Wendeltuben in 3 Größen
2 Punktionskanülen für Spannungspneumothorax, steril
1 Laryngoskopgriff
3 Spatel nach Macintosh
1 Magillzange
3 Trachealtuben ohne Ballon, in den Größen 3,5, 4, 4,5 mm (Innendurchm.)
6 Trachealtuben mit Ballon, in den Größen 5,6, 7,5, 8, 8,5 mm (Innendurchmesser)
3 Einführungsmandrine, Größen 1,2 und 3
1 Einmalspritze 10 ml
2 Klemmen nach Pean

1 Heftpflaster
1 chirurgische Schere, spitz/stumpf
3 Einmal-Skalpelle, verschiedene Formen, steril
1 Schere
12 Kompressen
2 Fixierbinden elastisch 4 × 8 cm
4 Verbandspäckchen
1 Verbandtuch
1 Wundschnellverband, staubgeschützt, elastisch
1 Heftpflaster
1 metallisierte Polyfaserfolie als Decke
2 Paar OP-Handschuhe
10 Paar Untersuchungshandschuhe in verschiedenen Größen
1 Händedesinfektionslösung
5 Einmalspritzen 2 ml, steril
3 Einmalspritzen 5 ml, steril
1 Einmalspritze 10 ml, steril
20 Einmalkanülen, verschiedene Größen, steril

Zirkulatorische Störungen

1 Packung Desinfektionsmittel
6 Venenverweilkanülen, verschiedene Größen, steril
4 Punktionsmaterial für zentrale Venen, verschiedene Größen, steril
500 ml Volumenersatzmittel
1000 ml Infusionslösung
250 ml Natrium-Birkabonat 8,4%
4 Infusionsgeräte
1 Staubbinde, elastisch

Ausrüstung zur Diagnostik

Für die Notfalldiagnostik sind im Koffer mitzuführen: *Blutdruckmanschette, Stethoskop, Reflexhammer, Pupillenleuchte, Hämoglukosticks* (wichtige laborchemische Untersuchung am Notfallort!).

Ausrüstung zur Aufrechterhaltung der Atemfunktion

Der Aufrechterhaltung der Atemfunktion dienen: **1.** Geräte zur Sauerstoffanreicherung der Atemluft, **2.** Geräte zum Freimachen und -halten der oberen Luftwege, **3.** Geräte zur Beatmung, **4.** Ergänzungsausstattung.

1. Geräte zur Sauerstoffanreicherung der Atemluft. Sauerstoff ist applizierbar über

- *Nasensonde* (Abb. 7-2)
- *Nasopharyngealtubus*, dessen Spitze im Epipharynx liegt (Abb. 7-2); der paO_2 ist bei einem Frischgasflow von 2−4 l/min zwischen 20 und 50 mmHg anzuheben.
- Das *Masken-Ventil-Beutel-System* (mit Sauerstoffreservoir) ist die wirksamste Form der Sauerstoffapplikation (Abb. 7-3).

2. Geräte zum Freimachen und -halten der oberen Luftwege. Zum Entfernen von Fremdkörpern sind erforderlich: Lagerung (s. Kap. 2.1.2, S. 13), Absaugpumpe, -katheter, Magill-Zange, Laryngoskop.

Tab. 7-2: Inhalt Notfall-Arztkoffer für Säuglinge und Kleinkinder

Diagnostik	*Ge- und Verbrauchsmittel*

Diagnostik

- 1 Blutdruckmeßgerät
- 1 Kinderstethoskop
- 1 Diagnostikleuchte

Respiratorische Störungen

- 1 Handabsaugpumpe
- 3 Baby-Schleimabsauger, steril
- 6 Einmal-Absaugkatheter, steril
- 1 Baby-Beatmungsbeutel
- 3 Rendell-Baker-Beatmungsmasken in den Größen 0, 1,2
- 1 Laryngoskopgriff
- 2 Spatel für Kleinkinder, 2 Größen
- 1 Magillzange für Kleinkinder
- 6 Trachealtuben ohne Ballon in den Größen 2, 2,5, 3, 3,5, 4, 4,5 mm Innendurchmesser
- 1 Einführungsmandrin

Zirkulatorische Störungen

- 4 Flügelkanülen in mindestens 2 Größen, steril
- 6 Venenverweilkanülen in mindestens 3 Größen, steril
- 2 Infusionsgeräte nach DIN 58 362, steril
- 500 ml Volumenersatzflüssigkeit
- 500 ml Infusionsflüssigkeit

Ge- und Verbrauchsmittel

- 1 Pinzette, anatomisch
- 1 Pinzette, chirurgisch
- 1 Klemme
- 1 Chirurgische Schere spitz/stumpf
- 2 Einmal-Skalpelle, steril
- 1 Verbandpäckchen
- 1 Verbandtuch
- 1 Wundschnellverband, staubgeschützt, elastisch
- 1 Päckch. Pflasterstrips verschiedene Größen
- 1 Heftpflaster
- 2 Fixierbinden, elastisch
- 12 Kompressen 100 × 100 mm
- 1 metallisierte Polyesterfolie als Decke
- 2 Silberwindeln
- 2 Paar OP-Handschuhe
- 10 Paar Untersuchungshandschuhe in verschiedenen Größen
- 1 Händedesinfektionslösung
- 5 Einmalspritzen 2 ml, steril
- 3 Einmalspritzen 5 ml, steril
- 1 Einmalspritze 10 ml, steril
- 10 Einmalkanülen, verschiedene Größen, steril
- 250 ml Natrium-Bikarbonat 8,4%
- 1 Pckg. Desinfektionsmittel
- 1 Staubbinde

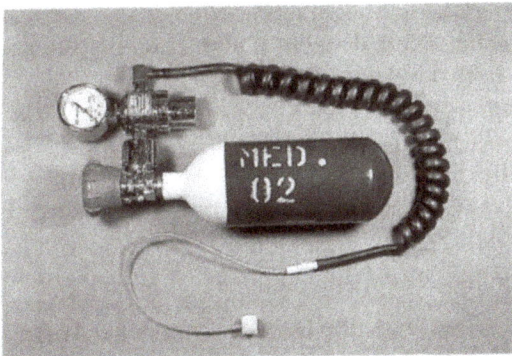

Abb. 7-2: *Sauerstoffapplikation* per Nasensonde

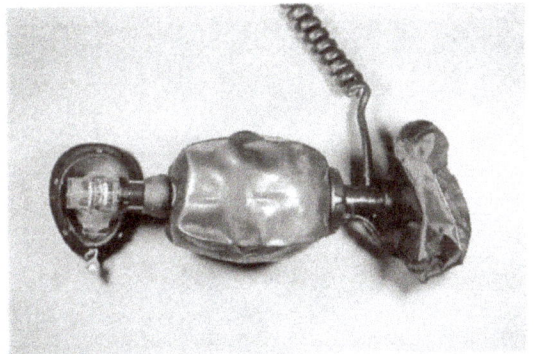

Abb. 7-3: *Maskenventil-Beutelsystem* mit Sauerstoffreservoir und -zuführung

Absaugpumpe (Abb. 7-4, 5, 6). Gewicht zwischen 0,4 und 1,2 kg, Außenmaße 24 × 16 × 13 cm.

Wie auch der Notfallkoffer selbst, müssen die Geräte widerstandsfähig gegen chemische, thermische und physikalische Einflüsse sowie leicht und schnell zu reinigen sein. Wichtigstes Funktionskriterium ist der zuverlässige Aufbau eines kräftigen Soges.

Nach DIN muß er über 0,3 bar betragen, moderne Geräte erreichen zw. 0,5 und 0,8 bar. Dabei ist es un-

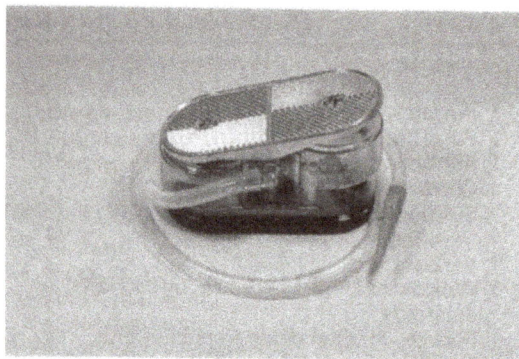

Abb. 7-4: *Ambu-Twinpumpe*

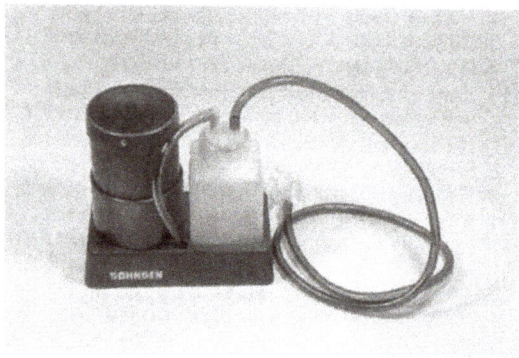

Abb. 7-5: *Söhngen-Fußabsaugpumpe*

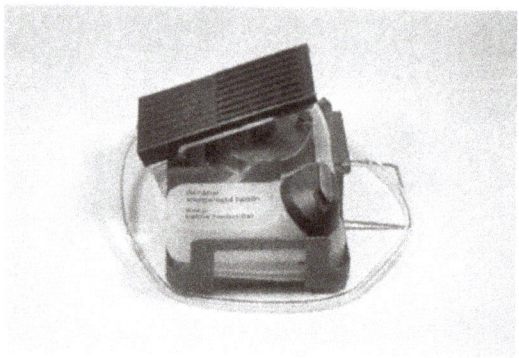

Abb. 7-6: *Weinmann Manuvac*

erheblich, welche Antriebsenergie benutzt wird: Muskelkraft, Sauerstoff bzw. Druckluft oder Elektrizität.

Für den Notfallkoffer werden überwiegend hand- oder fußbetriebene Absaugpumpen bevorzugt; pneumatisch betriebene Geräte entlasten den Anwender,

setzen aber das Mitführen von Sauerstoff im Notfallkoffer voraus und brauchen den begrenzten Sauerstoffvorrat rasch auf.

Ein wichtiges Qualitätskriterium für die Pumpe ist die sichere Funktion auch auf unebenem oder geneigtem Untergrund. Das Volumen des Absaugbehälters sollte mindestens 200 ml betragen, die (durchsichtigen) Absaugschläuche großlumig (Durchmesser > 10 mm) ausgelegt sein (Entfernen von Speiseresten und Fremdkörpern).

> **3. Geräte zur Beatmung.** Zur apparativen Ausstattung gehören: Beatmungsbeutel, -masken, Oro-, Nasopharyngeal-, Endotrachealtuben, Intubationsbesteck.

Beatmungsbeutel und Masken: Mit dem Handbeatmungsgerät muß eine Ventilation mit ausreichender inspirat. Sauerstoffkonzentration durchführbar sein. Weitere Eigenschaften: sichere Funktion auch bei extremen äußeren Bedingungen, leichte Bedienung, Widerstandsfähigkeit und hygienische Aufbereitungsmöglichkeit. *2 Bauprinzipien* werden unterschieden:

- *Beutelgeräte.* Beatmungsbeutel haben einen zweischichtigen Aufbau aus einem formstabilen Innenkörper und dehnbarer Außenhülle; der max. Beatmungsdruck wird durch die dehnbare Außenhülle begrenzt.
- *Ballgeräte.* Beatmungsbälle sind einschichtig, wenig dehnbar und mit *pop-off Ventilen* zur Druckbegrenzung ausgerüstet.

Für das Pat.-Ventil ist eine vorwärts- und rückwärtsleckagefreie Funktion sowie ein kleiner effektiver Totraum zu fordern (Abb. 7-6).

Weiterhin sollten in- und exspiratorischer Ventilationswiderstand gering sein (innerhalb physiologischer Atemvolumina < 2 mbar).

Eine im Dom durchsichtige Maske hat Vorteile (Abb. 7-7):

- Farbe der Lippen beurteilbar
- Erbrechen wird schnell erkannt
- Ausatmung wird durch Beschlagen des Kunststoffes wahrnehmbar

Mit der Einlage eines Oropharyngealtubus nach Guedel oder eines Nasopharyngealtubus nach Wendel ist die Maskenbeatmung leichtert.

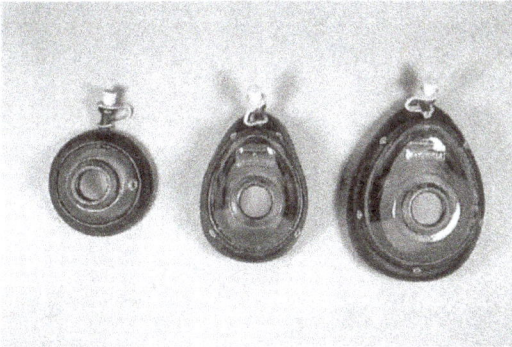

Abb. 7-7: *Beatmungsmasken* verschiedener Größen

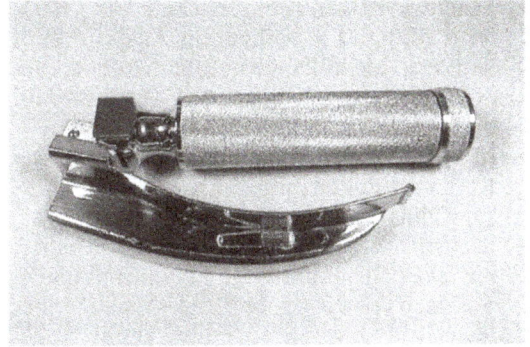

Abb. 7-8: *Laryngoskop*

Intubationsbesteck: Das Laryngoskop (Abb. 7-8) sollte robust, widerstandsfähig und sterilisierbar sein, Laryngoskopgriff und Spatel sollten aus Metall sein.

Zumindest 3 (Macintosh-)spatel (klein, mittel, groß) sind bereitzuhalten, Montage bzw. Wechsel muß schnell und unkompliziert auszuführen sein (Schnapparretierung); unterschiedliche Endotrachealtuben als Einmaltuben mit passendem Führungsstabe sind essentiell.

Erleichtert wird die endotracheale Intubation durch Tuben mit am Pilotballon integriertem Blockerventil (Abb. 7-9): Das Ventil wird durch Aufsetzen bzw. Abnahme der Blockerspritze gesteuert, nach dem Aufblasen des Cuffs und Entfernung der Spritze vom Blockerventil ist die Blockerklemme überflüssig, auch wird die unbemerkte Entblockung durch Abfallen der Blockerklemme verhindert.

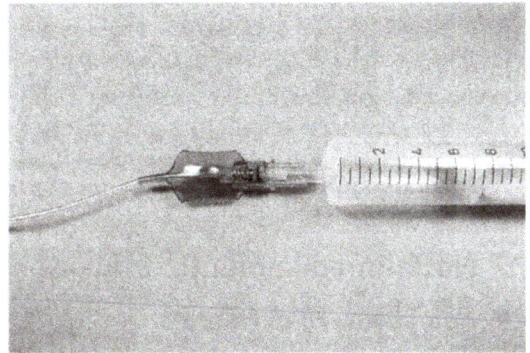

Abb. 7-9: *Blockerventil*, durch aufgesetzte Spritze geöffnet

4. Ergänzungsausstattung. Zusätzliche Gegenstände zur Therapie respiratorischer Störungen sind z. B. das PEEP-Ventil, eine Pneumothoraxnadel, -drainagen oder ein Konikotomiebesteck. Diese ergänzenden Geräte, die nur eingeschränkt zur Anwendung kommen, gehören jedoch nach DIN 13 232 nicht zur allgemeinen Ausstattung eines Notfallkoffers.

Ausrüstung zur Behandlung von Kreislaufstörungen

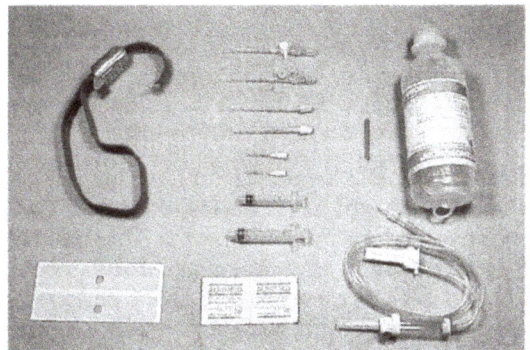

Abb. 7-10: *Infusionsanlage*

Venöser Dauerzugang. Priorität hat der *peripher-venöse Zugang* (Abb. 7-10), der *zentral-venöse* (s. Kap. 8.3.2.2, S. 319) ist Methode der 2. Wahl und kommt nur in Frage, wenn die periphere Venenpunktion nicht gelingt (z. B. bei kollabierten Venen).

- Venenverweilkanülen bestehen aus flexiblem Material u. sollten ein Zuspritzventil besitzen. Metallkanülen führen oft zu Venenperforation, haben kein Zuspritzventil u. sollen nicht verwendet werden!
- Materialien zur Einlage eines zentralvenösen Katheters sollten mitgeführt werden (Ergänzung zur DIN-Ausstattung, Tab. 7-1, 2).
- Sauerstoffflasche. Einige Modelle integrieren eine 160 l umfassende Flasche mit einem Volumen von 0,8 l, womit abgesaugt u. reiner Sauerstoff zugeführt werden kann. *Nachteile:* der Koffer ist schwerer, Unfallgefahr mit Ausströmen des Sauerstoffs, Transportschäden an Druckwandler u. Ventilen.

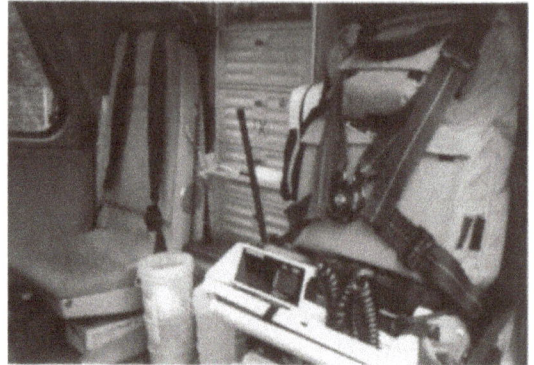

Abb. 7-11: *Notfallrucksack*, im Rettungshubschrauber mitgeführt

Notfallrucksack

Abweichend von der DIN-Norm werden zunehmend Notfallrucksäcke eingesetzt (Abb. 7-11). Bei gleichem Inhalt (ohne Sauerstoffflasche) liegen die Vorteile in der Anwendung:

- ergonomischer Transport
- Transportkapazität des Rettungsassistenten wird erweitert (freie Hände)
- bessere Nutzung in unwegsamem Gelände.

7.2 Notfallmedikamente, Infusionslösungen, Antidote

Th. Reinhardt, H.-J. Hennes

7.2.1 Notfallmedikamente, Applikation

Definition: Medikamente zur Behandlung gestörter Vitalfunktionen bei akuter Krankheit, Vergiftung und Trauma.

Hier werden Notfallmedikamente aufgeführt, mit denen wir die meisten Erfahrungen haben; sie können durch wirkungsgleiche Pharmaka anderer Zusammensetzung oder Hersteller ersetzt werden.

Grundatz: 1. Die Erfahrung im Umgang mit einem Medikament ist die beste Gewähr für eine effektive und komplikationsarme Therapie, **2.** Regelapplikation ist *i. v.*; einige Medikamente können auch *perlingual* (p. l.) oder *endobronchial* (e. b.) zugeführt werden (schnelle Resorption über Mund- oder Bronchialschleimhaut).

Medikamentenauswahl. Die NAW- oder RTW-Ausstattung wird von mehreren Ärzten genutzt, so daß ein Kompromiß gefunden werden muß: Beschränkung auf ein Minimum ist Grundsatz! Aufgrund regionaler Bedingungen kann die Ausstattung variieren.

Praxishinweis: Kontraindikationen (*KI*) sowie unerwünschte Arzneimittelwirkungen (*UAW*) haben in der Notfalltherapie eine eniedrigere Wertigkeit als in der Elektivmedizin.

7.2.1.1 Applikationsformen
Parenterale Applikationy

Intravenöse Injektion (i. v.). Das Medikament wird rasch mit dem Blutstrom verteilt und verdünnt. Mit dem Blut gelangt es zum Zielorgan. Langsam applizieren!

Eine Verweilkanüle ist besser als direkte Venenpunktion. Das Pharmakon sollte blutisoton sein. Steriles Arbeiten ist erforderlich.

Intramuskuläre Injektion (i. m.). Eine gute Muskeldurchblutung vorausgesetzt, wird das Pharmakon ebenfalls schnell aufgenommen und mit dem Blutstrom verteilt. Es wird eine Depotwirkung erzielt, die Konzentration am Wirkungsort unterliegt großen Schwankungen.

Enterale Applikation

Perorale Zufuhr. Notfallmedizinisch sind nur Zerbeißkapseln von Bedeutung.

Rektale Zufuhr. Die Resorption erfolgt über die Darmschleimhaut, teilweise unter Umgehung des Pfortaderkreislaufs. Die Resorptionsgeschwindigkeit ist nicht sicher vorhersehbar, und die resorbierten Substanzmengen lassen sich nicht exakt bestimmen.

Resorption durch Haut und Schleimhaut

Sublinguale Zufuhr. Da die Mundschleimhaut gut durchblutet ist, werden Pharmaka hier schnell resorbiert. Sie gelangen unter Umgehung des Pfortaderkreislaufs zum Wirkungsort (Sprays, Zerbeißkapseln).

Zufuhr über die Lungen

Gase, Dämpfe. Die Diffusionswege sind kurz, die Wirkung setzt rasch ein.

Aerosol: Das Aerosol muß in die tiefen Luftwege eindringen, um eine lokale Wirkung zu entfalten (s. Kap. 8.2, S. 281). Zumeist wird eine ausschließlich lokale Wirkung gefordert, deshalb werden schwer resorbierbare Arzneimittel eingesetzt. Bei hoher Dosis oder wiederholter Anwendung in kurzer Zeit können systemische Wirkungen auftreten.

Lösungen: Adrenalin, Lidocain, Atropin können auch *endobronchial* verabreicht werden; die Dosis ist um das 2,5−3fache der i. v. Dosis zu erhöhen.

7.2.1.2 Notfallmedikamente

In *alphabetischer Reihenfolge* werden die mitzuführenden Notfallmedikamente besprochen, bzw. es wird auf Fundstellen in den übrigen Kapiteln hingewiesen.

Adenosin (Adrekar®). *Antiarrhythmikum* mit negativ chronotroper, inotroper, dromotroper Sofortwirkung.

Indikation

- Symptomatische *paroxysmale supraventrikuläre Tachykardie*, deren Ursache auf atrioventrikulären Reentry-Mechanismen beruht, sofern vagale Manöver erfolglos bleiben.

Kontraindikationen: *Absolut:* **1.** AV-Block II., III. Grades, **2.** Sick-Sinus-Syndrom, **3.** Vorhofflimmern, -flattern, **4.** obstruktive Lungenkrankheiten sind absolute Kontraindikationen; *relativ:* **5.** dekompensierte Herzinsuffizienz, **6.** instabile Angina pectoris, **7.** kurzzeitig zurückliegender Herzinfarkt, **7.** ausgeprägte Hypotonie.

Dosierung: 1. Einzeldosis 3 mg, **2.** Repetitionsdosen 6−9−12 mg alle 1−2 Min. Schnell injizieren. Maximaldosis 12 mg.

Wirkungsmechanismus: Über A_1-Rezeptoren vermittelte Reduktion von Herzarbeit und HMV (Vagotropie) bei Koronardilatation (A_2-Rezeptoren). Sehr schnelle Verstoffwechselung in inaktive Metaboliten.

Pharmakokinetik: HWZ von wenigen Sek.

UAW: Bradykarde und tachykarde Rhythmusstörungen bis zu Asystolie oder Kammerflimmern. Allgemeinerscheinungen: Flush, Dyspnoe, Bronchospasmus, Kopfschmerz, Übelkeit, Arm- und Rückenschmerzen.

Praxishinweis: **Wegen der Nebenwirkungen Adrekar unter engmaschiger Blutdruck- und laufender EKG-Kontrolle anwenden.**

Adrenalin (Suprarenin® 1 : 1000, Infecto-Krupp®).

Indikation

- HKS
- schwerer anaphylaktischer Schock (s. Kap. 4.3.4.1, S. 117).
- Dosieraerosol bei Asthma bronchiale, allergischen Reaktionen der Bronchien, Bronchospasmus.

Kontraindikation: Keine unter Reanimation und bei anaphylaktischem Schock.

Dosierung: 1. Reanimation (s. Kap. 4.3.10, S. 122) repetitiv in Abhängigkeit vom Reanimationserfolg, **2.** Einzeldosen: **a)** 1 mg i. v., 2,5–3 mg e. b. (auf 10 ml 0,9%ige NaCl-Lösung verdünnen), **b)** anaphylaktischer Schock 0,05–0,1 mg i. v. (Adrenalin 1 : 1000 = 1 ml = 1 mg; auf das zehnfache Volumen verdünnt), **3.** Bronchospasmen 1–2 Hübe (0,2 mg Epinephrin/Hub), Repetition nach 5 Min.

Wirkungsmechanismus: Hauptwirkungen (s. Tab. 4-3, S. 117, Tab. 7-3): **1.** positiv inotrop, chronotrop, dromotrop, bathmotrop (ß$_1$-Rezeptoren), **2.** Bronchodilatation (ß$_2$-Rezeptoren), **3.** Vasokonstriktion (α-Rezeptoren), **4.** direkte Wirkung auf Mastzellen (Membranstabilisierung).

Pharmakokinetik: Im Blutkreislauf ist Adrenalin stabil, im Gewebe schneller Abbau durch MAO und COMT. *Wirkungseintritt:* i. v. innerhalb von Sek., endobronchial (e. b.; Lösung, Dosieraerosol) innerhalb von Sek. (i. v.) bis wenigen Min. (e. b., endobronchial). *Wirkungsdauer:* wenige (!) Min.

UAW: Steigerung der Automatie im Reizleitungssystem des Herzens, daher Rhythmusstörungen bis zum Kammerflimmern möglich.

Hinweis: Adrenalin Medihaler®, Medihaler Epi®: Die Zulassung des Adrenalin Medihaler® ist in Deutschland seit 30.06.1996 wegen FCKW-haltigem Treibgas ausgelaufen. Das Präparat ist in Österreich, der Schweiz sowie anderen europäischen Ländern weiterhin unter dem Produktnamen Medihaler Epi® erhältlich.

Atropinsulfat (Atropinsulfat®). Parasympatholytikum, Herzfrequenzsteigerung durch indirekte Sympathikusstimulation (s. Kap. 4.3.4.3, S. 119, s. Tab. 4-12, S. 151).

Tab. 7-3: *Rezeptorspezifität* von Katecholaminen

| | Rezeptor | | | |
	alpha	beta$_1$	beta$_2$	dopaminerg
Adrenalin	+++	+++	++	–
Noradrenalin	+++	++	–	–
Dopamin	+++	+++	+	+++
Dobutamin	(+)	+++	+	–

Indikation

- Bradykardie, -arrhythmie, Adams-Stokes-Anfall
- Antidot bei Alkylphosphatvergiftung (s. Kap. 5.2.4.2, S. 213).

Kontraindikation: Keine im Notfall.

Dosierung: 1. *Bradykardie* initial 0,5 mg i. v., ggf. wiederholen, **2.** *Asystolie* einmalig 3 mg i. v.

Wirkungsmechanismus: Primäre Angriffspunkte sind: Herz-Kreislauf-System, Bronchialmuskulatur, ZNS, Drüsen, glatte Muskulatur von Hohlorganen, Sphinkteren, Augenmuskulatur.

Der *kardiale Effekt* tritt vor der Wirkung an den Speicheldrüsen auf; für einen zuverlässigen Frequenzanstieg sind Dosen > 0,5 mg i. v. erforderlich. Kardiale Vagusblockade bei ≥ 3 mg.

Dosen < 0,5 mg verursachen häufig Bradykardie (→ zentrale Vaguserregung bei peripherer Vagusblockade).

An der *Bronchialmuskulatur* Widerstandsabnahme und Flowverbesserung.

Pharmakokinetik: *Wirkungseintritt* nach 60 Sek., *Wirkungsmax.* nach 3–5 Min., *Wirkungsdauer* 1–2 h.

UAW: 1. polytope Extrasystolen, **2.** AV-Dissoziationen oder supraventrikuläre Arrhythmien. Zu geringe Dosierung führt gehäuft zu Arrhythmien, **4.** Atropin bei KHK, bei Hyperthyreosen, bei Hypertonikern sowie bei absoluter Arrhythmie mit Vorhofflimmern und Mitralstenosen zurückhaltend einsetzen, **5.** Sekretionshemmung der Schweißdrüsen kann zu einem Wärmestau führen, **6.** bei Engwinkelglaukom Anstieg des intraokularen Druckes möglich.

Azetylsalizylsäure, ASS (Aspisol®-Trockensubstanz): s. Kap. 2.4.1, S. 28.

Buthylscopolamin (Buscopan®): s. Kap. 2.4.2.1, S. 31.

Cimetidin (Tagamet®). Blockade der H$_2$-Rezeptoren, Hemmung der Säuresekretion der Parietalzellen der Magenschleimhaut.

Indikation

- anaphylaktoide Reaktionen
- anaphylaktischer Schock.

Kontraindikation: Im Notfall keine.

Dosierung: 1. Einzeldosis 5 mg/kg KG als Kurzinfusion (2−3 Amp. zu je 200 mg).

Wirkungsmechanismus: reversible kompetitive Blockade des H_2-Rezeptors.

Pharmakokinetik: Blockade setzt nach 10 Min. ein und hält für 4 h an.

UAW: Zu schnelle Injektion kann Bradykardie und Hypotonie auslösen, daher Kurzinfusion!

Hinweis: Bei anaphylaktoider Reaktion bewährt sich die Kombination von H_1- und H_2-Rezeptorenblockern (s. Dimetinden).

Chloralhydrat (Chloralhydrat-Rectiole®). Zentral wirksames Hypnotikum mit antikonvulsiver Komponente.

Indikation

- Krampf im Kindesalter
- Sedierung von Kleinkindern, insbesondere wenn keine i. v. Applikation möglich oder erwünscht ist.

Kontraindikation: Kreislaufinsuffizienz.

Dosierung: 50 mg/kg KG (1−3 Rektiolen zu je 600 mg).

Pharmakokinetik: Wirkung setzt verzögert ein und bleibt bis zu 6 h erhalten.

UAW: 1. Selten paradoxe Wirkung, **2.** gelegentlich Hypotonie.

Hinweis: Wegen des verzögerten Wirkungseintritts Medikament der zweiten Wahl bei Krampfanfällen im Kindesalter.

Diazepam (Valium®, Diazepam ratiopharm®, Desitin® rectal tube): s. Kap. 2.4.3.1, S. 46.

Dimetinden (Fenistil®). Antihistaminikum (H_1-Rezeptor) mit hoher Rezeptoraffinität.

Indikation

- In Kombination mit H_2-Rezeptorenblockern bei anaphylaktischen und anaphylaktoiden Reaktionen bzw. Schock.

Kontraindikation: Im Notfall keine.

Dosierung: 1. Einzeldosis 0,1 mg/kg KG (2−3 Amp. zu je 4 mg), **2.** Kurzinfusion mit H_2-Rezeptorenblocker.

Wirkungsmechanismus: reversible kompetitive Blockade der H_1-Rezeptoren.

Pharmakokinetik: Wirkungseintritt innerhalb von Min., Wirkungsdauer 4−6 h.

UAW: Sedierung, anticholinerge Wirkung bei höheren Dosierungen.

Dobutamin (Dobutrex®). Synthetisches Sympathomimetikum mit positiv inotroper Wirkung (→ Beta-1-Rezeptoren), s. Kap. 4.3.4.1, Tab. 4-3, S. 117.

Indikation

- therapieresistente Myokardinsuffizienz
- kardiogener Schock
- Low-output-Syndrom nach Reanimation.

Kontraindikationen: Im Notfall keine. *Relative Kontraindikation:* hypovolämischer Schock, Tachyarrhythmie, hypertropher Kardiomyopathie mit subvalvulärer Aortenstenose, Phäochromozytom, Hyperthyreose.

Dosierung: 2,5−10 µg/kg KG/Min. (Begrenzungen durch UAW).

Wirkungsmechanismus: Stimulierung von β_1-, weniger β_2- und α-Rezeptoren. Keine Wirkung am Dopaminrezeptor, keine Noradrenalinfreisetzung.

Dobutamin führt zur myokardialen Kontraktilitätssteigerung mit erhöhtem SV und HMV. Keine Erhöhung des peripheren Widerstandes (gleichzeitige β_1- und β_2-Stimulation). Blutdruckanstieg durch HMV-Steigerung möglich. Der pulmonalkapilläre Widerstand wird ebenso wie der ventrikuläre Füllungsdruck gesenkt.

Schneller Abbau bei i. v. Applikation, durch kontinuierliche Zufuhr gute Steuerbarkeit.

Pharmakokinetik: *Wirkungsbeginn:* 1−2 Min. bei i. v. Applikation. 10 Min. vergehen bis zum Erreichen eines steady state und Wirkungsmaximums unter Dauerinfusion. Plasmahalbwertszeit: 2−3 Min. Abbau über Methylierung mit Konjugation, Ausscheidung über Leber und Galle. Bei längerer Anwendung (> 72 h) Toleranz i. R. einer Down-Regulierung der β-Rezeptoren.

UAW: Frequenzsteigerung und Arrhythmieneigung. Steigerung des myokardialen Sauerstoffbedarfes. Erhöhung der Herzauswurfleistung mit Steigerung des koronaren Blutflusses kompensiert jedoch diesen Effekt.

Hinweis: *Anwendungsvoraussetzungen sind:* **1.** Strenge Indikation, **2.** Anwendung unter engmaschiger EKG- und Blutdrucküberwachung, **3.** Kontinuierliche Zufuhr über Dosiersystem (z. B. eine Infusionsspritzenpumpe). **4.** Komplikationen müssen behandelbar sein.

Dopamin (Dopamin-Giulini®). Biogenes Amin, Katecholamin; Vorstufe in der Biosynthese von Noradrenalin u. Adrenalin bzw. der Melanine, entsteht durch Decarboxylierung aus 3,4-Dihydroxyphenylalanin (DOPA); Hauptmetabolite sind 3,4-Dihydroxyphenylessigsäure u. Homovanillinsäure, die im Urin nachweisbar sind.

Indikation

- kardiogener Schock, akute kardiozirkulatorische Insuffizienz
- Low-output-Syndrom nach Reanimation
- septischer Schock
- niedrige Urinausscheidung.

Kontraindikation: *Relativ* bei Hypovolämie, Tachyarrhythmie, Phäochromozytom, Hyperthyreose, hypertropher Kardiomyopathie mit subvalvulärer Aortenstenose, Medikation mit MAO-Hemmern.

Dosierung: 1. Niedrige Dosierung (→ Nierendosis) $0,5-2\,\mu g/kg$ KG/Min. stimuliert dopaminerge, **2.** höhere Dosierung ab $4-10\,\mu g/kg$ KG/Min. β₁- und α-Rezeptoren.

Wirkungsmechanismus: schneller Abbau nach i. v. Applikation, gut steuerbar unter kontinuierlicher i. v. Zufuhr. Dopamin erweitert in niedriger Dosierung (Nierendosis) Arteriolen von Nieren, Splanchnikus- und Koronargebiet (→ D₁-Rezeptoren), höhere Dosierungen wirken positiv inotrop ohne Steigerung des myokardialen Sauerstoffverbrauchs (β₁-Rezeptoren). Rezeptorspezifität s. Tab. 7-3.

Dopamin ist zugleich Neurotransmitter in ZNS und PNS. Exogen zugeführt überwindet es die Blut-Hirn-Schranke nicht und hat keine Wirkung auf das ZNS.

Dopamin bewirkt HMV- (β₁), geringe Herzfrequenz-, Blutdruck- und Steigerung des peripheren Widerstandes.

Das Verhalten des peripheren Gesamtwiderstandes resultiert aus der Vasokonstriktion (α) und Vasodilatation im Splanchnikusgebiet (Dopaminrezeptoren). Ein starker Anstieg führt zur linksventrikulären Nachlasterhöhung. Auch im pulmonalen Stromgebiet kann eine Vasokonstriktion ausgelöst werden, was zur rechtsventrikulären Belastung führt.

Pharmakokinetik: Schneller Wirkungseintritt nach i.v. Applikation mit Gleichgewicht nach 10 Min., Plasmahalbwertszeit $2-5$ Min.

UAW: Tachykardie, -arrhythmie, periphere Vasokonstriktion, Erhöhung von myokardialen Sauerstoffverbrauch, pulmonalarteriellem Druck.

Hinweis: *Anwendungsvoraussetzungen sind:* **1.** Strenge Indikation, **2.** Engmaschige EKG- und Blutdrucküberwachung, **3.** Kontinuierliche Zufuhr über Dosiersystem (z. B. Infusionsspritzpumpe), **4.** Komplikationen müssen behandelbar sein.

Esmolol (Brevibloc®). Selektiver β₁-Blocker mit sehr kurzer HWZ.

Indikation

- nichtkompensatorische supraventrikuläre Tachykardie, die nicht durch schnelle Überleitung über akzessorische Leitungsbahnen (z. B. WPW-, LGL-Syndrom, AV-Reentry Tachykardien) verursacht ist
- schnelle Überleitungen bei Vorhofflimmern, -flattern.

Kontraindikation: Bradykardie, höhergradiger AV- oder SA-Block, dekompensierte Herzinsuffizienz, Schock.

Dosierung: 1. Initialdosis 0,5 mg/kg KG über 1 Min. langsam i.v., danach **2.** Dauerinfusion: 0,05 mg/kg KG/Min., **3.** Bei unzureichender Wirkung nach 4 Min. Wiederholung der Initialdosis mit Dauerinfusion: 0,1, max. 0,2 mg/kg KG/Min.

Wirkungsmechanismus: Kardioselektiver β_1-Rezeptorenblocker ohne intrinsische sympathomimetische oder membranstabilisierende Wirkung.

Pharmakokinetik: Eliminationshalbwertszeit 8 Min.; nach initialem Bolus stellt sich bei gleichzeitiger Dauerinfusion nach 5 Min. eine stabile Konzentration im Blut ein; hydrolytische Spaltung durch Plasmaesterase in Erythrozyten, unabhängig von renalen oder hepatischen Metabolismen.

UAW: Hypotonie, Übelkeit, Bronchospasmen, bradykarde Rhythmusstörungen bis hin zu höhergradigem AV-Block in Abhängigkeit von der Dosierung.

Hinweis: Durch die gute Steuerbarkeit ein für die Notfallmedizin gut geeigneter ß-Rezeptorenblocker.

Etilefrin (Effortil®). α- und β_1-Sympathomimetikum, überwiegend direkt (an Betarezeptoren) wirkend, auch gute Wirkung bei oraler Applikation.

Indikation

- hypotoner Kreislauf, orthostatische Dysregulation, unkomplizierter Kollaps ohne Volumenmangel.

Kontraindikation: Hypotonie durch Volumenmangel und bei Schock.

Dosierung: fraktionierte i. v. Gabe (Verdünnung mit NaCl 0,9% auf 1 : 10) von jeweils 1 mg (= 1 ml) nach Wirkung.

Wirkungsmechanismus: Steigerung von Herzfrequenz und -muskelkraft (überwiegend β_1-sympathomimetische Wirkung). Sekundäre Erhöhung von HMV und systolischem Blutdruck. In höheren Dosierungen auch über α-Rezeptor-Wirkung drucksteigernd.

Pharmakokinetik: *Wirkungseintritt* nach 2–3 Min. Bei initialem Frequenzanstieg zunächst diskreter Blutdruckabfall, dann -anstieg. HWZ 30 Min.

UAW: dosisabhängig Tachykardie und ventrikuläre Herzrhythmusstörungen, Angina pectoris.

Etomidat (Hypnomidate®): s. Kap. 2.4.3.3, S. 49.

Fenoterol (Berotec®-Dosieraerosol, Partusisten®). ß-Sympathomimetikum mit überwiegend β_2- und dosisabhängig β_1-agonistischer Wirkung.

Indikation: Relaxierung glatter Muskeln verschiedener Organe:

- Broncholyse (Asthma bronchiale)
- Relaxierung der Uterusmuskulatur (Tokolyse)
- Relaxierung der Darmmuskulatur
- Vasodilatation.

Kontraindikationen: Bei Herzkrankheiten strenge Indikation und Überwachung. Bei hypertensiver Erkrankung in der Schwangerschaft (EPH-Gestose) auf Urinausscheidung achten, da Tendenz zur pulmonalen Flüssigkeitseinlagerung.

Dos.: 1. *Berotec-Spray* als Dosieraerosol über die Atemwege (2–3 Hübe), **2.** *Partusisten* zur i.v. Applikation. Bolusapplikation: ½ Ampulle Fenoterol (0,025 mg) in 4 ml Glucose 5% verdünnen (1 ml = 5 µg) und langsam über 5 Min. injizieren, **3.** *Dauerinfusion:* Über eine Perfusorspritze (50 ml Glucose 5% + 1 Amp. Fenoterol 0,5 mg) mit einer Infusionsgeschwindigkeit von 3–25 ml/h.

Wirkungsmechanismus: Fenoterol stimuliert die Adenylatzyklase und erhöht cAMP: Relaxierung glatter Muskeln in Bronchien, Gefäßen, Magen-Darm-Trakt, Uterus. Durch β_1-Wirkung Herzfrequenz- und HMV-Zunahme. Der arterielle Druck bleibt unverändert, da gleichzeitig der periphere Widerstand gesenkt wird.

Pharmakokinetik: Bronchospasmolytische Wirkung setzt mit Latenz von 15 Min. ein und hält bei einer Dauer der Maximalwirkung von 2 Std. 4–6 Std. an. Nach Bolusinjektion von Partusisten tritt die Wirkung innerhalb von 5 Min. ein.

UAW: Dosisabhängig durch β_1-Stimulierung Tachykardie mit Unruhe, Übelkeit und Erbrechen.

Fentanyl (Fentanyl Janssen®). Stark wirksames Opioidanalgetikum mit ausgeprägter atemdepressiver Komponente, s. Kap. 2.4.2.2, S. 36.

Furosemid (Lasix®, Furosemid-Ratiopharm®).
Schleifendiuretikum mit Hauptangriffspunkt
im aufsteigenden Teil der Henle-Schleife, s.
Kap. 4.1.2.1, S. 100.

Glukose 40% (s. Kap. 8.4.3.1, S. 347).

Indikation

- Anheben der Blutzuckerkonzentration bei
  Hypoglykämie, Koma unklarer Genese.

Kontraindikation: Hyperglykämie.

Dosierung: 40–100 ml (nach Wirkung: Bewußtsein, Blutzucker; Kontrollen erforderlich).
Applikation über einen sicheren i. v. Zugang
wegen starker Venenreizung.

Wirkungsmechanismus: Anheben der Blutzuk-
kerkonzentration.

Pharmakokinetik: *Wirkungseintritt* wenige
Min. Verstoffwechselung macht häufig eine
Nachdosierung notwendig.

UAW: Schlechte Venenverträglichkeit durch
hohe Osmolarität, paravenöse Infusion kann
zur Gewebsnekrose führen.

(Nitrolingual®-Spray bzw.
Kapsel, Trinitrosan®, Isoket®, Perlinganit®).
Organische Nitrate mit kurzer Wirkdauer (s.
Kap. 2.4.2.1 Nitroglyzerin, S. 31).

Haloperidol (Haldol®). Neuroleptikum; Dop-
aminantagonist mit besonderer Wirkung auf
D_2-Rezeptoren, antipsychotische, sedierende,
antiemetische Eigenschaften.

Indikation

- akute Psychose, psychotische Zustände
- alkoholinduzierte Erregung.

Kontraindikation: Epilepsie, Glaukom. *Relativ*
bei Herzkrankheit, Volumenmangel.

Dosierung: 5–10 mg langsam i. v., Repetitionsdosen möglich. Bei älteren Patienten, v. a. bei
hirnorganischer Symptomatik, Initialdosis auf
2,5 mg reduzieren.

Wirkungsmechanismus: Starke neuroleptische
und antiemetische Komponente, die sedative
Wirkung ist relativ gering ausgeprägt.

Pharmakokinetik: Psychomotorisch dämpfende, anxiolytisch-distanzierende Wirkung

setzt wenige Minuten nach i. v. Applikation
ein. Der antipsychotische Effekt tritt verzögert
auf. *Wirkungsdauer* (nach einmaliger Gabe) 4–
6 h.

UAW: Anticholinerge Wirkung (dosisabhängig): Tachykardie, Überleitungsstörung (AV-
Block, Schenkelblock), Blutdruckabfall, orthostatische Dysregulation, Mundtrockenheit, Ak-
kommodationsstörungen, Engwinkelglaukom,
Provokation epileptiformer Anfälle.

Heparin (Heparin-Natrium-Braun®, Liquemin
N®). Polysulfatiertes Glykosaminoglykan.

Einteilung: 1. unfraktionierte, konventionelle
H. (z. B. Liquemin®, Thrombophob®), **2.** nie-
dermolekulare H. (z. B. Fraxiparin®, Mono-
Embolex®), **3.** Heparinoide (z. B. Orgaran®).

Indikation

- Prophylaxe und Therapie von thromboem-
  bolischen Krankheiten: Herzinfarkt (auch
  Verdacht)
- arterielle oder venöse Gefäßverschlüsse
- Lungenembolie

- extrakorporale Zirkulation (z. B. Herz-Lungen-
  Maschine)
- Beschichtung von Oberflächen zur Gerinnungs-
  hemmung.

KI: 1. Gerinnungsstörungen und Blutungs-
ereignisse in der Anamnese (Magen-Darm-
Ulzera, hämorrhagischer zerebraler Insult),
2. Heparinunverträglichkeit.

Dos.: Einzeldosis von 5000–7500 IE i.v.

1. *Fraktionierte H.* (therapeutischer Bereich: 20 000 –
50 000 IE/d): **a)** Thromboseprophylaxe und s. c. Applikation: bei internistischer Indikation 3 × 5000–
7000 IE; bei chirurgischer Indikation je 5000 IE 10 h
u. 2 h. präoperativ u. alle 6–8 h postop. über 8–
10 Tage; nach Hüftgelenkoperation Steigerung der
Dosis am 3. postoperativen Tag auf 7500 IE; **b)** i. v.
Applikation: bei Verbrauchskoagulopathie 150–200
IE/kg KG/d, als Thromboseprophylaxe 250–300 IE/kg
KG/d, als Thrombosetherapie 300–600 IE/kg KG/d
(ca. 30 000 IE/d), bei Lungenembolie bis 1000 IE/kg
KG/d, bei Niereninsuffizienz nach Thrombinzeit; **2.**
Niedermolekulare H. werden niedriger dosiert (gerin-
gere Eliminationshalbwertzeit); als Thrombosepro-
phylaxe: Dalteparin 1–2 × 2500–5000/d Anti-FXa
IE s. c., oder Nadroparin, 1 × 3100/d Anti-FXa, od.
Enoxaparin, 1 × 2000–4000 IE/d; Dosisanpassung

durch PTT-Bestimmung (Optimum: 2−3 fache Verlängerung).

Wirkungsmechanismus: Durch Aktivierung von Antithrombin III werden durch Bildung eines Thrombin-Antithrombin-III-Komplexes (TAT) indirekt die Gerinnungsfaktoren IIa und X gehemmt. Bei Mangel von Antithrombin III abgeschwächte Heparinwirkung.

Das anionische H. bindet an (kationische Arginingruppen im) Antithrombin III u. ändert dessen Konformation. Reaktives Arginin des Antithrombin-III-Heparin-Komplexes reagiert mit dem aktiven Zentrum von Thrombin zu stabilen, antikoagulatorischen Enzym-Inhibitor-Komplexen. H. wird aus diesem Komplex freigesetzt u. vermag Antithrombin III erneut zu aktivieren. High-affinity-H. hat eine hohe, Low-affinity-H. eine niedrigere Affinität zu Antithrombin III, ein Mischungsverhältnis von 30 : 70 ergibt den antithrombotischen Effekt. H. liegen als Natrium- od. Kaliumsalze vor u. werden aus Mukosa des Schweinedarmes gewonnen. Der Wirkungsmechanismus der niedermolekularen H. ist nicht bekannt.

Pharmakokinetik: Gerinnungshemmung unverzüglich nach i.v. Applikation, Dauer bei einmaliger Gabe 60−90 Min. Für dauerhafte Gerinnungshemmung nach Initialdosis Gabe über Perfusor erforderlich (25 000−40 000 IE/24 h). Kontrolle der Gerinnungsparameter (PTT auf das 1,5- bis 2,5 fache der Norm verlängert) und ggf. Korrektur der Dosierung.

1. *Unfraktioniertes H.:* Eliminationshalbwertzeit 1 Std., nach s. c. Applikation 2 Std., **2.** *niedermolekulares H.:* Eliminationshalbwertzeit länger (Bindung an Antithrombin III), 2 Std. nach i. v. Injektion, 4 Std. nach s. c. Injektion; stärkere Hemmung von Faktor Xa als unfraktioniertes H.; Ausscheidung über Leber u. Nieren.

UAW: Dosisunabhängig Blutungen in 10% (alle Organe, bes. Gehirn, Retroperitonealraum, ableitende Harnwege); heparininduzierte Thrombopenie in 1−10% (bei niedermolekularem H. seltener); reversibler Haarausfall (5−40%) 4−12 Wochen nach Therapiebeginn; Osteoporose, bes. unter Langzeittherapie (bis 60%); selten (< 1%) lebensgefährliche heparininduzierte Thrombopenie; anaphylaktoide Reaktionen.

Hinweise: 1. Bei einer Heparinresistenz wird keine Verlängerung der PTT auch nach Dosen > 50 000 IE/d erreicht. Ursache ist meist ein Antithrombin-III-Mangel, **2.** Verfälschung von Labortests (Blutkörperchensenkung, Erythrozytenresistenz, Komplementbindung).

Ketamin (Ketanest®). *Narkotikum*, in subanästhetischer Dosierung *Analgetikum*. Hypnotische Wirkung über Dissoziation zwischen neokortikal-thalamischen und limbisch-retikulären Hirnstrukturen. Ausführliche Darstellung s. Kap. 2.4.2.2, S. 36.

Glukokortikoide (Tab. 7-4). Steroidhormone, die in der Nebennierenrinde gebildet werden: *Cortisol* (Hydrocortison, das physiologisch wichtigste Glukokortikoid), *Cortison, Corticosteron*. Synthese u. Sekretion unterliegen der hypothalamisch-hypophysären Steuerung; *synthetische Glukokortikoide* mit antiphlogistischer und antiödematöser Wirkung.

Tab. 7-4: *Glukokortikoide*, Präparate, relative Wirkung, biologische HWZ

Medikament Freiname	Handelsname	Relative Wirkung (Beispiel)	biolog. HWZ (h)
Kortisol	Hydrocortison Hoechst®	1	8−12
Prednison	Decortin® Rectodelt®-Supp.	4	12−36
Prednisolon	Solu-Decortin®	4	12−36
Methylprednisolon	Urbason®	5	12−36
Trianzinolon	Volon A solubile®	5	12−36
Dexamethason	Fortecortin® Auxilison-DA®	20	26−54

Indikation

- Asthma bronchiale
- akute Stenose der oberen Luftwege (Quincke-Ödem, Pseudokrupp)
- Schock (anaphylaktischer, infektiös-toxischer), Schocklunge
- Wirbelsäulentrauma, Hirnödem (nicht SHT)
- Vergiftung, Reizgasinhalation.

Kontraindikation: Im Notfall keine.

Dosierung: 1. *Atemwege:* Asthma bronchiale, akute Stenose der oberen Luftwege 250–1 000 mg Prednisolon i. v., ggf. Wiederholung; 30–100 mg Prednison-Supp. **2.** *Anaphylaktischer Schock:* initial 250 mg Prednisolon, ggf. Wiederholung (s. Kap. 4.4.4.2, S. 141), **3.** Trauma der Wirbelsäule mit neurologischem Defizit: initial 30 mg/kg KG, dann 5,4 mg/kg KG/h für 24 Stunden, **4.** Hirnödem nicht traumatischer Genese: initial 40 mg Dexamethason (s. Kap. 5.2.1, S. 187), **5.** Vergiftung/Reizgasinhalation: lokale Kortikoidapplikation umstritten (s. Kap. 5.2.4; s. Auxiloson).

Wirkungsmechanismus (s. Tab. 7-4): Cortison und seine Derivate wirken in hohen Dosen membranstabilisierend. Neben Stoffwechselwirkungen spielt der permissive Effekt für die Katecholaminwirkung eine große Rolle.

Pharmakokinetik: HWZen sehr unterschiedlich (Cortison 90 Min., Betamethason 7 h); werden in der Leber durch Glukuronidierung und Sulfatierung metabolisiert und überwiegend durch die Niere ausgeschieden.

Die entzündungshemmende Wirkung, die auf molekularem Angriffspunkt basiert, erreicht ihr Wirkungsmax. erst nach 6–10 h. Eine Sofortwirkung erzielt man im Hinblick auf die Membraneffekte und bei der Neutralisierung der herabgesetzten Katecholaminempfindlichkeit.

UAW: Bei einmaliger Anwendung keine.

Hinweis: Bei einmaliger Anwendung keine Störung des endokrinen Regelkreises. Dosisäquivalenz berücksichtigen (s. Tab. 7-4).

Lidocain (Xylocain®). Membranstabilisierendes Antiarrhythmikum der Klasse I b.

Indikation

- Antiarrhythmikum der Wahl bei ventrikulärer Arrhythmie, Extrasystolie, ventrikulärer Tachykardie.
- Prophylaxe von Kammerflimmern bei akutem Myokardinfarkt.

Kontraindikation: strenge Indikation bei Bradykardie, AV-Block II., III. Grades.

Dosierung: 1,0–1,5 mg/kg KG i. v., anschließend kontinuierliche i. v. Infusion (2–4 mg/Min., max. 3 mg/kg KG).

Wirkungsmechanismus: Prototyp der Antiarrhythmika der Klasse I mit Hemmung der Natriumleitfähigkeit bzw. des -einstroms: Verkürzung der Repolarisationszeit, Herabsetzung der Leitungsgeschwindigkeit an geschädigten Fasern (überwiegend Purkinje-Fasern), Zunahme der Refraktärzeit ventrikulärer Myokardzellen.

Pharmakokinetik: schneller Wirkungseintritt, 15–60 Min. anhaltend. Kurze Wirkungsdauer durch schnelle Umverteilung und Verstoffwechselung. Wirksame Plasmakonzentration 1,5–5,0 µg/ml.

UAW: 1. *Herz-Kreislauf.* Clearence- und Verteilungsvolumen sind bei Myokardinsuffizienz vermindert → Dosisreduktion auf 50%!

Tox. Konzentrationen führen zu peripherer Vasodilatation und direkter myokardialer Depression, die eine Hypotonie zur Folge hat. Eine Verlangsamung der Erregungsleitung bedingt eine Bradykardie, **2.** *ZNS.* Dosisabhängig, UAW bereits bei 3 µg/ml (bei Älteren): Krämpfe ab 5–10 µg/ml möglich.

Metoclopramid (Paspertin®). Zentral wirksamer D_2-Rezeptorenblocker.

Indikation

- Übelkeit, Erbrechen jeder Genese.

Kontraindikationen: stenosierende Erkrankungen des Magen-Darm-Traktes; bei Krampfleiden nur unter strenger Indikationsstellung anwenden.

Dosierung: Einzeldosis 10–20 mg i. v., repetitive Dosissteigerung möglich.

Wirkungsmechanismus: Steigerung der Motilität des oberen Gastrointestinaltraktes und des unteren Ösophagussphinktertonus mit Beschleunigung der Magen- und Dünndarmpassage und Verringerung der Regurgitationsneigung.

Pharmakokinetik: antiemetische Wirkung nach 10 Min., bleibt für 1–2 h erhalten.

UAW: Extrapyramidale UAW besonders im Kindes- und Jugendalter. Wirkungsverstärkung in Verbindung mit zentral dämpfenden Medikamenten.

Midazolam (Dormicum®). Benzodiazepin mit kurzer HWZ. Anxiolytisch, sedativ, antikonvulsiv, ausgeprägt amnestisch und schwach muskelrelaxierend wirksam (s. Kap. 2.4.3.1, S. 46).

Natriumbicarbonat NaBi). Natriumhydrogencarbonat; $NaHCO_3$. Neutralisation von Wasserstoffionen bei Azidose (s. Kap. 4.3.4.2, S. 118).

Indikation

- metabolische Azidose (Blut-pH-Wert < 7,20).

Kontraindikation: Im Notfall keine.

Dosierung: Nur i. v. zu applizieren! **1.** *Blindpufferung* ohne Kontrolle des Säure-Basen-Status (bei kardiopulmonaler Reanimation) 1 mval $NaHCO_3$/kg KG nach den ersten 10 Min. der Reanimation, **2.** *Repetition* mit der Hälfte der initialen Dosis (0,5 mval/kg KG) nach jeweils 3 Zyklen erfolgloser Reanimation (s. Kap. 4.3.10, S. 122).

Praxishinweis: **Wenn immer möglich Pufferung nach BGA.**

Wirkungsmechanismus: Pufferung nach der Gleichung:

1. Pufferung: $H^+ + A^- + Na^+ + HCO_3^-$
   $\rightarrow Na^+ + A^- + H_2CO_3$

2. Elimination: $H_2CO_3 \rightarrow CO_2 + H_2O$.

Kohlensäurekonzentration und pCO_2 (venös) steigen unter NaBi stark an.

Pharmakokinetik: Wirkungsbeginn bei Infusionsbeginn. CO_2 diffundiert rascher durch die Zellmembran als die NaBi-Ionen, daher initialer Abfall des intrazellulären pH-Wert trotz Anstiegs des extrazellulären pH.

UAW: Verschiebung der O_2-Bindungskurve nach links (schlechtere O_2-Abgabe), Hyperosmolarität, -natriämie, paradoxe Azidose (Diffusion von CO_2 nach intrazellulär), extrazelluläre Alkalose, Inaktivierung gleichzeitig zugeführter Katecholamine.

NaBi-Korrektur des Säuren-Basen-Haushaltes setzt eine adäquate alveoläre Ventilation voraus, um CO_2 zu eliminieren.

Nifedipin (Adalat®). Calciumantagonist mit ausgeprägter Vasodilatation.

Indikation

- Hypertonie, hypertensive Krise
- vasospastische Angina pectoris.

Kontraindikation: Im Notfall keine.

Dosierung: 10–20 mg s. l. oder p. o.

Wirkungsmechanismus: Hemmung des Calciumeinstroms in die Gefäßmuskelzelle und intrazelluläre Abnahme des freien Calciums bedingt Vasodilatation, besonders der Koranararterien und der arteriellen Widerstandsgefäße. Geringere Wirkung auf die venösen Kapazitätsgefäße.

Die Wirkung beruht überwiegend auf einer Senkung des peripheren Widerstandes.

Pharmakokinetik: *s. l. Anwendung:* Wirkung nach 3–5 Min., Wirkungsmax. nach 45 Min., nach *p. o. Gabe* nach 15 Min.; *i. v. Gabe* schnellerer Wirkungseintritt. Proteinbindung 90%, Metabolisierung überwiegend in der Leber mit Elimination inaktiver Metabolite im Urin. HWZ 4–6 h.

UAW: Kein Einfluß auf sinuatriale Überleitung, Aktivität des AV-Knotens. Blutdrucksenkung führt reflektorisch über barorezeptoren zu einer Steigerung der Herzfrequenz. Die gesteigerte Aktivität des sympathischen Nervensystems kompensiert die direkt negativ inotrope, chronotrope und dromotrope Wirkung. Vorsicht wegen einer möglichen myokardialen Depression, besonders bei Aortenstenose, linksventrikulärer Funktionseinschränkung und Therapie mit Betablockern.

Oxytozin (Orasthin®, Syntocinon®). Hypophysenhormon, das physiologisch die Kontraktion der Uterusmuskulatur auslöst.

Indikation

- postpartale Uterusblutung
- schwere Uterusblutungen anderer Ursache
- Geburtsunterstützung bei Geburtsstillstand (durch Geburtshelfer!).

Kontraindikationen: Geburtshindernis (Mißverhältnis, Placenta praevia), Gefahr einer Uterusruptur.

Dosierung: initial 3 – 5 IE langsam i. v., anschließend Dauerinfusion mit 3 – 10 IE/h.

Wirkungsmechanismus: Kontraktion der Uterusmuskulatur mit Unterstützung der Austreibungsphase oder Blutungsverminderung.

Pharmakokinetik: Kontraktion der Uterusmuskulatur direkt nach i. v. Gabe für 15 – 20 Min., anschließend Dauerinfusion.

UAW: Bei zu schneller Injektion Blutdruckabfall, reflektorische Tachykardie, Übelkeit und Erbrechen möglich.

Paracetamol (Ben-u-ron®-Suppositorien). Analgetikum, Antipyretikum; Hemmung der zentralen Prostaglandinsynthese (s. Kap. 2.4.2.1, S. 31).

Propafenon (Rytmonorm®). Antiarrhythmikum der Klasse I c.

Indikation

- tachykarde Rhythmusstörung (z. B. WPW-Syndrom)
- supra-, ventrikuläre Extrasystolie.

Kontraindikationen: Bradykarde Rhythmusstörung, Blockbilder (SA-, AV-Block II., III. Grades), Schenkelblock, Herzinsuffizienz, obstruktive Ventilationsstörung.

Dosierung: Einzeldosis 0,5 – 1 mg/kg KG ($^1\!/_2$ – 1 Amp. je 70 mg) langsam bzw. fraktioniert i. v. injizieren. Repetitive Gabe in halber Dosierung nach 90 – 120 Min.

Wirkungsmechanismus: Hemmung des Reizleitungssystems: Verlängerung der Überleitungs- und Refraktärzeit. Die myokardiale Reiz- und

Flimmerschwelle wird erhöht, ektope Automatiezentren werden unterdrückt und Reentry-Mechanismen unterbrochen. Geringe Bronchokonstriktion möglich, Dilatation von Koronarien und peripheren Arterien.

Pharmakokinetik: Wirkungsbeginn kurz nach i. v. Applikation, Wirkung hält 3 – 4 h an.

UAW: Alle Antiarrhythmika wirken selbst arrhythmogen. Verstärkung von Herzleistungsschwäche und Bradykardie möglich. Bei Überdosierung Kammerflimmern möglich. Übelkeit und Erbrechen, Kopfschmerzen sowie Schwindel und Sehstörungen sind beschrieben.

> Rytmonorm in der Notfallmedizin nur unter EKG-Kontrolle anwenden!

Reptoterol (Bronchospasmin®). Beta-2-Sympathomimetikum.

Indikation

- schweres Asthma bronchiale
- obstruktive Atemwegkrankheiten anderer Genese.

Kontraindikation: strenge Indikation bei Herzkrankheiten.

Dosierung: langsame i. v. Injektion, Einzeldosis 0,045 – 0,09 mg ($^1\!/_2$ – 1 Amp.), Repetition nach 10 Min. möglich.

Wirkungsmechanismus: Entspannung der glatten Bronchialmuskulatur. Muskelkraft der Herz- und Skelettmuskulatur gleichzeitig gesteigert, Tachykardie möglich.

Pharmakokinetik: Wirkungsbeginn nach 5 Min., -dauer 3 – 4 h.

UAW: Tachykardie, Angina pectoris, Zittern, Unruhe.

Sauerstoff (s. Kap. 4.1.1, S. 98).

Indikation: Globale oder lokale Hypoxämie bei

- Herz-Kreislauf-Stillstand
- Dyspnoe, respirat. Insuffizienz (gleich welcher Ursache)
- Schock (gleich welcher Ursache)
- Koma (gleich welcher Ursache)
- Traumen (bes. Thoraxtrauma, SHT)
- Schlaganfall

- Krampfanfall
- Inhalation tox. Gase.

Kontraindikation: Im Notfall keine.

Dosierung: 1. *Notfallrespirator* $FiO_2 = 1,0$ bei Kreislauf- und Atemstillstand ($\rightarrow$ max. Sauerstoffzufuhr), **2.** *Beatmungsbeutel* mit Sauerstoffreservoir $FiO_2 = 0,8$, **3.** bei erhaltener Spontanatmung 4 l/Min. über Maske oder Nasensonde

Wirkungsmechanismus: Verbesserung der Sauerstoffsättigung im Blut durch Sauerstoffanreicherung der Atemluft.

Pharmakokinetik: Wirksamkeit der Sauerstoffanreicherung der Inspirationsluft wird begrenzt durch: unzureichende alveoläre Ventilation, Störung der Sauerstoffdiffusion, unzureichende Perfusion oder Störung des Ventilations-Perfusions-Verhältnisses, reduziertes HMV, verminderte Sauerstofftransportkapazität, behinderte Sauerstoffabgabe im Gewebe.

UAW: Bei obstruktiver Atemwegerkrankung (s. Kap. 3.3.6, S. 78) kann eine hohe Sauerstoffanreicherung der Einatemluft (Spontanatmung) zur Verringerung des Atemreizes führen; erhöhte Krampfbereitschaft durch Senkung der Krampfschwelle.

Succinylcholin (Lysthenon®, Succinyl Asta®, Pantolax®). Depolarisierendes Muskelrelaxanz mit schnellem Wirkungseintritt (s. Kap. 2.4.4.2, S. 52).

Theophyllin (Euphyllin®). Bronchodilatation und Steigerung des Atemantriebs.

Indikation

- schwere Atemwegobstruktion, Asthmaanfall, obstruktive Bronchitis (s. Kap. 3.3.6, S. 78)
- Apnoe-Prophylaxe bei Frühgeborenen.

Kontraindikation: Bei Tachykardie, Hypotonie, Krampfneigung besondere Vorsicht.

Dosierung: Initiale Sättigungsdosis 2,5–5,0 mg/kg KG langsam i. v., auch als Dauerinfusion (0,5–1,0 mg/kg KG/h). Dosisreduktion um 50%, wenn der Pat. auf Theophyllinpräparate eingestellt ist.

Wirkungsmechanismus: Das Methylxanthinderivat hemmt die Phosphodiesterase und erhöht die cAMP-Konzentration in der Zelle. Dies führt zu ß-adrenergen Wirkungen: Dilatation der glatten Muskulatur, v. a. Bronchien bei gleichzeitiger Stimulation des Atemzentrums. Zusammen mit der zentralnervös erregenden Wirkung kann eine Tachykardie durch verstärkte Adrenalinsekretion auftreten.

Pharmakokinetik: Wirkungsbeginn innerhalb weniger Min. bei i. v. Verabreichung. Die geringe therapeutische Breite macht eine individuelle Dosierung notwendig, HWZ 6 h.

UAW: Tachykardie, gastrointestinale Störungen und Übererregbarkeit des ZNS bis hin zu Krampfanfällen.

> **1.** Bei Atemwegobstruktion zunächst β_2-Symphatomimetika anwenden (s. Kap. 3.3.6, S. 78), **2.** HMV-Steigerung und Senkung des peripheren Widerstandes machen den Einsatz beim Lungenödem durch Linksherzinsuffizienz sinnvoll.

Thiopental (Trapanal®). Klassisches barbiturat mit starker hypnotischer und kardiodepressiver Wirkung (s. Kap. 2.4.3.3, S. 49).

Tramadol (Tramal®). Nicht BtMG-pflichtiges Opioidanalgetikum mit mittlerer Potenz (s. Kap. 2.4.2.2, S. 36).

Urapidil (Ebrantil®). Sympathikolytikum mit α_1-blockierender Wirkung.

Indikation

- Hypertonie
- hypertone Krise.

Kontraindikation: Im Notfall keine.

Dosierung: initial 5–10–20 mg i. v., Repetition nach Wirkung.

Wirkungsmechanismus: Zentrale Verminderung des Sympathikotonus und Blockade der α-adrenergen Rezeptoren führen zur Vasodilatation, durch Abnahme des peripheren Widerstandes Blutdrucksenkung mit Zunahme von Schlagvolumen und HMV; reflektorische Tachykardie selten.

Pharmakokinetik: Blutdrucksenkender Effekt beginnt nach 5 Min., max. Wirkung nach 10–20 Min., HWZ 35 Min.

UAW: Schwindel, Unruhe und Kopfschmerzen. Bei Reflextachykardie können pektanginöse Beschwerden ausgelöst werden.

Vecuronium (Norcuron®). Nichtdepolarisierendes Muskelrelaxanz mit mittelschnellem Wirkeintritt (s. Kap. 2.4.4.2, S. 52).

Verapamil (Isoptin®). Antiarrhythmikum der Klasse 4 (Ca⁺-Kanalblocker). [Ca$^+$-Kanalblocker]

Indikation

- supraventrikuläre Tachykardie mit rascher Überleitung: **1.** paroxymales Vorhofflimmern, -flattern, **2.** Knotentachykardie, **3.** andere Formen supraventrikulärer Tachykardie.

Kontraindikation: Alle höhergradigen Blockbilder: AV-Block II., III. Grades, SA-Block, Sinusbradykardie, -knotensyndrom. Bei reduzierter Herzleistung (Myokardinsuffizienz, kardiogenem Schock, Hypotonie, Vorbehandlung mit β-Rezeptorenblockern) vorsichtig einsetzen.

Dosierung: 2,5–5 mg langsam i. v. (75–150 µg/kg KG), verdünnt (2 : 8, NaCl 0,9%) und fraktioniert applizieren.

Wirkungsmechanismus: Hemmung des transmembranösen Calciumeinstromes in Myokard und glatter Muskulatur mit: Verzögerung der Erregungsüberleitung im AV-Knoten, Verlangsamung der spontanen diastolischen Depolarisation, Reizschwellenerhöhung. Negative Inotropie durch Verminderung der Kontraktionskraft des Arbeitsmyokards. Dilatation der koronaren und peripheren Gefäße mit Nachlastsenkung und Blutdrucksenkung.

Pharmakokinetik: Wirkungseintritt nach 1–3 Min., Wirkungsmax. nach 5–10 Min., Wirkungsdauer 45 Min. Ausscheidung überwiegend (70%) renal; aktive Metabolite verlängern ggf. (beim Notfallpatienten) die HWZ.

UAW: Bei Herzinsuffizienz Verstärkung der negativen Inotropie. Eine vorbestehende Therapie bzw. gleichzeitige Zufuhr von ß-Blockern kann einen AV-Block verursachen.

7.2.2 Infusionslösungen

Für die Notfallmedizin sind 3 Gruppen interessant: **1.** Elektrolyt-, **2.** Plasmaersatz-, **3.** Trägerlösungen (Lösungen zum Beimischen von Medikamenten).

Ziel der Infusionstherapie. Sicherstellung:

- der Konstanz des intravasalen Volumen
- eines adäquaten extrazellulären Flüssigkeitsvolumen
- einer ausreichenden Diurese
- des kolloidosmotischen Drucks.

Vollelektrolytlösungen (Ringer-Laktat, Sterofundin®, Ionosteril®, Inoka®). Isotone Lösung mit Elektrolyten des Blutserums in physiologischem Mengenverhältnis.

Zusammensetzung (in mval/l): Natrium 147, Kalium 4, Calcium 4,5 und Chlor 155,5 (Ringer-Lösung, DAB 7). Ein Teil des Chlorids kann durch alkalisierende Anionen ersetzt werden (Lactat, Acetat, Malat).

Indikation

- alle Verluste extrazellulärer Flüssigkeit (→ universelle Basisinfusionslösung!). Trägerlösung für Medikamente bei nachgewiesener Kompatibilität.

Kontraindikationen: 1. Hypertone Dehydratation (Vollelektrolytlösungen stellen kein freies Wasser zur Verfügung), **2.** Hyperhydratationszustände (Ödeme), **3.** Myokardinsuffizienz.

Plasmaersatzlösungen

Der *Blutersatz* hängt davon ab, ob **1.** ein Mangel an Erythrozyten oder **2.** eine Hypovolämie vorliegt.

Meist geht die Bedrohung nicht auf einen Erythrozytenmangel, sondern auf einen absoluten oder relativen Volumenmangel (Schock) zurück. Für diesen Einsatz haben sich *synthetische Kolloide* bewährt.

Hydroxyäthylstärke (Expafusin®-HÄS).

Wirkungsmechanismus/Pharmakokinetik: Synthetisches Polysaccharid, Molekulargewicht 70 000–450 000 (je nach Indikation und Hersteller). Durch im Blut vorhandene Enzyme wird es in kleine Bruchstücke zerlegt und durch die Niere ausgeschieden. Die intravasale Verweildauer beträgt 8 h.

Gelatine (Haemaccel®, Gelifundol®)

Wirkungsmechanismus/Pharmakokinetik: Substanzen aus vernetzten Gelatinebruchstücken mit einem Molekulargewicht um 30 000. Intravasale Verweildauer: 4 h. Die Hauptmenge wird mit dem Urin ausgeschieden.

Indikation

- intravasaler Volumenmangel.

Kontraindikationen: 1. Allergie gegen Inhaltsstoffe, **2.** dekompensierte Herzinsuffizienz, **3.** schwere Gerinnungsstörungen.

UAW: Unverträglichkeitsreaktionen, Störung der Blutgerinnung.

Körpereigene kolloidale Lösungen (Plasmaproteinlösungen) werden in der Notfallmedizin aufgrund der kurzen Haltbarkeitsdauer, den damit verbundenen Lagerungsproblemen und wegen der hohen Kosten nicht angewendet.

Lösungen zum Beimischen von Medikamenten

Trockensubstanzen werden aufgelöst oder verdünnt mit **1.** Aqua dest., **2.** physiologischer Kochsalzlösung, **3.** Glukose 5%. Man richtet sich nach den Angaben der Hersteller.

7.2.3 Antidote

Als eine besondere Medikamentengruppe sind die Antidote bei Vergiftungen anzusehen. Es ist schwierig, eine vollständige Liste der in der Notfallmedizin gebräuchlichen Antidote zu erstellen. Je nach den örtlichen Gegebenheiten (z. B. chemische Industrie) kann die Liste der bereitzuhaltenden Antidote stark variieren.

Obligat für den Rettungsdienst sind (s. Kap. 5.2.4.1, S. 208):

Acetylcystein (Fluimucil® Antidot). SH-Gruppen-Donator.

Indikation

- Vergiftungen mit Paracetamol und Methylbromid.

Kontraindikation: Im Notfall keine.

Dosierung: 150 mg/kg KG i. v. in 250 ml Glukose 5%, innerhalb 4 h Repetition mit 50 mg/kg KG i. v.

Wirkungsmechanismus/Pharmakokinetik: Tox. Metabolite entziehen in der Leber SH-Gruppen. Diese werden durch Acetylcystein vermehrt angeboten, die Toxizität verringert.

Wirkungsbeginn innerhalb von Min., Wirkungsdauer mehrere Stunden. Die langsame Verstoffwechselung der Metabolite macht die repetitive Gabe notwendig.

UAW: Übelkeit, Erbrechen, anaphylaktoide Reaktionen.

Atropinsulfat (Atropinsulfat Braun®). Parasympathikolytikum, Anticholinergikum.

Indikation

- Alkylphosphatvergiftung (Cholinesterasehemmer, z. B. E 605).

Kontraindikation: Im Notfall keine.

Dosierung: 2, 4, 10, bis 100 mg i. v., gegebenenfalls Wiederholung je nach Wirkung (Orientierung: Nachlassen der gesteigerten Speicheldrüsenfunktion).

Wirkungsmechanismus/Pharmakokinetik: Alkylphosphate hemmen die Azetylcholinesterase und führen so zum Konzentrationsanstieg von Azetylcholin. Atropin reduziert die gesteigerte Azetylcholinwirkung nach 2–3 Min.

UAW: Tachykardie.

Biperiden (Akineton®). Anticholinergikum.

Indikation

- Intox. mit Nikotin, organischen Phosphorverbindungen, Neuroleptika.
- Extrapyramidales Syndrom.

Kontraindikation: Im Notfall keine.

Dosierung: Erw. 2,5–5 mg i.v., Kinder bis 1 Jahr 1 mg, bis 6 Jahre 2 mg, bis 10 Jahre 3 mg. Repetition nach 30 Min. möglich.

Wirkungsmechanismus/Pharmakokinetik: Zentrale Blockade postsynaptischer Acetylcholinrezeptoren. Wirkung nach wenigen Min., Wirkungsdauer 20–30 Min.

UAW: Tachykardie, selten Bradykardie, Hypotonie, Erregung, Euphorie, Delir, Zittern.

Dexamethason-21-isonicotinat (Auxiloson®). Synthetisches Glukokortikoid mit antiphlogistischer und antiödematöser Wirkung.

Indikation

- Inhalationstrauma (Reiz-, Brandgas).

Kontraindikation: Im Notfall keine.

Dosierung: Bei schweren Inhalationsvergiftungen so früh wie möglich initial 4–5 Hübe, danach alle 3 Min. 1 Hub (0,125 mg).

Wirkungsmechanismus/Pharmakokinetik: Auxiloson wirkt antiexsudativ, membranabdichtend und vermindert die zelluläre Reaktion (antiproliferativ). Wirkungseintritt nach Inhalation binnen weniger Min., Wirkungsdauer 15–20 Min.

UAW: Keine bei inhalativer Applikation. Sekundär sind gehäuft Atemweginfektionen beschrieben.

Hinweis: 1. Behandlungsbeginn so früh wie möglich. Bei Exposition auch ohne erkennbare Symptomatik therapieren, **2.** Die Indikation von Auxilloson ist in letzter Zeit umstritten, manche Notarztstandorte bevorzugen Pulmi-Cort DA.

Dimethylaminophenol (4-DMAP). Methämoglobinbildner

Indikation

- Vergiftungen mit Zyaniden (Blausäure, z. B. Rauchgase bei schwelenden Kunststoffbränden).

Kontraindikation: Im Notfall keine.

Dosierung: 3–4 mg/kg KG i.v., anschließend Gabe von Natriumthiosulfat.

Wirkungsmechanismus/Pharmakokinetik: Neutralisation des Zyanids über Methämoglobinbildung. Wirkung innerhalb 1 Min.

UAW: Methämoglobinbildung reduziert die O_2-Transportkapazität, Zyanose möglich.

Dimethylpolysiloxan (Sab simplex®). Detergens.

Indikation

- Ingestion schaumbildender Substanzen (Wasch-, Spülmittel).

Kontraindikation: Im Notfall keine.

Dosierung: 10–30 ml p. o.

Wirkungsmechanismus/Pharmakokinetik: Unterdrückung der Schaumbildung durch Verringerung der Oberflächenspannung.

UAW: keine.

Flumazenil (Anexate®). Kompetitiver Benzodiazepin-Antagonist.

Indikation

- Intox., bei denen möglicherweise oder sicher Benzodiazepine beteiligt sind.

Kontraindikation: Im Notfall keine.

Dosierung: Initialdosis 0,2–0,3 mg i. v., nach 1 Min. Repetition in 0,1-mg-Schritten (bis zu einer Gesamtdosis von 1–2 mg).

Wirkungsmechanismus: Verdrängung der Benzodiazepine am Rezeptor bei fehlender intrinsischer Aktivität mit Rückgang der Intoxikationssymptomatik.

Pharmakokinetik: Innerhalb 1 Min. dosisabhängig Wirkungsverlust der Benzodiazepine. Bei einer Wirkungsdauer von 60 Min. kann das Wiederauftreten der Benzodiazepinwirkung eine Repetitionsgabe notwendig machen.

UAW: Übelkeit und Erbrechen, kardiale UAW (Herzfrequenzerhöhung, Blutdruckschwankungen). Bei Abhängigen Entzugserscheinungen möglich (Krampfanfälle, Psychosen und Entzugsdelir).

Hinweis: Bei Ateminsuffizienz zunächst Hypoxie beseitigen (ggf. Intubation und kontrollierte Beatmung). Erst bei suffizienter Atemfunktion kann beim komatösen Patienten versucht werden, Bewußtsein und Spontanatmung durch Antagonisierung mit Anexate wiederherzustellen.

Medizinalkohle (Kohle Compretten®, Kohle pulvis, Ultracarbon®).

Indikation

- perorale Vergiftungen mit wasserlöslichen Substanzen, z. B. mit Nahrungsmitteln, Arzneimitteln oder Schwermetallen.

Kontraindikation: Im Notfall keine.

Dosierung: 20–50 Stück (eine Comprette/kg KG) bzw. 20–50 g in wäßriger Lösung (Tee) oral zuführen, ggf. nach Magenspülung über Magensonde.

Wirkungsmechanismus/Pharmakokinetik: Giftadsorption und Verhinderung der weiteren Resorption während der Magen-Darm-Passage.

UAW: keine.

Naloxonhydrochlorid (Narcanti®). Kompetitiver Opiatantagonist (s. Kap. 2.4.2.2, S. 36).

Natriumthiosulfat (Natriumthiosulfat 10%).

Indikation

- Zyanidvergiftung nach vorheriger Gabe von 4-DMAP.

Kontraindikation: Im Notfall keine.

Dosierung: 50–100 mg/kg KG i. v. (p. o: Magenspülung mit einer 1%igen Lösung).

Wirkungsmechanismus/Pharmakokinetik: Natriumthiosulfat führt zu einer Abbindung der Zyanidgruppe (Thiozyanat).

UAW: keine.

Paraffinöl (Paraffinum subliquidum DAB)

Indikation

- Vergiftungen mit organischen Lösungsmitteln und Kohlenwasserstoffen (z. B. mit Benzin).

Kontraindikation: Im Notfall keine.

Dosierung: 3 ml/kg KG p. o.

Wirkungsmechanismus/Pharmakokinetik: Giftbindung (absorbiert fettlösliche Gifte und verhindert die Resorption im Darm).

UAW: keine.

Physostigmin (Anticholium®). Hemmung der Acetylcholinesterase.

Indikation

- Intox. mit Atropin, Amphetaminen, Alkohol, trizyklischen Antidepressiva
- zentrales anticholinerges Syndrom.

Kontraindikationen: Intox. mit Anticholinergika und barbituraten. *Relativ* bei Herzkrankheiten, Asthma bronchiale.

Dosierung: Erwachsene langsam 2 mg i. v., Kinder 0,5–1 mg i. v., Repetitionsdosen von 1 mg nach 20 Min.

Wirkungsmechanismus: Physostigmin verzögert als reversibler Blocker der Azetylcholinesterase den Abbau von Azetylcholin und erhöht dessen Konzentration im synaptischen Spalt. Es wirkt indirekt parasympathomimetisch. Physostigmin überwindet als lipophiles tertiäres Amin leicht die Blut-Hirn-Schranke und wirkt somit bevorzugt am ZNS.

Pharmakokinetik: Wirkung nach 5–15 Min., Wirkungsdauer 20–45 Min. Da Physostigmin schneller eliminiert wird als die Pharmaka, die es antagonisiert, muß bei der Wiederkehr der Symptomatik eine repetitive Gabe erfolgen.

UAW: anaphylaktische Reaktionen.

Hinweis: Wegen der potentiell vital bedrohlichen Nebenwirkungen (Rhythmusstörung, Bradykardie, Hypotonie) Applikation äußerst langsam und unter EKG- und Blutdruckkontrolle.

Medikamente zum Auslösen von Erbrechen: s. Kap. 5.2.4.1, S. 208.

7.3 **Notarztwagen (NAW), Notarzteinsatzfahrzeug (NEF)**

J. Brachlow, T. Schneider

NAW und NEF sind arztbesetzte Rettungsmittel. Der Notarztwagen ist ein Rettungswagen (RTW), der durch Zusteigen eines
Notarztes zum Notarztwagen wird. Der Notarztwagen kann Pat. transportieren und Einsätze eigenständig in einem stationären System durchführen. Das Notarzteinsatzfahrzeug ist ein nach DIN ausgestatteter PKW,
der während eines Einsatzes mit einem Rettungswagen im Rendez-vous-System zusam-
menarbeitet. Dies bestimmt die Deutsche
Norm, DIN 75079 (NEF) vom Juni 1993 und
DIN 75080 (RTW) vom Juli 1982.

Notarztwagen

Für den NAW kommt die DIN 75080 für den
Rettungswagen zur Anwendung. In den Punk-
ten 4.5.2 bis 4.5.6 wird die medizinische Ausstattung des Rettungswagens vorgegeben; in
4.5.4 wird ausschließlich das ärztliche Gerät
beschrieben. Die 3 weiteren Punkte behandeln
die Themen Beatmung, Kreislauf und Verbandmaterial.

Beatmung (4.5.2)

- Guedeltuben der Größen 1, 3, 5, Mundkeil aus
  Gummi
- Mundtubus zur Mund-zu-Mund-Beatmung, La-
  ryngoskop
- Stethoskop, Klemme, Blockerspritze, Endotra-
  chealtubus
- Sekretabsaugpumpe, tragbar, Sog > 0,3 bar
- Einmalkatheter mit Endöffnung, Größe 12, steri-
  lisiert verpackt
- Einmalkatheter mit Endöffnung, Größe 18, steri-
  lisiert verpackt

Tragbare Einheit, bestehend aus

- Sauerstoffgerät, einschließlich Maulschlüssel für
  die Montage
- Flasche mit Inhalt 3 l, 200 bar mit Druckminde-
  rer, mit einem Abgang
- Gerät zur Frischluftbeatmung mit Anschlußmög-
  lichkeit zur Sauerstoffbeigabe
- Verbindungsschlauch > 1 m
- Beatmungsmasken für Kinder und Erwachsene
- Tragevorrichtung.

Set Kreislauf (4.5.3). Vorgeschrieben sind: In-
fusionsgerät, Punktionskanülen, Blutdruckmeßgerät, Stethoskop und Behältnis zur Erwärmung von Infusionslösungen.

Verbandmaterial (4.5.5) besteht aus Verband-
kästen, Luftkammerschienen und 1 Replantatbeutel.

Ärztliches Gerät (4.5.4)

- Notfall-Arztkoffer (Inhalt s. o.)
- Flügelkanüle, 50 mm, mit Gummifingerling
  armiert, steril verpackt
- Satz für Erste Hilfe bei Geburt, sterilisiert
  verpackt
- Notfall-Arztkoffer für Frühgeborene und
  Kinder
- EKG-Sichtgerät, tragbar, netzunabhängig
- Defibrillator, tragbar, netzunabhängig

Das ärztliche Gerät muß auf RTW vorgehalten
werden, die vorwiegend mit einem Arzt besetzt
werden; NAW müssen alle beschriebenen Normen erfüllen. Empfohlen wird eine Erweiterung der Ausrüstung über die DIN hinaus:

- Luftkammerschienen zur Versorgung von
  Extremitätenverletzungen
- Kunststoffmanschetten zur HWS-Immobi-
  sation
- Thoraxdrainagen (neben Flügelkanüle) zur
  Entlastung eines Spannungspneumothorax
  (s. Kap. 3.3.1, S. 70)
- EKG-Sichtgerät und Defibrillator sollten in
  einem Gerät kombiniert und tragbar sein.
- tragbares Pulsoximeter zur nichtinvasiven
  Bestimmung der Sauerstoffsättigung, z. B.
  mittels Fingersensors
- Kapnometer, um die exspirat. CO_2-Konzen-
  tration unter Beatmung zu messen
- nicht invasives oszillometrisches Blutdruckmeßgerät zur Dauerüberwachung während
  des Transportes
- elektrisch betriebene, netzunabhängige
  Spritzenpumpe zur kontinuierlichen Infusion von Medikamenten
- transportables Beatmungsgerät neben dem
  Frischluftbeatmungsgerät (Beatmungsbeutel).

Notarzteinsatzfahrzeug (NEF)

Das NEF ist ein Spezialfahrzeug für den Rettungsdienst, das sich zum Transport des Notarztes und der medizinisch-technischen Ausrüstung für die Wiederherstellung und Aufrechterhaltung der Vitalfunktionen von Notfallpatienten besonders eignet (DIN 75079).

Die Deutsche Norm schreibt die Ausstattung, den Aufbau und die Anforderungen an dieses Fahrzeug, z. B. Beschleunigung von 0 auf 100 km/h vor.

Die Ausstattung entspricht den Vorgaben „ärztliches Gerät" für den Rettungswagen. Zusätzlich ist ein Pulsoximeter obligatorisch.

7.4 Grundbegriffe des Rettungsdienstes

T. Schneider, J. Brachlow

Aufgabe. Der Rettungsdienst ist eine öffentliche Verpflichtung der Gesundheitsvorsorge und der Gefahrenabwehr. Ihm kommt die Aufgabe zu, am Notfallort lebensrettende Maßnahmen durchzuführen und die Transportfähigkeit der Patienten herzustellen. Unter Aufrechterhaltung der Transportfähigkeit und unter Vermeidung weiterer Schäden erfolgt der Transport in ein geeignetes Krankenhaus.

Zu den Aufgaben gehört auch die Beförderung von Kranken, Verletzten oder sonstigen Hilfsbedürftigen, die keine Notfallpatienten sind, unter sachgerechter Betreuung in einem Krankenwagen.

Der Rettungsdienst bedient sich spezieller Transportmittel, um Personal und Material zum Patienten und den Patienten in ein Krankenhaus zu befördern.

Nach DIN festgelegte Transportmittel sind der *Krankentransportwagen* (Transport von Pat., die keine Notfallpat. sind), RTW und Rettungshubschrauber (Transport von Notfallpat.) sowie das Notarzt-Einsatzfahrzeug (Transport des Notarztes und seiner Ausrüstung an den Notfallort).

Der NAW ist ein RTW, der zusätzlich zum Rettungsdienstpersonal mit einem Notarzt besetzt ist.

Stationssystem. Systeme, in denen der Notarzt seine Einsätze mit einem NAW durchführt, werden als „Stationssystem" bezeichnet. Es bietet notärztliche Versorgung und Transportkapazität in einem Fahrzeug. Im Gegensatz

dazu kooperiert der Notarzt mit dem Notarzteinsatzfahrzeug im sog. „Rendez-vous-System" immer mit einem Rettungswagen.

Personal. Im Rettungsdienst werden 3 Gruppen qualifizierten Personals eingesetzt: **1.** Rettungssanitäter, **2.** Rettungsassistenten, **3.** Notärzte.

Rettungsassistenten weisen eine Ausbildung von 2000 Std. (2 Jahre), *Rettungssanitäter* von 520 Std. nach. Die Qualifikation als *Notarzt*, die Fachkunde *Rettungsdienst*, erfordert neben der klinischen Tätigkeit in einem Fach mit Intensivmedizin die Absolvierung eines 80stündigen Kurses und die Teilnahme an 10 Einsätzen mit Durchführung lebensrettender Maßnahmen unter Anleitung eines erfahrenen Notarztes. Die bislang im Rettungsdienst fehlende Aufsicht und Weisungsbefugnis in medizinischen Angelegenheiten soll zukünftig vom *Ärztlichen Leiter Rettungsdienst* wahrgenommen werden. In einigen Bundesländern wurde die Zusatzbezeichnung „Notfallmedizin" oder „Rettungsmedizin" eingeführt, die je nach Bundesland eine weitaus höhere Anzahl von Notarzteinsätzen und eine längere klinische Erfahrung voraussetzt.

Rettungsleitstellen. Die Koordination des Rettungsdienstes erfolgt durch Rettungsleitstellen. In ihrem regionalen Einzugsgebiet (z. B. einem Landkreis) nimmt die Leitstelle Notrufe und Meldungen an und alarmiert, koordiniert und lenkt den Rettungsdienst.

Für die Rettungsleitstelle existiert keine bundeseinheitliche Notrufnummer wie für die Polizei (110) und die Feuerwehr (112).

Je nach regionaler Gepflogenheit erreicht ein Anrufer eine Rettungsleitstelle z. B. über 112, wenn sie dem Feuerwehrnotruf angeschlossen ist. In vielen Regionen Süddeutschlands muß eine gebührenpflichtige fünfstellige Rufnummer – z. T. mit Ortsnetzkennzahl – gewählt werden (19 222).

In Vorbereitung ist derzeit eine europaweit gültige dreistellige, gebührenfreie Notrufnummer.

Rettungsdienst ist Ländersache und wird in den Landesrettungsdienstgesetzen geregelt. Die Bundesländer führen jedoch den Rettungsdienst nicht selbst durch. Diese Aufgabe fällt den Landkreisen und Kommunen zu. Diese nehmen die Aufgabe entweder selbst, z. B. mit Hilfe ihrer Feuerwehren, wahr, oder sie beauftragen Rettungsorganisationen mit der Durchführung.

Das Land – zumeist vertreten durch das Innenministerium – fungiert somit als oberste Aufsichtsinstanz, die über die Einhaltung der gesetzlichen Regelungen wacht. So muß der Rettungsdienst in einem Land jedem Bürger rund um die Uhr in angemessener Zeit mit qualifiziertem Personal zur Verfügung stehen.

Hilfsfrist. Die mittlere Zeit, innerhalb derer ein Rettungswagen nach seiner Alarmierung eine Einsatzstelle erreichen sollte, wird als Hilfsfrist bezeichnet.

Diese Frist variiert von Land zu Land; in manchen Landesrettungsdienstgesetzen fehlt sie gänzlich. In den meisten Fällen liegt diese Frist bei 10–15 Min., d. h. ein Rettungsdienst erfüllt die gesetzlichen Vorschriften, wenn in 80–90% der Fälle ein Rettungswagen innerhalb dieser Zeit an einer Notfallstelle zur Verfügung steht. Diese Zeit wird in den meisten städtischen Rettungssystemen unterschritten, dort steht auch der Notarzt meist schnell zur Verfügung. In ländlichen Einsatzgebieten hingegen können durch lange Anfahrzeiten für Rettungswagen und Notarzt die Hilfsfristen oft nicht eingehalten werden.

Qualitätssicherung. Obgleich der Rettungsdienst durchaus als Dienstleistung betrachtet werden kann, gibt es – anders als bei rein kommerziellen Dienstleistungssparten – derzeit noch kein flächendeckendes System zur Qualitätssicherung. Einhaltung der Mindeststandards für qualifiziertes Personal und Ausrüstung von Fahrzeugen sowie die Ermittlung mittlerer Einsatzzeiten und Fehleinsatzraten wird landläufig als Qualitätssicherung angesehen. Doch über die reinen Strukturdaten hinaus müssen im Rettungssystem die Qualität der Pat.-Versorgung vor Ort und während des Transportes sowie die Ergebnisse ermittelt werden, die bei der Versorgung erzielt werden. Darüber hinaus müssen die Ergebnisse der Analysen ständig in die Fort- und Weiterbildung des Personals einfließen. Fehlten in den meisten Rettungssystemen bislang Werkzeuge zur Qualitätssicherung, so stellen die mittlerweile von der Deutschen Interdisziplinaren Vereinigung für Intensiv- und Notfallmedizin (DNI) empfohlenen bundeseinheitlichen Rettungsdienst- und Notarztprotokolle einen ersten Ansatz zur einheitlichen Datenerfassung dar. Darüber hinausgehende Analysen zur Qualität eines Rettungsdienstes, wie z. B. die Erfassung der Abläufe während eines Einsatzes mit Hilfe von Tonband- oder Videodokumentation, bleiben auf Zentren mit Forschungsprojekten beschränkt, da diese Verfahren aus personellen Gründen nicht routinemäßig in jedem Rettungsdienst durchgeführt werden können.

Großschaden. Für den Fall eines Ereignisses oder eines Großschadens, welcher die Kapazitäten des regionalen Rettungsdienstes überschreitet, wurden spezielle Organisationsstrukturen entwickelt.

Schnell-Einsatzgruppen (SEG) sind Gruppen von ausgebildeten Helfern, die in einem Verletzte, Erkrankte und andere Betroffene versorgen können. Die Koordination der medizinischen Maßnahmen obliegt dem *Leitenden Notarzt*, er kooperiert mit dem *Organisatorischen Leiter*. Die Versorgung rund um die Uhr mit Schnell-Einsatzgruppen, Leitendem Notarzt und Organisatorischem Leiter ist derzeit bundesweit noch nicht flächendeckend umgesetzt.

Ärztlicher Notfalldienst. Der ärztliche Not- und Bereitschaftsdienst ist vom Rettungsdienst abzugrenzen; er ist von ärztlichen Körperschaften eingerichtet und dient der ambulanten ärztlichen Betreuung erkrankter oder verletzter Patienten außerhalb der ortsüblichen Sprechstundenzeit.

Notkompetenz: Grundsätzlich sind alle medizinischen Maßnahmen am Notfallpatienten ärztliche Aufgaben. Wenn jedoch ein Arzt nicht innerhalb eines vertretbaren Zeitraumes nachalarmierbar ist oder am Notfallort eintreffen kann, können speziell ausgebildete Rettungsassistenten ärztliche Maßnahmen im Wege der *Notkompetenz* durchführen. Dazu zählen:

1. Endotracheale Intubation ohne Medikamente
2. Venenpunktion
3. Applikation kristalloider Infusionslösungen
4. Applikation ausgewählter Medikamente
- Nitrokörper bei pektanginösen Beschwerden
- Kortikoidspray bei Reizinhalation
- Adrenalin (bei Kreislaufstillstand und anaphylaktischem Schock)
- Diazepam-Rektiolen (bei kindlichem Krampfanfall)
- Glukose 40% (bei nachgewiesenem hypoglykämischen Schock)
5. Frühdefibrillation mit automatisierten externen Defibrillatoren.

Der Rettungsassistent muß jederzeit nachweisen, daß der Notarzt nicht nachalarmierbar war, daß er in den o. g. Maßnahmen spezifisch fortgebildet worden ist und daß der gleiche Effekt nicht mit geringgradigerem Aufwand erzielbar gewesen wäre. Die Maßnahmen müssen in der jeweiligen Einsatzsituation zur unmittelbaren Abwehr von Gefahren für Leben oder Gesundheit des Patienten dringend notwendig sein (Quelle: Empfehlungen des Ausschusses Notfall- und Katastrophenmedizin der Bundesärztekammer).

Aufnahmeverpflichtung der Krankenhäuser. Im Rahmen eines sog. *Aufnahmenotstandes* ist es immer wieder vorgekommen, daß Notfallpatienten von Krankenhäusern abgewiesen wurden und die Rettungsmittel nacheinander verschiedene Krankenhäuser anfahren mußten (sog. *Notfalltourismus*).

Nach gesicherter Rechtssprechung ist jedes Krankenhaus verpflichtet, einen Notfallpatienten zunächst aufzunehmen, zu untersuchen und eine erforderliche dringliche Therapie einzuleiten. Sollte das Krankenhaus nach dieser Erstversorgung keine Möglichkeit der Aufnahme haben, so ist es verpflichtet, nach geeigneten Lösungsmöglichkeiten zu suchen.

Ein Aufnahmearzt, der einen Notfallpatienten abweist, macht sich der unterlassenen Hilfeleistung strafbar. Der Notarzt ist nicht verpflichtet, in der Notaufnahme zu verweilen, bis der Aufnahmearzt ggf. ein geeignetes Krankenhaus für der Patienten gefunden hat.

8 Grundlagen der Intensivmedizin

8.1 Aufwacheinheit, Wachstation, Intensivbehandlungseinheit

F. Brost, W. Dick

> Aufwacheinheit (z. B. Aufwachraum), Intensivüberwachungseinheit (Wachstation), -behandlungseinheit sind Stationen der postop. Phase.

Aufwacheinheit, -raum: 2–3 Betten pro Op.-Tisch. Die postop. Überwachung nach Allgemein- oder ausgedehnter Regionalanästhesie erfolgt in einer Aufwacheinheit (→ Allgemeinstationen sind mit mehr als der Hälfte narkosebedingter Todesfälle belastet!).

Die Aufwacheinheit ist zugleich Stellwerk. Nach einer Verweildauer von mind. 30 min bis zu mehreren Std. wird darüber entschieden, welchem Bereich der Patient zuzuordnen ist: **1.** Allgemein-, **2.** Wach-, **3.** Intermediate Care Station (Zwischenstation; „für eine Allgemeinstation noch zu krank und für eine Intensivstation schon zu gesund"), **4.** Intensivbehandlungsstation.

3 *Aufgaben der Aufwacheinheit* (Zuständigkeitsbereich der Anästhesisten):

- kurzfristige Intensivüberwachung während der Aufwachphase mit Monitoring.
- Weiterbehandlung (kardiozirkulatorische, pulmonale oder metabolische Insuffizienz), Laborkontrollen.
- Dokumentation des Verlaufs, Informationsaustausch mit der nachbehandelnden Station (Ärzte, Pflegepersonal).

Der Aufwachraum muß über die apparative Ausstattung einer Intensivstation verfügen und von gleich qualifiziertem Personal betreut werden; zudem muß er in räumlicher Verbindung mit der Op.-Abteilung liegen. Aus hygienischer Sicht kann ihm eine Art Ausschleusfunktion zukommen.

Die Patienten-Übergabe aus der Aufwacheinheit erfolgt in Verantwortung eines Anästhesisten an eine examinierte Krankenpflegekraft der aufnehmenden Station oder den Stationsarzt (z. B. Intensivstation) unter Darstellung aller Befunde und Maßnahmen.

> *Verlegungskriterien* sind:
>
> - Wachheitsgrad, regelrechter Muskeltonus
> - normale Atmung und Herz-Kreislauf-Funktion.
>
> Alternative ist das Punkteschema nach Aldrete.

Intensivüberwachungseinheit, Wachstation. Standard jedes operativen Faches!

Aufnahmeindikationen sind eine vorübergehende Gefährdung, z. B. bei frisch Operierten, deren Behandlung im Aufwachraum und anschließend auf der Wachstation sichergestellt wird (präop. Vorbehandlung, aufwendige Überwachung und Pflege frisch Operierter, mäßiggradig Verletzte und ggf. aufwendige Nachbehandlung, Intermediate Care).

Zentrale Wachstation, wenn die op. Fachgebiete zentral angeordnet sind oder eine eigene fachgebundene Wachstation bei dezentraler Lage.

Bei kurzer Verweildauer und ständiger Aufnahmebereitschaft ergibt sich i. d. R. ein hoher Durchlauf. Ein Arzt muß anwesend bzw. abrufbar sein.

Intensivbehandlungseinheit. *Aufnahmeind.* ist eine längerfristige, aufwendige Versorgung: Verbrennungskrankheit, Querschnittslähmung, Polytrauma, Organtransplantation, Schädel-Hirn-Trauma.

Man unterteilt: **1.** fachgebundene op. Intensivstationen, auf denen häufig eine Kombination von Intensivüberwachung und -behandlung stattfindet, **2.** interdisziplinäre op. Intensiveinheiten.

Aufnahmeindikationen: Patienten aller operativen Disziplinen.

- Postop. Status, intraop. Komplikationen, postop. Maßnahmen (Patienten aller op. Fachdisziplinen), invasives Monitoring, aufwendige Behandlungs- und Pflegemaßnahmen bestimmen die Notwendigkeit der Behandlungen.

Aufwendige Therapie, hohe Komplikationsrate und ständige Aufnahmebereitschaft machen die Präsenz eines erfahrenen pflegerischen und ärztlichen Teams rund um die Uhr erforderlich.

Einteilung:

- internistisch-konservative
- op.-traumatologisch-interdisziplinäre anästhesiologische
- interdisziplinäre Intensivbehandlungseinheit.

Verweildauer: mehrere Tage.

Räumliche Zuordnung, Funktionszonen

Räumliche Zuordnung. Intensivstationen sind vom übrigen Klinikbereich getrennt, ggf. durch ein Schleusensystem. Unnötiger Durchgangsverkehr schafft Infektionsquellen und gefährdet die Asepsis. Verschiedene Intensiveinheiten sollten im Sinne einer *Intensivschiene* einander zugeordnet sein. Für den reibungslosen Funktionsablauf ist ein enges Verbundsystem sinnvoll:

- unmittelbare Nähe zum Op.-Trakt bzw. Aufwachraum, möglichst auf der selben Ebene
- kurze Wege zu Radiologie, Herzkatheterlabor, Endoskopie
- in der Nähe der Notaufnahme
- unweit der Wachstationen
- gute Verbindungen zur Dialyse und anderen Intensivstationen
- gute Verbindungen zum Labor, zur Transfusionszentrale, Mikrobiologie, Biomedizin

sowie zu den technischen Einrichtungen des Hauses
- günstige Verbindungen zum Notarztwagen und Hubschrauberlandeplatz
- klare bauliche Trennung von den Allgemeinstationen.

Funktionszonen. Bautechnisch bietet sich die Unterteilung einer Intensivstation in Funktionszonen, Kranken-, Betriebs-, und Schleusenzone an, durch Flursysteme abgegrenzt.

Personelle Besetzung

Die Besetzung von *Intensivüberwachungs-, -therapiestationen* hat dem Umstand Rechnung zu tragen, daß eine optimale ärztliche und pflegerische Versorgung rund um die Uhr benötigt wird.

Intensivüberwachungsstation

- 1 Pflegekraft pro Patient pro 24 h
- 1 Arzt für 3 Pat. pro 24 h.

Praxishinweis: Für eine *10-Betten-Intensivüberwachungsstation* werden 10 Pflegekräfte und 3,5 Ärzte benötigt.

Intensivtherapiestation

- 2−5 Pflegekräfte pro Patient (z. B. bei beatmeten polytraumatisierten Patienten). Der Besetzungschlüssel richtet sich nach der Anzahl der Beatmungspatienten.

Praxishinweis: Eine *10-Betten-Intensivtherapiestation mit* ≥ 50% Beatmungspatienten benötigt bis zu 40 Pflegekräfte und 1 Arzt für 2 Patienten.

Pflege

Überwachung des Intensivpatienten. Intensivpflege ist Bestandteil der Intensivtherapie. Schwerkranke bedürfen neben der Intensivtherapie einer ebenso intensiven *Grund- und Behandlungspflege* sowie einer kontinuierlichen *Überwachung* sämtlicher Vitalparameter.

Grundpflege (v. a. prophylaktisch wirksam). Der Intensivpatient unterliegt einem aufwendigen Pflegeprogramm, das regelmäßig durchzuführen ist:

- Körperwäsche, Haut-, Körper-, Haarpflege
- Augen-, Nasen-, Ohrenpflege
- Mund-, Kiefer-, Rachenpflege
- Hand-, Fuß-, Nagelpflege
- Lagerungsmaßnahmen, Dekubitusprophylaxe
- Kontrolle des Körpergewichts
- Wäschewechsel, Hygiene einhalten.

Behandlungspflege. Störungen von Vitalfunktionen, schwere Traumen oder aufwendige Operationen erfordern einen hohen Pflegeaufwand:

- Dekubitusbehandlung
- Kontrolle und Regulation der Körpertemperatur
- Physiotherapie
- Verrichtungen bei Intubierten, Tracheotomierten
- Umgang mit venösen, art. Kathetern, gastralen, enteralen Sonden
- Kontrolle von urologischen Kathetern, Drainagen und Splints
- spezielle Drainagen, Katheter: Liquor-, Thorax-, Spül-Saug-Drainage, Pacemaker, Periduralkatheter.

Überwachung. Die elektronische Patienten-Überwachung erfolgt *dezentral*, am Bett. Eine Verkabelung der bettseitigen Monitore ist essentiell, denn ein unbeaufsichtigter Patient kann so jederzeit auf einem Nebenzimmermonitor mitüberwacht werden.

Zentrale Monitoranlagen bieten zwar für Arzt und Stationsschwester einen orientierenden Überblick, können Alarme melden und registrieren. Erfahrungsgemäß steht für die zentrale Überwachungsanlage aber kein Personal zur Verfügung.

Hygiene

Die Konzentration von Schwerkranken, Infizierten auf Intensivstationen ist ein *Vorteil*; *Nachteile* sind Hospitalismus (Hospitalkeimvirulenz ↑, Kreuzinfektion, Erregerresistenz ↑).

Gemäß der im Bundesgesundheitsblatt erschienenen Richtlinie für „Erkennung, Verhütung und Bekämpfung von Krankenhausinfektionen" sind für Planung, Einrichtung und Organisation umfassende hygienische Gesichtspunkte zu berücksichtigen.

Hygienische Grundsätze

- Einhaltung der Individualhygiene (Mund-, Nasenschutz, Op.-Haube, ggf. Schutzbrille bei speziellen Indikationen), Ablegen von Schmuck an Händen und Unterarmen sowie hängendem Ohrschmuck
- Schutzkleidung (farblich gekennzeichnet)
- häufige Händedesinfektion
- Arbeiten mit Schutzhandschuhen (steril, unsteril)
- Oberflächenreinigung durch Zwischendesinfektion
- Raumdesinfektion
- Geräte- und Instrumentedesinfektion
- Desinfektion der Wasch- und Ausgußbecken
- Kontrolle der Hygienemaßnahmen (Hygienekomission)
- Sterilgutverfallsdatum → *first in* → *first out*.

Bauliche Maßnahmen

- Intensivstationen sind vom übrigen Klinikbereich räumlich zu *trennen*. In geschlossener Bauweise 1- bzw. 2-Bett-Zimmer, zur Intensivbehandlung kritisch Kranker und zur Isolation septisch infektiöser und immundeprimierter Patienten.
- *Fremd- und Durchgangsverkehr* in den Flurbereichen schafft zusätzliche Infektionsquellen und gefährdet die Einhaltung der Asepsis.
- *Schleusensysteme* sollen vorhanden sein, damit u. a. pathogene Keime nicht in den allgemeinen Teil des Krankenhauses verschleppt werden.
- *Personalschleusen* mit Trennung in reine und unreine Zone; Zwangsführung der Wege im Sinne des Einbahnverkehrs für das Personal; *konsequente Händedesinfektion* vor Betreten und Verlassen der Schleuse.
- Isoliert arbeitende *Klima- und Ventilationsanlage,* die auf Über- oder Unterdruck umgestellt werden kann. Bei Raumdesinfektion einer Intensivbox darf der Betrieb der Klimaanlage nicht beeinträchtigt werden.
- *Abwaschbare, leicht desinfizierbare Wände,* in allen patientenbezogenen Bereichen; unter gleichen Gesichtspunkten sind für diese Räume fugenlose Fußböden zu fordern.
- *Bettendesinfektion.* Betten und Matratzen sind turnusmäßig über die hauseigene Bettendesinfektionszentrale zu reinigen und zu desinfizieren.
- Versorgung *und* Entsorgung erfolgt möglichst über Materialschleusen bzw. *Versorgungs- oder Entsorgungsflur.*
- Spezielle Trägersysteme für Monitore, Absauggeräte, Abfallkörbe, EDV-Arbeitsplatz, Röntgen-Schaukästen, Wasseranschluß und -abfluß, zentrale Medienversorgung, variable Beleuchtung, Geräteraum, Behandlungsraum, Stationszentrale, Notfall-Labor, Sozialräume, Angehörigenräume.

8.2 Akute respiratorische Insuffizienz

W. Heinrichs

Atmung (= Gasaustausch) ist Austausch von Sauerstoff und Kohlendioxid zwischen **1.** Körperzellen, **2.** Organismus und Umwelt.

Respirat. Insuffizienz. Störung der äußeren Atmung, Unfähigkeit des Organismus, den Zellen den für die energetischen Funktionen und den Stoffwechsel benötigten Sauerstoff bereitzustellen bzw. das im Stoffwechsel entstehende Kohlendioxid zu eliminieren mit respiratoratorischer Insuffizienz. Man unterscheidet Partial- und Globalinsuffizienz.

Funktionelle Anatomie

> Die *Anatomie der Atemwege* und die *Physiologie der Atmung* zu beherrschen ist essentiell für das Verständnis der respirat. Insuffizienz und deren Therapie.

Morphologische Grundbegriffe des respirat. Systems: Bronchialbaum (Abb. 8-1), Alveolen, Äste der Lungenarterie, Wurzeln der Lungenvenen, Stützmatrix (Bindegewebe), Lymphgefäße, Lymphknoten, Nerven, Aufbau der Lungen.

Gliederung des Bronchialbaumes (s. Abb. 8-1): **1.** Stamm-, **2.** Lappen-, **3.** Segment-, **4.** kleine Bronchien, **5.** Bronchiolen.

Die beiden *Stammbronchien* (Bronchus principalis dexter et sinister) zweigen sich in die *Lappenbronchien* (Bronchi lobares, li. 2, re. 3) auf, die in den Lungenhilus eintreten. Aus Lappenbronchien gehen die *Segmentbronchien* (Bronchi segmentales) hervor. Durch fortgesetzte dichotome Teilung entstehen zahlreiche *kleine Bronchien*, die in die *Bronchiolen* übergehen.

Praxishinweis: Die Ringmuskelschicht der Bronchioli wird von cholinergen (parasympathischen) Nerven innerviert, die Konstriktion bewirken. Ebenso konstriktorisch wirken Mediatoren bei allergischer Reaktion, v. a. Leukotriene, die aus IgE-aktivierten Gewebemastzellen freigesetzt werden.

- *Verzweigungsgebiet* eines *Bronchiolus terminalis* (Länge 1−4 , Durchmesser 0,4 mm) ist der *respi-*

rat. Azinus (s. Abb. 8-2): Terminalbronchiolus → 2 *Bronchioli respiratorii* 1. Ordnung (Länge 1−3 , Durchmesser 0,15−2 mm). Der Azinus setzt sich aus 2 Hemiazini zusammen mit: Bronchioli respiratorii 2.−4. Ordnung von etwa gleicher Größe. die aus dichotomer Teilung der Bronchioli respiratorii 1. Ordnung hervorgegangen sind.

- *Lungenläppchen* (Volumen 1−2 ml, Abb. 8-2) bestehen aus 5−6 Azini mit dazugehörenden Bronchioli terminales, die sich alle aus einem *Bronchiolus lobularis* rekrutieren.
- *Ductus alveolares, Sacculi alveolares.* Respirat. Bronchiolen weisen in ihrer Wand bereits einzelne Alveolen (Lungenbläschen) auf. Sie setzen sich in 2−3 *Ductus alveolares* fort, die in *Sacculi alveolares* blind enden. Ductus et Sacculi alveolares sind so dicht mit Alveolen besetzt, daß sie keine anderen Wandelemente besitzen.

Alveolen liegen *am Ende des Luftweges* (s. Abb. 8-2). Sie sind *kleinste* Einheit des gasaus-

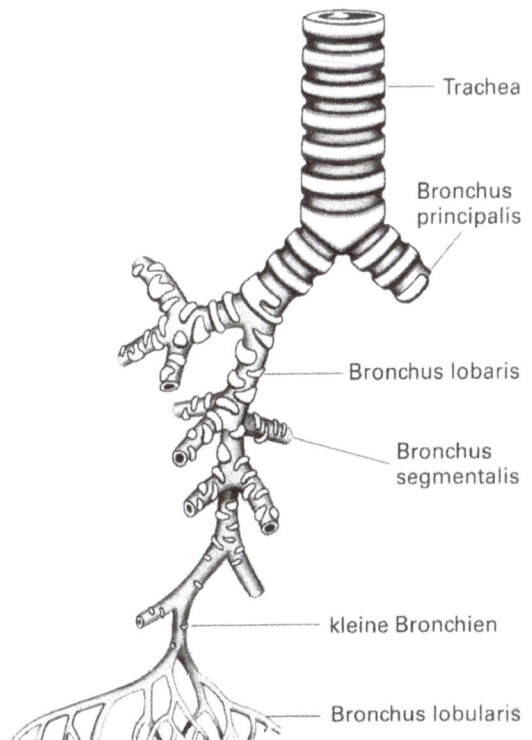

Abb. 8-1: Struktur des Respirationstraktes. Gliederung des *Bronchialbaumes*

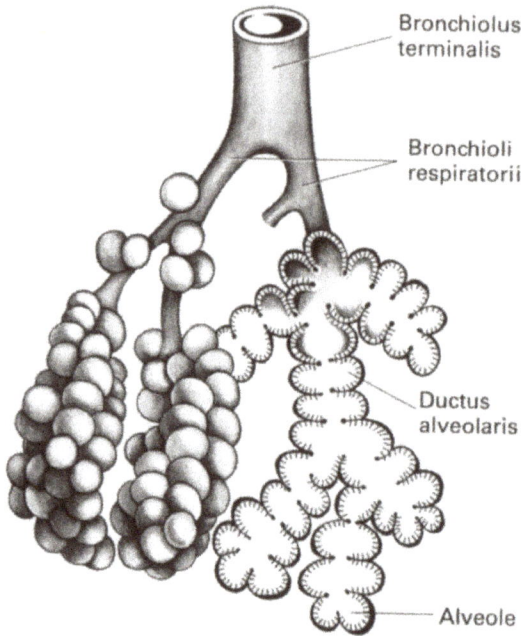

Abb. 8-2: Verzweigungsgebiet eines *Bronchiolus ter-minalis*

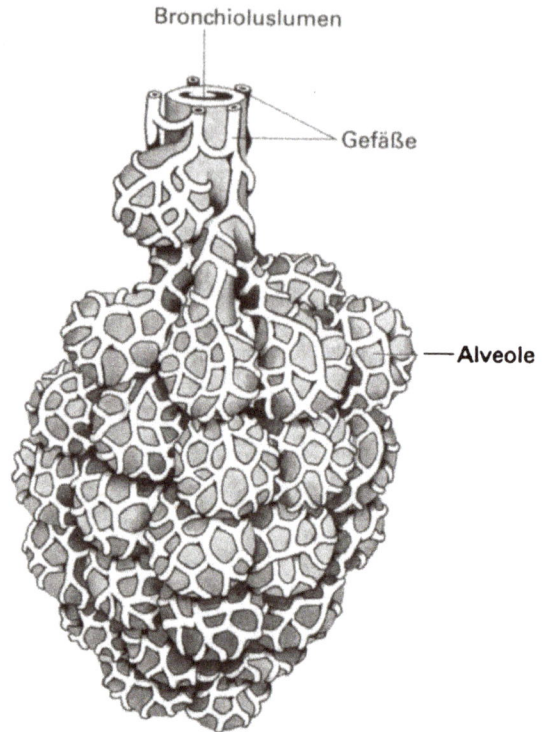

Abb. 8-3: Dichtes Gefäßnetz um die *Alveolen* eines Lungenazinus

tauschenden Gewebes. Als Kammern ($\pm$ 200–250 µm) sind sie dicht gelagert und so gebaut, daß benachbarte Alveolen eine gemeinsame Trennwand (Alveolarseptum) haben. Der Erwachsene besitzt $3–4 \times 10^8$ Alveolen. Die alveoläre Gasaustauschfläche vergrößert sich von 30 m² am Ende der Exspiration auf 125–200 m² bei tiefster Inspiration.

- *Alveolarwand.* Zum bindegewebigen Gerüst der Alveolarwand gehört ein *Fasernetz*, das reichlich *elastische*, aber auch *kollagene* und *retikuläre* Elemente enthält. Im Bindegewebe findet man: *Fibroblasten, Makrophagen, Gewebemastzellen, Lymphozyten, Plasmazellen.*
- *Alveoleneingang.* Hier liegt ein *elastischer Faserring*, der durch glatte *Muskelzellen* verstärkt wird. In die übrige alveoläre Trennwand sind *Fibroblasten* (Septalzellen) eingestreut, die mit Aktomyosin-Filamenten ausgerüstet sind (Myofibroblasten). Ihre Kontraktion wirkt sich auf die Elastizitätseigenschaften des Lungengewebes aus.
- *Alveolarseptum.* Im Septum breitet sich ein *Kapillarnetz* aus, das dichteste überhaupt, welches ein dünnes ungefenstertes Endothel besitzt (Abb. 8-3).

- An einigen Stellen können sich die sonst 0,1–0,2 µm dicken kernlosen Anschnitte der *Endothelzellen* bis auf 20 nm Dicke abflachen. Endothelzellen sind durch Zonulae occludentes miteinander verbunden. Zwischen ihnen befinden sich erweiterungsfähige *Interzellularspalten*. Ein reichlich entwickeltes transzelluläres *Kanälchensystem* sowie *Pinozytosevesikel* vermitteln den transendothelialen Transport von Makromolekülen.

Lymphkapillaren kommen in der Alveolarwand *nicht* vor. Sie werden erst im Bindegewebe der Bronchioli terminales vorgefunden.

Alveolokapilläre Einheit (Abb. 8-4). Die Barriere für den Austausch zwischen Blut und Luft ($\rightarrow$ *Blut-Luft-Schranke*, 0,1–0,4 µm dick), besteht aus *3 geschlossenen Schichten*: 1. *Kapillarendothelzelle*, 2. *Basalmembran*, 3. *Alveolarepithelzelle* mit Basalmembran. Die lockere, variable „Schicht" ist das Interstitium.

Häufig ist die dünne Pneumozytenschicht der Kapillarwand soweit angenähert, daß beide Basalmembranen verschmelzen. Sie wird von den Atemgasen entsprechend ihrem Partialdruckgefälle durch *Diffusion* überwunden, ebenso von solchen Stoffen im Blut, die bei 37 °C flüchtig sind und in die Atemluft übergehen (z. B. Alkohol). Außerdem werden an der Alveolarfläche Wasser und Wärme aus dem Blut abgegeben.

Physiologische Grundbegriffe des respiratorischen Systems

Einteilung der Atmung

1. *äußere Atmung* oder Lungenatmung (Respiration), gekennzeichnet durch:
   a) *Ventilation,* Belüftung der Lungenalveolen im Wechsel von In- und Exspiration (gesteuert vom Atemzentrum)
   b) Perfusion, der Ventilation angepaßte Durchblutung der Lungenkapillaren
   c) Diffusion, Sauerstoffaufnahme und Kohlendioxidabgabe über die alveolokapilläre Membran
   d) Konvektion, Gastransport im Blut.

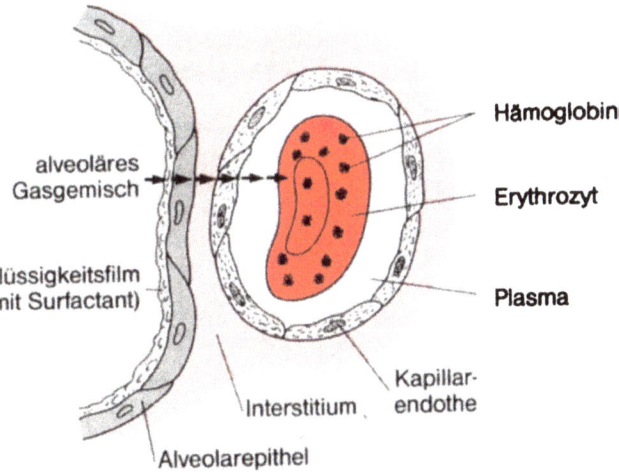

Abb. 8-4: *Diffusionsstrecke* zwischen Alveolarluft u. Hämoglobin. **1.** Alveolarepithel mit Basalmembran, **2.** Interstitium, **3.** Kapillarendothel mit Basalmembran

2. *Innere Atmung* oder Zellatmung, Gewebeatmung: Bereitstellung energiereicher Phosphate durch Oxidation von Kohlen-

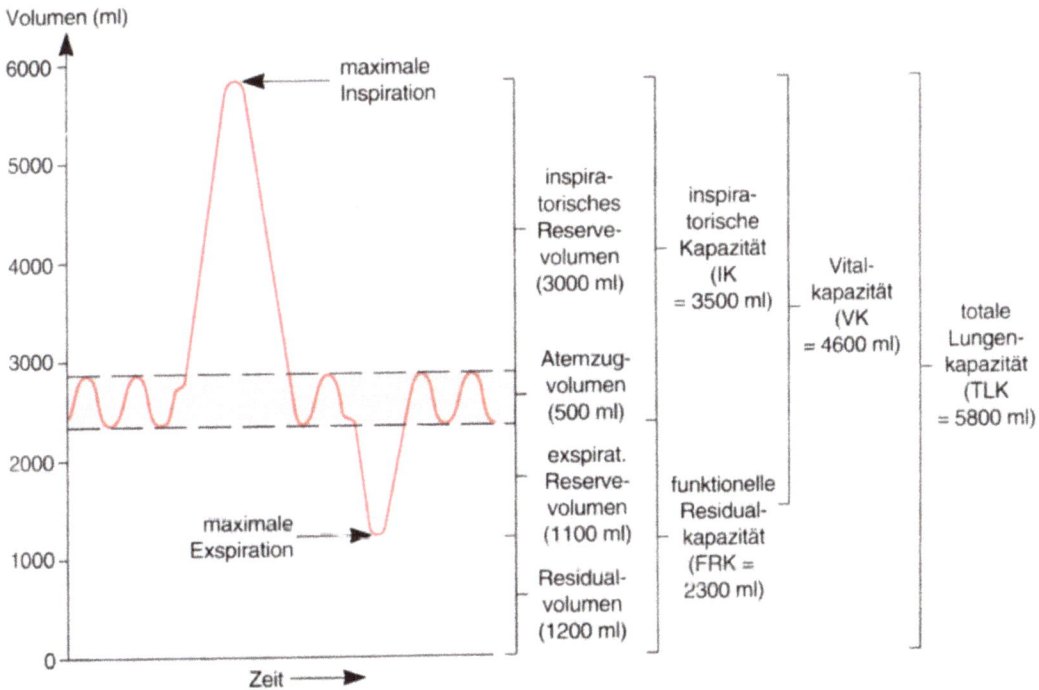

Abb. 8-5: *Statische Lungenvolumina* u. *-kapazitäten* (erfaßbar mit Spirometrie)

hydraten und Fetten in den Mitochondrien. Unter Verbrauch von 6 Mol O_2 liefert z. B. 1 Mol Glukose 6 Mol CO_2, 6 Mol H_2O und 38 Mol ATP.

Statische Lungenvolumina (Normalwerte; Messung bei der Stromstärke Null; Abb. 8-5):

- Totalkapazität (TK)   6 000 – 7 000 ml
- Vitalkapazität (VK)   4 200 – 4 800 ml
- Residualvolumen (RV)   1 200 – 1 700 ml
- Funktionelle Residual-   2 500 – 3 000 ml
  kapazität (FRC)
- Inspirationskapazität (IK) 2 800 – 4 000 ml
- Atemzugvolumen (AV)   450 – 600 ml
  (= Tidal – Volumen)   (6 ml/kg KG)
- Inspirat. Reservevolumen   2 500 – 3 500 ml
  (IRV)
- Exspirat. Reservevolumen   800 – 1 200 ml
  (ERV)
- Closing volume: Lungenvolumen, das am Ende der Exspiration inf. Bronchiolenkollaps in der Lunge eingeschlossen (und so dem ERV entzogen) wird; kann zur Bildung von Atelektasen beitragen.

Atmungsmechanik und Lungenfunktion: Compliance, Resistance, Restriktion, Obstruktion (Abb. 8-6).

- *Compliance.* Maß für die volumenabhängige Dehnbarkeit der Lunge (pulmonale C.), des Thorax (thorakale C.) bzw. von Lunge und Thorax (Gesamt-C.); Berechnung: $C = V/P$ (l/cm H_2O bzw. l/kPa); erniedrigte Werte bei restriktiven Ventilationsstörungen (z. B. Lungenfibrose), erhöhte Werte u. a. beim Lungenemphysem.
- *Resistance* (= Atemwegwiderstand); endobronchialer Widerstand, den der Luftstrom bei der Atmung überwinden muß; Bestimmung mittels Ganzkörperplethysmographie, abhängig von Alter und Körpergewicht; erhöht bei obstruktiven Atemwegerkrankungen.
- *Restriktion.* Lungenfunktionsstörung durch Erhöhung der *Elastance* des Lungengewebes → Maß für die zur Dehnung eines Gewebes benötigte Kraft; Reziprokwert der Compliance.
- *Obstruktion.* Luftwegverstopfung, -verlegung; erhöhter Atemwegwiderstand → vergrößerte visköse Atemarbeit.

Gasaustausch, -transport: Shuntvolumen, Diffusionskapazität, Sauerstoffangebot, Hypoxie, Hypoxygenation, Hypoxämie.

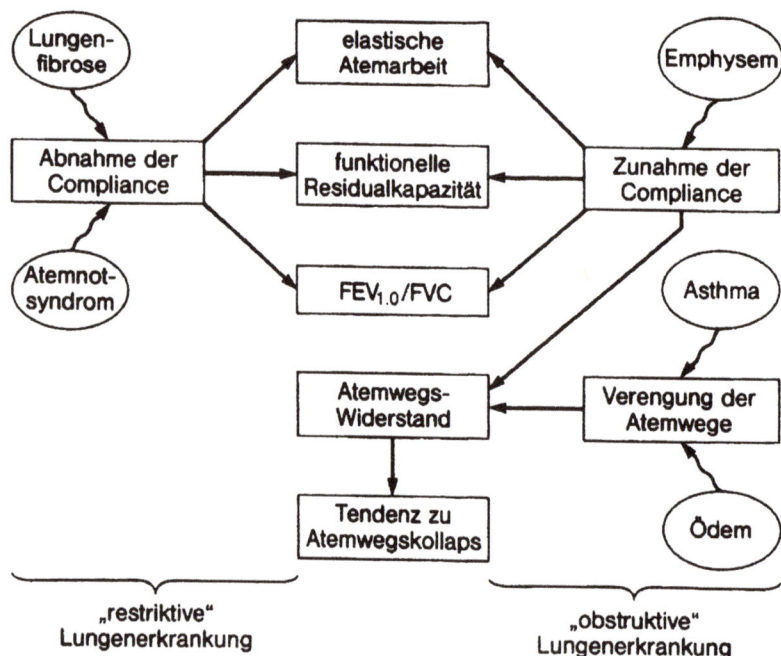

Abb. 8-6: *Atemfunktion bei obstuktiver u. restriktiver Lungenkrankheit.* **1.** Restriktion → Compliance ↓ → Atemarbeit ↑, FKR ↓, FEV_1 ↑. **2.** Obstruktion → Compliance ↑ (od. Luftwegverlegung, z. B. FK) → Atemarbeit ↓, FRK ↑, FEV_1↑ → Kollapstendenz der kleinen Atemwege (→ Atemwegwiderstand ↑)

- *Hypoxie.* Verminderung des Sauerstoffpartial-drucks im art. Blut (paO$_2$ < 70 mmHg) bzw. verminderte Sauerstoffversorgung im Gesamtorganismus *oder* Körperregionen. Die *hypoxämische H.* ist Erniedrigung des paO$_2$ inf. respirat. Insuffizienz *oder* Aufenthalt in großen Höhen. Daneben werden unterschieden („Pschyrembel"): anämische, ischämische oder zirkulatorische H. (Stagnationshypoxie) und zytotoxische H.
- *Hypoxämie* erniedrigter Sauerstoffgehalt im Blut, s. Hypoxie.
- *Pulmonale Diffusionskapazität.* Maß für die Fähigkeit eines Atemgases, die alveolokapilläre Membran (s. Abb. 8-4) zu passieren (Abb. 8-7).
- *Oxygenierung.* **1.** Arterialisation von venösem Blut; HOB, s. Kap. 8.6, S. 373), **2.** Maß für den Grad der Sauerstoffsättigung im Blut nach Lungen- bzw. Oxygenatorpassage (max. 20–22 Vol.%; Abb. 8-7).
- *Shunt.* Kurzschlußverbindung zwischen art. und venösen Blutgefäßen; physiol. Sh. über Bronchialvenen, pulmonale arteriovenöse Anastomosen und Vv. cardiacae minimae (anat. extraalveolärer Sh.), über die nicht arterialisiertes Blut als venöse Beimischung neben nur gering arterialisiertem Blut aus wenig belüfteten Lungenbezirken (→ intrapulmonaler alveolärer Sh.) in den großen Kreislauf gelangt (2–5% des HMV).

- *Shuntvolumen.* Blutvolumen, das pro Zeiteinheit durch einen Shunt fließt; Bestimmung durch Herzkatheterisierung (Abb. 8-9).

8.2.1 Pathophysiologie

Partialinsuffizienz. Die Sauerstoffaufnahme im art. Blut ist reduziert, die Kohlendioxidabgabe (ein Parameter der Ventilation) normal.

Globalinsuffizienz. Sauerstoffaufnahme und Kohlendioxidabgabe sind reduziert.

Ursachen: 3 Ursachen des Lungenversagens:

1. *Primäres Lungenversagen* → pulmonale Ursachen:

- akute (→ Pneumonie) und chronische Atemwegskrankheit
- akute allergische Alveolitis
- traumatologische Schädigung → Lungenkontusion
- Aspiration, Mendelsonsyndr. (→ Säureaspiration)
- Infarzierung (hämorrhagisch/nicht hämorrhagisch).

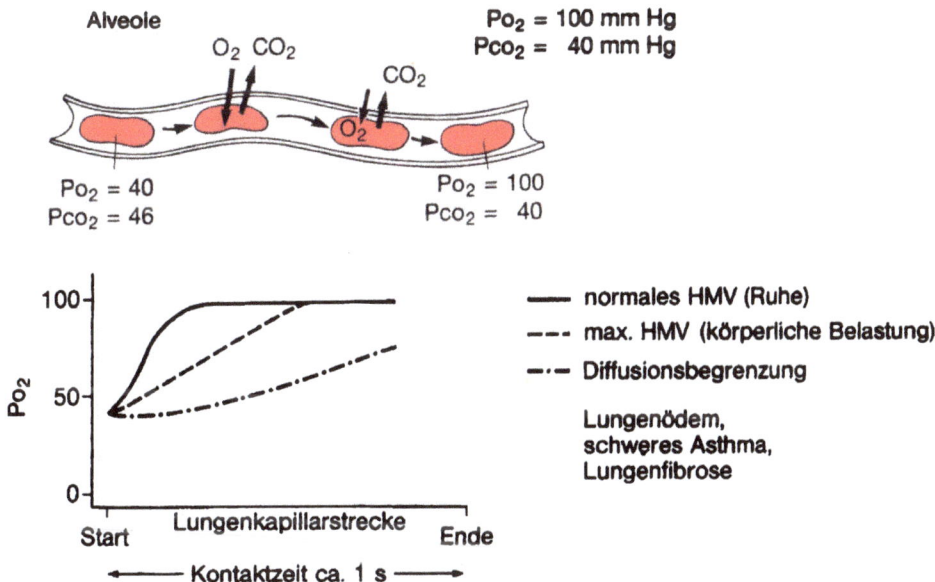

Abb. 8-7: a: *Gaspartialdruck* während der Passage einer Lungenkapillare, **b:** pO$_2$-Zunahme zwischen Anfang u. Ende einer Kapillare. Das Gleichgewicht von pO$_2$ der Alveole u. pO$_2$ des Blutes ist bereits nach einem Drittel der Kontaktzeit erreicht, bei hohem HMV dauert es etwas länger. Unter pathologischer Bedingung reicht die Kontaktzeit nicht aus → *Diffusionsstörung*

A — Luft, trocken, Meereshöhe

O_2	N_2	CO_2	H_2O
160	600	<10	0

B — Inspirationsluft (Trachea)

O_2	N_2	CO_2	H_2O
150	563	<10	47

F — Exspirationsluft

O_2	N_2	CO_2	H_2O
120	560	32	47

Addition von Wasserdampf mit einem Druck von 47 mm Hg

C — Alveolarluft

O_2	N_2	CO_2	H_2O
100	573	40	47

HMV

D — A. pulmonalis, gemischt-venöses Blut

O_2	N_2	CO_2	H_2O
40	627	46	47

E — Vv. pulmonales, arterialisiertes Blut

O_2	N_2	CO_2	H_2O
100	578	40	47

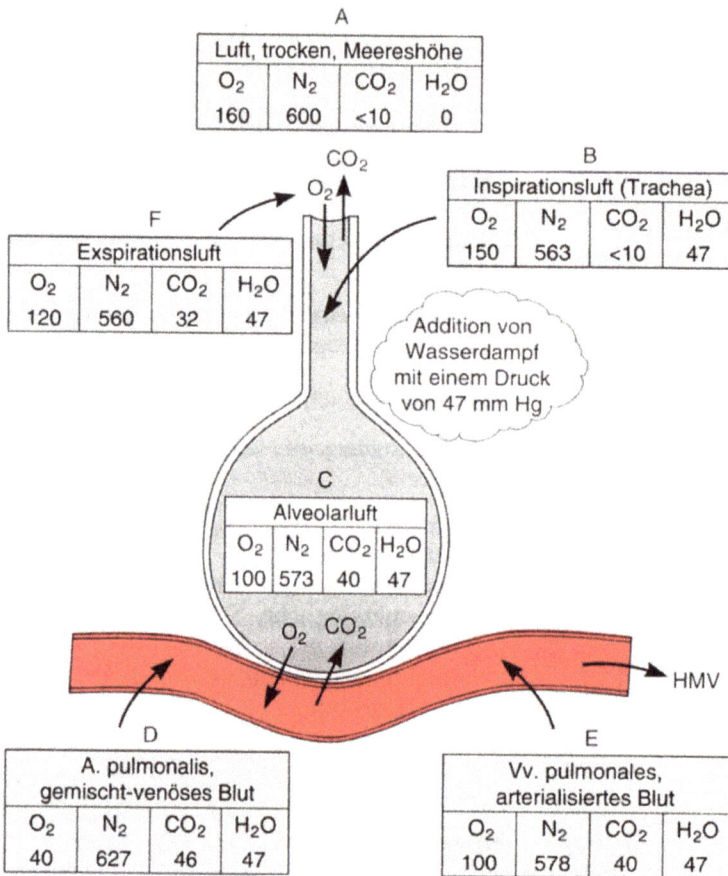

Abb. 8-8: Normaler Partialdruck (mmHg) von *Sauerstoff, Kohlendioxid, Stickstoff, Wasserdampf* in Luft (**a**). Trachea (**b**), Alveole (**c**), Pulmonalarterie (**d**), -vene (**e**), Exspirationsluft (**f**)

2. *Sekundäres Lungenversagen* → nicht pulmonale Ursache (mit Schädigung der Lunge):

- kardiales Lungenödem
- intrathorakale Kreislaufhindernisse → Embolie, Luftembolie, Fettemboliesyndrom
- traumatisch → Pneumo-, Hämato-, Spannungspneumothorax, instabiler Thorax
- DIC, Sepsis, akute Pankreatitis
- Intoxikation

3. *Respiratorische Insuffizienz* durch extrapulmonale Ursache ohne Schädigung der Lunge:

- intakte Lungenfunktion auf der Basis nicht pulmonaler Pathologica.

4. *Akute respiratorische Insuffizienz*, ohne daß die Lungenfunktion geschädigt ist:

- myasthenische Krise und Muskelkrankheit
- Störungen des Atemzentrums, Bewußtlosigkeit
- Intoxikation bzw. Überhang von Muskelrelaxanzien, Opiaten, Anästhetika.

8.2.1.1 Lungenödem, ARDS

Lungenödem. Die akute pulmonale Schädigung geht immer mit einem Lungenödem einher, das in *3 Phasen* verläuft.

1. *interstitielle Phase* → Flüssigkeitsansammlung im lockeren Bindegewebe um Lei-

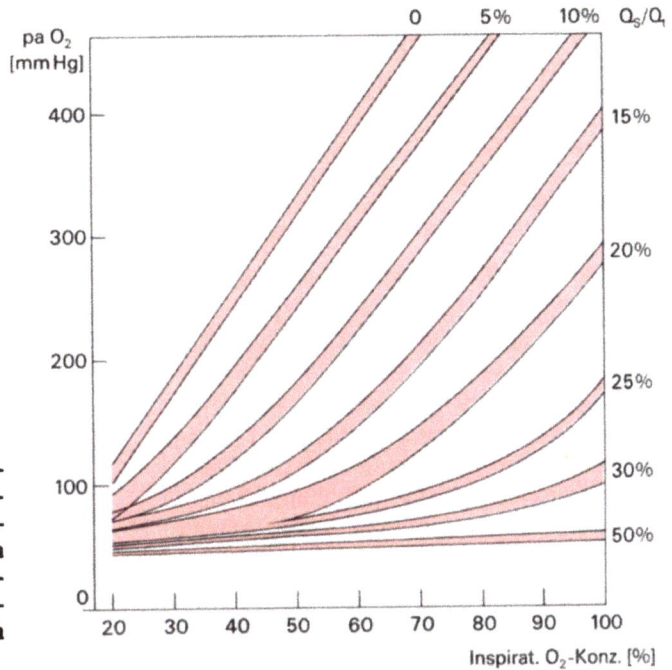

Abb. 8-9: *Iso-Shuntdiagramm.* Abhängigkeit des paO_2 von inspirat. O_2-Konzentration u. intrapulmonalem Rechts-Links-Shunt; bei einem Shuntvolumen ≥ 30% führt eine Steigerung der inspirat. O_2-Konzentration nicht mehr zu einem Anstieg des paO_2 (modifiziert nach Nunn)

tungsbahnen (extraalveoläre Gefäße, Luftwege)

2. *Alveolarwandphase* → Ausweitung der Alveolarwand, wobei der Wandanteil betroffen ist, dem sich ein interstitieller Raum anschließt. Der Teil, in dem Alveolarepithel und Kapillarendothel miteinander verschmelzen, ist nicht betroffen.

3. *Alveoläre Phase* → Übertritt von Flüssigkeit in den Intraalveolarraum → intrapulmonales Shuntvolumen ↑ → Ventilations-Perfusionsverhältnis ↓.

2 Formen des Ödems werden unterschieden:

Hochdrucködem. *Ursachen:* **1.** Druckanstieg in Kapillaren, pulmonalen Venen (gemäß Starling-Gleichung ist der hydrostatische Druck in den Kapillaren erhöht) → Flüssigkeitsverschiebung in das Interstitium. Der Druckanstieg kann durch eine Linksherzinsuffizienz bedingt sein. **2.** Abnahme des intravasalen onkotischen Druckes → Reabsorption ↓ aus dem Interstitium in den Intravasalraum.

Permeabilitätsödem. *Ursachen:* direkte *oder* indirekte Alteration der alveolokapillären Membran → Reflexionskoeffizient in der Starling-Gleichung < 1; beträgt er 0, so liegt eine komplette Durchlässigkeit für Proteine vor. Die Membranschädigung kann durch Schockmediatoren hervorgerufen werden (s. Kap. 8.2.2.4, S. 299).

ARDS

Definition: (*a*dult *r*espiratory *d*istress *s*yndrome; Syn. s. u.) akutes Lungenversagen, Atemnotsyndrom des Erwachsenen; akute respirat. Insuffizienz durch diffuse Schädigung der *alveolokapillären Membran* v. a. in den abhängigen Lungenarealen mit Permeabilitätszunahme für Flüssigkeiten und Eiweiße; Stadien s. u.

Syn.: Das Syndrom geht v. a. auf die in den Vietnam- und Korea-Kriegen geprägten Synonyma *Schocklunge* zurück. Mehr als 50 (frühere) Definitionen werden heute unter dem Begriff ARDS subsumiert: Schocklunge, Da-Nang-Lunge, traumatic wet lung, Post-Transfusions-Lunge, progressive pulmonary consolidation, oxygen pulmonalis, post perfusion lung, pump lung, respirator lung, wet lung, white lung syndrome, interstitielles Lungenödem, Verbrennungslunge, fat embolism, fluid lung.

Ursachen

- Schock jeder Genese, Sepsis
- Polytrauma, Fettemboliesyndrom

- Lungenkontusion, DIC
- Aspiration, Mendelson-Syndrom
- Beinaheertrinken
- Rauch- und Reizgasinhalation
- Viruspneumonie, akute Pankreatitis
- Hepatorenales Versagen, extrakorporaler Kreislauf
- Massivtransfusion
- Intox. (Paraquat, trizyklische Antidepressiva).

Pathologie: *3 ARDS-Stadien.*

1. *Akute oder exsudative Frühphase* mit tiefroten, schweren, mit Ödemflüssigkeit gefüllten Lungen.
2. *Chronische oder proliferative Phase* mit blaß-grauer Lungenoberfläche, Lungen kollabieren nicht spontan und weisen eine Konsistenzvermehrung auf. Umschriebene ödematöse Zonen, Nekroseherde, Infarkte und homogene karnifizierte Regionen nebeneinander.
3. *Heilungsphase.* Gelegentlich Restituto ad integrum, meist Kapazitätseinbußen der Lungen, narbige Strikturen, interstitielle Bindegewebevermehrung.

Primärer Angriffsort sind v. a. die *glatten Muskelzellen* der pulmonalen Arteriolen und die präkapillaren Sphinkter.

Umverteilung des Blutflusses durch Vasokonstriktion von den Netzkapillaren zu den nutritiven Gefäßen (haben keine durchgehende Muskularisschicht) → Erythrozyten-, Thrombozytenaggregation vor der terminalen Strombahn → intrapulmonaler Rechts-Links-Shunt ↑.

Der venöse Abfluß aus den Netzkapillaren wird durch Erythrozyten- und Thrombozytenaggregate behindert. Mikrovaskulärer Druck und gesteigerte Kapillarpermeabilität münden in eine ausgeprägte Transsudation. Die Diffusionsstrecke wird durch die Extravasion erst beeinträchtigt, wenn sich das Ödem auf die Alveolarsepten ausbreitet.

Durch Gerinnungsstörung wird die Mikrozirkulationsstörung fixiert → metabolische Azidose (v. a. die Pneumozyten Typ II betreffend) → Surfactant-Produktion ↓ → Oberflächenspannung ↓ → Übertritt von Eiweiß und Fibrin in den Alveolarraum → hyaline Membranen. Sek. pfropfen sich Infektionen auf → pumonale Abszesse.

Die *Heilungsphase* ist durch Proliferation der Pneumozyten Typ II gekennzeichnet. Sie übernehmen die Regeneration der Typ I Zellen. Bindegewebesprossen wachsen in das Alveolarseptum ein → *Splenisation.*

Die akute Frühphase kann nur überlebt werden, wenn sich die Mikrozirkulationsstörung in der Lunge bessert und die Permeabilität der Kapillarmembran normalisiert.

Mediatoren sind Auslöser der zellulären Veränderung.

- *primäre Mediatoren* (s. Kap. 3.3.6.1, S. 79)
- *sek. Mediatoren* sind Faktoren des Komplementsystems, Arachidonsäuremetabolite, Proteasen, Antiproteasen, Kallikrein-Kininogen-Kinin-System, Sauerstoffradikale.

Die Aktivierung dieser Systeme ist eng verknüpft, der Gerinnungsfaktor XII a (Hageman-Faktor) nimmt eine zentrale Stellung ein.

Pathophysiologie. Gemeinsames Merkmal ist der Kapillarpermeabilitätanstieg für Flüssigkeit und Eiweiß. Lungenkrankheiten, die zur akuten respirat. Insuffizienz führen und nicht mit einer Schädigung der alveolokapillären Membranen einhergehen, sind vom ARDS abzugrenzen.

In den folgenden beiden Fällen bleibt die Abgrenzung fraglich:

- *neurogenes Lungenödem.* Tierexperimentelle Untersuchungen sprechen für einen Kapillarschaden, so daß die Voraussetzung eines Lungenödems gegeben ist.
- Eine primär bakt. Pneumonie kann ähnliche Komplikationen hervorrufen wie ein extrapulmonaler Sepsisherd. In diesem Fall muß die Pneumonie als Sepsis mit ausnahmsweise intrapulmonal gelegenem Herd betrachtet werden; hier ergeben sich ähnliche Veränderungen wie beim ARDS.

Störungen ergeben sich in Hämodynamik und Atemmechanik, im Gasaustausch und durch Infektionen.

Hämodynamik

Beim *Volumenmangelschock:*

- Hypotonie, Tachykardie, Zentralisation
- Mikrozirkulationsstörung
- HMV ↓, systemischer und pulmonaler Gefäßwiderstand ↑
- häufig ZVD ↓, PCWP ↓.

Bei *Sepsis:*

- hyperdynamer Kreislauf
- HMV ↑, systemischer Gefäßwiderstand ↓.

Bei *progredientem ARDS:*

- pulmonaler Gefäßwiderstand ↑, pulmonale Hypertension
- intrapulmonales Shuntvolumen ↑
- Rechtsherzdilatation
- ZVD ↑.

Bei *maschineller Beatmung:*

- Oligurie, Anurie, ANV
- Störung von Pfortaderperfusion, Gallenabfluß
- Transaminasen ↑, Cholestaseenzyme ↑.

In der *Spätphase:*

- *Aggravierung:* pulmonaler Gefäßwiderstand ↑, pulmonale Hypertension ↑, → Rechtsherzinsuffizienz. Da der li. Ventrikel hiervon nur indirekt betroffen wird, nimmt das HMV erst in der terminalen Phase ab.

Bei *Ausheilung:*

- ggf. chron. pulmonale Hypertension durch reparat. Fibrosierung der Kapillaren.

Atemmechanik. Beeinträchtigung durch 1. interstitielles Ödem, 2. Surfactant (Störungen von Synthese und Zusammensetzung).

In der *Akut-, Frühphase:*

- funktionelle Residualkapazität (FRC) ↓
- Atemzugvolumen ↓, VK ↓, Compliance ↓
- Tachypnoe
- Totraumanteil (Totraumquotient V_d/V_t) > 40% (normal < 30%).

Unter *maschineller Beatmung* bewirken Abnahme von FRC und Compliance:

- Öffnungsphänomen (→ inspirat. Teil der Druck-Volumen-Kurve ↑)
- Endinspirat. Überdehnung (bei Beatmung mit erhöhtem Atemzugvolumen *oder* endexpirat. Druck).

Gasaustausch. Im Vordergrund steht die *art. Hypoxämie,* die durch Erhöhung der inspirat. Sauerstoffkonzentration nur wenig zu beeinflussen ist.

Ursache: erhöhter (> 50%) intrapulmonaler Shunt.

Eine Verminderung des Shuntvolumens korreliert mit der ARDS-Heilungsphase.

- Totraumventilation ↑ → $paCO_2$ ↑ (im Sinne einer Globalinsuffizienz).

Die intensivere Totraumverntilation entsteht durch belüftete Alveolarbezirke, die aufgund der Mikozirkulationsstörung nur unzureichend perfundiert werden.

Sekundäre bakterielle Infektion. Im Verlauf eines ARDS prädisponieren Störungen der Zellfunktion, Mikroatelektasen und Flüssigkeitsansammlung im Interstitium und den Alveolen zu Infektionen. Durch Aufhebung der Filterbarriere der Nasenschleimhaut infolge Intubation und Beatmung ist eine Verschleppung nosokomialer Keime kaum vermeidbar.

Klinik: vielschichtig!

> *Leitsymptome* sind *Dyspnoe und Tachypnoe* durch gesteigerte(n) Totraumverntilation und intrapulmonalen Rechts-Links-Shunt. Bei Dekompensation zusätzliche *Zyanose.* Weitere Symptome:
>
> - akute Atemnot, Hypoxämie
> - disseminierte interstitielle Lungenveränderung
> - Gasaustauschstörung ↑
> - meist sek. Lungenkrankheit
> - hohe Letalität (25−75%).

Auskultation abhängig von der Ursache:

- *Hochdrucködem* → grob- und feinblasige feuchte RG (→ schneller Flüssigkeitsübertritt in Alveolarraum und Bronchien)
- *Permeabilitätsödem* → diskret (!), ggf. Krepitationen, Entfaltungsgeräusche basal.

Bei *Pneumo- oder Hämatothorax* evtl. Überlagerung des Atemgeräusches durch einseitige Dämpfung → perkutieren!

Diagnostik

1. **Röntgen** (→ Standard für Diagnostik und Verlaufskontrolle).

- Skelett beurteilen
- Luft-, Flüssigkeitsansammlung zwischen den Pleurablättern
- pulmonale Infiltrate
- Form und Konfiguration des Herzens

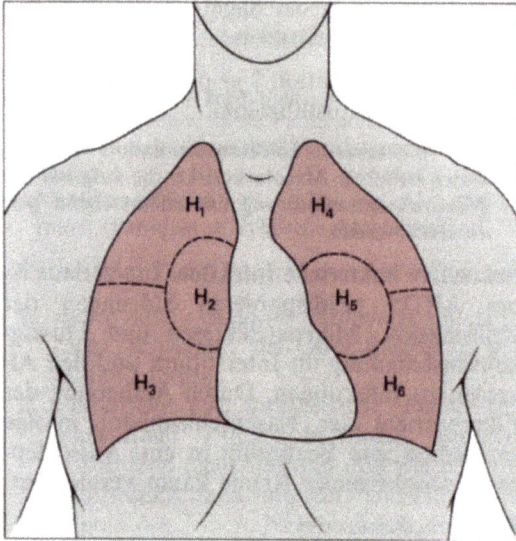

Abb. 8-10: Auswertung der Thoraxröntgenaufnahme nach dem *Halperin-Schema*: H_1 u. H_4 entsprechen dem re. bzw. li. Lungenoberfeld, H_2 u. H_5 dem re. bzw. li. Hilus, H_3 u. H_6 dem re. bzw. li. Mittel- u. Unterfeld

■ Lage von Venenkatheter oder Endotrachealtubus
■ *Flüssigkeitsgehalt.*

Schwieriger ist die Beurteilung des interstitiellen Flüssigkeitsgehaltes → limitierte Aussagekraft der Röntgenbilder in der Intensivmedizin: Die Aufnahmen können häufig nicht in aufrechter Position, in tiefer Inspiration angefertigt werden. Die Expositionszeiten sind verhältnismäßig lang und die Abstände nicht einheitlich.

Bewertung des Flüssigkeitsaufkommens (2 Verfahren):

Stadieneinteilung n. Sibbald. 5 Ödemstadien nach röntgenmorphologischen Kriterien:

● Stad. **0** Normalbefund, Stad. **1** beginnende interstitielle Infiltrate, Stad. **2** definitive Infiltrate, Stad. **3** fleckige alveoläre Infiltrate, Stad. **4** diffuses bilaterales aveoläres Ödem.

Bewertung nach Halperin. Topographische Einteilung in 6 Felder (Abb. 8-10). Nach Befundausprägung Zuweisung von Scores 0–65.

● **0** Normalbefund, **10–35** Stauungszeichen, bis **45** interstitielles Ödem mit Septumlinien
● bis **65** zusätzlich alveoläres Ödem mit zunehmender Ausprägung

● Auswertung → *Summenscore* aus den Feldern.

2. BGA (BGA) → Standarduntersuchung für den intraplumonalen Gasaustausch:

● pO_2, pCO_2 (Abb. 8-11) und pH-Wert sind essentiell!
● SO_2 (O_2-Sättigung) wird anhand von Nomogrammen berechnet und in den CO-Oxymetern photometrisch erfaßt
● CO_2 (Sauerstoffgehalt) wird meist berechnet.

Blutentnahme

● *arteriell* → Überwachung des intrapulmonalen Gasaustausches
● *venös* → Überwachung des Gasaustausches im Gewebe (z. B. Beurteilung einer Gewebehypoxie):

　– zentralvenös → V. cava sup.
　– gemischtvenös → A. pulmonalis.

Das gemischtvenöse Blut repräsentiert den globalen Gewebestatus des gesamten Organismus.

Normalwerte: Tab. 8-1.

BGA-Befundung getrennt nach Oxygenierungs- und Säure-Basen-Status.

1. *Oxygenierungsstatus.* Beurteilung nach:

　● pO_2 und O_2-Sättigung
　● O_2-Gehalt (falls vorhanden).

Praxishinweis: Ein $pO_2 \leq 50$ mmHg ist behandlungspflichtig → drohende Hirnhypoxie.

Kritische Grenzwerte der Oxygenierung können nicht festgelegt werden, da sie von den individuellen Befunden (v. a. Alter, Broca Index) abhängen.

2. *Säure-Basen-Haushalt.* Beurteilung in 3 Schritten:

a) *pH-Wert* → Normbereich, Alkalose, Azidose?
b) *pCO₂* → Normo-, Hyper- oder Hypoventilation?
c) *NaBi* oder *BE* → metabolische Alkalose/Azidose?

Atemgasanalyse. O_2-Aufnahme und CO_2-Abgabe werden bestimmt.

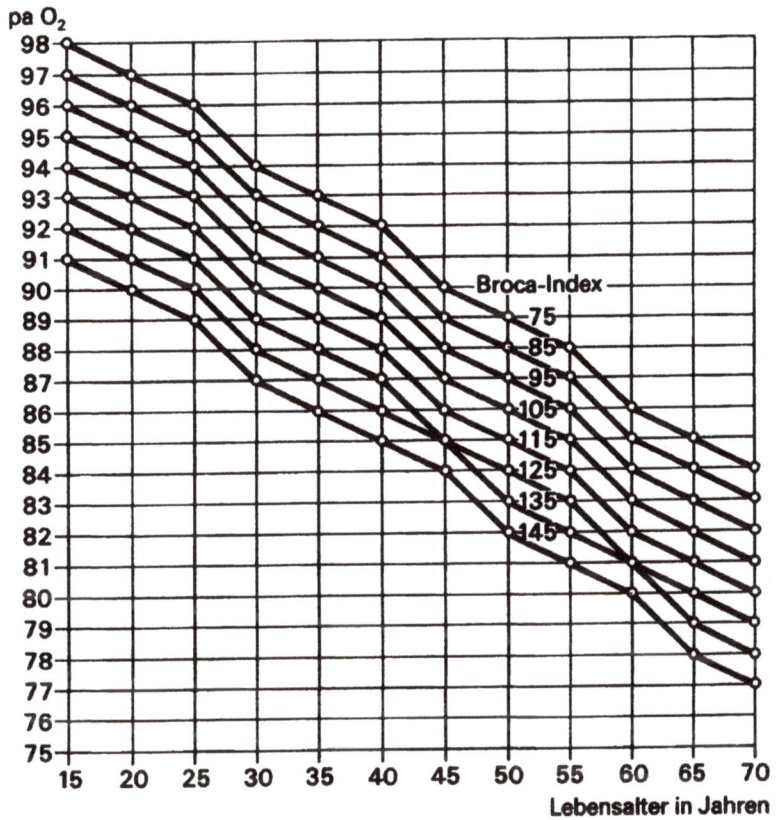

Abb. 8-11: Abhängigkeit des *paO₂* von Alter u. Broca-Index (nach Ulmer)

(Graph axis labels: pa O₂ from 75 to 98; x-axis Lebensalter in Jahren 15–70; Broca-Index curves: 75, 85, 95, 105, 115, 125, 135, 145)

- Die CO_2-Konzentration in der Expirationsluft läßt ferner den $paCO_2$ annähernd bestimmen (Ggs.: keine Korrelation zwischen expirat. O_2-Konzentration und paO_2).

Kapnographie. Bestimmung der expirat. CO_2-Konzentration→ wertvolles Monitoringverfahren bei künstlicher Beatmung.

2 Methoden:

- *Nebenstromverfahren.* Ständig wird eine kleine Gasmenge aus dem Nasenrachenraum oder − beim Intubierten − möglichst tubusnah abgesaugt und durch ein externes Analysegerät gepumpt.
- *Hauptstromverfahren.* Nur beim Intubierten anwendbar. Hierbei befindet sich der Sensor direkt am Tubuskonnektor und wird dort über eine kleine Küvette angeschlossen.

Die CO_2-Analyse erfolgt durch Ultrarotabsorption. Der endexspiratorische Wert korreliert eng mit dem $paCO_2$.

- Bei erhöhter Totraumventilation, Verteilungsstörung und bronchopleuralen Fisteln ist diese Korrelation aufgehoben.
- Die Interpretation ist auch bei Tachypnoe erschwert, weil aufgrund des erhöhten Totraumanteils kleine endexpirat. CO_2-Konzentrationen gemessen werden, die fälschlicherweise eine Hyperventilation anzeigen.

Pulsoxymetrie. Transkutane (unblutige) Messung der art. Sauerstoffsättigung. Meßorgan sind Finger (Fingersensor), Ohrläppchen, Nasenrücken während einer Pulswelle, bei der das *art.* Blut (nicht das kapilläre) gemessen wird.

Oxymetrie. Bestimmung der prozentualen Hb-Sauerstoffsättigung mittels Spektralphotometrie; Prinzip: Beleuchtung (Reflexionsoxymetrie) oder Durchleuchtung (Transmissionsoxymetrie) einer Blutprobe (in Küvette) oder Körperstelle (kontinuierlich und unblutig als sog. Pulsoxymetrie am Ohrläppchen oder Finger), Messung der Extinktion bei 640 nm (Oxy-Hb) und 805−830 nm (Gesamt-Hb) und Berechnung der Konz. nach dem Lambert-Beer-Gesetz;

Tab. 8-1: *BGA-Normwerte* bei Atmung mit 21% O_2-Konzentration (n. Nunn, Zander)

Parameter	arteriell	zentralvenös	gemischtvenös
pH[1]	7,83−7,42	7,43−7,38	7,32−7,40
pCO$_2$ mmHg	38−42	43−47	44−48
StB mol/l	23,8−24,9	25,2−26,4	25,6−26,8
pO$_2$[3] mmHg	78−95	32−44[4]	37−42
sO$_2$[3] %	96	68−82[4]	72−79
cHb g/dl	13,9−15,3	13,9−15,3	13,9−15,3
caO$_2$[2] ml/dl	18,6−20,4	12,1−15,9	13,6−15,4

1 Temperatur = 37 °C, 2 cHb im Normbereich, 3 Qs/Qt < 5%, 4 in Abhängigkeit des Hirnstoffwechsels u. der hirnvenösen O_2-Ausschöpfung)

mit Hilfe der O. ist u. a. auch die Berechnung des HMV nach der Fick-Formel möglich.

> *Praxishinweis:* CO-Hb und Met-Hb werden routinemäßig *nicht* erfaßt.

Überwachung der Atemmechanik

Kenngrößen sind *Compliance* und *Resistance*. Beide Werte sind bei Beatmung nicht direkt zu bestimmen. Verlaufskontrollen decken Veränderungen des Lungenparenchymes und der Atemwege auf.

- *Compliance* → 60−80 ml/mbar.

  Während künstlicher Beatmung ist nur die totale Compliance zu erfassen. Aus diesem Grund wurde der Begriff *Quasi-statische-Compliance* eingeführt (Abb. 8-12), die am Krankenbett schnell berechnet oder von Beatmungsgeräten und Monitoringsystemen angezeigt werden.

- *Resistance* → 1−2 l mbar/Sek.

  Beispiel: Beim ARDS mit diffusem interstitiellem Ödem wird eine Compliance von 5−10 ml/mbar gemessen, die Resistance kann auf 4−12 ml/mbar/Sek. erhöht sein.

8.2.2 Therapiemethoden

> *Praxishinweis*: Der Atemphysiotherapie kommt eine zentrale Rolle zu; sie beugt pulmonalen Komplikationen und Respiratorbehandlung vor!

8.2.2.1 Sauerstofftherapie

Die Sauerstofftherapie erfolgt unter atmosphärischem Druck (→ *isobare Sauerstofftherapie*) oder Überdruck (→ *hyperbare Sauerstofftherapie*).

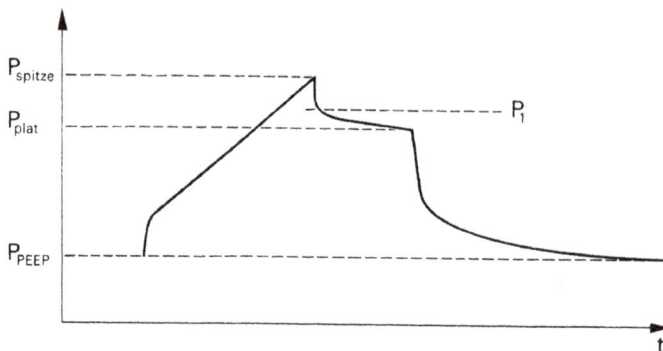

Abb. 8-12: Berechnung der *quasistatischen-Compliance* u. des Gesamtwiderstandes während maschineller Beatmung mit Überdruck. Für die Berechnung des Gesamtwiderstandes soll nicht der Plateau-, sondern der Druck P_1 verwendet werden

- *Isobare Applikation.* Liegt eine hypoxische Hypoxämie bei ausreichender CO_2-Atmung (Partialinsuffizienz) vor, ist O_2 isobar zu applizieren mit dem Ziel, die Sauerstoffsättigung des Hämoglobins anzuheben.
- *Hyperbare Applikation.* Bei Anämie (anämische Hypoxämie), pathologischen Hämoglobinderivaten (tox. Hypoxämie) oder bei vermindertem HMV reicht die isobare Applikation ggf. nicht aus. Zur Sauerstoffapplikation s. Kap. 4.1.1, S. 98.

Aerosol-, Inhalationstherapie

Definition: Einatmung gelöster, zu Nebel zerstäubter Medikamente (Teilchengröße < 10 µm); bei der A. werden z. B. Dosieraerosole (Medikament in Treibgas gelöst), Trockenaerosole (Medikament in Pulverform), Düsen- und Ultraschallvernebler, Respiratoren (IPPV) angewendet.

Die Eindringtiefe des Medikamentes wird von der Teilchengröße bestimmt (Abb. 8-13):

- Tröpfchen von Spray → Trachea, Hauptbronchien
- Aerosole 2–8 µm → Bronchioli terminales
- Aerosole < 2 µm → Alveolen

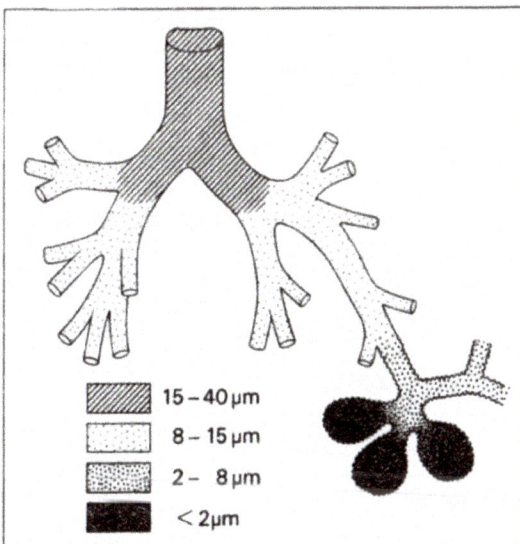

Abb. 8-13: *Partikelverteilung im Bronchialbaum* bei Inhalation (nach Rügheimer)

- Dampf (definierter Zustand des Wassers, kein Aerosol) befeuchtet → gesamte Lunge, Alveolen.

Praxishinweis: Optimal sind Aerosole mit Teilchengrößen von 2–8 µm; sie gelangen in die kleinen Bronchien, ohne die Alveolen zu überfluten.

Düsenvernebler (Abb. 8-14) nach dem Venturi-Prinzip. Das Medikament wird aus einem Vorratsbehälter angesaugt und prallt unter dem Druck der Düse mit hoher Geschwindigkeit auf eine Kugel auf, wo es zerstäubt.

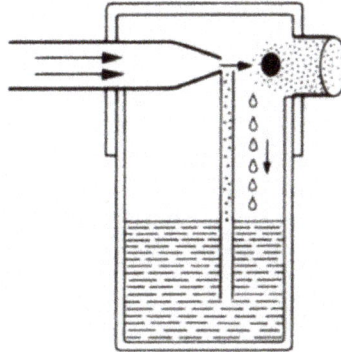

Abb. 8-14: *Aufbau eines Düsenverneblers.* Ein Frischgasfluß saugt mittels einer Venturi-Düse das Medikament an u. bläst es gegen eine Kugel, wo es in feine u. grobe Tröpfchen zerstäubt wird. Während die feinen Tröpfchen mit dem Gasstrom in die Lungen gelangen, fallen große Tropfen zurück in den Vorratsbehälter.

- Ergebnis sind Aerosole mit uneinheitlichem Durchmesser; nur 5–10% gelangt bis zum Wirkort. Ist der Patient nicht intubiert, so fallen viele Tropfen in der Mundhöhle aus und werden geschluckt.

Indikation:

- Bei Intubierten, Tracheotomierten werden Düsenvernebler verwendet, da der Düsenstrom vom Beatmungsgerät jeweils in der Einatemphase eingeschaltet werden kann.

Ultraschallvernebler (Abb. 8-15). Eine konkave Membran wird durch einen elektronisch getriebenen Keramikschwinger angeregt. Die Wellen werden auf die Oberfläche der Flüssigkeit fokussiert und bilden das Aerosol. *Vorteile:*

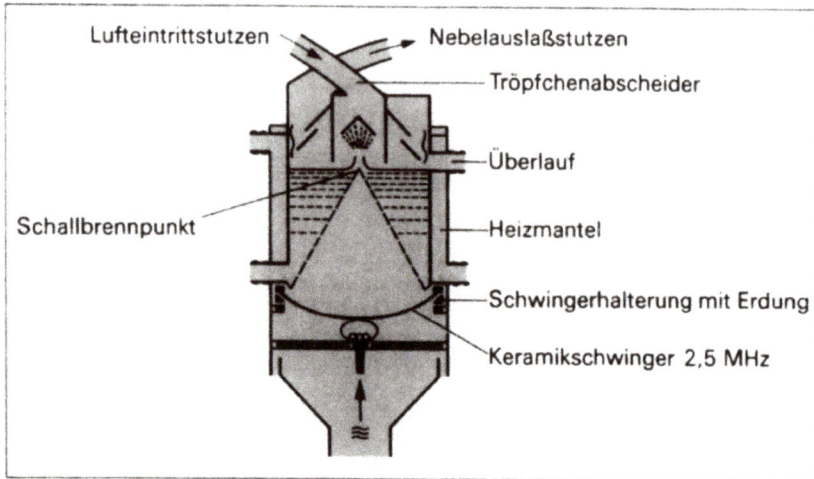

Abb. 8-15: Prinzip eines *Ultraschallverneblers* (nach Rügheimer)

- Ultraschallaerosole zeichnen sich durch äußerst feine Tröpfchen aus, die eine sehr homogene Größe aufweisen: 0,1 – 1 μm
- höhere Gesamtleistung als Düsenvernebler
- Transport großer Medikamentenmenge bis in die Peripherie der Lunge.

Indikation:

- Nicht intubierte, die aufgrund einer Koordinationationsstörung durch den Mund atmen oder deren Nasenschleimhaut gestört ist.

Praxishinweis: **1.** Voraussetzung für eine gleichmäßige Verteilung ist eine langsame und tiefe Atmung. Bei frequenter und flacher Atmung würde die Hauptmenge des Aerosols in diejenigen Lungenabschnitte gelangen, die aufgrund weiter und sekretarmer Bronchien am besten belüftet sind. **2.** Bei falscher Anwendung droht eine Überwässerung der Lunge.

Applikationsart

- *Aktive Inhalation.* Aerosole werden vom Patienten aktiv inhaliert.
- *Beatmungsinhalation.* Einbringen mit positivem Überdruck (modifiziertes Beatmungsgerät). Atemfrequenz 10 – 12/min mit hohem Atemzugvolumen.

Vorteil: Aufdehnung des Bronchialsystems durch intermittierende Überdruckbeatmung → Lösung und Zerreißen von Schleimpfröpfen; das Aerosol selbst kann tiefer in die Lunge hineingelangen.

Medikamente zur Aerosoltherapie

1. *Antiphlogistika.* V. a. Dexamethason; *Indikationen:*

- Rauch- oder Reizgasinhalation
- allergische asthmoide Bronchospastik (s. Kap. 8.2.3, S. 312).

2. *Sekretolytika* verflüssigen das Trachealsekret, erleichtern Expektoration und mukoziliären Transport.

Häufig verwendete Präparate sind therpinische Öle (Ozothin®), Bromhexin (Bisolvon®), N-Acethylcystein (Fluimucil®), Messner (Mista-Bronco®) sowie Netzmittel (Tacholiquin®).

3. *Broncholytika. Indikationen:*

- *Bronchospastik*
- Kombination mit *Sekretolytika* → Bronchienerweiterung → eine günstigere Applikation der Sekretolytika zu ermöglichen.

Häufig verwendet werden Fenoterol (Berotec®), Terbutalin (Bricanyl®), Katecholaminderivate Isoprenalin (Aludrin®) und Orciprenalin (Alupent®, s. Kap. 4.1.3).

- Antibiotika.

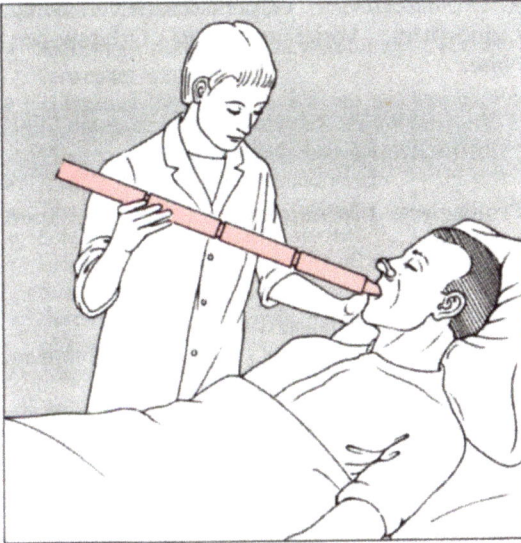

Abb. 8-16a: *Giebelrohr* als Totraumvergrößerer zur Atemtherapie

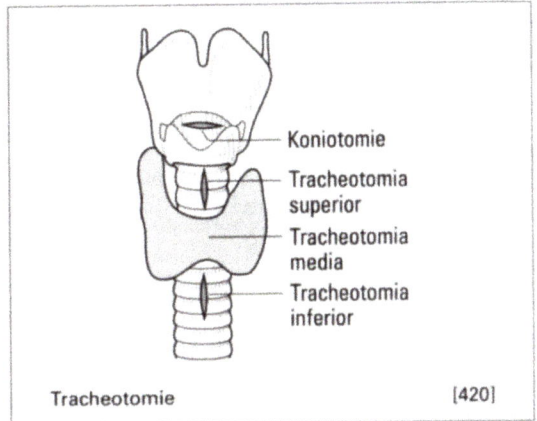

Tracheotomie   [420]

Abb. 8-16b: *Luftröhrenschnitt*; op. Eröffnung der Trachea, meist als obere Tracheotomie mit Einbringen einer Trachealkanüle in das Tracheostoma

8.2.2.2 Atemtherapie

Definition: physiotherapeutisches Behandlungsverfahren, besonders zur Ökonomisierung der Atemarbeit und Bronchialdrainage, fördern vertiefte Atmung und Expektoration von Sekret: 1. Vibration, 2. Lagerungsdrainage, 3. Totraumvergrößerung, 4. Atemtraining, 5. unterstützte Spontanatmung (CPAP).

Vibration. Der Thorax wird mit einem Gerät vibriert. Eine flache Platte wird von einem Motor in Schwingungen versetzt, Frequenz 5–20 Hz. Die feinen Erschütterungen lösen das Sekret in den Bronchien. Bei gleichzeitiger Inhalation wirkt das vernebelte Medikament besser. Ferner wird durch die Vibration der mukoziliare Transport unterstützt.

▷ Bei einer Beatmung wegen respirat. Insuffizienz erfolgt die Vibration zusammen mit der Inhalationstherapie in 2stündigem Intervall etwa 10 min., danach gründliche Bronchialtoilette.

Alternative: Thorax manuell abklopfen.

Lagerung. In Rückenlage steigt durch Umverteilung des Blutes der interstitielle Druck in den dorsalen Lungenabschnitten. Hierdurch werden Alveolarbezirke komprimiert und von der Belüftung ausgeschlossen. Lagerungswechsel eröffnet diese und beugt Atelektasen vor. Gleichzeitig fördert die seitenalternierende Lagerung die Schwerkraftdrainage aus dem Bronchialbaum.

Totraumvergrößerung. CO_2-Rückatmung → Stimulation des Atemzentrums → vertiefte Spontanatmung.

Indikation: nur bei kooperativen Patienten

▷ Bei Nichtintubierten verwendet man das Giebelrohr (Abb. 8-16), welches durch Zusammenstecken langer Adapter dem Bedarf angepaßt wird.

▷ Bei Intubierten mit Spontanatmung finden verschieden lange Atemschläuche Verwendung. Die Behandlung kann der Patient selbst durchführen.

Atemtraining ist das Erlernen einer ökonomischen Atmung durch eine Physiotherapeutin. Ziel ist eine ruhige und v. a. tiefe Atmung. Ferner werden Abhusten und ggf. eine verbesserte Haltung (z. B. bei Skoliosen) trainiert.

Die Atemtherapie ist der antibiotischen und der Beatmungstherapie gleichzusetzen; v. a.

dient sie der Prophylaxe postop. Komplikationen (z. B. durch Atelektasen).

Unterstützte Spontanatmung, CPAP (continuous positive airway pressure, s. Kap. 8.2.2.4, S. 299). Verfahren der Beatmung mit druckunterstützter In- und Exspiration gegen einen pos. endexspirat. Druck (PEEP) → assistierte Spontanatmung.

Prinzip: CPAP hebt die funktionelle RK an und steigert damit den paO_2:

- Atelektasen öffnen sich
- Sekret kann leichter abgehustet werden
- O_2-Aufnahme und CO_2-Abgabe werden durch Vergrößerung der Gasaustauschfläche verbessert
- V. a. die inspiratorische Atemarbeit wird reduziert.

Der positive Druck beträgt 5–10 mbar. Höhere Werte belasten wegen erhöhter Ausatemwiderstände.

Einfache Geräte verwenden eine luftdicht abschließende Gesichtsmaske. Die Nase wird mit einer Klammer verschlossen. Druckluft und Sauerstoff werden gemischt und füllen ein Reservoir, welches über einen Federmechanismus zusammengedrückt wird. Der Patient atmet an einem T-Stück aus dem Reservoir ein und durch ein Überdruck-Ventil (CPAP-Ventil) aus.

Im Handel sind kleine und preiswerte Geräte erhältlich (z. B. Ambu-CPAP®-Gerät, Basel-PEEP-Weaner®). Ferner sind die meisten Beatmungsgeräte mit der Möglichkeit der CPAP-Atmung ausgerüstet.

8.2.2.3 Intubation, Tracheotomie

Intubation

Indikation (s. Kap. 3.1.2, S. 62)

Nasotracheale Intubation

Vorteile:

- Reflexauslösung durch das Anliegen des Tubus am Zungengrund entfällt
- Fixation des Tubus an der Nase ist einfacher
- Mundpflege wird erleichtert.

Nachteile:

- Drucknekrosen der Nasenschleimhaut möglich
- ggf. Verlegung der Atemflußwege aus den Kiefer- bzw. Stirnhöhlen durch den Tubus: Sinusitiden.

Kontraindikationen: Gesichtsschädelverletzung, Liquorfistel, Verletzung von Orbitaboden, Nase.

Praxishinweis: Bewährt hat sich auch die orotracheale Intubation.

Prolongierte Intubation → Langzeitintubation > 24 Std.

Vorteile:

- einfache und schnelle Technik
- einfache Fixation und gute Lage des Tubus im Nasen-Rachen-Bereich
- Mundpflege und Schluckakt wenig behindert
- Möglichkeit des Tubuswechsels
- keine Op. erforderlich (Tracheotomie, s. u.)
- keine Tracheotomiestenose.

Nachteile:

- Tubuswechsel ist möglicherweise schwierig
- Cuff-Beschädigung bei der nasalen Passage
- Keimverschleppung aus dem Nasen-Rachen-Raum in die Trachea
- geringer Tubusquerschnitt mit erhöhtem Strömungswiderstand und erschwerter Bronchialtoilette
- Kompression und Abknickung des Tubus
- Verletzungen von Nase, NNH, Pharynx, Larynx und Regio subglottica.

Tracheotomie

Definition: Luftröhrenschnitt; op. Eröffnung der Trachea, meist als obere T. mit Einbringen einer Trachealkanüle in das Tracheostoma (s. Kap. 3.1.3, S. 67).

Primäre Tracheotomie (→ Notfalltracheotomie). Luftröhrenschnitt ohne vorherige Intubation.

Indikation:

- Intubationshindernis (anatomische Besonderheit), Enzündung oder Tumor von Pharynx, Larynx

Sekundäre Tracheotomie. Luftröhrenschnitt nach prolongierter Intubation, i. a. nach 2–4 Wochen.

Andere Autoren sind der Ansicht, daß bereits nach 48–72 h die sekundäre Tracheotomie erfolgen soll, wenn der Patient offensichtlich noch länger beatmet werden muß, er sich in schlechtem Allgemeinzustand befindet oder eine optimale Pflege nicht gewährleistet ist.

Vorteile:

- Atemwegwiderstand ↓, da großlumigere Kanülen verwendet werden
- Totraumreduktion bis auf Werte ≤ 50 ml bei Erwachsenen
- Erleichterung der Bronchialtoilette
- Kanülenwechsel einfach und rasch
- Trachealkanüle wird gut toleriert
- Schluckakt wird nicht behindert
- keine Schäden an oberen Luftwegen, Larynx, Stimmbändern
- durch eine Sprechkanüle in der Entwöhnungsphase kann der Patient stufenweise seine normale Atmung wieder aufnehmen.

Nachteile/Komplikation:

- Blutung, Infektion (→ Halsphlegmone, Cavathrombose, Mediastinitis)
- Ösophagusperforation, N.-recurrens-Parese
- Aufhebung der knorpeligen Struktur der Trachealwand
- Allgemeinanästhesie und op. Fachdisziplin (HNO, Chir.) erforderlich
- sek. Heilung (Granulation) der Tracheotomienarbe
- narbige Tracheastriktur mit Folgeoperation.

> Die Tracheotomie wird ausgeführt, wenn eine Beatmung oder Atemtherapie für einen *langen Zeitraum* (> 1−2 Wochen) erforderlich ist.

Neue Technik: Dilatative Tracheotomie. Hierbei wird mit einer modifizierten Punktionstechnik die Trachealkanüle „stumpf" eingefügt.

Pflege von Tubus, Trachealkanüle

Auswahlkriterien für Tuben bzw. Trachealkanülen sind *Größe*, *Material* und *Konstruktionsprinzip der Blockermanschette*.

Größe

Für die *nasotracheale Langzeitintubation* sollen Tuben mit einer 1−2 mm geringeren Größe als bei der orotrachealen Intubation verwendet werden, um den Nasengang wenig zu traumatisieren.

Die *Größe von Trachealkanülen* soll sich dagegen an den anatomischen Gegebenheiten orientieren. Der Durchmesser der Kanüle sollte so gewählt sein, daß die Kanüle glatt, ohne Kraftaufwand, aber nicht locker in die Trachea hineingleitet.

Material

Gewebeverträglicher ist thermoplastischer Kunststoff, welcher eine glatte sekretabweisende Oberfläche aufweist. Eine *Formstabilität* ist bes. bei den Tuben erforderlich, damit Probleme durch Abknickungen möglichst vermieden werden. Während Tuben aus Metall heute keine Verwendung mehr finden, werden Metall-Trachealkanülen gelegentlich noch während der Entwöhnungsphase als *Sprechkanülen* eingesetzt. Die Luft kann sowohl nach außen (via Tracheostoma) als auch durch den Kehlkopf (Umschalten eines Ventilmechanismus) geleitet werden. Dies ermöglicht Sprechübungen bei bestehender Tracheotomie.

Nachteile der Metall-Trachealkanülen sind v. a. in der Gefahr von Schleimhautläsionen der Trachealwand begründet.

Blockermanschette

Großvolumige Niederdruckmanschette (Abb. 8-17). Moderne Tuben besitzen einen *zylindrisch geformten Cuff*, der aus einem dünneren und elastischeren Material hergestellt wird → *high volume low pressure cuffs*. Diese Cuffs ermöglichen eine Abdichtung der Trachea bei geringeren Drucken, ohne sie kreisförmig zu verformen.

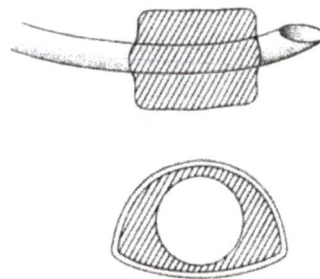

Abb. 8-17: *High-volume-low-pressure Cuffs.* Die Abdichtung wird bereits bei niedrigen Drucken u. ohne Verformung der Trachea erreicht

Auch bei Low-pressure-Cuffs sollte der Druck mit einem *Cuff-Manometer* überwacht und so eingestellt werden, daß die Manschetten mit jenem Druck gefüllt sind, der gerade eben eine Abdichtung der Trachea garantiert.

> *Praxishinweis:* Die *Fixation* von Tubus und Trachealkanüle erfolgt mit einem Band, welches um den Tubus bzw. die Kanüle geschlungen und hinter dem Kopf oder dem Hals herumgeführt wird.

Die Fixation durch Pflaster am Nasenrücken bzw. am Hals ist unzuverlässig.

Atemgasanfeuchtung

In die Trachae gelangt körperwarme, ange-
feuchtete Luft (rel. Luftfeuchtigkeit > 90%).
Unter Intubation und Beatmung fällt die kli-
matisierende Funktion der Nasenschleimhaut
weg.

> *Praxishinweis:* Ist die rel. Luftfeuchtigkeit
> der Atemgase < 70%, sistiert innerhalb we-
> niger Std. die Ziliarfunktion → Eintrock-
> nung und Verhärtung des Sekretes.

Mit Ausnahme der künstlichen Nasen arbeiten
die Geräte mit einer elektrischen Heizung. Da
sich zwischen Befeuchtersystem und Patient
ein bis zu 2 m langer Schlauch befindet, kühlt
das erwärmte Gas ab; das Kondensat wird
durch Wasserfallen aufgefangen (Abb. 8-18).

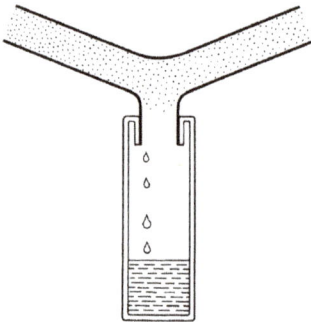

Abb. 8-18: Schema einer *Wasserfalle* im Beatmungs-
schlauchsystem

Methoden

Verbrennungen vermeiden Sicherheitsschaltungen:
Thermostatisierung des Wasserbades oder Regel-
schaltung. Die Temperatur des Atemgases wird am
Patienten mit einem elektrischen Fühler geregelt:
32–34 °C.

- Bei den *Draw-over-Befeuchtern* strömt das Atemgas über eine große erwärmte Wasserfläche und
  nimmt dabei Feuchtigkeit und Wärme auf. Dieses
  Prinzip hat von den genannten die geringste Effektivität.
- Bei den *Bubble-through-Befeuchter* (Abb. 8-19)
  perlt das Atemgas durch erwärmtes Wasser. Die
  kleinen Luftblasen werden erwärmt und nehmen
  Feuchtigkeit auf.

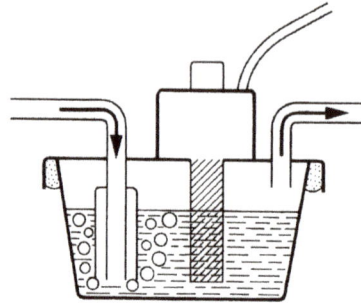

Abb. 8-19: Elektrisch beheizter *Bubble-through-Befeuchter*

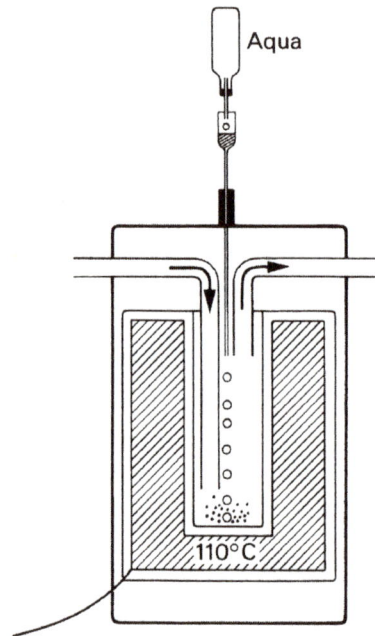

Abb. 8-20: *Befeuchter nach dem Verdampferprinzip.*
Wasser tropft in eine auf 110 °C beheizte Kammer,
wo es sofort verdampft. Das Atemgas wird durch
diese geführt, nimmt den Wasserdampf mit u. erwärmt sich gleichzeitig

- *Verdampfersysteme* (Abb. 8-20) bestehen aus einem ca. 110 °C beheizten Zylinder durch den
  das Atemgas erwärmt wird. In den Zylinder
  tropft Wasser, welches aufgrund der hohen
  Temperatur sofort verdampft und das Atemgas
  anfeuchtet.
- Die *künstliche Nase* (Abb. 8-21) imitiert die
  Funktion der Nasenschleimhaut. Der Patient atmet durch ein feines Filter, dessen Hauptaufgabe

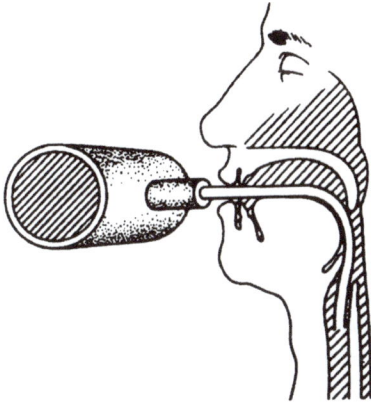

Abb. 8-21: *Künstliche Nase.* Während der Exspiration kondensiert die Feuchtigkeit der Ausatemluft im Schaumstoffmaterial, bei der nächsten Inspiration wird diese wieder an die Inpirationsluft abgegeben

in einer Oberflächenvergrößerung besteht. Zunächst ist das eingeatmete Atemgas trocken. Das Gas wird in der Lunge erwärmt und angefeuchtet. Bei der Ausatmung kondensiert die Feuchtigkeit an der großen Oberfläche der künstlichen Nase, ferner wird ein großer Teil der Wärme in dem Material gespeichert. Bei der nächsten Einatmung werden Feuchtigkeit und Wärme wieder dem Patienten zugeführt.

Aus hygienischen Gründen ist den Verdampfersystemen der Vorzug gegeben: Evtl. Keime im zugeführten Wasser würden durch den Verdampfungsprozeß bei > 100 °C zuverlässig abgetötet.

8.2.2.4 Maschinelle Beatmung: Grundbegriffe, Form, Geräte

Definition: Apparative (→ Respirator, Beatmungsgerät) Belüftung der Lungen bei Atemstillstand oder insuffizienter Spontanatmung. *3 Formen:*

- *mandatorische Ventilation* (→ kontrollierte Beatmung). Übernahme der Ventilation zu 100%
- *Spontanatmung.* Spontane Ventilation an einem Beatmungsgerät (abzugrenzen von der „normalen" Spontanatmung)
- *Mischform.* Einen Teil der Ventilation übernimmt das Beatmungsgerät.

Intrathorakaler Druck

1. *Spontanatmung*

- *Inspiration:* Tiefertreten des Zwerchfelles, Thoraxexpansion → Unterdruck in Lungenalveolen und Pleuraspalt → Luft gelangt passiv in die Alveolen
- *Exspiration:* Zwerchfellrelaxation und Thoraxvolumen ↓ → Überdruck in Alveolen, intrapleuraler Druck ↑ → Luft wird aktiv aus der Lunge herausgedrückt (s. Abb. 8-22)

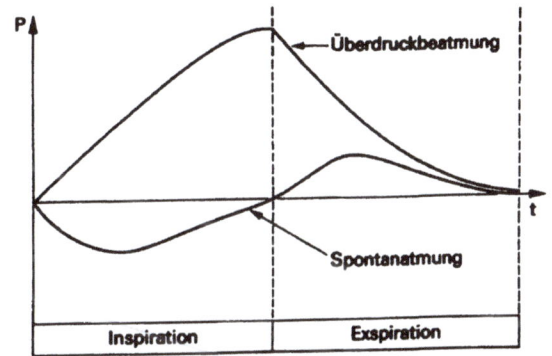

Abb. 8-22: *Intrapulmonale Drucke* während Spontan- u. Überdruckbeatmung, Aufteilung des Atemzyklus

- *Kreislauf:* Der negative inspiratorische Druck begünstigt den venösen Rückstrom des Blutes zum Herzen.

2. *Beatmung*

- *Inspiration:* Der positive Druck des Atemgases pflanzt sich in die Alveolen fort (hieraus resultiert der Begriff *Überdruckbeatmung*)
- *Exspiration:* elastische Retraktionskräfte treiben die Luft passiv aus der Lunge heraus
- *Kreislauf:* positive inspirat. Druck → Pressorezeptoren (re. Vorhof, große Gefäße) signalisieren fälschlich einen intravasalen Volumenmangel → venöser Rückstrom zum Herzen ↓.

Grundbegriffe der Beatmung

Die maschinelle Beatmung wird charakterisiert durch den zeitlichen Verlauf von **1.** In- und Exspiration (→ Atemzyklus), **2.** Fluß, Volumen, Druck.

Atemzyklus: Zeit vom Inspirationsbeginn bis zum Exspirationsende bzw. bis zum nächsten Inspirationsbeginn.

Beatmungsmuster: zeitliches Verhalten von Druck, Fluß und Volumen während eines Atemzyklus.

Phasen des Atemzyklus (s. Abb. 8-22).

1. Inspiration → inspirat. Flußphase, inspirat. Pause
2. Exspiration.

Während der inspiratorischen *Flußphase* gelangt das Atemgas zum Patienten, danach folgt die inspiratorische Pause, in der weder Gas in den noch aus dem Patienten strömt. *Inspirationszeit* ist die Gesamtdauer von Fluß- und Pausenphase.

Am Ende der Pausenphase beginnt die Exspiration, in der das Atemgas aus dem Patienten

herausfließt. In- und Exspirationszeit zusammen ergeben die Zeitdauer (*Zykluszeit*) eines Beatmungszyklus.

Atemzeitverhältnis ist der Quotient aus In- und Exspirationszeit.

Beispiel: Bei einer Atemfrequnz von 10/min beträgt die Zykluszeit 6 Sek. Dauert die Inspirationszeit 2 Sek. und die Exspirationszeit 4 Sek., so ergibt sich ein Atemzeitverhältnis von 1 : 2. Ist die Inspirationszeit von 2 Sek. weiterhin in eine Flußphase (1,5 Sek.) und in eine Pausenphase (0,5 Sek.) unterteilt, können die Zeiten auch prozentual auf die Zykluszeit bezogen angegeben werden. Hier beträgt die Dauer der inspirat. Flußphase 25%, die der inspirat. Pausenphase 8,3%, die der gesamten Inspirationsphase 33,3% und die der Exspirationsphase 66,7% des Atemzyklus.

Fluß-Zeit-Diagramm. Trägt man den Atemgas-Fluß über der Zeit auf, so gilt die Vereinbarung: Fluß zum Patienten, d. h. der durch das

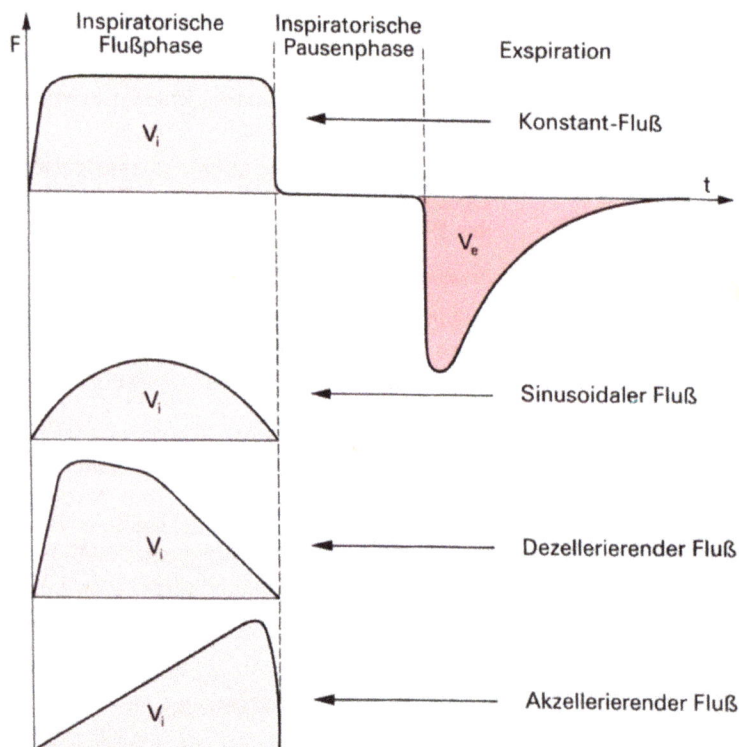

Abb. 8-23: *Fluß-Zeit-Diagramm* mit Konstant-, sinusoidalem, dezellerierendem, akzellerierendem Fluß. Die Fläche unter der Flußkurve während der Inspiration entspricht dem inspirat. Atemzugvolumen, die Fläche unter der Flußkurve während der Exspiration dem expirat. Atemzugvolumen

Beatmungsgerät gelieferte Fluß wird positiv, der Fluß vom Patienten, d. h. der Fluß während der Ausatemphase wird negativ aufgetragen (Abb. 8-23).

Während der inspirat. Flußphase wird der Fluß durch die Konstruktionsmerkmale und Einstellungen des Beatmungsgerätes vorgegeben → *4 Muster:*

- *Konstantfluß.* Während der inspirat. Flußphase fließt Atemgas mit einer konstanten Strömungsgeschwindigkeit zum Patienten (→ gebräuchlichstes Muster).
- *Sinusoidaler Fluß.* Während der Inspiration nimmt der Fluß gemäß der Form einer Sinusfunktion zu und zum Ende hin wieder ab.
- *Dezellerierender Fluß.* Zu Beginn der Inspiration wird ein sehr hoher Fluß abgegeben, der während der Inspirationszeit gleichmäßig abnimmt.
- *Akzellerierender Fluß* (→ Ggs. zum dezellerierenden Fluß). Der Fluß nimmt während der Inspirationszeit gleichmäßig zu.

Durch Integration des Flusses über der Zeit, d. h. durch die Bestimmung der Fläche unterhalb der Fluß-Zeit-Kurve während der inspirat. Flußphase, läßt sich das inspirat. Atemzugvolumen bestimmen. Somit ist das Atemzugvolumen, welches ein Beatmungsgerät abgibt, abhängig von der Dauer der Inspiration, von der Höhe des inspirat. Flusses und von der Form des Flusses. Während der inspirat. Pause ist der Fluß vom und zum Patienten gleich Null.

In der Exspirationsphase fließt das Atemgas wieder aus dem Patienten heraus, die Strömungsgeschwindigkeit steigt sehr schnell bis zu einem Maximum an und fällt exponentiell bis auf Null ab. Die Fläche unter der Flußkurve läßt das inspirat. Atemzugvolumen berechnen.

Volumen-Zeit-Kurve. Während der inspirat. Flußphase nimmt das Atemzugvolumen in Abhängigkeit vom Muster des inspirat. Flusses zu. Während der inspirat. Pause bleibt es konstant und fällt während der Exspiration wieder bis auf Null ab (Abb. 8-24).

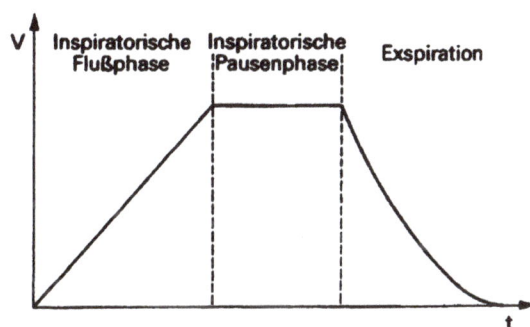

Abb. 8-24: *Volumen-Zeit-Diagramm*

Druck-Zeit-Kurve. Die Form der Kurve (Abb. 8-25) ergibt sich aus der Fluß-Zeit-Kurve und den elastischen und visköen Eigenschaften der beatmeten Lungen. Zu Beginn der

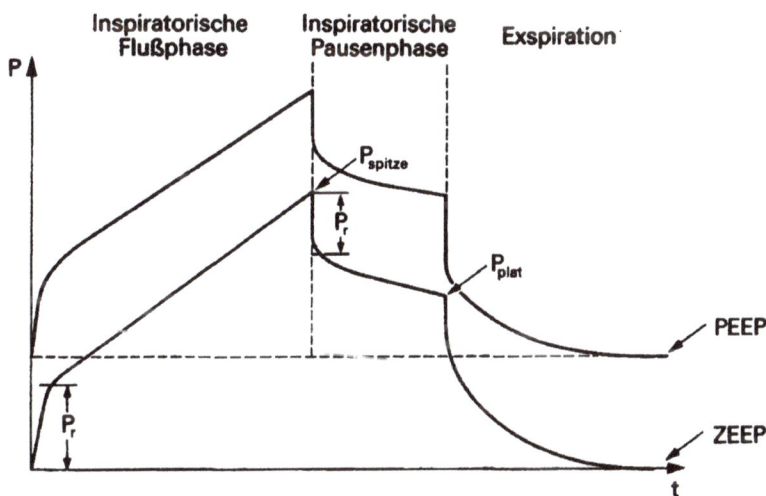

Abb. 8-25: *Druck-Zeit-Kurve* bei ZEEP-, PEEP-Beatmung. P_r entspricht dem Drucksprung, der durch den Widerstand der Atemwege zu Beginn der inspirat. Flußphase u. zu Beginn der inspirat. Pausenphase verursacht wird

Inspiration steigt der Druck sprunghaft auf-grund des Druckabfalles an den Widerständen des Schlauchsystems und der Atemwege in den Lungen an, gefolgt von einem flachen Anstieg des Druckes bis zum Ende der inspirat. Fluß-phase. Den Wert am Ende der inspirat. Fluß-phase bezeichnet men als *Spitzendruck*.

In der inspirat. Pausenphase fällt der Druck zunächst sprunghaft um den gleichen Betrag wieder ab, um den er am Anfang der Inspira-tion angestiegen war, da der Druckabfall in den Widerständen jetzt nicht mehr wirksam ist. Danach gleicht sich der Druck innerhalb der Lungen noch etwas aus, und es kommt zu ei-nem leichten Abfall des Druckes auf ein Pla-teau. Am Ende der inspirat. Pausenphase wird der endinspirat. Pausendruck (*Plateaudruck*) gemessen.

Nach der Öffnung des Ausatemventils zu Be-ginn der Exspirationszeit fällt der Druck zu-nächst sprunghaft ab und nähert sich danach exponentiell dem Ausgangswert. Am Ende der Exspiration wird der *endexspirat. Druck* ge-messen.

> *ZEEP-Beatmung* (Abb. 8-26). Ist der end-exspiratorische Druck Null, liegt eine Beat-mung mit ZEEP vor (→ *zero endexpiratory pressure*).
>
> *PEEP-Beatmung* (s. Abb. 8-26). Ist der end-exspiratorische Druck positiv, spricht man von einer Beatmung mit PEEP (→ *positive endexpiratory pressure*).

NEEP-Beatmung. Ist der Druck am Ende der Exspi-ration negativ, nennt man diese Form NEEP (→ *ne-gative endexpiratory pressure*); diese Beatmung ist heute verlassen (→ drohende Atelektasenbildung).

Beatmungsformen

> Klassifiziert man die Beatmung nach dem Anteil der Atemarbeit, stellt die *mandatori-sche Ventilation* das eine und die *spontane* das andere Extrem dar.

Internationale Kurzbezeichnung der Beatmungsformen

IPPV	mandatorische Ventilation mit inter-mittierendem Überdruck, der endex-spirat. Druck ist 0 mbar (ZEEP)
CPPV	mandatorische Ventilation mit konti-nuierlichem Überdruck, der endexspi-rat. Druck ist > 0 (PEEP)
PCV	druckkontrollierte Beatmung (manda-torisch)
PNPV	Wechseldruckbeatmung (ungebräuch-lich)
S-IPPV	synchronisierte (assistierte) IPPV-Be-atmung
S-CPPV	synchronisierte (assistierte) CPPV-Be-atmung
ZAP	spontane Ventilation bei Umgebungs-druck
CPAP	spontane Ventilation bei kontinuierli-chem pos. Atemwegdruck
BIPAP	druckkontrollierte Beatmung mit 2 Druckniveaus, spontane Ventilation zusätzlich möglich
ASB	spontane Ventilation mit inspirat. Druckunterstützung bei Umgebungs-druck
ASB/PEEP	spontane Ventilation mit inspirat. Druckunterstützung bei kontinuierli-chem pos. Atemwegdruck.

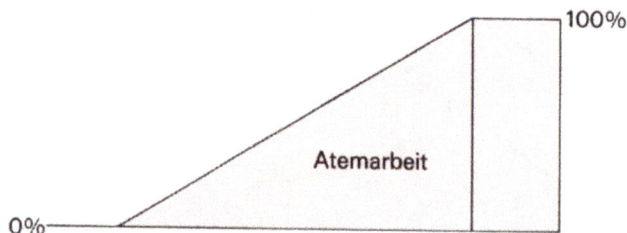

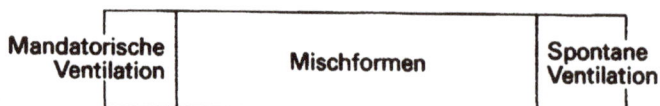

Abb. 8-26: *Atemarbeit* bei ver-schiedenen Beatmungsformen

Mandatorische Ventilation. Ventilationkontrolle ausschließlich durch das Beatmungsgerät. Der Patient leistet keine Atemarbeit, sämtliche Parameter sind vorgegeben.

Im Abb. 8-27 sind die Volumen- und Druck-Zeit-Kurven der folgenden *3 Beatmungsformen* dargestellt. Das Atemzugvolumen ist gleich.

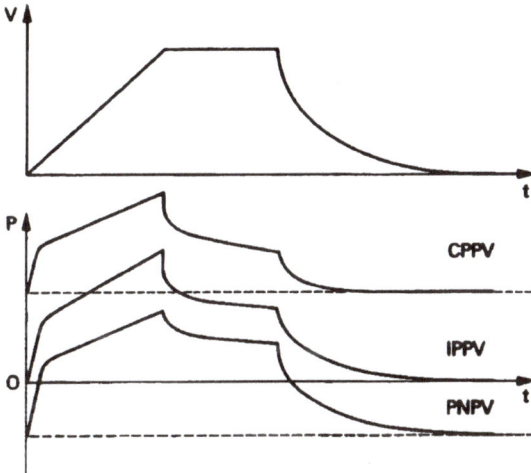

Abb. 8-27: *Volumen-Zeit- u. Druck-Zeit-Diagramm* bei CPPV-, IPPV- PNPV-Beatmung. Die Volumen-Zeit-Kurve ist bei allen drei Beatmungsformen identisch

▷ *IPPV-Beatmung* (→ *i*ntermittent *p*ositive *p*ressure *v*entilation = intermittierende Beatmung mit Überdruck). Bei jedem Atemzug wird intermittierend positiver Druck aufgebaut. Dies gilt für den Fall, daß der endinspirat. Druck gleich Null ist.

▷ *CPPV-Beatmung* (→ *c*oninuous *p*ositive *p*ressure *v*entilation = Beatmung mit kontinuierlichem pos. Druck). Kennzeichen ist ein positiver endexspirat. Druck (→ PEEP-Beatmung).

▷ *PNPV-Beatmung* (→ *p*ositive *n*egative *p*ressure *v*entilation = Wechseldruckbeatmung). Kennzeichen ist ein negativer endexspirat. Druck.

Assistierte Beatmung. Ist der Patient in der Lage, die Häufigkeit der von der Maschine abgegebenen Atemzüge selbst zu steuern, nennt man die Beatmungsform *synchronisierte mandatorische Ventilation* oder assistierende Ventilation. Das Beatmungsgerät registriert während der Exspirationsphase eine Atembemühung des Patienten und antwortet mit der Abgabe des nächsten mandatorischen Atemhubes → *Triggerung.* Generell stellt man bei allen synchronisierten Beatmungsformen ein *S* vor die Abkürzung:

● *S-IPPV, S-CPPV.* Demnach wird die synchronisierte Ventilation mit intermittierendem Überdruck bei einem endexspiratorischen Druck von Null S-IPPV und bei einem pos. endinspirat. Druck S-CPPV genannt. In der Druck- und Volumen-Zeitkurve (Abb. 8-28) erkennt man die

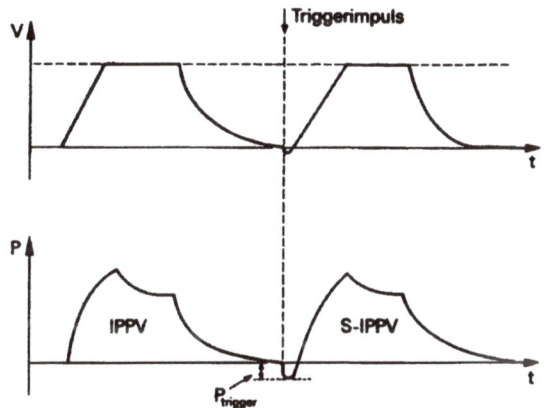

Abb. 8-28: *Volumen-Zeit- u. Druck-Zeit-Diagramm* bei IPPV- u. S-IPPV-Beatmung. $P_{trigger}$: Druckabfall im Schlauchsystem, startet den Triggermechanismus des Gerätes

Triggerung an einem kurzen Druck- bzw. Volumenabfall unmittelbar vor dem assistierten mandatorischen Atemzug.

● *IRV (i*nversed *r*atio *v*entilation). Atemzeitverhältnis > 1 (die In- ist größer als die Exspirationszeit).

Spontane Ventilation. Spontanatmung am Beatmungsgerät (im Unterschied zur normalen Spontanatmung), bei denen das Atemgas aus dem Beatmungsgerät gespeist wird, ohne oder mit dessen Unterstützung.

▷ *ZAP (z*ero *a*irway *p*ressure = Spontanatmung unter Atmosphärendruck). Der Patient leistet die gesamte Atemarbeit, er atmet aktiv am Gerät ein und aus.

▷ *CPAP* (continuous *p*ositive *a*irway *p*ressure = Spontanatmung bei kontinuierlichem Überdruck) → endexspirat. Druck ist positiv. Das Atemzugvolumen ist nicht konstant, sondern wird durch den Patienten bestimmt.

ZAP oder CPAP wird i. d. R. durch Geräte erzeugt, die einen kontinuierlichen Frischgasfluß zum Patienten senden. Er atmet dabei aus dem vorbeiströmenden Frischgas. Dieses Prinzip wird auch als Continuous-Flow-Prinzip oder Flow-by-Prinzip bezeichnet (s. Kap. 8.4.4, S. 354).

Demand-Fluß-Prinzip. Bei spontaner Ventilation mit Unterstützung des Gerätes muß dieses über ein Ventil verfügen, welches den Gasstrom zum Patienten dem tatsächlichen Bedarf anpaßt → Demand-Ventil. Während der Inspiration wird dem Patienten ein Teil der Atemarbeit abgenommen, indem ein bestimmter Druck erzeugt wird (Abb. 8-29):

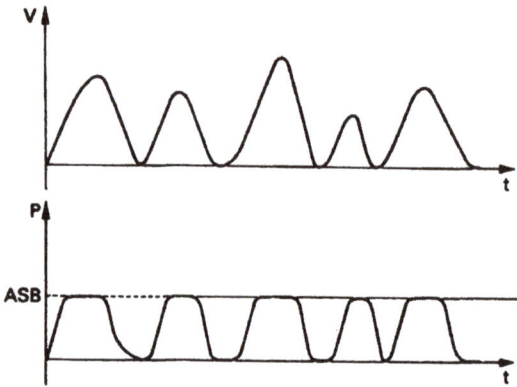

Abb. 8-29: *Volumen-Zeit- u. Druck-Zeit-Diagramm* bei ASB-Beatmung. Während der Inspiration wird ein positiver Druck aufgebaut u. konstant gehalten. Da es sich um eine spontane Ventilationsform handelt, ist das Atemzugvolumen nicht konstant

▷ *ASB* oder *ASV* (ASB = *assisted spontaneous breathing*, ASV = *assisted spontaneous ventilation* = assistierte Spontanatmung oder druckunterstützte Spontanatmung) → spontane Ventilation bei endexspirat. Druck von Null
▷ *ASB mit PEEP* bzw. *ASV mit PEEP* → positiver endexspirat. Druck.

Hauptvorteil der ASB-Atemformen ist die verminderte inspiratorische Atemarbeit. Das Gerät hilft den Strömungswiderstand des Trachealtubus zu überwinden, was für den Patienten eine große Hilfe darstellt. Aus diesem Grund sollen alle Spontanatmungsformen mit einer Druckunterstützung kombiniert werden.

Mischform. Neben der mandatorischen und spontanen Ventilation existieren zahlreiche Zwischenformen, bei denen das Beatmungsgerät zwischen 0 und 100% der Atemarbeit leistet (s. Abb. 8-26).

Kennzeichen sind periodische mandatorische Atemzüge des Gerätes, zwischen denen spontan geatmet werden kann. Dabei sind alle Variationen und Kombinationen der Verfahren realisierbar. Abb. 8-30 zeigt die Volumen-Zeit-Kurven beider Formen:

▷ *IMV* (*intermittent mandatory ventilation* = intermittierende maschinelle Beatmung). Man bestimmt eine Zeitdauer, während der der Patient spontan atmen kann, danach setzt wieder ein maschineller Atemzug ein. Das Gerät setzt unabhängig von der Atmung ein.

Die mandatorischen Atemhübe werden regelmäßig abgegeben. Das endinspirat. Volumen hängt

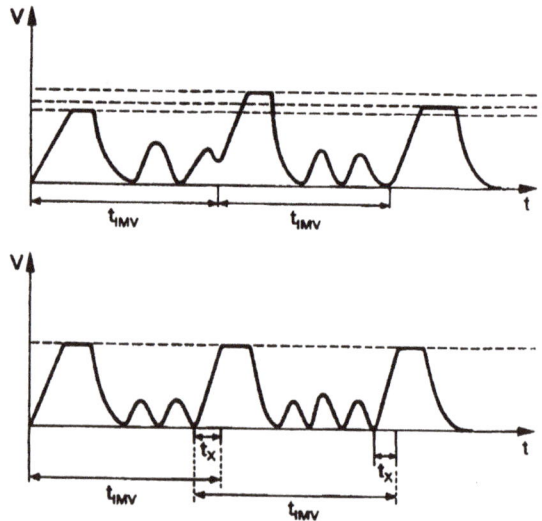

Abb. 8-30: *Volumen-Zeit-Diagramm* bei IMV- (oben) u. bei SIMV-Beatmung (unten). Während *IMV-Beatmung* sind die maschinellen Atemzüge konstant. Das inspirat. Volumen am Ende der maschinellen Atemzüge ist nicht konstant. Unter *SIMV-Beatmung* ist das inspirat. Volumen am Ende der Atemzüge konstant, da der maschinelle Atemzug mit der spontanen Einatmung synchronisiert ist. In diesem Fall ist jedoch die Zeitdauer zwischen 2 maschinellen Atemzügen um den Betrag t_x kürzer als es dem eingestellten Wert entspricht

von demjenigen Volumen ab, welches sich zu Beginn des mandatorischen Atemzuges in der Lunge befindet.

▷ *SIMV* (*synchronized intermittent mandatory ventilation* = synchronisierte intermittierende maschinelle Beatmung). Der Spontanatemzug erfolgt synchronisiert mit der Atmung.

Die Höhe des mandatorischen Volumens ist konstant, da die mandatorische Inspiration stets mit dem Beginn einer spontanen Inspiration zusammenfällt. Dagegen ist der zeitliche Abstand zwischen 2 mandatorischen Atemzügen nicht konstant, sondern wird durch die spontane Atemtätigkeit des Patienten mit beeinflußt.

Technisch ist SIMV so realisiert, daß die Maschine vor Ablauf der Spontanatemperiode (sie ergibt sich aus der eingestellten IMV-Frequenz) für eine Zeitspanne (Erwartungsfenster) auf den Beginn einer spontanen Einatmung wartet. Wird diese erkannt (Triggerung), so wird der mandatorische Atemzug abgegeben. Im anderen Fall wird der mandatorische Atemzug am Ende des Erwartungsfensters unsynchronisiert gestartet. Die tatsächliche Zeit zwischen 2 mandatorischen Atemzügen kann daher bei der SIMV-Beatmung kürzer als die eingestellte Zeit sein.

Die MMV-Beatmung (mandatorisches Minutenvolumen) orientiert sich an dem vom Patienten geatmeten Volumen. Es wird ein Mindestminutenvolumen eingestellt; atmet der Patient mit diesem oder einem höheren Volumen, so gibt das Gerät keine mandatorischen Atemzüge ab. Atmet der Patient dagegen mit einem geringeren als dem eingestellten Minutenvolumen, gibt das Gerät so lange mandatorische Atemzüge ab, bis das eingestellte Mindestvolumen wieder erreicht wird.

Beide Mischformen (IMV, MMV) sind mit allen anderen Merkmalen der Beatmung kombinierbar.

Beatmungsgeräte

Man beurteilt Geräte nach der Funktion bei mandatorischer Ventilation und unterscheidet *4 Arbeitsgänge*:

▷ Während der Inspiration Abgabe von Fluß an den Patienten
▷ Umschalten von In- auf Exspiration

▷ Exspirationsphase. Gerät ist passiv, Druck ist Atmosphärendruck oder fällt auf den eingestellten pos. endexspirat. Druck ab
▷ Umschalten von Ex- auf Inspiration.

> Hauptmerkmale eines Beatmungsgerätes sind: **1.** Art des Umschaltmechanismus, **2.** Antriebssystem und Einstellphilosophie, **3.** Triggerung und Seufzerfunktion, **4.** Druckluft-Sauerstoffmischung und Monitoringsystem, **5.** Sicherheitsfunktionen.

Art des Umschaltmechanismus von In- auf Exspiration. Das wichtigste Merkmal eines Respirators ist die Umschaltung von In- auf Expiration, sie erfolgt:

▷ *zeitgesteuert* (→ zeitgesteuerte Respiratoren). Das Volumen hängt von Form und Größe des inspirat. Flusses ab.
▷ *Volumengesteuert* (→ volumengesteuerte Respiratoren). Ein Zugvolumen wird eingestellt und nach dem Prinzip einer Pumpe oder eines Balges an den Patienten abgegeben.
▷ *Druckgesteuert* (→ druckgesteuerte Respiratoren). Elektrische, elektronische, mechanische oder pneumatische Umschaltung des Geräts von In- auf Exspiration, wenn der eingestellte Druck am Patienten überschritten wird, unabhängig von Zeitdauer und abgegebenem Zugvolumen.
▷ *Flußgesteuert* (→ flußgesteuerte Respiratoren). Druckausgleich zwischen Reservoir und Lungen während der Inspiration. Nähert sich der Druck in den Lungen dem des Reservoirs, nimmt der Fluß zum Patienten ab, und bei Unterschreiten eines minimalen Flusses schaltet das Gerät von In- auf Exspiration um; wiederum unabhängig von Zeitdauer und Zugvolumen.

Geräte mit *Zeit- und Volumensteuerung* liefern unabhängig von den Eigenschaften der Lungen stets ein konstantes mandatorisches Atemzugvolumen. Sie werden auch als *volumenkonstante* oder *-kontrollierte Geräte* bezeichnet (Abb. 8-31).

Geräte mit *Druck- oder Flußsteuerung* liefern kein konstantes Atemzugvolumen. Dafür ist der inspirat. Spitzendruck konstant (Abb. 8-32).

Antriebssystem. Man unterscheidet zwischen Einzel- und Doppelkreissystem:

▷ *Einzelkreissystem.* Das vom Antrieb bereitgestellte Atemgas wird direkt zugeführt.
▷ *Doppelkreissystem.* Das vom Antrieb bereitgestellte Atemgas komprimiert einen Atem-

beutel in einer Kammer (Bag-in-bottle-Prinzip). Das in dem Atembeutel bzw. in dem Balg enthaltene Gas wird durch Kompression zugeführt.

Einstellphilosophie. *2 Einstellungen* haben sich durchgesetzt:

▷ Atemfrequenz, -minutenvolumen, relative Zeitdauer (in Prozent der Zykluszeit der inspirat. Fluß- und Pausenphase)
▷ Zugvolumen, inspirat. Fluß, Atemzeitverhältnis und -frequenz. Diese Philosophie weist den Nachteil auf, daß im Konfliktfall (Abb. 8-33) das eingestellte Atemzugvolumen nicht abgegeben wird.

Die elektronische Steuerung der Beatmungsgeräte arbeitet in den meisten Fällen auf dem Boden einer Zeit- und Flußsteuerung. Obwohl die direkte Einstellung der Inspirations-, Pausen-, Zykluszeit und des inspirat. Flusses einige Vorteile bieten würde, gibt es kaum Geräte, die diese direkte Philosophie aufweisen.

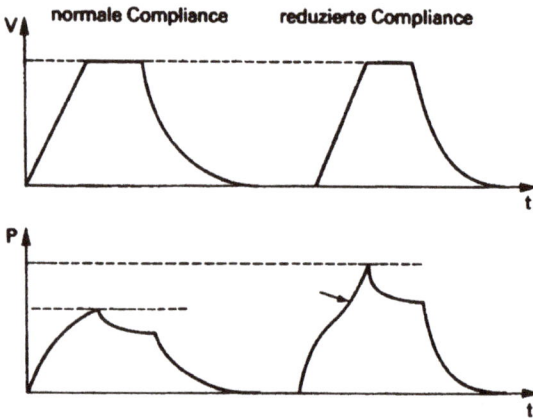

Abb. 8-31: *Volumenkontrollierte Beatmung* bei normaler Compliance li. u. bei reduzierter Compliance re., Volumen-Zeit- u. Druck-Zeit-Diagramm. Das inspirat. Volumen ist in beiden Fällen gleich, der inspirat. Spitzendruck bei reduzierter Compliance jedoch erheblich höher als bei normaler. Der **Pfeil** weist auf Überdehnungsphänomene hin, die in der Druck-Zeit-Kurve sichtbar werden

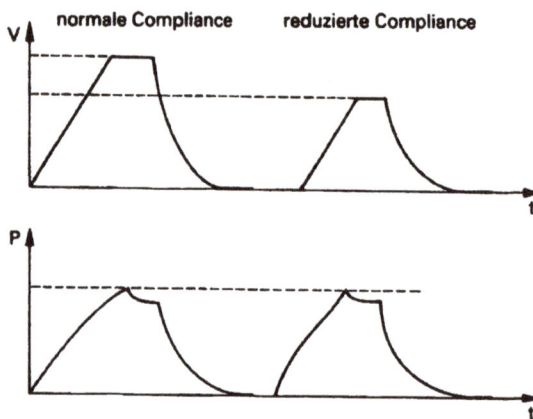

Abb. 8-32: *Druckkontrollierte Beatmung* bei normaler u. reduzierter Compliance, Volumen- u. Druck-Zeit-Diagramm. Das inspirat. Volumen ist inkonstant u. abhängig von der Compliance, wobei der inspirat. Spitzendruck durch das Gerät vorgegeben wird.

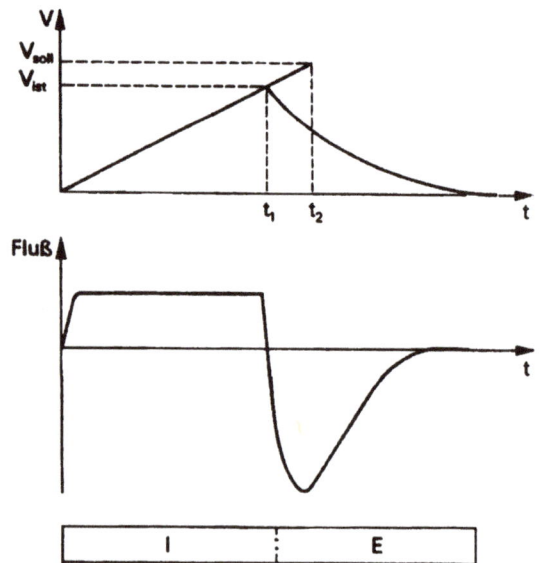

Abb. 8-33: *Konfliktfall beim Beatmungsgerät* mit Einstellung von Zugvolumen, inspirat. Fluß, Atem-Zeit-Verhältnis u. Frequenz. Durch Einstellung kann das vorgewählte inspirat. Volumen V_{soll} in der Inspirationszeit t_1 nicht vollständig abgegeben werden, hierfür wäre die Zeit t_2 erforderlich. Das abgegebene Volumen V_{ist} ist somit kleiner als das eingestellte Atemzugvolumen V_{soll} (I-Inspiration, E-Exspiration)

Triggerung. Empfindlichkeit und Geschwindigkeit, mit der der Trigger anspricht, sind für Komfort und Atemarbeit von entscheidender Bedeutung.

Üblicherweise ist der Triggermechanismus druckorientiert: Die Inspiration erzeugt einen bestimmten Druckabfall (Triggerschwelle) im Schlauchsystem, welcher von einem elektrischen Druckwandler registriert wird. Daraufhin startet das Gerät eine neue Einatmung. Unter der Beatmung mit einem pos. endinspirat. Druck muß die Triggerschwelle angepaßt werden (manuell oder automatisch).

▷ *Triggerlatenz* (20–100 msec) ist die Zeitdauer zwischen der Registrierung des Triggersignals und dem Beginn des inspiratorischen Gasflusses.

Seufzerbeatmung. Periodische Vertiefung der Atmung durch das Gerät. Der Sinn besteht einmal in der Unterbrechung der Monotonie einer kontrollierten Beatmung und andererseits in dem Bemühen, kollabierte Lungenbezirke zu öffnen und zu belüften. *Formen:*

▷ regelmäßige Atemhübe mit vergrößertem Atemzugvolumen (bis zum Doppelten des normalen Atemvolumens; *Nachteile:* hoher Druckanstieg während der Seufzeratemzüge unter volumenkontrollierter Beatmung)
▷ Anhebung des endinspiratorischen Druckes für einige Atemzüge, um so die FRV der Lungen periodisch zu vergrößern.
Diese Form ist physiologischer, da durch die FRV-Anhebung während des Seufzers verschlossene Alveolarbezirke geöffnet und belüftet werden können.

Bei einigen Geräten sind Häufigkeit und Ausmaß der Seufzermanöver einstellbar.

Druckluft-Sauerstoffmischer. Die Höhe der inspirat. O_2-Konzentration kann bei allen Geräten zwischen reiner Luftatmung (21% O_2) und reiner Sauerstoffatmung (100%) stufenlos reguliert werden.

Beatmungs-Monitoring. Die effektive Beatmung erfordert eine ständige Überwachung.

▷ *Monitor zur Überwachung der inspirat. O_2-Konzentration* der Gasmischanlage. Die Monitore müssen mit einer Alarmfunktion ausgestattet sein, die bei Über- bzw. Unterschreiten einer eingestellten O_2-Konzentration anspricht.

▷ *Messung des exspirat. AMV.* Durch die alleinige Überwachung wären größere Lekkagen des Beatmungsschlauchsystems bzw. eine Diskonnektion nicht erkennbar. In einem solchen Fall ist aber das vom Patienten durch das Gerät ausgeatmete (inspirat.) Volumen deutlich verringert. Eine Meß- und Alarmeinrichtung auf der Exspirationsseite von Beatmungsgeräten kann diesen Zustand erkennen.

▷ *Überwachung des Atemwegdruckes.* Besonders bei volumenkonstanten Geräten kann es zu sehr hohen inspirat. Drucken kommen, wenn ein bestimmtes Zugvolumen gegen den Widerstand des Patienten appliziert wird. Aus diesem Grund ist eine obere Druckbegrenzung bei diesen Geräten unerläßlich, und sie ist stets mit einer Alarmfunktion gekoppelt. Erreicht der inspirat. Druck eine vorgewählte obere Druckgrenze, so wird die Inspiration sofort abgebrochen, das Gerät auf Exspiration geschaltet und ein Alarmsignal (Stenosealarm) gegeben. Neben der Überwachung des minimalen inspirat. Volumens läßt sich durch den Druckmonitor noch eine zweite Diskonnektionsüberwachung vornehmen.

▷ *Überwachung der Atemgastemperatur am Tubus.* Dies ist erforderlich, um die korrekte Funktion des Anfeuchtersystems zu überprüfen. Bei den meisten Geräten handelt es sich um ein elektrisches Thermometer, welches seinerseits mit dem Anfeuchtersystem gekoppelt ist und dessen Leistung im Sinne einer Rückkopplung regelt. Die inspirat. Temperatur bei der Beatmung sollte 33–36 °C betragen.

Sicherheitsfunktionen. Für die Sicherheit des Patienten sind verschiedenen Funktionen in den Beatmungsgeräten obligat und durch die Medizingeräteverordnung bzw. Empfehlungen der DGAI festgeschrieben. Neben den Überwachungsfunktionen (s. Kap. 8.4.6.4) kommen hinzu: 1. Steckkupplungen, 2. Schlauchverbindungen, 3. Gasanschlüsse.

▷ *Gasausfall.* Der Versorgungsdruck der Zuleitungen von Druckluft und Sauerstoff wird kontinuierlich überwacht; das Gerät gibt Alarm, wenn ein oder beide Gase ausfallen. In diesem Fall soll durch Zusatzventile ermöglicht werden, daß eine Spontanatmung mit Raumluft möglich ist. Darüber hinaus muß eine Handbeatmungsmöglichkeit vorhanden sein, die jedoch im einfachsten Fall unabhängig vom Beatmungsgerät aus einem Notfallbeatmungsbeutel bestehen kann.

▷ *Netzausfallalarm* ist bei allen elektrischen Geräten obligat, wobei eine Batterie erforderlich ist.

▷ *Hygienische Sicherheit.* Alle Patiententeile müssen sterilisierbar oder Einmalartikel sein.

8.2.2.5 Klinik der maschinellen Beatmung

3 Hauptindikationen der maschinelle Beatmung sind:

- Notfallbeatmung (s. Kap. 3.2, S. 68)
- therapeutische Beatmung
- prophylaktische Beatmung.

Grundsätzlich soll die Beatmung so früh wie möglich, d. h. bereits am Notfall- bzw. Unfallort einsetzen.

Therapeutische Beatmung

Indikationen:

1. arterielle Hypoxie (s. u.) und Hyperkapnie ($paCO_2 > 65-70$ mmHg).

   Art. Hypoxie heißt erniedrigter paO_2. Der determinierende Faktor für die Sauerstoffversorgung ist nicht der paO_2, sondern der Sauerstoffgehalt (cO_2; ml/dl) bzw. das Sauerstoffangebot (AO_2; ml/min) → Hypoxie in Zusammhang mit der Hb-Konzentration und HMV bewerten.

   Absolute Beatmungsind. bei:

   - paO_2 40−60 mmHg, $caO_2 < 10-12$ ml/dl
   - $AO_2 < 400-600$ ml/min, $AaDO_2 > 450$ mmHg
   - $Q_s/Q_t > 30-40\%$.

2. Atemfrequenz > 35

3. max. Atemzugvolumen = VK < 4−5 ml/kg KG
4. $V_d/V_t > 0,5-0,6$.

Ferner bei *akuter Dypnoe:*

7. Unruhe, Verwirrtheit, Angst
8. hyperdynamer Kreislauf (Kompensationsversuche)
9. max. Einsatz der Atemhilfmuskulatur
10. paradoxe/inverse Atmung.

DD: Die Differenzierung der Ursachen einer Hypoxie/Hypoxämie (pulmonal/nicht pulmonal) erfolgt durch Bestimmung des Shuntvolumens (Q_s/Q_t) oder der alveolo-arteriellen Sauerstoffdruckdifferenz ($AaDO_2$, s. o.).

Besteht jedoch eine Beatmungsindikation bei normalem Shuntvolumen bzw. $AaDO_2$, so sollte die Grundkrankheit (nicht pulmonalen Ursprungs, z. B. schwere Anämie) unverzüglich mitbehandelt werden.

Prophylaktische Beatmung

Indikationen:

1. prolongierter Schock jeder Genese
2. Aspiration/Mendelson-Syndrom
3. nach ausgedehnten Eingriffen (→ Nachbeatmung)
4. Adipositas/Pickwick-Syndrom
5. Reduzierung des O_2-Verbrauches
6. Prophylaxe der Aspiration bei Bewußtseinsstörung.

Kontraindikationen: Gegenanzeigen zur Beatmungstherapie gibt es nicht!

Die Beatmungstherapie ist bei chronischen Lungenkrankheiten so zurückhaltend wie möglich indiziert, um Probleme der Entwöhnung vom Respirator zu vermeiden. Gleiches gilt für neuromuskuläre Krankheiten, die zu einer relativen Insuffizienz der Atemmuskulatur führen.

Respiratortyp

Moderne Respiratoren sind von *volumen-* auf *druckkontrolliert* umschaltbar.

Druckgesteuerte Beatmungsformen werden eingesetzt bei 1. broncho-pleuralen Fisteln, 2. nach Lungenteilresektion (→ Schutz des Bronchusstumpfes), weil sie hohe Druckspitzen in den Atemwegen vermeiden, **3.** bei schwerem ARDS, weil ein geringerer Spitzendruck erzielt wird.

Ventilationsform (spontan – Mischform – mandatorisch)

1. Spontanatmung. Der invasive Charakter der Beatmung nimmt in dieser Reihenfolge zu: spontane Ventilation → Mischform → mandatorische Ventilation. Anzustreben ist ein hoher Anteil der Spontanatmung.

Praxishinweis: Der Endotrachealtubus hat einen hohen Strömungswiderstand, der sich umgekehrt proportional zum Innendurchmesser verhält. *Mindestbedingung:* **1.** spontane Ventilation mit ASB von 5–10 mbar, **2.** CPAP von 2,5–5 mbar.

Bei großlumigem Tubus (Innendurchmesser > 8,5 mm) oder Tracheotomie ist die ASB-/CPAP-Beatmung nicht erforderlich.

2. Primär mandatorische Beatmung bei hohem Analgetikabedarf oder neuromuskulärer Blokkade.

a) *Einstellparameter*

▷ Atemzugvolumen	10 ml/kg KG
▷ Frequenz	10–12/min
▷ Atemzeitverhältnis	1 : 2–1 : 5
▷ inspirat. Pausenzeit	0,2–0,3 Sek.
▷ inspirat. O_2-Konzentration	40–60%
▷ PEEP	2–5 mbar
▷ max. Druck/obere Druckgrenze	40 mbar.

b) *Alarmfunktion.* Alarmauslösung, wenn > 10–20% des eingestellten Wertes überschritten werden.

c) *Seufzerfunktion.* Stets einschalten (Ausnahme: Rippenserienfraktur, ausgedehnte bronchopleurale Fisteln, nach Lungenteilresektion).

In schweren Fällen wird die Beatmung stets mit 100% O_2 begonnen.

Überprüfung bei unkompliziertem Verlauf

Überwachung bei Beatmungsbeginn: Beatmungsdrucke, Volumina, fakultativ Compliance und Resistance, Kreislaufparameter.

▷ *BGA* nach 20–30 min und 20–30 min nach jeder Einstellungsänderung des Gerätes:
  ▷ paO_2 80–100 mmHg
  ▷ paO_2 38–42 (= Normbereich). *Ausnahme:* ther. Hyperventilation bei erhöhtem Hirndruck → 30–33 mmHg sind anzustreben.
  ▷ Kreislaufbeeinflussung gering halten

▷ inspirat. O_2-Konzentration auf 25–30% in Stufen von jeweils 10% reduzieren
▷ Entwöhnungstherapie frühzeitig beginnen.

Beatmung bei progredienter respiratorischer Insuffizienz

Ziel ist die stufenweise Oxygenation:

▷ Erhöhung der inspirat. O_2-Konzentration (FiO_2) auf 60–80%; nur in Notfällen auf 100%
▷ Atemzugvolumen vergrößern bis zum inspirat. Spitzendruck ≤ 40 mbar. Druckkontrollierte Beatmung (PCV) wählen
▷ Atemzeitverhältniß auf 1:1 verlängern (→ inspirat. Flußphase ausdehnen)
▷ PEEP auf 10–15 mbar erhöhen
▷ Atemzeitverhältnis auf 2 : 1–3 : 1 verlängern (keine inspirat. Pause → inspirat. Fluß wird verlangsamt)
▷ Atemzug- bzw. AMV nicht kritiklos zum Erreichen eines normalen $paCO_2$ erhöhen, da die Lunge weit überbläht wird.

Praxishinweis: Die optimale Beatmung erfolgt mit **1.** geringer Ventilation, **2.** geringer inspirat. O_2-Konzentration, **3.** geringem PEEP.

Reichen diese Maßnahmen nicht aus, so kann eine extrakorporale Therapie zur Unterstützung der Lungenfunktion versucht werden.

PEEP

PEEP-Wirkung:

▷ FRC ↑, Eröffnung atelektatischer Bezirke
▷ Gasaustauschfläche ↑, Oxygenation ↑
▷ pulmonales Shuntvolumen ↓.

UAW:

▷ intrapulmonalen Mitteldruck ↑
▷ Überdehnung von Lungenbezirken, -bewegung ↑

▷ Störungen des pulmonalen Lymphabtransportes
▷ Rechtsherzbelastung, relative Hypovolämie
▷ Oligurie, ANV (bei mangelhaftem Volu-
  menausgleich).

PEEP galt über viele Jahre als Wunderwaffe gegen
das ARDS. Zeitweise wurden PEEP-Werte bis zu
60 mbar verwendet (→ *High-PEEP*). Hohe PEEP-
Werte verbessern zwar initial die Oxygenierung,
überblähen und immobilisieren die Lungen derart,
daß die Heilungsrate des ARDS hierdurch nicht gebessert, möglicherweise sogar verschlechtert wird.

Überwachung. Kontinuierlich überwacht werden:

▷ Kreislauf → EKG, HF, RR
▷ Beatmungsvolumen, -druck, -frequenz
▷ inspirat. Sauerstoffkonzentration
▷ art. Sauerstoffsättigung → Pulsoxymeter
▷ klinischer Aspekt → Hautfarbe, Thoraxbewegung, Geräusche (!).

Atemphysiotherapie mind. 2stündlich:

▷ Inhalationtherapie und Vibration
▷ endobronchiales Absaugen
▷ Blähen der Lunge
▷ Lagerungen, wenn keine Kontraindikationen bestehen.

Kontrollen

1. *Mindestens 8stündlich:*

▷ art. BGA
▷ Messung der SaO_2
▷ Bestimmung von caO_2, quasi-statischer
  Compliance, Resistance.

2. *Täglich:*

▷ klinische Untersuchung
▷ Hb-Konzentration, Elektrolyte i. S.
▷ Nieren- und Leberwerte → Harnstoff, Krea-
  tinin, Transaminasen
▷ Flüssigkeits- und Elektrolytbilanzierung
▷ Röntgen → Thorax (Beurteilung des Lun-
  genwassergehaltes n. Sibbald, Halperin)
▷ bakt. Untersuchung von Rachenabstrich,
  Trachealsekret.

8.2.2.6 Entwöhnung nach maschineller Beatmung

Der Übergang zur Spontanatmung erfolgt
mit den Mischformen zwischen mandatori-

scher und spontaner Ventilation → IMV- *oder*
MMV-Variante.

Vorteile

• Überwachungsfunktion des Respirators können
  während der Entwöhnungsphase weiter benutzt
  werden
• Anfeuchtung der Atemgase wird nicht unterbrochen
• Entwöhnung kann in kleinen, unmerklichen Stufen erfolgen
• Vorteile von CPAP/PEEP und ASB werden genutzt.

Die Entwöhnungstherapie sollte so früh wie möglich
einsetzen. Im Extremfall stellt die gesamte Respiratortherapie eine Entwöhnungstherapie dar, da man
zunehmend auf die reine mandatorische Beatmung
verzichtet. Die Entwöhnung ist auch abhängig von
der Grundkrankheit und der Dauer der akuten respirat. Insuffizienz. Postop. benötigt man i. R. nur eine
kurze Entwöhnungsphase (Min. bis Std.), nach
schwerer respirat. Insuffizienz und Beatmung über
längere Zeit sind u. U. Tage und Wochen erforderlich.

Praxishinweis: Übergang von der mandatorischen zur spontanen Ventilation:

• stufenweise Reduzierung des Atemzugvolumens bis auf 10 ml/kg KG
• stufenweise Erniedrigung des PEEP auf
  5−7,5 mbar
• stufenweise Erniedrigung der inspirat.
  O_2-Konzentration auf 40%
• Beginn SIMV+ASB/PEEP-Beatmung.
  Der ASB-Wert sollte 50% des inspirat.
  Spitzendruckes, jedoch mind. 15 mbar
  betragen. Die IMV-Frequenz wird auf
  80% der vorherigen mandatorischen
  Frequenz eingestellt.

stufenweise Reduktion der IMV-Frequenz
bis auf 1−2
• stufenweise Reduktion des ASB-Werts
  bis auf 5−10 mbar
• definitive Diskonnektion, wenn die
  letzte Einstellung bei guten BGA
  über mind. 24 Std. toleriert wurde → Extubation (sonst unnötige Atemarbeit
  durch den Endotrachealtubus)
• bei Komplikationen während der Entwöhnung (Verschlechterung der BGA,
  Dyspnoe, Unruhe, Tachykardie, Hypertonie, Schwitzen) wird die Therapie 1−2
  Stufen höher erneut aufgenommen.

Extubation, Dekanülierung

▷ max. Atemvolumen > 5 ml/kg KG
▷ normaler paO_2 ohne Sauerstoffzufuhr
▷ stabiler Kreislauf
▷ Thoraxwand höchstens geringgradig instabil
▷ Ausheilung der zur respirat. Insuffizienz führenden Grundkrankheit.

Die Entwöhnung ist gelungen, wenn eine Reintubation bzw. Beatmung innerhalb von 48 Std. nicht erforderlich ist.

8.2.2.7 Komplikation der maschinellen Beatmung

Die Langzeitbeatmung ist komplikationsreich! So kommt der ununterbrochenen Überwachung des beatmeten Patienten eine besondere Bedeutung zu. Zu beherrschen sind:

▷ Ernährungstherapie
▷ Flüssigkeits- und Elektrolytbilanzierung
▷ antibiotische Therapie
▷ Nierenersatztherapie
▷ hämodynamisches Monitoring
▷ kardiale/kreislaufstützende Therapie

Komplikationen und UAW sind:

■ technisches Versagen der Ausrüstung (Gas-, Stromversorgung, Respirator)
■ endotrachealer Zugang → Fehlintubation, Verletzung von Mund, Nase, Rachen, Kehlkopf, Trachealschleimhaut, Dislokation des Tubus
■ Diskonnektion des Schlauchsystems
■ Sauerstoffüberdosierung
■ Barotraumen der Lunge durch überhöhten Beatmungsdruck
■ Überinflation regionaler Lungenbezirke
■ Infektion
■ Sekretobstruktion, Mikro- und Makroatelektase
■ Wasserintoxikation durch fehlerhafte Anfeuchtung
■ Hitzeschäden der Luftwege durch fehlerhafte Anfeuchtung (Heizung)
■ Hämodynamische Auswirkungen des erhöhten intrathorakalen Drucks
■ Rechtsherzbelastung
■ Oligurie, Anurie, ANV
■ Leberschädigung (venöser Druckanstieg)

■ bei PEEP Behinderung des pulmonalen Lymphabtransportes
■ Anstieg des Hirndruckes (nur bei PEEP > 12,5 mbar bzw. Flachlagerung des Oberkörpers).

8.2.2.8 Weitere Maßnahmen bei maschineller Beatmung

▷ 12stündlicher Lagerungswechsel unter Beatmung. Bauch- (engl. prone position) im Wechsel mit Rückenlage verbessert den Gasaustausch!

Interstitielle Flüssigkeit sammelt sich im Interstitium v. a. in den dorsalen Lungenpartien an und schränkt Atemmechanik und Gasaustausch ein.

Bauchlage verteilt die Flüssigkeit innerhalb weniger Std. um und verbessert den Gasaustausch. Neue Intensivbetten (→ Schaukelbetten) erleichtern den aufwendigen, kontinuierlichen Lagerungswechsel.

▷ *Dehydrierung* (→ Schleifendiuretika (Furosemid 10−250 mg/d) oder kontinuierliche Hämofiltration) plus *Erythrozytenkonzentrat/kolloidale Lösungen* können die Oxygenierung verbessern.

Der drohende intravasale Volumenmangel wird durch Substitution mit Erykonzentraten (bis zu einer Hb-Konzentration von 13−15 g/dl) und kolloidalen Lösungen verhindert.

▷ Komplettes Monitoring von Kreislauf und pulmonalem Gasaustausch.
▷ Therapie in Zentren ist prognoseverbessernd.
▷ Ultima ratio → veno-venöse extrakorporalen Oxygenation (ECMO, $ECCO_2$) mit heparinbeschichteten Systemen.

Man entnimmt ca. 3−5 l Blut/min aus einer großen Körpervene, leitet sie pumpengetrieben über einen externen Oxygenator und reinfundiert das Blut zentralvenös → sichere Oxygenierung ohne eine immer intensivere (und damit pulmonal traumatisierende) Beatmung.

ECMO-Indikation:

1. Oxygenierungsindex (paO_2/FiO_2) < 50 mmHg > 2 h

2. Oxygenierungsindex < 150 mmHg und $paCO_2$ > 60 mmHg und statische Compliance < 30 ml/cm H_2O > 48 h mit Verschlechterungstendenz.

Kontraindikationen:

▷ inkurables Grundleiden
▷ schwere ZNS-Schädigung
▷ schwere chron. respirat. Insuffizienz
▷ nicht behandelbare Gerinnungsstörung
▷ vorhergehende Beatmungsdauer > 21 Tage.

Praxishinweis: ECMO des akuten Lungenversagens kann lebensrettend sein; sie ist derzeit nicht Regel, sondern Ausnahme → hoher technischer, finanzieller und personeller Aufwand von Ärzten, Pflegekräften und Kardiotechnikern.

8.2.3 Intensiv-, Respiratortherapie

8.2.3.1 Status asthmaticus, chronisch obstruktive Lungenkrankheiten

C. Kelbel, J. Lorenz

Status asthmaticus, perakuter Asthmaanfall

Definition, Ursachen, Klinik des Asthma bronchiale s. Kap. 3.3.6.1, S. 79.

Status asthmaticus. Akute, schwere oder lang anhaltende Asthma-bronchiale-Anfälle: Orthopnoe (Einsatz der Atemhilfsmuskulatur!), schwere Dyspnoe mit jugulären und epigastrischen Einziehungen, deutliches Distanz-Giemen; trotz Therapie mit Beta-2-Agonisten und Theophyllin > 12 h andauernd.

Standardtherapeutika (s. Kap. 3.3.6.2, S. 85) sind Betaagonisten, Anticholinergika, Theophyllin, Kortikosteroide, Sauerstoff. Vor der Intensivtherapie (ggf. Respiratorther.) ist die Standardtherapie auszuschöpfen (s. Kap. 3.3.6.1, S. 79).

Indikationen für die intensivmedizinische Therapie

1. Status asthmaticus
2. Asthma bronchiale, Stad. III, IV (s. Tab. 3–3, S. 81)
3. verzögertes Ansprechen auf eine primäre pharmakologische Therapie
4. Gefährdung durch andere Krankheiten, z. B. KHK
5. Vigilanzminderung und Erschöpfung.

Indikationen für maschinelle Beatmung (Respiratortherapie)

1. *Schwerer klinischer Verlauf.*
   • Schwere Ruhedyspnoe, silent chest, respirat. Erschöpfung mit Sekretretention, zunehmende Verwirrtheit oder Bewußtseinstrübung, Herzrhythmusstörung (Pulsus paradoxus), Blutdruckabfall.

2. *BGA:* bedrohliche respirat. Globalinsuffizienz.
   • pO2 < 40−50 mmHg, pCO2 > 70−80 mmHg, pH, < 7,2−7,3.

3. *Drohende CO₂-Narkose unter regelrechter Sauerstoffinsufflation.*

Intubation. Einen *großlumigen* Tubus (Charr 7,5−8) wählen. *Vorteile:* **1.** flexible Bronchoskopie zur Bronchialtoilette (→ Bronchiallavage bei muzinöser Dyskrinie), **2.** verringerter Atemwegwiderstand.

Beatmung. *Okkulter PEEP* (= auto-PEEP, PEEPi, intrinsic PEEP): Bronchospasmus, Schleimhautödem, muzinöse Dyskrinie, Hypertrophie und -plasie der Schleimhaut münden in einem endexspirat. Kollaps der kleinen Atemwege, wodurch sich ein PEEPi aufbaut; die nachgeschalteten Lungenbezirke sind überbläht (*air trapping* = Bronchiolenkollaps), die funktionelle Residualkapazität (FRC) nimmt zu.

Die PEEPi ist das Hauptproblem bei der Beatmung im Status asthmaticus und sollte routinemäßig bestimmt werden, um die dynamische Überblähung zu erfassen.

Der PEEPi wird mit einer endexspirat. Verschlußtechnik bestimmt. Sofern vorhanden, sollte der Graphikbildschirm des Respirators beobachtet werden, ob in der Flowkurve der Exspirationsflow auf Null zurückgeht. Liegt am Ende der Exspirationszeit noch ein Restflow vor, so deutet dies auf einen PEEPi. Ggf. ist das Atemzeitverhältnis nun anzupassen.

PEEPi-Verrringung durch:

• großlumigen Tubus
• max. antiobstruktive Behandlung
• Verlängerung der Expirations- zuungunsten der Inspirationszeit: Senkung der Atemfrequenz mit erhöhtem inspirat. Fluß zur Ver-

meidung eines Mißverhältnisses zwischen Ex- und Inspiration

- Verringrung des kompressionsfähigen Volumens im Gerätesystem.
- Tolerierung einer permissiven Hyperkapnie (vornehmlich in der frühen Beatmungsphase; Atemfrequenz und Tidal-Volumen gering halten).

Praxishinweis: Druckkontrollierte Beatmungsmodi wählen, da die Atemdruckgrenze nicht so frühzeitig erreicht wird und das Tidalvolumen ein guter Parameter für Veränderungen von Resistance und Überblähung der Lunge ist. Anfangs *keine* assistierte Beatmung wegen der hohen Atemwegwiderstände und des PEEPi.

Beatmungsparameter bei kontrollierter Beatmung:

- pharmakologisch kontrollierte Respiratorther. (Sedierung!)
- Atemfrequenz $\leq$ 8/min ($\rightarrow$ PEEPi)
- permissive Hyperkapnie (pH > 7,2 $\rightarrow$ PEEPi)
- Tidalvolumen $\leq$ 10 ml/kg KG ($\rightarrow$ PEEPi)
- Plateaudruck < 35 cm H_2O
- PEEPe unter Vorsicht und Berücksichtigung von PEEPi einsetzen (PEEPe und PEEPi addieren sich $\rightarrow$ drohendes Barotrauma!)
- FiO_2 ausreichend, damit ein $paO_2 \geq$ 60 mmHg erreicht wird.

Bei der Einstellung eines positiv endexspirat. Drucks (PEEPe) ist Vorsicht geboten; ein PEEPe-Wert < 5 mbar liegt unterhalb des PEEPi, so daß eine Verschlechterung der Beatmung durch Zunahme der FRC unwahrscheinlich ist. Wenn PEEPe eingesetzt wird, so sollte er nie über 80% des PEEPi sein. Ein niedriger PEEPe kann den Gasaustausch und die Exspiration günstig beeinflussen; individuelle Einstellung erforderlich.

Bronchodilatation bei therapierefraktärer Atemwegobstuktion unter Beatmung durch **1.** Medikamente (s. Kap. 3.3.6.1, S. 79), **2.** bronchoskopische Bronchiallavage, **3.** Ketamin (s. Kap. 2.4.2.2, S. 36), sofern die „Standardther." nicht greift und eine Respiratortherapie durch massive Obstruktion unmöglich ist).

▷ *Ketamin* (s. Kap. 2.4.2.2, S. 36) $\rightarrow$ blockiert den antigeninduzierten Bronchospasmus, fördert die Freisetzung endogener Katecholamine und hat eine direkte relaxierende Wirkung auf die tracheobronchiale Muskulatur.

Dosis: i. v.-Bolus 0,5−1 mg/kg KG, Erhaltungsdosis 1−3 mg/kg KG i. v. Eine begleitende Therapie mit Benzodiazepinen ist unumgänglich, um eine Anxyolyse zu erzielen, Herzfrequenz, Blutdruck engmaschig kontrollieren.

▷ Muskelrelaxanzien sind ultima ratio bei **1.** Undurchführbarkeit der Respiratortherapie (Gefahr einer traumatisierenden Beatmung), **2.** drohendem Lungenversagen.

Vecuronium (s. Kap. 2.4.4.2, S. 52), Atracurium, nichtdepolarisierende M., haben keine kardiovaskulären Nebenwirkungen, wenngleich gerade die Bolusapplikation von Atracurium durch eine Histaminfreisetzung einen Blutdruckabfall induzieren kann. Histaminfreisetzung kann natürlich auch einen bestehenden Bronchospasmus verschlechtern. Pancuronium hat demgegenüber den Vorteil, daß es wahrscheinlich am wenigsten Histamin freisetzt. Es wird in der Leber metabolisiert und über die Nieren ausgeschieden.

Die möglichen vagolytischen Nebenwirkungen wie Tachykardie und Blutdruckabfall sind zu berücksichtigen. Die kontinuierliche Applikation sollte vorgezogen werden.

Muskelrelaxanzien. *Indikation:* kontrollierte Beatmung ist nicht durchführbar ($\rightarrow$ ultima ratio).

UAW: Nicht-Kontrollierbarkeit des zerebralen Status, gesteigertes Risiko von tiefer Beinvenenthrombose, Verschlechterung einer Muskelatrophie, begünstigt Myopathie mit Beteiligung der Atemmuskulatur (besonders in Kombination mit hochdosierten Steroiden).

Dosisanpassung der Muskelrelaxanzien durch periphere Nervenstimulation, um so die Dosis so gering wie nötig zu halten.

Begleitende Maßnahmen

▷ Volumentherapie: erhöhte zentralvenöse Drucke (bis 15 mmHg) können zur hämodynamischen Stabilisierung notwenig sein.
▷ Monitoring, ggf. mit Pulmonaliskatheter bei drohendem Rechtsherzversagen.

Chronisch obstruktive Lungenkrankheiten

Definition, Ursachen, Klinik, Therapie s. Kap. 3.3.6.2, S. 85.

Besonderheiten der Lungenmechanik. Erhöhter Atemwiderstand (Resistance) und dynamische

Bronchialinstabilität führen zu einer mangelhaften Lungenelastizität → Resultat ist ein (okkulter) intrapulmonaler positiver endexspirat. Druck = *intrinsic PEEPi (PEEP i)*.

Die Atemmuskulatur ist massiv einzusetzen, um den PEEPi, d. h. den exspirat. Restflow der vorangegangenen Exspiration abzubauen ehe ein erneuter inspirat. Atemfluß möglich ist. Diese flußunwirksame Anstrengung der Atemmuskulatur kann schnell in eine kritische pulmonale Situation führen.

Air trapping. (engl. Luftfalle): Bronchospasmus, Schleimhautödem, muzinöse Dyskrinie, Hypertrophie und Hyperplasie der Schleimhaut führen zu einem endexspirat. Kollaps der kleinen Bronchien (→ *Bronchiolenkollaps*) → PEEPi. Distal der komprimierten Bronchien bzw. Bronchiolen bleibt Luft in den Alveolen eingeschlossen (sog. trapped air) → Überblähung der nachgeschalteten Lungenbezirke (air trapping) mit Zunahme des endexspirat. Luftgehaltes (FRC) → Lungenüberblähung, Barotrauma, Steigerung von intrathorakalem Druck, Füllungsdrucken relativ zum Barometerdruck, PCWP, ZVD möglich.

Indikation zur Intensivtherapie kritisch, in Abhängigkeit von Befund und Prognose, jedoch auch rechtzeitig stellen → verspätete Entscheidung schränkt das ther. Spektrum ein, z. B. die nichtinvasive Beatmung.

- *Lungenembolie.* Die häufigste Ursache einer COPD-Exazerbation ist ein bronchopulmonaler Infekt. Die Polyglobulie und die eingeschränkte Mobilität der COPD-Patienten begünstigt thromboembolische Komplikationen → Lungenembolie.
- *dekompensierte Herzinsuffizienz*
- *iatrogene Sedierung, kritiklose Sauerstoffgabe.* Beides senkt den Atemantrieb!

Vor der Respiratortherapie ist die medikamentöse und begleitende Therapie zu intensivieren (s. Kap. 3.3.6.2, S. 85).

Allgemeine Kriterien der Respiratortherapie gelten für die obstruktive Ateminsuffizienz nur bedingt; hier entscheiden 1. Klinik und 2. BGA:

▷ zerebraler Status → Vigilanz, Auskultation (respirat. Stille)

▷ Atembewegung und Körperhaltung (aktive Atemhilfsmuskulatur, Einziehen der Interkostalräume)
▷ Tachykardie, Pulsus paradoxus
▷ Hautkolorit, Sprache sowie Atemfequenz können manchmal die drohende respirat. Insuffizienz besser anzeigen, als die BGA *oder* das EKG mit Rechtsherzbelastung
▷ Erschöpfund und deutliche zerebrale Funktionseinschränkung sind unabhängig von einem CO_2-Anstieg intubationspflichtig.
▷ Bei Patienten, die sich subjektiv wohl fühlen, die ohne deutliche Ruhedyspnoe artikulieren und nicht angestrengt atmen, wird auch bei ansteigenden CO_2-Werten die medikamentöse Therapie intensiviert.

Intubation. Ein *großlumiger* Tubus (Charr 7,5 – 8) hat diese Vorteile: 1. flexible Bronchoskopie zur Bronchialtoilette (→ Bronchiallavage bei muzinöser Dyskrinie), 2. verringert den Atemwegwiderstand.

NPPV = nichtinvasive Beatmung. Teilweise oder komplette maschinelle Ventilation ohne endotracheale Intubation mit Mund-/Nase- bzw. Nasenmaske. (*NPPV* → noninvasive positive pressure ventilation), Alternative zur invasiven Beatmung!

Indikationen:

▷ akutes respirat. Versagen bei COPD
▷ Entwöhnung nach invasiver maschnineller Atemhilfe
▷ therapieresisitente Hyperkapnie → Kurzzeit-Beatmung über Maske.

Die NPPV steht *volumen-* und *druckgesteuert* (PSV = pressure support ventilation, z. B. über BIPAP-ST (biphasisch postiver Atemwegdruck) zur Verfügung.

NPPV-Voraussetzung

- kooperationsfähiger Patient
- stabile Hämodynamik
- Husten-, Würgereflex sind erhalten.

NPPV-Kontraindikation: Koma, Schock, Sepsis, Lungenödem, fehlender Husten- und Würgereflex, häufige endotracheale Absaugung erforderlich, Non-Compliance nach intensivem Therapieversuch.

NPPV-Vorteile: Sprache und Schluckakt bleiben erhalten, Vermeidung intubationsspezifischer Komplikationen, Analgosedierung unnötig, Verbesserung der mukoziliären Clearance, Atemwegsinfektion ↑, Frühzeitigere Mobilisierung, Erwartung einer kürzeren Hospitalisationsdauer sowie geringere Mortalität.

NPPV-Nachteile

- Austrocknung von Nasen- und Mundschleimhaut
- Rhinitis, Konjunktivitis
- Hautläsion durch die Maske
- Magenüberblähung, Aspirationsgefahr (besonders bei Nasen-Mund-Maske)
- Leckage der Maske
- hoher personeller und zeitlicher Aufwand.

Invasive Beatmung. Maschinell assistierte oder kontrollierte Beatmung über einen Endotrachealtubus (→ Intubation).

Indikationen:

- lebensbedrohliche respirat. Insuffizienz
- Nichtdurchführbarkeit einer nichtinvasiven Beatmung
- Atemmuskelerschöpfung
- Verbesserung der Bronchialtoilette bei akuter bronchopulmonaler Infektion.

Intubationszeitpunkt richtet sich nach *Klinik* und *pH, BE*:

- *Klinik* (→ Blutgase sind bei COPD-Patienten keine geeigneten Kriterien): Vigilanz, Agitiertheit, paradoxer Puls, extreme Bradykardie.

  UAW. Hohes Risiko durch Barotrauma, nosokomale Pneumonie, kardiovaskuläre Dysfunktion.

- art. pH, BE.
  - ein pH-Wert < 7,25 sollte nicht lange toleriert werden
  - ein gleichzeitig niedriger BE weist auf die nicht ausreichende Kompensationsfähigkeit der Nieren hin.
  - ansteigende Atemfrequenz (> 35/min) mit drohender Atemmuskelermüdung.

Beatmungsparameter (s. Tab. 3-3, S. 81):

- Atemfrequenz 6−8/min
- Zugvolumen 8−12 ml/kg KG
- Plateaudruck > 30 cm H_2O vermeiden
- Inspirationszeit kurz, I : E = 1 : 1,5−1 : 2
- PEEPe 5 cm H_2O (vorsichtiger Einsatz, PEEPi berücksichtigen)
-

pCO_2 nicht < 50−60 mmHg senken, wenn pH > 7,3.
- Tubusdurchmesser 8 mm.

Ob eine druckkontrollierte gegenüber einer volumenkontrollierten Beatmung mit dezelerierendem inspiratorischen Fluß Vorteile hat, ist bislang nicht gesichert.

Beatmungsrisiken

- laryngotracheale Komplikationen bei Intubation oder Tracheotomie
- pulmonales Barotrauma
- kardivaskuläre Interaktion mit Hypotension
- Entwicklung eines PEEPi (s. Kap. 8.2.3.1, S. 312) in bis zu 39%; COPD-Patienten sind prädisponiert!

Wie der PEEPi in Grenzen zu halten ist, ist unter Status asthmaticus beschrieben.

8.2.3.2 Lungenembolie, Lungenödem

S. Friesecke, J. Lorenz

Intensivtherapie der Lungenembolie

Indikationen (s. Kap. 3.3.7, S. 89): Schweregrade III, IV (s. Tab. 3-5, S. 90).

Bei plötzlichem Druckanstieg im kleinen Kreislauf droht ein akutes oder sich über Std. entwickelndes Versagen des re. Ventrikels (RV): re.-ventrikuläres Schlagvolumen (SV) ↓ → RV-Dilatation mit Septumverlagerung nach li. → ventrikuläres enddiastolisches Volumen (LVEDV) ↓ → li.-ventrikuläres SV ↓ → Blutdruck ↓, Organperfusion ↓ → Schock. Koronarinsuffizienz durch Blutdruckabfall und Hypoxämie.

Therapieziel: Oxygenierung, RV-Entlastung, symptomat. Kreislaufstabilisierung.

1. Oxygenierung

Beatmungsindikationen:

- art. Hypoxämie trotz O_2-Applikation
- Erschöpfung durch Atemarbeit.

Beatmungsform: Der pulmonalvaskuläre Widerstand steigt exponentiell mit dem Beatmungsdruck, daher: Beatmung so wenig invasiv wie möglich, kein PEEP, keine Verlängerung der Inspirationszeit auf Kosten der Exspiration, keine Luxusventilation mit Hypokapnie.

Respiratoreinstellung:

- kontrolliert
- FIO2 1,0, Reduktion n. BGA
- AF 10/min, Anpassung nach BGA
- AV 10−12 ml/kg KG
- I : E = 1 : 2
- kein positiver endexspirat. Druck (PEEP).

2. Kausale Therapie (s. Kap. 3.3.7, S. 89):

▷ Thrombolyse (Nachlast ↓)
▷ Katheterintervention, Embolektomie
▷ Heparinisierung.

3. Supportive Maßnahmen

▷ Sedierung, ggf. Analgetika *oder* Narkose.
▷ Schocktherapie:
  ▷ Vorlast des RV aufrechterhalten: Volumengabe, keine Nitrate

  Cave: Volumenüberladung → RVEDV ↑ → Septumshift → LVEDV ↑.

▷ Dobutamin- (→ senkt den pulmonalvaskulären Widerstand) initial 3−5 µg/kg/min, steigern nach Wirkung.
▷ Suprarenin, sofern der Blutdruck nicht ansteigt: initial 2 µg/min, titrieren nach Wirkung oder Noradrenalin 0,2−4 µg/kg/min.

Intensivtherapie des kardialen Lungenödems

Gefahr der respiratorischen Insuffizienz durch arterielle Hypoxämie und vermehrte Atemarbeit (restriktive und obstruktive Ventilationsstörung, hypoxämische Hyperventilation) → O_2-Bedarf ↑, O_2-Angebot ↓.

Therapieziel: 1. Hypoxämie, Hypoxie beseitigen, 2. Reduktion des extravasalen Lungenwassers, 3. Kausalbehandlung, 4. symptomatische Verbesserung der Hämodynamik.

1. Korrektur der Hypoxämie

▷ O_2-Gabe via Nasensonde, Maske; bei refraktärer Hypoxämie:
▷ Beatmung → höhere O_2-Dosen, verminderte Atemarbeit:

▷ PEEP (*Kontraindikation:* Rechtsherzinsuffizienz.

Wirkung: 1. intrathorakaler Druck ↑ → venöser Rückstrom ↓ → Vorlast ↓ (Frank-Starling-Gesetz, s. Abb. 8-47, S. 333) → SV ↑, 2. LV-Nachlast ↓; 3. Rekrutierung von Alveolen für den Gasaustausch, intrapulmonaler Shunt ↑.

Einstellung: 5−10 mmHg. Bei PEEP > 10 mmHg ev. Abfall von HMV, Blutdruck, Koronarperfusion wegen zu starker Reduktion des venösen Rückstroms, RV-Nachlast ↑.

2. Reduktion des extravasalen Lungenwassers

▷ Flüssigkeitsrestriktion (1,5 l/d)
▷ Schleifendiuretika, z. B. Furosemid, initial 20−40 mg, bei eingeschränkter Nierenfunktion 40−125 mg
▷ Nitrate (Venodilatation → venöses Pooling → Vorlast ↓), am besten als Infusion über Perfusor, inital je nach Blutdruck 0,5−5 mg/h
▷ CVVH bei diuretikarefraktärer Überwässerung und erfolgloser invasiver hämodynamischer Steuerung (s. u.).

3. Kausalbehandlung. Die ursächliche Behandlung steht bei folgenden Krankheiten im Vordergrund:

▷ hypertensive Krise (s. Kap. 4.5, S. 142) → Blutdrucksenkung
▷ Rhythmusstörung (s. Kap. 4.6.4, S. 149, 8.3.3.2, S. 335)
▷ akuter Myokardinfarkt (s. Kap. 4.6.1, S. 144, 8.3.3.1, S. 334).

4. Symptomatische Besserung der Hämodynamik. *Indikationen:* 1. erfolglose Behandlung, 2. keine Kausalbehandlung möglich.

a) *LV-Dysfunktion:*

▷ Pulmonaliskatheter, um Vor- und Nachlast zu optimieren:

Natrium-Nitroprussid, initial 0,2 g/kg/min, Dosissteigerung nach art. Mitteldruck (MAP) und syst. Gefäßwiderstand (SVR). Indikation: erhöhter SVR bei hochnormalen Füllungsdrucken. Behandlungsziel: SVR ca. 900 dyn × s × cm

▷ Dobutamin 5−15 µg/kg/min, wenn Vor- und Nachlast optimiert sind, aber dennoch weiterhin ein low output besteht, oder wenn die Nachlastsenkung wegen RR ↓ nicht toleriert wird.

b) *Mitralstenose:* Füllungsbehinderung ist Hauptursache für das Lungenödem → *keine* Katecholamine oder Vasodilatatoren, da sie die Herzfrequenz oder das HMV steigern und die Füllung behindern:

▷ Vorlast senken (s. 2.)
▷ Herzfrequenz senken durch

   ▷ Kardioversion einer Tachyarrhythmia absoluta bei intermittierendem Vorhofflimmern
   ▷ rasch digitalisieren, Verapamil *oder* Betablocker bei chronischem oder nichtrhythmisierbarem Vorhofflimmern.

c) *Aortenstenose:*

▷ Beatmung, Diuretika, ggf. CVVH, ggf. Sinusrhythmus wiederherstellen.
▷ bei Therapieresistenz Akut-Op., nach Rekompensation Elektiv-Op.

Kontraindikation: Vor- oder Nachlastsenkung kontraindiziert → HMV kann nicht gesteigert werden, daher starker Blutdruckabfall!

d) *Aorteninsuffizienz:*

▷ Natriumnitroprussid (s. Kap. 4.1.2.1, S. 100): Nachlastsenkung (nach hämodynamischem Monitoring mit Pulmonaliskatheter) → Regurgitationsvolumen ↓
▷ Herzfrequenzsteigerung (ggf. passagerer Schrittmacher) auf 100 – 120/min → Diastolendauer ↓ → Regurgitationsvolumen ↓.

8.3 Akute kardiozirkulatorische Insuffizienz

L. S. Weilemann, S. Schuster

8.3.1 Pathophysiologie

Die kardiozirkulatorische Insuffizienz wird durch *3 Regelgrößen* bestimmt: 1. Herzleistung, 2. Gefäßtonus, 3. Blutvolumen. Versagen dieser Mechanismen führt zur Unterperfusion des Körpers. Beim primären Herzversagen ist der Motor des Kreislaufsystems gestört, beim Versagen der Gefäßregulation ist die Peripherie Auslöser der Insuffizienz. Resultat von Herzversagen und aufgehobener Gefäßregulation sind:

● *Rückwärtsversagen:* Rückstrom zum Herzen ↓ → Füllungsdruck ↓ *Vorlast* (Preload = Füllungsdruck, ZVD) → HMV ↓.

● *Vorwärtsversagen.* Linksherzinsuffizienz durch massive Erhöhung der Nachlast (*Afterload* = Aortendruck, art. Mitteldruck) → Unvermögen des Ventrikels, gegen einen bestimmten Auswurfwiderstand zu kontrahieren. *Ursachen:*

   ● Widerstandserhöhung des Ausflußtraktes → Aortenstenose, hypertensiver Krise
   ● Arteriolenkonstriktion → peripherer Widerstand ↑
   ● Blutviskosität ↑.

Die Nachlaststeigerung bei herabgesetzter Kontraktilität mindert die Auswurfleistung (Abb. 8-34).

Der Kreislaufinsuffizienz liegen *3 Ursachen* zugrunde: 1. Pumpversagen, 2. Herzrhythmusstörung, 3. Kreislaufregulationsstörung.

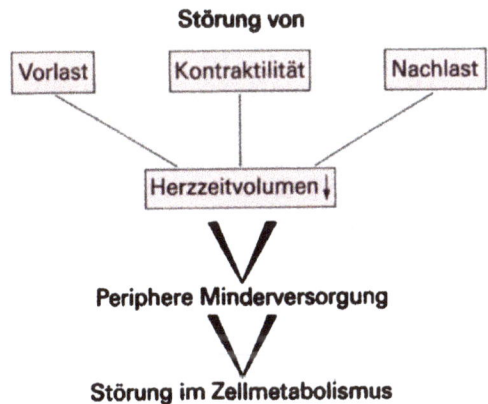

Störung von

Vorlast   Kontraktilität   Nachlast

Herzzeitvolumen ↓

Periphere Minderversorgung

Störung im Zellmetabolismus

Abb. 8-34: Pathophysiologie der kardiozirkulatorischen Insuffizienz

Klinik

Myokardiales Pumpversagen ist eine schwere Linksherzinsuffizienz mit bedrohlichem HMV-Abfall.

Ursache: *Volumen- und Druckbelastung.*

Volumenbelastung

- *Kardiale Ursachen:* übergroßes Blutangebot für einen oder beide Ventrikel bei Klappeninsuffizienz, Vorhof- oder Kammerseptumdefekt
- *extrakardiale Ursachen:* Hyperthermie, Hyperthyreose.

Inwieweit die Volumenbelastung zur kardiozirkulatorischen Insuffizienz führt, hängt von der Vorschädigung des Herzens und Akuität ab. Kompensationsmechanismen – regulative Vergrößerung der Herzkammern und Vergrößerung der Austreibungsfraktion – fangen bis zu 40% der Volumenvermehrung auf. Sie kommen bei Vorschädigung nicht ausreichend zur Geltung.

Druckbelastung

- Ausflußbahnstenose li. Herzens, Dekompensation einer Aorten- oder idiopathischen hypertrophen Subaortenstenose (IHSS)
- hypertensive Krise (→ Auswurfleistung ↑, auch wenn zunächst die Linksinsuffizienz mit Lungenödem dominiert).

Myokard-/Perikard-Krankheiten
- Kardiomyopathie, Myokarditis
- sek. Herzmuskelschädigung bei KHK, akutem Myokardinfarkt, toxische oder metabolische Grundkrankheiten → Zytostatika, Stoffwechselkrankheiten.
- *Perikarditis.* Behinderung der diastolischen Füllung durch Erguß mit Perikardtamponade. Die Pericarditis constrictiva führt zu einer Einengung der Herzkammern → diastolische Füllung ↓ Auswurfleistung ↓.

Die wichtigsten Krankheiten mit Pumpversagen werden nachfolgend besprochen.

Akute Linksherzinsuffizienz (kardiales Lungenödem) s. Kap. 3.3.8, S. 93, 4.6.6, S. 155.

Akute Rechtsherzinsuffizienz: Form der Herzinsuffizienz mit unzureichender Leistung des re. Ventrikels, die zu einem Rückstau des Bluts im großen Kreislauf mit Anstieg des Venendrucks führt.

Ursachen: Linksherzinsuffizienz, Herzinfarkt, Cor pulmonale (chron. obstruktive Lungenkrankheit), Lungenembolie, Herzfehler.

Klinik

- Halsveneneinflußstauung (→ Halsvenenpulsation), Ödem, Aszites, HMV ↓ → Schwächegefühl und Somnolenz
- kardiogener Schock bei diastol. Füllung ↓ des li. Ventrikels (→ HMV ↓)
- periphere Ödeme (prätibial, evtl. präsakral), Hepatomegalie und Aszites (sog. Stauungsleber), gastrointestinale Störung (u. a. sog. Stauungsgastritis).

Diagnostik

- Herz-Echo → Rechtsherzvergrößerung
- ggf. Pleuraerguß
- EKG wenig typisch, evtl. wie akutes Cor pulmonale.

Akuter Myokardinfarkt s. Kap. 4.6.1, S. 144.

Herzbeuteltamponade: syn. Perikardtamponade. Behinderung der diastolischen Füllung durch Anstieg des intraperikardialen Drucks infolge Flüssigkeitsansammlung im Herzbeutel durch entzündliche, traumatisch oder infarktbedingte Schädigung des Herzens mit Ventrikelfüllung ↓, Füllungsdruck ↑, SV ↓.

Ursachen

- Perikarditis, Perikarderguß bei maligner Grundkrankheit, Stoffwechselentgleisung
- Herztraumen, diagn.-ther. Eingriffe
- disseziierendes Aortenaneurysma.

Das Ausmaß der Pumpinsuffizienz bestimmen:
- Menge und Geschwindigkeit der Flüssigkeitsansammlung
- Elastizitätsverluste des Perikards.

Klinik

- dominierend sind restrosternale Schmerzen und Druckgefühl
- Halsveneneinflußstauung, Dyspnoe, Tachykardie, Niedervoltage, Beck-Trias
- gelegentlich akute Atemnot, Schwindel
- Synkopen sind möglich
- immer vorhanden ist ein Pulsus paradoxus (→ inspirat. Abfall des sys. Blutdruckes > 10 mmHg).

Diagnostik

- Niedervoltage im EKG
- Rö.-Thorax
- Herz-Echo.

Komplikation: Pumpversagen nach kritischem Anstieg des enddiastol. Druckes.

Herzrhythmusstörung s. u., Kap. 4.6.4, S. 149, 8.3.3.2, S. 335.

Kreislaufregulationsstörung

- Aneurysma dissecans und Aortenruptur
- hypertensive Krise.

8.3.2 Intensivmedizinische Überwachung

8.3.2.1 Klinische Überwachung

> Inspektion, Palpation, Auskultation sind unverzichtbar.

Anamnese, Inspektion. Bedeutsam sind:

- Hautfarbe, -turgor, Venenfüllung, kammersystolische Halsvenenpulsation
- Periphere, zentrale Zyanose, Trommelschlegelfinger, Uhrglasnägel, Voussure, periphere Ödeme
- kardiogener Reizhusten, Asthma cardiale, schaumig blutiges Sputum bei Lungenödem, blutig tingiertes bei Lungenembolie
- Dyspnoe, inspirat. Orthopnoe, nächtliche Anfälle
- Angina pectoris, Zerreißungsschmerz bei Myokardinfarkt, inspirat. Schmerz bei Lungenembolie.

Palpation. Bedeutsam sind:

- *Puls.* Pulsus parvus, mollis, celer et altus, paradoxus (→ Pericarditis constrictiva, Rechtsherzbelastung), Frequenz, Arrhythmie, Pulsdefizit
- Schwirren über dem Thorax, pulsierendes Aorteneurysma
- hepato-jugulärer Reflux, Lebervergrößerung.

Auskultation

- *AG* seitendifferent bei Pleuraerguß, Pneumothorax, Pneumonie, lagerungsbedingt auch bei kardialer Stauung
- feuchte RG fein- bis mittelblasig, beim kardialen Lungenödem meist symmetrisch
- pathologische Herzgeräusche: sys. oder diast. bei Herzklappenfehler, neu auftre-

tende Geräusche nach Myokardinfarkt bei akuter Klappeninsuffizienz oder Septumruptur

- Reibegeräusche sys./diast. bei Perikarditis, atemabhängig bei Pleuritis.
- 3. Herzton bei Linksherzdekompensation, gespaltener 2. HT bei Lungenembolie
- Strömungsgeräusch über den Arterien.

Gleichwertig daneben steht eine regelmäßige Beurteilung des Kreislaufs durch das Pflegepersonal:

- arterieller Puls   1–4 h
- Blutdruck: 1–4 h
- Hautfarbe und Hauttemperatur   2–4 h
- Venenfüllung Fußrücken   2–4 h
- periphere Pulse   12 h
- Hautturgor   12 h.

8.3.2.2 Nichtinvasive Überwachung

Periodische Blutdruckmessung mit der Blutdruckmanschette nach Riva-Rocci oder modernen automatisierten nichtinvasiven Geräten (z. B. Dynamap) in jedem gewünschten Zeitintervall. Bei Kreislaufschock oder peripherer Vasokonstriktion muß der arterielle Blutdruck i. d. R. kontinuierlich invasiv erfaßt werden.

EKG. Kontinuierlich bei Herzkrankheit, bei kritisch Kranken. Rhythmusstörungen können aus nicht primär kardialer Ursache auftreten: respirat. Insuffizienz, Stoffwechsel- oder Elektrolytentgleisung; modern ist eine Überwachungsanlage mit Datenspeicherung und Wiedergabe der Störungen eines bestimmten Zeitraumes.

Die Registrierung erfolgt über 3 Klebeelektroden, die am Brustkorb am günstigsten als verkleinertes Einthoven-Dreieck angelegt werden mit Monitordarstellung:

- Herzfrequenzüberwachung mit oberer und unterer Alarmgrenze
- Rhythmusüberwachung.

Zur Dokumentation und Analyse von Rhythmusstörungen ist die Ableitung eines Standard-12-Kanal-EKG erforderlich, ggf. mit langem Streifen.

Röntgendiagnostik. Klärt Ursachen und dient der Verlaufskontrolle.

Unter Respiratorther. ist eine 1–2tägige Thoraxaufnahme zur Beurteilung von Verlauf und Komplikationen indiziert.

1. Obligat ist die radiologische Lagekontrolle eines ZVK
2. Akute Kreislaufstörungen sind durch eine Thoraxaufnahme vielfach zu klären (Abb. 8-35):

- akutes Linksherzversagen
- Pneumothorax, Pneumomediastinum, Hämatomediastinum nach Gefäßpunktion
- schwere Pneumonie, ausgedehnte Pleuraergüsse
- disseziierendes Aortenaneurysma
- Lungenembolie.

Angiographie. *Indikationen:* klin. Hinweise auf Lungen- oder Arterienembolie → Lokalisation vor chir. Eingriffen.

Laborüberwachung. Labordaten stützen die Diagn. und sind für die Verlaufsbeobachtung unentbehrlich.

- Neben Klinik und EKG sind die Enzyme (CK, CK-MB, GOT) der dritte Pfeiler in der Diagn. des Herzinfarktes. Verlauf und Ausmaß der Enzymerhöhung dienen der Infarktgrößenabschätzung und geben Hinweise auf eine Rekanalisation nach Lysetherapie.
- Eine Dominanz der GLDH-Erhöhung ist für eine akute Stauungsleber typisch und hinweisend auf eine akute Rechtsherzbelastung.
- Regelmäßige Laktatbestimmung und art. BGA bei Kreislaufinsuffizienz oder Mikrozirkulationstörung zeigen das Ausmaß der Gewebshypoxie mit Laktazidose.
- Die intermittierende oder kontinuierliche Messung der gemischtvenösen O_2-Sättigung durch Blutentnahme aus dem Pulmonaliskatheter ist ein weiterer Parameter zur generellen Beurteilung der Gewebehypoxie und zur Therapieüberwachung.
- Überwachung des Wasser- und Elektrolythaushalts: tägl. Bestimmungen von HK, Harnstoff, Kreatinin, Natrium, Kalium.

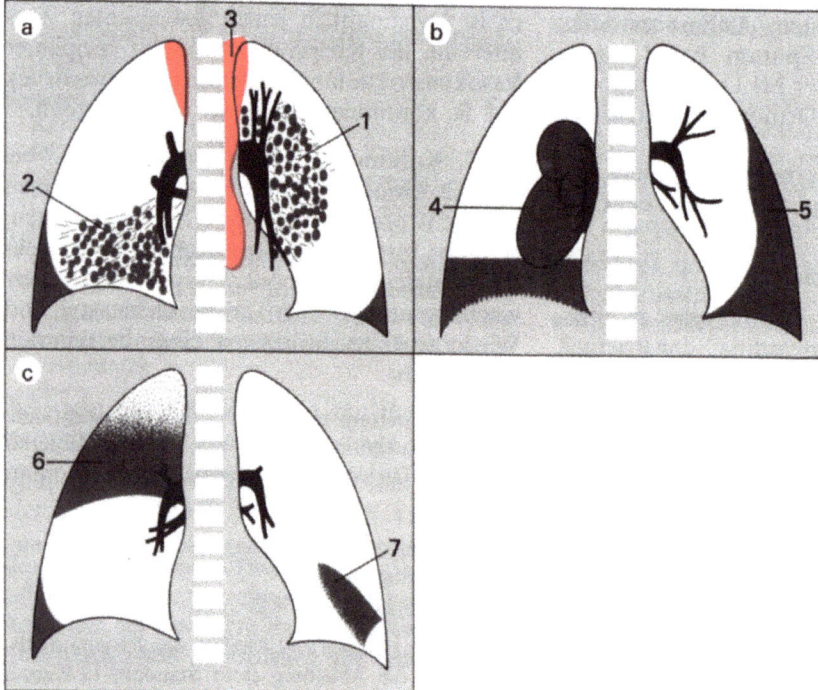

Abb. 8-35: *Häufige Rö.-Thoraxbefunde bei Intensivpatienten.* **1** perihiläres Ödem (Schmetterlingsödem), **2** basales alveoläres Ödem, **3** Mediastinalblutung, **4** Pleuraerguß, **5** Pneumonie, **6** Infarktpneumonie bei Lungenembolie

Ultraschallkardiographie. Das Herz-Echo gibt Hinweise zu Morphologie und Funktion von Herz und zentralen Gefäßen, die bettseitig auch beim Schwerstkranken durchführbar ist.

- *Eindimensionales Echo,* M-Mode-Echokardiographie, wird von li. parasternal registriert und analysiert Aorten-, Mitral-, Trikuspidalklappenbewegung und registriert Durchmesser und Funktion des li. Ventrikels.
- *Zweidimensionales Echo,* erlaubt beliebig viele Schnittebenen durch das Herz (Abb. 8-36). Standardisiert sind die parasternale lange und kurze Achse zur globalen Analyse der li.-ventrikulären Funktion und zur Beurteilung der Klappenmorphologie. Der apikale ROA-Äquivalente-Schnitt und der 4-Kammer-Schnitt wird zur Beurteilung der regionalen Wandbewegungsstörung und zur Doppler-Untersuchung der Aorten-, Mitral- und Trikuspidalklappe herangezogen.

Doppler-Untersuchung: Ein gebündelter Ultraschall-Strahl wird durch Erythrozyten im Blut reflektiert und proportional zu ihrer Fließgeschwindigkeit in seiner Frequenz verändert. Nach der Doppler-Gleichung kann die Blutströmungsgeschwindigkeit be-

rechnet werden. Durch eine Farbkodierung des Blutflusses (rot = Fluß auf den Schallkopf zu, blau = Fluß vom Schallkopf weg) werden in Echtzeit Informationen gewonnen über Blutflußrichtung, -flußgeschwindigkeit, -flußqualität.

Die subkostale Anlotung eignet sich besonders zur Diagnose eines Perikardergusses und zur Abschätzung einer drohenden Herztamponade.

Transösophageale Echokardiographie (TEE, Abb. 8-37). Semiinvasives Verfahren, das bei unzureichender oder inadäquater transthorakaler Anlotung eingesetzt wird (20–30%). Priorität liegt in der Aktudiagnostik:

- Respiratortherapie, bes. unter PEEP
- obstruktive Atemwegerkrankungen
- postop.: Thoraxop., z. B. Thoraxdeformitäten
- Aortendissektion
- intrathorakaler Befund
- Thrombus im li. Vorhof.

Die Untersuchung wird mit einem Gastroskop durchgeführt, dessen Seitoptik durch den Ultraschallkopf ersetzt wurde. Abb. 8-37 zeigt transösophageale Standardebenen.

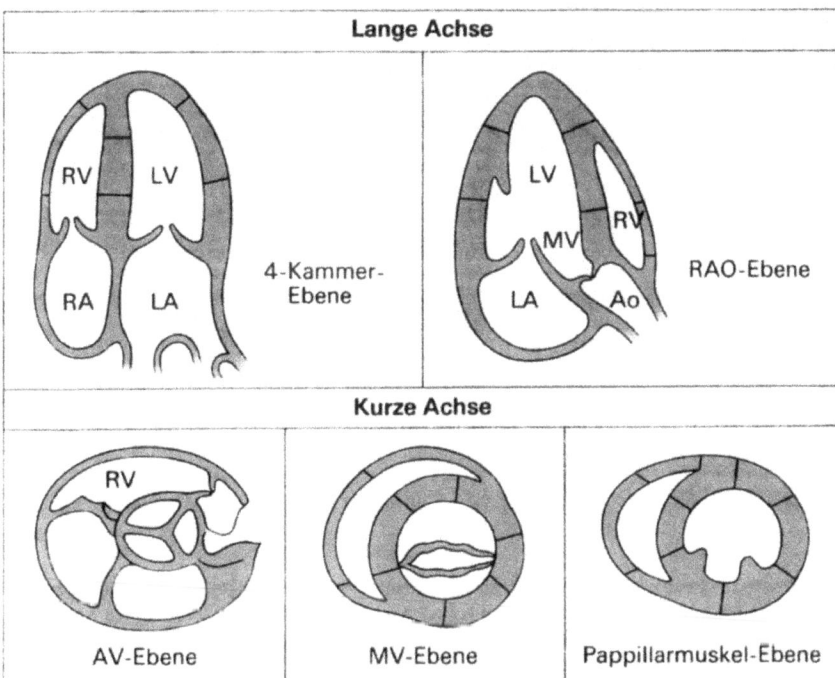

Abb. 8-36: *2-D-Darstellung des Herzens* in langer u. kurzer Achse von perastenal u. apikal

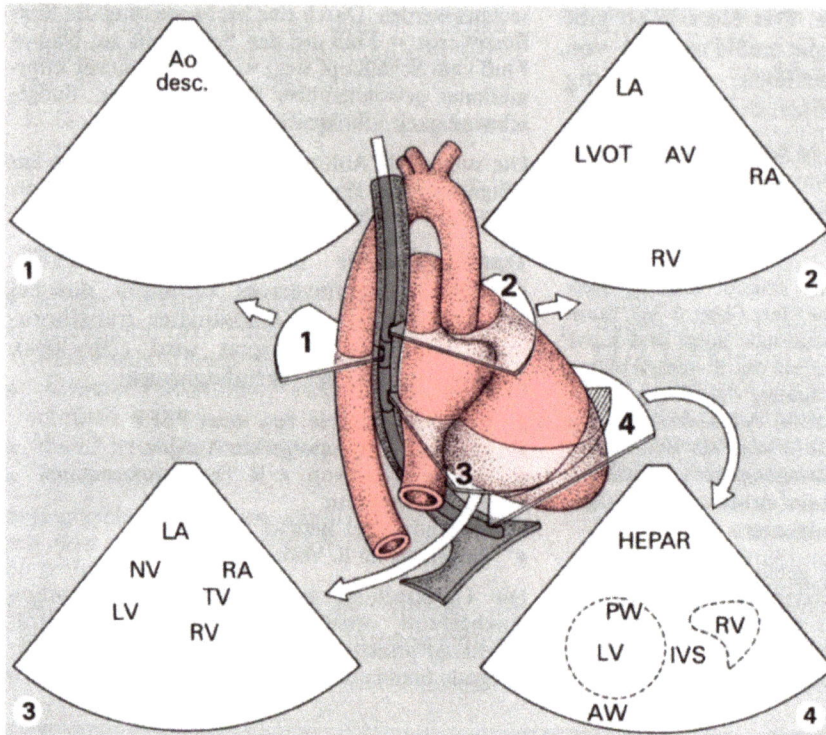

Abb. 8-37: *TEE-Anlotebenen,* **1** Aorta descendens, **2** AV-Klappenebene, **3** 4-Kammer-Blick, **4** kurze Achse durch den re./li. Ventrikel transhepatisch

Spezielle Indikation zur Ultraschalldiagnostik

1. **Akute Herzinsuffizienz** nach akutem Herzinfarkt, plötzliche Klappeninsuffizienz bei Endokarditis, Dekompensation einer chron. Herzmuskel- oder Klappenkrankheit. *Indikationen:*

- Eine **Kardiomyopathie** mit Dilatation des li. Ventrikels und Kontraktionsstörung der Herzwand und ein ausgedehnter Herzinfarkt mit regionaler Wandbewegungsstörung lassen sich durch die M-Mode und 2-D-Darstellung zuverlässig unterscheiden.
- **Herzinfaktkomplikation.** Bei akuter Verschlechterung in der Postinfarktphase ist eine *Ventrikelseptumruptur* oder ein *Papillarmuskelausriß* auszuschließen. Durch die Doppler- und Farb-Doppler-Darstellung und durch Kontrastechountersuchung werden transseptaler Shunt und Mitralinsuffizienz nachgewiesen und einer direkten chirurgischen Intervention zugeführt werden.
- **Endokarditis, Sepsis.** Vegetation bzw. Ausriß des Klappenapparates lassen sich im Ösophagus-

Echo durch die Nähe des Schallkopfes in > 90% nachweisen. Die hohe Auflösung stellt paravalvuläre Abszeßhöhlen als Ursache einer therapiefraktären Sepsis dar.
- **Herzklappenprothese.** Die akute Herzinsuffizienz bei Prothesenträgern läßt auf einen Teilausriß der Prothese mit paravalvulärem Leck oder eine Verlegung durch Thrombus oder Vegetation schließen.

2. **Perikarderguß, -tamponade.** Das Herz-Echo ist Methode der Wahl mit Abschätzung von Ergußvolumen und Flüssigkeitsverteilung. *Indikationen:*

- kleine Ergüsse (< 250 ml) können bereits zur Tamponade führen und lassen sich anders nicht nachweisen.
- Rechtsatriale oder -ventrikuläre Kompression mit Kollaps weisen auf eine Herztamponade hin.
- Ergußausschluß in Notsituationen erübrigt Zusatzuntersuchungen.
- Perikardpunktion unter sonographischer Kontrolle mit reduziertem Risiko.
- Verlaufsbeobachtung.

3. Aortendissektion. Nachweis von Eintritts-
pforte, Dissektionausmaß, Perikarderguß,
Aorteninsuffizienz, betroffene Aortenab-
gänge.

Para- und suprasternalen 2-D-Echo-Darstel-
lung:

- Dilatation der Aorta und flottierende Inti-
mamembran
- Doppler-Registrierung → Differenzierung
zwischen dem wahren und falschen Lumen.

TEE. Die Aortae ascendens et descendens werden in echotomographischen Schnittebenen
dargestellt. Spezifität (100%) und Sensitivität
(97%) liegen über der von Angiographie und
CT:

- Intimaeinriß ist häufig nachweisbar
- DeBakey-Klassifikation (3 Typen) ist möglich
- intramurale Einblutung und gedeckte Perforation werden dargestellt
- ggf. Verlaufsuntersuchungen in Grenzfällen.

Lungenembolie. Indirekte Zeichen eine Druckerhöhung im kleinen Kreislauf sind:

- Dilatation des li. Ventrikels
- abnorme Septumbewegung
- Dilatation der Pulmonalart. (suprasternale Anlotung).

Eine sichere Diagnose gelingt mit dem Öso-
phagus-Echo, wenn Thromben in der li. Pulmonalart. oder im Pulmonalishauptstamm
nachgewiesen werden. Thromben im li. Vorhof
oder Ventrikel sind selten nachzuweisen.

4. Arterielle Embolie. Die akute Ischämie ist in
70−90% auf eine Embolie, in 10−30% auf
Thrombose, Traumat oder Aneurysma dissecans zurückzuführen. Tritt eine zerebrale
oder periphere Embolie auf, muß eine kardiale Emboliequelle ausgeschlossen werden.
Embolien können durch ein Echountersu-
chung auf eine Reihe kardialer Krankheiten
zurückgeführt werden:

- Vorhofflimmern, Mitralstenose mit Vorhofflim-
mern
- Ventrikelthrombus bei Kardiomyopathie, nach
Myokardinfarkt, bei Ventrikelaneurysma
- Thrombus im li. Vorhof oder Vorhofohr mit oder
ohne Spontanecho
- Thrombus an Klappenprothesen

- endokarditische Vegetation
- selten intrakardiale Tumoren, ausgeprägter Mi-
tralklappenprolaps oder paradoxe Embolie
durch ein offenes Foramen ovale.

Linksventrikuläre Thromben sind von transtho-
rakal im 2- oder 4-Kammerblick nachzuweisen. Durch Verlaufsbeobachtung kann der
Therapieerfolg überprüft werden.

Praxishinweis: Die Thrombendarstellung
im li. Vorhof ist TEE-Domäne! Prädilektionsstelle ist das Vorhofohr, das von prä-
kordial nur in Ausnahmen nachweisbar ist.
Selten sind Thromben im li. Vorhof bei Mitralvitien, Vorhofflimmern.

Durch die hohe Auflösungsfähigkeit der TEE-Son-
den lassen sich häufig spontane Kontrastechos nachweisen, die an Schneetreiben erinnern. Sie zeigen ein
erhöhtes Thrombembolierisikos bei Mitralvitien
oder Klappenprothesen an.

Eine *paradoxe Embolie* ist indes schwer zu belegen.
Ein offenes Foramen ovale bestätigt per se nicht die
Diagnose, da mit einer hohen Prävalenz im Normal-
kollektiv gerechnet werden muß. Der Nachweis eines
Rechts/Links-Shunts mit Doppler- oder Kontrast-
echo während eines Vasalversuchs erhöht die Wahrscheinlichkeit für eine paradoxe Embolie.

8.3.2.3 Invasive Überwachung

Zentralvenöser Druck (ZVD). Der Druck im
Niederdrucksystem ist nicht strömungsab-
hängig (Volumen/Zeit), sondern resultiert aus
der Wechselwirkung zweier statischer Größen: 1. Blutvolumen, 2. venöse Kapazität
(Volumen/Druck) in Beziehung zur Funktion
des li. Ventrikels.

Es besteht somit eine enge Korrelation zwischen dem ZVD und dem Druck im li. Vorhof und Ventrikel, eine proportionale Beziehung zum zirkulierenden Blutvolumen und
eine enge Korrelation zum Tonus des venösen Gefäßbettes.

Eine Änderung des ZVD (P) um 7 cm H_2O-
Säule entspricht einer Volumenverschiebung
von 1 000 ml.

ZVK. Der ZVD wird mit dem zentralen Venenkatheter (ZVK) gemessen.

Indikationen:

- Hydratation, Volumenersatz, Flüssigkeitsbilanz beurteilen, überwachen
- Füllungsdruck des li. Ventrikels und rechtsventrikuläre Funktion beurteilen
- Halsveneneinflußstauung beurteilen (→ Herztamponade)
- parenterale Langzeiternährung und Infusiontherapie.

Keine Indikation besteht zur Beurteilung der li.-ventrikulären Funktion!

Kontraindikationen:

- Entzündungen im Punktionsbereich
- Antikoagulantientherapie, deutliche Gerinnungsstörungen
- Fehlpunktion mit Verletzung der Arterie, Nerv, Pleura
- Struma, Halstumoren.

Instrumentarium

Material, Verarbeitung. Die Polyurethan- und Silikonkatheter sollten den Polyäthylen- und Teflonkathetern vorgezogen werden: Sie sind flexibler, biologisch inert, haben keine toxischen Weichmacher und eine geringe Thrombogenität:

- endständig verschlossene Katheterspitze mit Seitenöffnung sind ungünstiger als endständig offene Katheter (→ ungleichmäßige Verteilung des Infusionsstroms über Seitöffnungen, Thrombosierung der Spitze bei langsamer Infusion).

- 2- oder 3 lumige Katheter verringern das Risiko der Inkompatibilität von Lösung und Medikamenten (Preis hoch).

- Katheter mit röntgendichtem Streifen und Zentimetermarkierung verwenden.

Katheter

- *Stahl-Außenkanülen* werden nicht mehr verwendet. Beschädigung und Abscheren des Katheters (→ Katheterembolie).
- *Braunülen-System.* Punktion mit Set-Braunüle und 10 ml Kochsalzspritze, Gefahr der Luftembolie bei Entfernen der Stahlkanüle und Ansetzen des Katheters (→ Kopftieflage und Abdichten der Kanülenöffnung mit Daumen). Variante: luftem-

boliesichere Katheter erhältlich. Vorschieben des Katheters durch die im Gefäß liegende Kunststoffhülle nach Entfernen der Stahlkanüle.
- *Seldinger-Technik.* Punktion mit Stahlkanüle oder Braunüle. Vorschieben des Seldinger-Führungsdrahts über Stahlkanüle oder Kunststoffhülse (→ Luftembolie). Entfernen der Kanüle bzw. Hülse. Vorschieben des Katheters über den Führungsdraht in Position.
- Perkutan implantierbare subkutan getunnelte ZVK (Broviac- und Hickmann-Katheter) und vollständig subkutan implantierbare Katheter (Intraport, Implantofix); Technik wie Schrittmacherimplantation.
  Diese Kathetertechnik reduziert das Infektionsrisiko bei Monate dauernder Chemotherapie oder parenteraler Ernährung.

Praxishinweis: In Notsituationen Braunülen-Technik mit geschlossenem System; bei Elektiveingriff Seldinger-Technik!

Zugangsweg, Technik

Kavakatheter werden in die obere Hohlvene gelegt; in Notsituationen auch in die untere Hohlvene über die V. femoralis (→ höhere Komplikationsrate: Thrombose, Lungenembolie, Sepsis, Letalität).

a) *Peripherer Zugang.* Technisch am einfachsten, primär kaum Komplikationen. *Ind.:* im-

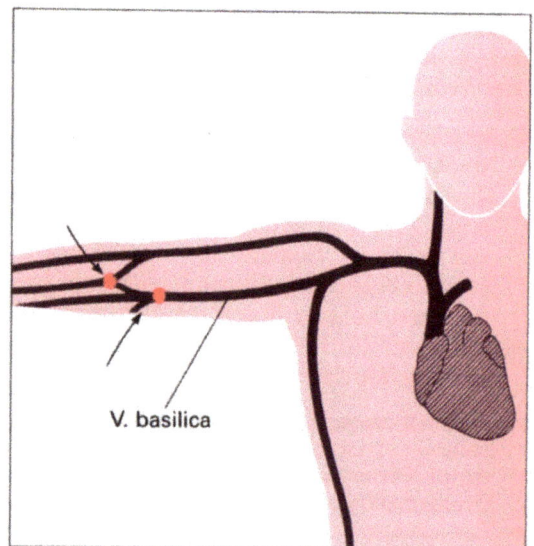

V. basilica

Abb. 8-38: *V.-basilica-Punktion*

mer bei Gerinnungsstörung oder schwieriger Anatomie im Halsbereich.

- V. basilica der V. cephalica vorziehen → Erfolgsrate bei V. cephalica nur 30% (Abb. 8-38). Braunülen-Systeme, Katheterlänge 70−75 cm.

> *Praxishinweis:* **1.** Arm adduzieren, innenrotieren oder bis 90° abduzieren, außenrotieren, Kopf zur Gegenseite drehen. **2.** Wenn Venenspasmen das Vorschieben verhindern, etwas abwarten, ggf. Nitroglycerin i. v., ggf. Legen unter Röntgensicht. **3.** Korrekte Lage bei 40−45 cm.

Risiko, Nachteil

- Verletzung von A. brachialis, N. medianus
- Thrombophlebitis häufiger
- Katheterexkursion bei Arm-, Schulterbewegung bis 10 cm
- Herzrhythmusstörung
- eingeschränkte Bewegungsfreiheit.

b) *Zentraler Zugang*

- *V. jugularis* (Abb. 8-39) → risikoärmster Zugang!

Die re. Seite vorziehen! Der Karotisverlauf ist zu palpieren, wobei der Finger auf das Gefäß gelegt wird. Bevorzugt wird die Trendelenburg-Lage, Kopfdrehung zur Gegen-

seite um 30−45 Grad. *3 Punktionswege* sind möglich:

1. *V. jug. interna transmuskulär* durch den M. sternocleidomastoideus in Schildknorpelhöhe, Richtung Mamille, Punktionswinkel 30 ° zur Oberfläche.

2. *V. jug. interna transkutan* von der Spitze des Dreiecks gebildet durch die beiden Köpfe des M. sternocleidomastoideus: Winkel 30°, Stichrichtung parallel zur medialen Seite des Caput claviculare.

3. *V. jug. externa transmuskulär:* Kompression über der Clavicula, Nadelführung tangential zur Venenrichtung, den Seldinger-Katheter re. 15−20, li. 20−25 cm vorschieben.

Die Punktion ist mit 30% Versagern und 15% Fehllagen belastet (→ Internapunktion ist besser!).

Risiko, Nachteil

- Struma, Bestrahlung, Tumor und Verletzung erhöhen das Punktionsrisiko
- Pleuraverletzung geringer als bei der Subclaviapunktion
- Karotispunktion, Hämatome, arteriovenöse Fistel, Nervenläsion
- Gefäßperforation, Katheterfehllage intravasal/extravasal
- Luftembolie.

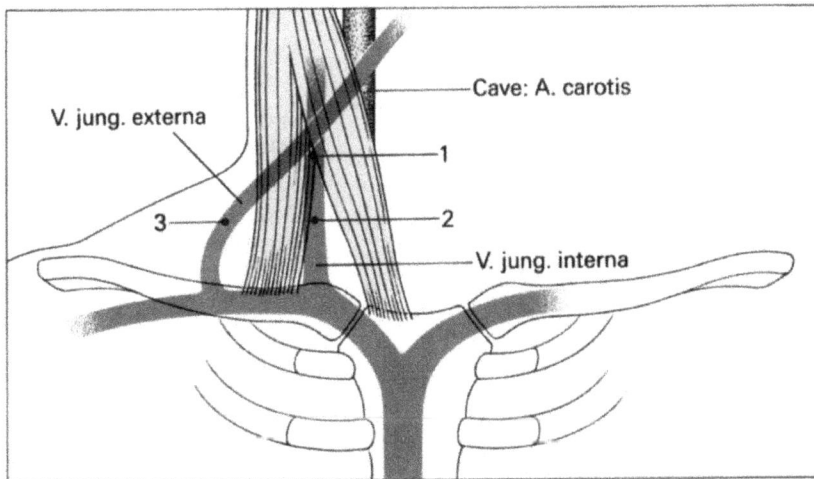

Abb. 8-39: Punktion von *V. jugularis int. u. V. jugularis ext.,* **1** transmuskulär, **2** zentral-perkutan, **3** transkutan

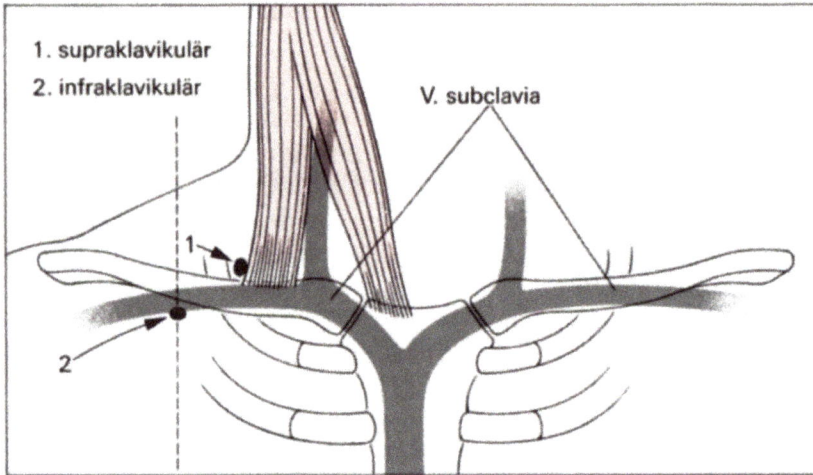

Abb. 8-40: *V.-subclavia-Punktion,* **1** supra-, **2** infraklavikulär

- V. subclavia (Abb. 8-40). Punktion der li. Vene wird bevorzugt (→ Nähe zur V. cava, geringeres Thromboserisiko, Ductus thoracicus li.).

> *Praxishinweis:* **1.** Trendelenburg-Lage → 20° Kopftieflage, **2.** Haut- und Tiefenanästhesie in Punktionsrichtung mit Probepunktion, **3.** infraklavikuläre Punktion in der MCL, **4.** Punktionskanüle an die Dorsalfläche der Clavicula führen, dann tangential in Richtung des Oberrandes des Sternoklavikulargelenkes. **5.** Einführen des Katheters endexpirat. in Apnoe und Abdichten der Hülse mit dem Daumen, **6.** bei schwierigem Vorschieben Drehen der Hülse um möglichen Knick zu begradigen, **7.** Katheterlage re. 10−15, li. 15−20 cm (Rö.!) → Bei mißglückter Punktion nie auf der anderen Seite punktieren ohne vorausgegangene Röntgenkontrolle!

Risiken: Pleuraverletzung 1−2% (→ Lungenemphysem!), Verletzung von A. subclavia, Plexus brachialis, Hämatopneumothorax, Luftembolie, Herzrhythmusstörung.

Optimale Punktionsstelle (→ Prioritätenreihenfolge!):

- ohne Zeitdruck (elektiv): V. basilica → V. jugularis ext. → V. jugularis int. → V. subclavia.
- in Notsituationen: V. basilica → V. subclavia → V. jug. int./ext.

Material

Unsteril	Steril
Einmalunterlagen, -rasierer	Handschuhe, Lochtuch, Tupfer, Kompressen
Hände- und Hautdesinfektionsmittel	Einmalspritzen 5 und 10 ml, -kanülen
Klebe-Verbandsmaterial	Katheterset
Staumanschette	Skalpell, Nahtmaterial, Nadelhalter, Schere
EKG-Monitor	0,9% NaCl-Lsg. und Lokalanästhetika steriler Pflaster-Okklusivverband Infusionslösungen, -systeme, Dreiwegehahn steriler Op.-Kittel und Abdecktuch bei Seldinger-Technik

Durchführung

- Aufklärung des Patienten und Einwilligung einholen

- Rückenlage nach Trendelenburg (Kopftieflage 20%)
- Hautenthaarung, -desinfektion (Einwirkzeit 2 min)
- steriles Abdecken der Punktionsstelle mit Lochtuch
- Abdecktuch mit sterilen Materialien vorbereiten
- kutane ggf. Tiefenanästhesie und Venenpunktion
- Vorschieben des Katheters, ggf. unter EKG-Monitoring
- regelrechte intravenöse Lage erkennt man durch:
  - Aspiration von venösem Blut.
  - Blutrückfluß nach Senken der Infusionsflasche unter Herzniveau nach geringem Flüssigkeitsvorlauf
  - atemsynchrone Tropfgeschwindigkeit
  - Registrierung einer adäquaten Druckkurve
  - Auskultation, bei Asymmetrie iatrogener Pneumothorax.
- Fixieren 1–2 cm von der Punktionsstelle entfernt.
- Reinigung, Desinfektion, steriler Pflaster-Okklusivverband.
- Röntgenkontrolle:
  - vor Infusion oder Medikamentengabe immer Lagekontrolle (Reanimation ausgenommen)
  - optimale Lage in der oberen Hohlvene 2–3 cm infraklavikulär re. parasternal.

Pflege und Überwachung

- 1mal tägl. Verbandswechsel
- 1mal tägl. Wechsel Infusionsleitung und Zubehör
- möglichst keine Blutentnahme, ggf. gründlich mit NaCl 0,9% nachspülen
- für i. v. Injektion Dreiweghahn benutzen, vorher und nachher steril absprühen, immer steril abstöpseln.

ZVD-Messung

Technik: Voraussetzung ist die Nullpunktbestimmung auf Höhe des li. Vorhofs. Die Vorhofhöhe wird mit einer Thoraxschublehre nach Burri (Lineal reicht auch!) bestimmt. Beim flach Liegenden entspricht er einem Punkt, der 2/5 vom Sternum oder 3/5 von der Unterlage im sagittalen Thoraxdurchmesser entfernt liegt (Abb. 8-41). *2 Methoden:*

- Zur *Flüssigkeitsmanometrie* wird ein System aus Steigrohr olyvinyl) und Zentimeterskala über einen Dreiwegehahn proximal an den Kavakatheter angeschlossen. Vor der Messung wird das Steigrohr über eine Infusionsflasche gefüllt und mit dem Katheter über den Dreiwegehahn verbunden. Die Flüssigkeitssäule sinkt bis zur Höhe des Venendrucks, der in cm Wassersäule abgelesen wird.
- Die *elektromechanische Druckmessung* wird seltener herangezogen.

Interpretation

- Normalwert 2–12 cm H_2O-Säule
- ZVD ↓ → absolute oder relative Hypovolämie
- ZVD ↑durch:
  - Hypervolämie, Rechtsherzinsuffizienz
  - Perikarderguß, -tamponade, Perikarditis constrictiva
  - Lungenembolie, Pneumo-, Hämatothorax
  - PEEP-Beatmung
  - Katecholamintherapie

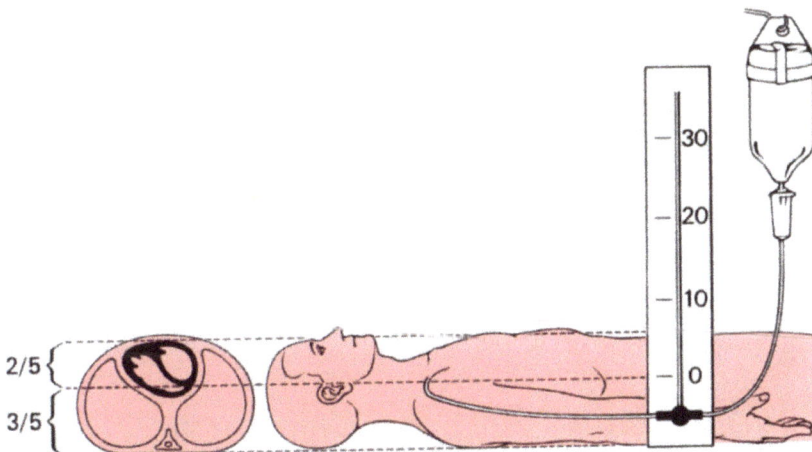

Abb. 8-41: Messung des *zentralen Venendrucks* mittels Flüssigkeitsmanometer

Pulmonaliskatheter

Gemessen wird: **1.** Pulmonalarteriendruck, **2.** PCWP, **3.** HMV.

Prinzip: Bei intakter und geöffneter Mitralklappe tritt in der Enddiastole Druckausgleich zwischen li. Ventrikel und Lungenkapillaren ein (via li. Vorhof, Lungenvenen). Der PCWP gibt Auskunft über den li.-ventrikulären enddiastolischen Füllungsdruck. Eine ergänzende Meßvorrichtung quantifiziert das HMV und qualifiziert die li.-ventrikuläre Pumpfunktion.

Indikationen

- komplizierter Myokardinfarkt
- Sepsis, protrahierter Schock
- Lungenödem unklarer Genese
- PEEP-Beatmung mit Kreislaufproblemen.

Katheteraufbau (Abb. 8-42).

Der Standardkatheter nach Swan-Ganz enthält *3 Lumina.*

- Das distale Lumen (*gelb*, 1. Lumen) endet an der Katheterspitze und mißt: **1.** pulmonalart. Druck (→ PAP), **2.** PCWP, **3.** gemischtvenöse Blutentnahme.
- Unmittelbar dahinter liegt ein aufblasbarer Latey-Ballon, der als Einschwemmhilfe zum Legen des Katheters benötigt wird und zum Verschlie-

ßen eines Pulmonalarterienastes bei der PCWP-Bestimmung (*dunkelrot*, 2. Lumen). 4 cm distal der Spitze liegt ein Temperaturfühler (→ Thermistor) zur Registrierung der Temperaturveränderung nach Kältelösunginjektion und HMV-Bestimmung.

- Das proximale 3. Lumen (*blau*) endet 20 cm von der Spitze. Darüber wird die Kältelösung zur HMV-Bestimmung injiziert, der Druck im li. Vorhof gemessen und zentralvenöses Blut entnommen.

Weiterentwickelte Katheter enthalten zusätzliche Infusionslumina, ein Lumen zur temporären Elektrostimulation oder kontinuierlichen Überwachung der zentralvenösen Sauerstoffsättigung.

Zugangsweg wie ZVK.

Material

Unsteril: wie ZVK.

Steril: Op.-Mantel, -Handschuhe, 2 Abdecktücher, 1 Lochtuch, Kompressen, Tupfer, Stichskalpell, Einführungssystem für den PA-Katheter (Desilet 8 FG): Punktionskanüle, Führungsdraht, Dilatator, Einführungshülse, Einmalkanülen, -spritzen, Lokalanästhetika, NaCl 0,9%, 3 Dreiwegehähne, Pulmonaliskatheter.

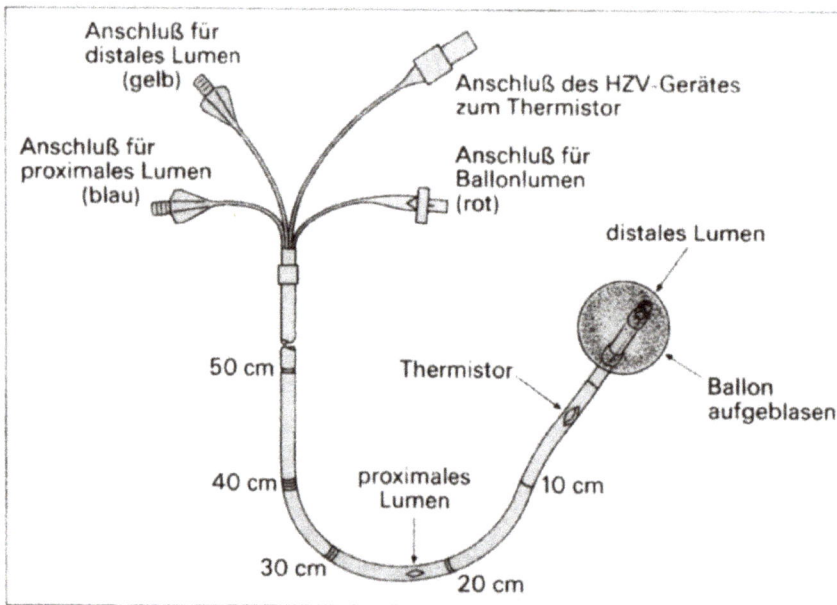

Abb. 8-42: *Pulmonaliskatheter* (Swan-Ganz-Katheter)

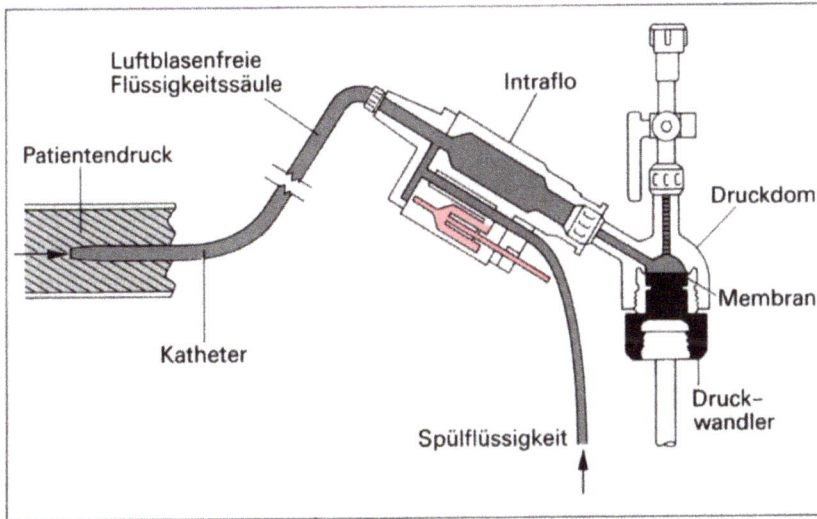

Abb. 8-43: Meßeinheit zur *invasiven Drucküberwachung*

Druckmeßeinrichtung, HMV-Meßeinheit. Verbindungsschlauch PA-Katheter, -Druckdom, Druckdom, 2 Dreiwegehähne, Spülsystem (z. B. Intraflow), elektromechanischer Druckwandler (Statham), Monitor mit Druckmeßeinheit (Abb. 8-43), HMV-Computer mit Katheter-Konnektionskabel, Kühlbox mit steriler NaCl 0,9% Lösung und Temperaturfühler zum HMV-Computer.

Besonderheiten bei der Vorbereitung

- Großflächiges, steriles Abdecken, Op.-Mantel, sterile Handschuhe
- Einführungsbesteck und PA-Katheterlumen blasenfrei mit Flüssigkeit füllen
- vor der Messung Druckmeßeinheit gegen Atmosphärendruck abgleichen. Dreiwegehahn am Druckdom zum Patienten verschließen zur Atmosphäre öffnen und Eichtaste am Monitor betätigen. Der Nullpunkt der Meßvorrichtung muß zuvor wie bei der ZVD-Messung in Vorhofhöhe angebracht werden (s. ZVD-Messung), er ändert sich mit der Lage des Dom-Druckwandler-Systems (Abb. 8-44).

Praxishinweis: Der Nullpunkt ist immer die Berührungsstelle Atmosphärendruck/Flüssigkeitssäule am Druckdom! Sie muß auf Vorhofhöhe gebracht werden.

Legen des Katheters

Der PA-Katheter wird nach der Seldinger-Technik und am häufigsten über Druck-Monitoring am Krankenbett gelegt.

Sicherer gelingt das Einführen unter Röntgensicht.

Algorithmus:

- Haut- bzw. Tiefenanästhesie
- Punktion → Stahlkanüle oder Braunülen-Technik
- Vorschieben des Führungsdrahts
- Hautinzision, Einführen des Einführungsbestecks
- Entfernen des Dilatators, Einbringen des PA-Katheters
- Aufblasen des Ballons in der V. cava sup. mit 1,5 ml Luft nach Punktionsort:
  - re./li. V. basilica n. 40−45/45−50 cm
  - re./li. V. jug. int. n. 15−20/20−25 cm
  - re./li. V. subclavia n. 10−15/15−20 cm.
- Vorschieben des mit dem Blut schwimmenden Katheters via li. Vorhof, Ventrikel über die Pulmonalklappe in Verschlußposition unter EKG-Kontrolle. Die jeweilige Lage repräsentieren die Druckkurven (Abb. 8-45).
- Zurückziehen des Katheters bis gerade noch Verschlußposition besteht, um Schleifen zu begradigen und ein tiefes Vordringen zu verhindern.
- Wegen der erhöhten Gefahr von Lungeninfarkten wird der Katheter bei Übereinstimmung des PCWP-Druckes mit dem pumnonalarteriellen-

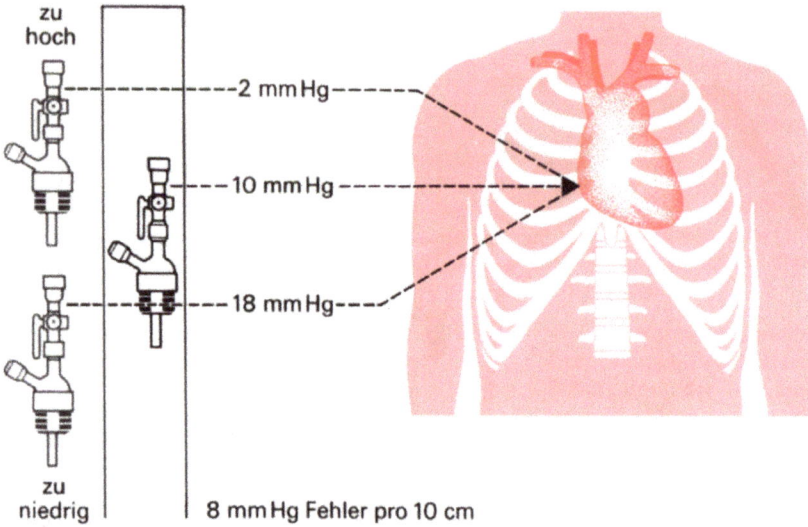

zu hoch

2 mmHg

10 mmHg

18 mmHg

zu niedrig

8 mmHg Fehler pro 10 cm

Abb. 8-44: *Meßfehler* durch falsche Positionierung des Druckwandlers (richtige Ausrichtung: Vorhofebene)

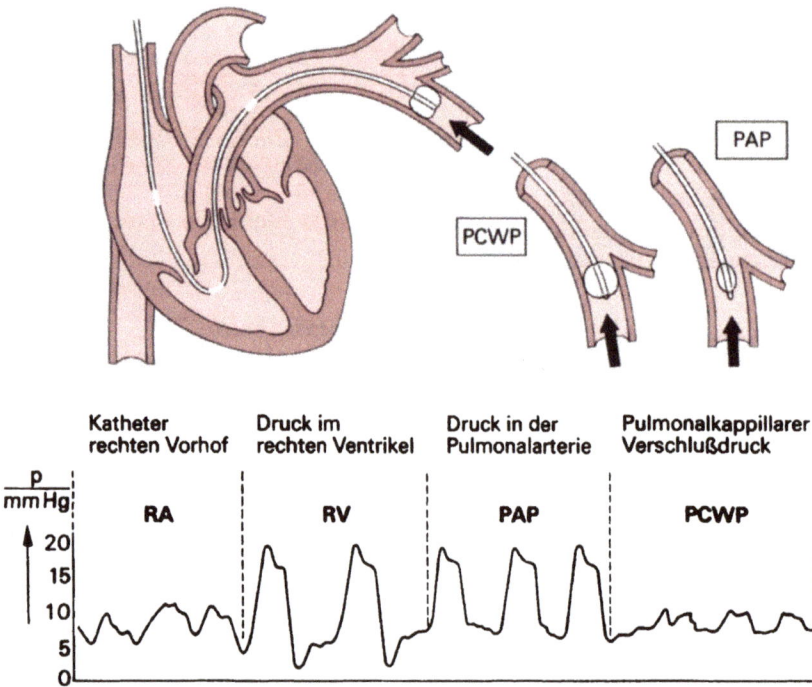

PAP

PCWP

Katheter rechten Vorhof	Druck im rechten Ventrikel	Druck in der Pulmonalarterie	Pulmonalkappillarer Verschlußdruck
RA	RV	PAP	PCWP

$\frac{p}{mmHg}$

20
15
10
5
0

Abb. 8-45: *Plazierung des Pulmonaliskatheters* unter Druckmonitoring

enddiastolischen Druck nicht in Verschlußposition sondern weiter proximal belassen.

- Lagekontrolle durch Druckmonitoring und Röntgen
- Fixieren mit Naht.

Komplikation und deren Prophylaxe

1. *Kathetersepsis* in bis zu 3%, daher:
   - strenge Asepsis beim Legen, tägl. Katheterpflege

- Infusionssysteme täglich wechseln, kurze Katheterverweildauer.

2. *Rhythmusstörungen* entstehen während der Katheterpassage durch den li. Ventrikel oder nach Dislokation in den RV in 50–70%.

3. *Ballonruptur:*
   - passiv entlüften, nicht aspirieren
   - Insufflationsluft ($\leq 1,5$ ml).

4. *Lungeninfarkt.* Ursachen: **1.** Ballon befindet sich zu lange in Okklusion, **2.** Tip-Okklusion → Katheter gelangt in kleine Lungengefäße:
   - Ballonkontrolle vor dem Legen, mit max. 1,5 ml Luft aufblasen
   - beim PCWP-Messen max. 1 min gefüllt lassen
   - kontinuierlicher PA-Druck
   - Monitoring, tägl. Röntgenkontrolle.

5 Klinisch relevante *Thrombosen* der katheterführenden Gefäße sind mit einer Inzidenz von 1% selten, obwohl bei phlebographischen Untersuchungen Thromben in 2/3 der Fälle gefunden wurden.

6. *Knotenbildungen* sind bei dem 7-F-Katheter selten. Besondere Gefahren bestehen beim Vorschieben bei großem dilatierten RV, Trikuspidalinsuffizienz, geringem HMV:
   - auf Verhältnis Katheterlänge/Druckkurve achten
   - Vorschieben unter Röntgenkontrolle.

7. Sehr selten sind: *Pulmonalarterienperforation, Endokarditis der Trikuspidalklappe, Thrombopenie:*
   - Vorsicht bei pulmonaler Hypertonie
   - Katheter möglichst in zentralen Lungenarterien plazieren

- Ballon vorsichtig füllen bis PCWP-Kurve erscheint.

8. *Katheterverschluß:*
   - kontinuierliche Spülung (Intraflo-System = 4 ml/h)
   - nach Blutaspiration gründlich nachspülen.

HMV-Bestimmung (→ Thermodilution)

Der Thermistoransatz wird mit dem HMV-Computer verbunden. Eine Bolusinjektion von 5 bzw. 10 ml einer 0–5 °C kalten Kochsalzlösung erfolgt über den proximalen Schenkel in den li. Vorhof. Nach Durchmischung während der weiteren Passage in der Pulmonalarterie wird die „Abkühlung" des Blutes in Form einer Indikatorverdünnungskurve gemessen (Abb. 8-46). Das Integral des Temperaturwechsels ist umgekehrt proportional zum HMV. Gleichzeitig werden die Temperatur von Kältelösung und Körpertemperatur vom HMV-Computer gemessen. Anhand dieser Daten berechnet der Computer nach der Stuart-Hamilton-Gleichung das HMV in l/min. Die HMV-Daten werden immer als Mittelwert von 3 aufeinander folgenden Messungen angegeben.

Meßwerte und abgeleitete Größen sind in Tab. 8-2 zusammengestellt (Index-Größen sind körperoberflächenbezogen, KO).

Die klin. wichtigsten Funktionsparameter der li. Herzkammer sind PCWP und HMV.

PCWP. Maß für den linksventrikulären Füllungsdruck, da er eng mit dem Druck im li. Vorhof korreliert:

- Abschätzung der pulmonalvenösen Stauung vor dem li. Ventrikel → Maß für die Vorlast. Der PCWP ist höher:

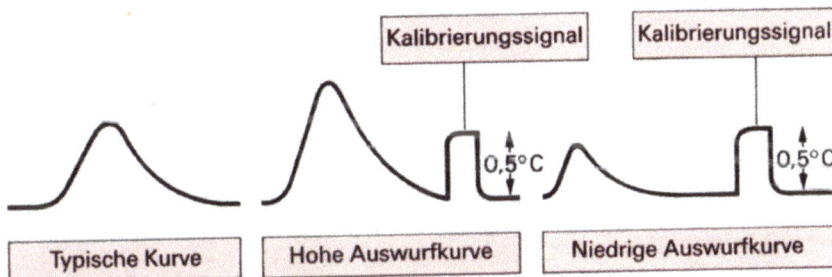

Abb. 8-46: *Thermodilutionskurve*

Tab. 8-2: *Pulmonaliskatheter-Meßdaten, -orte* u. abgeleitete Größen

Abkürzung	Größen	Normalwerte
RAP	re. Vorhof	3−8 mmHg
PAPsyst	sys. Pulmonalarteriendruck	15−30 mmHg
PAPdiast	diastol. Pulmonalarteriendruck	5−18 mmHg
PAMP	Pulmonalarterienmitteldruck	9−18 mmHg
PCWP	pulmonalkapillärer Verschlußdruck	5−18 mmHg
HMV	HMV	5−8 l/min
SV	Schlagvolumen	50−70 ml
PvO_2	gemischtvenöser O_2-Partialdruck	> 35 mmHg
SvO_2	gemischtvenöse O_2-Sättigung	75%
	Abgeleitete Größen	
HI	Herzindex (HMV/KO)	2,2−4,5 l/min/m²
SVI	Schlagvolumenindex	40−70 ml/m²
RVSWI	RV-Schlagarbeitsindex	8−12 g ml/m²
LVSWI	LV-Schlagarbeitsindex	51−61 g × ml/m²
PVR	pulmonaler Gefäßwiderstand	20−120 dyn × sec × cm⁻⁵
TPR	peripherer Gesamtwiderstand	920−1300 dyn × sec × cm⁻⁵
Qs/Qt	pulmonaler R/L-Shunt	

- bei Mitralstenose, -suffizienz, venöser Obstruktion (Vorhofmyxom)
- bei überhöhtem Alveolardruck unter PEEP-Beatmung > 15 cm H_2O-Säule
- wenn die Katheterspitze in einer Lungenarterie über dem Vorhofniveau liegt.

Zw. pulmonalart. enddiastolischem Druck (PAEDP) und PCWP besteht eine enge Übereinstimmung, so daß der PAEDP ebenfalls als Maß für den linksventrikulären Füllungsdruck herangezogen werden kann. Diese Korrelation gilt nicht bei jeder pulmonalen Hypertension:

- chron. Lungenkrankheiten mit pulmonaler Hypertonie
- Lungenembolie.

Die Beziehung zwischen HMV und dem mittleren PCWP bzw. PAEDP folgt dem Frank-Starling-Gesetz (Abb. 8-47):

- zwischen 0 und 18 mmHg verursachen geringe PCWP-, deutliche HMV-Veränderungen

- höhere Verschlußdrucke führen zu keinem weiteren HMV-Anstieg.

Der Volumenersatz kann über PCWP und HMV gesteuert werden. Bei einem PCWP-Druck > 18 mmHg kommt es zu einem interstitiellen, bei > 30 mmHg zu einem manifesten Lungenödem, vorausgesetzt, die alveolokapilläre Membran ist nicht geschädigt.

Praxishinweis: Betrachtet man den PCWP- bzw. den PAEDP-Druck von 18 mmHg als Grenzgröße (oberer Normwert) für den li.-ventrikulären Füllungsdruck und den Wert von 2,2 l/min/m² als Grenzgröße für den Herzindex, so lassen sich *4 hämodynamische Klassen* unterscheiden, die die Ventrikelfunktion definieren und eindeutige Therapierichtlinien beim Linksherzversagen ermöglichen (Tab. 8-3).

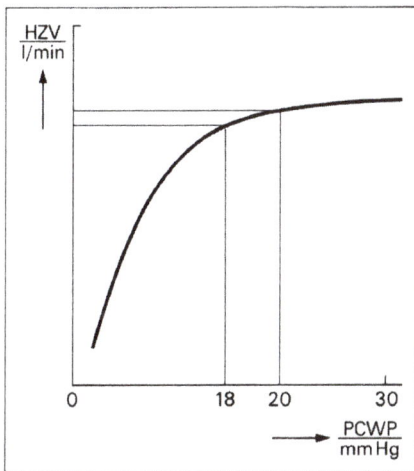

Abb. 8-47: *Frank-Starling-Gesetz.* Die Auswurfleistung des Herzens hängt vom enddiastol. Ventrikelvolumen ab, wobei die Kontraktionskraft zunächst proportional der Herzmuskelfaserlänge zunimmt, um nach Überschreiten einer kritischen Länge (Überdehnung) wieder abzufallen

Tab. 8-3: *Hämodynamische Klassen*

Klassen	Lungenstauung: PCWP = PAEDP > 18 mmHg	Periphere Hypoperfusion: HI < 2,2 l/min/m²
I	–	–
II	+	–
III	–	+
IV	+	+

Invasive arterielle Blutdrucküberwachung

Die direkte (= blutige) Blutdruckmessung ist präziser und ermöglicht eine kontinuierliche Drucküberwachung mit Alarmierung und wiederholter BGA.

Indikationen

- alle Schockformen
- intra- und postop. Kontrolle nach großen Eingriffen.

Zugangsweg. In praxi werden die A. radialis und A. femoralis bevorzugt. Vor Punktion der

A. radialis wird die Funktionstüchtigkeit des Kollateralkreislaufs der Hand geprüft.

Allen-Test: Hochhalten der Hand → Abdrücken der Aa. radialis et ulnaris und mehrmaliger Faustschluß über 1 min → Senken der Hand → Freigabe der A. ulnaris, Hand beobachten → Rötung innerhalb 6 Sek.

Brodsky-Test: Pulsabnehmer oder Doppler-Sonde auf die Daumenkuppe legen – Messung vor und nach Kompression der Aa. radialis et ulnaris. Messung bei komprimierter A. radialis und freigegebener A. ulnaris. Ausreichender Kollateralkreis wird durch Pulskurve bzw. Doppler-Signal dokumentiert.

Praxishinweis: Die A. radialis bietet den Vorteil der einfacheren Punktion mit der geringeren Komplikationsrate. Nachteilig ist die eingeschränkte Bewegungsfreiheit und häufigere und frühere Verlegung der Kanüle. Die A. femoralis erlaubt das Einlegen großlumigerer Kanülen. Kein erhöhtes Risiko.

Katheter: Braunülen-System, Seldinger-Technik. Druckübertragungs-System (Abb. 8-48).

Anforderungen an das Meßsystem

Hohe Eigenfrequenz erforderlich zur Registrierung einer genauen Blutdruckkurve. Anzustreben durch:

- Luftblasenfreies Auffüllen des Meßsystems
- Verwendung von speziellen Druckschläuchen
- Katheter und Druckschläuche möglichst kurz halten.

Komplikation. Die Komplikationsrate hängt ab von der Traumatisierung bei Punktion, Verweildauer, dem Kathetermaterial:

- *Thrombosen*, bis 23%, meist harmlos. *Prophylaxe:*
  - kontinuierliche Spülung mit 1 000 E Heparin/ 500 ml NaCl 0,9% über Intraflo-Systeme
  - Kontrolle der Fingerdurchblutung
  - Entfernung der Kanüle unter Aspiration während proximaler und distaler Arterienkompression.
- *Ischämie, Handnekrose* (→ selten). *Prophylaxe:*
  - Prüfung des Kollateralverlaufs der Hand
  - keinen Katheter in die A. brachialis
  - keine i. a. Injektion von Medikamenten.
- *Infektionen. Prophylaxe:*
  - Asepsis beim Legen
  - Pflege nach strengen hygienischen Kautelen

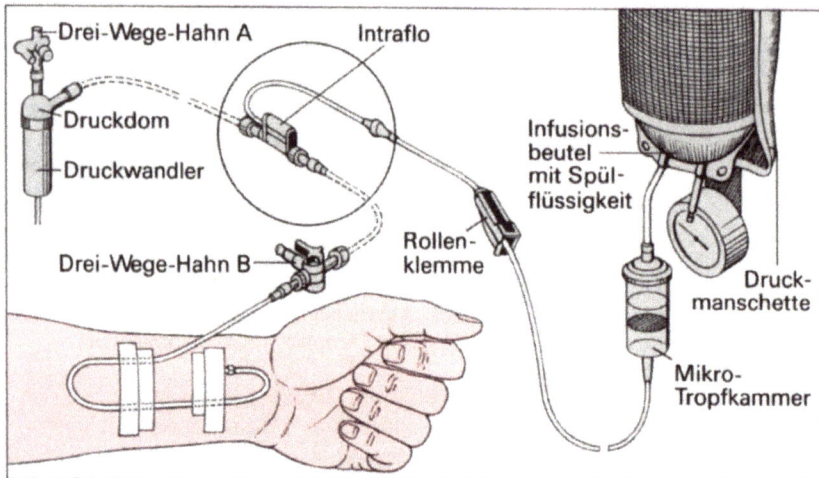

Abb. 8-48: Meßeinheit für die *arterielle Drucküberwachung*

- kurze Verweildauer
- Entfernen des Katheters bei Infektionsverdacht.

- *Embolie,* v. a. beim Femoraliskatheter. *Prophylaxe:*

  - Vorsicht beim Spülen mit Spritze (→ Luftembolie)
  - kontinuierliche Heparinspülung.

- *Art. Blutung. Prophylaxe:*

  - Kompression
  - Überprüfen der Schlauch- und Verschlußsysteme.

- *Arteriovenöse Fistel. Prophylaxe:*

  - atraumatische Punktion
  - keine Mehrfachpunktion mit Venenverletzung.

8.3.3 Intensivtherapie bei häufigen Notfällen

8.3.3.1 Pumpversagen

Akute Linksinsuffizienz. Fortführung der Notfallmaßnahmen:

▷ *Allgemeinmaßnahmen:* Verringerung der Blutfüllung durch Lagerung, evtl. venöse Staubinden, Aderlaß
▷ *Medikamente:* Diurese mit Furosemid unter Kontrolle des ZVD oder des pulmonalart. Druckes. Vasodilatatoren

– Nitroglycerin 2–4 mg kontinuierlich i. v. /h oder Nitroprussid-Natrium kontinuierlich
– Glykoside und Katecholamine in Abhängigkeit von der Grundkrankheit
– Antihypertensiva bei hypertoner Krise.

▷ Intubation und Überdruckbeatmung bei schwerem Lungenödem oder Nichtansprechen.

Prognose: Die Prognose hängt von der Grundkrankheit ab. Sie ist bei KHK und Kardiomyopathien günstiger als bei Lungenödem infolge arterieller Hypertonie und Klappenfehlern.

Akute Rechtsherzinsuffizienz

Allgemeinmaßnahmen

▷ Oberkörperhochlagerung, Beintieflagerung, Sauerstoffzufuhr
▷ Katecholamine und vasoaktive Substanzen unter hämodynamischem Monitoring
▷ Volumengabe kann lebensrettend sein.

Prognose: ungünstig, da häufig Endstadium einer extrakardialen Grundkrankheit, z. B. chron. obstruktives Syndrom

Myokardinfarkt. Die Intensivtherapie erfolgt unter EKG-, evtl. hämodynamischer Überwachung.

▷ Thrombolyse bei Infarktzeit innerhalb 12 h unter Abwägen des Nutzen-Risikos (Alter, andere Krankheiten, Infarktausmaß). Intrakoronare Lysetherapie oder Ballondilatation mit Stent-Implantation erfolgt in Zentren.

▷ Bettruhe und Heparingabe zur Verhinderung von tiefen Beinvenenthrombose, Lungenembolien und Thrombenbildung im Ventrikel und einer möglichen Reokklusion nach Thrombolysetherapie.

▷ Weitere Behandlung in Abhängigkeit von Herzinsuffizienz, Rhythmusstörungen und Lysetherapie.

> Nur bei hämodynamisch wirksamen Extrasystolen ist Lidocain indiziert.

▷ Bei Vorhofflimmern gibt man Verapamil (Isoptin 5–10 mg) oder beginnt eine Digitalisierung (z. B. mit 0,4 mg Novodigal).

▷ Bei Sinusbradykardie zunächst Atropin 0,5–1 mg i. v., wenn erfolglos Orciprenalin (Alupent 0,05 = 0,5 mg i. v.).

Herztamponade

▷ *Kausaltherapie* ist die Perikardpunktion und ggf. das Einlegen einer Perikarddrainage. Erforderlich sind:

▷ EKG, Ultraschallgerät, kreislaufwirksame Pharmaka, Defibrillator, Intubationsmöglichkeit.

▷ Chir. Therapie, wenn durch die Aspiration die Tamponade nicht gebessert werden kann oder bei einer traumatischen Tamponade.

Prognose: abhängig von der Grundkrankheit.

8.3.3.2 Herzrhythmusstörung

Syndrom des kranken Sinusknotens (s. Abb. 4–21, S. 150, Abb. 8-50).

Versuch mit Orciprenalin bzw. Atropin, ggf. temporäre Stimulation. Permanenter Schrittmacher bei

▷ Synkopen und Herzinsuffizienz
▷ Bradykardie < 40/min.

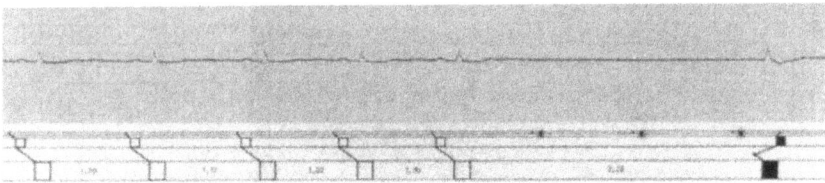

Abb. 8-49: *Sinusbradykardie mit SA-Block* (nach 5 normalen Kammerkomplexen). Die Pause beendet ein *AV-Knotenrhythmus* mit retrogader Vorhofaktivierung (neg. P-Welle); er besteht für 4 Schläge u. ist unregelmäßig, eine *2:1 SA-Blockierung* erscheint am Ende

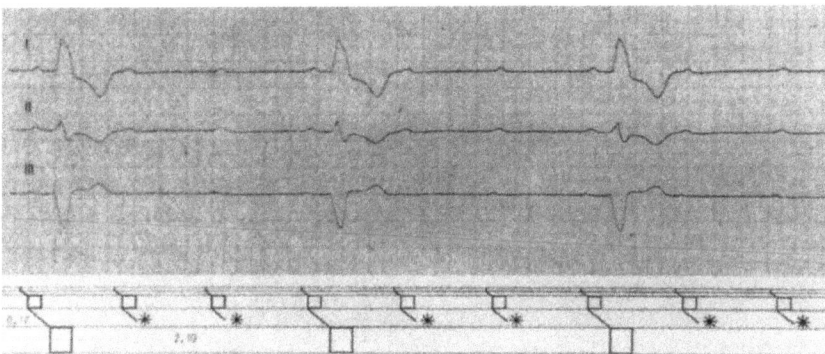

Abb. 8-50: *3:1 AV-Block* ohne QRS-Komplexe bei Sinusrhythmus u. linksanteriorem Hemiblock

Prognose: Rhythmusstörungen sind i. d. R. gut beherrschbar, hängen jedoch von der Grundkrankheit ab.

AV-Block III. Grades (Abb. 8-51, s. Abb. 8-49).

Medikamentöse Stimulation bei Herzfrequenz < 40/min oder Synkopen mit

▷ Orciprenalin 0,25−0,5 i. v., sofort in der Hospitalphase 10−20 µg/min per infusionem, z. B. 10 mg in 500 ml Glucose 5% in einer Geschwindigkeit von 10−20 Tropfen/min
▷ alternativ Atropin 0,5−1 mg i. v.
▷ ventrikuläre Stimulation.

Schrittmacherimplantation bei totalem AV-Block indiziert bei

▷ Synkopen
▷ schwerer Herzinsuffizienz
▷ Bradykardie < 40/min.

Kammertachykardie, -flimmern (Abb. 8-52).

▷ Lidocain 50−100 mg i. v., weiter als Dauerinfusion 3−4 mg/min, Behandlung der Grundkrankheit
▷ Kammerflimmern und pulslose Kammertachykardie:

  ▷ Defibrillation mit steigender Energie
  ▷ Adrenalin 1 mg i. v.

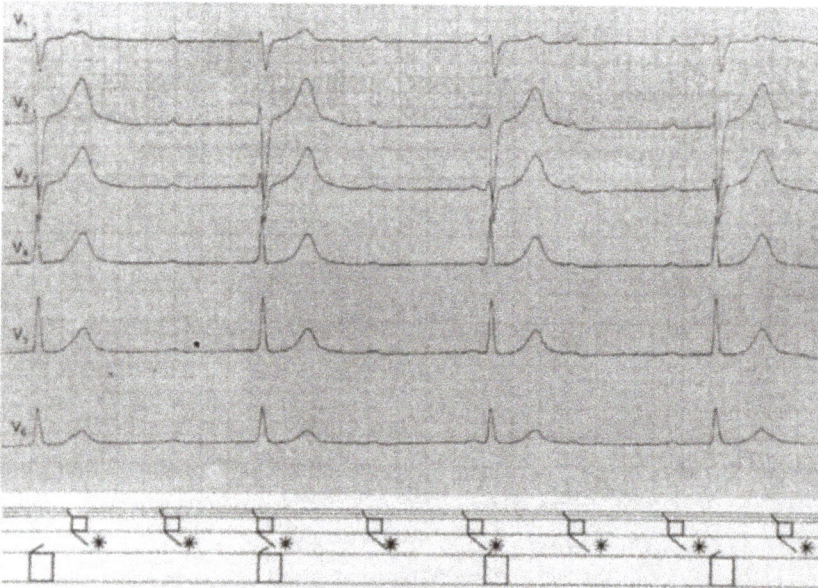

Abb. 8-51: *AV-Block III. Grades* mit Ersatzknotenrhythmus (normaler QRS-Komplex), komplette AV-Dissoziation zw. P-Welle u. QRS-Komplex

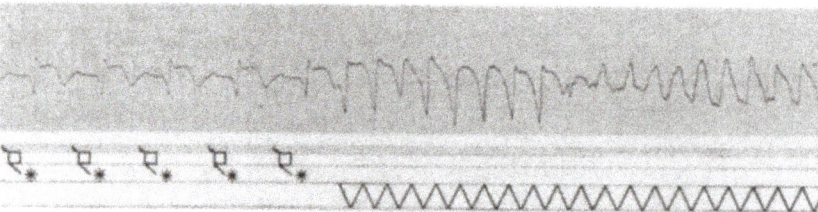

Abb. 8−52: *Kammerflimmern, -flattern.* Myokardinfarkt-EKG mit pathologischem Q, ST-Elevation, gefolgt von 8 ventrikulären Extrasystolen, die in Kammerflattern, dann in -flimmern übergehen

Tab. 8-4: Einteilung der *Aortendissektion*

Ausmaß	DeBakey			Stanford	
	I	II	III	A: proximal	A: distal
Initialer Intimariß	Wurzel Aorta asc.	Wurzel Aorta asc.	oberste Aorta desc.	variabel, meist Aorta asc.	variabel, meist Aorta desc.
Ausdehnung	variabel, häufig ganze Aorta	nur Aorta asc.	variabel, häufig ganze Aorta desc.	variabel, immer Aorta asc.	variabel ohne Aorta asc.

▷ bei Erfolglosigkeit weitere Defibrillationen, dazwischen Lidocain

▷ nach Wiederherstellung des Sinusrhythmus Lidocain per infusionem 2−4 mg/min.

Prognose: ungünstig und besonders ernst bei Herzkrankheit.

Vorhofflimmern, Vorhofflattern

▷ Herzglykoside zur Verlangsamung der Herzfrequenz

▷ Versuch der „chemischen" Rhythmisierung mit Chinidin max. 2 g/d, ggf. Antikoagulation.

▷ His-Bündel-Ablation als ultima ratio.

Paroxysmale supraventrikuläre Tachykardien. Eine Behandlung unter Intensivbedingungen ist nur selten erforderlich und nur bei anhaltender Tachykardie und hämodynamischer Beeinträchtigung sinnvoll.

● falls Verapamil erfolglos ist, Kardioversion bzw. Elektrostimulation

● bei häufigen Anfällen Dauertherapie mit Verapamil oder Herzglykosiden und Chinidin.

Praxishinweis: Verapamil nie mit Betablockern kombinieren.

8.3.3.3 Kreislaufregulationsstörung

Aneurysma dissecans und Aortenruptur → Operation!

Einteilung: Tab. 8-4

▷ *Aneurysma Typ A nach Stanford* möglichst Früh-Op. *Kontraindikationen:* prognostisch ungünstige Begleitkrankheit, irreversible Infarkte (Abhängigkeit von der Lokalisation)

▷ *Aneurysma Typ B nach Stanford.* Op., falls Dissektion fortschreitet. *Kontraindikationen:* Blutung, art. Hypertonus, der schwer einstellbar ist, sowie potentiell reversible Organischämie

▷ Antihypertensiva bis zur Op.

Prognose: beim Aneurysma dissecans anhängig von den Komplikationen: **1.** Ruptur (→ bedrohlichste Komplikation), die durch die sehr dünne Außenwand des Dissektionskanals auftreten kann. **2.** Organischämie → Folge der Kompression abgehender Gefäße, **3.** Aortenklappeninsuffizienz und Perikardtamponade.

● Letalität bei medikamentös behandelten Aneurysmen von Typ A 65%, beim Typ B 25%.

8.3.3.4 Hypertensive Krise

s. Kap. 4.5, S. 142.

8.3.3.5 Intensivtherapie des SHT

s. Kap. 5.2.1.4, S. 192.

8.4 Infusionstherapie, enterale, parenterale Ernährung

J. Schmitz

8.4.1 Flüssigkeits-, Elekrolyt-, Säuren-Basen-Status

Man unterscheidet

1. Störungen des *Flüssigkeitsstatus* (Wasser- und Natriumbestand)
2. Störungen des Elektrolytbestandes
3. Störungen des *Säure-Basen-Status (SBS)*.

Euhydration: bedarfsgerechtes Flüssigkeitsvolumen.

Isoionie: physiologische Zusammensetzung der gelösten Salze.

Isoosmolalität: physiologische osmotische Aktivität (285 +/−5 mosmol/kg).

Isohydrie: extrazelluläre H^+-Konzentration physiologisch.

Von zentraler Bedeutung für die Aufrechterhaltung der Homöostase ist der *kolloidosmotische (onkotische) Druck.*

Kolloidosmotischer (onkotischer) Druck (KOD)

Der **osmotische Druck** des Plasmas ist definiert durch die Anzahl der darin gelösten Teilchen. *Referenzbereich:* 290−300 mosmol/kg.

Der **kolloidosmotische Druck** (*KOD*; syn. *onkotischer Druck*) ist der osmotische Druck einer kolloidalen Lösung. Der KOD des Blutplasma wird durch die Konzentration der Albumine (mittleres Molekulargewicht, 69 000) bestimmt und beträgt 23−30 mmHg.

Im gegenseitigen Zusammenspiel regeln osmotischer und kolloidosmotischer (onkotischer) Druck die Flüssigkeitshomöostase. Osmose ist für die Wasserverteilung in den Kompartimenten des Organismus verantwortlich. Die Summe von hydrostatischem und KOD ist in Kapillaren mit geschlossener Basalmembran, z. B. in der Lunge, für Flüssigkeitsverschiebungen zwischen dem Intravasalraum und dem Interstitium verantwortlich (Abb. 8-53).

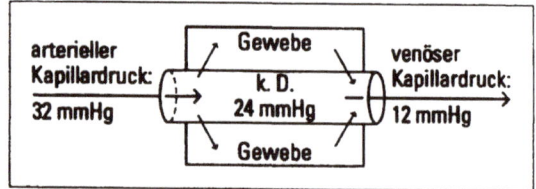

Abb. 8-53: *Kolloidosmotischer, hydrostatischer, onkotischer Druck* im arteriellen und venösen Schenkel der Kapillaren

- hydrostatischer Kapillardruck   14 mmHg
- hydrostatischer Gewebedruck   −6 mmHg
- kolloidosmotischer Kapillardruck   26 mmHg
- kolloidosmotischer Gewebedruck   14 mmHg
- Druckgradient zwischen Kapillaren und Gewebe   1 mmHg
- Filtrationsrate = 0,1 ml/Torr/min/100 g Gewebe
- Lymphfluß = 0,1 ml/min/100 g Gewebe.

Die häufig in der Literatur angegebenen Nährungsformeln zur Berechnung des osmotischen bzw. onkotischen Drucks weichen oft erheblich von den tatsächlichen Druckwerten ab. Für diagnostische und therapeutische Schlußfolgerungen empfehlen sich daher eher die *direkten Messungen* dieser Kenngrößen.

8.4.1.1 Wasser-Natrium-Status: Dehydratation, Hyperhydratation

Wasser. Man unterscheidet 1. *Bilanz-*, (z. B. verminderte Zufuhr bei vermehrter Ausfuhr), 2. *Verteilungs-*, (z. B. Zufuhr wäßriger Lösungen ohne ausreichenden Elektrolytgehalt) und 3. *Regulationsstörungen* (z. B. bei renalen, kardialen oder endokrinen Krankheiten).

Störungen betreffen:

1. Flüssigkeitsgehalt.

- *Hyperhydratation:* vermehrter Flüssigkeitsgehalt des Organismus
- *Dehydratation:* verminderter Flüssigkeitsgehalt.

2. Osmolalität.

- Isoton, hyperton, hypoton
- *Wasserdefizit:* Na+ > 148 mmol/l
- *Wasserüberschuß:* Na+ < 132 mmol/l.

Natrium. Ein *vermehrter Natriumgehalt* bedeutet einen *gesteigerten Flüssigkeitsgehalt* ($Na^+\uparrow \to PV \uparrow$) des Organismus bzw. umgekehrt ($Na^+\downarrow \to PV \downarrow$); unabhängig von der Serumosmolalität.

Jede Abweichung der Plasmanatriumkonzentration (132 – 148 mmol/l) bedeutet ein *relatives Wasserdefizit (Hypernatriämie)* bzw. einen *relativen Wasserüberschuß (Hyponatriämie)*.

Praxishinweis:

- Faustregel zur Schätzung eines *Flüssigkeitsdefizits* bei hypertoner Dehydratation. Flüssigkeitsdefizit (l) = 0,6 × kg × Na^+_{ist}/Na^+_{soll} − (0,6 × kg)
- Faustregel zur *Berechnung des Korrekturbedarfs* für Na^+ (n. Lavin): Na^+-Defizit (mmol) = (142 − Na^+_{ist}) × 0,2 × kg (Na^+_{soll} = 142 mmol/l).

Dehydratation (s. Kap. 4.4.3.2, S. 137).

Hyperhydratation

Definition: Vermehrung des Gesamtbestandes an Körperflüssigkeit durch positive Flüssigkeitsbilanz, d. h. die Flüssigkeitsaufnahme übersteigt die -verluste.

Klinik (weitgehend unabhängig von der Serumosmolalität)

- *Ödeme*
- *Hautturgor* ↑ mit prall gespannter, häufig glänzender Haut
- *Venenstauung,* ZVD ↑ > 10 cm H_2O
- *Lungenstauung:* Kurzatmigkeit, RG und Rö.-Stauungszeichen.

Isotone Hyperhydratation

Definition: Überwässerung des Organismus mit isotonischer Flüssigkeit. Serumosmolalität und Natriumbestand sind normal. Betroffen ist bei akuter Entstehung nur der extrazelluläre Flüssigkeitsraum.

Ursachen: iatrogen durch Zufuhr größerer Na^+-Mengen durch isotone Infusion, bei Herzinsuffizienz, nephrotischem Syndrom, akute oder chronische Niereninsuffizienz.

Klinik

- Blutdruck ↑ (Volumenhochdruck)
- Gewichtszunahme infolge Wassereinlagerung (Ödeme)
- ggf. Aszites, Pleuraerguß.

Diagnostik

- Na^+ i. P. normal
- *Serumosmolalität* normal
- *HK ↓*, Erythrozyten ↓
- *Serumproteine* ↓
- *Urinmenge, -konzentration* sowie *Natriumkonzentration i. U.* unterschiedlich.

Therapie: Grundkrankheit steht im Vordergrund.

▷ reduzierte Flüssigkeits- und Natriumzufuhr
▷ Diuretikagabe.

Hypertone Hyperhydratation

Definition: Selten. Überwässerung bei positiver Na^+-Bilanz, Osmolarität, Na^+ sind erhöht. Sie geht einher mit Expansion des extrazellulären Flüssigkeitsraumes bei Verminderung des intrazellulären Volumens.

Ursachen: iatrogene übermäßige Na^+-Zufuhr (v. a. bei Niereninsuffizienz), Trinken von Meerwasser, Conn-Syndrom, zentrales Salzspeichersyndrom

Klinik

- Gewicht ↑
- Blutdruck ↑
- Flüssigkeitsabstrom aus dem Intrazellulärraum nach extrazellulär bewirkt Durst.

Diagnostik

- *Plasmanatriumkonzentration ↑, Serumosmolalität ↑*
- *HK ↓*
- *Gesamteiweiß ↓*
- verminderte *Urinmenge* bei erhöhter *Urinkonzentration.*

Natriumkonzentration und Quotient aus Urin- und Serumosmolalität sind unspezifisch.

Therapie

▷ Saluretika zur Reduktion des Natriumgehaltes bei gleichzeitiger Flüssigkeitsausschwemmung

▷ ggf. Peritoneal- und Hämodialyse oder Hämofiltrationsbehandlung, bes. bei Nierenversagen

▷ Infusionstherapie mit elektrolytarmen Lösungen (1/2- bis 1/3-Elektrolytlösungen).

Hypotone Hyperhydratation (Wasserintoxikation)

Definition: Überwässerung ohne adäquate Na^+-Zufuhr (sog. Wasserintoxikation), Osmolarität und Serum-Na^+ sind vermindert. Von dieser Störung sind der extra- sowie intrazelluläre Flüssigkeitsraum betroffen.

Praxishinweis: 5%ige elektrolytfreie Kohlenhydratlösungen sind isoton. Nach Verstoffwechselung des Kohlenhydrats wird jedoch Wasser freigesetzt, so daß ein *relativer Wasserüberschuß* resultieren kann.

Ursachen: inadäquate ADH-Sekretion, Einschwemmen elektrolytarmer oder -freier Flüssigkeiten (z. B. TUR-Syndrom), intensive Magenspülung mit Wasser.

Klinik

- Gewicht ↑
- Blutdruck ↑

Diagnostik

- *Urinmenge* ↑↑ (bei extrarenalen Störungen)
- *Urinnatriumkonzentration* ↓ (< 20 mosmol/l bei extrarenalen Störungen)
- *Quotient* aus Urin- und Serumosmolalität < 1,1 (bei extrarenalen Störungen)
- *Plasmanatriumkonzentration* < 130 mmol/l
- *Osmolalität* (< 270 mosmol/kg) ↓
- *HK* ↓↓
- *Serumproteine* ↓
- Röntgen: interstitielles Lungenödem (→ fluid lung) ohne Auskultationsbefund.

Therapie

▷ Wasserzufuhr einstellen, ggf. Dialyse

▷ Entzug freien Wassers (z. B. durch Osmodiuretika oder Furosemid)

▷ Vollelektrolytlösungen applizieren (ggf. mit einem Zusatz von Natriumchlorid (100 mmol/l) z. B. beim TUR-Syndrom, wobei das Natriumdefizit nach der Faustregel in Kapitel 4.1.1 abgeschätzt werden kann.

Bei Flüssigkeits- oder Elektrolytdefiziten wird grundsätzlich der Korrekturbedarf *plus* der *tägl. Basisbedarf* substituiert.

8.4.1.2 Elektrolytstatus

Hypokaliämie

Definition: Häufige Elektrolytstörung mit einer reduzierten Kaliumkonzentration i. P. *< 3,5 mmol/l*, meist in Kombination mit Alkalose. Besonders bei der Therapie diabetischer Azidosen kann das K^+ drastisch abfallen.

Ursachen: 1. verminderte Zufuhr von Kalium, z. B. bei Anorexie oder Infusionstherapie mit kaliumfreien Flüssigkeiten; **2.** erhöhte renale Ausscheidung, z. B. bei Diuretikather. oder Steroiden, chron. Niereninsuffizienz in der polyurischen Phase, Cushing-Syndr. oder Hyperaldosteronismus; **3.** gastrointestinale Verluste, z. B. bei Laxanzienabusus (sehr häufig), Erbrechen, Durchfall, Ileus, enteralen Fisteln, Zollinger-Ellison- oder Verner-Morrison-Syndr; **4.** Verteilungsstörungen ohne Verminderung des Gesamtkörperkaliums, z. B. bei Alkalose oder Insulintherapie bei diabetischem Koma.

Klinik

- neuromuskuläre Symptome: Apathie, Adynamie, Parese, Hypotonie der Muskulatur. Wulstbildung bei Beklopfen der Muskulatur, Bewußtseinsstörung bis zum Koma
- gastrointestinale Symptome: Appetitlosigkeit, Obstipation bis zum paralytischen Ileus
- renale Symptome: hypokaliämische Nephropathie
- kardiovaskuläre Symptome: Tachykardie, Extrasystolen, EKG-Veränderungen, Ödeme.

Diagnostik

- EKG-Veränderungen (häufig): Abflachung von QRS-Komplex, T-Welle, überhöhte U-

Welle und TU-Verschmelzungswelle, QT-Zeit ↑. Gleichzeitige Hypokalzämie verstärkt EKG-Veränderungen

- Kalium i. S. < 3,5 mmol/l

Eine paradoxe Azidurie bei metabolischer Alkalose weist auf eine funktionelle Hypokaliämie hin.

Therapie

▷ Kaliumsubstitution.

> *Praxishinweis:* **1.** Der *Basisbedarf* von Intensivpatienten ist höher: 1–3 mmol/kg/d, Dosierungsgeschwindigkeit ≤ 20 mmol/h. **2.** *Faustregel:* 40–60 mmol sind erforderlich, um Kalium i. P. um 1 mmol/l anzuheben.

Da Kalium bereits in geringen Mengen appliziert mit *erheblichen Nebenwirkungen* behaftet sein kann, sollten Infusions- und Spritzenpumpen angewendet werden.

Bei gleichzeitig bestehender *Alkalose* ist die *Kaliumchloridapplikation* Methode der Wahl. Vorsicht ist bei eingeschränkter Nierenfunktion geboten.

Cave: Die unverdünnte Zufuhr *kaliumhaltiger Elektrolytkonzentrate* ist wegen der Gefahr der akuten Kaliumintox. (Kammerflimmern) *kontraindiziert.*

Hyperkaliämie

Definition: erhöhte Kaliumkonzentration i. S. > 5,5 *mmol/l.* Lebensbedrohliche Hyperkaliämien treten i. d. R. nur auf, wenn die Nieren nicht in der Lage sind, genügend Kalium auszuscheiden und die extrarenalen Regulationsmechanismen gehemmt oder überlastet sind.

Ursachen: 1. erhöhte Zufuhr (Infusion); **2.** Freisetzung von Kalium, z. B. bei Hämolyse, Thrombozytose, Azidose, Katabolismus (Traumen, Verbrennung, schwere Inf.); **3.** herabgesetzte renale Kaliumausscheidung bei Niereninsuffizienz, NNR-Insuffizienz (Addison-Krankheit) und durch Diuretika bedingt (Spironolacton, Triamteren).

Diagnostik

- Kalium i. S. > 5,5 mmol/l
- Unlust, Schwäche, Verwirrtheit

- (kardiovaskulär) Bradykardie, Herzrhythmusstörung, evtl. Herzstillstand in der Diastole
- EKG-Veränderungen: schmalbasige, hohe T-Wellen bei > 6,5 mmol/l, Verlängerung der PQ-Strecke, QRS-Komplexe schenkelblockartig verbreitert, tiefe plumpe S-Zakken; bei hochgradiger Hyperkaliämie P-Welle nicht mehr abgrenzbar, sinusoide oder biphasische Kammerkomplexe
- (neurol.) Parästhesien, metallischer Geschmack im Mund, schlaffe myoplegische Lähmung.

> *Praxishinweis:* Kaliumkonzentrationen, die EKG-Veränderungen hervorrufen oder 7,0 mmol/l überschreiten, bedrohen das Leben und erfordern eine Notfalltherapie.
>
> **Ausnahmen können Patienten mit** *chron. Niereninsuffizienz* **sein, die sich an sehr hohe Werte adaptiert haben.**

Therapie

Notfalltherapie

▷ 10%ige Calciumchlorid- und Calciumgluконatlösung langsam über 10 min i. v. (Dosierung 10–20 ml)
▷ *NaBi* 8,4%ig (je nach Stoffwechsellage bis zu 250 ml)
▷ *Glukose* und *Insulin,* wobei für den Kaliumshift in die Zelle nur das Insulin entscheidend ist. Glukose ist erforderlich, um eine Hypoglykämie zu vermeiden.

> *Praxishinweis:* Empfohlen werden 250 ml einer 40%igen Glukoselösung mit 20 IE Alt-Insulin; am besten separat 4–12 IE Alt-Insulin/h im Perfusor und parallel eine Glukoseinfusion. Die Glukosekonzentrationen i. P. sollten um 5–8 mmol/l liegen (höhere Blutzuckerwerte hemmen die zelluläre Kaliumaufnahme).

Ggf. Kaliumelimination durch Hämo- oder Peritonealdialyse, wobei die Hämodialyse die effektivste Maßnahme zur Kaliumsenkung ist.

▷ ggf. Kationenaustauscher (1–3 × 20 g Resonium A) oral oder rektal appliziert oder Calciumerdolit oder Aluminiumerdolit mit Sorbit.

Weitere Therapien

▷ Infusion kaliumfreier Lösungen z. B. Natriumchlorid 0,9%ig

▷ Diurese steigern (z. B. durch Furosemid)

▷ Vermeidung unnötiger kataboler Effekte (mangelnde Energiezufuhr führt zum Eiweißabbau mit Kaliumfreisetzung → Glukoneogenese) durch adäquate Energiebereitstellung

▷ Ernährungstherapie

▷ Ausgleich evtl. Azidose, ggf. enterale Kationenaustauscher

▷ Dialyse.

Bei *längerfristiger Immobilisation* sowie in der sog. *„vulnerablen Phase"* bei der Verbrennungskrankheit − nach 4−6 Tagen oder 2−3 Monaten − kann es unter Gaben *depolarisierender Muskelrelaxanzien* (z. B. Succinylcholin), infolge vermehrten Kaliumausstroms aus der Zelle, zu erheblichen *Bradykardien* bis *Asystolien* kommen. Bei diesen Patienten sollte auf den Einsatz depolarisierender Muskelrelaxanzien verzichtet werden.

Hypokalzämie

Definition: erniedrigte Calciumkonzentration i. P. (< 2,5 mmol/l) bzw. eine Konzentrationserniedrigung des ionisierten Calciums < 0,9 mmol/l.

Ursachen: Hypoparathyreoidismus, Calciferolmangel, Rachitis, Malabsorptionssyndrom, chron. Niereninsuffizienz, akute Pankreatitis.

Klinik

■ gesteigerte neuromuskuläre Erregbarkeit

■ anfallartige Störung der *Motorik* und *Sensibilität*:

  − Antriebsminderung, evtl. Parästhesie und Sensibilitätsstörung

  − schmerzhafte tonische Krämpfe der Muskulatur, evtl. Pfötchenstellung der Hand, Karpopedalspasmen oder Equinovarusstellung der Füße, Kontraktion der mimischen Muskulatur (sog. Tetaniegesicht mit gespitzten Lippen), idiomuskuläre Kontraktion.

Diagnostik

■ ionisiertes Calcium ↓, wenn technisch nicht erfaßbar:

  − niedriges *Gesamtcalcium* i. P. < 2,5 mmol/l

  − Symptomatik.

■ *Provokationstests:* Chvostek-Zeichen, Fibularisphänomen, Pool-Schlesinger-Zeichen, Trousseau-Zeichen, Zungenphänomen.

Therapie: 1. Grundkrankheit behandeln, **2.** bei hypokalzämischer Tetanie:

▷ *Calciumchlorid* oder *-gluconat* (20−40 ml einer 10- bis 20%igen Lösung langsam! i. v.)

Bei weiterbestehender muskulärer Übererregbarkeit:

▷ *Infusion von 7,5 mmol Calcium/kg* in 500 ml einer Trägerlösung (z. B. physiologische Kochsalzlösung) über 4 h (max. Infusionsgeschwindigkeit: 0,2 g/min = 5 mmol/min).

Besonderheit: 1. Die *häufigsten Ursachen* der Hypokalzämie sind *niedrige Gesamteiweißkonzentrationen*. Dennoch können oftmals die Symptome einer Hypokalzämie fehlen, da der *ionisierte Anteil an Calcium normal* ist. **2.** Die Zufuhr von Calcium verstärkt die *Digitalisempfindlichkeit* des Herzens (Digitalisintox.!). **3.** Eine *normokalzämische Hyperventilationstetanie* wird durch paCO_2-Anhebung, z. B. durch Rückatmung über einen Plastikbeutel therapiert.

Hyperkalzämie

Definition: erhöhte Gesamtcalciumkonzentration i. P. (> 3 mmol/l) bzw. Konzentration ionisierten Calciums > 1,1 mmol/l.

Die Hyperkalzämie kann imponieren als:

• *Hyperkalzämiesyndrom* oder

• *hyperkalzämische Krise* mit Gesamtcalciumkonzentration i. P. > 4 mmol/l.

Ursachen: 1. Steigerung der intestinalen Calciumresorption, **2.** renale Calciumausscheidung vermindert, **3.** gesteigerte Calciumfreisetzung aus dem Knochen.

Klinik: Hyperkalzämiesyndrom:

■ Polyurie, Polydipsie

■ verminderte neuromuskuläre Erregbarkeit mit Muskelschwäche, Meteorismus und Obstipation, Gedächtnisstörung, psychische Verstimmung (proportional mit dem Anstieg des Serumcalciums).

Diagnostik

■ Klinik, Konzentration > 3 mmol/l.

Therapie

▷ forcierte Diurese (3−10 l/24 h)
▷ Substitution isotoner Natriumchloridlösung (ZVD-Kontrolle, stündliche Flüssigkeitsbilanz)
▷ 100 mg Furosemid (Lasix) bzw. 2,5 mg Bumetanid (Fordiuran) alle 2−4 h oder kontinuierlich über Perfusor
▷ Calcitonin 400−600 E. (= 4−6 Ampullen) über 24 h als Dauerinfusion zur Osteolysehemmung
▷ Mithramycin 25 µg (1 Amp. = 2,5 mg)/kg/d als Osteoklastenhemmer
▷ Hämodialyse, besonders bei kritischer Symptomatik

Magnesium

Tägl. Bedarf 10−20 mmol. Eine vermehrte Protein- und Calciumzufuhr steigert den Magnesiumbedarf. Die physiologische Magnesiumkonzentration i. P. beträgt 0,75−1,0 mmol/l.

Die Bedeutung von Magnesium besteht u. a. in der Beteiligung an der neuralen Erregungsübertragung als:

● Enzymbestandteil oder -aktivator im Intermediärstoffwechsel
● Kofaktor phosphatübertragender Enzyme.

Chlorid

Chlorid ist das wichtigste Anion der extrazellulären Flüssigkeit und eng mit dem SBS verknüpft. Normwert i. P. 95−110 mmol/l. Basistagesbedarf 1,26−1,75 mmol/kg bei parenteraler Ernährung.

Anorganisches Phosphat

I. P. liegt ionisiertes anorganisches Phosphat als NaH_2PO_4 vor. Die meßbare Konzentration ist altersabhängig. Bei Jugendlichen ist sie höher (3,4 mmol/l) als bei Erwachsenen (0,7−1,6 mmol/l). Phosphat ist u. a. Bestandteil von intrazellulären energiereichen Phosphaten und Membranen.

Phosphatsubstitution ist indiziert bei:

● Abfall der Phosphatkonzentration i. P. < 0,7 mmol/l
● erhöhter renale Phosphatausscheidung
● ausschließlicher parenteraler Ernährung > 10 Tage

● Malnutrition. Hier bereits initial mit Phosphat substituieren.

Dosierung: nach dem Elektrolytstatus. Tagesbedarf 90−400 mmol (*cave:* Hypophosphatämien treten bereits sehr häufig in der Frühphase einer Intensivbehandlung auf).

▷ 0,2 mmol/kg/d; max. Infusionsgeschwindigkeit 20 mmol/h.

Unter Phosphatsubstitution sind mindestens einmal wöchentlich die Konzentrationen i. P. und im 24-Std.-Sammelurin zu kontrollieren. Bei einem entgleisten Diabetes mellitus ist von einem Phosphatdefizit 0,5−1,5 mmol/kg auszugehen.

8.4.1.3 Säuren-Basen-Status

Metabolische Azidose

Definition: Störung im Säuren-Basen-Status mit Abfall des art. pH-Werts < 7,36; durch Gegenregulation kann eine manifeste Azidämie (dekompensierte A.) u. U. verhindert und die Entgleisung kompensiert bleiben, die *metabolische A.* geht mit Abfall von NaBi und negativer Basenabweichung einher.

1. *Additionsazidose* durch vermehrte Zufuhr oder Bildung von Säuren mit Überforderung der Säureausscheidungskapazität der intakten Nieren; die Wasserstoffionenbilanz wird positiv; **2.** *Subtraktionsazidose* durch vermehrte NaBi-Ausscheidung (durch Galle- oder Pankreasfisteln, bei Diarrhoe, Ileus); **3.** *Verteilungsazidose*: entw. Verdünnungsazidose (Dilutionsazidose) durch unphysiol. hohe Zufuhr an neutralen Lösungen und damit relative Verminderung von NaBi oder hyperkaliämische (extrazelluläre) A. mit Verdrängung von Wasserstoffionen aus der Zelle inf. von Kaliumüberschuß.

Einteilung

1. Additions- und Retentionsazidosen mit Anionenlücke

● Laktazidose
● Äthylenglykol-, Methanol-, Salizylatintox.
● Ketoazidose, Azidose n. Massivtransfusion
● urämische Azidose.

2. Additions- und Retentionsazidosen ohne Anionenlücke.

● HCl-Vergiftung, (HCl-(Arginin, Lysin-HCl-) Infusion

- Ammoniumchloridazidose
- renal-tubuläre Azidose (RTA), proximal RTA, hypokaliämische distal-RTA, hyperkaliämische distal-RTA.

3. Subtraktionsazidosen (ohne Anionenlücke).

- NaBi-Verlust bei Diarrhoe, biliärer, pankreatischer u./o. intestinaler Fistel.

4. Verteilungsazidosen (ohne Anionenlücke).

- Dilutionsazidose bei Infusion von Elektrolytlösungen mit nichtmetabolisierbaren Anionen.

Typisch für *Additionsazidosen ohne Anionenlücke* sind *Laktazidosen* (z. B. bei mangelnder Substrat- und Sauerstoffversorgung der Zellen), wie im Schock oder bei Blutverteilungsstörung und *Ketoazidose* (inf. Insulinmangels, die sich als Azidose inf. überschießender Ketosäurenproduktion bemerkbar macht).

Zu den *Additions- und Retentionsazidosen* ohne Anionenlücke zählen die *Salzsäureazidose* durch eine Überkorrektur einer Alkalose, die *Ammoniumchloridazidose* (z. B. nach Ureterosigmoideostomose durch Hemmung der NaBi-Resorption im Dickdarm) sowie die *renal tubuläre Azidose*.

Therapie

▷ Beseitigung der auslösenden Ursache, z. B. Volumensubstitution im Schock
▷ alkalisierende Ther. (auch bei CPR) bei pH < 7,20.

Akuttherapie: Allgemein NaBi (s. Kap. 7.2, S. 216) verabreichen! Ausnahmen:

▷ *Laktazidosen*, die aufgrund von Sauerstoff- und Substratverwertungsstörungen entstanden sind und bei denen oftmals primär laktatverbrauchende Gewebe (z. B. die Leber) zu Nettolaktatproduzenten werden, kann NaBi zu einer Verschlechterung der Situation führen.
▷ Bei *Hirndrucksteigerung* oder pulmonaler Insuffizienz *Hypernatriämie* kann Trometamol (Tris) gegenüber NaBi vorteilhaft sein.

Praxishinweis: Faustregel zur *Dosierung* von NaBi und Trometamol (mmol/l) n. Basendefizit (-BE) multipliziert mit dem Körpergewicht × 0,3.

8,4%iges NaBi ist 1 molar, so daß 1 ml Lösung 1 mmol Bicarbonat entsprechen. Trometamolkonzentrat wird i. d. R. als 36,3%ige Lösung angeboten und ist 3 molar, d. h. hier entsprechen 1 ml 3 mmol Tris.

Infusionsgeschwindigkei: ≤ 1,5 mmol/kg/h.

Praxishinweis: NaBi-Zufuhr läßt CO_2 entstehen, das abgeatmet werden muß. Besonders bei respirat. Insuffizienz droht ein *drastischer CO_2-Anstieg* mit Verstärkung einer intrazellulären Azidose, bes. im Gehirn.

Eine metabolische Azidose wird *nie vollständig ausgeglichen*, um eine metabolische Alkalose zu vermeiden, die für die Zelle wesentlich ungünstiger ist.

Metabolische Alkalose

Definition: Störung im Säuren-Basen-Status mit art. pH-Wert > 7,44; *metabolische Alkalose* mit NaBi-Anstieg und positiver Basenabweichung.

1. *Additionsalkalose* durch übermäßige Zufuhr von Bicarbonat, Laktat oder Zitrat ; 2. *Subtraktionsalkalose* durch Verlust an Wasserstoffionen; z. B. durch Magensaftverlust, bei Hypokaliämie (auch inf. Diuretikatherapie), endokrinen Störungen (Hyperaldosteronismus), Kortikoidtherapie.

Therapie

▷ Beseitigung der auslösenden Ursache; ggf. Substitution von *Kalium* und bei gleichzeitiger Dehydratation, z. B. Infusion isotoner NaCl-Lösungen.

Ein *saurer Urin* bei *metabolischer Alkalose* ist Hinweis auf einen *Kaliummangel*. Bei Dehydratation und Hypokaliämie sind Flüssigkeits- und Kaliumsubstitution daher kausale Behandlungsmaßnahmen.

▷ Bei ausgeprägter Alkalose (pH > 7,45) und einem BE > 5 mmol/l bzw. deutlichen klinischen Zeichen (z. B. tetanische Krämpfe) wird *Salzsäure* (HCl) oder *Argininhydrochlorid* gegeben.

Praxishinweis: Die gleichzeitige Zufuhr *azidifizierender Substanzen* (HCl, Argininhydrochlorid) und Kalium kann sehr schnell zu *hyperkaliämischen Zuständen* führen.

▷ *Kaliumchlorid.* Chloridresistente Alkalosen sind häufig durch chron. Hypokaliämien, exzessive Bicarbonat- und mineralokortikoidgaben hervorgerufen. Diese Patienten sind meist nicht dehydriert und bedürfen i. d. R. einer erheblichen Zufuhr von Kaliumchlorid.

Praxishinweis: **1.** Faustregel zur Dosierung von azidifizierenden Substanzen → mmol Basenüberschuß (+ BE) × kg KG × 0,3 entspricht der Menge an auszugleichenden Wasserstoffionen in mmol. **2.** Regeln zur Korrektur von Störungen von Flüssigkeits-, Elektrolyt- und SBS:

- Der Aufrechterhaltung des intravasalen Volumens ist die *höchste Priorität* einzuräumen.
- Danach erfolgt die Korrektur von pH-Abweichungen, Kalium-, Calciumveränderungen.
- Störungen des Natrium-, Magnesium-, Chlorid- und Phosphatstatus werden erst an *dritter Stelle* behandelt. Dabei wird zunächst etwa *die Hälfte* des errechneten Korrekturausgleichs vorgenommen.
- Jede Korrektur erfordert engmaschige Kontrollen des Gesamtsystems, v. a. *Kalium* und *Hydratationszustand.*

Respirat. Azidose und Alkalose werden durch Behandlung der Atemstörung und nicht durch Zufuhr puffernder Substanzen therapiert.

8.4.2 Postaggressionsstoffwechsel

Definition: syn. Postaggressionssyndrom. Nach akutem Trauma oder postop. auftretende Allgemeinveränderung bei katabolem Stoffwechsel mit negativer Stickstoffbilanz (inf. Zelluntergangs), Glukoseverwertungsstörung (Hypoinsulinämie, Insulinresistenz), Energiebedarf ↑.

Ursachen: *Auslösende Faktoren* für die metabolischen Veränderungen nach Aggressionsereignissen können sehr vielfältig sein (z. B. Herzin-

farkt, akute Pankreatitis, ausgedehnte Operationen, massive Traumen).

Die Streßantwort des Organismus ist uniform; gleichwohl sind Ausprägung und Dauer individuell verschieden und entsprechen dem Schweregrad der Verletzung der körperlichen Integrität.

Pathophysiologie

Einwirkung von „Stressoren"
↓
über periphere Nerven perzipiert, auf afferenten Bahnen zum Gehirn sowie über Mediatoren
↓
Auslösung einer hypothalamischen-hypophysären Reaktion
↓
Sympathikusstimulation, Katecholamine ↑, Glukagon ↑
↓
Hypothalamisch-hypophysäre Stimulation
↓
Glukokortikoide ↑, STH ↑
↓
Insulinsuppression

Absoluter Insulinmangel. Nach der Einwirkung von Stressoren, die von peripheren Nerven perzipiert und über afferente Bahnen zum Gehirn fortgeleitet werden, entsteht eine *hypothalamisch-hypophysäre Reaktion* mit Sympathikusstimulation → Katecholamine und Glukagon, Glukokortikoide und STH werden freigesetzt → Insulinmangel.

Die anhaltende Stimulierung der antiinsulinären Faktoren steigert den Insulinbedarf, um die gleiche Glukoseaufnahme zu erreichen, d. h. neben der initialen Hypoinsulinämie besteht eine verminderte Insulinwirksamkeit. Am deutlichsten ist die Insulinwirksamkeit an der Leber verändert.

Das Postaggressionssyndrom ist charakterisiert durch einen relativen oder absoluten Insulinmangel bei gleichzeitig erhöhten Insulinantagonisten (Glucagon, Cortisol, Katecholamine, (STH)).

Einteilung: Die Umstellung in der hormonellen Regulation verläuft in *3 Phasen* (Abb. 8-54): **1.** Akutphase (min bis h), **2.** Stabilisierungs- und

AKUTPHASE ◄──►	ÜBERGANGS- ◄──►	REPARATIONS-
PHASE	PHASE
›Aggressionsphase‹	›Postaggressionsphase‹	
Stunden	Tage	Wochen

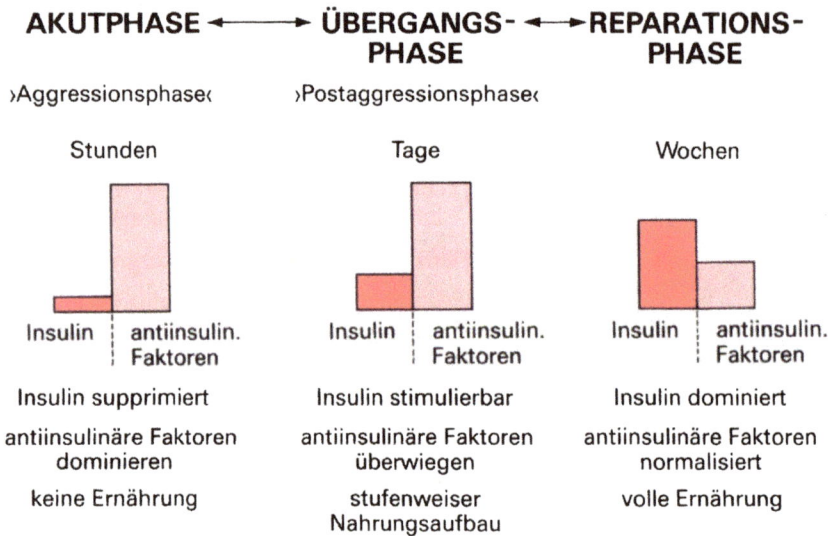

Insulin ┊ antiinsulin.	Insulin ┊ antiinsulin.	Insulin ┊ antiinsulin.
Faktoren	Faktoren	Faktoren
Insulin supprimiert	Insulin stimulierbar	Insulin dominiert
antiinsulinäre Faktoren dominieren	antiinsulinäre Faktoren überwiegen	antiinsulinäre Faktoren normalisiert
keine Ernährung	stufenweiser Nahrungsaufbau	volle Ernährung

Abb. 8-54: *Postaggressionsstoffwechsel*, Rolle von Insulin u. -antagonisten ohne und mit Ernährung

Übergangsphase (wenige Tage), 3. Rekonstitutions- bzw. Rehabilitationsphase (Wochen bis Monate).

Akutphase (Alarmreaktion) → min. bis Std.

- *Störungen der Vitalfunktionen*
- *Entgleisungen des Volumen-, Säuren-Basen- und Elektrolytstatus*
- *Schock-Initialphase* (hämorrhagisch, septisch, neurogen)
- *Hormonkonstellation.* Insulin ↑; erhöht sind: Adrenalin, Noradrenalin, Glukagon, Glukokortikoide, STH, ADH und Aldosteron
- Beginn *katabolen Stoffwechsels* → Umschaltung auf max. Energiebereitstellung → Glykogenolyse, Glukoneogenese, Lipolyse, Proteolyse
- *Glukosekinetik.* Hyperglykämie.

Therapie

▷ Stabilisierung der Vitalfunktionen
▷ Wiederherstellung der Homöostase des Blutes, bes. Wasser-Elektrolyt- und SBS

Ernährungstherapie ist nicht indiziert.

Akut- und Übergangsphase sind die *kritischen Perioden* des Postaggressionssyndroms!

Übergangsphase (Widerstandsstadium) → 4−7 Tage

Stadium der Stabilisierung von Vitalfunktionen und Homöostase sowie des Beginns der reparativen Vorgänge:

- überwiegend kataboler Stoffwechsel
- *Hormonkonstellation.* Antiinsulinäre Hormone ↑ (z. B. Glukagon i. P.), relativer Insulinmangel (inadäquate Sekretion), periphere Insulinwirksamkeit ↓, antiinsulinäre Hormone ↑.

Diese Hormonkonstellation unterhält eine mäßige Hyperglykämie bei herabgesetzter Glukoseverwertung in den insulinabhängigen Geweben, bes. in der Muskulatur. Nachdem die Glykogenspeicher inf. der initial gesteigerten Glykogenolyse (wenige h) erschöpft sind, kommt es bei nach wie vor hohem Energiebedarf zu einer verstärkten *Glukoneogenese*.

- Glukoneogenese aus Glukosepräkursoren:
  Laktat   50%
  glukoplastische Aminosäuren   25%
  Glyzerin   25%.

Die Energiegewinnung rekrutiert sich zunehmend aus der Oxidation von Fettsäuren und Ketonkörpern in den insulinabhängigen Geweben.

Therapie

▷ stufenweise Ernährungstherapie

> *Praxishinweis:* Eine hohe Kohlenhydratzu-
> fuhr, bes. Glukose, kann zur Hyperglyk-
> ämie führen.

Rekonstitutionsphase (Rehabilitationsphase) →
Wochen bis Monate

Die Ernährungstherapie ist unproblematisch,
da i. d. R. keine Stoffwechselstörungen mehr
vorliegen.

8.4.3 Substrate, Infusions- und Ernährungstherapie

8.4.3.1 Energieliefernde Substrate

Kohlenhydrate

Kohlenhydrate sind für die klinische Ernährungsther. essentiell. Nervensystem, Blutzellen
und Nierenmark können den Energiebedarf
nur aus Glukose decken:

- *Glukose* spielt die Hauptrolle im Kohlenhy-
  dratstoffwechsel; sie ist **1.** *ubiquitär verstoff-
  wechselbar,* **2.** das wichtigste *energieliefernde
  Substrat* für den *Zellstoffwechsel.*
- *Xylit.* Fünfwertiger Alkohol, indiziert bei
  herabgesetzter Glukosetoleranz.

> *Praxishinweis:* Bei *herabgesetzter Gluko-
> setoleranz* können auch sog. *Nichtgluko-
> sekohlenhydrate* wie *Xylit* als Energielie-
> feranten eingesetzt werden (Abb. 8-55).
> Sie werden in der Leber zu Glukose um-
> gewandelt, erhöhen den Glukoseplasma-
> spiegel aber weniger stark und senken
> damit den Insulinverbrauch.

Fruktose und Sorbit sind obsolet, da eine Frukto-
seintoleranzreaktion ausgelöst werden kann.

- *Kohlenhydratmischlösungen* (sog. Zwei-Zuk-
  ker-Lösung) → Glukose plus Xylit.

Vorteil: geringerer Anstieg der Blutglukose-
konzentrationen im Vergleich zur alleinigen
äquikalorischen Glukosezufuhr, keine Fruk-
toseintoleranz.

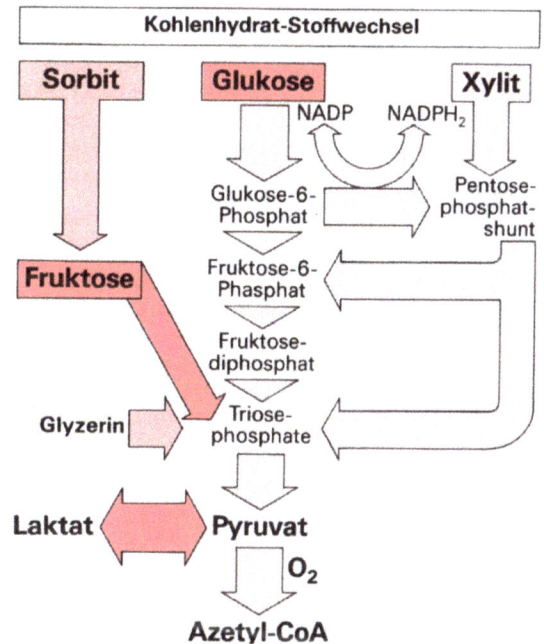

Abb. 8-55: *Glukose u. Xylit* münden (neben Fruktose
und Sorbit, heute obsolet) in den Glukosestoffwech-
sel

1. Glukose. Syn. Traubenzucker, Dextrose; mg
180,16. Hauptsubstrat für die oxidative Energiebereitstellung in Form von ATP im ausge-
glichenen Stoffwechsel (s. Kap. 7.2, S. 258).

Kontraindikation: Hyperglykämie.

Dosierung: Tagesmaximaldosis 4−5 g/kg KG;
max. Infusionsgeschwindigkeit (normaler Stoffwechsel) 0,25 g/kg KG/d.

Maximaldosis beim *Kind:*

Frühgeborenes	bis 18 g/kg KG/d
Neugeborenes	bis 15 g/kg KG/d
Säugling	bis 12 g/kg KG/d
Kleinkind	bis 11 g/kg KG/d
Schulkind	bis 10 g/kg KG/d.

Hinweise: 1. Glukosekonzentration in Lösungen ≤ 7,5% verwenden. Werden Lösungen
≥ 7,5% infudiert, sind Kontrollen der Blutglukosekonzentration erforderlich. **2.** Bei Gluko-
setoleranzstörung Kontrollen der Blutglukosekonzentration. **3.** Bei Kindern sollen nur Lösungen mit Glukose als Kohlenhydrat angewendet werden.

2. Xylit

Dosierung: Max. Infusionsgeschwindigkeit: 0,125 g/kg KG/h. Tagesmaximaldosis: 3 g/kg KG/d.

Hinweis: Nicht zur Osmotherapie geeignet.

3. Kohlenhydratkombinationslösungen

Indikation

- langfristige parenterale Kalorienzufuhr
- parenterale Ernährung bes. im Postaggressionsstoffwechsel

Dosierung: max. Infusionsgeschwindigkeit und -dosierung: wie Einzelkomponenten.

Hinweis: Zur kompletten parenteralen Ernährung Kombination mit Aminosäurenlösungen und Elektrolyten.

Fett (Neutralfette)

Im Hungerzustand und Postaggressionsstoffwechsel werden anstelle von Glukose Proteine und besonders Fett zur Energiebereitstellung mobilisiert. Fettemulsionen haben sich bei Schwerkranken im Postaggressionsstoffwechsel hervorragend bewährt: Strukturbaustein (Membranen), Bereitstellung sog. Präkursoren, von denen die Eicosanoide einen besonderen Stellenwert einnehmen.

Ungesättigte Fettsäuren, besonders *Linolsäure*, sind essentielle Nahrungsbestandteile, die exogen zugeführt werden müssen, da sonst Mangelerscheinungen drohen. Auf diese Weise kann die Kohlenhydratdosierung vermindert (→ osmotische Belastung) und die peripher-venöse Applikation ermöglicht werden.

Indikationen

- *absolut.* Mangel an essentiellen Fettsäuren
- *relativ.* Energiezufuhr

Kontraindikationen (für Fett als Kalorienträger): **1.** Störung des Fettstoffwechsels, Hyperglykämie, **2.** Schock, **3.** Postaggressionssyndrom, **4.** Gerinnungsstörung (nur in Ausnahmefällen).

Dosierung: Tagesmaximaldos.: 1,5–2 g/kg KG (entsprechen ca. 1000 kcal/24 h bei einem 70 kg schweren Patienten). Max. Infusionsgeschwindigkeit: 0,15 g/kg KG/h Tagesmaximaldos. beim *Kind:*

- Säugling   3–4 g/kg KG/d
- Kleinkind   2–3 g/kg KG/d
- Schulkind   1–2 g/kg KG/d.

Hinweise: *Anwendungsvoraussetzung:* **1.** Bestimmung der Triglyzeride (Ausschluß einer Hyperlipidämie) 2–3 h n. Infusionsbeginn. *Grenzwert:* 2–3 mmol/l. Zur Routineüberwachung reicht täglich eine Kontrolle, Sichtprobe unzureichend. **2.** Bestimmung der Blutglukosekonzentration vor *und* 2–3 h nach Infusionsbeginn zur Erfassung evtl. aus der Fettzufuhr resultierender Hyperglykämien.

Kombination mit Alkohol nicht angezeigt.

8.4.3.2 Proteinbausteine

Aminosäuren (AS)

Die Plasma-AS-Homöostase wird im wesentlichen von der Leber gewährleistet.

Die klassische Einteilung der AS in essentielle und nicht essentielle ist nicht mehr in vollem Umfang aufrechtzuerhalten. Es hat sich gezeigt, daß sich in Abhängigkeit vom Stoffwechselzustand, dem Alter des Patienten sowie der Nahrungskarenz, auch nicht essentielle AS zugeführt werden müssen.

Essentielle AS sind: Isoleucin, Leucin, Lysin, Methionin, Phenylalanin, Treonin, Tryptophan, Valin, Histidin (Säuglinge, Urämiker), Arginin (bei parenteraler Ernährung).

> *Praxishinweis:* Blut oder -bestandteile sind für eine parenterale Ernährungsther. ungeeignet, da die Proteine erst zu AS umgebaut werden müssen.

> AS-Lösungen, die der parenteralen Ernährung dienen, sollten alle sog. *Proteinaminosäuren* enthalten. Proteinaminosäuren sind alle essentiellen und nichtessentiellen Aminosäuren.

Handelsübliche **AS-Gemische** unterscheiden sich kaum voneinander (Abweichungen +/- 15%).

- Parallel sollten ausreichend Energieträger zugeführt werden, um eine optimale Verwertung der AS zu gewährleisten. Eine Relation von energetischen Substanzen und

AS zw. 120 und 200 kcal/g zugeführtem Stickstoff scheint optimal zu sein.

Indikation

• Zufuhr von Proteinbausteinen.

Kontraindikationen: 1. Aminosäurenstoffwechselstörungen. **2.** Metabolische Azidose. **3.** Fortgeschrittene Leberinsuffizienz (ausgenommen Speziallösungen, s. u.).

Dosierung: 0,8−2,0 g/kg KG/d (gilt nicht bei Patienten mit Nieren- und Leberinsuffizienz). 1 g/kg/d sichert die Grundsubstitution. Intensivpatienten haben einen höheren Bedarf, wobei die *Obergrenze* im Postaggressionsstoffwechsel bei 2 g/kg/d liegt.

Hinweise: Mögliche Unverträglichkeitsreaktionen und renale Verluste mit konsekutiven Aminosäurenimbalanzen bei zu schneller Infusionsgeschwindigkeit.

Speziallösungen mit einem *hohen Anteil an verzweigtkettigen AS* (> 25%) sind der Behandlung der portosystemischen Enzephalopathie (Leberversagen) vorbehalten.

8.4.3.3 „Kleine Nährstoffe" (Vitamine und Spurenelemente)

Vitamine

Definition: Organische Verbindungen, die vom Organismus für lebenswichtige Funktionen benötigt werden, aber im Stoffwechsel nicht oder nicht in ausreichendem Umfang synthetisiert werden können und regelmäßig mit der Nahrung zugeführt werden müssen; neben spezifischen Funktionen (z. B. Vitamin A für den Sehvorgang) sind einige Vitamine Bestandteile von Coenzymen, die den Zellstoffwechsel katalysieren. Vitamine werden in fett- und wasserlösliche Verbindungen unterschieden. Fettlösliche Vitamine können im Gegensatz zu wasserlöslichen gespeichert werden, was eine Überdosierung (Hypervitaminose) ermöglicht.

Hypovitaminose. Beim Menschen kommt es zu Mangelerscheinungen leichterer (Hypo-) und schwererer Art (Avitaminose) aufgrund falscher oder ungenügender Ernährung (z. B. Beriberi), ungenügender intestinaler Resorption (z. B. perniziöse Anämie), Zerstörung der Darmflora (z. B. durch Antibiotika) oder Zufuhr von Vitaminantagonisten. Vitaminmangel kann Begleiterscheinung bei Leberschäden (Stö-

rung des Stoffwechsels, Depotverlust), Alkoholkrankheit (Leberschaden und Mangelernährung), Schwangerschaft und Stillperiode (erhöhter Bedarf) sein. Der tägl. Bedarf ist individuell stark verschieden, er nimmt bei Krankheit, Streß, Schwangerschaft und Stillperiode zu. Therapeutisch wirksam sind Vitamine nur bei Mangelzuständen.

Wasserlösliche Vitamine sollten mit Ausnahme von Vit. B_{12} und Folsäure täglich mit einer separaten Trägerlösung über 2−3 h verabreicht werden, um die renalen Verluste gering zu halten. Eine längere Infusionsdauer ist wegen der Lichtempfindlichkeit und der dadurch bedingten Zerstörung besonders von Riboflavin (je nach Lichtintensität 40−50% nach 1 bis zu 8 h), aber auch von Pyridoxin zu vermeiden. Es wird empfohlen, einen zuverlässigen Lichtschutz − Infusionsflasche und Schlauch − vorzunehmen, der Licht mit Wellenlängen kürzer als 500 nm absorbiert.

Cobalamin und *Folsäure* sollten aus galenischen Gründen nicht in Vitaminkombinationspräparaten erhalten sein und wie folgt verabreicht werden:

▷ Folsäure 5 mg i. m. einmal wöchentlich
▷ Cobalamin 1 mg i. m. einmal monatlich.

Fettlösliche Vitamine. Täglicher Zusatz zu Fettemulsionen in der von Lowry und Nicholds empfohlenen Dosierung. Dabei muß Retinol zur Vermeidung der Adsorption an die Infusionsleitung als Palmitatester vorliegen.

Spurenelemente

Bei längerfristiger, unzureichender Zufuhr werden Mangelerscheinungen hervorgerufen, z. B. Diarrhoen, Dermatitis, Verwirrtheit, Apathiezustände (z. B. Kupfermangel).

Dessen ungeachtet sind Mangelerscheinungen nur schwer auf einen Spurenelementmangel zurückzuführen. Ausnahmen sind Zink-, Selen- und (mit Einschränkung) Kupfermangel.

Praxishinweis: Eine Bilanzierung von Spurenelementen parenteral ernährter Patienten ist unsicher und aufwendig. Einigkeit besteht in der Notwendigkeit einer *Zinkzufuhr* von 50−75 (Basisbedarf) bzw. 150−250 µmol/d (erhöhter Bedarf).

Indikationen zur künstlichen Ernährung

Eine *generelle Indikation* für eine Ernährungstherapie ist gegeben, wenn ein Patient in Abhängigkeit von seinem Ernährungsstatus bzw. vom Umfang des Aggressionsereignisses 4–7 Tage *nicht essen kann, darf, will.*

> *Voraussetzung* für eine künstliche Ernährungsther. sind stabile Vitalfunktionen und normaler Flüssigkeits- und Elektrolytstatus. Die Ernährungsbehandlung muß ggf. reduziert werden, wenn Störungen der Vitalfunktionen auftreten.

Der Weg von der Entscheidung für eine Infusions- und Ernährungsbehandlung bis hin zu definitiven Therapiekonzepten und Dosierungen vollzieht sich in mehreren Schritten.

Entscheidend sind die Organfunktionen, ob eine standardisierte Form der Infusions- und Ernährungsther. möglich ist, oder ob aufgrund von Funktionseinschränkungen des Organismus oder metabolischer Besonderheiten ein individuell zusammengestelltes, auf die Situation des Einzelpatienten abgestimmtes Infusions- und Ernährungskonzept erforderlich ist.

8.4.3.4 Ernährungs- und Infusionstherapie

Ernährungstherapie. Künstliche Ernährung; therap. Maßnahmen zur Zufuhr adäquater Nahrungsmengen bei Unfähigkeit des Patienten zur physiol. Nahrungsaufnahme; Zufuhr von Kohlenhydraten, Proteinen (Aminosäuren), (essentiellen) Fettsäuren sowie Elektrolyten, Vit. und Spurenelementen (v. a. bei parenteraler Langzeiternährung), angepaßt an die aktuelle Stoffwechselsituation unter enger Kontrolle des Stoffwechsels: Blutzucker, Hb/Hk+, Elektrolyte, Harnstoff-N, Kreatinin, Triglyzeride, Albumin.

> Nach dem *Prinzip der Verhältnismäßigkeit* vorgehen: Die parenterale Applikation ist nur indiziert, wenn der gleiche Erfolg nicht durch eine *enterale Substratzufuhr* zu erreichen ist.

Entscheidungsgrundlage für Art und Umfang eines standardisierten Ernährungskonzepts stellen dar:

- Ernährungsstatus
- Grad der zu erwartenden Substrat- und Energieverluste
- voraussichtliche Dauer der Nahrungskarenz.

Formen: 1. enteral (oral, gastral, duodenal/jejunal), **2.** parenteral (periphervenös, zentralvenös über ZVK, Port-a-cath-System).

8.4.3.5 Enterale Ernährung

> Wenn immer möglich sollte die Ernährungstherapie über den Gastrointestinaltrakt erfolgen; die Komplikationsrate ist am geringsten!

Enterale Diäten

> **Diät:** Krankenkost, die auf die Bedürfnisse des Patienten und die Therapie der Erkrankung abgestimmt ist.
>
> **2 Formen industrieller enteraler Diäten: 1.** Formula-, **2.** Elementardiät.

Formuladiät

Definition: *Nährstoffdefinierte, standardisierte, bilanzierte, hochmolekulare* Diät in flüssiger oder pulverisierter Form, die die Grundnährstoffe in optimaler Relation zueinander sowie alle essentiellen Substanzen enthält.

Einfache Zusammensetzung.

▷ *Indikation:* unzureichende Nahrungszufuhr aufgrund von Verletzungen, Operation, Krankheit.
Obsolet sind Diäten mit einer Osmolalität > 450 mosmol/kg (UAW → Diarrhoen).

Spezielle Zusammensetzung; ein Teil des Fettes wird als mittelkettige Triglyzeride angeboten.

▷ *Indikation:* eingeschränkte, jedoch noch ausreichende Motilität, Digestions- und Absorptionsleistung.

Vorteile: 1. Rasche Lipolyse und von Gallensalzen unabhängige Absorption, **2.** Absorption ungespaltener mittelkettiger Triglyzeride bei fehlender Pankreaslipase durch Hydrolyse mittels mikrosomaler Lipase, **3.** Abtransport ohne Lymphbeteiligung aus der Darmmukosa ohne Resynthese und ohne Bildung von Chylomikronen über die Pfortader zur Leber, 4. *Kohlenhydratanteil* überwiegend aus Oligosacchariden *laktose-* und *glutenfrei*).

Elementardiät (→ chemisch definierte Diät): Bilanzierte Diäten sind nieder- bzw. monomolekular und bestehen überwiegend aus reinen AS oder definierten Oligopeptiden, monomolekularen Kohlenhydraten, essentiellen Fettsäuren, Vitaminen und Mineralstoffen. Die Absorption ist unabhängig von Verdauungsfermenten gewährleistet. Diese Diäten sind ballaststofffrei.

Neben den klassischen Transportsystemen für die *Absorption von AS* existieren im Darm weitere Mechanismen zur Absorption von *Di- bis Tetrapeptiden*, die die Absorptionskapazität erhöhen.

2 Formen:

- *Monomolekulare Elementardiäten* enthalten nur AS und monomolekulare Kohlenhydrate.

  Nachteil: relativ *niedriger Eiweißanteil, hohe Osmolalität* (reine AS, Monokohlenhydrate), *schlechter Geschmack*, der bei oraler Anwendung wenig akzeptabel und nur schwer durch Geschmackskorrigenzien zu beeinflussen ist. Darüber hinaus sind diese Diäten fettfrei.

- *Niedermolekulare Elementardiäten* enthalten Kohlenhydrate fast ausschließlich als Oligoformen. Der Eiweißanteil besteht überwiegend aus Oligopeptiden sowie einem niedrigen Gehalt an freien AS; der Fettanteil aus mittelkettigen Triglyzeriden.

  Vorteile: ausreichender Eiweißanteil, gute Absorption, akzeptable Osmolalität, verbesserte Geschmacksempfindung.

Enterale Nährstoffzufuhr

Orale Applikation als einfachste Form.

Indikationen

- wacher, kooperativer Patient
- gastrointestinale Motilität, Schluckakt intakt
- ausreichende Digestion und Absorption.

Gastrale Sondenernährung. Die gastrale Verweilsonde wird auch bei intubierten, nicht kooperativen Intensivpatienten meist problemlos plaziert.

Indikationen

- Einschränkung der Kau- und Schluckbewegung: Op. im Mund-Kiefer- und Larynxbereich, Lähmung der Kaumuskulatur, Innervationsstörung des Kehlkopfes
- intakte gastrointestinale Motilität
- ausreichende Digestion und Absorption.

Praxishinweis: **1.** *Sondenlage* kontrollieren → Aspiration von Magensekret oder Auskultation (Einblasen von Luft in die Magensonde bei gleichzeitiger Auskultation über dem Epigastrium). **2.** *Bolusgabe!* Einzelportionen von 50 ml in kurzen Abständen bis zu einer Gesamtmenge von 200 ml können eine normale Peristaltik und damit regelrechte Magenentleerung auslösen.

Eine scharfe Abgrenzung der Indikation für eine gastrale bzw. duodenal/jejunale Sondenernährung ist nicht möglich.

Duodenale/jejunale Sondenernährung

Indikationen

- wie bei gastraler Sondenernährung
- chron. entzündliche Darmkrankheiten
- Strahlen- oder Zytostatikatherapie
- Malabsorptionssyndr. (z. B. Sprue)
- intestinale Fisteln oder Kurzdarm-Syndr.
- intakte Dünndarmmotilität, Absorptionskapazität
- postoperativ.

Da häufig wenige Stunden postop. keine Motilitätsstörung des Dünndarms mehr vorliegt und die Absorptionsleistung, wenn überhaupt, nur sehr kurzfristig eingeschränkt ist, kann bei einem beträchtlichen Teil op. versorgter Patienten eine Ernährungstherapie bereits am 1. postop. Tag über eine Dünndarmsonde erfolgen.

Praxishinweis: Nährstoffe via filiformer Sonden kontinuierlich mit Pumpen applizieren; *Dosis:* ≤ 100−200 ml/h.

Stufenweise Ernährungstherapie

Die Verträglichkeit ist am besten über einen stufenweisen Aufbau, ggf. über 3−4 Tage.

Magensonde

▷ Beginn mit 500 ml einer Formuladiät in 5 Einzelportionen zu 100 ml als Bolus; Nacht-pause einhalten
▷ Steigerung um jeweils 500 ml/d bei guter Verträglichkeit (kein erhöhter Reflux über die Sonde)
▷ Gesamtzufuhr 2 000–2 500 ml/d → 2 000–2 500 kcal → Gesamteiweißzufuhr 80–100 g/Tag beim Erwachsenen.

Duodenale/jejunale Sonde

▷ Beginn (1. Tag) mit einer Oligopeptiddiät 20–25 ml/h
▷ Gesamtmenge 2 000 ml/d nach 3–4 Tagen → Osmolalität 400 mosmol/kg → Gesamt-kalorienzufuhr 2 000 kcal/d, Eiweißapplikation 90 g/d.

Praxishinweis: Flüssigkeitsdefizit in der Aufbauphase der Sondenernährung paren-teral ersetzen bzw. eine vorausgegangene parenterale Ernährung stufenweise reduzie-ren.

Komplikationen: 1. Dislokation der Sonden-spitze. **2.** Diarrhoe, Meteorismus.

Ursachen: Hyperosmolalität der Diät, bakterielle Kontamination der Nahrung, zu großes Volumen, Bolus > 200 ml, kontinuierlich > 120 ml/h, Malab-sorption, Laktoseintoleranz, Motilitätsstörung.

8.4.3.6 Infusions- und Ernährungstherapie im Erwachsenenalter

Präoperative Applikation einer isotonen Voll-elektrolytlösung. Vor Elektiveingriffen wer-den routinemäßig 500–1 000 ml infundiert, um Blutdruckabfällen während der Narkose-einleitung vorzubeugen!

Präop. Dehydratation. Die präop. Flüssigkeits- und Nahrungskarenz und Diagnostik lassen oft ein Flüs-sigkeitsdefizit entstehen.

Intraoperative Applikation einer isotonen Voll-elektrolytlösung (z. B. Ringer-Laktat-Lösung). *Faustregel:* 300 ml Flüssigkeiten gehen bei er-öffnetem Abdomen/Thorax/h verloren.

Dosierung nach Flüssigkeitsverlust, Urinmenge und ggf. ZVD, HK, Blutdruck:

▷ *250 ml/h* während großer Eingriffe an den Extremitäten
▷ *Volumenverluste* ≤ *1 000 ml* werden durch Ringer-Laktat-Lösung ersetzt
▷ *Volumenverluste > 1 000 ml* werden nach ei-nem Stufenschema (z. B. Lundsgaard-Han-sen) behandelt.

▷ *Kolloidale Volumenersatzmittel* bei Ver-lust von 20% des geschätzten Gesamt-blutvolumens (entsprechend einem HK von 30% bei Isovolämie)
▷ *Erythrozytenkonzentrate* bei Blutverlust > 20% bzw. HK-Abfall < 30%
▷ Erythrozytenkonzentrate und Frisch-plasmen bei anhaltendem Blutverlust.

▷ Neben dem Ersatz von Blutverlusten ist Flüssigkeit zu substituieren (z. B. mit Rin-ger-Laktat), bei stärkerer Blutung bis zu mehreren Litern. Die *Urinproduktion* ist Do-sierungshilfe (250–500 ml pro Op.-Stunde).

Postoperative Infusionstherapie

Basisbedarf bezeichnet Flüssigkeitsvolumen und Elektrolyte zur Aufrechterhaltung der Homöostase:

- Flüssigkeit: 30 (40) ml/kg/d = 2 000–3 000 ml
- Natrium: 2 (4) mmol/kg/d = 150–300 mmol
- Kalium: 1 (–1,5) mmol/kg/d = 70 (80–100) mmol.

Korrigierter Basisbedarf: ergibt sich aus der postop. Stoffwechselsituation (im Kasten in Klammern angegeben).

Am *Op.-Tag* erhöht sich der Flüssigkeitsbedarf um 25–50% der Tagessollmenge durch prä-operative Flüssigkeitskarenz und intraopera-tive Verluste.

Intraop. werden isotone Lösungen neben Blut-komponenten infundiert und postop. eine adaptierte Basislösung mit einem geringen Wasserüberschuß gegeben.

Beispiel für den periop. Flüssigkeits- und Elektrolyt-bedarf (mmol/l) des Erwachsenen am Tag (40 ml/kg Körpergewicht; mit oder ohne 5%igen Kohlenhy-dratzusatz):

Na$^+$	100	K$^+$	18
Cl$^-$	90	Mg^{2+}	6
Ca^{2+}	4	restliche Anionen	38

Praxishinweis: Isotone Kochsalz- oder Ringer-Laktat-Lösung sind zum postop. Flüssigkeitsersatz nicht geeignet, da sie *zu viel Chlorid* und *zu wenig Kalium* zuführen.

Gesamtbedarf = korrigierter Basisbedarf + Korrekturbedarf.

Korrekturbedarf: Verluste durch Fieber, Drainagen, Magensaft sind in der Elektrolytbilanz zu berücksichtigen.

Indikationen: *Voraussetzungen* sind guter EZ und Stoffwechselzustand, Operationen, die mit nur leichter Katabolie, d. h. Stickstoffverlusten bis 10 g/d einhergehen und eine Nahrungskarenz von 2−3 Tagen beinhalten. *Dosierung:* Basissubstitution 40 ml/kg/d.

▷ *Flüssigkeits- und Elektrolytzufuhr* nach kleineren chir. Eingriffen mit 1−2tägiger Nahrungskarenz.
▷ *Adaptierte Elektrolytlösung* für 1 h oder wenige Tage andauernde Überbrückungsbehandlung.

Peripher-venöse Komplettlösung.

Ziel → Sicherung der Proteinzufuhr: 1 g AS/kg/d sowie des obligaten Kohlenhydratbedarfs

• *Osmolalität ≤ 800 mosmol/kg*
• der über diese Substitution hinaus erforderliche Energiebedarf wird aus der körpereigenen Lipolyse sichergestellt, welches endogene Energiereserven (Fettdepots) zur Voraussetzung hat.

Indikationen

• mittlere Katabolie (Stickstoffverlust 15 g/d)
• guter bis befriedigender EZ
• Nahrungskarenz bis zu 1 Woche.

Praxishinweis

1. Komplettlösungen decken den Basisbedarf → 40 ml/kg/d einer 2,5−3,5%igen AS-Lösung (Kohlenhydratanteil 4−6%); der Korrekturbedarf wird gesondert ersetzt.

Der Elektrolytgehalt ist an dem Basis- und an dem für die Eiweißsynthese zusätzlichen Kaliumbedarf orientiert (s. u.).

2. Eine Fettemulsion (250 ml/d, 20%ig) erhöht das Energieangebot um 450 kcal/d (→ 0,83 g Fett/kg/d bei einem Körpergewicht von 75 kg).

Bei *eingeschränktem EZ* mit geringen oder fehlenden Fettdepots, bei *mittelschwerer Katabolie* und *begrenzter Nahrungskarenz von 1 Woche*, wird das kalorische Angebot durch Fettemulsionen verbessert und die Venenverträglichkeit nicht beeinträchtigt.

Dosierung (pro kg KG/d):

• Flüssig- 40 ml Aminosäuren 0,8−1,2 g
  keit
• Na$^+$ 2−3 mmol Kohlenhydrate 2 g
• K$^+$ Cl$^-$ 1−2 mmol Fett ≤ 2 g
• Anorg. 2−3 mmol
  Ionen

Nerven-, Blut- oder Tubuluszellen der Niere brauchen überdies Glukose, die ihrerseits einer gesteigerten Glukoneogenese aus AS vorbeugt.

Zentralvenöse Ernährung

a) Komplettlösung

Ziel → Sicherung der Protein- und Energiezufuhr: 1 g AS/kg/d.

▷ *Osmolalität > 1200 mosmol/kg* → zentravenöse Applikation erforderlich!
▷ Der *über diese Subistitution hinaus erforderliche Energiebedarf* wird aus der körpereigenen Lipolyse sichergestellt, was endogene Energiereserven (Fettdepots) zur Voraussetzung hat.

Indikationen

▷ Fehl- oder Mangelernährung
▷ mittelschwere Katabolie mit Stickstoffverlusten um 15 g/d
▷ Nahrungskarenz bis 1 Woche.

Zusammensetzung:

− 2,5−3% Aminosäuren
− 10−15% Kohlenhydrate (2- bis 3fach gegenüber peripher-venöser Komplettlösung)
− Basisbdedarf an Elektrolyten.

Ein solches Ernährungskonzept deckt den *Übergangsbereich* zwischen peripher-venöser Infusion mit Komplettlösungen und einer individuellen zentralvenösen Ernährungsbehandlung mit Einzelkomponenten ab und ist für einem Zeitraum von 1 Woche bis zu 10 Tagen konzipiert.

Dosierung (pro kg KG/d):

▷ s. peripher-venöse Komplettlösung; der Kohlenhydratanteil beträgt hier 4–6 g.

Aufbaustufe. Eine zusätzliche Fettemulsion (250–500 ml/d, 20%ig) erhöht das Kalorienangebot um 450–900 kcal/d.

b) Individuelle zentralvenöse Ernährung mit Einzelkomponenten

Im Gegensatz zu Komplettlösungen kann durch Kombination der Einzelbausteine eine auf den Patienten zugeschnittene Therapie erfolgen.

Indikationen

▷ *reduzierter EZ*
▷ Stickstoffverluste > 15 g/d
▷ *Nahrungskarenz > 1 Woche.*

Neben der Elektrolytlösung kommen folgende Präparate zum Einsatz:

▷ Aminosäurenlösung 7,5–15%

▷ Kohlenhydratlösung 20–40%
▷ Fettemulsion 10–20%.

Variationsmöglichkeiten:

▷ Flüssigkeit und Elektrolyte
▷ Substratquantität, -qualität, -relation.

Stufenweiser Aufbau (Abb. 8-56).

1. Bilanzierte Infusion von Flüssigkeit und Elektrolyten in den ersten 24 h nach größeren Operationen, Traumen oder akuten Krankheitsereignissen bis zur Stabilisierung der Vitalfunktionen
2. *Periphere Komplettlösung* zwischenschalten, ggf. via ZVK (nach 24–72–96 h), um einerseits den Organismus an eine parenterale Nährstoffzufuhr zu adaptieren und andererseits die Toleranzbreite nicht zu überfordern und die Verträglichkeit zu überwachen
3. *Vollständige zentralvenöse Ernährungstherapie* mit Komplettlösung oder Einzelkomponenten nach 72–96 h.

8.4.4 Überwachung der Infusions- und Ernährungsbehandlung

Praxishinweis. Die Kontrollen sind um so umfangreicher und häufiger, je schlechter der Zustand des Patienten und je aggressiver die Therapie ist.

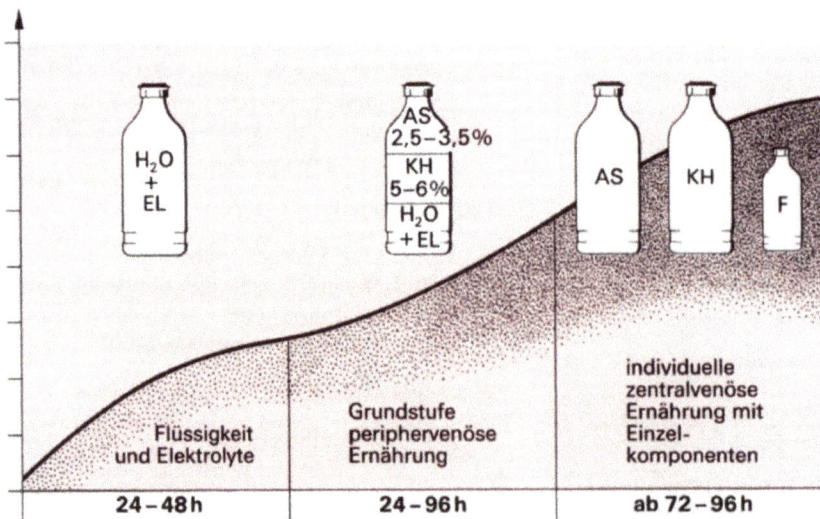

Abb. 8-56: *Parenterale Infusions- u. Ernährungsbehandlung*, stufenweiser Aufbau

Klinische Kontrollen sind die einfachste Überwachung:

- *Befinden:* Übelkeit, Aufstoßen, Erbrechen
- *Reflux* (Magensonde)
- *Darmmotilität* (Peristaltik, Meteorismus)
- *Defäkation und Faeces:* Frequenz, Volumen, Konsistenz, Farbe, Geruch
- *Körpergewicht.*

Laborkontrollen

1. Biophysikalische globale Kenngrößen der Vitalfunktionen

- *Gasaustausch:* Atemfrequenz, -form (BGA)
- *Hämodynamik:* Herzfrequenz, Blutdrücke (HMV)
- *Reaktionsmilieu:* Osmometrie, Onkometrie, Wasser- und Elektrolytstatus, SBS, HK.

2. Biochemische Kenngrößen der Blutzusammensetzung

- *Substrate:* Glukose, Triglyzeride, Laktat, NEFS (= Nichtesterfettsäuren)
- *Elektrolyte:* Natrium, Kalium, Chlorid
- *Nierenfunktion:* Harnstoff, Kreatinin.

Praxishinweis: Bei *jeder* Infusions- und Ernährungstherapie werden kontrolliert: **1.** *Hydratation* (HK, Osmolalität), **2.** *SBS,* **3.** *Glukose, Natrium und Kalium* i. S. **4.** *Harnstoff* i. S. oder i. U., sofern AS appliziert werden, **5.** *Triglyzeride* i. S. bei Fettemulsion, **6.** Bei Nieren- und Leberinsuffizienz: *Kreatinin, Transaminasen, Harnstoff, Bilirubin, Ammoniak* und *Laktat.*

3. Kenngrößen der Urinausscheidung:

- Volumen pro Zeit, Osmometrie
- Harnstoff, Kreatinin
- (Gesamtstickstoff).

8.4.5 Applikationstechnik, Zugangsweg
Enterale Applikation

Voraussetzung

- Plazierbarkeit der Sonde
- Lagekonstanz der Sondenspitze

- kleindimensionierte Pumpen
- geeignete Applikationssysteme.

Nasogastrale Verweilsonde

Indikation

- Ableitung von Luft und Magensekret
- Applikation von flüssigen Nährsubstraten.

Insbesondere für die längerfristige Anwendung sollten möglichst weichmacherfreie Sonden (z. B. Polyurethan oder Silikonkautschuk) verwendet werden.

Plazierung

Reinigung der Nasenwege, evtl. mit schleimhautabschwellenden Mitteln

- Sonde mit Gleitmittel (z. B. Silikonspray) versehen, durch eine Nasenöffnung mit leicht nach kaudal gebogener Spitze einführen
- Sonde wird vorsichtig vorgeschoben und der Patient aufgefordert zu schlucken, ggf. unter Anbietung kleiner Mengen Flüssigkeit → bis zu Markierung II (50 cm) vorschieben
- Lagekontrolle durch Aspiration von Magensekret oder auskultatorisch über dem Magen
- Fixierung mit Pflaster.

Duodenale oder jejunale Verweilsonde: filiform, Innendurchmesser 1,2−1,4 mm, Länge 125 cm.

Plazierung: nasal, wobei nach Reinigung der Nasenwege evtl. unter Anwendung schleimhautabschwellender Präparate, ebenso wie bei der Applikation gastraler Sonden, die filiforme Dünndarmsonde bis zur Markierung II (50 cm) vorgeschoben wird.

Bei nicht kooperativen Patienten (→ intubiert, beatmet, relaxiert oder mit fehlendem Schluckreflex) wird die Sonde durch einen Spiralmandrin versteift und vorsichtig vorgeschoben.

Nach Einführen der Sonde in den Magen wird der Spiralmandrin entfernt. Bei regulärer Magen-Darm-Motilität liegt die Sonde nach etwa 12−24 h im Dünndarm. Korrekterweise sollte die Sondenspitze dabei ca. 10 cm hinter dem Treitz-Band liegen.

Lagekontrolle röntgenologisch oder durch tägliche pH-Kontrolle des aspirierten Sekretes (pH 6−8).

Transkutane Katheterjejunostomie: perkutane Plazierung im li. Oberbauch in die 1. Jejunalschlinge 10−20 cm distal des Treitz-Bandes oder einer Anastomose.

Technik der parenteralen Ernährung

Periphere Venenpunktion. Flexible Venenverweilkanülen! Nach der Punktion wird die aus

Stahl bestehende „Innenkanüle" (Punktionskanüle) entfernt.

Punktiert werden die Venen von *Handrücken,
Unterarm* und − ausnahmesweise − radialen
Seite der *Ellenbeuge.* Die Ellenbeuge sollte ge-
mieden werden, da Venen, Arterien und Nerven in unmittelbarer Nachbarschaft verlaufen.

Bei großlumigen Verweilkanülen ist eine subkutane Lokalanästhesie (Quaddel) empfehlenswert.

Komplikationsprophylaxe

- Punktion in unmittelbarer Gelenknähe ist zu ver-
  meiden, da jede Bewegung der Verweilkanüle zu
  einer Reizung der Venenwand und damit zu einer
  Verkürzung der Liegedauer führt
- Punktion möglichst großlumiger Gefäße, da die
  Gefahr von Venenwandreizung um so geringer
  ist, je größer das Gefäßlumen im Verhältnis zum
  Außendurchmesser der Kanüle ist
- Möglichst distalen Punktionsort an den Extremi-
  täten wählen, um proximale Venen für spätere
  Punktionen zu schonen
- Infusionslösungen mit einem stark vom physiolo-
  gischen abweichenden pH-Wert oder hoher Os-
  molalität vermeiden
- Wechsel der Verweilkanüle (auch ohne Entzün-
  dungszeichen) nach 24−48 h

- Bei Entzündung oder Schmerzen an der Einstichstelle Verweilkanüle entfernen
- Ggf. Applikation antiphlogistischer oder anti-
  thrombotischer Salben, um die Toleranz bzw. die
  Liegedauer der Verweilkanüle zu verbessern.

Zentrale Venenpunktion

Indikationen

- längerfristige parenterale Ernährung
- Applikation hochosmolarer und stark vom
  physiologischen pH-Wert abweichender Lösungen
- Überwachung des ZVD
- schlechte Venenverhältnisse bei Notfallpatienten

Punktionsstellen

- seitliches Halsdreieck und Klavikulargrube
- Ellenbeuge
- Leistenbeuge (nur im Notfall, sek. Throm-
  bose oder Embolie droht).

Praxishinweis: Die Sofortkomplikationsrate
nimmt von peripher nach zentral zu, d. h. je
proximaler (herznaher) die Punktion, um so
mehr Übung sollte vorhanden sein.

Technik und Einzelheiten s. Kap. 8.3.2.3, S. 323.

8.5 Besonderheit der Intensivbehandlung

8.5.1 Polytrauma, -komplikation

L. Hofmann

Definition: s. Kap. 6.1, S. 236.

Therapiephasen. Die Versorgung umfaßt *5
Phasen:* **1.** Reanimations-, **2.** Erste Opera-
tions-, **3.** Stabilisierungs-, **4.** Zweite Opera-
tions-, **5.** Erholungsphase.

Reanimationsphase: präklinisch (s. Kap. 6.1,
S. 236); ggf. Fortsetzung in Notaufnahme bzw.
Schockraum.

Ziel: **1.** *Vitalfunktionen* sichern bzw. wiederher-
zustellen. **2.** Ggf. minimale *Sofortdiagnostik* →
Rö.-Thorax, Ultraschall des Abdomens, evtl.
CCT.

Erste Operationsphase. Lebenserhaltende Eingriffe (z. B. Splenektomie bei Milzruptur) und
evtl. organerhaltende Operationen (z. B. Fas-
zienspaltung bei Kompartmentsyndrom). Alle
aufschiebbaren Eingriffe werden in die zweite
Operationsphase verlagert.

Stabilisierungsphase (auf einer Intensivstation).
Ziel: **1.** stabilen Allgemeinzustand herstellen, **2.**
apparative Diagnostik zur Beurteilung aller
Verletzungen.

Zweite Operationsphase. Definitive chir. Versorgung, wobei zunächst organerhaltende Operationen durchgeführt werden. Diesen schlie-

ßen sich funktionserhaltende und zuletzt kosmetische Eingriffe an.

Erholungsphase. Stabilisierung und schrittweiser Abbau der intensivtherapeutischen Maßnahmen, Verlegung auf eine Normalstation.

Pathophysiologie

> *Hypovolämischer Schock* und *Mikrozirkulationsstörung* sind regelmäßige Begleiterscheinungen des Polytraumas.

Aktivierung von vegetativem Nervensystem und Streßhormone (v. a. Katecholamine, NNR-Hormone) verursachen:

- HMV-Steigerung (Tachykardie, Kontraktilität ↑)
- Hyperventilation
- Hyperglykämie.

Schock und Schmerz, auch ein ausgedehntes Gewebetrauma allein, führen zur Kreislaufzentralisation. Damit werden große Areale von Haut, Muskulatur, Splanchnikusgebiet von der Perfusion „abgeschaltet". *Folge:*

- lokale Gewebehypoxie mit metabolischer Azidose → Gefäßdilatation, peripherer Widerstand ↓
- Blutdruck ↓, Perfusionsdruck ↓
- Schockmediatoren ↑ (Leukotriene, Interleukine) → irreversible Schockprogredienz.

Wird der Schock nicht suffizient oder zu spät behandelt, treten Komplikationen durch Mikrozirkulationsstörungen auf.

> **Häufige Polytraumakomplikationen** sind: 1. HKS, 2. pulmonale Insuffizienz, 3. Infektion und Sepsis, 4. ANV, 5. Gerinnungsstörung, 6. Fettembolie.

8.5.1.1 Herz-Kreislauf-Versagen (HKS)

Definition: Sistieren einer effizienten Herzfunktion und Blutzirkulation.

Ursachen: Störung von Makro- und Mikrozirkulation, Thoraxtrauma, ARDS, Links-, Rechtsherzversagen, Globalinsuffizienz.

Pathophysiologie

- *Blutverlust und periphere Vasodilatation* im protrahierten Schock verursachen eine intrava-

sale Hypovolämie mit Kreislaufinsuffizienz. *Schmerz und Schock* oder ein *ausgedehntes Gewebetrauma* aktivieren das vegetative Nervensystem, induzieren eine Ausschüttung von Streßhormonen (v. a. endogene Katecholamine und NNR-Hormone) mit HMV-Steigerung (Tachykardie, Kontraktilität ↑) und Kreislaufzentralisation, v. a. Haut, Muskulatur, Splanchnikusgebiet werden von der Perfusion „abgeschaltet" → lokale Gewebehypoxie mit metabolischer Acidose → Gefäßdilatation, peripherer Gefäßwiderstands ↓ → systemischer Blutdruck und Perfusionsdruck nehmen ab. Zusätzlich Freisetzung von Schockmediatoren (Leukotriene, Interleukine) im Gewebe → Schockprogredienz.

- *Thoraxtrauma mit Spannungspneu* (s. Kap. 3.3.10, S. 96) → Mediastinalverlagerung → Kinking von Aorta und V. cava → venöser Rückstrom zum Herz ↓ mit Kreislaufversagen. Auswurf des li. Herzens gegen hohen Widerstand → Linksherzdekompensation.

- *(Stumpfes) Thoraxtrauma* mit Contusio cordis → Störungen von Herzrhythmus und Ventrikelfunktion → Ischämie und Myokardinsuffizienz.

- *Posttraumatischer Perikarderguß* → Schlagvolumen ↓ und Tachykardie → Herzinsuffizienz.

- *ARDS, Lungenkrankheiten* → pulmonalvaskulärer Widerstand ↑ → Rechtsherzbelastung → Rechtsherzinsuffizienz.

Diagn.

- BB: Hypotonie bei Anämie
- Elektrolyte: v. a. Kaliumshift ECR → ICR, Hyperkaliämie bei ausgedehntem Weichteiltrauma oder nach Massentransfusion
- Säure-Basen-Status und Laktat im gemischtvenösen Blut geben Auskunft über die Sauerstoffversorgung im Gewebe (→ Mikrozirkulation)
- Fingernagelprobe orientiert über die Mikrozirkulation (nach Druck auf den Fingernagel füllt sich das darunterliegende Gefäßbett innerhalb von 1−2 Sek. wieder; verzögerte Füllung bei eingeschränkter Mikrozirkulation im Schock)

- invasive Blutdruckmessung (arterielle Kanüle), um eine sich rasch ändernde Kreislaufsituation zu erkennen
- ZVK zur Abschätzung des Volumenstatus.
- Pulmonaliskatheter: Messung von PA-Druck, PCWP und Errechnen von pulmonalvaskulärem und systemischem Widerstand und HMV.
  - PCWP ↑ bei Rückwärtsversagen des li. Herzens
  - periph. Gefäßwiderstand ↓ bei Sepsis
  - PAP ↑ bei pulmonalen Komplikationen.
- Blasenkatheter: Oligurie und Anurie als Hinweis für eine Hypovolämie oder verminderte Perfusion von Nieren (und Splanchnikusgebiet).

Therapie (s. Kap. 6.1.1, S. 237)

▷ Ursache beheben: Blutung stillen, Spannungspneu entlasten (s. Abb. 3–25 d, S. 75), Perikarderguß drainieren, PA-Druck senken bei Rechtsherzinsuffizienz
▷ adaptierte Flüssigkeits- und Volumensubstitution

▷ Vollelektrolytlösung bei Flüssigkeitsdefizit
▷ kolloidale Lösungen bei Volumenmangel
▷ Eiweißlösung (Humanalbumin 5% oder 20%) bei Hypalbuminämie
▷ Erythrozytenkonzentrat bei Anämie
▷ GFP bei Volumenmangel mit Gerinnungsstörungen.

Praxishinweis: **1.** Rasche Volumensubstitution führt bei latenter Herzinsuffizienz, v. a. bei älteren Patienten leicht zur Herzdekompensation. **2.** Im septischen Schock ist das HMV erhöht; hält dieser Zustand über längere Zeit an (Tachykardie!), kann dies selbst beim gesunden Herz zur Insuffizienz führen.

▷ Kreislaufunterstützung mit Katecholaminen (Tab. 8-5, s. Kap. 4.1.2.1, S. 100, 4.1.2, S. 98)
▷ Sedierung und Analgesierung eliminieren Stressoren und senken den Sauerstoffbedarf
▷ kontrollierte Beatmung optimiert das Sauerstoffangebot und reduziert die Atemarbeit.

Tab. 8-5: Medikamente (Katecholamine, Vasodilatanzien, Digitalis) und Dosierung bei akuter Herzinsuffizienz (s. Tab. 4.3, S. 117)

Katecholamine	Dosis	
Dopamin (geringe Dosis)	0,5–5 µg/kg/min	Vasodilatation
Dopamin (mittlere Dosis)	6–9µg/kg/min	Kontraktilitätssteigerung
Dopamin (hohe Dosis)	> 10 µg/kg/min	Vasokonstriktion
Dopexamin	4–6 µg/kg/min	
Dobutamin	2,5–12 µg/kg/min	
Adrenalin	0,01–0,4 µg/kg/min	
Vasodilatanzien		
Nitroglycerin	0,3–1,8 µg/kg/min	
Natriumnitroprussid	0,3–8,0 µg/kg/min	
Phentolamin	0,1–2,0 mg/min	
Digitalis		
Digoxin	Plasmaspiegel	0,7–2,0 µg/l
Digitoxin	Plasmaspiegel	13–25 µg/l

8.5.1.2 Pulmonale Komplikation, Sepsis, Infektion

ARDS, s. Kap. 8.2.1.1, S. 286.

Sepsis, Infektion, s. Kap. 4.4.4.1, S. 124.

8.5.1.3 ANV (Schockniere)

Definition: Plötzlicher partieller oder totaler Verlust der exkretorischen Nierenfunktion als Folge eines meist reversiblen Nierenschadens, u. a. durch Hypovolämie, Hypotonie und Dehydratation infolge von Blutverlusten (z. B. durch Polytrauma)

Pathogenese (Abb. 8-57): Ischämie im hypoxieempfindlichen aufsteigenden Teils der Henle-Schleife und verminderter Natriumrücktransport aus dem Tubulusharn → Aktivierung des intrarenalen Renin-Angiotensin-Aldosteron-Systems, Vasokonstriktion und Drosselung der Glomerulusfiltrationsrate; bei toxischer Schädigung Myoglobin bei ausgedehntem Weichteiltrauma oder Hämolyse nach Massentransfusion, intrarenale Vasokonstriktion und tubuläre Obstruktion.

Klinik: Flüssigkeitsretention (Ödeme), *4 Stadien* (Tab. 8-6).

Diagnostik

■ harnpflichtige Substanzen im Blut ↑.

Therapie: Hämofiltration, ggf. Dialyse (s. Kap. 8.5.4, S. 367)

8.5.1.4 Gerinnungsstörung, Fettembolie

Gerinnungsstörung. Typische Komplikation bei protrahiertem Schock ist die DIC (s. Kap. 4.4.1.3., S. 128).

Ursachen: hoher Blutverlust, Hypothermie, protrahierter Schock.

Pathophysiologie: minderung der Gerinnungsaktivität, Verbrauch an Gerinnungsfaktoren → DIC (s. Kap. 4.4.1.3, S. 128).

Diagnostik

■ *umfassendes Gerinnungsmonitoring.* Quickwert (TPZ), PTT, TZ, AT III, Fibrinogen, Fibrinspaltprodukte (Splits, D-Dimer), Reptilase, Plasminogen.

Stadieneinteilung:

– Stadium I (Hyperkoagulopathie): PTT und AT III
– Stadium II (Hypokoagulopathie): TPZ, Fibrinogen, Thrombozyten, AT III ↓, Fibrinmonomere ↑
– Stadium III (Hypokoagulopathie): PTZ, Reptilase, Fibrinspaltprodukte (Splits, mit sek. Hyperfibrinolyse, D-Dimer) ↑, Fibrinogen, Plasminogen ↓.

Therapie: nach Stadium.

▷ Stadium I: Heparin 300−500 IE/h (s. Kap. 7.2., S. 258), AT III 1 IE/kg KG Defizit in%
▷ Stadium II: zusätzlich FFP, PPSB (falls TPZ < 50%), Fibrinogen, Thrombozyten
▷ Stadium III: zusätzlich Antifibrinolytika (Aprotinin, E-Aminokapronsäure), falls erforderlich.

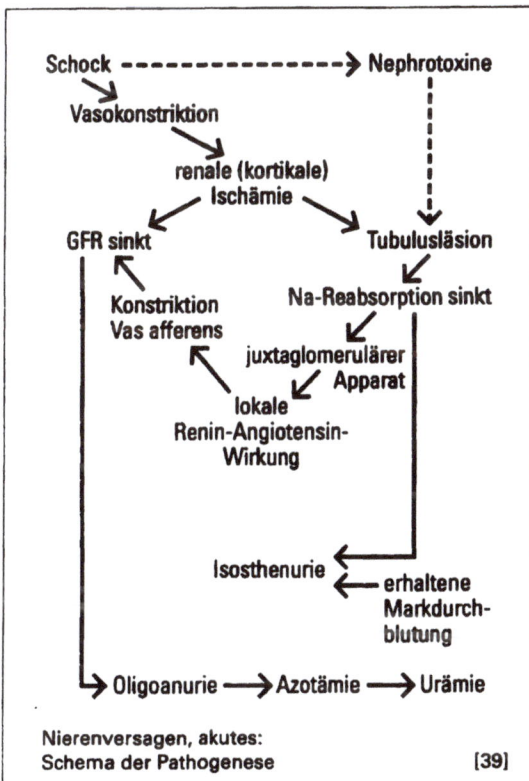

Schock ----------------> Nephrotoxine
Vasokonstriktion
renale (kortikale) Ischämie
GFR sinkt / Tubulusläsion
Konstriktion Vas afferens / Na-Reabsorption sinkt
juxtaglomerulärer Apparat
lokale Renin-Angiotensin-Wirkung
Isosthenurie ← erhaltene Markdurchblutung
Oligoanurie → Azotämie → Urämie

Nierenversagen, akutes:
Schema der Pathogenese [39]

Abb. 8-57: Pathogenese des *akuten Nierenversagens*

Tab. 8-6: Klinische Stadien des akuten Nierenversagens

	Stadium	Mittlere Dauer	Symptomatik	Azotämie	Diurese ml/d	Komplikationen
I	Schädigung	Stunden bis Tage	extrarenale Grundkrankheit (Schock, Nephrotoxine)	–	(>500)	–
II	Oligurie/ Anurie	9–11 Tage	Proteinurie, Hämaturie, Zylindrurie, Isosthenurie	zunehmend	<500	Hyperkaliämie metabolische Azidose Überwässerung Anämie Hyperkatabolismus
III	Polyurie	2–3 Wochen	Isosthenurie	zuerst steigend, dann zur Norm fallend	>2000	Exsikkose Hypokaliämie Infektionen einschl. Pyelonephritis
IV	Restitution	Wochen bis Monate	gestörte Partial-funktionen, evtl. Defektheilung	–	normal	–

((s. Pschyrembel-KW unter *Nierenversagen, akutes*))

Praxishinweis: Antifibrinolytika unterbinden die Hyperfibrinolyse; eine leichte Hyperfibrinolyse ist jedoch zur Vermeidung von Mikrothromben erwünscht. Wird die Fibrinolyse vollständig gehemmt, droht eine fulminante generalisierte Thrombose.

Fettembolie

Definition: Einschwemmung feinverteilter Fetttropfen in die Blutbahn und Kapillarverstopfung durch Lipidglobuli; z. B. infolge Fettgewebezerstörung bei Frakturen von großen Röhrenknochen, Becken oder Weichteilschäden, bei Schock v. a. in Kombination mit Mikrozirkulationsstörung, verändertem Fettstoffwechsel, Hypoxie und DIC als sog. *Fettemboliesyndrom.*

Klin.

- Symptome und Befunde einer Lungenembolie (s. Kap. 3.3.7, S. 89):
  - Tachykardie, Dyspnoe und Gasaustauschstörung
  - zunehmende Rechts-Herz-Belastung.
- Bewußtseins-, (mit zentraler Hyperthermie), Sehstörung (Retinablutung)

- petechiale Hauteinblutungen, v. a. im Bereich des Stammes bei Embolisierung der Haut
- betreffen die Embolien Leber, Milz, Pankreas, Niere und andere parenchymatöse Organe, führt dies zur Organdysfunktion oder zum Organversagen.

Diagnostik

- Funduskopie zeigt Makula als kirschroten Fleck.

Therapie: keine kausale Therapie verfügbar!

▷ Beseitigung der Hypoperfusion, ggf. Beatmung und Schockbehandlung
▷ Immobilisation von Frakturen großer Röhrenknochen.

Prophylaxe

▷ frühzeitige Schocktherapie beugt dem Fettemboliesyndr. vor
▷ nach größeren Traumen physiologische Fettemulgatoren (Cholinphospholipide) verabreichen
▷ Heparin soll durch Lipaseaktivierung ebenfalls prophylaktisch wirken.

8.5.2 **Verbrennung**

L. Hofmann

Definition, Einteilung, Pathophysiologie, Klinik s. Kap. 4.8.1, S. 168, 5.3.2.2, S. 228.

Ausgedehnte Verbrennungen betreffen nicht nur das verletzte Hautareal, sondern innerhalb von min. bis wenigen Stunden fast sämtliche Organe: Herz-Kreislauf System, Atmung, Nieren, Magen-Darm-Trakt → *Verbrennungskrankheit*, die besondere Anforderungen an eine Intensiveinheit stellt. Deshalb sollten Schwerstbrandverletzte in speziellen Zentren (Verbrennungskliniken) behandelt werden.

Verlegungskriterien sind:

- zweitgradige Verbrennung > 20% vKOF
- drittgradige Verbrennung > 10% vKOF
- Verbrennung von Gesicht, Hand, Fuß, Genitalien
- Verbrennung in Kombination mit Inhalationstrauma
- zusätzliche bedeutende Verletzung
- Kinder und ältere Patienten
- Elektrounfall.

Intensivtherapie bei Schwerstbrandverletzten: 1. Analgesie, Sedierung, **2.** Beatmung, **3.** adaptierte Flüssigkeits- und Eiweiß-Substitution, **4.** Thermoregulation, **5.** Lagerung, **6.** Infektionsprophylaxe, **7.** Wundbehandlung, **8.** Ulkusprophylaxe, **9.** Thromboseprophylaxe, **10.** hochkalorische Ernährung, **11.** ggf. Inhalationstrauma behandeln.

Analgesie, Sedierung. Verbrennungen sind sehr schmerzhaft u. v. a. in Kombination mit Trauma, Streß:

- Grundumsatz wird exzessiv gesteigert → Sauerstoffbedarf ↑ → Hypoxie → Streß ↑.

Therapie

▷ *Ziel:* circulus vitiosus durchbrechen!
▷ *Analgetika, Sedativa, Beatmung.* Wegen der Atemdepression (UAW aus der Kombination von Analgetika mit Sedativa) wird beatmet.

Flüssigkeits-, Eiweiß-Substitution

Flüssigkeitsverluste entstehen durch die Perspiratio insensibilis (Verdunstung an den großen Wundflächen) und ein Abströmen von Flüssigkeit ins Interstitium bei erhöhter Kapillarpermeabilität. Auch in den unverletzten Arealen gehen so Flüssigkeit und onkotisch wirksame Substanzen (v. a. Albumin) verloren und haben einen HK-Anstieg zur Folge. Der onkotische Druck im Gewebe steigt und verstärkt die Ödembildung.

- Initial nur Ringer-Laktat-Lösung verwenden, keine onkotisch wirksamen Präparate!
- Humanalbumin erst bei Gesamteiweiß < 3 g%
- Erythrozytenkonzentrate, FFP substituieren Sauerstoffträger bzw. Gerinnungsfaktoren.

Nach der Schocktherapie erfolgt die weitere Flüssigkeitsubstitution. Weltweit wird am häufigsten die *Parkland-Formel* verwendet. Alternativ dazu werden auch andere benutzt.

Parkland-Formel (nach Baxter):

- 0−24 h:% vKOF × kg KG × 4 ml Ringer-Laktat-Lösung
- 1. Periode 8 h 0,50 des errechneten Volumens
- 2. Periode 8 h 0,25 des errechneten Volumens
- 3. Periode 8 h 0,25 des errechneten Volumens
- 24.−48. h 1 ml/kg KG/% vKOF Albumin 5% + 50 ml/kg KG freies Wasser.

Praxishinweis (Beispiel): Ein 70-kg-Patient mit zweitgradiger vKOF von 40% wird in den ersten 24 h mit 11,2 l Flüssigkeit substituiert.

Ludwigshafener Formel (% vKOF × kg KG = ml/Periode):

- 1. Periode 4 h Ringer-Laktat-Lösung
- 2. Periode 4 h Ringer-Laktat-Lösung
- 3. Periode 8 h Ringer-Laktat-Lösung
- 4. Periode 8 h Ringer-Laktat-Lösung
- 5. Periode 24 h Eiweißlösung + metabolischer Flüssigkeitsbedarf 50 ml/kg KG/Periode
- 6. Periode 24 h Eiweißlösung + metabolischer Flüssigkeitsbedarf 50 ml/kg KG/Periode.

Kontrollwerte am Ende jeder Periode:

- Körpergewicht, Gesamteiweiß, kolloidosmotischer Druck, HK.

Formel nach Muir, Barcley, Zellner (% vKOF × kg KG × 0,5 ml Kolloide/Periode + 3.0−4.5 l freies Wasser/Tag):

- 1. Tag   3 Perioden à 4 h
             2 Perioden à 6 h

- 2. Tag   2 Perioden à 6 h
             1 Periode à 12 h

- 3. Tag   1 Periode à 24 h

Evans-Formel (1 ml/kg KG/% vKOF Ringer-Laktat-Lösung + 1 ml/kg KG/% vKOF Vollblut + 2 l freies Wasser):

- 1. Periode   8 h 50% des errechneten Volumens
- 2. Periode   16 h 50% des errechneten Volumens

Hypertone Formel

- hypertone NaCl-Laktat-Laktat bis zu einer Ausscheidung von 70 ml/h.
- bei Nierenfunktionseinschränkung Gefahr der Hypernatriämie!

Überwachung

1. *stündlich Urin messen.*

   ▷ Die Diurese sollte > 50 ml/h sein.
   ▷ Beim Elektrounfall ist eine Harnausscheidung von ca. 100 ml/h anzustreben, da Myoglobin und freies Hb vermehrt anfallen und in den Nierentubuli ausfallen, diese verstopfen → drohendes ANV! Zur Prophylaxe werden osmotisch wirksame Substanzen (z. B. Mannit) eingesetzt.
   ▷ Ist die Diurese > 100 ml/h, sind Infusion oder Diuretika zu hoch dosiert.

2. *stündlich ZVD-Messung* (informiert über den Volumenstatus).

   ▷ In der Phase des capillary leak syndomes profitiert der Patient von einem eher restriktiven Flüssigkeitsregime.
   ▷ Steht eine Stimulation der Diurese im Vordergrund (z. B. drohendes ANV nach Elektrounfall), werden hochnormale ZVD-Werte angestrebt.
   ▷ Bei kardial oder pulmonalvaskulär vorgeschädigten Patienten ist die ZVD-

Messung allein nicht zu verwerten und das Einschwemmen eines Pulmonaliskatheters zur Beurteilung des Volumenstatus erforderlich.

3. Ggf. *stündlich PCWP-Messung*

4. Mind. *6stündlich HK, Elektrolyte bestimmen.*

HK ↑	Plasmaverlust, Blutviskosität ↑
HK ↓	Flüssigkeitssubstitution zu hoch, Rückresorption der Ödeme, Anämie bei Verbrennungskrankheit
Na⁺ ↑	unzureichende Substitution insensibler Verluste (freies Wasser) → hypertone Dehydratation, beginnende Niereninsuffizienz Folge des Volumenersatzes mit hypertoner NaCl-Lösung → hypertone Hyperhydratation
Na⁺ ↓	hypotone Hyperhydratation (iatrogen durch Übermaß an freiem Wasser)
Gesamteiweiß ↓	Plasmaverlust mit interstitiellem Ödem.

5. *Gesamteiweiß bestimmen* (s. 4.)

6. *Körpergewicht täglich feststellen* (→ Bettenwaage).

   ▷ Die Perspiratio insensibilis kann nur annäherungsweise bestimmt werden und erfordert daher die Gewichtskontrolle.
   ▷ Mit den Ödemen nimmt das Körpergewicht posttraumatisch bis zu 10% innerhalb der 1. Woche zu.
   ▷ Ödemrückresoption, Flüssigkeitsausscheidung (Negativbilanz) und kataboler Stoffwechsel posttraumatisch haben eine Gewichtsabnahme zur Folge.

Thermoregulation (s. Kap. 5.3.2, S. 221). Eine intakte Haut ist die wichtigste Voraussetzung zur Aufrechterhaltung einer gleichbleibenden Körpertemperatur. Subkutanes Fettgewebe und Haut dienen der Isolation und schützen den Körper vor Auskühlung. Ist der Körper überwärmt (z. B. exogene Hitze, Fieber), wird durch die Produktion von Schweiß und die entstehende Verdunstungskälte die Körpertemperatur gesenkt, was jedoch bei Verbrennungen zweiten und dritten Grades mit Zerstörung der in der Dermis liegenden Schweißdrüsen nicht möglich ist. Ausgedehnte Wundflächen, über die große Mengen an Flüssigkeit verdunsten, können eine Auskühlung bewirken. Durch kontinuierliche Messung der Körpertemperatur wird ein Temperaturabfall frühzeitig erkannt und Gegenmaßnahmen (z. B. Erhöhen der Raumtemperatur) können eingeleitet werden.

Lagerung (s. Kap. 2). Großflächige Verbrennungen werden in *Verbrennungsbetten* versorgt. Die Matratze besteht aus mehreren Lagen sterilen Schaumstoffs. Aufliegende Wundflächen, falls nicht völlig vermeidbar, werden mit Gitter-Tüll bedeckt, die Arme in gesteckten Tüchern aus sterilem Zellstoffvlies aufgehängt und die Beine auf mit sterilem Zellstoff bespannten Schaumstoffkissen gelagert.

Die Methode, den Patienten frei schwebend an durch verschiedene Knochen eingebrachten Extensionsdrähten aufzuhängen, wurde wegen der erhöhten Infektionsgefahr durch das Fremdmaterial wieder verlassen.

Infektionsprophylaxe und -therapie

> *Praxishinweis:* Infektionen sind die größte Gefahr für Verbrennungspatienten

Schwere Verbrennungstraumata gehen mit einer Supression der körpereigenen Infektabwehr einher. Da die Haut als physiologische Barriere gegen Keime geschädigt und das Immunsystem geschwächt ist, bedeuten Infektionen die größte Gefahr für Verbrennungspatienten.

Keimquelle sind v. a. die Haut und der Gastrointestinaltrakt des Patienten selbst, das Personal, aber auch eine Keimbesiedlung aus der Luft ist möglich.

Besonders gefürchtet sind Infektionen mit Hospitalismuskeimen wegen der häufig zu beobachtenden Antibiotikaresistenz, während sich präklinisch erworbene Erreger meist erfolgreich behandeln lassen. Die Keime siedeln sich auf den Wunden und entlang von Kathetern

sowie anderen avitalen Fremdmaterialien (Fixateur externe) an.

Laminar airflow units. Die Therapie erfolgt in aseptischen Einzeleinheiten, in denen die Patienten isoliert werden. Einige Zentren verfügen über laminar airflow units, in denen ein konstanter, laminarer Strom bakterienfreier Luft von oben in den Raum eingeleitet wird. Temperatur und Luft-Feuchtigkeit sind regulierbar. Pflegepersonal und Ärzte tragen bei Patientenkontakt sterile Schutzkleidung, sterile Handschuhe, Haube und Mundschutz.

Tetanusprophylaxe. Zu Behandlungsbeginn wird je nach Impfstatus eine aktive oder aktive und passive Tetanusprophylaxe durchgeführt. Die Gabe von Immunglobulinen zur Unterstützung der Immunabwehr wird kontrovers diskutiert.

Die *lokale Infektionsbehandlung* (s. Kap. 4.8.1, S. 168) beschränkt sich auf antiseptische und antibakterielle Externa. Kein prophylaktischer Einsatz von Antibiotika, da eine Resistenzentwicklung der Keime resultiert.

● *Sepsis.* Einzige Ausnahme: Verbrennungspatienten mit einer Sepsis, die bei unbekanntem Erreger zunächst breit antibiotisch abgedeckt werden. Ist in den regelmäßig zu untersuchenden Abstrichen, Blutkulturen, Körpersekreten oder an Katheterspitzen ein Keimnachweis erfolgt, wird gezielt nach Antibiogramm behandelt. Häufigste Erreger sind E. coli, Klebsiellen, Pseudomonas aeroguinosa und Staphylokokken. Wegen der Gefahr der Überdosierung (z. B. bei Niereninsuffizienz) oder Unterdosierung von Antibiotika als Folge von Verlusten über die Wunden werden die Antibiotikaspiegel im Blut täglich kontrolliert (Drug-Monitoring).

Zentralvenöse Katheter sollten nicht im Bereich von Verbrennungen eingebracht werden, da diese Lokalisation Infektionen begünstigt und Ausgangspunkt einer Kathetersepsis sein kann.

Wundbehandlung (s. Kap. 4.8.1, S. 168).

Streßläsion, Ulkusprophylaxe. Trauma und Schmerzen lösen Streß aus mit Erosion bzw. Ulkus im Duodenum oder Magen.

Ursache ist ein Mißverhältnis zwischen aggressiven Substanzen (Säure, Pepsin, Galle) und schleimhautprotektiven Faktoren (intakte Mikrozirkulation, Schleim- und Bicarbonatsekretion). Wirksamste Streßulkusprophylaxe ist die enterale Ernährung.

Da die Magenentleerung unmittelbar nach einem Trauma verzögert ist, erscheint jedoch eine sofortige enterale Nahrungsaufnahme ineffektiv und erhöht das Risiko einer Aspiration.

Ulkusoprophylaxe: **Schleimhautprotektion mit Carbenoxolon oder Sucralfat, Hemmung der Säureproduktion durch Anticholinergika (Pirenzepin) und H_2-Rezeptor-Antagonisten (Ranitidin, Cimetidin, Famotidin).**

Der H^+/K^+-ATPase-Hemmer *Omeprazol* sollte nur bei Ulkusnachweis eingesetzt werden.

Thromboseprophylaxe. Flüssigkeitsverlust läßt den HK und damit die Blutviskosität ansteigen. Zusammen mit der Immobilisation werden Thrombosen begünstigen.

Prophylaxe: Antikoagulanzien → Low-Dose-Heparinisierung mit 2–3 mal 5000 i. E. Heparin s. c. oder die tägl. Einmalgabe von niedermolekularem Heparin (s. Kap. 7.2, S. 258).

DIC. Im Verlauf eines Verbrennungsschocks gehen durch Mikrozirkulationstörung und Verbrennungsödem Gerinnungsfaktoren verloren. Dies kann zur Verbrauchskoagulopathie führen (s. Kap. 4.4.1.3, S. 128) und bedarf eines engmaschigen Monitorings der Gerinnungsparameter.

Hochkalorische Ernährung (s. Kap. 4.8.1, S. 168). In der Phase des *Postaggressionssyndroms* ist der Körper nicht in der Lage enteral oder parenteral angebotene Nährstoffe zu utilisieren, so daß sich die primäre Infusionstherapie auf die reine Flüssigkeitszufuhr beschränkt. Schrittweise werden Kohlenhydrate, Aminosäuren und ab dem 5. posttraumatischen Tag Fett (Lipid-Lösung) verabreicht; parallel dazu frühzeitiger Aufbau der enteralen Ernährung (z. B. über eine Magen- oder Ernährungssonde).

Kataboler Stoffwechsel. Jede Verbrennungskrankheit geht mit einem erhöhten Energiebedarf einher und führt zur Katabolie, d. h. der Verstoffwechselung körpereigener Substanzen. Zunächst werden Kohlenhydrate und Fette, später Eiweiß (Enzyme, Plasmaproteine) und Muskulatur abgebaut. Die Folge ist ein Gewichtsverlust. Der Körper befindet sich im Hungerzustand, der wiederum Streß bedeutet.

Um dieser Entwicklung entgegenzuwirken, muß der Patient hochkalorisch ernährt werden.

Ziel ist eine tägl. Energiezufuhr von bis zu 7000 kcal, die als Hyperalimentation (= Überernährung) bezeichnet wird.

Nach der Formel von Curresi und Luterman errechnet sich der tägl. Kalorienbedarf wie folgt: 25 kcal/kg KG + 40 kcal/% vKOF.

Inhalationstrauma. $1/4$ der Schwerverbrannten erleidet ein Inhalationstrauma mit einer Mortalität von 50–75%. *Ursachen:*

- direkte Hitze-Einwirkung auf den oberen Respirationstrakt (häufig durch offene Flammen)
- Wasserdampfeinwirkung auf die kleinen Atemwege
- Rauchgasintoxikation: CO, Schwefel- und Stickstoffverbindungen, Phosgen, Salzsäure, Cyanide und Akrolein bei der Verbrennung von Kunststoffen.

Pathophysiologie. Direkte Hitzeeinwirkung schädigt in erster Linie die *oberen Atemwege* und verursacht eine ödematöse Schwellung der Schleimhäute mit drohender Atemwegobstruktion.

Eine Traumatisierung der *mittleren Atemwege* wird meist erst ab dem 5. posttraumatischen Tag symptomatisch und äußert sich durch Bildung von Schorf und Krusten, die die Bronchien verlegen und Atelektasen verursachen.

Die *kleinen Atemwege* werden durch einen bei sehr hohen Umgebungstemperaturen reflektorischen Laryngospasmus geschützt. Nur heißer Wasserdampf unter hohem Druck oder toxische Gase dringen bis in die Alveolen vor und können dort ein akutes toxisches Lungenödem hervorrufen.

Diagnostik: Hinweise auf ein Inhalationstrauma sind:

- Verbrennungen im Gesicht
- Reizung oder ödematöse Schwellung der oberen Luftwege
- Tachypnoe, Bronchospasmus
- Unruhe
- Hypoxämie
- CO-Hb Konzentration > 10%.

CO besitzt eine 220fach höhere Affinität zum Hb als Sauerstoff und hemmt so kompetetiv den Sauerstofftransport mit der Folge einer Gewebehypoxie.

Praxishinweis: Halbwertszeit von CO-Hb: **1.** unter Raumluft 4 h, **2.** 40 min bei inspirat. O_2-Konzentration von 100%, **3.** 20–30 min unter hyperbarer Oxygenation.

Komplikation. Bronchopneumonie (häufige Erreger: Staphylokokken, Pseudomonas aeroguinosa).

Therapie

▷ frühzeitige Intubation; Oberkörperhochlagerung (s. Abb. 2–17, 18, S. 16) beschleunigt das Abschwellen der Schleimhäute innerhalb von 3 Tagen

▷ Inhalation, Bronchialtoilette und fiberbronchoskopisches Entfernen der Beläge; CPAP- bzw. PEEP-Beatmung dienen der Wiedereröffnung nicht belüfteter Lungenareale

▷ bei tox. Lungenödem: Kortikoid-Aerosole, differenzierte Beatmung.

8.5.3 Geburtshilfliche Komplikation

D. Elich, D. Mauer

Intensivtherapeutisch relevante Krankheiten während der Schwangerschaft und Geburt sind:

1. Störung während der Schwangerschaft → Präeklampsie, Eklampsie, HELLP-Syndrom

2. Blutung und erworbene Koagulopathien unter der Geburt

3. septische Krankheiten während der Schwangerschaft und post partum.

8.5.3.1 Präeklampsie, Eklampsie, HELLP-Syndrom

Präeklampsie, Eklampsie

Definition, Häufigkeit s. Kap. 6.2, S. 251.

Pathogenese, Pathophysiologie

• Zugrunde liegt ein Vasospasmus → Organperfusion ↓.

Ursachen: **1.** Störung des Prostacyclin-Tromboxan-Gleichgewichtes, **2.** gesteigerte Ansprechbarkeit der Endothelien auf Angiotensin II.

• Niere → GFR ↓, ggf. irreversible Nierenschäden

• Leber, Gehirn → petechiale oder Massenblutung → häufigste Todesursache!

Klinik

■ Hypertonie
■ Proteinurie mit Ödem
■ Kopfschmerzen mit Sehstörungen

Komplikation: 1. eklamptischer Anfall **2.** mit Oligurie bis Anurie, **3.** Lungenödem, **4.** Gerinnungsstörung → DIC, **5.** spontane Leberruptur (selten).

Therapie

▷ Priorität hat die Ruhigstellung, z. B. mit einem Benzodiazepin (z. B. Diazepam 10–20 mg)

▷ Magnesium (initial 4 g Mg_2O_4 langsam über 15 min).

Cave: Bei Überdosierung droht Atemdepression mit Gefahr einer kindlichen Hypoxie oder Herz-Kreislauf-Stillstand.

Kontraindikation: Bolusinjektion ist kontraindiziert.

Calciumglukonat (1 g i. v.) ist ein spezifisches Antidot.

▷ Alternative zu Magnesium ist Clomethiazol (Distraneurin®).

▷ *Blutdrucksenkung* ist Kausalbehandlung.

▷ Hydralazin infundieren, wenn Magnesium nicht wirkt: initial 5 mg i. v., weiter als Infusion nach Blutdruckwerten.
UAW: Tachykardie. Behandlung durch Betablocker (z. B. Esmolol 50 mg).

▷ Natriumnitroprussid (s. Kap. 4.1.2.1, S. 100) ist Alternative zu Hydralazin.
UAW: ggf. zu starke und schnelle Blutdrucksenkung mit drohender intrauteriner Asphyxie. Der diastolische Wert sollte 90 mmHg nicht unterschreiten.

▷ Diuretika nur bei drohendem Lungenödem!

▷ Eine rechtzeitige Entbindung kann indiziert sein.
Die Überlebensrate des Neugeborenen verbessert sich durch eine hinausgeschobene Entbindung nicht.

▷ Überwachung der Patientin im Wochenbett (i. d. R. in den ersten 4 Tagen), wo 25% der Eklampsien auftreten.

HELLP-Syndrom

Definition: seltene, gefährliche Variante der EPH-Gestose (s. Kap. 6.2, S. 251) mit der Trias 1. Hämolyse, 2. Transaminasen- und Bilirubinanstieg, 3. Thrombopenie.

Häufigkeit: Die mütterliche Mortalität beträgt ca. 3,5%, die perinatale kindliche 9,5−60%. wegen der nach Schnittentbindung häufig beobachteten postoperativen Komplikationen (insbes. massive unstillbare Uterusblutungen) ist eine rechtzeitige vaginale Entbindung anzustreben. Das HELLP-Syndrom gilt als spezielle Verlaufsform der Präeklampsie und Eklampsie. Die Bezeichnung ergibt sich aus den Abkürzungen der Symptome.

Ursachen: unbekannt.

Klinik

- Schmerzen im re. Oberbauch und Übelkeit
- (Kopfschmerzen und zerebraler Krampfanfall).

Diagnostik

- laborchemisch (GOT, GPT ↑, Thrombozyten ↓, Hb ↓).

DD: 1. thrombotisch-thrombozytopenische Purpura; 2. Werlhof-Krankheit; 3. akute Hepatitis; 4. Medikamentenintoxikation.

Therapie

▷ vaginale Entbindung forcieren mit postpartaler Intensivüberwachung.

Prognose: Nach Entbindung meist gut.

8.5.3.2 Blutung, Koagulopathie

Peripartale Blutung (Nachblutung)

Definition: während, nach Geburt oder Abort über die normale Nachgeburtsblutung hinausgehende Blutung, als *Frühblutung* infolge Atonia uteri oder Plazentaresten, als *Spätblutung* infolge zurückgebliebener Plazentateile und Entzündung.

Komplikation: 1. DIC, 2. Koagulopathie (s. Kap. 4.4.1.3, S. 128).

Therapie

▷ chir. Sanierung der Blutungsquelle
▷ ggf. Gerinnungsfaktoren substituieren
▷ bei Uterusatonie Uteruskontraktion:

  ▷ Oxytocin (1−3−10 IE/h), in Kombination mit einem Ergotaminalkaloid
  ▷ Prostaglandin F₂ therapiert werden
  ▷ ggf. Hysterektomie (Gerinnungsstörung ist hierbei keine Kontraindikation).

DIC/Hyperfibrinolyse (s. Kap. 4.4.1.3, S. 102).

Ursachen: Substanzen mit einer Gewebe-Faktor-Aktivität sind meist Auslöser → septische Infektion, vorzeitige Plazentalösung, Fruchtwasserembolie, durch Salzsäure induzierter Abort, intrauteriner Fruchttod.

Pathophysiolgie: 1. Mikrothromben und Embolien verbrauchen Gerinnungsfaktoren. 2. Aktivierung des fibrinolytischen Systems.

Diagnostik

- Gerinnungsfaktoren ↓, Fibrinspaltprodukte ↓, Fibrinogen ↓ (DD bei Hyperfibrinolyse)
- Thrombozyten ↓.
- partielle Thromboplastinzeit ↑, Prothrombin- und Thrombinzeit ↑.

Therapie: Behandlung der Grundkrankheit.

▷ Therapie der Sepsis
▷ Entbindung bei Plazentalösung bzw. Ausstoßen eines toten Feten
▷ Heparinisierung, besonders bei thrombotischer Komplikation.

  Heparin (s. Kap. 7.2, S. 258) ist nur in Anwesenheit von Antithrombin III wirksam, einem Faktor, der ebenfalls erniedrigt sein kann.

▷ FFP ersetzt Gerinnungsfaktoren (Kontraindikation: Hypofibrinolyse)
▷ bei sek. Hyperfibrinolyse Kallikreininaktivators (Aprotinin: Trasylol®) erwägen
▷ bei primäre Hypertibrinolyse Aprotinin.

Komplikationen als Ursache einer DIC/Hyperfibrinolyse

Fruchtwasserembolie (= Amnioninfusionssyndrom): Schock durch peri- oder postnatales Eindringen von Fruchtwasser in die Blutbahn der Mutter unter oder nach der Geburt.

Ursachen: Eihautdefekt; Eröffnung eines mütterl. Gefäßes im Bereich des uterinen Venensystems, z. B. bei Op. (Schnittentbindung, intrauterine Eingriffe), Trauma (vorzeitige Plazentalösung, Uterusruptur, Placenta praevia, Zervixriß, verstärkte Wehentätigkeit bei Oxytocinüberdosierung, Tetanus uteri).

Häufigkeit: eine der häufigsten Ursachen für den mütterlichen Tod unter der Geburt.

Pathophysiologie: kardiorespiratorische Insuffizienz infolge Verlegung der pulmonalen Kapillaren durch Fruchtwasserbestandteile → pulmonalen Hypertonie, Rechtsherzinsuffizienz → HMV ↑, Blutdruck ↑, pO_2 ↑.

Mikrothromben in den Kapillaren durch den Gewebethromboplastingehalt des Fruchtwassers → DIC.

Klinik: Meist folgt die Gerinnungsstörung dem kardiopulmonalen Versagen, sie kann aber auch das zuerst auftretende Symptom sein. Schock → kardiorespiratorisches Versagen:

- Zyanose, Tachypnoe, Tachykardie, Blutdruckabfall
- Verwirrtheit als Zeichen der zerebralen Hypoxie
- Gerinnungsstörung:
  - Afibrinogenämie
  - Thrombopenie
  - DIC.

Therapie: keine kausale Ther. verfügbar.

▷ symptomatisch, richtet sich nach respirat. Insuffizienz, Schock und Gerinnungsstörung.

Intrauteriner Fruchttod und Sepsis

Infektionen mit drohendem septischen Schock sind: *infizierter Abort, intrauteriner Fruchttod, Amnioninfektionssyndr., Endomyometritis.*

Therapie

▷ Antibiotika, Schockbehandlung, chirurgische Sanierung
▷ Oxytocin, ggf. in Kombination mit einem Ergotaminalkaloid (→ postpartal ist die Infektionsausbreitung durch die aufgelockerte Struktur der Uterusmuskulatur besonders groß).

8.5.4 Blutreinigung: Niereninsuffizienz, Hämofiltration, Dialyse

R. Kentner, D. Mauer

Definition: Verfahren zur Entfernung von harnpflichtigen, toxischen oder pathogenen Substanzen aus dem Blut: Peritonealdialyse, Hämodialyse, -filtration, -diafiltration (v. a. bei Nierenkrankheiten), Plasmaseparation (z. B. bei immunologischen Krankheiten) und Hämoperfusion (v. a. bei Intoxikation)

Kontinuierliche Blutreinigungs- oder Nierenersatzverfahren sind:

HF		*Hämofiltration*
	CAVHF	kontinuierliche arteriovenöse HF
	CVVHF	kontinuierliche venovenöse HF
HD		*Hämodialyse*
	CAVHD	kontinuierliche arteriovenöse HD
	CVVHD	kontinuierliche venovenöse HD
HDF		*Hämodiafiltration*
	CAVHDF	kontinuierliche arteriovenöse HDF
	CVVHDF	kontinuierliche venovenöse HDF
PD		*Peritonealdialyse*
	CAVHDF	kontinuierliche arteriovenöse PD
	CVVHDF	kontinuierliche venovenöse PD.

Indikation

- therapierefraktäre Oligo-, Anurie bei Kreatinin- bzw. Harnstoffkonzentration 6–8 bzw. 80–100 mg/dl i. S.

  Bei kontinuierlichen Verfahren besteht die Tendenz eines frühzeitigen Einsatzes auch unterhalb dieser Werte; die Grenzen sind nicht starr.

Voraussetzungen

- immobile Patienten
- Antikoagulation mit Heparin (600–1000 IE/h, S. Kap. 7.2, S. 258) oder Fragmin (initial 5–10 IE/kg KG/h, dann 4–5 IE/kg KG/h)

Praxishinweis

- Auch wenn diese Substanzen erst unmittelbar vor dem Filter zugegeben werden, kann eine erhöhte Blutungsneigung resultieren. Die Gerinnung muß regelmäßig überprüft werden.

- Zielgröße für den Heparineinsatz ist eine PTT von 40−60 s, für Fragmin ein Anti-Xa von 0,4−0,6 U/ml.
- Alternativ kommen Prostaglandinderivate in Frage.

Kontraindikation: prä- oder postrenales Nierenversagen.

Gefäßzugang

Venovenöse Verfahren werden heute bevorzugt. Sie erfordern großlumige Venen. Bevorzugt punktiert werden: V. jugularis interna, V. subclavia und V. femoralis. Doppellumige Katheter (→ *Shaldon-Katheter*) gewährleisten einen hohen Blutfluß.

- *Komplikation:* Blutung, Pneumothorax, Thrombose, Embolie, Kathetersepsis.

Arteriovenöse Verfahren erfordern eine Gefäßverbindung zwischen der A. radialis und einer ispilateralen Unterarmvene (→ *Scribner-Shunt*). Damit ist jedoch oft nur ein geringer Blutfluß zu erreichen. Durch eine Verbindung der ispilateralen A. und V. femoralis läßt sich dieser Nachteil umgehen. Bestimmend ist die Druckdifferenz zwischen arteriellem und venösem Schenkel. Damit ändert sich die Filtrationsleistung in Abhängigkeit der hämodynamischen Situation. Man bevorzugt daher venovenöse Verfahren, die jedoch einen höheren technischen Aufwand erfordern.

- *Komplikation*: Durchblutungsstörung, Dissektion, Thrombose.

Hämofiltration

Definition: Extrakorporales Blutreinigungsverfahren, das v. a. bei chron. Niereninsuffizienz und ANV zur Elimination harnpflichtiger Substanzen u. a. Stoffwechselprodukte und zum Flüssigkeitsentzug (besonders bei Hyperhydratation) sowie bei Vergiftungen zur Elimination tox. Substanzen aus dem Blut alternativ zur Dialyse angewendet wird. *Formen:* 1. kontinuierl. venovenöse H. (Abk. CVVH): Abscheidung eines Ultrafiltrats ähnlich dem Glomerulusfiltrat aus dem Blut durch reine Druck- bzw. Ultrafiltration über hochpermeable Membranen (Hämofilter) bei gleichzeitigem Flüssigkeits- und Elektrolytersatz durch Infusion von Elektrolytlösungen; 2. kontinuierl. arteriovenöse H. (Abk. CAVH) unter Zwischenschaltung des Hämofilters zwischen eine große Körperarterie und -vene.

Indikation (in der Intensivmed.)

- ANV
- diuretikaresistente Überwässerung
- parenterale Ernährung bei eingeschränkter Flüssigkeitsausscheidung
- Hypernatriämie
- Hyperkaliämie
- Toxinelimination bei Sepsis (umstritten).

Prinzip: Ähnlich der glomerulären Filtration der Niere. Lösliche Substanzen werden gemeinsam mit einem Flüssigkeitsstrom mittels *Konvektion* durch eine permeable Membran herausfiltriert, sobald der hydrostatische den kolloidosmotischen Druck übersteigt. Die Filtration ist dabei unabhängig von der Molekülgröße der filtrierten Substanzen, solange sie unter der Porengröße der Membran liegt (20 000−50 000 Dalton). Damit gelingt auch die Elimination größerer Moleküle. Die treibende Kraft für den transmembranösen Flüssigkeitstransport ist somit die Druckdifferenz zwischen Filteranfang und -ende. Als Ersatz für den relativ hohen Flüssigkeitsverlust werden Wasser und Elektrolyte durch Infusion substituiert. Die Membranen der Hämofilter bestehen aus Zellulose-Derivaten oder sind synthetisch hergestellt. Unterschiede zeigen sich v. a. in ihrer physikalischen und biologischen Eigenschaften: synthetische Membranen haben eine höhere Permeabilität für Wasser. Eine Aktivierung des Komplement-Systems kommt bei synthetischen Membranen seltener vor. Sie werden daher als biokompatibel bezeichnet.

Die Perfusion durch die kapillären Leitstrukturen hängt ab von den Strömungseigenschaften des Blutes. Diese werden durch einen hohen HK und Plasmaproteingehalt beeinflußt. Eine Zunahme des Plasmaproteingehalts bewirkt einen Anstieg des kolloidosmotischen Druckes, bewirkt eine Verringerung der Druckdifferenz und verringert die Filtrationsleistung.

Für eine optimale Hämofiltration sollte der HK möglichst < 40% und der Plasmaproteingehalt nicht zu hoch sein.

Vorteil:

- Kreislaufstabilität wird kaum beeinträchtigt
- wegen der großen Menge an Ultrafiltrat bietet sie darüber hinaus eine gute Möglichkeit, den Wasser- und Natriumhaushalt effektiv und rasch zu bilanzieren.

Das aus galenischen Gründen verwendete Laktat oder Azetat wird bei schwerer Leberfunktionsstörung durch bicarbonatgepufferte Lösungen ersetzt werden.

Hämodialyse

Definition: Extrakorporales Blutreinigungsverfahren zur Dialyse-Behandlung.

Prinzip: Clearance gelöster Stoffe durch *Diffusion* durch eine semipermeable Membran zwischen Blut und Dialyseflüssigkeit, die im Gegenstrom an der Membran vorbeigeführt und abgeleitet wird. Die im Blut gelösten Substanzen diffundieren abhängig von ihrem Konzentrationsunterschied in die Dialysierflüssigkeit. Wegen des Diffusionsprinzips werden kleinmolekulare lösliche Substanzen wesentlich effektiver ausgeschieden als höher molekulare. Die Trenngrenze liegt bei 7 000–10 000 Dalton.

Neben der Diffusion kommt es zu einem geringen Teil auch zur *Konvektion* gelöster Teilchen entsprechend dem hydrostatischen Druckgefälle. Mittels volumenkontrolliert gesteuerten Geräten kann der transmembranöse Druck und die Filtrationsrate eingestellt werden.

Ein weiterer wichtiger Transportmechanismus bei der Hämodialyse ist die *Osmose*. Durch die osmotisch bedingte Flüssigkeitsverschiebung kommt es zu einem *Mitreißen* kleinmolekularer Substanzen (solvent drag).

Bei der Hämodialyse verläßt isotone Flüssigkeit den Organismus, die je nach Volumenbilanz ersetzt werden muß. Durch Variation der Dialyselösung läßt sich der Austauschvorgang an den jeweiligen Bedarf anpassen.

Komplikation: Kreislaufinstabilität, Dysäquilibriumsyndrom (Substanzen werden langsamer aus dem Gewebe ins Blut abgegeben als die Elimination über das Dialysat erfolgt), Komplementaktivierung, Luftembolie, falsche Bilanzierung, starke Elektrolytschwankung.

Im Vergleich zur Hämofiltration besteht ein vergleichbarer apparativer und pflegerischer Aufwand.

Hämodiafiltration

Definition: Extrakorporales Blutreinigungsverfahren. Kombination aus Hämodialyse und Hämofiltration, das v. a. bei chron. Niereninsuffizienz angewendet wird; Elimination sowohl klein- als auch mittelmolekularer Substanzen bei gut steuerbarem Flüssigkeitsentzug (kontrollierter Ersatz des Ultrafiltrats durch physiologische Elektrolytlösungen).

Indikation: wie bei Hämofiltration.

Prinzip: Filtrationsprinzip sind *Konvektion und Diffusion*. Niedermolekulare Substanzen (Harnstoff, Kreatinin) werden durch Diffusion, Mittelmoleküle überwiegend durch Konvektion eliminiert, woraus sich eine höhere Gesamteliminationsrate gegenüber den Einzelverfahren ergibt.

Im Vergleich zur Hämofiltration wird deutlich weniger Substitutionslösung verbraucht. Die Diffusion wird überwiegend von der *Membranoberfläche* und *Membranpermeabilität* bestimmt, die Konvektion von der *Filtationsrate* und dem *Siebkoeffizienten*.

Entscheidend für die Filtrationsrate ist die Druckdifferenz. Durch Eiweißniederschläge und Thrombozytenablagerung auf der Membran bildet sich eine Sekundärmembran aus, die die Filtrationsleistung herabsetzen kann. Der Siebkoeffizient ist der Quotient aus Substratkonzentration Filtrat durch Substanzkonzentration Blut. Ein Siebkoeffizient von 1 bedeutet freie Passage durch die Membran, bei 0 ist keine Passage möglich.

Übliche Dialysatoren sind damit für die Hämodiafiltration ungeeignet, statt dessen kommen High-Flux-Dialysatoren mit guten Konvektions- und Diffusionseigenschaften zum Einsatz. Der apparative Aufwand verteuert dieses Verfahren, allerdings läßt sich damit eine präzisere automatische Bilanzierung erzielen.

Peritonealdialyse

Definition: intrakorporales Blutreinigungsverfahren zur Dialyse-Behandlung als intermittierende (*IPD*), kontinuierlich ambulante PD (*CAPD*) oder kontinuierlich zyklische PD (*CCPD*).

Prinzip: Nach Instillation von sterilem Dialysat (ca. 2 l) über einen Katheter (Tenckhoff-Katheter) in die freie Bauchhöhle erfolgt der Stoffaustausch (Dialyse) über das Peritoneum als Membran; durch wiederholtes Wechseln des Dialysats (bei der IPD nach ca. 30–60 min., bei der CAPD alle 4–8 h) kann ein hohes Konzentrationsgefälle und damit die Diffusion von harnpflichtigen Substanzen aus dem Blut in das Dialysat aufrechterhalten werden. Der Austausch von Natrium und Wasser erfolgt über einen osmotischen Gradienten durch Zusatz von D-Glukose zum Dialysat.

Der Wassertransport hängt vom osmotischen Gradienten zwischen der glukosehaltigen Dialyseflüssigkeit und dem Blut ab. Bei der CAPD erfolgt ein ständiger Wechsel des Dialysates, bei der IPD und der CCPD erfolgt die Dialyse mit Unterbrechungen.

Die Clearance hängt hauptsächlich ab von der peritonealen Durchblutung, der Geschwindigkeit des Dialysatflusses und dem transperitonealen Austausch.

Bei Erwachsenen wird dieses Verfahren – im Gegensatz zu Kindern – auf Intensivstationen nur selten eingesetzt.

Besonderheiten der kontinuierlichen Blutreinigungsverfahren

- Der Abfall der Körpertemperatur kann bei Hyperpyrexie erwünscht sein. Ein unerwünschter Abfall wird durch Heizsysteme verhindert.
- Der Laktatabbau kann bei einer Leberfunktionsstörung beeinträchtigt sein und den Einsatz laktatfreier Substitutionslösungen erforderlich machen.
- Neben harnpflichtigen oder toxischen Substanzen werden auch Nährstoffe und Spurenelemente ausgeschieden. Die Zufuhr von Glukose und Aminosäuren muß daher erhöht werden.
- Die Elimination vieler Medikamente wird durch die Hämofiltration beeinflußt. In jedem Fall muß anhand von Medikamentenlisten (z. B. *Freiburger Liste*) die korrekte Dosierung angepaßt werden.

Komplikationen: s. Tab. 8-6.

8.5.5 Sepsis, Sepsissyndrom, Multiorganversagen

B. Hall

Definition: *Sepsissyndrom* ist eine lebensbedrohliche, überschießende systemische Entzündungsreaktion auf exogene oder endogene Noxen mit Funktionseinschränkung vitaler Organsysteme, die im *Multiorganversagen* enden kann.

Sepsis. Wird die Entzündungsreaktion durch Mikroorganismen oder deren Endotoxine ausgelöst, die kontinuierlich oder intermittierend von einem Herd in die Blutbahn streuen, spricht man von Sepsis. *SIRS.* Kommt es ohne Infektion zum gleichen Krankheitsbild mit überschießender Aktivierung des Immunsystems, z. B. nach schwerem Trauma, ausgedehnter Operation oder

Reperfusion nach Hypoxie, liegt ein SIRS vor (= systemic inflamatory response syndrome). *Multiorganversagen (*MOV) ist das Versagen zweier oder mehrerer Organe: die bakterielle Sepsis ist Hauptursache.

Ursachen: s. Kap. 4.4.4.1, S. 124.

Pathophysiologie (s. Kap. 4.4.4.1, S. 124):

1. Das *Immunsystem* wird durch Einschwemmung fremder Polysaccharide und Proteine stimuliert:
- spezifische zelluläre (T-Lymphozyten) und humorale Immunantwort (Ak aus B-Lymphozyten)
- unspezifische Immunantwort mit Aktivierung von Gerinnungskaskade, Komplement- und Kallikrein-Kinin-System → Mediatoren (s. Kap. 4.4.1.4, S. 128) Freisetzung aus Leukozyten, Thrombozyten, Makrophagen und Gewebezellen
- Mediatoren schädigen Endothel- und Organzellen. Gefäßpermeabilität ↑ mit interstitiellem Ödem (Kapillarleck).

2. *Ungeordnete Vasokonstriktion/-dilatation* führen zu einer Zirkulationsumverteilung und Mikrozirkulationsstörungen; trotz gesteigerter Gesamtperfusion resultiert eine kapilläre Minderperfusion und Hypoxie. Infolge der oft frühzeitig deprimierten Myokardfunktion kann die Steigerung des HMV nicht dem Ausmaß der Vasodilatation angepaßt werden.

3. $AVDO_2$ ↓, verminderte Sauerstoffentsättigung trotz Hypoxie. O_2-Extraktionsstörung bei V. a. energetisches Versagen der Mitochondrien.

2 Stadien des Sepsissyndroms

Hyperdynames (hyperzirkulatorisches) Frühstadium: HMV ↑, Tachykardie, peripherer Gefäßwiderstand ↑, zunächst normaler, später erniedrigter art. Blutdruck, Hyperventilation, beginnende respiratorische Insuffizienz. Die zirkulierenden Mediatoren (z. B. Bradykinin, Anaphylatoxin, Histamin, PG, Endorphin) verursachen:

- Vasodilatation im art. Gefäßschenkel → reflektorische HMV-Steigerung
- *Vasokonstriktion der pulmonalen Strombahn* → Zellaggregation und Mikrothromben steigern den pulmonalen Widerstand
- *Kapillarlecks* im kleinen und großen Kreislauf bewirken interstitielle Flüssigkeitsansammlungen mit intravasalem Volumenmangel und Blutdruckabfall

Hypozirkulatorisches Spätstadium: HMV ↓, peripherer Gefäßwiderstand ↑, art. Blutdruck ↓, DIC, ANV, ARDS. Letalität in diesem Stadium 80–100%.

Klinik (s. Kap. 4.4.4.1, S. 139)

- Das Sepsissyndrom liegt vor, wenn ein Infektionsherd (anamnestisch) oder eine SIRS-Ursache und mind. 2 der folgenden Kriterien nachweisbar sind:
  1. Hyperthermie > 38 °C oder Hypothermie < 36 °C
  2. Tachypnoe > 20/min
  3. Tachykardie > 90/min
  4. Hypotonie, syst. < 90 mmHg
  5. Leukozytose > 12 000/cm^3 oder Leukopenie < 4 000/cm^3.
- Schüttelfrost, Unruhe, Verwirrtheit, Oligurie und trockene warme Haut.

Diagnostik: Klinik (s. o.; s. Kap. 4.4.4.1, S. 139).

- Labor:
  - Laktat > 1,6 mmol/l, Hypophosphatämie.
  - art. Hypoxämie (paO$_2$ < 75 mmHg bei FIO$_2$ 0.21).
  - DIC mit Thrombopenie, AT III ↑.
  - CRP ↑, Procalcitonin ↑
- Keimnachweis → mehrmals (aerobe und anaerobe) Blutkulturen aus arteriellen und venösen Gefäßen. Keimdifferenzierung aus Körpersekreten (Urin, Trachealsekret (bronchoskopisch gewonnen), Wundabstrich) mit Antibiogramm
- Infektionsherd suchen: Status praesens, Röntgen, Sonographie, CT, MRT, ggf. Probelaparatomie

> Ein *schweres Sepsissyndrom* (severe sepsis) ist durch mind. 1 Organdysfunktion gekennzeichnet. Der *septische Schock* bezeichnet eine anhaltende Hypotonie trotz ausreichender Volumensubstitution.

Therapie (s. Kap. 4.4.4.1, S. 139): *Behandlungsindikation* bei Diagnosestellung!

Bei respiratorischer Insuffizienz frühzeitige Intubation und Beatmung, bei instabilem Kreislauf invasives Monitoring: direkte Blutdruckmessung, ZVD, ggf. PCWP, peripherer und pulmonalarterieller Widerstand, HMV. Indikation für PA-Katheter, wenn Volumentherapie und moderate Katecholamintherapie nicht zur Kreislaufstabilisation führen. Wichtigstes Ziel: Aufrechterhaltung der Gewebeoxygenierung.

1. Allgemeinmaßnahmen:
   ▷ *Herdsanierung.* Exzision, Drainage oder Spülbehandlung
   ▷ *Antibiose.* Initiale Antibiotika bzw. Antimykotika sollen ein breites Keimspektrum erfassen, sich an Vorbefunden und Vorerkrankungen orientieren (bei Keimnachweis nach Antibiogramm richten).
   ▷ *Volumentherapie* bis weiteres Volumen nicht mehr zum Blutdruckanstieg führt oder bei PA-Katheter bis zu hochnormalem Lungenkapillaren-Verschlußdruck (PCWP 16−20 mmmHg) durchführen: Kristalloide, Kolloide, Frischplasma oder Erythrozytenkonzentrat.

> *Praxishinweis:* Oft sind Flüssigkeitsmengen von 10 l und mehr (!) erforderlich.

   ▷ *Katecholamine* (s. Kap. 4.1.2, S. 98), sofern die Volumengabe nicht ausreicht den Kreislauf zu stabilisieren, hat sich die Kombination von Dobutamin (HMV-Steigerung, Dosierung: 2,5−20 µg/kg/min) und Noradrenalin (hohe Alpha 1-Andrenozeptorwirkung → Erhöhung des peripheren Widerstandes, Dosierung: 0,05−0,1 µg/kg/min) als wirksam erwiesen. Dopamin ist wegen seiner pulmonalarteriellen Vasokonstriktion und der Supprimierung der Hypophysenvorderlappenhormone umstritten. Der Einsatz von Dopexamin (Dosierung: 0,6−8 µg/kg/min) ist vor allem zur Therapie des Rechtsherzversagens und der pulmonalen Hypertonie sinnvoll.

> *Praxishinweis:* kg KG × 3 in mg ad 50 ml NaCl → ml/h = µg (Mikrogramm)/kg KG/min.

2. *Verbesserung von Sauerstoffangebot und Gewebeoxygenierung.*

Anhebung des Sauerstoffangebotes in den Normbereich: die Therapieausrichtung auf ein supranormales Sauerstoffangebot (DO$_2$, auch arterielle Sauerstofftransportkapazität) kann nicht mehr empfohlen werden.

   ▷ Verbesserung der Beatmungssituation mit dem Ziel der Anhebung des paO$_2$ auf Normwerte

▷ Reduktion der pulmonalen Shuntdurchblutung

▷ HMV-Steigerung wird durch Volumengabe und Katecholamine

▷ ein Anheben der Hb-Werte auf > 9 g/d
kann nicht mehr empfohlen werden.

3. *Immuntherapie, Mediatorblockade, -elimina-
tion.*

Für keine der folgenden Substanzen ist eine signifikante Letalitätssenkung nachgewiesen worden: Im-
munoglobuline, Endotoxin-Ak, Kortikoide, Proteinaseninhibitoren, Inhibitoren der Mediatorbildung
wie Pentoxyfillin, Ambroxol, Leukotrienantagoni-
sten, Antioxidantien, NO-Syntheseinhibitoren und
Rezeptorantagonisten, die auf eine Modulation der
sepsisunterhaltenden Mechanismen abzielen. Auch
für die Plasmapherese zur Mediator- bzw. Toxinelimination konnte die Wirksamkeit nicht nachgewiesen werden.

Allenfalls ist im Einzelfall ein Therapieversuch zu
rechtfertigen.

> **Multiorgandysfunktion (Mod), Multiorgan-
> versagen (Mov).** Häufige Organmanifestation
> des Sepsissyndroms sind Lunge, Niere, Darm,
> Leber, Herz, Gehirn.
>
> Ein frühzeitiger Therapiebeginn bei sich ab-
> zeichnenden Organfunktionsstörungen ist
> von großer Bedeutung.

Lungenversagen

Therapie

▷ druckbegrenzte Beatmungsform PAW R
35 mmHg, PEEP > 5 mmHg, Reduktion
des Atemzugvolumens bis zu 5 ml/kg KG,
Akzeptanz einer permissiven Hyperkapnie
Hauptwirkung: Schonung noch nicht geschädigter Lungenareale.

• Beatmungsmodus, der Spontanatmung zuläßt (z. B. BIPAP, SIMV).
Hauptwirkung: Verbesserung des Ventilations-Perfusions-Verhältnisses

▷ Lagerungstherapie. Bauchlagerung bzw.
130°-Lagerung, 8–12 Std.-Rhythmus.
Hauptwirkung: Eröffnung atelektatischer
dorsobasaler Lungenabschnitte

▷ inhalierbare Vasodilatatoren wie NO, Prostacyclin (PGI$_2$) und Prostaglandin E$_1$
(PGE$_1$).

Wirkung: Senkung des PAP, wirkt nur in
belüfteten Arealen

▷ ultima ratio: extrakorporaler Lungenersatz
(ECMO) bei PaO$_2$ < 50 mmHg unter FiO$_2$
von 1.0 und Ausschöpfung aller sonstigen
Therapien
Hauptkomplikation: Blutungsneigung.

Niereninsuffizienz. Nephrotoxische Medikation
möglichst absetzen.

▷ Perfusionssteigerung durch Stimulation der
dopaminergen Rezeptoren (Dopamin 1–
3 µg/kg KG/min)

▷ Furosemid (Schleifendiuretikum) bis zu
250 mg über 30 min, max. 1000 mg/24 h.

▷ Mannit zur osmotischen Diurese, nur bei
partitiell erhaltener Diurese, nicht bei Oli-
go-/Anurie, Dosierung: 4 × 12,5–25 g/24 h

▷ frühzeitige Hämofiltration, wenn harnpflichtige Substanzen unter Therapie kontinuierlich ansteigen.

Darm. Zentrales Sepsisorgan, Translokation
von Endotoxinen und Keimen.

▷ möglichst frühe enterale Ernährung anstreben → Erhaltung intakter Darmmukosa,
Funktionsstabilisierung des „gut associated
lymphoid tissue" (GALT) → Toxinübertritt
↑

▷ durch Kreislaufstabilisierung für ausreichende Organperfusion sorgen, der Einsatz
von Dopexamin zur selektiven Perfusionssteigerung des Splanchnikusgebietes ist
nach unterschiedlichen Studien umstritten
und kann nicht allgemein empfohlen werden

▷ Periduralanästhesie → Steigerung der
Splanchnikus-Durchblutung, Steigerung
der Darmperistaltik → frühe enterale Sub-
stratgabe wird möglich

▷ Glutamingabe → Energiebereitstellung für
Darmmukosa, Immunstimulation

▷ ggf. gastrale Tonometrie zum Monitoring
der Splanchnikusperfusion

Leberversagen. Wenn möglich Absetzen leber-
toxischer Medikamente und Optimierung des
Kreislaufs.

▷ Ernährungslösungen mit MCT/LCT-Ge-
mischen (mittelkettige/langkettige Triglyce-
ride) → gutes Substrat für Hepatozyten.

Kardiomyopathie. Engmaschige Überwachung von Blutdruck und HMV:

▷ symptomatische Therapie mit Volumen und Katecholaminen (Dobutamin, Dopexamin)
▷ Phosphodiesterasehemmer → pos. inotrope Wirkung, additiver Effekt zur Katecholamintherapie, Cave: Hypovolämie! (z. B. Enoximon, Dosierung: 0,25–0,5 mg Bolus, gefolgt von kont. Infusion von 0,375–0,75 µg/kg KG/min)

▷ Vasodilatatoren wie Nitroglycrin und Natriumprussid kommen bei septisch bedingter myokardialer Insuffizienz selten zum Einsatz

Gehirn. keine organspezifischen Maßnahmen möglich

Prognose: Versagen 2 Organsysteme, so beträgt die Letalität 50–68%, versagen > 2 Organsysteme, steigt die Letalität auf 80–100%.

8.6 Hyperbare Oxygenierung (HBO)

F. Brost

Definition: Sauerstoff-Überdrucktherapie (= hyperbare Oxygenierung, HBO). Durch Atmen von Sauerstoff in einer Überdruckkammer gelingt es, die Sauerstoff-Transportkapazität des Bluts durch erhebliche Vermehrung des im Blut physikalisch gelösten Sauerstoffs zu steigern und damit die O_2-Konzentration in den Geweben zu erhöhen.

Höherer Umgebungsdruck im Vergleich zum Luftdruck herrscht vor in

• mit Luft komprimierten Mehrpersonenkammern
• mit Sauerstoff gefüllten Monokammern
• Dekompressionsrettungskammern.

Kontraindikationen: 1. *Lungenkrankheiten* (Obstruktion, Emphysem, Pneu, Hyperkapnie), **2.** Krampfanamnese, **3.** Druckausgleichsschwierigkeiten, **4.** akute HNO-Infekte, **5.** Trommelfellperforation, **6.** atrophische Trommelfellnarben, **7.** hochgradige Zerebralsklerose, **8.** hochgradige Myopie, **9.** Eingeweidebrüche, **10.** Übergewichtigkeit, **11.** Gravidität, **12.** Klaustrophobie.

Wirkungsprinzip. Der *Sauerstoffgewinn* im Blut resultiert aus dem Zuwachs des physikalisch gelösten Anteils. Da das Hb bei Partialdrucken von 100 mmHg bereits zu 98% gesättigt ist, erfolgt selbst bei 100%iger Sättigung (ca. 150 mmHg) über den chemisch gebundenen Anteil kein wesentlicher Zuwachs.

Die physikalische Löslichkeit des Sauerstoffs im Blut beträgt pro 1 mmHg 0,0031 Vol.% und ist direkt proportional dem Partialdruck (Abb. 8-58).

Die folgenden extremen Hypoxien sind nicht mit reiner O_2-Ther. (FiO_2 1,0), sondern nur durch HBO (2–3 bar) behandelbar, weil diese den physikalisch gelösten O_2-

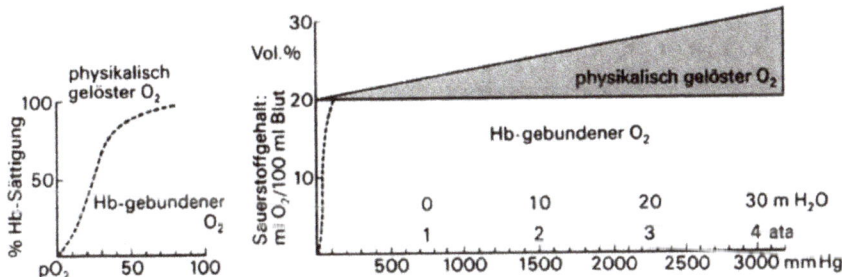

Abb. 8-58: *Vollständige O_2-Hb-Sättigung* bei einem paO_2 von 100 mmHg. Eine weitere O_2-Anreicherung im Blut ist nur durch physikalisch gelösten O_2 möglich. Die O_2-Menge, die in Lösung gehen kann, ist dem Partialdruck direkt proportional

Anteil steigert: **1.** hohes Shuntvolumen ($> 29\%$ des HMV), **2.** hohe $AvDO_2$ ($> 7,5$ Vol.%), **3.** niedriges Hb (< 6 g%), **4.** erhöhte O_2-Diffusionsstrecke in der Peripherie (z. B. Hirnödem, Infarkte).

Gefahren. *Hohe O_2-Dosen* ($FiO_2 > 0,4$) sind toxisch:

- *ZNS.* Hohe p_aO_2 sind schon bei kurzer Expositionszeit neurotoxisch → periorale Zuckungen, die in einen generalisierten Krampfanfall übergehen; sofortige Luftatmung, Sedierung, Antikonvulsiva.
- *Lunge.* Niedrige Partialdrucke, dafür längere Expositionszeiten führen zu einer Schädigung des Lungenparenchyms.
- *Atmung.* Zentrale Regulationsstörung, Atemarbeit ↑, Lungencompliance ↓, Zunahme des Atemwegwiderstandes infolge erhöhter Dichte des Atemgases → Atemdepression.
- *Expositionszeiten* und zu erwartende O_2-Intox. sind abhängig von Tauchtiefe und Häufigkeit der Anwendungen pro Tag.

Praxishinweis: Intermittierende O_2-Atmung erlaubt längere Expositionszeiten und setzt die Neurotoxizität herab → alternierend 20 min O_2, danach 5 min Luft atmen.

Einen Überblick über die physiologischen und pathophysiologischen Regulationen und Gegenregulation zeigt die Abb. 8-59.

Weitere HBO-Vorteile

- *antiödematöse Ther.* durch Vasokonstriktion
- *Gasblasenverkleinerung* durch den Druckeffekt

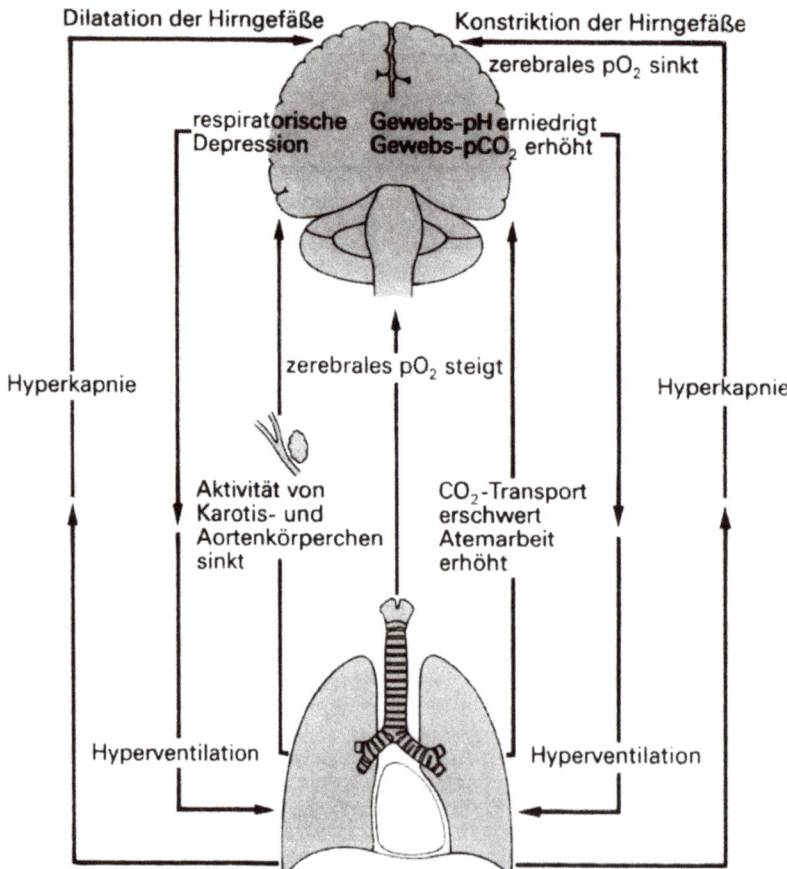

Abb. 8-59: *Gegenregulation bei Sauerstoffatmung* unter überatmosphärischem Druck.

- *antimikrobielle Wirkung* inf. Bakteriostase oder Hemmung der Toxinproduktion
- *beschleunigte Wundheilung, Gefäßneubildung*
- *CO-Elimination* durch Dissoziation des CO-Hb-Komplexes.

> **Indikationen:** unterteilt wird in **1.** *absolute* (→ Ther. der Wahl), **2.** *relative* (→ nachweisbarer Effekt), **3.** *umstrittene* (geringe Erfahrung) Indikationen.

Absolute Indikationen

1. *Caisson-Krankheit, Luftembolie* (Abb. 8-61):

- Blasenvolumen ↓ (druckbedingt), Gefäßobstruktion ↓
- N_2-Auswaschung aus den Blasen durch hohe Partialdruckdifferenz
- Hyperoxygenation → Verbesserung der lokalen Ischämie.

2. *CO-Intoxikation* (CO-Hb > 20−40%) → CO-Elimination in ca. 20 min (→ 2 h bei reiner Sauerstoff-, 7 h bei Luftatmung)!

- Bei Hb-Blockade durch CO erfolgt die Sauerstoffversorgung der Gewebe über den physikalisch gelösten Anteil problemlos.
- CO-Hb-Dissoziation wird durch hohen pO_2 beschleunigt
- Reduktion der Toxizität auf die zelluläre Atmung (Zytochromoxydasen)
- Hirnödemprotektion durch HBO-assoziierte zerebrale Vasokonstriktion.

3. *Gasbrand.* HBO-Therapie reduziert die Mortalität auf 25−30%!

- Bakteriostase und Hemmung des letal wirkenden Alpha-Toxins der Clostridien
- Hyperoxygenation → lokales Ödem ↓, Wundheilung ↑, Neovaskularisation ↑ → Antibiotikawirkung ↑.

> *Praxishinweis: Behandlungsschema.* Am ersten Tag 3 Sessionen im Abstand von 8 h bei 3 bar O_2 über jeweils 90 min; an den folgenden Tagen 2 Behandlungen unter gleichen Bedingungen (Abb. 8-51). 5 Kammerfahrten sind obligat in 36−48 h durchzuführen; weitere Kammerfahrten sind indiziert, wenn gaschromatographisch noch Toxin nachweisbar ist.

Relative Indikationen

1. Durchblutungsstörungen, akute und chronische
2. verzögerte Wund- und Knochenheilung
3. akuter Hörsturz, Tinnitus
4. Osteoradionekrose
5. Osteomyelitis (therapieresistent)
6. Verbrennungen, Hauttransplantationen
7. gefäßchirurgische Eingriffe
8. spezifische Wundinfektion, Problemwunde → Mischinfektion, Mykose, Gangrän, Dekubitus
9. Zyanidvergiftung
10. kritischer Blutverlust ohne Substitutionsmöglichkeit.

Umstrittene Indikationen

- Koronarsklerose, Myokardinfarkt, überlebter Herzstillstand
- Hirnödem, Apoplex, SHT, Rückenmarkverletzung
- Immunsuppression (multiple Sklerose)
- Tumorbestrahlung.

Vorbereitung, Durchführung

Vorbereitung

▷ schleimhautabschwellende Nasentropfen
▷ Parazentese bei Druckausgleichsstörung veranlassen
▷ Cuff an Trachealtubus, Blasenkatheter mit Wasser (anstatt Luft) füllen
▷ bei Infusionstherapie Luftabscheidungsfilter zwischen Venenzugang und Infusionsschlauch schalten (→ drohende Luftembolie).
▷ Krampfprophylaxe bei entsprechender Anamnese
▷ Redon-Flasche entfernen bzw. belüften
▷ Drainage abklemmen
▷ Monitoring anlegen
▷ sicherheitstechnische Überprüfung (Brandgefahr?)
▷ Gegenstände wie Hörgeräte, Pacemaker auf Druckbelastbarkeit überprüfen
▷ Anlegen eines Druckkammerprotokolls.

Durchführung

▷ In *großen begehbaren Kammern* kann Raumluft geatmet werden, die Sauerstoffzuführung erfolgt über Maske, Gesichtszelt oder Beatmungsgerät.

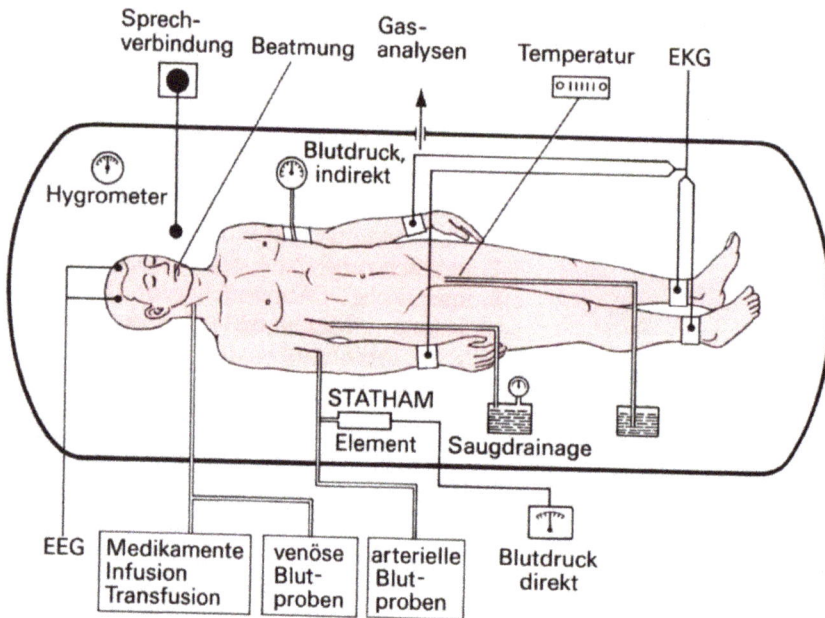

Abb. 8-60: *Einmannkammer* (Dräger-Hyperbaro-Therapiekammer 1200)

▷ *Einmannkammern* lassen nur O_2-Atmung zu (Abb. 8-60).

▷ Tauchtiefe, -dauer, Auftauchzeit, Anzahl der Anwendung sind krankheitsspezifisch (Tab. 8-7).

Praxishinweis: Es hat sich bewährt, Patient und Begleitperson einem HNO-Arzt zum Ausschluß von Druckausgleichsproblemen vor Beginn der Behandlung vorzustellen.

Begleitpersonal für die Überwachung in der großen Kammer hat nur nach vorheriger Untersuchung und Beachtung der Kontraindikationen Zutritt.

Komplikationen, UAW

- O_2-Intox. → ZNS, pulmonal, retrolentale Fibroplasie
- Barotrauma → Schnelldekompression, verkehrte Auftauchtechnik, Valsalva-Versuch beim Auftauchen; Pneu, art. Luftembolie
- Dekompressionskrankheit (Caisson) bei Luftatmung → häufige Tauchgänge, Überschreiten der Nullzeit, Nichteinhaltung der Auftauchzeiten).
  Bei Überschreiten der Verweildauer (Nullzeit) muß nach Dekompressionstabelle aufgetaucht werden.
- Atemdepression, Dyspnoe, Husten, retrosternale Stiche

Tab. 8-7: Durchführung der hyperbaren Therapie

Behandlungsdruck	Behandlungszeit	Anwendung
Kind < 3 LJ → 1,8–2,1 bar	60–90 min	1. CO-Intox. → 1 ×
Hautulkus → 2,4–2,8 bar	durch O_2-Intox. begrenzt	2. Caisson-K. → 1–3 ×
Gasbrand → 3 bar	von Tauchtiefe u. Verweildauer abhängig	3. Gasbrand → 5–10 ×
Luftembolie u. Caisson-Krankheit → 3–5 bar		4. Wundheilungsstörung → 20–40 ×

- kein Druckausgleich von Mittelohr und NNH → Hämatotympanon, Paukenerguß, Trommelfellruptur, Ohrenschmerzen, vorübergehende Hörprobleme
- reversible Myopie, Lockerung von Zahnfüllungen.
- Übelkeit, Erbrechen, Schwindel, zerebrale Krämpfe, Ängstlichkeit, Klaustrophobie
- chron. Taucherschaden → aseptische Knochennekrose, Spätschäden an den Lungen (Fibrose).

1. Barotrauma

Definition: durch plötzliche Luftdruckveränderung bei mangelndem Druckausgleich verursachte Verletzung; Druckdifferenzen ergeben sich beim Schnellauftauchen bzw. schneller Erniedrigung des Umgebungsdruckes. Das im Hohlraum eingeschlossene, komprimierte Gas expandiert, ggf. mit Ruptur von Geweben (z. B. Trommelfellruptur, Lunge), wenn der Umgebungsdruck plötzlich absinkt.

Prädilektionsstellen: Mittelohr, NNH, lufthaltige Zahnfüllung.

Tuba auditiva. Für den *Druckausgleich* zwischen Mittelohr und äußerem Trommelfell sorgt die gut durchgängige Tuba auditiva.

- Bei mangelnder Belüftung bzw. gestörtem Druckausgleich entstehen stechende Schmerzen, ggf. *Hämatotympanon,* Paukenerguß oder eine *Trommelfellruptur,* wenn die Druckdifferenz 0,5 bar überschreitet.
- *Entzündliche Schleimhautschwellungen* der oberen Luftwege rechtfertigen ein Tauchverbot oder einen Abbruch des Tauchganges bei Auftreten der typischen Schmerzen (dumpfer Kopfschmerz, Nasenbluten, Ohrenschmerzen, Übelkeit, Schwindel, Hörstörungen).

- Druckausgleichsprobleme treten sowohl beim Ab- als auch beim Auftauchen auf, erfahrungsgemäß jedoch häufiger beim Abtauchen.
- Bei bewußtlosen und sedierten Patienten erfolgt der Druckausgleich meist problemloser.
- Gasansammlungen im Magen-Darm-Trakt und unter Zahnfüllungen können durch Volumenzunahme beim Auftauchen Beschwerden bereiten.
- Bei nicht druckdichten Uhren kann es unter diesen Bedingungen zum Absprengen des Uhrglasdeckels kommen.

Praxishinweis: Während des Abtauchens kann ein *Valsalva-Preßversuch* den *Druckausgleich* verbessern, beim Auftauchen hingegen ist der Valsalva-Versuch kontraindiziert.

Barotrauma der Lunge

- *Mediastinalemphysem, Pneumothorax.* Bei zu schneller Druckentlastung steigt der intrapulmonale Druck an, es wird Luft in das interstitielle Gewebe abgepreßt, und es entwickelt sich ein Mediastinalemphysem oder ein Pneumothorax. Alveolar- und Geweberuptur bewirken ebenfalls einen Pneumothorax oder Spannungspneu.
- *Luftembolie.* Eindringen von Gas in die Lungenvenen und ins li. Herz verursacht eine art. Luftembolie mit der Gefahr des Kammerflimmerns bei Koronarverlegung oder art. Fernembolisierung, z. B. Hirninfarkt.
- *Regionale Atemwegverlegung* beim Auftauchen mit Geweberuptur infolge Bronchospasmus, chron. obstruktiven Lungenkrankheiten, Asthmaanfall, Schleimobstruktion.
- *Spannungspneumothorax.* Ein Pneumothorax kann in der Dekompressionsphase zu einem Spannungspneu werden.

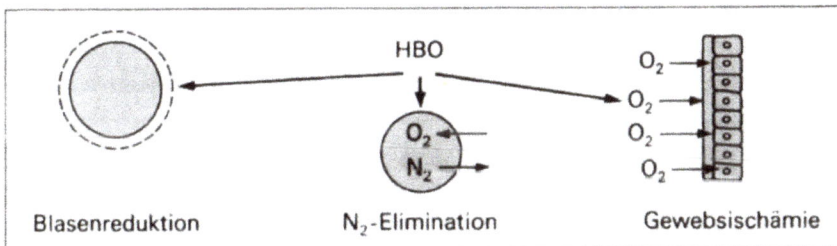

Abb. 8-61: HBO-Wirkungsmechanismus bei Caisson-Krankheit u. Gasembolie

2. Dekompressions- (Caisson-Krankheit)

Definition: syn. Druckfallkrankheit, Taucherkrankheit; Krankheit durch zu raschen Druckabfall (Dekompression); der im Blut und Gewebe physik. gelöste Stickstoff wird in Bläschenform frei (Ebullismus) und kann Luftembolie, lokale Gewebeschädigung und Nekrose verursachen.

Ursache: Gasblasenbildung (Stickstoff) durch extremen Abfall des Umgebungsdruckes:

- zu schnelles Auftauchen
- extremes Absinken des Umgebungsdruckes (Flugzeug).

Pathophysiologie: Beim Tauchen kommt es unter Luftatmung zu einer Kompression der im Körper befindlichen Luft und Aufsättigung der Gewebe entsprechend dem Umgebungsdruck.

Nach der Gewebsperfusion unterscheidet man:

- *sich schnell sättigende Gewebe* → Gehirn, Lunge, Herz, Niere
- *bradytrophe Gewebe* → Knorpel, Knochen, Bandapparat, Muskeln, Haut, Rückenmark, Endolymphe des Innenohrs.

Beim Auftauchen mit rapider Drucksenkung kehrt sich der Vorgang um, und es kommt durch Überschreiten der Gaslöslichkeit zum Ausperlen des Gases (→ Mineralwasserflaschenphänomen); problematisch sind nur die Stickstoffblasen, da sie nicht wie Sauerstoff resorbiert werden.

Praxishinweis: Langsames Auftauchen (lt. Tauchtab.) eliminiert den aus der Rückdiffusion anfallenden Stickstoff via Lunge, so daß eine Anhäufung von Stickstoffblasen nicht auftritt. Reine O_2-Atmung *vor* dem Ausschleusen *verhindert* die Dekompressionskrankheit.

Klinik: Richtet sich nach der Lokalisation der freigesetzten Stickstoffbläschen.

- Muskel-, Gelenk-, Knochenschmerzen
- juckende Hautrötung (→ Taucherflöhe)
- pulmonale Symptome wie Hustenanfälle, Dyspnoe, Zyanose, Kreislaufstörung (Luftembolie)
- neurologische Erscheinungen:
  - Rückenmark → Parästhesie, Muskelschwäche, Paresen, Para-, Tetraplegie, Querschnittsläsion
  - Gehirn → Bewußtlosigkeit, Krämpfe, Hemiparese, Innenohrschädigung (Hör-, Gleichgewichtsstörung)
- Spätschäden → aseptische Knochennekrosen, besonders in Femur, Humerus.

Register

Abbindung 20
Abdominaltrauma 173
Abdruckstellen 20
Abduzensparese 183
Abort 171
Absaugkatheter 60
Absaugpumpe 255
Acetylsalicylsäure 32
Addison-Krise 204
Adenosin 104, 259
Adie-Syndrom 185
Adrenalin 115, 118, 259
adult respiratory distress
    syndrome 287
Aerosol 259
Aerosoltherapie 293
Afterload 317
Air trapping 314
Ajmalin 104, 152
akute Linksherzinsuffizienz,
    Intensivtherapie 334
akute Rechtsherzinsuffizienz,
    Intensivtherapie 334
akute respiratorische
    Insuffizienz **281**
akuter (plötzlicher) Herztod,
    Prognose 121
akuter, nichttraumatischer
    Querschnitt 233
Akutes Abdomen 173
– Lagerung 18
Alfentanil 39
Alkalose 345
Alkylphosphat 215
Allen-Test 333
Allgöwer-Schockindex 131
Alveolen 281
alveolokapilläre Einheit 282
Ambu-Twinpumpe 256
Aminosäuren 348
Amphetaminderivat 214
Amputationsverletzung 20
Amputatversorgung 23
Analgesie 28
Analgesierung 146

Analgetika 28
Analgosedierung 46
Anämie 74
Aneurysma dissecans 337
Anfall, tetanischer 207
– zerebraler 207
Angina pectoris 145, 154
Angina pectoris, instabile 154
Anionenlücke 343
anorganisches Sulfat 343
Anstrengungshitzschlag 219
Antiarrhythmika 104
Antidota 211, **271**
Antidote, stoffwechselaktive 212
Antihypertensiva 102, 143
ANV (Schockniere) 359
Aortenaneurysma 168
– abdominales 169
– dissezierendes 84, 170
– rupturiertes 168
– thorakales 170
Aortendissektion 145
– Einteilung 337
Aortenruptur 337
Apnoe 105
Applikation 116
– enterale 259
– parenterale 258
ARDS 93, **286**
– Pathologie 288
– Pathophysiologie 288
– Therapie 94
Arrhythmie 104
– supraventrikuläre 104
– ventrikuläre 104
Arterie, lokaler
    Druckverband 23
ASB-Atemformen 304
Aspiration 93
Aspirationsschutz 65
Asthma 79
Asthma bronchiale 79
– Anfallstherapie 84
– klinische Parameter eines
    Anfalls 81

– Mediatoren 80
– Pathophysiologie 81
– Schweregradeinteilung 81
– Typen 79
Asthma cardiale 83
Asthmatod, akuter 85
Asystolie 106
– mechanische 106
– pankardiale 106
– ventrikuläre 106
Atembewegung, paradoxe 74
Atemfunktion 4
– akute Störungen 58
– inverse Atmung 7
– orientierende
    Untersuchung 4
– paradoxe Atmung 7
– – Begleitsymptome 7
– – Warnsymptome 7
– Störung 7
– – Alarmsymptome 4
Atemgasanalyse 290
Atemgasanfeuchtung 298
Atemlähmung 72
– periphere 72
– – periphere
    Alarmsymptome 72
– – zentrale
    Alarmsymptome 72
– zentrale 72
Atemluft, Zusammensetzung 7
Atemmechanik, Störung 73
Atemnot 79, 93
Atemregulationsstörung,
    zentrale 7
Atemspende 68
Atemtherapie 295
Atemtraining 295
Atemwege 60
– Freihalten 61
Atemwegerkrankungen,
    obstruktive 78
Atemwegverlegung 58, 71
Atemzyklus 300
Äthylalkohol 213

Atmung **281**
- forcierte 213
Atrioventrikulärer Block 151
Atropin 119, 147
Atropinsulfat 260
Ätzmittel 162
Aufwacheinheit 278
Augenbewegungsstörung 183
Augenspülung 213
Augenverätzung 165
AV-Block 149
- totaler 106
AV-Block III. Grades 336
Azidose 89
- respiratorische 89, 345

bakterielle Meningitis 234
Barotrauma 377
base excess 133
Beatmung 56, 68
- bei progredienter
  respiratorischer
  Insuffizienz 309
- Einschränkung 69
- Erwachsener 56
- Freimachen der
  Atemwege 111
- Frequenz 69, 70
- Grundbegriffe 299
- Hilfsmittel 69
- mandatorische 309
- maschinelle 299
- Mund-zu-Mund 69
- PEEP-Beatmung 112
- prophylaktische 308
- therapeutische 308
Beatmungsbeutel 256
Beatmungsformen 302
Beatmungsgeräte 255
- Sicherheitsfunktionen 307
Beatmungsindikation 245
Beatmungsmasken 257
Beatmungs-Monitoring 307
Beatmungsparameter 247, 315
Benommenheit 177, 181
Benzodiazepine 46
Bergung 10
Bergungstod 226
Beugesynergismus 180
Bewußtlosigkeit 181
Bewußtseinsklarheit 3
Bewußtseinslage 3, 241
Bewußtseinsstadien 3
Bewußtseinsstörung 181
BGA 133, 290
- Befundung 290
- Normwerte 292

Biot-Atmung 4, 179
Blausalz 215
Blausäure 215
Blickparese 184
Blockade
- 3-in-1-Blockade 51
- einzelner peripherer
  Nerven 51
- Ischiadikusblockade 51
Blockermanschette 297
Blutdrucküberwachung, invasive
  arterielle 333
Blutentnahme 290
Blutgerinnung 133
Blutkultur 134, 140
Blutstillung 20
Blutung 171
- arterielle 134
- äußere 134
- Besonderheiten 135
- gastrointestinale 175
- innere 134
- intraabdominale 134
- intrakranielle 193
- intrakranielle 231
- obere gastrointestinale 175
- peripartale 366
- untere gastrointestinale 176
Blutverluste 136
Blutvolumen 137
Blutzucker 133
Bolusobstruktion 59
Bolustod 59
Brechreiz 177
Broca-Index 290
Brodsky-Test 333
Bronchienverletzung 72
Bronchitis
- chronische 85
- chronisch-obstruktive 79
Brudzinski-Nackenzeichen 178
Bulbärhirnsyndrom 181
Butylscopolaminiumbromid 34
BZ-Bestimmung 200

Caisson-Krankheit 375
Calcium 118
Chelatbildner 212
Cheyne-Stokes-Atmung 4, 179
Chloralhydrat 261
Chlorid 343
Cholelithiasis 146
Chronotropie 105, 117
Cimetidin 260
Clonidin 143
CO_2-Reagibilität 190
CO-Intoxikation 375

COLD 79
Coma diabeticum 196
Coma hepaticum 200
Coma uraemicum 201
Conus medullaris 234
Cor pulmonale 82
- akutes 82
CPAP (continuous positive airway
  pressure) 303
CPPV-Beatmung 303
Cuff 67
Cushing-Reflex 189
Cushing-Syndrom 205

Defibrillation 114
- biphasische 115
- Komplikationen 116
Defibrillationserfolg 114
Dehydratation **137**, 339
- hypertone 138
- hypotone 138
- isotone 137
dekompensiertes Herzvitium 147
Dekompressions- (Caisson-
  Krankheit) 378
Demand-Fluß-Prinzip 304
Demand-Ventil 304
Detoxikation 210
Dextran 99
Diabetes insipidus 205
Diazepam 47
DIC/Hyperfibrinolyse 366
dienzephale Schädigung 180
dienzephales Syndrom 181
Diffusionsstörung 76
Digitalis 360
Digoxin 104
Dihydralazin 143
Dimetinden 261
disseminierte intravasale
  Gerinnung 128
Diuretika 101
Dobutamin 103, 146, **261**
Dopamin 103, 146, **262**
Dopexamin 103
Doppler-Untersuchung 321
Dräger-Gasspürgerät 209
Dräger-Hyperbaro-
  Therapiekammer 376
Dreifuß-Zeichen 179
Droperidol 49
Druck intrathorakaler 299
- kolloidosmotischer 338
- zentralvenöser 323
Druckverband 20
Druck-Zeit-Kurve 301
Düsenvernebler 293

Echokardiographie,
  transösophageale 321
Ein-Helfer-Methode 113
Eiswasserbad 220
EKG 144, 319
Eklampsie 251, 365
elektrische Stimulation
  (Schrittmacher) 115
– Effektivitätskontrolle 119
– Medikamente während der
  CPR 116
– transkutane 115
– transösophageale 115
Elektrolythaushalt 118
Elektrolytstatus 340
elektromechanische
  Dissoziation 106
Elementardiät 351
Embolie 8
– akuter arterieller
  Gefäßverschluß 168
– arterielle 168
– paradoxe 323
Endotoxinschock 139
Endotrachealtubus 62
Endstrombahn 127
Enzephalopathie, hepatische 201
– metabolische 201
Eosinophilie 80
EPH-Gestose 252
epiduraler Abszeß 234
epileptischer Anfall 181, 251
– fokaler 186
– generalisierter 181
Ernährung
– enterale 350
– hochkalorische 364
– künstliche 350
– parenterale, Technik 355
– zentralvenöse 353
Ernährungstherapie 347
– im Erwachsenenalter 352
– stufenweise 351
Ertrinken 77
– mit Salzwasseraspiration 78
– mit Süßwasseraspiration 77
– trockenes 77
Esmarch-Handgriff 59
Esmolol 104, 262
Etilefrin 263
Etomidat 49
Etycrynsäure 102
Euler-Liljestrand-Reflex 87
Evaporation 217
Exsikkose 138
Exsudat 95
Extrauteringravidität 172

Fenoterol 263
Fentanyl 39, 263
Fett 348
Fettembolie 91, 359
Fingernagelprobe 131
Flumazenil 46, 272
Flunitrazepam 48
Fluß-Zeit-Diagramm 300
Fraktur 23
– Folge 23
– Häufigkeit 23
Frakturversorgung 23
Frank-Starling-Gesetz 333
Fremdkörper 21
Fremdkörperentfernung 59
Fruchtwasserembolie 92, 366
Furosemid 102

Gartenschlauch-Phänomen 25
Gasaustausch 284
– Störung 76
– – BGA 77
Gasbrand 375
Gefäßtonus 127
Gelatine 271
Gerinnung im Schock 128
Gerinnungsstörung 359
Giebelrohr 295
giftbindender Stoff 211
Giftnotrufzentrale 208
Gilchrist-Verband 26
Glasgow-Komaskala, GCS 187
Glukokortikoide 265
Glukose 119, 264, 347
Glykol 214
Glykolderivat 214
Grand mal-Anfall 181
Guedel-Tubus 61
gynäkologisch-geburtshilflicher
  Notfall 17

Hagemann-Faktor 129
Halluzinogen 214
Haloperidol 264
Halperin-Schema 290
Halswunde, organspezifische
  Wundbehandlung 22
Hämatom
– epidurales 193
– intrazerebrales 195
– subdurales 195
Hämatothorax 19, 74
Hämodiafiltration 369
Hämodialyse 369
Hämodynamik 288
Hämofiltration 368
Hämostasestörung 128

Hautemphysem 74
– organspezifische
  Wundbehandlung 22
Hautreinigung 213
Heimlich-Handgriff 60
HELLP-Syndrom 366
Helmabnahme 12
Hemiparese 182
Heparin 92, 264
– Komplikation 92
Herdsymptome 182
Herpes-simplex-Enzephalitis 235
Herzbeuteltamponade 318
Herz-Echo 94
Herzfunktion, Störung 8
Herzinfarkt 143
Herzinfarkt-EKG 144
Herz-Kreislauf-Funktion 8
– Alarmsymptome 8
– Begleitsymptome 8
– orientierende
  Untersuchung 8
– Störung 98
– – Sofortmaßnahmen 98
– Warnsymptome 8
Herz-Kreislauf-Stillstand 105
– Einteilung 105
– Kennzeichen 107
– praktisches Vorgehen 122
Herz-Kreislauf-Störung
– kardiogener Schock 16
– Lagerung 16
Herz-Kreislauf-Versagen 357
Herzrhythmusstörung 335
Herzschrittmacher 115
Herztamponade 335
Hibler-Packung 224
Hinterwandinfarkt 147
Hirndrucksteigerung 177
Hirnfunktion 3
– Störung 4
Hirnmassenverschiebung 178
Hirnsinusthrombose 136
Hirnstammläsion 184
Hirnstammreflexe 186
Hirntod 182
Hirnvenenthrombose 232
Hitzeakklimatisation 217
Hitzeerschöpfung 219
Hitzekrämpfe 218
Hitzeschaden 217
Hitzesynkope 218
Hitzschlag 219
HKS 105
HMV-Bestimmung 331
HMV-Meßeinheit 329
Hochdrucködem 287

HWS-Immobilisierung 241
Hydroxyäthylstärke 100, 270
hyperbare Oxygenierung
    (HBO) 373
Hyperhydratation 339
– hypertone 339
– hypotone 340
– isotone 339
Hyperkaliämie 341
– EKG-Veränderungen 341
Hyperkalzämie 342
Hyperkapnie 7
Hyperkortizismus 205
Hyperventilation 193
– zentrale 179
Hyperventilationssyndrom 84
Hypoglykämie-Syndrom 198
Hypokaliämie 340
Hypokalzämie 342
Hypoparathyreoidismus 207
Hypothermie 221
– akzidentelle 222, 224
– induzierte 227
– Schweregrade 226
Hypoventilation 9
Hypovolämie 98
– im EZR 99
– intravasale 98
Hypoxämie 285
Hypoxie 285

ICP 192
ICP-Anstieg 188
– Ursachen 188
Immersionstod 227
IMV (intermittent mandatory
    ventilation) 304
Infarkt spinaler 234
Infusions- und
    Ernährungsbehandlung
– Laborkontrollen 355
– Überwachung 354
Inhalationstherapie 293
Inhalationstrauma 159, 364
Inotropie 104, 117
Insektizid 215
instabiler Thorax 75
Insuffizienz
– kardiozirkulatorische 317
– myokardiales
    Pumpversagen 318
Intensivüberwachungseinheit 278
Intoxikation 208
intrauteriner Fruchttod 367
Intubation 56, 62
– blinde nasotracheale 65
– endobronchiale 62

– Komplikationen 66
– Lagerung 65
– Medikamente 66
– nasotracheale 62, 296
– orotracheale 62, 63
– prolongierte 296
Intubationsbesteck 257
IPPV-Beatmung 303
Ischämie, zerebrale 231

Jackson-Anfall 186

Kalium 115, 118
Kaliumhaushalt 139
Kallikrein 129
Kalorientagesbedarf 162
Kältediurese 223
Kammerflimmern 106, 336
Kammertachykardie 336
Kapnographie 291
kardiales Lungenödem,
    Intensivtherapie 316
Kardiomyopathie 373
kardiopulmonale
    Reanimation 108
– Algorithmus 111
– geschlossene 110
– offene 110
Kardioversion 154
Karotissinus-Druckversuch 152
Katecholamine 103, 117, 360
– akute Herzinsuffizienz 103
– kardiogener Schock 103
Kavakatheter 324
Kent-Bündel 152
Kernig-Zeichen 178
Ketamin 42
Ketoazidose 344
klinischer Kältetod 227
Kniekußphänomen 179
Koagulationsnekrose 162
Kohabitationsverletzung 170
Kohlenhydrate 347
Kohlenmonoxid 214
Kohlenmonoxidintoxikation 7
Kohlenwasserstoff, flüchtiger
    chlorierter 214
Kojewnikow-Epilepsie 230
Kokain 214
Kolliquationsnekrose 162
Koma 3, 72
– endokrin-metabolisches 196
– hypophysäres 205
– u. Krampfanfall in der
    Schwangerschaft 251
Kombitubus 239
Kompartmentsyndrom 23

Komplementsystem 129
Kompression der Lunge 7
Konduktion 217
Koniotomie 67, 239
Konus-Kauda-Syndrom 234
Konvektion 217
Kopfschmerz 177
Kopfwunde, organspezifische
    Wundbehandlung 22
Kornealreflex 179
Kortikoide 84
Kreislaufzentralisation 124, 357
Krise, hyperkalzämische 206
– hypertensive 142
Kühlpackung 220
Kussmaul-Atmung 4, 179

Lachgas 45
Lagerung 13
– bei Atemnot 15
– bei Lungenödem 15
– bei Thoraxverletzungen 15
– primäre Lagerungstechnik 13
Lagerungsdrainage 295
Lähmung 182
Laktazidosen 344
Laryngoskop 60, 257
Laryngoskopie, direkte
Laryngoskopspatel
– Macintosh 63
– Magill 63
Lasègue-Zeichen 178
Laugen 163
Laugenverätzung 164
Leberversagen 372
Leitungsanästhesie 50
– axilläre Plexusblockade 50
Lidocain 104, 115, 266
Lokalanästhesie 50
lokaler Kälteschaden 228
Low-dose-Heparinisierung 140
Ludwigshafener Formel 361
Luftembolie 92
Luftkammerschiene 240
Luftröhrenschnitt 295
Lunge, Barotrauma 377
Lungenembolie 89, 146
– diagnostischer
    Algorithmus 91
– Intensivtherapie 315
– Pathophysiologie 90
– Therapie 92
Lungenemphysem 79, 85
– chronische Bronchitis 86
– chronische Cor pulmonale 87
– chronische Hypoxämie 86
– Pathogenese 86

– pulmonale Hypertonie 87
– Typen 85
Lungenfistel 97
Lungenfunktion 284
– Compliance 284
– Obstruktion 284
– Resistance 284
– Restriktion 284
Lungenkollaps 96
Lungenkontusion 77
Lungenkrankheiten, chronisch
    obstruktive 313
Lungenödem **93, 286**
– alveoläres 94
– bei Niereninsuffizienz 94
– hydrostatisches 93
– interstitielles kardiales 94
– kardiales 94, 155
– Permeabilitätsödem 93
– Therapie 94
– toxisches 94
Lungenparenchymblutung 75
Lungenversagen 285, 372
Lungenvolumina 284
Lyse 92

Magensonde 352
Magenspülung 211
Magill-Zange 60
Magnesium 343
Mainz Emergency Evaluation
    Score (MEES) 3
Makrozirkulationsstörung **124**
maschinelle Beatmung
– Entwöhnung 310
– Komplikation 311
Maskenventil-Beutelsystem 255
McGinn-White-Syndrom 82
Mediastinalemphysem 377
Medulla-oblongata-
    Einklemmung 189
metabolische Alkalose 344
Metamizol 33
Methohexital 49
Methylalkoholvergiftung 214
Metoclopramid 266
Midazolam 47
Mikrozirkulationsstörung **126**
Milzruptur 174
Minderperfusion 23
Miosis 185
Miotika 184
Mittelhirneinklemmung 189
Mittelhirnsyndrom 181
MMV-Beatmung (mandatorisches
    Minutenvolumen) 305
Monro-Kellie-Doktrin 188

Morphin 33, 36, **38**
Multiorganversagen 370
Myasthenia gravis 46, 72
Mydriasis 184
Mydriatika 184
Myokardinfarkt 32
– akuter **144**
– – Komplikationen 145
Myokardinfarkt,
    Intensivtherapie 334
Myxödem-Koma 203

Nachlastsenkung 101
Nährstoffzufuhr, enterale 351
Naloxon 38, 42
Narkose 52
Natrium 339
Natriumbicarbonat, NaBi 118,
    198, 267
Natriumnitroprussid 101, 146
Natriumprussid 143
NEEP-Beatmung 302
Neuroleptika 48
Nierenversagen,
    Pathogenese 359
Nifedipin 143, 267
Nitrate 101
Nitroglyzerin 34, 143, 146
Noradrenalin 103, 117
Notamputation 27
Notarzteinsatzfahrzeug 274
Notarzteinsatzprotokoll 5
Notarztwagen 274
Notfall
– gynäkologischer und
    geburtshilflicher 170
– Leitsymptome 4
Notfälle 1
Notfallendoskopie 166
Notfallkoffer **253**
Notfallmedikamente 258
Notfallnarkose **52, 54**
Notfallpatient, Untersuchung 2
Notfallrucksack 258
Notsituationen 1
NPPV 314

Obstruktion 7
Obstruktionsäquivalent 79
Okulomotoriusparese 183
Opiatüberdosierung 42
Opioide 30, 36, 216
– „peripher" wirkende
    Analgetika 31
– „zentral" wirkende
    Analgetika 36
– Analgetika-Paß 30

orientierender Neurostatus 243
Orthopnoe 80
Orthostasesyndrom 251
Osmotherapie 193
Oxygenierung 285
Oxytozin 268

paCO₂ 189
PA-Katheter 329
– Komplikation 330
Pankreatitis 146
Papillarmuskelruptur 147
Paracetamol 32
Paracetamolvergiftung 215
Parkland-Formel 159
– (nach Baxter) 361
PCO2 285
PCWP 332
PEEP 62, 309
– Intubationshindernisse 62
PEEP-Beatmung 302
Pentazocin 41
Perfusionsstörung 76
Perikarditis 146
Perikardtamponade 148
Peritonealdialyse 369
Peritonitis 22
Permeabilitätsödem 287
Pethidin 40
pH 133
Phosphodiesterasehemmer 105
Physostigmin 273
Piritramid 40
Plasmaersatzlösungen 270
Plasmaersatzstoff 98
Plateaudruck 302
Pleuraerguß 94
– globale Herzinsuffizienz 95
Pleurapunktion 70
Pleurodese 96
plötzlicher Herztod 106
Pneumothorax 22, 74
PO2 285
Polytrauma 134, **236**
– Analgesie 247
– Beatmung 239
– Diagnostik 237
– HKS 239
– Komplikation 356
– Sedierung 247
– Sofortdiagnostik u. -therapie
    im Schockraum 247
– Therapie 190
Polytraumaversorgung 238
– Algorithmus 244
– Phasen 248
Porphyrie, hepatische 46

Postaggressionsstoffwechsel 345
posttraumatischer Stupor 28
Präeklampsie 365
prolongiertes reversibles
   ischämisches neurologisches
   Defizit, PRIND 231
Promethazin 49
Propafenon 268
Propofol 50
Protease 129
provoziertes Erbrechen 210
Psychopharmaka 216
PTCA 147
Pulmonalarteriendruck 133
Pulmonaliskatheter 132, 328,
   329
– Legen 329
– Plazierung 330
pulmonalkapillärer
   Verschlußdruck 133
Pulsoxymetrie 133, 291
Pulsstatus 169
Pupillenanomalie 184
Pupillendifferenz 243
Pupillenverengung 185
Pyramidenbahnläsion 182

Querschnittsmyelitis 234

Reanimation
– Beendigung 122
– Dauer und
   Langzeitprognose 122
– Komplikation 122
– zerebrale 119
Reanimationserfolg,
   Kriterien 120
Rechtsherzhypertrophie-
   zeichen 88
Rechtsherzinsuffizienz,
   akute 318
Rechtsschenkelblock 82
Reflex okulozephaler 179
– vestibulookulärer 180
Regionalanästhesie 51
Reizgas 214
Remifentanil 39
Renin-Angiotensin-Aldosteron-
   System (RAAS) 142
Reninausschüttung 102
Reperfusionssyndrom 119
Replantation 21, 27
Reptoterol 268
Respiratortherapie 312
– Kriterien 314
Respiratortyp 308
Rettung 10

Rettungsgriffe 10
– Rautek-Rettungsgriff 10, 11
Rettungsgrundsätze 10
reversibles ischämisches
   neurologisches Defizit,
   RIND 231
Reye-Syndrom 32
Rhythmusstörung 149
– bradykarde 150
– tachykarde 150
Röntgendiagnostik 319
Röntgenthorax 250
Rückenschleiftrick nach
   Rautek 12

SA-Block 149
Salicylatvergiftung 215
Sauerstoff 98, 268
Sauerstoffgewinn 373
Sauerstoffkonzentration 7
Sauerstoffmangel 7
Sauerstoffpartialdruck,
   arterieller 109
Sauerstoffradikale 119
Sauerstoffspeicherkapazität 7
Sauerstofftherapie 98, 292
Säure-Basen-Haushalt 118
Säuren 163
Säuren-Basen-Status 343
– metabolische Azidose 343
Säureverätzung 164
SBS 133
Schädel-Hirn-Trauma (SHT) 19,
   187
– Einteilung 187
– Lagerung 17
– – bei Gesichts-
     verletzungen 18
Schädigung, pontine 184
Schaufeltrage 19
Schlaganfall 231
– Lagerung 17
Schleifendiuretika 102
Schmerz 28
– Folgen 30
– Pathophysiologie 30
Schmerztherapie 45
Schnappatmung 106
Schock 124
– anaphylaktischer 141
– bei vasal-peripherem
   Versagen 139
– Elektrolyte i. S. 133
– Enzyme i. S. 133
– Gefäßreaktion 127
– hämorrhagischer 134
– hypoglykämischer 198

– hypovolämischer 134
– kardiogener 131, 143
– Laktatkonzentration i. S. 133
– metabolische Azidose 133
– neurogener 141
– Pathogenese 125
– Pathophysiologie 125
– septisch-toxischer 139
– Sonderform 147
– therapiefraktärer 135
Schockhosen 110
Schocklunge 130
Schockmediator 128, 129
Schockniere 130
Schockraum 192, 248
Schockraumversorgung,
   traumatisch-hämorrhagischer
   Schock 26
Schockstadium 130
Scribner-Shunt 368
Sedierung 146
Sehstörung 177
Seldinger-Technik 324
Sellick-Handgriff 56
Sepsis 139, 363
Sepsissyndrom 370
– Stadien 370
Septikämie 139
Seufzerbeatmung 307
Shaldon-Katheter 368
SHT Therapie 243
Shunt 285
Sick-Sinus-Syndrom 149
SIMV (synchronized intermittent
   mandatory ventilation) 305
Sinusthrombose 232
Sirup ipecacuanhae 210
Söhngen-Fußabsaugpumpe 256
Somnolenz 3, 181
Sonde, duodenale/jejunale 352
Sondenernährung 351
– duodenale/jejunale 351
– gastrale 351
Sonnenstich 221
Sopor 3, 181
Spannungspneumothorax 22,
   70, 74, 96, 146, 249
Spasmolytika 33
Spitzendruck 302
Spontanatmung 299
Spontanpneumothorax 96
– Pathophysiologie 96
Spurenelemente 349
stabile Seitenlage 13
Status asthmaticus 312
– Beatmung 312
Status epilepticus 229

– konvulsiver 229
– nichtkonvulsiver 230
Stimmbänder 66
Stoffwechsel, kataboler 364
Störung des Bewußtseins 177
Strecksynergismus 180
Streßläsion 363
Stumpfversorgung 27
Succinylcholin 53
Swan-Ganz-Ballonkatheter 132
Syndrom der inappropriaten
    ADH-Sekretion (SIADH) 206
Syndrom des kranken
    Sinusknotens 149
Synkope 9

Tachyarrhythmie 148
Tachykardie, ventrikuläre 106
Tetanie 208
Theophyllin 269
Thermistorsonden 227
Thermodilution 331
Thermoregulation 362
Thiopental 49
Thoraxdrainage 71
Thoraxtrauma 74
– geschlossenes 74
– offenes 76
Thoraxverletzung 134
Thrombolyse 146
Thrombopenie,
    heparininduzierte 92
Thrombose, akute 136
Thromboseprophylaxe 364
thyreotoxische Krise 202
Tod, biologischer 2
– klinischer 1, 2, 106
Totraumvergrößerung 295
Tourniquet-Syndrom 119
Trachealkanüle, Pflege 297
Tracheaverletzung 72
Tracheotomie 296
– primäre 296
– sekundäre 296
Tramadol 40
transitorische ischämische
    Attacke, TIA 231
Transport 247
– Monitoring am
    Notfallort 192
Transsudat 93, 95
Trauma in der
    Spätschwangerschaft 172
Triflupromazin 48
Triggerung 307
Tubarabort 172

Tubarruptur 172
Tubus Fixation 297
– Pflege 297

Überhitzungsschaden 217
Überlebenszeit 228
Ulkusperforation 146
Ulkusprophylaxe 363
Ultraschallkardiographie 321
– bei Aortendissektion 323
– bei arterieller Embolie 323
– bei Perikarderguß 322
– bei Perikardtamponade 322
Ultraschallvernebler 293
Unfallverletzung 171
Unterkühlung 221
unterstützte Spontanatmung 296
Urapidil 143, 269
Urokinase 92
Uterusblutung 17
– Fritsche-Lagerung 17

V. jugularis, Punktion 325
V. subclavia, Punktion 326
V.-cava-Filter 93
Vakummatratze 17
Valsalva-Versuch 152
Vasodilatanzien 100, 360
Vasodilatanzien,
    Wirkungsmechanismus 101
Vasopressin 118
Vecuronium 54
Vena-cava-inferior-Syndrom 251
Vena-cava-Kompressions-
    syndrom 17
venöser Gefäßverschluß,
    Lagerung 17
venöses Pooling 102
Ventilation 283
– mandatorische 303
– spontane 303
Ventrikelseptumruptur 147
Verapamil 104, 270
Verätzung 162
– externe 165
– Fluß-Säure 166
– ingestive 165
– inhalative 165
– Stridor bei Glottisödem 165
Verbrennung 22, 156, 361
– Infektionsprophylaxe und
    -therapie 363
– Lagerung 363
– Therapien 159
Verbrennungsfolge 157
Verbrennungskrankheit 157
Verbrühung 156

Vergewaltigung 171
Verteilungsstörung 76
Verweilsonde
– duodenale/jejunale 355
– nasogastrale 355
Vibration 295
Virchow-Trias 89
Vitalfunktionen
– 1. Ordnung 1
– 2. Ordnung 1
– Störung 1
Vitamine 349
Vollelektrolytlösungen 270
Volumenersatzmittel 98
Volumenmangel und SHT 44
Volumenmangelschock 131, 134,
    137
– Lagerung 16
Volumen-Zeit-Kurve 301
Vorhofflattern 104, **152**, 337
Vorhofflimmern 104, **152**, 337
Vorlast 317
Vorlastsenkung 100

Wärmeabgabe 217
Wärmebildung 217
Warmwasserbad 226
Wasserdefizit 138
Wasser-Elektrolyt-Haushalt 9
– Alarmsymptome 9
– Begleitsymptome 9
– Untersuchung 9
– Warnsymptome 9
Weichteilschaden
– Frakturzeichen, sichere 24
– – unsichere 24
– n. Oestern 23
Weinmann Manuvac 256
Wendl-Tubus 61
Westermark-Zeichen 91
Wiederbelebung 112
Wiederbelebungszeit 107
Wirbelsäulenverletzungen,
    Lagerung 18
WPW-Syndrom 104
WPW-Tachykardie 151
Wundbehandlung 21, 161
– allgemeine 21
Wunddesinfektion 21
Wundverband 160

Xylit 291

ZAP (zero airway pressure) 303
ZEEP-Beatmung 302
zentraler Venendruck (ZVD) 132

zentraler Venenkatheter
  (ZVK) 323
Zentralisation des kleinen
  Kreislaufs 126

– fixierte Zentralisation 126
– hyperdynamer Schock 126
zerebraler Perfusionsdruck 189
ZVD-Messung 327

Zwei-Helfer-Methode 113
Zyanose 74